# 针灸大成校释

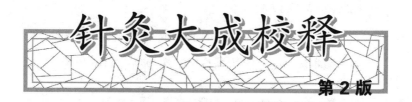

## 第 2 版

主　编　张　缙

副主编　张庆滨　王　顺　吴滨江　蔡玉颖

编　者　张忆虹　卢金荣　张雅丽　王威岩

　　　　李晓雷　白　妍　吴殿科

人民卫生出版社

图书在版编目（CIP）数据

针灸大成校释/张缙主编．—2版．—北京：
人民卫生出版社，2009.12
ISBN 978-7-117-11544-5

Ⅰ．针… Ⅱ．张… Ⅲ．针灸大成-注释 Ⅳ．R245

中国版本图书馆 CIP 数据核字（2009）第 118360 号

门户网：www. pmph. com 出版物查询、网上书店
卫人网：www. ipmph. com 护士、医师、药师、中医
师、卫生资格考试培训

### 针灸大成校释
#### 第 2 版

主　　编：张　缙
出版发行：人民卫生出版社（中继线 010 - 59780011）
地　　址：北京市朝阳区潘家园南里 19 号
邮　　编：100021
E - mail：pmph@pmph. com
购书热线：010-59787592　010-59787584　010-65264830
印　　刷：中农印务有限公司
经　　销：新华书店
开　　本：850×1168　1/32　印张：33.75
字　　数：839 千字
版　　次：1984 年 4 月第 1 版　2025 年 6 月第 2 版第 32 次印刷
标准书号：ISBN 978-7-117-11544-5/R・11545
定　　价：59.00 元
打击盗版举报电话：010-59787491　E-mail：WQ@pmph. com
（凡属印装质量问题请与本社市场销售中心联系退换）

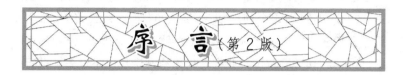

# 序言（第2版）

　　《针灸大成校释》是1963年国家医学科学研究十年规划(1963—1972)第三十六项[三]题,整理语译七本中医古典著作中的项目。本题主要负责单位是卫生部中医研究院(即今中国中医科学院),本题负责单位是南京中医学院(即今南京中医药大学),《针灸大成》执行单位是黑龙江省祖国医药研究所(即今黑龙江省中医研究院)。这是本单位首次承担的国家级科研项目。为此组成了编写组,提出了《针灸大成》的科研设计书并定下了几项重要的前期科研题目。

　　我们在研究几个专题的同时,也对"校勘学"、"版本学"、"训诂学"、"目录学"进行了学习。我们采取了边学习,边搞专题研究,边写样稿的方法,经过一年多的努力,《针灸大成》的研究正式起步了。在中医古籍研究中写"科研设计书",校勘时用陈垣的"四校法"(即"对校"、"本校"、"他校"和"理校")我们是比较早的。在《针灸大成》的研究过程中,一共写了5篇相关的论文:①对《针灸大成》的研究;②《针灸大成》的作者究竟是谁;③略论《针灸大成》的版本;④《针灸大成》目录的研究;⑤对《针灸大成》禁刺穴的研究,还写了《针灸大成》研究之科研设计书。我们准备在《针灸大成校释》(第2版)出版的同时把《针灸大成研究》这个论文集也予以出版。

　　《针灸大成》作者的问题一直困扰着我们,这个问题不彻底解决,作为《针灸大成》的忠实读者和研究者,是有愧于杨继洲的,作为《针灸大成校释》的主编和执笔人也有负于本书的广大读者。范行准先生在1957年出版的《秘传常山杨敬斋针灸全书》的"跋"上提出这个问题以来,到2007年已经整整50个年头。我们在执行这项国家课题中,碰到了《针灸大成》作者的问题,这是我们必须面对的,我们就是想绕开走也绕不过去。范行准先生原来是说他"很疑心《针灸大成》不是杨继洲的书。"是谁的书? 他没有说,但潜台词告诉我们,他的意思是靳贤的书。我起初也是趋同于范先生的意见,但觉得资料还不足,后来就深入地考察了一番,所得到的资料都不支持我原来的观点,反而把我引到了相反的方向上去,对此我一度十分困惑,经过半年的梳理,我写出来"《针灸大成》的作者究竟是谁"一文。文稿虽然杀青,但总觉得意犹未尽,因为兹事体大,未敢冒然公开,只是发表于1964年《黑龙江中医药研究》(内部刊物)上和2005年纪念杨继洲《针灸大成》404年学术研讨会上。20年前我找到了有关靳贤的材料,又重新审视此事,就越发感觉到这些年来由于自己的思路不宽,灵感匮乏,以致造成志其细而忽其大,重其流而轻其源。靳贤在这个问题上圈子绕得太大,绕圈子的水平又太高,所以几十年过去了也没有把这个问题梳理清楚。泉石心在《金针赋》序言里说他:"今也,予年向暮,髭鬓皆白,恐久失传,拳拳在念。"而我不仅年已向暮而且更达耄耋之龄。靳贤这个问题不抖落清楚,我也是"拳拳在念",为此我用2007年动笔写的一篇论文作为《针灸大成校释》第2版的"跋",来回应一下50年前范行准先生在《秘传常山杨敬斋针灸全书》"跋"里所提出的"疑心《针灸大成》不是杨继洲的书"的问题。我这次回应迟来了半个世纪。范老先生地下有灵,尚祈谅我。我之所以而立起笔,耄耋成文,这主要是我对此事考量得较多,深恐笔下有失唐而突了先辈古人。我在第2版序言中重提此事,是想请读者注意本书后边的"跋",也顺便说明写此"跋"的始末缘由。

《针灸大成》原书为三十六万四千字,经校释后增为九十一万七千字。校勘610处,注释2999条,语译345段,提要132条,按语337条。在注释中引用书目为293种。此次二版修订后又增加了约三万字。

1984年人民卫生出版社出版了《针灸大成校释》(第1版)

**主　编**：张　缙

**编写者**：张　缙　　张英超　　张一民　　裴廷辅　　姜淑明

　　　　　张孟香　　刘万成　　王泓博

**审阅者**：王雪苔　　高式国

我国的针灸学术,正在迅速有效地向全世界传播,现在已经有140多个国家和地区在应用针灸。目前急需扩大针灸应用的范围,提高针灸的临床疗效,强化针灸医生的技术水平,这就必须有高含金量的针灸技术,有传世不衰的针灸名著作为基础来支撑它。为了发展针灸事业,早在1963年国家提出的医学科学发展十年规划中第三十六项[三]题,就把《针灸大成》纳入研究之中。由于"文化革命"的干扰,这项研究推迟到1984年才完成,由人民卫生出版社出版了《针灸大成校释》。第1版第一次印刷是1984年4月,仅在1984~1999年这15年间就印刷了7次,共印4.6万册,台湾企业书局曾出版过此书。这部书出版后在国内外都成了畅销书,受到了广大读者的欢迎。1989年被评为国家中医药管理局科技进步二等奖。1992年又被评为国家出版总署全国古籍整理研究三等奖,在中医文献整理研究中获此双奖殊荣者只有《针灸大成校释》与《本草纲目》。

本书第1版出版之后,承蒙读者关怀,收到不少宝贵意见,我们自己也深感第1版成书仍有许多不足之处,因此从20世纪

90 年代以后就组织了力量,搜集资料,以便进行二版修订。值得特别提出的是台湾针灸学家黄维三先生,写来 31 条意见和 40 处勘误,除了几条见仁见智的意见外我们悉数采纳。黄维三先生还把他在 1966 年 2 月发表在香港《中国医药》杂志第五卷第一期上的"《针灸大成》作者杨继洲先生事略"的复印件一同寄来。非常感谢黄先生,他不但寄来自己的文章,还把与他意见相左的庄兆祥先生发表于香港《现代中医药》杂志第八卷第十期(总九十四期)上的名为"《针灸大成》考误"一文,一并寄来,我们准备把这两篇文章一并收入在我们的《针灸大成研究》中,以飨读者。

国家期望在新世纪里再培养一大批中医临床大家。为此国家中医药管理局启动了"优秀中医临床人才研修项目",认为做临床,必读古籍;做名医,更需要熟悉古籍,并能灵活运用。为此列出了必读书目 70 部,其中针灸科为三部,《针灸大成》即其中之一。杨继洲《针灸大成》成书于明代末叶万历二十九年(1601),公认他是明以前的一部针灸学术总结。元、明两代是我国针灸学术的鼎盛时期,此前历代的针灸学术精华,也几近全部纳入书中。现在又将《针灸大成校释》进行了二版修订。第 2 版的《针灸大成校释》,有个明显的特点,即通过"按语",将传统的针灸学术与现代的研究进展接了轨。例如全国对针刺手法研究已经获得了突破性进展,并据此制定了"毫针基本手法技术操作规范"。众所周知,针刺手法的内容主要载于《针灸大成》卷二和卷四上,因体例所限,技术操作规范只能写具体操作技术,不能写每项技术的发展过程,更不能写与其相关的理论细节及其立论依据,而根据在其"按语"项里,却可以适当地写上这些有关内容。恰好,规范起草和《针灸大成校释》第 2 版修订这两项工作是同期进行的,而这两项工作又都是由黑龙江省中医研究院主笔。因而第 2 版的《针灸大成校释》在其卷二、卷四相关章节的"按语"中,就单式手法、烧山火、透天凉、飞经走气、气至病所等内容,进行了较为详细的补叙。这就在客观上使第 2 版的《针灸大成校释》相关手法部分成了"针刺手法规范"的细则和补充,成为学习和推广"针刺手法规范"的最佳参考资料之一。

随着我国针灸学术研究的不断进展,针灸临床、经络、腧穴、刺法、灸法,必将日新月异。如果《针灸大成校释》的修订势头也保持下去,这对弘扬中国传统的针灸学术,向国际传播我国的传统医学,必将发挥其重大作用。《针灸大成校释》也应当成为我国针灸学术传后世之杰作,载绝技之佳篇。

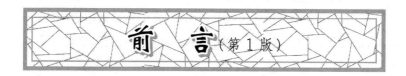

# 前　言（第1版）

　　《针灸大成》为我国明代针灸学家杨继洲所著,是我国古典针灸医籍中内容丰富,资料全面,流传广泛,影响最大的一部针灸专著。从明万历二十九年(1601)出版,至今已有三百八十年,一直受到广大针灸工作者的喜爱,成为他们的必备之书。

　　全书共分十卷,卷一的第一部分是针道源流,扼要地记载了《针灸大成》援引诸书之概貌,并作简要的评述。第二部分(即经论部分),是全书的理论中心,选《灵枢》《素问》和《难经》中的一些有关针灸内容,作为针灸的理论基础。卷二、卷三是歌赋,在所有针灸医籍中,《针灸大成》辑录的歌赋是较全的。其中卷三收入的四篇"策"乃杨氏之考卷。卷四为针刺手法部分,卷前重点论述了九针,继之以大量篇幅介绍了各家针法,有《内经》补泻、《难经》补泻和《神应经》补泻;有李梴的手法、高武的手法和杨继洲的手法,其中以杨氏的手法较为全面而且实用。后一部分的重点是"经络迎随设为问答",这是杨继洲在手法方面的经验总结。卷五为子午流注,所论时间配穴法的内容是极为丰富的,近人所阐述之子午流注,几乎没有超出此卷之范围。卷六、卷七为脏腑、经络和腧穴,其有关各项之论述均较为详尽。卷八为针灸治疗,首列简易取穴法,继之用大量篇幅论述了23门疾病的针灸治疗,以上皆取材于《神应经》。其后为"续增治法",记载了中风、伤寒和杂症的针灸治疗。卷九首列治症总要,继之介绍了东垣针法、名医治法和各家灸法,此后又介绍了灸法的基本内容,卷尾还附有杨氏的 31 个医案。卷十是小儿按摩,内容十分丰富,是《针灸大成》的附篇。

为了继承和发扬祖国的针灸学术,我们不揣简陋对《针灸大成》进行了校释。因水平所限,错误之处,必然很多,望广大读者不吝赐教。

在本书的编写过程中,得到了人民卫生出版社和各协编单位以及本省各有关单位的支持和帮助。本书稿由王雪苔、高式国两位专家进行了审阅,国内和省内有关专家也对书稿提出了很多宝贵意见,我所针灸经络研究室以及省针灸师资班的同志们在本书稿的核对、抄写等方面做了大量的工作,黑龙江省图书馆、北京图书馆和我所图书室为本书的编写提供了大量的资料,对此,我们表示由衷的感谢。

编　者

1981 年 7 月

# 校释说明（第1版）

　　《针灸大成》是明代针灸学家杨继洲(济时)所著。成书于万历二十九年辛丑,即公元 1601 年。杨继洲是浙江衢县六都人,"幼业举子,博学绩文"。因"一再厄于有司,遂弃其业业医"。杨继洲的祖父是太医,因此杨氏业医是有其家学渊源的。《针灸大成》就是在其家传《卫生针灸玄机秘要》的基础上,又汇集了诸家的针灸资料而编成。杨氏早年就曾刊刻过《卫生针灸玄机秘要》,但未能刻成问世。至晚年他去山西为巡按御史赵文炳治愈痿痹之疾后,赵文炳为了答谢杨继洲,才为他刊刻了这本《针灸大成》,并委派晋阳靳贤为选集校正人。

　　杨继洲想汇集一部针灸专著的愿望是由来已久的。从王国光的《玄机秘要》序言中"复虑诸家书弗汇于一,乃参合指归,汇同考异,手自编摩……"的一段记载看,杨氏早在《玄机秘要》中,就已经进行了这方面的工作,只是因为"犹以诸家未备",这才在《针灸大成》中"复广求群书"。除《玄机秘要》外,又在靳贤的协助下选集了《神应经》、《古今医统》、《医学入门》、《针灸节要》凡明以前的重要针灸论著,《针灸大成》都直接或间接、一部分或大部分予以引用,因而《针灸大成))是对我国明以前针灸学术发展的总结。内容极其丰富,它对继承和发展我国针灸学术,推广针灸的应用,开展针灸教育都起到了重要作用,至今它仍然是广大针灸工作者不可缺少的一部重要针灸书籍。

　　明代是针灸学术的全盛时期,尤以其末叶为最,此时人才辈出,群书涌现。诸如 1523 年汪机的《针灸问对》,1529 年高武的《针灸聚英》、1601 年杨继洲的《针灸大成》、1618 年吴崑的《针方六集》等都是我国针灸文献宝库中的珍品,而《针灸大成》)则是其中最突出的一部。其流传之广,影响之深,声誉之高,意义之大,在针灸专著中是无与伦比的。

《针灸大成》于 1601 年刊行以来,迄今已三百八十年,翻刻不下数十次。现在尚存的版本,除人民卫生出版社 1963 年排印本外,还有 46 种版本,平均每 6.8 年就有一个新的版本问世,如此经久不衰,这在我国古代针灸著作中是独一无二的。

《针灸大成》首刊于山西平阳府,五十六年之后,即清·顺治丁酉(1657)年,李月桂据祖本再刊于平阳。又经过二十三年之后,即康熙庚申(1681)年李月桂复据顺治丁酉本又刊于江西。乾隆丁巳(1737)年,章廷珪捐俸刻书,与郑维纲、归天镕等人"共相校雠",这是一个较好的版本。《针灸大成》在明代刊印一次,清代刊印 28 次,民国年间 14 次,建国以后又数次刻印。目前,国内流传最广的就是人民卫生出版社 1963 年排印本。

《针灸大成》版本虽多,但佳本太少。特别是坊间的刻本,讹误之处尤多。加之书中资料上迄先秦,下至明末,内容涉猎广博,语词古奥、医理难明之处也颇多,给读者学习带来了很大困难,因此,对《针灸大成》进行校释就显得十分必要了。

本次校释,以人民卫生出版社影印明本为蓝本。从"提要"、"原文"、"校勘"、"注释"、"语译"、"按语"等六个方面进行了整理。由于原书各卷之间内容差别很大,故难求体例上的完全一致,我们是根据各卷的具体情况进行处理的。

一、提要:将有关篇章的通篇大意,内容梗概,原文出处,要略的介绍于篇首。

二、原文:均依蓝本为主,对属于迷信荒诞的内容,依人民卫生出版社 1963 年排印本的处理办法,作了删节(如咒语一条);将个别零乱的段落作了一些相应的调整;又据正文和目录补充了有关标题。以上均在校勘记或按语中作了说明,以便于读者查对。

三、校勘:用对校、本校、他校、理校四种方法。由于原书所引之资料源于二十几部书中,故在本次校勘中以他校为主,同时注意本校、对校与理校。对原书中明显的错字,别字,直接改动,不加脚注。对其所校出之脱漏、衍文、讹字等均标明序码,写出校勘记,以便查对。

校勘记引用之书名,多用缩写,如《素问》、《灵枢》、《难经》、《甲乙经》、《太素》、《千金方》、《千金翼》、《外台》、《资生经》、《铜人》等。

四、注释:对本书难以理解的字、词、僻典、多义词,以及医理难明的句、段均参考各家意见,根据我们的理解,进行了注释。对其中查无出处或隐晦难懂之处,未作强解。

本书之腧穴与治疗部分,重复的名词、术语很多,其它章节也有类似情况,如条条注释,必将大量扩允篇幅,若只注一处,读者在另一卷中遇到同样问题又将无注可查,故本书只在同卷中,采用注前不注后的原则。

五、语译:以直译为主,对少数难以用直译表达者,采用了意译。语译的段落和标点均与原文一致。由于《针灸大成》成书较晚,有许多篇章如腧穴及治疗部分,卷二、卷三之歌赋部分,文字均较浅显,故择章选译。

六、按语:本书对以下几个方面加了按语:

1. 除注释、语译校勘外,须作进一步阐述者;

2. 提示与本章节有关的古代或现代文献资料,以资参阅,从而有益于对本原文加深理解者;

3. 对诸家见解不一或有争议的问题,难以在注释中阐述者;

4. 用以说明引文出处者;

5. 调整或删节原文,需要加以说明者。

参加本书编写工作的有:

主　编:张　缙

编写者:张　缙、张英超、张一民,裴廷辅、姜淑明、
　　　　张孟香、刘万成、王泓博

审阅者:王雪苔、高式国

本书初稿完成后于 1980 年 9 月听取了本省有关单位的(按姓氏笔划排列)于致顺、王凤仪、刘凤仪、刘家阴、李复峰、沈霍夫、郑艺钟、徐茂兴、温广等同志对本书稿的意见。又于 1980 年 11 月 10 日至 25 日由南京中医学院、福州市人民医院与黑龙江省祖国医药研究所等单位主持在福州市召开了"审稿定稿会议"广泛听取了与会同志的意见,又进行了最后修订。

参加审稿定稿会议的有:(按单位笔画顺序)。

山东中医学院:张灿玾、徐国仟、刘承才。

河北医学院:马新云、宗全和、高玉春。

南京中医学院:周景顺、孟景春、丁光迪、杨兆民、孙桐。

黑龙江省祖国医药研究所:张琪及编写组主要成员。

福州市人民医院:刘何峰、刘玉、郑孙谋、吴味雪、吴珠碧、林增祥、陈兴珠、孙坦村、吴泳仁、黄之光、郑维厚、任尔济、郑良琴。

此外并特邀以下同志参加了本书稿的审定工作:(按单位笔画顺序)

上海中医学院:李鼎、凌耀星

上海针灸经络研究所:黄羡明

山东中医学院:张善忱

中医研究院针灸研究所:程莘农、魏如恕

江西中医学院：魏　稼

安徽中医学院：孟昭威

南京中医学院：邱茂良

湖北中医学院：李今庸

福建中医学院：俞慎初

福建省中医研究所：俞长荣、蔺云桂

此外刘衡如老先生还为本书校勘部分提供了许多宝贵意见。特致谢忱。

# 《卫生针灸玄机秘要》序

尝闻医道通于儒，而其功与相等埒[1]，得非以儒者运心极而剂量之，能使天下和平[2]，与医之起瘵兴痼[3]跻天下于仁寿[4]，其事与功均也[5]。然儒者未能穷经反约，则施且必悖[6]，终无补于治功，而医家治六气之淫，辨五方之感，察百病之因，其说具在载籍，无虑数拾百种。专业是者，未能穷而反之，得其说于会通，吾未见其功之能相也。窃尝譬之执方待病者，刑名[7]之余绪也。导引不药者，黄老[8]之遗谋也。而均之弗足以收和平之功，正惟其戾于儒耳[9]。

三衢杨子继洲，幼业举子，博学绩文，一再厄于有司[10]，邀弃其业业医，医固其世家也。祖父官太医，授有真秘，纂修集验医方进呈，上命镌行天下。且多蓄贮古医家抄籍，杨子取而读之，积有岁年，寒暑不辍，倬然有悟[11]。复虑诸家书弗会于一，乃参合指归[12]，汇同考异[13]，手自编摩[14]，凡针药调摄之法，分图析类，为天地人卷，题曰：《玄机秘要》。诚稽此而医道指掌矣。

世宗朝命大宗伯试异选，侍内廷，功绩懋著[15]，而人以疾病疕瘵造者，应手奏效，声名藉甚。会在朝善杨子，究其自出是编，诸公嘉之，为寿诸梓，以惠后学，请序于余。余素知杨子去儒业业医，今果能以医道侔相功，益信儒道之通于医也。是编出，而医道其指南焉。神明在人，寿域咸跻[16]，诸公之仁溥矣，远矣！是为序。

赐进士第太子太保吏部尚书

**蒲 泽 疏 菴 王 国 光 书**

15

**【注释】**

[1]埒(liè列)：作"相等"解。《史记》平准书："富埒王侯"。

[2]儒者运心极而剂量之，能使天下和平：博学而又有权威的人，付出最大的努力，妥善地处理时政，就能使"天下和平"。

[3]医之起疡兴疴：医生治愈疾病。疡(yáng洋)，即疮症。《素问》风论："皮肤疡溃"。疴(kē科)，即疾病。韦应物《闲居赠友诗》："闲居养疴瘵"。

[4]跻天下于仁寿：使所有人都能长寿。跻(jì记)，为提举之意。仁寿，《论语》雍也："仁者寿"；疏："言仁者少思寡欲，性常安静，故多寿考也"。

[5]其事与功均也：此指儒相治国与儒医治病两者的作用与意义是等同的。

[6]未能穷经反约，则施且必悖(bèi背)：如果不能通晓经史，并把握住它的要领，做任何事情都要事与愿违的。

[7]刑名：此指先秦法家思想。他们主张"循名责实，慎赏明罚"，后世称其学说为刑名之学。《汉书》元帝纪："宣帝所用文法吏，以刑名绳下"。注引刘向《别录》云："申子学号刑名，刑名者以名责实，尊君卑臣，崇上抑下"。

[8]黄老：黄帝与老子。此指黄老之学。《史记》：申不害传："学本黄老，而主刑名"。

[9]正惟其戾于儒耳：他完全违反了儒家思想。戾(lì力)，违背、违反。韩愈《论语笔解》："如子之说，文虽相反，意不相戾"。

[10]厄于有司：厄有阻塞之意，如言厄运。有司，古时对官吏的统称。本句是说杨继洲因为受到考官的阻碍，屡次应试，没有考中。《三国志·蜀志·诸葛亮传》："若有作奸犯科及为忠善者，宜付有司，论其刑赏……"。

[11]倬(zhuō捉)然有悟：倬，显著之意。此谓受益显著，洞悉其理。

[12]参合指归:此指杨氏著《玄机秘要》时参考诸家著作,该合则合,该并则并,还要验之于临床。"参合"乃指"验证相合",也有"符合"之意(《汉语大词典》2卷840页);"指归"谓意指所归向也(《中文大词典》14册138页总5770页)。《晋书·束晳传》:"初太康二年汲郡人得竹书数十车,多烬简断札,武帝以其书付秘书,校缀次第,寻考指归,而以今文写之"。

[13]考异:考订文字之疑异。宋·朱熹作《韩文考异》,其体例仅摘正文一二字,博考各本之异同,一一详为辨证,夹注于下。清代乾、嘉期间的学者翻刻古书"一字之异,胪列诸本论其得失"也叫考异。

[14]编摩:摩,反复揣摩思考。此指编写《玄机秘要》时,经过认真地思考研究。

[15]功绩懋著:功劳巨大。懋,盛大之意。

[16]寿域咸跻(jī 机):全都达到长寿的目的。跻,为升登之意。

# 刻针灸大成序

医关民命，其道尚矣。顾古之名医，率先针砭，而黄岐问难，于此科为独详[1]，精其术者，立起沉疴，见效捷于药饵。迩来针法绝传，殊为可惜！余承乏三晋[2]，值时多事，群小负嵎[3]，万姓倒悬，目击民艰，弗克匡济[4]，由是愤郁于中，遂成痿痹之疾，医人接踵，日试丸剂，莫能奏功。乃于都门延名针杨继洲者，至则三针而愈，随出家传秘要以观，乃知术之有所本也。将付之梓人，犹以诸家未备，复广求群书，若《神应经》《古今医统》《乾坤生意》《医学入门》《医经小学》《针灸节要》《针灸聚英》《针灸捷要》《小儿按摩》，凡有关于针灸者，悉采集之。更考《素问》《难经》以为宗主，针法纲目，备载之矣。且令能匠于太医院肖刻铜人像，详著其穴，并刻画图，令学者便览而易知焉。余有忧于时事，愧无寸补，恨蚤年不攻是业，反能济人利物也。因刻是书，传播字内，必有仁人君子，诵而习之，精其术以寿斯民者，是为序。

时万历辛丑桂月吉旦

巡按山西监察御史燕赵含章赵文炳书

【注释】

[1]黄岐问难，于此科为独详：在《内经》中，黄帝与岐伯以问答形式讨论医理，有关针灸方面的阐述颇为详尽。问难，有析疑辨惑之意。

[2]承乏三晋：承乏，是古代在任官吏常用的谦词。意谓本

不称职,暂先充代。《左传》成公二年:"摄官承乏"。三晋:春秋时韩、赵、魏三家本皆仕晋为卿,至战国时,魏文侯、赵烈侯、韩景侯三家分晋各立为国,史上称为三晋。近代又做山西省的别称。

[3]群小负嵎:出没无常的小股盗匪,依凭险地,恃以为势。群小,《诗》邶风柏舟:"忧心悄悄,愠于群小"。负嵎,《孟子》尽心下:"有众逐虎,虎负嵎,莫之敢撄"。

[4]弗克匡济:不能纠正时弊以济民生。匡,作"正"解。匡济,有匡正而救济之意。《南齐书》高帝纪:"匡济艰难,功均造物"。

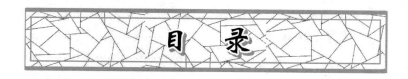

# 目　录

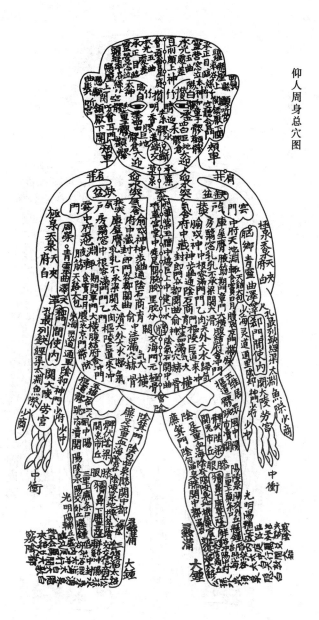

仰人周身总穴图

伏人周身总穴图

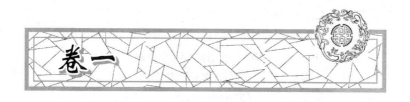

## 针 道 源 流

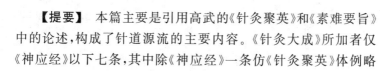

【提要】 本篇主要是引用高武的《针灸聚英》和《素难要旨》中的论述,构成了针道源流的主要内容。《针灸大成》所加者仅《神应经》以下七条,其中除《神应经》一条仿《针灸聚英》体例略加阐述外,另几条只列书名或及其作者。

本篇所引用之书名共计为二十七项。针道源流四字乃《针灸大成》所加,系引自《古今医统》。

[原文] 《素问》十二卷,世称黄帝岐伯问答之书。及观其旨意,殆非一时之言,而所撰述,亦非一人之手。刘向[1]指为诸韩公子[2]所著;程子[3]谓出战国[4]之末。而其大略正如《礼记》[5]之萃于汉儒,而与孔子[6]、子思[7]之言并传也。盖灵兰秘典、五常政①、六元正纪等篇,无非阐明阴阳五行生制之理,配象合德,实切于人身。其诸色脉病名,针则②治要,皆推是理以广之,而皇甫谧之《甲乙》[8]、杨上善之《太素》[9],亦皆本之于此,而微有异同。医家之纲法,无越于是书矣。然按西汉《艺文志》[10],有《内经》十八卷及扁鹊③、白氏二④《内经》凡三家,而《素问》之目乃不列。至隋《经籍志》[11]始有《素问》之名,而不⑤指为《内经》。唐王冰乃以《九灵》九卷,牵合汉志之数,而为之注释。复以阴阳大论,托为师张公所藏,以补其亡逸,而其用心亦勤矣。惜乎朱墨混淆,玉石相乱,训诂[12]失之于迂疏,引援或至于未切。至宋代林亿[13]、高若讷[14]等,正其误文,而增其缺义,

颇于冰为有功。

**【校勘】**

①政：此字后原有"大"字，据《九灵山房集》沧洲翁传删。

②则：原作"刺"，据《九灵山房集》沧洲翁传改。

③鹊：此字后原有"名"字，据《素难要旨》删。

④二：原作"云"，据《素难要旨》改。

⑤不：原脱，据《九灵山房集》沧洲翁传补。

**【注释】**

[1]刘向：(约公元前77—前6)西汉经学家、目录学家、文学家。汉成帝时曾校阅群书，撰成《别录》，为我国目录学之祖。

[2]诸韩公子：指战国时(公元前475—前221)韩国的一些王室文人(古时诸侯之子，旧时豪门贵族子弟均称为公子)。

[3]程子：指程颢(1032—1085)、程颐(1033—1107)弟兄二人而言。他们是北宋著名理学家，世称二程。

[4]战国：(公元前475—前211)因诸侯国连年战争而得名。在这个时期诸子蠭起，百家争鸣，是我国古代文化昌盛时期。

[5]《礼记》：亦称《小戴礼记》，儒家经典之一，相传为西汉戴圣编纂。

[6]孔子：(公元前551—前479)名丘，字仲尼，鲁国人(今山东曲阜)。春秋末期思想家、政治家、教育家，是儒家的创始者。

[7]子思：(公元前483—前402)姓孔名伋，乃孔子之孙。战国初期哲学家。

[8]《甲乙》：即《针灸甲乙经》，全名叫《黄帝三部针灸甲乙经》。是魏晋间皇甫谧编撰的，约成书于晋太康三年(282)。本书是皇甫谧撰次《素问》、《灵枢》和《明堂孔穴针灸治要》三书而成，为我国第一部针灸学专著。

[9]《太素》：是《黄帝内经太素》的简称,为隋唐之际杨上善撰,此书皆取材于《内经》,重新分章别类并加以注释。

[10]西汉《艺文志》：汉·班固著。是《汉书》中记载图书目录部分的专著。

[11]隋《经籍志》：是隋书中记载图书目录的部分,为唐·魏征等撰。本书创立的经、史、子、集四部分类法,一直被沿用到清朝。

[12]训诂：解释古书中词句的意义叫"训诂",也叫"训故"。用通俗的话解释词义叫"训";用当代的话来解释古代词语,或用普遍通行的话来解释方言叫"诂"。

[13]林亿：宋熙宁年间为光禄卿直秘阁,同高保衡校正《内经》,因而医名大著。

[14]高若讷：宋皇祐五年(1053)为观文殿学士,因母病遂兼通医书。史载其人曾校《伤寒》、《千金方》、《外台》等书。

**【按语】** 本段文字是从高武《素难要旨》上引用的。这段文字不是出自高武之手,而是明初戴良撰《九灵山房集》中引用元·吕复之言。文中提及林亿、高若讷校《内经》一事,按林亿校《内经》是在宋神宗熙宁年间。与林亿共校此书者是高保衡,高保衡是熙宁年间的国子博士,神宗时曾召修《内经》。而高若讷虽亦名臣曾校医书,但其所校者为《伤寒》、《千金方》、《外台》等书。高若讷作观文殿学士时是皇祐五年(1053),比林亿校书时早15~24年。吕复所说,高若讷与林亿共校《内经》一事,不知所依何书。

[原文] 《难经》十三卷,秦越人祖述《黄帝内经》,设为问答之辞,以示学者。所引经言,多非《灵》、《素》本文,盖古有其书,而今亡之耳。隋时有吕博望注本不传,宋·王惟一[1]集五家之说,而醇疵或相乱,惟虞氏[2]粗为可观。纪齐卿[3]注稍密,乃附辨杨玄操[4]、吕广[5]、王宗正[6]三子之非,周仲立[7]颇加订易而考证未明,李子野[8]亦为句解,而无所启发。近代张

洁古<sup>[9]</sup>注后附药,殊非经义。王少卿演绎其说,目曰重玄,亦未足以发前人之蕴。滑伯仁<sup>[10]</sup>取长弃短,折衷以己意,作《难经本义》。

**【注释】**

[1]王惟一:(约987—1067)北宋著名针灸学家。曾任太医局翰林医官等职。1026年主持编成《铜人腧穴针灸图经》。1027年又设计并主持铸造成针灸铜人孔穴模型两具,作为教学和医生考试之用。对我国乃至国外针灸学的发展有较大影响。

[2]虞氏:即虞庶。宋治平年间陵阻人,著有《难经注》。

[3]纪齐卿:名天锡,金·泰安人。早年举进士,业学医,曾集注《难经》五卷。

[4]杨玄操:唐人,为吴歙(shè)县尉,著《难经注释》。

[5]吕广:三国时为吴太医令,著有《难经注解》。

[6]王宗正:宋代绍兴人,著有《难经疏义》。

[7]周仲立:宋代临川人,著有《难经辨证释疑》。

[8]李子野:宋人,咸淳五年(1269)撰《难经句解》。

[9]张洁古:名元素,金大定年间易水人,著有《药注难经》。

[10]滑伯仁:名寿,号樱宁生,元代著名医学家,许州(今许昌)襄城人。著有《十四经发挥》及《难经本义》等书。

**【按语】** 《难经》旧传为扁鹊(秦越人)所著,但《史记》扁鹊·仓公列传及《汉书艺文志》均无记载,直到唐代杨玄操的《难经注》一书才提到《难经》为扁鹊所著。近代的研究认为,《难经》当在《内经》之后,《伤寒杂病论》之前,经过不断补充修改才定型成书,至于题秦越人著也当然是后人托名。

[原文] 《子午经》<sup>[1]</sup>一卷,论针灸之要,撰成歌诀,后人依托扁鹊者。

《铜人针灸图》<sup>[2]</sup>三卷,宋仁宗诏王惟一①考次针灸之法,铸铜人为式,分腑脏十二经,旁注俞穴所会,刻题其名,并为图法,并主疗之术,刻板传于世,夏竦为序。然其窍穴,比之《灵枢》本输、骨空等篇,颇亦繁杂也。

《明堂针灸图》[3]三卷,题曰:黄帝论人身俞穴及灼灸禁忌。曰明堂者,谓雷公问道,黄帝授之,亦后人所依托者。

《存真图》[4]一卷,晁公谓杨介编,崇宁间泗州刑贼于市,郡守李夷行遣医并画工往,亲决膜摘膏肓,曲折图之,尽得纤悉,介校以古书,无少异者。比《欧希范②五脏图》[5],过之远矣,实有益医家也。王莽时,捕得翟义党王孙庆,使太医尚方与巧屠共刳剥之,量度五脏,以竹筳道其脉,知所终始,可以治病,亦此意耳。

**【校勘】**

①一:原作"德",据《铜人》夏竦序改。

②范:原无,据《郡斋读书后志》补。

**【注释】**

[1]《子午经》:宋·赵希弁的《读书后志》里说:《子午经》"右题云扁鹊撰论针砭之要,盖后人依托者"。此书早已亡佚,有的资料说:"《说郛》109卷尚存其片断,皆系人神、干支、禁忌之类"。

[2]《铜人针灸图》:即王惟一的《铜人腧穴针灸图经》,这本书也是王惟一为我国第一具金属针灸模型"铜人"所撰写的说明书。这本书主要是论述孔穴部位、针刺深度、艾灸壮数和所主治之疾病。该书成于宋天圣四年(1026)。后世针灸著作中有关腧穴与主治方面多取材于此。

[3]《明堂针灸图》:此书已佚,"针道源流"的这段文字,是出自赵希弁的《读书后志》。

[4]《存真图》:此书已佚,针道源流的这段文字是出自赵希弁的《读书后志》。

[5]《欧希范五脏图》:宋·灵简编。庆历年间(1041～1048)广西戮欧希范党,剖腹五十六具,并由直州推官灵简详细记载,画成此图。已佚。

【按语】 宋徽宗崇宁间(1102～1107)泗州"刑贼于市",郡守李夷行遣人画脏腑图一事,《医籍考》引杨介的话说:"介退以校之,其自咽喉而下,肺、肝、脾、胆、胃之系属,小肠、大肠、腰肾、膀胱之营叠其中,经络联附,水谷泌别,精血运输,源委流述,悉如古书,无少异者"。

[原文] 《膏肓灸法》[1]二卷,清源庄绰季裕所集。

《千金方》三十卷,唐·孙思邈所撰。用药之方,诊脉之诀,针灸之穴,禁忌之法,至导引之要,无不周悉。曰千金者,以人命至重,有贵千金,议者谓其未知伤寒之数。

《千金翼方》三十卷,孙思邈掇拾遗帙,以羽翼其书。首之以药录,次之以妇人、伤寒、小儿、养性、辟谷、退居、补益、杂症、疮痈、色脉、针灸,而禁术终焉。

《外台秘要》,唐·王焘在台阁二十年,久知弘文馆,得古方书千百卷,因述诸症候,附以方药、符禁、灼灸之法,凡一千一百四门。天宝中出守房陵及大宁郡,故名焉。

《金兰循经》,元翰林学士忽泰必烈所著,其子光济铨次。大德癸卯,平江郡文学严陵邵文龙为之序。首绘脏腑前后二图,中述手足三阴、三阳走属,继取十四经络流注,各为注释,列图于后,传之北方。自恒山董氏锓梓吴门,传者始广。

【注释】

[1]《膏肓灸法》:亦名《膏肓腧穴灸法》。此书共分十篇,并有附图,从庄绰所写的跋中,可知成书时间是宋建炎二年(1128)。

【按语】 本篇中有关《千金要方》及《千金翼方》的概述,出于《读书后志》,而《外台秘要》的论述,则引自《文献通考》经籍考。描述《金兰循经》(原名《金兰循经取穴图解》)的这段文字,出于《读书敏求记》。

《金兰循经》虽已亡佚,但滑伯仁在撰写《十四经发挥》时,实际上是用了《金兰循经》的全文。滑氏的《十四经发挥》共分三卷,在上、中两卷尾皆有"右十四经正文,并与《金兰循经》同"字样。下卷"奇经八脉"部分的文尾则题为"以上杂取《素问》、《难经》、《甲乙经》、《圣济总录》中,参合为篇"。滑氏在撰写《十四经发挥》时,在体例上是把正文突出单列,发挥部分则另行单写。因此,我们才能通过《十四经发挥》看到《金兰循经》的十四经正文的原貌。《金兰循经》的另一个部分是图,而这个图很可能被《针灸聚英》保存下来了。《针灸聚英》的凡例中说:"《明堂针灸》、《铜人》、《千金翼方》诸书,头、面、腹、手、足分到髎穴,殊无经络起止次序,今以滑氏《十四经发挥》、《金兰循经》经络绘图,每经自始至终,某穴主某病,以便考究"。这就是说《金兰循经》的图可能被《针灸聚英》保存下来。我们将《十四经发挥》的图和《针灸聚英》的图进行了对照,看到其经络一致,体态相同,而人形则不一样,这就越发使人觉得《针灸聚英》的图是来自《金兰循经》的可能性是很大的。

[原文] 《济生拔萃》[1]十九卷,一卷取《针经节要》,二卷集《洁古云岐针法》、《窦氏流注》[2],四①卷《针经摘英》。首针法,以仿古制也,延祐②间杜思敬所撰者。

《针经指南》[3],古肥窦汉卿所撰。首标幽赋,次定八穴指法及叶蛰宫图,颇与《素问》有不合者。

《针灸杂说》,建安窦桂芳类次。取《千金》禁忌人神及离合真邪论,未能曲尽针灸之妙。

《资生经》[4],东嘉王执中叔权③取三百六十穴,背面巅末,行分类别,以穴属病,盖合《铜人》、《千金》、《明堂》、《外台》而一之者也。

《十四经发挥》[5]三卷,许昌滑寿伯仁,传针法于东平高洞阳,得其开阖流注交别之要。至若阴阳维跷、带、冲六脉,皆有系属,而惟督、任二经,则包乎背腹,而有专穴,诸经满而溢者,此则受之,宜与十二经并论。通考遂穴六百五十有七,而施治功,以尽医之神秘。

【校勘】

①四：原作"三"，据《济生拔萃》目录改。

②祐：误作"佑"，据《针灸聚英》改。

③权：原作"雅"，据《针灸聚英》集用书目改。

【注释】

[1]《济生拔萃》：乃杜思敬所辑，成书于元延祐二年（1315）。是一部医学丛书，共十九卷，前四卷属针灸内容。卷一为《针经节要》不著撰人，内容则为十二经脉主病及五输穴。卷二为《洁古云歧针法》，亦称《云歧子论经络迎随补泻法》乃张壁所撰，张壁是张洁古（元素）之子，云歧子是张壁之号。卷三为《窦太师流注指要赋》。卷四为《针经摘英集》，亦不著撰者姓名。

[2]《窦氏流注》：即《窦太师流注指要赋》。在《济生拔萃》中为第三卷。

[3]《针经指南》：是金元时期我国杰出的针灸学家窦汉卿所著，在针灸学术界最受推崇的《标幽赋》首见于本书，并列之于卷首。

[4]《资生经》：全名为《针灸资生经》，乃宋·王执中所撰，本篇有关《资生经》之内容的前半部分乃出自徐正卿（资生经徐序的笔者）之手。

[5]《十四经发挥》：为元·滑伯仁著。本书实际上是滑氏对《金兰循经》的注释，而针道源流里的论述是摘自宋濂的《十四经发挥》序。

【按语】　从《素问》开始至《十四经发挥》为止，针道源流的这些主要内容均出自高武的《针灸聚英》与《素难要旨》，高氏只是做些文字上的编排，而在学术观点上，几无自家见地。高武在编辑这些内容时既没有说明其出处，在体例上也没有做特殊安排。所以容易使人把这些误为高氏本人的见解。

[原文]　《神应经》[1]二卷，乃宏纲陈会所撰。先著《广爱书》十二卷，虑其浩瀚，独取一百一十九穴，为歌为图，仍集治病

要穴总成一帙,以为学者守约之规。南昌刘瑾校。

《针灸节要》[2]三卷、《聚英》[3]四卷,乃四明梅孤子<sup>①</sup>高武纂集。

《针灸捷要》[4],燕山廷瑞徐凤著集。

《玄机秘要》[5],三衢继洲杨济时家传著集。

《小儿按摩经》[6],四明陈氏著集。

《古今医统》[7]、《乾坤生意》[8]、《医学入门》[9]、《医经小学》[10]中取关于针灸者,其姓氏各见原书。

《针灸大成》总辑以上诸书,类成一部,分为十卷,委晋阳靳贤选集校正。

**【校勘】**

①子:原无,据《针灸聚英》引高武号补。

**【注释】**

[1]《神应经》:本书题为陈会所撰,其校者刘瑾为陈会的弟子,陈会有徒弟二十四人,唯刘瑾得其真传。刘瑾虽署名校书,实际上是从其师的《广爱书》中抽取主要内容,加自己的经验,重新编撰的。

[2]《针灸节要》:本书亦名《针灸素难要旨》,是明代针灸学家高武所辑,成书于嘉靖丁酉年(1537)。此书乃高武从《灵枢》、《素问》、《难经》有关针灸的一部分内容中,删繁撷要,重加编次,另立题目而成。全书为五万八千言。卷一摘录《难经》经文十八段。卷二之上来自《素问》、《灵枢》,计三十六段。卷二之下为临证治疗等内容计五十九段。卷三则为十二经脉与奇经八脉。

[3]《聚英》:全名为《针灸聚英发挥》,也是高武所辑,书成于嘉靖己丑年(1529)。全书共四卷。卷一为脏腑经络穴位主治;卷二为针灸治疗各种疾病的取穴法;卷三为针灸基本方法;卷四为针灸歌赋。在体例、选材和编排技巧方面,《针灸聚英》是明代针灸诸书中之较佳者。至今在日本仍受重视,并编入他们的《针灸医学典籍大系》之中。高氏的这两部撰述,多数辑入《针灸大成》。

[4]《针灸捷要》：亦即《针灸大全》，为明·徐凤所撰，是明代针灸书籍中成书较早者。全书分六卷，以介绍针灸资料为重点。其中有关子午流注之法较多。《针灸大全》在其刊载的《金针赋》之前，保存了《金针赋》的序文，这是一篇很有价值的资料，通过这篇序文使我们了解了《金针赋》成书的始末。

[5]《玄机秘要》：从《针灸大成》王国光序中可知《玄机秘要》全名为《卫生针灸玄机秘要》，乃杨继洲在其祖传专著的基础上又"参合指归，汇同考异，手自编摩"成为天、地、人三卷。《针灸大成》就是在《玄机秘要》基础上又广求群书而成。这本书可能在万历庚辰年（1580）刊刻过，但并未刻成。杨氏晚年去山西为当时山西的巡按御史赵文炳治病时，携去了《玄机秘要》，他借赵文炳的力量又由靳贤帮助才在《玄机秘要》的基础上编成《针灸大成》。

[6]《小儿按摩经》：亦名《保婴神术》，是四明（现在的浙江省鄞县）陈氏著集。此书是一部儿科按摩专著，其他刊本已亡佚。仅在《针灸大成》卷十中得以保存。

[7]《古今医统》：明·徐春圃撰。全书名为《古今医统大全》，成书于明嘉靖丙辰年（1556）。是一部医学全书，计一百卷。其中卷之六、七为针灸内容。

[8]《乾坤生意》：是一本明代方书。撰年不详，计二卷，为遁令洞天太乙丹房编。目前国内只有残本，本书中有部分针灸内容。

[9]《医学入门》：本书为明·李梴撰，成书于万历乙亥年（1575）。本书是一本统编的医学全书。其中针灸部分里所辑入的针刺手法强调呼吸、阴阳、男女、左右，这部分内容已辑入《针灸大成》卷四"南丰李氏"补泻中。

[10]《医经小学》：是一部综合性医书，为明·刘纯（宗厚）撰，成书于明洪武戊辰年（1388）。《针灸大成》中采用此书内容不多，仅用了周身经穴赋、五运主病歌与六气主病歌等。

【按语】 范行准在 1957 年出版的《秘传常山杨敬斋针灸全书》的跋里写道:"且《针灸大成》卷一针道源流也引用《玄机秘要》之书,且标明'三衢继洲杨济时家传著集之文'。因此我很疑心《针灸大成》一书,并不是杨继洲的书。证据也是根据《针灸大成》卷一针道源流之后的结语:《针灸大成》总辑以上诸书,类成一部分为十二卷(应作十卷),委晋阳靳贤选集校正"。范行准的"疑心"在 20 世纪 60 年代一度为很多人所欣赏,从王国光序言内容看,从王序和赵序的摆法上看,都是准确无误的说明《针灸大成》是以《玄机秘要》为"底本"而成的书。在《玄机秘要》成书时已经由杨继洲"手自编摩",汇诸家书于《玄机秘要》之中,《针灸大成》的"汇集"只是再次添些资料而已。但靳贤把《玄机秘要》的底本地位给砍掉了,只保留"三衢杨氏补泻"项下一条而已,这明明是贬杨继洲而褒"诸家",这一贬一褒之间,就会给人造成错觉,使《玄机秘要》在《针灸大成》里失去了主导地位,变成微不足道的一家了。

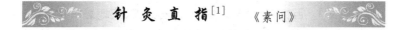

针 灸 直 指[1]　　　《素问》

## 针灸方宜始论

【提要】 本篇为《素问》异法方宜论之全文。它论述了不同的自然环境和生活条件对人的影响及其所产生的疾病。认为医生必须注意这些实际情况,因地制宜地采用不同的治疗方法,才能收到预期效果。

[原文] 黄帝问曰:医之治病也,一病而治各不同,皆愈何也? 岐伯对曰:地势使然也。故东方之域,天地之所始生也,鱼盐之地,海滨傍水,其民食鱼而嗜咸。皆安其处,美其食,鱼者使人热中[2],盐者胜血[3]。故其民皆黑色,疏理,其病皆为痈疡,其治宜砭石[4]。故砭石者,亦从东方[5]来。

**【注释】**

[1]针灸直指:《古今医统》针灸卷篇名。

[2]热中:有热积于中之意。

[3]盐者胜血:盐味咸,咸走血,故多食盐则伤血。

[4]砭石:是我国古代的一种医疗工具。为有尖的石针或有刃的石片。是针的前身。

[5]东方:我国古代是以黄河流域为中心来区别四方的。这里的东方就是指现在的东海之滨山东一带。

**【语译】** 黄帝问:医生在治病时,一种病用不同的方法去治,都能治好,这是什么原因?岐伯答:这是地理条件不同的缘故。所以东方是天地之气所始生之处,地处海滨,盛产鱼盐,那里居民傍水而居,多食鱼,喜咸味,人们均安居其处,以鱼为美味。鱼属火,多食鱼则能使人热积于中,盐味咸,咸走血,多食盐能使人伤血。所以人们皮肤色黑,腠理疏松,故易生痈疡。痈疡最适合用"砭石"治疗。所以,砭石这种治病方法,是从东方传来的。

**[原文]** 西方者,金玉之域[1],沙石之处,天地之所收引也。其民陵居[2]而多风,水土刚强,其民不衣而褐荐[3],其民华食[4]而脂肥,故邪不能伤其形体,其病生于内,其治宜毒药[5]。故毒药者,亦从西方来。

**【注释】**

[1]金玉之域:西方地势高而多山,山多则盛产金石,故称西方为金玉之域。域,区域。

[2]陵居:有两种含义:一为陵高而居,言居处之高;一为依山陵而居。此指前者。

[3]褐荐:褐为粗衣。《孟子》滕文公:"许子衣褐"。荐为草。《左传》襄公四年:"戎狄荐居"。疏:服虔云:"荐草也,古狄人逐水草而居,徙无常处"。

[4]华食:指肥美厚味之食品。王冰注:"华"谓鲜美、酥酪骨

肉之类也。

[5]毒药:凡能除病者,皆可称为毒药。汪机:"药,谓草木鱼虫禽兽之类,以能攻病,皆谓之毒"。

**【语译】** 西方为盛产金石之地,居处多沙石,其风劲急,有肃杀之气,因而呈一片收敛景象。当地居民住在多风的高陵地带,其土坚水硬。人们虽然穿粗布、铺草席,但因多食肥美之味,故身壮而外邪不易伤其形体。其病多为饮食、七情所致之内伤病,治内伤病则以用药为宜。所以"毒药"这种治病的方法是从西方传来的。

[原文] 北方者,天地所闭藏之域也。其地高陵居,风寒冰冽。其民乐野处而乳食[1]脏寒生满病,其治宜灸焫[2],故灸焫者,亦从北方来。

**【注释】**

[1]其民乐野处而乳食:高士宗注:居,常居也。处,暂处也。乐野处而乳食盖是一种游牧生活。

[2]灸焫(ruò 弱):焫同"热",作"烧"解。灸焫即以艾火熏烧之意,今通称为灸法。

**【语译】** 北方地势较高,气候严寒,是一片闭藏的景象。当地居民依山陵而居,多食乳类,内脏容易感寒而生胀满之病。这种病用灸法治疗较为适宜。所以灸焫的治疗方法是从北方传来的。

[原文] 南方者,天地所长养,阳之所盛处也。其地下,水土弱,雾露之所聚也。其民嗜酸而食胕①[1],故其民皆致理而赤色,其病挛痹,其治宜微针。故九针者,亦从南方来。

**【校勘】**

①胕:原作"脯",据《素问》异法方宜论改。

**【注释】**

[1]胕:同腐。是经过人工制成的腐酵类食物。

**【语译】** 南方是阳气最盛的地方,是天地间万物生长最繁茂的区域，呈一片兴旺景象。其地势低下，水土亦弱，地气偏湿，热蒸湿气，上则为雾。其地居民喜吃酸味和腐酵食物，其腠理致密皮肤色赤，易生挛痹之病，此病宜用微针治疗。所以九针的治疗方法是从南方传来的。

【原文】 中央者，其地平以湿、天地所以生万物也众，其民食杂而不劳，故其病多痿厥寒热，其治宜导引按跷。故导引按跷者，亦从中央出也。故圣人杂合以治，各得其所宜，故治所以异。而病皆愈者，得病之情，知治之大体也。

【语译】 中央地势平坦湿润，物产丰饶，当地居民喜杂食，劳动亦少，故易生痿厥寒热之病，这种病适合用导引按跷的方法治疗。所以导引按跷的治疗方法，是从中央地区传出来的。故高明的医生能根据不同病情，用不同方法来施治，使各种疾病都能得到适宜的治疗。治法虽不相同而病均可以治愈，这是因为对病情了解的透彻，而治疗方法又运用得体的缘故。

【按语】 "方宜始"，有不同方域宜用不同治法，不同治法创始自不同方域之意。

本篇所说的东方、西方、南方、北方、中央，要从历史地理的角度去领会，它指的是黄河中游为中心，所形成的四方。在这个方域之中，砭石起源于东方，药物起源于西方，艾焫起源于北方，九针起源于南方，导引按跷之法，起源于中央。

# 刺 热 论

【提要】 本篇乃《素问》刺热篇之全文。

按肝、心、脾、肺、肾之顺序分段说明各脏热病的症状、色诊、愈期、转归等。文中提出"热则寒之"是诸脏热病的治疗原则。热病的刺法为本文之中心，用近一半的篇幅论述了热病的五十九种刺法和治热病的腧穴。

[原文] 黄帝问曰：五脏热病奈何？岐伯曰：[①]肝热病者，小便先黄，腹痛，多卧，身热。热争[1]则狂言及惊(争谓邪正相搏)，

胁满痛,手足躁,不得安卧,庚辛甚,甲乙大汗[2],气逆[3]则庚辛死(肝主木,庚辛为金,金克木,故死)。刺足厥阴,少阳(厥阴肝脉,少阳胆脉)。其逆则头痛员员[4],脉引冲头也。

**【校勘】**

①黄帝问曰:五脏热病奈何? 岐伯曰:《素问》刺热论篇无此十三字。

**【注释】**

[1]热争:热邪与正气相争。

[2]庚辛甚,甲乙大汗:此指肝热病而言,肝主木,庚辛为金,金克木,故肝病逢庚辛日则加重。甲乙为木,肝病逢甲乙日则气旺,正能胜邪,可大汗出而热退。其余四脏亦均可据此推测其转归。

[3]气逆:因热邪而致之正气逆乱。

[4]员员:"其逆则头痛员员",是形容头痛之急。

**【语译】** 黄帝问:五脏的热病都是什么样? 岐伯答:肝热病人,首先是尿呈黄色,继之有腹痛,病人多卧床,身体发热。邪热与正气相争则出现狂言和惊厥,胸胁胀满疼痛,手足躁动不能安卧。若逢本脏受克之庚辛日,则病势加重,若逢本脏气旺之甲乙日,则大汗出而热退;若热邪导致正气逆乱时,则在本脏受克之庚辛日死。针此病应刺足厥阴经和足少阳经。因气逆而出现头痛眩晕,是由于肝气上逆冲于头的缘故。

**[原文]** 心热病者,先不乐,数日乃热。热争则卒心痛,烦闷善呕,头痛面赤无汗,壬癸甚,丙丁大汗,气逆则壬癸死。刺手少阴、太阳(少阴心脉,太阳小肠脉)。

**【语译】** 心热病人先有烦闷不快,数日后,出现身热,热邪与正气相争则卒然发生心痛,病人烦闷不安,频呕,头痛面赤,无汗。若逢本脏受克之壬癸日则病重;若逢本脏气旺之丙丁日,则大汗出而热退;若热邪导致正气逆乱时,则于本脏受克之壬癸日死。针治此病宜刺手少阴经与手太阳经。

[原文] 脾热病者,先头重,颊痛,烦心,颜青,欲呕,身热。热争,则腰痛不可用俯仰,腹满泄,两颌痛。甲乙甚,戊己大汗,气逆则甲乙死。刺足太阴,阳明。

【语译】 脾热病人先有头重,颊痛,烦心欲呕,颜面呈青色,身体发热等症状。邪热与正气相争,则出现腰痛以致不能俯仰、腹痛、胀满、泄泻、两颌疼痛等症状若逢本脏受克之甲乙日则病重;若逢本脏气旺之戊己日,则大汗出而热退;若因热邪导致正气逆乱时,则于本经受克之甲乙日死。此病应刺足太阴经和足阳明经。

[原文] 肺热病者,先淅然[1]厥,起毫毛,恶风寒,舌上黄,身热。热争则喘咳,痛走胸膺背,不得太息[2],头痛不堪,汗出而寒,丙丁甚,庚辛大汗,气逆则丙丁死。刺手太阴,阳明出血如大豆,立已。

【注释】
[1]淅然:形容寒栗状。《类经》卷十五注:"肺主皮毛,热则畏寒,故先淅然,恶风寒,起毫毛也。"
[2]太息:即大声叹气。《离骚》:"长太息以掩涕兮,哀民生之多艰。"

【语译】 肺热病人,先感淅然寒栗,毫毛竖起,恶风惧冷,舌上发黄,身发热,热邪与正气相争,则出现气喘咳嗽,疼痛走窜于胸膺背部。不能深呼吸,头痛难忍,汗出而仍恶寒。若逢本脏受克之丙丁日则病重;若逢本脏气旺之庚辛日则大汗出而热退;因热邪导致正气逆乱时则于本脏受克之丙丁日死。此病应刺手太阴经和手阳明经,出血如豆粒大,可立时收效。

[原文] 肾热病者,先腰痛,胻痠[1],苦渴数饮[2],身热。热争则项痛而强,胻寒且痠,足下热,不欲言。其逆则项痛员员澹澹[3]然。戊己甚,壬癸大汗,气逆则戊己死。刺足少阴、太阳。诸汗者,至其所胜日汗出也。

**【注释】**

[1]胻痠:指在小腿前部以胫骨为主的酸楚感。

[2]苦渴数饮:因苦于口渴而频频饮水。

[3]澹澹:水摇貌。《太素》二十五卷注:"动也"。在此引申为精神虚弱,阴虚少气之状。

**【语译】** 肾热病人先感觉腰痛,小腿酸楚,口渴甚重,喜频频饮水,周身发热。热邪与正气相争则出现项强而痛,胫凉而酸,足下发热,萎靡而不欲言。因热邪导致正气逆乱时,则有项痛、眩晕、摇动不安。若逢本脏受克之戊己日则病重;若逢本脏气旺之壬癸日,则大汗出而热退;若热邪导致正气逆乱时,则于本脏受克之戊己日死。此病应刺足少阴经和足太阳经。以上各脏热病的出汗时间都是在本脏气旺之日。

**[原文]** 肝热病者,左颊先赤;心热病者,颜先赤;脾热病者,鼻先赤;肺热病者,右颊先赤;肾热病者,颐先赤。病虽未发,见赤色者刺之,名曰治未病。

**【语译】** 肝热病人,左颊先出现红色;心热病人,前额先见红色;脾热病人,鼻先现红色;肺热病人,右颊先见红色;肾热病人,颐部先出现红色。病虽没有发作但已在上述部位出现红色时就给予针刺,这就叫作"治未病"。

**[原文]** 热病从部所[1]起者,至期而已(期为大汗之日,如肝甲乙),其刺之反者[2],三周[3]而已(反谓反取其气也,如肝病刺脾、脾刺肾、肾刺心、心刺肺、肺刺肝。三周,谓三周于三阴、三阳之脉状也。如太阳病,而刺泻阳明也)重逆[4]则死。诸当汗者,至其所胜日汗大出也。诸治热病,以饮之寒水,乃刺之,必寒衣之,居止寒处,身寒而止也。

**【注释】**

[1]部所:指五脏热病之色反映在面上的部位。

[2]刺之反者:各家解释不同,有言反取其气如肝病刺脾、脾病刺肾者;亦有言当补反泻,当泻反补者。在此理解为针刺不当为恰。

19

[3]三周:《类经》卷十五注:"三周者谓三遇所胜之日而后已。"这是以本经经一个旺日为一个周期来计算。

[4]重逆:一刺失误为逆,再刺仍失误为重逆。

【语译】 五脏热病时,面上的赤色,在面上各自的部位出现者即行针刺治疗,则到本经所旺之日,病即可愈。如果针刺不当,则要到它的第三个旺日,才能治愈。若一再误治,就要造成病人的死亡。诸脏热病应当出汗的,都要到它所胜之日,才能大汗出而愈。凡治疗热病时,要叫病人先喝些冷水,然后进行针刺。病人穿的要薄些,住的地方要凉爽些,直到热退身凉为止。

[原文] 热病先胸胁痛,手足躁,刺足少阳,补足太阴①,病甚者,为五十九刺[1]。

【校勘】

①足太阴:《太素》卷二十五作"手太阴"。

【注释】

[1]五十九刺:指刺热病的五十九穴,详如下表:

| 部位 | 经脉 | 穴 名 | 穴数 |
|---|---|---|---|
| 头部 | 督脉 | 上星、囟会、前顶、百会、后顶 | 5 |
| | 足太阳 | 五处、承光、通天、络却、玉枕 | 10 |
| | 足少阳 | 临泣、目窗、正营、承灵、脑空 | 10 |
| 躯干 | 手太阴 | 中府、云门 | 4 |
| | 足阳明 | 缺盆、气街 | 4 |
| | 足太阳 | 大杼、心俞、魂门、魄户、神堂、意舍、志室 | 14 |
| | 足少阴 | 横骨(即髓空) | 2 |
| 四肢 | 足阳明 | 足三里、上巨虚、下巨虚 | 6 |
| | 足太阳 | 委中 | 2 |
| | 手阳明 | 肩髃 | 2 |
| | 计 | | 59 |

【语译】　热病若先出现胸胁疼痛，手足躁动不安时，应刺足少阳经，补足太阴经，病重者，可于治热病五十九穴中选穴针刺。

【按语】　五十九刺中之髓空穴王冰认为即督脉之腰俞穴，在本文及水热穴论曾前后两次提到，并在水热穴论之注中，说明他是引自《中诰孔穴图经》一书(本书已佚)。而水热穴论经文中却说："云门、髃骨、委中、髓空此八者"，明确指出髓空是一"双穴"，而不是督脉上之单穴，如采用"腰俞"一说，则成为五十八刺。张志聪在注释时，认为髓空系足少阴肾经之横骨两穴，此说较为合理，故采用。

[原文]　热病始手臂痛者，刺手阳明、太阴而汗出止。热病始于头首者，刺项太阳而汗出止。热病始于足胫者刺足阴明，而汗出止。热病先身重、骨痛、耳聋、好瞑[1]，刺足少阴，病甚为五十九刺。热病先眩冒[2]而热，胸胁满，刺足少阴、少阳(亦井荣也)。

【注释】

[1]瞑：闭目。《晋书·杨轲传》："颍川荀铺，好奇之士也，造而谈经，轲瞑目不答。"

[2]眩冒：又称冒眩。眼前黑为"眩"，目如蒙为"冒"。眼前黑而两目如蒙之症叫"眩冒"。

【语译】　热病先出现手与臂疼痛时，刺手阳明经和手太阴经，汗出其热即止。热病症状先发生在头部时，刺足太阳经项部的腧穴，汗出而热即止。热病的症状先发生在足胫部时，应当刺足阳明经，汗出其热即止。热病先有周身沉重，骨节疼痛，耳聋，好闭目时，刺足少阴经；病重者，可在上述"五十九"穴中选穴针刺。热病先有头目眩晕，继而发热，胸胁胀满者应刺足少阴经和足少阳经。

[原文]　太阳之脉，色荣颧骨，热病也。荣未夭①曰[1]，今且得汗，待时而已(待时者，谓肝病待甲乙之类也)，与厥阴脉争见者，死期不过三日(外见太阳之赤色，内应厥阴之弦脉，是土气已败，木

复狂行,故三日死)。其热病内连肾,少阳之脉色也②(病一作气)。少阳之脉,色荣颊,筋③热病也。荣未夭①日,今且得汗④,待时而已,与少阴脉争见者,死期不过三日。

热病气穴,三椎下间主胸中热,四椎下间主鬲中热,五椎下间主肝热,六椎下间主脾热,七椎下间主肾热,荣在骶也[2],项上三椎陷者中也。颊下逆颧为大瘕[3],下牙车[4]为腹满,颧后为胁痛,颊上者、鬲上也。

**【校勘】**

①夭:原作"交",据《甲乙经》卷七第一上及《太素》卷二十五改。

②少阳之脉色也:此六字《脉经》卷七《甲乙》卷七第一上《太素》卷二十五均无。新校正说此乃"王氏所添"。

③筋:原作"前",据《素问》刺热篇新校正引本经改。

④今且得汗:《太素》卷二十五作"令且得汗"其意较长。

**【注释】**

[1]荣未夭日:夭,是色泽枯晦而不润泽。荣未夭日,指色泽尚未变为枯晦的时候。

[2]荣在骶也:王冰注:"言肾热之气,外通尾骶也";张景岳注:"既取阳邪于上,仍当补阴于下";高士宗注:"气为阳主上,荣为阴主下,若荣血之热病,其穴在脊骨尽处,故曰荣在骶也"。高注义长,故从之。

[3]大瘕:此指大瘕泄,是泻泄的一种。出自《难经》五十七难。

[4]下牙车:即下行至牙车之部位。牙车即颊车。

**【语译】** 太阳经的病颧部出现赤色,这是骨热病。若色泽尚未变为枯晦的时候,又得汗出。则待到本经之旺日,其病即可痊愈。如果与厥阴经的脉症俱见时,其死期不过三日,这是因为热病已内连于肾的缘故。少阳经的病,在面颊出现赤色,这是筋热病。若色泽尚未变为枯晦的时候,又得汗出。则待到本经之旺日,其病可痊愈。如果与少阴经的脉症俱见时,其死期不过三日。

治疗热病的气穴是:三椎下(身柱),主治胸中热;四椎下,主治膈中热;五椎下(神道),主治肝中热;六椎下(灵台),主治脾中热;七椎下(至阳),主治肾中热。治荣血之热病,在尾骶部和项上三椎之下陷中(大椎)取穴。颊下赤色逆而上颧时为"大瘕泻"之病;其色下行至牙车时为腹中胀满之症,其色现于颧后时为胁中痛;其色现于颊上时,则病在膈上。

# 刺 疟 论

【提要】 本篇乃《素问》刺疟篇的全文,《针灸大成》题为"刺疟论"。其主要内容是:

一、说明六经、五脏和胃疟十二疟的症状、发病规律和针刺治疗方法。

二、指出针刺治疗疟疾的时机和先病先刺的原则。

三、指出对疟疾辨证取穴的治疗原则和要领。

[原文] 黄帝问曰:刺疟奈何? 岐伯对曰①:足太阳之疟,令人腰痛,头重,寒从背起,先寒后热,熇熇暍暍然[1],热止汗出难已,刺郄中[2]出血(一云金门,一云委中,针三分,若灸可五壮)。

【校勘】

①黄帝问曰……岐伯对曰:《素问》刺疟篇无此十二字。

【注释】

[1]熇熇暍暍然:熇(hè 贺),极热;暍(yè 夜),指中热。熇熇暍暍然,形容热盛之状。

[2]郄中:指委中穴。

【语译】 黄帝问:用针刺治疗疟疾是怎样的呢? 岐伯答:足太阳经的疟疾使人腰疼,头重,寒冷的感觉从背部开始,先寒而后发热,其热极盛,热退时出汗,这种疟疾,不易治愈,治疗时可刺委中出血。

[原文] 足少阳之疟,令人身体解㑊[1],寒不甚,热不甚,恶见人,见人心惕惕然[2],热多汗出甚,刺足少阳(侠溪针三分、灸可三壮)。

【注释】

[1]解㑊(xiè yì 懈亦):肢体困倦懈怠叫解㑊。

[2]惕(tì 替)惕然:是形容忧惧之状。

【语译】 足少阳经的疟疾,使人身体倦怠无力,寒热均不甚重。病人不愿见人,见人则心内恐惧。发热的时间较长,汗亦较多,治疗时可刺足少阳胆经的侠溪。

[原文] 足阳明之疟,令人先寒,洒淅[1]洒淅,寒甚久乃热,热去汗出,喜见日月光火气,乃快然,刺足阳明跗上(冲阳针三分,灸可三壮)。

【注释】

[1]洒淅(sǎ xī 撒希):是形容恶寒战栗之状。

【语译】 足阳明经的疟疾,使人先觉寒冷,逐渐加剧,冷久之后发热,热退时出汗。病人喜欢见日光、月光和火热之气,若此觉畅然舒适,治疗时可刺足阳明胃经在足跗上的冲阳穴。

[原文] 足太阴之疟,令人不乐,好太息,不嗜食,多寒热汗出,病至则善呕,呕已乃衰,即取之[①][1](公孙针四分,灸可三壮)。

【校勘】

①之:此后《甲乙经》卷七第五有"足太阴"三字。

【注释】

[1]即取之:王冰注:"即取之井、俞及公孙也"。

【语译】 足太阴经的疟疾,使人郁闷不乐,多有深长的呼吸,不思饮食,多寒热,多汗出。发病时常有呕吐,呕吐后病情多可减轻,此时应立即针刺公孙穴。

[原文] 足少阴之疟,令人呕吐甚,多寒热,热多寒少,欲闭户牖[1]而处,其病难已[①](大钟针二分,太溪针三分,各灸三壮)。

【校勘】

①已:此后《甲乙经》卷七第五有"取太溪"三字。

**【注释】**

[1]户牖(yǒu 有)：门窗。

**【语译】** 足少阴经的疟疾，呕吐剧烈，寒热发作的频繁而时间又长，热多寒少，病人多喜欢关闭门窗而独居。此种疟疾，很难治愈，可针大钟、太溪穴。

**【按语】** 本节与上节足阳明之疟的论述，其理似觉牵强，盖本节之"令人呕吐甚，多寒热，热多寒少欲闭户牖而处"等颇似阳明证，而"令病人先寒，洒淅洒淅，寒甚久乃热，汗出，喜见月光火气，乃快然"，又颇似少阴病。因而有人疑此两节之内容互相借用。

[原文] 足厥阴之疟，令人腰痛，少腹满，小便不利，如癃[1]状，非癃也，数便，意恐惧，气不足，腹中悒悒[2]，刺足厥阴(太冲针三分、灸可三壮)。

**【注释】**

[1]癃(lóng 龙)：小便点滴而下之症叫癃。《素问》宣明五气篇："膀胱不利为癃。"马莳："水道不通之病也。"

[2]悒(yì 益)悒：忧郁，郁闷之状。

**【语译】** 足厥阴经的疟疾，使人腰疼，少腹胀满，小便不利有如癃病。但它不是癃病，只是小便频数，心里恐惧，腹中有不适之感。治疗时应刺足厥阴肝经的太冲穴。

[原文] 肺疟者，令人心寒，寒甚热，热间善惊，如有所见者，刺手太阴，阳明(列缺针三分，灸五壮；合谷针三分，灸三壮)。

**【语译】** 肺疟，使人心中发冷，冷到极点就转而发热，在发热时容易出现惊恐，就好像看到了什么可怕的东西。治疗时可刺手太阴肺经的列缺穴和手阳明大肠经的合谷穴。

[原文] 心疟者，令人烦心甚，欲得清水，反寒多，不甚热，刺手少阴(神门针三分，灸可三壮)。

**【语译】** 心疟，使人心内异常烦躁，想喝冷水，寒冷较甚而热不太重。治疗时可刺手少阴心经的神门穴。

[原文] 肝疟者,令人色苍苍然[1],太息,其状若死者,刺足厥阴见血(中封针四分,灸可三壮)。

【注释】

[1]苍苍然:此处指深青色而言。《类经》卷十六注:"肝属目,故色苍苍。"

【语译】 肝疟,使人面色苍青,时常深呼吸,其状俨若死人。治疗时可刺足厥阴肝经的中封穴出血。

[原文] 脾疟者,令人寒,腹中痛,热则肠中鸣,鸣已汗出,刺足太阴(商丘针三分,灸可三壮)。

【语译】 脾疟,使人发寒冷,腹中疼痛,若发热时即出现肠鸣,肠鸣过后,即可出汗。治疗时可刺足太阴脾经的商丘穴。

[原文] 肾疟者,令人洒洒然[1],腰脊痛,宛转大便难,目眴眴然[2],手足寒,刺足太阳,少阴(足太阳金门,足少阴太溪)。

【注释】

[1]洒(sǎ 撒)洒然:对恶寒状态的一种形容。

[2]眴(xuàn 眩)眴然:形容目视不明,且有眩动之意。

【语译】 肾疟,使人洒然而寒,腰脊疼痛,大便不易排出,目眩而视物不清,手足皆凉。治疗时刺足太阳膀胱经的金门穴和足少阴肾经的太溪穴。

[原文] 胃疟者,令人且①病也,善饥而不能食,食而支满腹大,刺足阳明,太阴横脉出血(厉兑针一分,灸一壮;解溪针五分,灸二壮;三里针一寸,灸三壮;太阴横脉,在内踝前,斜过大脉宜出血)。

【校勘】

①且:《太素》卷二十五亦作"疸"。

【语译】 胃疟发热病的时候常使人出现饥饿的感觉,但又不能进食,每于食后即觉胀满,腹部膨大,治疗时可取足阳明胃经的厉兑、解溪、三里等穴和取足太阴脾经的商丘穴出血。

[原文] 疟发身方热,刺跗上动脉(谓阳明脉),开其孔,出其血,立寒;疟方欲寒,刺手阳明、太阴,足阳明、太阴(亦开孔出血)。

【语译】　疟疾在刚要发热的时候,可刺足背动脉处的冲阳穴,摇针以开其穴孔,使之出血,即可热退身凉。疟疾在刚要发冷的时候,可刺手阳明大肠经之井穴商阳,俞穴三间;手太阴肺经之井穴少商,俞穴太渊;足阳明胃经之井穴厉兑,俞穴陷谷;足太阴脾经之井穴隐白,俞穴太白。

[原文]　疟脉满大急,刺背俞,用中针傍五胠俞[1]各一,适肥瘦,出其血(五胠俞谓讁嘻)。疟脉小实急,灸胫少阴,刺指井[2](复溜针三分,灸可五壮;井谓至阴,针一分,灸可三壮)。疟脉满大急,刺背俞,用五胠俞,背俞各一,适行至①于血也。疟疾脉缓大虚,便宜②用药,不宜用针。

【校勘】

①至:原无。据《素问》刺疟篇补。

②宜:原无。据《素问》刺疟篇补。

【注释】

[1]五胠(qū 区)俞:《类经》卷十六,第五十注:"胠者胁也,盖此五者乃五脏俞旁之穴,以其旁开近胁,故曰旁五胠俞,即魄户、神堂、魂门、意舍、志室也"。

[2]刺指井:《素问》刺疟篇王冰注:"刺指井,谓刺'至阴',至阴在足小指外侧去爪甲如韭叶,足太阳井也"。

【语译】　如果疟疾病人的脉象满大而急者,可刺背部的俞穴,用中针刺五胠俞各一次。根据病人的肥瘦不同而使所刺之深浅得宜,但均应刺之出血。如果疟疾病人的脉象小实而急,则应灸足少阴肾经在足胫部的复溜,刺足太阳膀胱经井穴至阴。如疟疾病人的脉象缓大而虚时则适于用药,就不可用针了。

【按语】　疟脉满大急,刺背俞及五胠俞出血,在此段经文中两见,而内容相同。新校正认为"经文重复,当从删削",并据《甲乙》无此条而提出"不若士安(即皇甫谧)之精审不复出也"。故对"疟脉满大急"一段在本文第二见时未译。

[原文]　凡治疟先发如食顷,乃可以治,过之则失时也。诸

疟而脉不见,刺十指间出血,血去必已。先视身<sup>①</sup>之赤如小豆者,尽取之。

**【校勘】**

①身:原无,据《素问》刺疟篇及《甲乙》卷七第五补。

**【语译】** 凡治疗疟疾,必须在疟疾发作前约一顿饭的时间进行治疗,错过这个时间,就失去了治疗的时机。如果各种疟疾,在脉象上看不到改变的时候,可刺十指的井穴出血,出血后病即可愈。在刺十指的井穴以前,要仔细检查病人的身上,如发现有赤褐色像小豆大之瘀点时,可全部用针刺之。

[原文] 十二疟者,其发各不同时,察其病形,以知其何脉之病也。先其发时如食顷而刺之,一刺则衰,二刺则知,三刺则已。不已刺舌下两脉出血;不已,刺郄中盛经出血,又刺项已下侠脊者,必已(侠脊者谓大杼,针三分,灸五壮;风门热府,针五分,灸可五壮)。舌下两脉者廉泉[1]也(针三分,灸三壮)。

**【注释】**

[1]廉泉:此处所说的"廉泉"不是指任脉的廉泉穴,而是指人迎前陷中动脉前的部位,此为足少阴经"挟舌本"之处。《灵枢》根结篇:"少阴根于涌泉、结于廉泉"。当指此而言。

**【语译】** 以上所述十二种疟疾,它的发作时间是各不相同的。应当仔细观察病人的症状,从而辨视它是属于哪一经发病,要在它发作前约吃一顿饭的时间进行针刺。针第一次病势就能衰减,针第二次就可大见功效,针第三次就能治愈了。若未愈时,可以刺舌下两脉,使之出血,再不愈时就可以取委中处血盛的脉络刺之出血。再刺颈项以下夹脊的背部腧穴,就一定能治愈。上边所说的舌下两脉就是指廉泉穴。

[原文] 刺疟者,必先问其病之所先发者,先刺之。先头痛及重者,先刺头上及两额,两眉间出血(头谓上星,百会,额谓悬颅,眉间谓攒竹等穴是也);先项背痛者,先刺之(风池、风府、大杼、神道);先腰脊痛者,先刺郄中出血;先手臂痛者,先刺手少阴、阳明十指

间;先足胫痠痛者,先刺足阳明十指间出血。

**【语译】** 用针刺治疗疟疾的时候,必须察明最先发病的部位和症状,先进行针刺。如先头痛、头重时,可先刺头上的上星、百会及两额的悬颅和两眉之间的腧穴使之出血。先项背疼痛时,则先刺风池、风府、大杼、神道诸穴。先腰脊痛时,先刺委中出血。先手与上臂疼痛时,先刺手少阴心经少冲穴、手阳明大肠经商阳穴。先足胫痠痛时,先刺足阳明胃经的井穴厉兑,使之出血。

**【按语】** 通观全文在"先项背痛者,先刺之"之后似有阙文,否则于理难通,故在译文中引入《针灸大成》之注文。"手少阴、阳明十指间"一句,张景岳的理解是:手少阴、阳明皆以井穴为言。又刺十指间者,各随其所病之经也,亦取其穴。一般均认为上述两家之注文较为妥切。

**[原文]** 风疟,疟发则汗出恶风,刺三阳①经背俞之血者。胻痠痛甚,按之不可,名曰胕髓病[1]。以镵针[2]针绝骨出血,立已。身体小痛,刺②诸阴之井,无出血,间日一刺。疟不渴,间日而作,刺足太阳,渴而间日作,刺足少阳。温疟汗不出,为五十九刺。

**【校勘】**

①三阳:《甲乙经》卷七第五作"足三阳"。

②刺:此后原有"至阴"二字,据《甲乙》卷七第五、《太素》卷二十五删。

**【注释】**

[1]胕髓病:《类经》卷十六注:"其邪深伏故曰胕髓病。"

[2]镵针:是古代九针的一种,长一寸六分,针头膨大而锐,形如箭头,用于浅刺。

**【语译】** 患风疟者,发作时则汗出、恶风,应刺背部三阳经的腧穴出血。胫部痠痛较重而不敢按压时,叫"胕髓病",用镵针刺绝骨穴,使之出血,可立即治愈。身痛较轻,刺诸阴经之井穴,但不可使之出血,应隔日刺一次。间日发作的疟疾,口不渴者刺足太阳经;间日发作而口渴者,则刺足少阳经。温疟而汗不出者,可行五十九刺。

【按语】 《针灸大成》作"刺疟论",《素问》作刺疟篇。

# 刺 欬[1] 论

【提要】 本文为《素问》欬论篇之全文。《针灸大成》题为"刺欬论"。

全篇以五脏六腑为纲,将"欬"分为十几种证型。分别就病因与季节的关系以及诸欬的传变规律进行了阐述。

[原文] 黄帝问曰:肺之令人欬[1],何也?岐伯对曰:五脏六腑皆令人欬,非独肺也。帝曰:愿闻其状。曰:皮毛者,肺之合也。皮毛先受邪气,邪气以从其合也。其寒饮食入胃,从肺脉上至于肺,则肺寒,肺寒则外内合,邪因而客之,则为肺欬。

【注释】

[1]欬(kài 忾):《周礼》疾医上说:"冬有嗽、上气疾"。上气疾即指"欬"而言。"气乃上逆"叫欬。

欬又作"咳"的异体字,揆度《素问》欬论之意将"欬"作欬气上逆讲为宜。

【语译】 黄帝问:肺有病能使人欬,这是为什么?岐伯答:五脏六腑有病都能使人欬,不单独是肺。黄帝说:我愿意听你讲讲这些欬的症状。岐伯说:皮毛是与肺相合的。如果皮毛先受了外邪的侵袭,邪气就会影响到肺。如果再有寒冷的饮食入胃,这种寒气也能沿肺脉上达于肺,则肺受寒,在这种内寒与外寒相互作用下,寒邪就客居于肺,于是就要引起肺欬。

[原文] 五脏各以其时受病,非其时各传以与之(时谓王月)。人与天地相参[1],故五脏各以治时[2]。感于寒则受病,微则为咳,甚者为泄、为痛。乘秋则肺先受邪,乘春则肝先受之,乘夏则心先受之,乘至阴则脾先受之,乘冬则肾先受之。

**【注释】**

[1]相参:相应相合之意。

[2]治时:指五脏各有其适宜治疗之时,如肝治于春,心治于夏等。

**【语译】** 五脏各按它所主的时令受病,若不在其主令之时受病,这是因他脏受病后,又传于肺所致。人与自然是息息相关的,故五脏各有它所主之时,如在所主之时感受寒邪就要发病,轻则咳,重则泄泻腹痛。肺主秋,秋天则邪先入肺;肝主春,春天则邪先入肝;心主夏,夏天则邪先入心;脾主长夏,长夏时则脾先受邪;肾主冬,冬天则邪先入肾。

**[原文]** 帝曰:何以异之?曰:肺咳之状,咳而喘息有音,甚则唾血;心咳之状,咳则心痛,喉中介介[1]如梗状,甚则咽肿喉痹;肝咳之状,咳则两胁下痛,甚则不可以转,转则两胠[2]下满;脾咳之状,咳则右胠下痛,阴阴[3]引肩背,甚则不可以动,动则咳剧;肾咳之状,咳则腰背相引而痛,甚则咳涎。

**【注释】**

[1]介介:在此是说明"梗状"的危害,形容喉中如有物相隔。《太玄》:"傒祸介介",注:"介介有害也"。

[2]胠:胁上腋下处叫胠。

[3]阴阴:阴,在此作"隐"解。阴阴即隐隐之意,《大戴礼》文王官人:"考其阴阳"注:"阴阳谓隐显也"。

**【语译】** 黄帝问:这些咳,有什么不同?岐伯答:肺咳的症状伴有气喘,呼吸时有声音,病重者可以唾血。心咳的症状,咳时伴有心痛,喉中如有物梗塞,病重者咽肿喉痹。肝咳的症状,咳叶两胁下疼痛,病重者不能转身,转动时则两胁下胀满。脾咳的症状,咳时右胁下痛,其痛隐隐牵到肩背,病重者不敢动转,动转时则咳加剧。肾咳的症状,咳时腰与背互相牵引作痛,病重者咳吐痰涎。

**[原文]** 帝曰:六腑之咳奈何?安所受病?曰:五脏之久

咳,乃移于六腑。脾咳不已,则胃受之;胃咳之状,咳而呕,呕甚则长虫[1]出。肝咳不已,则胆受之;胆咳之状,咳呕胆汁。肺咳不已,则大肠受之;大肠咳状,咳而遗矢[2]。心咳不已,则小肠受之;小肠咳状,咳而失气[3],气与咳俱失。肾咳不已,则膀胱受之;膀胱咳状,咳而遗溺。久咳不已,则三焦受之;三焦咳状,咳而腹满,不欲食饮。此皆聚于胃,关于肺,使人多涕唾而面浮肿,气逆也。帝曰:治之奈何?岐伯曰:治脏者,治其俞[4];治腑者,治其合[5];浮肿者,治其经[6]。

**【注释】**

[1]长虫:指蛔虫。

[2]遗矢:遗矢即遗屎,指大便失禁。《史记》廉颇蔺相如列传中有"顷之三遗矢矣"。

[3]失气:与矢气同,即指肛门排气而言,俗称"放屁"。

[4]俞:此指五输穴中的俞穴。王冰注:"诸脏俞者,皆脉之所起第三穴。"

[5]合:此指五输穴中的合穴。王冰注:"诸府合者,督脉之所起第六穴也。"

[6]经:此指五输穴中的经穴。王冰注:"经者,脏脉之所起第四穴,腑脉之所起第五穴"。

**【语译】** 黄帝问:六腑的欬是什么样?都是怎样受的病?岐伯答:五脏欬久而不愈者可传至六腑。脾欬久而不愈则传于胃;胃欬的症状是欬伴有呕吐,呕吐严重的时候,能吐出蛔虫。肝欬久而不愈则传至胆;胆欬的症状是欬而呕吐胆汁。肺欬久而不愈则传至大肠;大肠欬的症状是欬时伴有大便失禁。心欬久而不愈则传至小肠;小肠欬的症状是欬时伴有排气,往往欬与排气同时出现。肾欬久而不愈则传至膀胱,膀胱欬的症状是欬时伴有小便失禁。久欬而不愈者则三焦将受病,三焦欬的症状是欬同时有腹部胀满,不欲饮食。总之,各种欬不论由哪个脏腑受病,其病邪都聚于胃而关系到肺,从而使人欬,欬时多痰、涕,并有面肿气逆的症状。

　　黄帝问:应当怎样治疗? 岐伯答:五脏的欬取俞穴治疗。六腑之欬取合穴治疗。而浮肿者可按经取穴治疗。

# 刺 腰 痛 论

　　**【提要】**　本篇系《素问》刺腰痛论篇之全文,文中按足三阴、足三阳、奇经八脉之分类法,分别叙述腰痛在不同的经脉出现的证候、特点以及当取之腧穴与针刺方法。其中所用之针法,以放血为多。

　　[原文]　黄帝问曰:腰痛起于何脉? 刺之奈何? 岐伯曰①:足太阳脉,令人腰痛,引项脊尻[1]背如重状。刺其郄中太阳正经出血,春无见血。少阳令人腰痛,如以针刺其皮中,循循然[2]不可以俯仰,不可以顾。刺少阳成骨之端出血,成骨在膝外廉之骨独起者,夏无见血。阳明令人腰痛,不可以顾,顾如有见者,善悲。刺阳明于胻前三痏[3],上下和之出血,秋无见血(即三里穴)。足少阴令人腰痛,痛引脊内廉,刺少阴于内踝上二痏,冬无见血,出血太多,不可复也(即复溜穴,针三分,灸五壮)。厥阴之脉令人腰痛,腰中如张弓弩弦,刺厥阴之脉,在腨踵[4]鱼腹之外,循之累累然[5],乃刺之(蠡沟针二分,灸三壮)。其病令人善②言,嘿嘿然[6]不慧,刺之三痏(一云无善字)。

　　**【校勘】**

①黄帝问曰……岐伯曰:《素问》刺腰痛论篇无此十七字。

②善:《素问》刺腰痛论篇无此字。

　　**【注释】**

[1]尻(kāo):即自骶骨以下至尾骶骨部分的通称。

[2]循循然:形容举动不便之状。

[3]痏(wěi伪):小瘢痕叫痏,在此作次数解。刺之三痏,即针刺三次。

[4]腨踵(shuàn zhǒng):小腿肚叫腨、足跟叫踵。

[5]累累然:在此形容有连续不断的颗粒状结节。累累,即连贯成串之意。《礼记》乐记:"累累乎端如贯珠"。

[6]嘿嘿然:"嘿"同"默",形容沉默寡言精神不振之状。

**【语译】** 黄帝问:腰痛发生于哪些经脉?应当怎样进行针刺治疗?岐伯答:发生在足太阳经脉之腰痛使人项、脊、背、尻等处如重物压其上,可刺足太阳经腘部的委中出血,若在春季则不可刺出血。足少阳经脉之腰痛,犹如以针刺入皮中,渐渐地不敢俯仰,头不能回顾。可刺足少阳经循行所过之处的成骨之端阳陵泉穴,使之出血。成骨即膝外侧骨的突出部位,若在夏季则不可刺出血。足阳明经脉之腰痛,不敢转首回顾,转首回顾则神乱眼花,如见怪异,且容易悲伤。此症可取足阳明经胻前的三里穴刺三次,使之上下调和,应刺之出血。若在秋季则不可刺出血。足少阴经脉之腰痛,使人感觉其痛有如牵引脊骨之内廉,可取足少阴经内踝上方复溜穴刺两次,使之出血。若在冬季则不可出血。出血太多时将影响病的恢复。足厥阴经脉之腰痛,腰部强硬,有如拉紧的弓弦一样。可刺足厥阴经在足跟与小腿肚之间鱼腹的外侧,以手按之有如串珠处。此病可使人默默无言,精神不振,可针刺三次。

[原文] 解脉[1]令人腰痛,痛而引肩,目䀮䀮然[2],时遗溲。刺解脉在膝筋肉分间郄外廉之横脉出血,血变而止。解脉令人腰痛如引带,带如折腰状,善恐。刺解脉,在郄中结络如黍米,刺之血射以黑,见赤血而已。

同阴之脉[3]令人腰痛,痛如小锤①[4]居②其中,怫然肿[5](小锤、小针)。刺同阴之脉,在外踝上绝骨之端,为三痏。

阳维之脉,令人腰痛,痛上怫然肿:刺阳维之脉,脉与太阳合腨下间,去地一尺所(承山针七分,灸五壮)。

衡络[6]之脉,令人腰痛,不可以俯仰,仰③则恐仆④,得之举重伤腰,衡络绝,恶血归之:刺之在郄阳[7]筋之间,上郄数寸衡居,为二痏出血(委阳针七分,殷门针五分,灸各三壮)。

**【校勘】**

①小锤:《太素》卷三十作"小针"。

②居:原作"锯",据《素问》刺腰痛篇《甲乙经》卷九第八改。

③仰:原无。据《素问》刺腰痛论篇补。

④不可以俯仰,仰则恐仆:《甲乙》卷九第八作"得俯不得仰仰则恐仆。"义长。

**【注释】**

[1]解脉:正经之散行脉叫解脉。在此系指足太阳经在膝筋肉分间郄外廉之横脉。

[2]目䀮䀮然:形容目视不明之状。

[3]同阴之脉:为少阳之别络,在外踝上绝骨之端。

[4]小锤:锤通锥,即小针锥。

[5]怫然肿:怫,《说文》郁也。怫然肿,有郁积肿胀之意。

[6]衡络:衡即横,指足太阳经在大腿后外侧的支脉,因其自腰中横出髀外后廉而下合于腘中,所以叫横络。

[7]郄阳:郄阳即足太阳经之委阳。

**【语译】** 解脉之腰痛,牵引到肩部,使人目视物不明,有时遗尿。应在膝后外侧(解脉在膝之筋骨分间)委阳穴处横脉上刺之出血,俟血色由黑变红为止。解脉之腰痛,如以带牵引,病人感觉腰部如折断一样,极易生恐惧之心,可刺解脉之委中穴,其有黍米状之脉络,刺中可喷射出黑紫色的血,直到其血色转红为止。

同阴之脉使人之腰痛,如小锤居于其中,并伴有郁积肿胀。此症可刺同一阴脉在外踝上之绝骨部的阳辅穴,应刺三次。

阳维脉之使人腰疼,痛处郁积肿胀,此症可刺阳维之脉。阳维脉与足太阳经在腨下距地面约一尺许的承山穴相合。

横络脉之腰痛,使人不能俯仰,仰时则恐跌倒。举重物伤腰时可得此病。腰伤后则横行之经络阻断不通,以致瘀血凝滞于其中。此症可刺郄中两筋间(委阳)及郄上数寸(殷门),应刺二次均使出血。

[原文] 会阴之脉[1]令人腰痛,痛上漯漯然汗出,汗干令人欲饮,饮已欲走。刺直阳之脉[2]上三痏,在跷上郄下[3]五寸横居,视其盛者出血(一云承筋禁针)。

飞扬①之脉令人腰痛,痛上怫怫然[4]甚则悲以恐,刺飞扬之脉[5],在内踝上五寸(一作七寸),少阴之前,与阴维之会(复溜、筑宾具针三分,灸五壮)。

昌阳之脉[6]令人腰痛,痛引膺,目䀮䀮然,甚则反折,舌卷不能言。刺内筋为二痏。在内踝上大筋前,太阴后上踝二寸所(交信穴)。

散脉[7]令人腰痛而热,热甚生烦,腰下如有横木居其中,甚则遗溲。刺散脉在膝前骨肉分间,络外廉束脉,为三痏(地机穴)。

肉里之脉[8]令人腰痛,不可以咳,咳则筋缩急,刺肉里之脉为二痏,在太阳之外,少阳绝骨之后②[9]。

【校勘】

①飞扬:原作"阴维"据《素问》刺腰痛篇改。

②后:《甲乙经》卷九第八作"端"。

【注释】

[1]会阴之脉:指足太阳经从腰中通过骶部的一支。王冰注:"足太阳之中经也其脉循腰,下会于后阴故曰会阴之脉"。

[2]直阳之脉:指太阳正经之脉。

[3]跷上郄下:跷上指阳跷脉之申脉穴以上;郄下指足太阳经委中穴以下。

[4]怫(fú 弗)怫然:形容心中郁而不安状。

[5]飞扬之脉:指足太阳脉在小腿部的别络。张志聪注:"足太阳之别,名曰飞扬,去踝七寸别走少阴,阴维之脉,起于足少阴筑宾穴,为阴维之郄,故名飞扬者,谓阴维之原,从太阳之脉走少阳而起者也"。

[6]昌阳之脉:昌阳系足少阴肾经穴名,又名复溜。此处昌

阳之脉,指足少阴肾经在小腿的支脉。

[7]散脉:王冰注:"散脉足太阴之别也,散行而上故以名也。"

[8]肉里之脉:指足少阳在小腿部的支脉。王冰注:"肉里之脉,少阳所生,则阳维之脉气所发也。"

[9]在太阳之外,少阳绝骨之后:《素问》刺腰痛篇马莳注:"足少阳胆经有阳辅穴,又名分肉,故王氏以肉里为分肉。"

**【语译】** 会阴之脉所致的腰痛,痛时使人汗出如注,汗止则病人渴而欲饮,饮水后又欲走动。此症可在太阳正经之脉上刺三次,其部位在阳跷脉之申脉穴上足太阳经之委中穴下相去五寸,有脉络横居的部位,视其血络盛满处刺之出血。

飞扬之脉所致的腰痛,痛时心中郁而不安,重者可有悲伤恐惧之感。此症可刺飞扬之脉,其部位在内踝上五寸少阴脉的前方与阴维脉交会的复溜、筑宾穴处。

昌阳之脉所致的腰痛,痛时牵引到胸部,目视物不清,其重者腰向后反折,舌卷而不能言。此症可刺内筋处的交信穴二次。其部位在内踝上大筋前足太阴经的后面,内踝上二寸处。

散脉所致的腰痛,痛时发热,热重者,心烦不安,腰下如有横木置其内,其重者,可遗尿。应刺膝前骨与肉分间联络外廉束脉之处,可刺地机穴三次。

肉里之脉所致的腰痛,痛时不敢咳嗽,咳嗽则引起筋脉拘挛。可刺肉里之脉二次,其位置在足太阳经之外侧,足少阳经绝骨穴之端阳辅穴处。

[原文] 腰痛侠脊而痛至头,几几然[1],目䀮䀮欲僵仆,刺足太阳郄中出血(几几一作沉沉)。腰痛上寒,刺足太阳、阳明。上热,刺足厥阴。不可以俯仰,刺足少阳。中热[2]而喘,刺足少阴,刺郄中出血。

腰痛上寒不可顾,刺足阳明(阴市、三里)。上热刺足太阴(地机)。中热而喘,刺足少阴(涌泉、大钟)。大便难,刺足少阴(涌泉)。少腹满,刺足厥阴(太冲)。如折不可以俯仰,不可举,刺足太阳(束骨、京骨、昆仑、申脉、仆参)。引脊内廉,刺足少阴(复溜、飞扬)腰痛引少腹控䏚[3],不可以仰,刺腰尻交者[4],两髁胂[5]上。以月生死为痏数[6],发针立已(腰髁下第四髎,即下髎,针二寸,灸可三壮),左取右,右取左(痛在左针右,痛在右针左,所以然者,以其脉左右交于尻骨之中故也)。

**【注释】**

[1]几(shū 殊)几然:形容项背紧缩不舒之状。

[2]中热:即里热。

[3]控䏚(miǎo 秒):控有牵引之意;季胁下部之空软处为䏚。控䏚系指牵引季胁下部之空软处。

[4]腰尻交者:《素问》刺腰痛论篇王冰注:"谓髁下尻骨两傍四骨孔左右八穴。俗称此为八髎骨也,此腰痛取腰髁下第四髎即下髎是也。足太阳、厥阴、少阳三脉左右交结于中,故曰腰尻交者也。"

[5]髁(kē 棵)胂(shèn 肾):坚起之肉叫胂,髁胂即腰髁骨下之坚肉处。

[6]月生死为痏数:此乃古人按月之盈亏来决定刺针多少的一种方法,《素问》缪刺论上说,月生一日一痏,二日二痏……十五日十五痏,十六日十四痏,十七日十三痏,以下递次减之。

**【语译】** 腰痛夹脊背痛上连至头,拘紧不舒,两目昏花,如欲跌倒,可刺足太阳经的委中穴出血。腰痛时,痛处有冷感者,刺足太阳经与足阳明经。腰痛时,痛处有热感者,可刺足厥阴经。腰痛不能俯仰者,可刺足少阳经,腰痛有热和气喘者,可刺足少阴经和委中穴出血。

腰痛上寒,并兼不能回顾者,刺足阳明经;有上热者,则刺足太阴经。有里热而喘者,刺足少阴经;伴有大便困难者,可刺足少阴经的涌泉穴;伴有少腹胀满者,可刺足厥阴经的太冲穴;腰痛如折,不能俯仰,臂不能举动者,可刺足太阴经的束骨、京骨、昆仑、申脉、仆参等穴；腰痛牵引脊里者，可刺足少阴经的复溜穴；腰痛牵引少腹和季胁之下方空软处，以致不能仰身者，可刺腰与尻相交处之下髎穴，和在两腰下两旁的坚肉处。按月之盈亏来计针的次数，刺后可立即痊愈。取穴的方法是左痛刺右，右痛刺左。

# 奇 病 论

**【提要】** 本节出于《素问》奇病论篇的部分内容，篇后"有病怒狂者"一段出于《素问》病能论。本节共提出了妊娠音哑、息积、伏梁、疹筋、厥逆头痛、脾瘅、胆瘅和癃症之五有余、二不足，胎痫肾风与阳厥狂怒十二种疾病。

**［原文］** 岐伯曰：人有重身[1]，九月而瘖[2]，名曰胞之络脉绝也。无治，当十月复。病胁下满，气逆，二三岁不已，名曰息积[3]。不可灸刺，积①为导引服药。人身体髀股胻皆肿，环脐而痛，名曰伏梁[4]。不可动之(动谓齐其毒药，而击动之)，动之为水溺涩之病也。人有尺脉数甚，筋急而见，名曰疹筋[5]，是人腹必急，白色、黑色见则病甚。

**【校勘】**
①积：原无，据《素问》奇病论补。

**【注释】**
[1]重身：指妇女怀孕。
[2]瘖(yīn 音)：为"喑"的异体字。作"哑"讲，《释名》释疾病："瘖，俺然无声。"
[3]息积：积在胁下，先小而后大，有胁满气逆而喘者叫息积。
[4]伏梁：指脘腹部痞满肿块一类疾患。为五积之一。《素问》腹中论："上下左右皆有根……病名曰伏梁"。本篇："人身体髀股胻皆肿，环脐而痛，名曰伏梁"。
[5]疹筋：疹在此当病解，疹筋乃筋病。

【语译】 岐伯说:当妇女妊娠到九个月时,发生了声音嘶哑,是因为子宫的络脉由于胎儿压迫而被阻绝的缘故。此病不必治疗,十月分娩后可以自行恢复。

胁下胀满,气上逆之症,二三年不愈者,叫息积,此病不宜用针灸治疗,应当用导引之法(疏通其经络气血),并配合药物进行治疗。

髀部、大腿、小腿皆肿,并伴有脐周围疼痛之病,叫作伏梁,不可用剧烈的药物攻下,否则就将变成小便不利之症。

病人尺脉数甚,兼见筋肉拘急和紧缩,叫"疹筋"。这种病人的腹部必然胀急,如果在面部看到白或黑的颜色,其病必重。

[原文] 人有病头痛,数岁不已,名曰厥逆。谓所犯大寒,内至骨髓,髓以脑为主,脑逆,故令头痛,齿亦痛。有病口甘者,名曰脾瘅[1](瘅、谓热也),谓人数食甘美而多肥,肥者令人内热,甘者令人中满,故气上溢,转为消渴,治之以兰[2],除陈气也。有病口苦者,名曰胆瘅,治之以胆募俞。有癃者,日数十溲,此不足也;身热如炭,颈膺如格,人迎躁盛,喘息、气逆,此有余也;太阴脉细微,如发者,此不足也,五有余[3]二不足[4]名曰厥,死不治。人初生病癫疾者,名曰胎病,谓在母腹中感惊,令子发为癫也。有病疮①然[5]如有水状,切其脉大紧,身无痛者,形不瘦,不能食,食少,名曰肾风。肾风而不能食,善惊,惊已,心气痿者死。

【校勘】

①疮:原作"㿗",据《素问》卷十三改。

【注释】

[1]脾瘅:王冰:"瘅,谓热也。脾热则四脏同禀,故五气上溢也,生因脾热,故曰脾瘅"。

[2]兰:即兰草。《类经》卷十六注:"兰草性味甘寒,能利水道……其气清香,能生津止渴,润肌肉,故可除陈积蓄热之气"。

[3]五有余:是指身热如炭,颈膺如格,人迎躁盛,喘息,上逆而言。

[4]二不足:是指瘅而一日数十溲;太阴脉细微如发者而言。

[5]痝(máng 忙)然:痝,肿起貌。痝然,形容浮肿之状。

**【语译】** 有的人患头痛,多年不愈,叫做厥逆,是因中了严重的寒邪,其寒气内到骨髓,脑为髓之海,寒气由骨髓上逆于脑,故使人头痛,牙齿也痛。有患口甘之病者,叫脾瘅,这是饮食过于肥美所致。多食肥美,必生内热,多食甘味则患中满,脾气上溢转成消渴之症。可以用兰草治疗,用兰草之芳香,以除陈气。有患口苦之病者,这种病叫做"胆瘅",可在胆经之募穴日月和胆俞进行针刺。患瘅病的病人每日排尿数十次,这是正气不足的表现。身热如炭火,颈与胸之间感觉格拒不通,人迎脉盛大而急,气喘而又上逆,这是邪气有余的现象。寸口脉微细如发,这也是正气不足的表现。以上叫做五有余和二不足。这些症状在一个病人身上同时出现,叫"厥症",是不治之证。初生不久的婴儿癫痫叫"胎痫",是因为胎儿在母腹中受惊所致。有的患者,面目浮肿,像体内有水一样,切其脉,大而紧,身不痛,亦不消瘦,但不思饮食,食亦量少,这种病叫肾风。当肾风到了不能进饮食的阶段,病人就容易发生惊悸,往往在惊悸之后,由于心气衰败而死亡。

**[原文]** 有病怒狂者,名曰阳厥。谓阳气因暴折而难决,故善怒也。治之当夺其食,即已。使之服以生铁洛,为饮(铁洛、铁浆)。夫生铁洛[1]者,下气疾也。

**【注释】**

[1]生铁洛:为锻铁时,以锤打落之铁屑用水研末,可以为饮。《本草纲目》谓:"可以平肝去怯,治善怒发狂"。

**【语译】** 有一种怒狂的病人,这种病叫"阳厥"。病人因为阳气暴折,忧烦郁于心中难以解决,所以容易发怒。治此病应先减少病人的饮食(以免食入于胃而助其阳气),然后服以"生铁洛饮",病就可以治愈了,因为铁洛能开â滞之气。

**【按语】** 本篇虽用《素问》奇病论的全名,但并非全文,仅录奇病论全文之半。有关病因的解释和无损不足及益有余等未录,所录者皆为论述奇病的部分。最后有病怒狂者一段出于《素问》病能论。因全篇所阐述之病症皆奇异之症,故名奇病论。

# 刺 要 论

【提要】 本篇为《素问》刺要论篇之全文,主要叙述了针刺深浅的要领,并举例说明该深不深、该浅不浅及过深过浅的害处。

[原文] 黄帝问曰:愿闻刺要?岐伯对曰:病有浮沉[1],刺有浅深,各至其理,无过其道[2],过之则内伤,不及则生外壅[3],壅则邪从之。浅深不得,反为大贼[4],内动[5]五脏,后生大病。

【注释】

[1]浮沉:此指疾病的浅深而言,浮为表病,沉为里病。

[2]道:《素问》刺要论:王冰注:"谓气所行之道也"。

[3]壅:此指气血壅滞不行而言。

[4]大贼:即大害之意。张志聪注:"不得其深浅之法,反为大害矣"。

[5]动:《类经》卷二十二注:"动,伤动也"。

【语译】 黄帝问:我愿意听听关于针刺的一些要领。岐伯回答说:病有表里之分,针刺也有深浅之别,但都应刺至其应刺的部位,不要针的过深,过深就要损害内里五脏之气;也不可刺的过浅,要达不到应刺的深度,就会使气壅滞不行,气壅则邪易乘虚而入。掌握不住刺深刺浅的要领,不但不能治病,反而会酿成大害,伤动了五脏后必然生大病。

[原文] 故曰病有在毫毛腠理者,有在皮肤者,有在肌肉者,有在脉者,有在筋者,有在骨者,有在髓者。是故刺毫毛腠理者,无伤皮,皮伤则内动肺,肺动则秋病温疟,沂沂然寒栗。刺皮无伤肉,肉伤则内动脾,脾动则七十二日四季之月[1],病腹胀烦不嗜食。刺肉无伤脉,脉伤则内动心,心动则夏病心痛。刺脉无

伤筋,筋伤则内动肝,肝动则春病热而筋弛。刺筋无伤骨,骨伤则内动肾,肾动则冬病胀腰痛。刺骨无伤髓,髓伤则销铄胻痠,体解㑊然不去矣[2]。

**【注释】**

[1]七十二日四季之月:指每季最后之十八天,四季计七十二日。

[2]不去矣:有不能行动之意。

**【语译】** 所以说,病有在毫毛腠理的,有在皮肤的,有在肌肉的,有在脉的,有在筋的,有在骨的,有在髓的。发病的部位不同,刺的深浅也不一样。该刺毫毛腠理的不要刺伤皮,肺合于皮,皮伤就将影响到肺气。若肺气受伤,肺主秋,则秋季易得温疟,使人发生全身渐然而寒粟的症状。该刺皮的不要刺伤肉,脾合于肉,肉伤就要影响到脾气。若脾气受伤,则在其四季中所主之七十二日(每季最后十八天)里容易发生腹胀、心烦、不欲饮食。该刺肉的不要刺伤了脉,心合于脉,脉伤就要影响到心气。若心气伤,则在其所主的夏季容易发生心痛。该刺脉的不要伤筋,肝合于筋。筋伤就将影响到肝气。若肝气受伤,则在其所主的春季,容易发生热病而致筋弛。该刺筋的不要伤骨,肾合于骨,骨伤就将影响到肾气。若肾气受伤则在其所主的冬季就易发生腹胀和腰痛。该刺骨的不要伤髓,伤髓就使骨髓日益消减,足胫痠软,全身懈怠无力,不能行动。

# 刺 齐 论

**【提要】** 本篇出于《素问》刺齐论。全文分两段,前一段论述了针刺深度不够之害,后一段论述针刺过深之弊。

[原文] 黄帝问曰:愿闻刺浅深之分。岐伯曰:刺骨无伤筋者,针至筋而去,不及骨也。刺筋无伤肉者,至肉而去,不及筋也。刺肉无伤脉者,至脉而去,不及肉也。刺脉无伤皮者,至皮而去,不及脉也。所谓刺皮无伤肉者,病在皮中,针入皮中无伤

肉也。刺肉无伤筋者,过肉中筋也。刺筋无伤骨者,过筋中骨也。此谓之反也。

**【语译】** 黄帝问:我愿意听听刺浅刺深有什么区别?岐伯答:刺骨不要伤筋,是指刺到筋就出针,而没有达到骨的部位。刺筋就不要伤肉,是指(刺)到肉就出针,而没有达到筋的部位。刺肉不要伤脉,是指(刺)到脉就出针,而没有达到肉的部位。刺脉不要伤皮是指(刺)到皮就出针而没有达到脉的部位。一般说刺皮不应伤肉,因为病在皮,针刺至皮部即可,不要再深刺至肉,使肉受伤。刺肉不应伤筋,因为病在肉,针刺至肉即可,不要再深刺至筋使筋受伤。刺筋不应伤骨,因为病在筋,刺至筋即可不要再深刺至骨,使骨受伤。以上就是违反了针刺的原则。

**【按语】** 篇名中"齐"与"剂"同,即剂量之意。刺齐论就是讲针刺的深浅要有一定分寸。

古人是按皮、脉、肉、筋、骨五个层次来区分浅深的,针深部必然经过浅层,例如刺骨时针必然经过皮、脉、肉、筋各层,治骨病就要针至骨,深度不够,没有达到骨的深度就出针,既治不了骨病,又白白地损伤了皮、脉、肉、筋。总而言之,就是要求针刺要达到应达到的深度,否则不仅治不了病,反而徒伤了针所经过的其他各部。

# 刺 志 论

**【提要】** 本篇出于《素问》刺志论篇。本篇先举例论述了虚实的正常生理变化,继而又阐述了虚实的一些反常现象。末段论述了引起反常现象的原因。

**[原文]** 黄帝问曰:愿闻虚实之要?岐伯对曰:气实形实,气虚形虚,此其常也,反此者病。谷盛气盛,谷虚气虚,此其常也,反此者病。脉实血实,脉虚血虚,此其常也,反此者病。

**【语译】** 黄帝问:我愿意听听关于虚实的要领。岐伯答:气充实的人其形体充实,气虚弱的人其形体也虚弱,这是常态,相反就是病态。食量大的人其气亦盛,食量小的人其气亦虚,这是正常现象,相反的是病态。脉大而有力的,气血就实,脉细而弱的气血就虚,这是正常现象,相反的则是病态。

[原文] 帝曰:如何而反?岐伯曰:气盛身寒<sup>①</sup>,气虚身热,此谓反也。谷入多而气少,此谓反也。谷不入而气多,此谓反也。脉盛血少,此谓反也。脉小血多,此谓反也。

**【校勘】**

①气盛身寒:原无,据《素问》刺志论新校正引《甲乙经》卷四第一下补。

**【语译】** 黄帝问:反常现象是什么样?岐伯答:气盛的人身体感到寒冷,气虚的人身体感觉发热,这是反常现象。饮食虽多,其气却虚;饮食虽少,其气却盛,这也是反常现象。脉盛之人血少,脉细之人血反而充盛,这些都是反常现象。

[原文] 气盛身寒,得之伤寒。气虚身热,得之伤暑。谷入多而气少者,得之有所脱血,湿居下也。谷入少而气多者,邪在胃及与肺也。脉小血多者,饮中热也。脉大血少者,脉有风气,水浆不入,此之谓也。

**【语译】** 气盛之人身体感到寒冷,这是受了寒邪的侵袭。气虚之人身体感到发热,这是受到暑热的侵袭。饮食虽好,其气虚弱,这可能是失血所致。也可能是由于湿邪聚集于下部而引起。饮食少而气反多者,是其邪在胃肺所致。脉细小而血却多者,是因病留饮而中焦有热。脉大而血少者是因感受风邪,饮食不入,故其血少。以上就是形成这些反常现象的原因。

**【按语】** 明·马莳对于篇名的解释,是有道理的,他说:"志者记也,篇内言虚实之要及泻实补虚之法当记之不忘,故名篇。"

# 长刺节论<sup>[1]</sup>

**【提要】** 本篇出于《素问》长刺节论,其主要内容是阐述了头痛、寒热、痛肿、积聚、寒疝、筋痹、肌痹、骨痹、狂、癫、大风等十余种疾病的针刺方法。并对部分疾病的疗程标准、针刺深度等做了较为深入的论述。

[原文] 岐伯曰：刺家不诊，听病者言。在头，头疾痛，为藏[2]针之，刺至骨[3]病已止①。无伤骨肉及皮。皮者道也[4]。

【校勘】

①止：原作"上"，据《素问》长刺节论吴注改。

【注释】

[1]长刺节论：长，在此作广或扩充解，也有恒常、常用之意。节，当法度解。"刺节"就是在针刺时要本着一定的法度。由此而引申之，"长刺节论"的全意是说他论述了某些常见疾病的常用规范刺法。

[2]藏：从王冰、马莳《素问》注，在此作深解。

[3]刺至骨：是指针刺的深度。按《素问》刺齐论之意，皮、脉、肉、筋、骨是代表由外向内的五种不同深度。

[4]皮者道也：针刺到骨必先通过皮、脉、肉、筋各层，这些层就是针所过的部位。皮者，在此有代表脉、肉、筋、各层之意。

【语译】 岐伯说：有丰富经验的针灸医生，在未诊之前，要认真听取病人主诉。病在头而头痛剧烈时，应深刺至骨部才能有效。不要伤及骨肉与皮肤。皮者是针的出入道路，更要注意勿使受伤。

[原文] 阳刺①[1]入一，旁四处，治寒热(阳刺谓卒刺)。深专者，刺大脏[2]。迫脏[3]刺背、背俞也。刺之迫脏，脏会[4]腹中寒热去而止。刺俞②之要，发针而浅出血。

【校勘】

①阳刺：《灵枢》官针篇及今本《甲乙经》卷五第二均作"扬刺"。
②刺俞：《素问》长刺节论作"与刺"。

【注释】

[1]阳刺：正中直刺一针，左右上下斜刺四针叫扬刺。

　　[2]大脏:指五脏。见王冰、马莳《素问》注释。

　　[3]迫脏:指病邪近于五脏。马莳《素问》注:"惟其邪气迫脏,故刺脏之俞"。

　　[4]脏会:五脏俞穴为脏气聚会之处,故称"脏会"。

　　【语译】 扬刺法是正中直刺一针,再左右上下斜刺四针,能治疗寒热之症。若邪深入五脏时,就应刺五脏,治疗这种迫近五脏之邪,应刺背部的五脏俞穴。邪迫于脏刺背俞,是因为背俞为五脏之气聚会之处。针刺至腹中寒热消退为止。刺五脏俞穴的要领是针要浅,出针时要使之出血。

　　[原文] 治腐①肿者,刺腐上,视痈小大深浅刺。刺大者多血,小者深之,必端内针为故止[1]。

　　【校勘】

　　①腐:《甲乙经》卷十一第九下、《太素》卷二十三均作"痈",其义较长。

　　【注释】

　　[1]必端内针为故止:要在痈肿顶端上垂直向内进针,直到将脓排尽,痈肿部位平复如常为止。

　　【语译】 治疗脓肿时,要在腐软的顶处进针,根据痈肿的大小,决定针刺的深浅。刺较大的痈肿,宜多泻脓血。刺小痈应刺到一定深度,必须持针端正直入其针,使脓血流尽为止。

　　[原文] 病在少腹有积,刺皮䯏[1]以下,至少腹而止,刺侠脊两旁四椎间[2],刺两髂髎季胁肋间。导腹中气热下已(䯏,一作"骺";四椎,恐为五椎,谓心俞应少腹)。

　　【注释】

　　[1]䯏(tū突):䯏同腯,肥壮之意。《素问注证发微》马莳云:"《内经》中,有应用肉旁者,每以骨旁代之"。《类经》卷二十二注:"新校正云当作皮骺。……释义云:骺,骨端也。……盖谓足厥阴之章门、期门两穴。"

　　[2]刺侠脊两旁四椎间:对此历代解释各有不同。有作"膏

肓"者,亦有作"厥阴俞"者。《素问》脉要精微论认为:心与小肠相表里,小肠位于少腹,故"心疝"患者少腹当有积聚。因为手厥阴心主能代心行事,所以厥阴俞穴可以治少腹积聚。故认为将此穴作"厥阴俞"为妥。

【语译】 病在少腹有积聚时,先刺腹部皮肉较厚处以下的部位,向下直到少腹的各穴,再刺四椎夹脊两旁的俞穴,髂骨两旁的居髎穴和季肋间的章门穴,以引导腹中之热气下行,病即痊愈。

[原文] 病在少腹,腹痛不得大小便,病名曰疝,得之寒。刺少腹两股间,刺腰髁骨间,刺而多之,尽炅[1]病已(炅,热也)。

【注释】

[1]炅(jiǒng 炯):作"热"讲。《素问》调经论篇王冰注:"炅,热也"。

【语译】 病发生在少腹,少腹痛,不能大小便,这是"疝病",因感受寒邪而得。此症可刺少腹至两股间的腧穴以及腰部和髁骨之间的腧穴。针刺时应多取穴,针后能使少腹尽热,病即可痊愈。

[原文] 病在筋,筋挛节痛,不可以行,名曰筋痹。刺筋上为故,刺分肉间,不可中骨也。病起筋炅,病已乃止①。

【校勘】

①病已乃止:《素问》长刺节论作"病已止"。

【语译】 病在筋时可出现四肢拘挛,关节疼痛,不能行动,病名为"筋痹"。应在筋疼痛处取穴,或从其肌肉分间刺之,但不可深刺至骨。针后筋有热感方能见效。至病愈之后,始可停针。

[原文] 病在肌肤,肌肤尽痛,名曰肌痹。伤于寒湿,刺大分、小分[1],多发针而深之,以热为故。无伤筋骨,伤筋骨,痈发若变诸分尽热,病已止。

【注释】

[1]大分、小分:指肌肉会合之处。《类经》二十二卷注:"大分、

小分,大肉小肉之间也。即气穴论肉之大会为谷,小会为溪之义。"

【语译】 病发生在肌肤,可使人皮肤与肌肉疼痛,名叫肌痹,是肌肤伤于寒湿所致。可在大小分肉之间气血相会处多针而深刺之,以针下热为止。针刺时不可伤及筋骨,若伤及筋骨,则易使患部发生痈肿。应使针下热感达于大小分肉之间,刺至病愈为止。

[原文] 病在骨,骨重不可举,骨髓疫痛,寒气至,名曰骨痹。深者刺无伤脉肉为故。其道大分、小分,骨热病已止。

【语译】 病在骨的则骨部感到沉重,举动不便,骨髓疫痛,并感有寒气侵入者,叫骨痹。应当深刺,但不可刺伤脉和肌肉。可从大小分肉间进针,针后病所要有热感,直至病愈始可停针。

[原文] 病在诸阳脉,且寒且热,诸分且寒且热曰狂(气狂乱也)。刺之虚脉,视分尽热,病已止。

【语译】 病在手足阳经,有或寒或热的症状,大小分肉间亦有或寒或热的感觉。宜泻其实邪使之脉虚,直到大小分肉间均发生热感时,病愈方可停针。

[原文] 病初发,岁一发;不治,月一发;不治,月四五发;名曰癫病。刺诸分诸脉,其无寒者,以针调之,病已止。

【语译】 病初发时,每年发作一次;若不能及时治疗,则每月发作一次;再不治疗,每月可发四五次,这叫"癫病"。此病可刺分肉间及各经脉上的腧穴,如果没有寒邪,则以针调其气血,至病愈为止。

[原文] 病风且寒且热,炅汗出,一日数过。先刺诸分理络脉。汗出且寒且热,三日一刺,百日而已。

【语译】 因风邪所致的病,有或寒或热的征象,热甚则汗出。一日可发作数次,应先刺各分肉、腠理与络脉,汗出后仍发寒发热者,应三日针一次,针至百天,即可治愈。

[原文] 病大风,骨节重,须眉堕,名曰大风。刺肌肉为故,汗出百日;刺骨髓,汗出百日,凡二百日须眉生而止针。

【语译】 因大风而致的骨节疼痛,胡须眉毛脱落,叫大风病。以刺肌肉为主,使之汗出,这样治疗百日,再刺骨髓使其汗出也治疗百日,共二百日,直至须眉复生方可停针。

【按语】 对"刺家不诊"有许多解释。一般认为,张景岳的见解较为妥切,即"善刺者不必待诊,但听病者之言,则发无不中,此以得针之神者为言,非谓刺家不必诊也"。

注《内经》之各家对"为藏针之"的"藏"字有不同解释。大致可分为两种:一是全元起、吴昆等主张删去"藏"字;一是王冰、张景岳、马莳、高士宗等将"藏"解为"深"。我们认为后一解释义长。这不但是在字书上有根据,而且也正与本段治头疾痛所要求的深度"刺至骨"相吻合。

扬刺之法在《素问》见于长刺节论,在《灵枢》见于官针篇,之所以称"扬刺"是指旁内四针,浮泛上举,从中发扬之意。据张景岳《类经》注云:"扬,散也。中外共五针,而用在浮泛,故能祛散博大之寒气。"张隐庵官针篇注云:"从中发扬于四旁也"。也有人认为《素问》新校正《甲乙经》作"阳",是否与后"阴刺"相配合。刘衡如《灵枢经》校勘本作此语。查阴刺法因取足踝后足少阴经腧穴而得名,而本法乃正内一旁内四而浮之,与阴刺之法并非对偶性质,是以与阴阳之"阳"无关。

## 皮 部 论

【提要】 本篇出于《素问》皮部论,主要内容是论述了病邪由皮肤传至脏腑的途径。

[原文] 帝曰:皮之十二部,其生病皆何如?岐伯曰:皮者脉之部也,邪客于皮则腠理开,开则邪入客于络脉,络脉满则注于经脉,经脉满则入舍于腑脏也。故皮者有分部,不与[1],而生大病也(不与,疑不愈也)。

【注释】

[1]不与:《甲乙经》卷二第一下作"不愈"。《类经》卷九第三

十一"若不预为之治,则邪将日深,而变生大病也。与、预同"。
与,治之义。

【语译】 黄帝问:在皮部上各有十二经分属的部位,其生病的情况都是怎样?岐伯答:皮肤上是络脉遍布的部位,当外邪侵入皮肤时,腠理就要开泄,腠理开泄,邪气就入侵于络脉,络脉之邪气盛,则传注到经脉,经脉之邪气盛,就要传到六腑、五脏。所以邪在十二经之皮部若不治愈就会使邪气传入经络脏腑而使人发生大病。

# 经 络 论

【提要】 本篇出于《素问》经络论,论述了经与络的颜色变化。说明经脉之色与五脏主色相应而不变,阴络之色应其经,阳络之色则据四季气候的变化而变动,并可据此以诊病。

[原文] 黄帝问曰:夫络脉之见也,其五色各异,青、黄、赤、白、黑不同,其故何也?岐伯对曰:经有常色,而络无常变也。帝曰:经之常色何如?曰①:心赤、肺白、肝青、脾黄、肾黑,皆亦应其经脉之色也。帝曰:络之阴阳,亦应其经乎?曰①:阴络之色应其经,阳络之色变无常,随四时而行也。寒多则凝泣②[1],凝泣则青黑;热多则淖泽,淖泽则黄赤,此皆常色,谓之无病。五色具见者,谓之寒热③。

【校勘】
①曰:《素问》经络论作"岐伯曰"。
②泣:《素问》经络论作"泣",泣义长。
③热:此后《素问》经络论有"帝曰善"三字。

【注释】
[1]泣(hù 互):冻结。张衡《思玄赋》:"清泉泣而不流。"在此引申为气血运行凝滞。

【语译】 黄帝问:人身的络脉显现于外,其五色各不相同,有青、黄、赤、白、黑之别,这是什么缘故?岐伯答:经脉的颜色与五脏相应,各有其常色,络脉则无常色而容易变动。黄帝问:什么是经脉的常色?岐伯答:心为赤色,肺为白色,肝为青色,脾为黄色,肾为黑色,都与其本经的主色相应。黄帝问:阴络和阳络也和它本经的颜色相应吗?岐伯答:阴络在深层,其颜色是与本经相应;阳络在浅层,其色变化无常,易因四时气候的不同而改变。寒冷时气血运行凝滞,多呈现青黑色;热时气血运行滑利,多呈现黄赤色,这都是正常的颜色,不是病态。当五色一同出现时即为病态,乃由过寒过热所致。

**【按语】** 此篇主要是讨论经络的五色变化,因其以色诊为主,所以明·吴昆主张将"经络论"改作"经络色诊论"。

# 骨 空 论

**【提要】** 本文出于《素问》骨空论,其中主要论述了风邪所致疾病的针灸治法。

**[原文]** 黄帝问曰:余闻风者百病之始也,以针治之奈何?岐伯对曰:风从外入,令人振寒,汗出头痛,身重伤寒,治在风府,调其阴阳,不足则补,有余则泻。大风颈项痛,刺风府。大风汗出,灸譩譆。以手压之①,令病者呼譩譆,譩譆应手。从风憎风刺眉头(即攒竹刺三分,若灸三壮);失枕在肩上横骨间(即缺盆);折使摇②臂齐肘正[1],灸脊中(即背阳关,针五分,灸三壮)。

**【校勘】**
①压之:《素问》骨空论作"厌之",义同。
②摇:《素问》骨空论守山阁本作"揄",义同。

**【注释】**
[1]折使摇臂齐肘正:张志聪注:"折者,谓脊背磬折而不能伸舒也,'揄'读作'摇',谓摇其手背下垂齐肘尖而正对脊中,以灸脊中之节穴"。

**【语译】** 黄帝问:我听说风邪是一切疾病的起因,应该怎样用针法治疗呢?

岐伯答:风从外侵入人体,使人寒战、出汗、头痛、身重、怕冷,此时应取风府穴,调和其阴阳气血,正气不足时用补法,邪气有余时用泻法。因风邪重而引起颈项疼痛时仍刺风府;因风重而汗出时则灸谚谑。取此穴时,用手指压谚谑穴,令病人呼"谚谑"的声音,此时指压处应手而动,即是正穴。伤于风邪则恶风,应刺眉头的攒竹穴。因失枕所致之颈项疼痛应在肩上横骨间取缺盆穴治疗。若脊背折痛,不能伸舒,可摇其手臂,灸下垂齐肘尖的脊中。

[原文] 眇络[1]季胁引少腹而痛胀,刺谚谑(眇谓夹脊两旁空软处)。腰痛不可以转摇,急引阴卵,刺八髎与痛上,八髎在腰尻分间。鼠瘘寒热,还刺寒府,寒府在胻①膝外解营[2]。取膝上外者使之拜。取足心者使之跪也②。

【校勘】

①胻:《素问》骨空论作"附"。

②也:《素问》骨空论无此字。

【注释】

[1]眇(miǎo 秒)络:指季胁下夹脊两旁空软处。

[2]解营:解为骨缝,营指窟孔。解营是指骨缝中的孔穴而言。

【语译】 从眇络季胁牵引少腹痛胀者,应刺谚谑。腰痛不能动转并急剧地牵引睾丸疼痛者,可刺八髎与其疼痛的部位。八髎在腰尻骨间孔隙中。瘰病病使人发冷发热时,须刺寒府穴(即膝阳关穴),此穴在膝上外侧骨缝中。凡取膝上外侧骨缝之穴,要用屈膝下拜的体位。若用足心的腧穴,则使病人用跪位取之。

【按语】 本文摘自《素问》骨空论篇。骨空论篇所涉及的几种疾病治疗时所取的穴位均在骨空之中,故以骨空论为名。《针灸大成》所摘是第一部分,即由风邪所致之几种疾病的针灸治疗,仅为原篇的四分之一。

"折使摇臂齐肘正灸脊中"一句，王冰认为是承上文失枕的取穴法。马莳认为是折臂肘的一种取穴法。张志聪认为是治脊背罄折而不能伸舒的一种取穴法。吴昆、高士宗、张景岳等亦均各执其说。本书暂从张志聪注。

# 刺水热穴论

【提要】　本篇为《素问》水热穴论篇的全文。主要是论述风水的病因、病理、症状以及治疗本病的五十七穴与治热病的五十九穴，故名刺水热穴论。

[原文]　黄帝问曰：少阴何以主肾？肾何以主水？岐伯①曰：肾者至阴也，至阴者，盛水也。肺者太②阴也，少阴者，冬脉也。故其本在肾，其末在肺，皆积水也[1]。帝曰：肾何以能聚水而生病？岐伯曰：肾者，胃之关也，关门不利，故聚水而从其类也。上下溢于皮肤，故为胕肿[2]。胕肿者，聚水而生病也。帝曰：诸水皆生于肾乎？曰：肾者牝脏[3]也，地气上者属于肾，而生水液也，故曰至阴。勇而劳甚，则肾汗出，肾汗出逢于风，内不得入于脏腑，外不得越于皮肤，客于玄府[4]，行于皮里，传为③胕肿，本之于肾，名曰风水。所谓玄府者，汗孔④也。

【校勘】
①岐伯：此后《素问》水热穴论有"对"字。
②太：原作"少"，译文义据《素问》水热穴论改。
③为：原作"于"，据《素问》水热穴论改。
④汗孔：《素问》水热穴论作"汗空"，义同。

【注释】
[1]故其本在肾，其末在肺，皆积水也：《类经》卷二十一第三十八注："肺为手太阴经，其脏属金，肾为足少阴经其脏属水。少阴脉从肾上贯肝膈入肺中，所以肾邪上逆则水客于肺。故凡病水者，其本在肾，其末在肺，亦金水相生，母子同气故皆能积水"。
[2]胕肿："胕"同肤，《国策》楚策："尾湛胕溃"，注："与肤同，

汗出于肤如溃"。肤肿即皮肤间聚水而生病,故亦可称"浮肿"。

[3]牝(pìn 聘)脏:其性属阴之脏为牝脏。王冰说:"牝阴也亦主阴位故云牝脏"。

[4]玄府:即汗孔。《素问》水热穴论王冰注:"汗液色玄,从空而出,以汗聚于里,故谓玄府。府聚也。"

【语译】 黄帝问:少阴为什么主肾? 肾为什么主水? 岐伯答:肾居于人体之下焦为阴中之阴,故肾称为至阴之脏。至阴属水,水也属阴,所以说至阴者乃为主水之脏。肺属太阴主气化,肾属少阴主水而旺于冬令,其脉从肾上贯肝膈入肺中,因此水肿之病,其本在肾其标在肺。肾肺两脏功能障碍,都能形成积水之症。黄帝问:肾怎样聚水而生病? 岐伯答:肾为胃之关,开窍于二阴,肾病则二便不利,关门不畅,则水气聚积,水气上下泛溢留于皮肤之间,则形成浮肿。所以,浮肿病是水聚而成之病。黄帝问:一切水肿病的根源都发生在肾吗? 岐伯答:肾脏属阴,阴为雌性,因此也把肾脏叫牝脏,人体由下部向上蒸腾的水液都是由肾气所化。当人逞勇过劳时,所出之汗为肾汗,出汗时若遇风邪毛孔就要紧闭,汗路就被阻塞。所出之汗内不能入于脏腑,外不能出于皮表,停滞在玄府,逗留于皮里,形成浮肿。此病之源在肾,其症为积水,其因是风,所以叫"风水"。所说的玄府就是人体上的汗孔。

[原文] 帝曰:水俞五十七处者,是何主也? 岐伯曰:肾俞五十七穴,积阴之所聚也,水所从出入也。尻上五行行五者[1],此肾俞,故水病下为胕①肿大腹[2],上为喘呼,不得卧者,标本俱病,故肺为喘呼? 肾为水肿,肺为逆不得卧,分为相输俱受者,水气之所留也。伏兔上各二行行五者[3],此肾之街也,三阴之所交结于脚也。踝上各一行行六者[4],此肾脉之下行也,名曰太冲[5]。凡五十七穴者,皆脏之阴络,水之所客也。

【校勘】

①胕:《素问》水热穴论作"胕"。

**【注释】**

[1]尻上五行行五者：从尻骨向上，共分五行，每行有五个腧穴。指督脉的脊中、悬枢、命门、腰俞、长强、足太阳膀胱经的大肠俞、小肠俞、膀胱俞、中膂俞、白环俞、和胃仓、肓门、志室、胞门、秩边等二十五穴。

[2]大腹：指腹部膨隆而言。

[3]伏兔上各二行行五者：《素问》水热穴论王冰注："腹部正前，侠中行任脉两旁冲脉足少阴之会者，有中注、四满、气穴、大赫、横骨当其处也，次侠冲脉足少阴两旁，足阳明脉气所发者有外陵、大巨、水道、归来、气街当其处也。"

[4]踝上各一行行六者：《素问》水热穴论王冰注："有太冲、复溜、阴谷三穴。阴跷脉有照海、交信、筑宾等穴。"

[5]太冲：此处系指肾脉下行，与冲脉相会，两脉合一则其脉盛大，故名此为太冲。

**【语译】** 黄帝问：治水病的五十七个腧穴，是何脏所主？岐伯答：肾俞五十七穴。都是阴气积聚的地方，也是水液的出入地方。在尻骨上边有五行，每行五穴计二十五穴，这些是肾气所及而治疗水病的腧穴。所有水肿的病人，可见腿肿和腹部膨隆的症状，上半身可见喘而气急，不能卧的症状，这是肾与肺标本俱病。在肺表现为气逆、喘呼，不能卧；在肾表现为水肿。两脏俱病又互相影响，致使水气滞溜于皮肤而发生了浮肿。在股部伏兔以上的地方，左右各两行，每行五穴计二十穴，这是肾脉所通行之道路，也是与足三阴经交于脚上的部位。踝上各一行，每行六穴计十二穴，这是肾脉下行的部分，叫作太冲。所有这五十七穴，皆是阴脏的阴络所行经的地方，也是水气所逗留之处。

[原文] 帝曰：春取络脉分肉，何也？曰：春者木始治，肝气始生，肝气急，其风疾，经脉常深，其气少，不能深入，故取络脉分肉间。

**【语译】** 黄帝问：春季针刺时为什么取络脉与分肉？岐伯答：春天木当令，肝主木，春为生发之季节，是肝气升发的时令，肝气之性急,其变动如风之疾。人的经脉之气,常深伏于内,而风气始发,其气尚微,不能深中深伏之经脉,只可中于络脉分肉,故春天只浅取络脉分肉之间刺之。

[原文] 帝曰:夏取盛经分腠,何也? 曰:夏者火始治,心气始长,脉瘦气弱[1],阳气流溢,热熏分腠,内至于经,故取盛经分腠,绝肤[2]而病去者,邪居浅也。所谓盛经者,阳脉也。

**【注释】**

[1]脉瘦气弱:心主血脉,心属火,夏季是火气当令,脉气始长,其气当微,故谓脉瘦气弱。

[2]绝肤:有仅仅透过皮肤的意思。

**【语译】** 黄帝问:夏季针刺时为什么取分肉腠理之充盛的经脉?岐伯答:夏天是火当令,心主火,心气正在开始长旺,心主脉,所以脉瘦气弱。但夏季阳气充盛,热气熏蒸于分肉腠理之间,内入于经脉,故此时针刺应当取分腠间的充盛的经脉。要浅刺透过皮肤即可,因邪在浅表的部位,所以不须深刺。上边所说的"盛经"指的是阳经的经脉。

[原文] 帝曰:秋取经俞,何也? 曰:秋者金始治,肺将收杀,金将胜火,阳气在合,阴气初胜,湿气及体,阴气未盛,未能深入,故取俞以泻阴邪,取合以虚阳邪,阳气始衰,故取于合。

**【语译】** 黄帝问:秋季针刺时为什么取各经之俞穴?岐伯答:秋天是金当令,肺主金,肺气开始收敛,此季金旺火衰,所以阳气开始进入经脉。秋季阴气开始生长,湿气易于侵入人体,但此时阴气尚未大盛,病邪不能深入,因此可以采用俞穴,以泻阴邪,采用合穴以治阳邪。阳气初衰故取合穴。

[原文] 帝曰:冬取井荥,何也? 曰:冬者水始治,肾方闭,阳气衰少,阴气坚盛,巨阳伏沉,阳气①乃去,故取井下以阴逆,取荥以实阳气。故曰:冬取井荥,春不鼽[1]衄,此之谓也。

**【校勘】**

①阳气:《素问》水热穴论作"阳脉"。

**【注释】**

[1]鼽(qiú 求)：鼻因寒而闭塞不通叫鼽，鼻流清涕亦名鼽。

**【语译】**

黄帝问：冬季针刺时为什么取各经之井穴与荥穴？岐伯答：冬天是水当令，肾主水，肾气冬季开始闭藏，阳气已在衰少，而少阴之气正盛，太阳之气沉伏于内，其阳脉亦相随而沉伏，故取井穴以制太过之阴气，取荥穴以充实不足之阳气。所以说冬季取井穴与荥穴，到春天不得鼽衄之病，就是这个道理。

**[原文]** 帝曰：夫子言治热病五十九俞①，愿闻其处，因闻其意。岐伯曰：头上五行行五[1]者，以越诸阳之热逆也。大杼、膺俞[2]、缺盆、背俞[3]，此八者，以泻胸中之热也。气街、三里、巨虚上下廉[4]，此八者，以泻胃中之热也。云门、髃骨[5]、委中、髓空[6]，此八者，以泻四肢之热也。五脏俞旁五[7]，此十者，以泻五脏之热也。凡此五十九穴者，皆热之左右也。帝曰：人伤于寒而传为热，何也？岐伯曰：夫寒盛，则生热也。

**【校勘】**

①俞：此后《素问》水热穴论有"余论其意，未能领别其处"十字。

**【注释】**

[1]头上五行行五：指头部有五行，每行五穴，即中行之上星、囟会、前顶、百会、后顶；次两行之五处、承光、通天、络却、玉枕；又次两行之临泣、目窗、正营、承灵、脑空。

[2]膺俞：中府穴之别名。

[3]背俞：在此指风门穴。

[4]巨虚上下廉：指足阳明经的上巨虚、下巨虚二穴。

[5]髃骨：《医宗金鉴》刺灸心法要诀："髃骨者肩端之骨也，即肩胛骨头白之上棱骨也。"

[6]髓空：髓空又称骨孔空与孔通，骨有孔则骨外之气血，与骨内之精气，可以由孔出入。

[7]五脏俞旁五：指五脏俞穴之旁各有五穴，即魄户、神堂、

魂门、意舍、志室五穴,左右共十穴。

【语译】 黄帝问:先生你说的治热病的五十九穴我已知其大意,但还想知道这些穴的部位,和它们为什么能治热病?

岐伯答:头上有五行,每行五穴计二十五穴。能泄诸阳经上逆的热邪。大杼、中府、缺盆、风门,左右共八穴,可以泻胸中之热。气街、足三里、上巨虚、下巨虚,左右共八穴,可以泻胃中之热。云门、肩髃、委中、髓空,左右共八穴,可以泻四肢之热。五脏俞穴之旁有五穴,左右共十穴,可以泻五脏之热。以上五十九穴都是治疗热病的。

黄帝问:人受了寒就传变为发热,这是为什么?岐伯答:若寒邪盛极,就会郁而发热。

# 调 经 论

【提要】 本篇出自《素问》调经论。其主要内容是:
一、说明气血虚实的原因和产生的疾病。
二、说明风雨寒湿伤人所引起的病理机制。
三、说明病已形成之后,如何用针调治。

[原文] 黄帝问曰:有余不足①余已闻虚实之形,不知其何以生?岐伯曰:气血以并,阴阳相倾,气乱于卫,血逆于经。血气离居,一实一虚。血并于阴,气并于阳,故为惊狂;血并于阳,气并于阴,乃为炅中;血并于上,气并于下,心烦惋喜怒;血并于下,气并于上,乱而喜忘(上下谓鬲上下)。帝曰:血并于阴,气并于阳,如是血气离居,何者为实?何者为虚?岐伯曰:血气者,喜温而恶寒,寒则泣不能流,温则消而去之,是故气之所并为血虚,血之所并为气虚[1]。

【校勘】
①黄帝问曰:有余不足:《素问》调经论作"帝曰善"。
【注释】
[1]气之所并为血虚,血之所并为气虚:《类经》卷十四、第十

九注："气并于阳则无血,是血虚也;血并于阴则无气,是气虚也。"

**【语译】** 黄帝问:我已经听到关于有余不足和虚实的一些情形,但还不知是怎样发生的? 岐伯答:气血已经和邪气相并,阴阳俱失去了平衡,气乱于卫,血逆于经,气血各离其所,于是产生了一实一虚的现象。血并于阴,气并于阳,故发生惊狂之症。血并于阳而气并于阴,则发生热中之症。血逆于上,气郁于下,则病人心烦而易怒。气郁于上,而血瘀而于下则病人心乱而善忘。

黄帝问:血与阴并,气与阳并,如这种气血在各离其原位的情况下,怎样为实? 怎样为虚? 岐伯答:血和气喜温暖而怕寒冷,一遇寒冷则气血凝涩不通,遇温暖则凝滞消散而畅流。所以,气并之处则相对为血少,血并之处则相对为气少。

[原文] 帝曰:人之所有者,血与气耳。今夫子乃言血并为虚,气并为虚,是无实乎? 岐伯曰:有者为实,无者为虚,故气并则无血,血并则无气,今血与气相失,故为虚焉。络之与孙脉,俱输于经,血与气并,则为实焉。血之与气,并走于上,则为大厥,厥则暴死,气复反则生,不反则死。

帝曰:实者何道从来? 虚者何道从去? 虚实之要,愿闻其故。岐伯曰:夫阴与阳皆有俞会[1]。阳注于阴,阴满之外,阴阳匀平,以充其形,九候若一,命曰平人。夫邪之生也,或生于阴,或生于阳。其生于阳者,得之风雨寒暑;其生于阴者,得之饮食居处,阴阳喜怒。

**【注释】**

[1]夫阴与阳皆有俞会:此言阴经与阳经皆有相交会之腧穴。

**【语译】** 黄帝问:人身最重要的是血和气,而你所说的血并为虚,气并也为虚,难道就没有实吗? 岐伯答:有余就是实,缺乏就是虚。因此气并于阳则无血,血并于阴则无气,血和气各离其处互不相济,故成为虚。络脉和孙脉的气血都要注入于经脉之中,血与气相并则为实,若再循经上逆就能发生"大厥"。大厥之症是突然昏倒,状如暴死。此时若气血能复返而下行,尚可复生,否则就要死亡。

黄帝问:实是从何而来,虚是从何而去?虚实的要领都是什么?我愿意听听这些道理。岐伯答:阴经和阳经都有其相交会之腧穴。阳经的气血注入于阴经,阴经气血满则外溢。这样才能使阴阳均衡,使形体充实。寸关尺三部九候之脉保持如一,这样的人叫做正常人。凡病邪的发生有的是由阴而生,有的是由阳而生。因风雨寒暑而得病这是外因,是由阳而生;因饮食不节,起居无常,阴阳失调,过喜过怒而得病这是内因,是由阴而生。

[原文]　帝曰:风雨之伤人奈何?曰:风雨之伤人也,先客于皮肤,传入于孙脉,孙脉满则传入于络脉,络脉满则输于大经脉,血气与邪并客于分腠之间,其脉坚大,故曰实。实者外坚充满,不可按之,按之则痛。

帝曰:寒湿之伤人奈何?曰:寒湿之中人也,皮肤不收,肌肉坚紧,荣血泣,卫气去,故曰虚。虚者聂辟[1]气不足,按之则气足以温之,故快然而不痛①。

【校勘】

①痛:此后《素问》调经论有"帝曰善"三字。

【注释】

[1]聂辟:在此是形容皮肤有皱襞。王冰注:"聂谓聂皱,辟谓迭也。"

【语译】　黄帝问:风雨之邪是怎样伤人?岐伯答:风雨之邪伤人是邪先侵入皮肤,然后传入于孙脉,孙脉满则传入于络脉,络脉满则传入于大经脉,邪此时与气血相并,客于分肉腠理之间,则脉象坚而大,所以叫实证。实证其表坚实充满,不能用手去按,按时则发生疼痛。

黄帝问:寒湿之邪都是怎样伤人?岐伯答:寒湿之邪伤人则

皮肤丧失收缩功能，而肌肉却坚紧，此时荣血凝滞，卫气散失，所以叫虚症。虚症的患者皮肤松弛，卫气不足，如用手按之，使卫气充足，营血得以温煦，因此患者感到爽快而不疼。

**[原文]** 帝曰：阴之生实奈何？曰：喜怒不节，则阴气上逆，上逆则下虚，下虚则阳气走之，故曰实矣。帝曰：阴之生虚奈何？曰：喜则气下，悲则气消，消则脉虚空，因寒饮食，寒气熏满，则血泣气去，故曰虚矣。

帝曰：经言[1]阳虚则外寒，阴虚则内热，阳盛则外热，阴盛则内寒，余已闻之矣，不知其所由然也。岐伯曰：阳受气于上焦，以温皮肤分肉之间，今寒气在外，则上焦不通，上焦不通，则寒气独留于外，故寒栗。

**【注释】**

[1]经言：此处所指之"经"乃早于《内经》之古医经。

**【语译】** 黄帝问：阴分发生实证是怎样呢？岐伯答：对喜怒不加节制，阴气就要上逆，阴气逆于上，则必虚于下，此时阳气必至此，故成实证。黄帝问：阴分发生虚证又是怎样呢？岐伯答：人若欢喜过度，其气就要下陷，悲伤过度其气就要消散。气散则血脉空虚，若再食生冷，寒气就将充于体内，这样血就要凝滞，气就要消散，所以成为虚证。

黄帝问：古代经书上说的，阳虚时要生外寒，阴虚时要生内热，阳盛时要生外热，阴盛时要生内寒，这些我都听过了，但是我不知道它的道理何在？岐伯答：诸阳都是受气于上焦，它的作用能温皮肤和分肉，今寒气由外侵入，则上焦不能宣通，上焦之气不能宣通，寒邪就要停留于皮肤腠理之间，故而产生寒栗。

**[原文]** 帝曰：阴虚生内热奈何？曰：有所劳倦，形气衰少，谷气不盛，上焦不行，下脘不通，胃气热，热气熏胸中，故内热。

帝曰：阳盛生外热奈何？曰：上焦不通利，则皮肤致密，腠理闭塞，玄府不通，卫气不得泄越，故外热。

帝曰:阴盛生内寒奈何? 曰:厥气上逆,寒气积于胸中而不泻,不泻则温气去,寒独留,则血凝泣,凝则脉不通,其脉盛大以涩,故中寒。

帝曰:阴与阳并,血气以并,病形以成,刺之奈何? 曰:刺此者,取之经隧,取血于荣,取气于卫。用形哉,因四时多少高下。

**【语译】** 黄帝问:阴虚时生内热是什么道理? 岐伯答:当人过于疲劳时,形气就不足,脾胃运化功能也弱,此时上焦之气不能宣五谷之味,下脘不能化五谷之精。因此,胃气郁遏而生热,热气熏满于胸中,所以生内热。

黄帝问:阳盛时产生外热,这是什么道理? 岐伯答:阳盛之时上焦不通利,上焦不通利则皮肤致密,这样腠理就要闭塞,汗孔就要不通,因此卫气郁而不能向外发泄,所以就发生外热。

黄帝问:阴盛之时生内寒,是什么道理? 岐伯答:阴盛时厥寒之气上逆,寒气积聚于胸中不得宣泄时,将使温和之气消散,而寒气独留。这样血液就凝涩,经脉就闭塞不通,其脉出现盛大而涩,所以生内寒。

黄帝问:阴与阳相并,气与血相并,于是病就形成了。应当怎样用针刺来治疗? 岐伯答:用针治疗时,应当取其经隧刺之,在营分治其血,在卫分治其气。要依据患者的身形不同,与季节之差异,来决定针刺次数的多少。

[原文] 帝曰:夫子言虚实者有十,生于五脏。五脏五脉耳。夫十二经脉,皆生其病,今夫子独言五脏。夫十二经脉者,皆络三百六十五节,节有病,必被经脉,经脉之病,皆有虚实,何以合之? 岐伯曰:五脏者故得六腑与为表里,经络之节,各生虚实,其病所居,随而调之。病在脉,调之血;病在血,调之络;病在气,调之卫;病在肉,调之分肉;病在筋,调之筋;病在骨,调之骨①。燔针[1]劫刺其下及与急者,病在骨②焠针药熨[2]。病不知所痛,两跷为上。身形有痛,九候莫病,则缪刺之。痛在于左而右脉病者,巨刺之。必谨察其九候,针道备矣。

**【校勘】**

①病在骨,调之骨:原脱,据《素问》调经论补。

②骨:此后原有"调之骨"三字,据《素问》调经论删。

**【注释】**

[1]燔(fán 烦)针:即火针。

[2]焠(cuì 脆)针药熨:《类经》十四卷第二十"此言焠针者,用火先赤其针,而后刺之"。吴崑:"药熨者以药之辛热者熨其处也"。

**【语译】** 黄帝问:你说虚实有十种,都发生于五脏,五脏所系之经脉仅仅五条,十二经脉不是都能生病吗?现在你为什么单独提出五脏?而且十二经脉与三百六十五节相连,这些节有病必然要涉及经脉。经脉之病也是各有虚实的,它们又是怎样相合?岐伯答:五脏原与六腑相表里,经络支节各有虚实,不同的病要根据其部位不同而给以适当的调治。病在脉要调治其血。病在血要调治其络。病在气要调治其卫。病在肉要调治其分肉。病在筋要调治其筋。病在骨要调治其骨。病在筋的亦可用燔针刺其下部及筋脉拘急之处。病在骨的亦可用焠针及药熨的方法治疗。如病人不知所痛,则刺其阴跷阳跷二脉为好。病人身体疼痛,而九候脉象上没有改变的,可采用缪刺法治之。其痛在左侧而右脉有病时,则用巨刺法。必须谨慎而又详细的检查其三部九候之脉象,根据具体情况来决定针刺方法。有关针的道理就止于此了。

**【按语】** 本篇是讨论如何调治人身的经络,使之维持正常的生理功能,故名调经论。

# 缪 刺 论

**【提要】** 本篇为《素问》缪刺论之全文,其主要内容是:

一、缪刺与巨刺的区别;

二、病脉的病症和针刺方法。

**[原文]** 黄帝问曰:余闻缪刺,未得其意,何谓缪刺? 岐伯对曰:夫<sup>①</sup>邪客于皮毛,入舍于孙络,留而不去,闭塞不通,不得入于经,流溢于大络,而生奇病也(大络十五络也)。夫邪客大络者,左注右,右注左,上下左右与经相干,而布于四末,其气无常处,不入于经俞,命曰缪刺(四末,谓四肢也)。帝曰:愿闻缪刺,以左取右,以右取左,奈何? 其与巨刺何以别之? 曰:邪客于经,左盛则右病,右盛则左病,亦有移易者(谓病易且移),左痛未已而右脉先病,如此者,必巨刺之,必中其经,非络脉也。故络病者,其痛与经脉缪处[1],故命曰缪刺。

**【校勘】**

①夫:《素问》缪刺论作"今",此前并有"夫邪之客于形也……如此则治其经焉"七十八字。

**【注释】**

[1]其痛与经脉缪处:缪当交错讲,缪处即交错之处,本句是指疼痛的部位与经脉所在的部位相交错而言。

**【语译】** 黄帝问:我听说有一种缪刺的方法,但不知其意义如何,怎样才叫缪刺? 岐伯回答说:凡邪气先入于皮毛,进而入于孙络,在孙络留而不去,络脉就要闭塞不通,这样邪气不能传入经脉,而要流溢于大络,以致发生异常的疾病。若邪气侵袭大络时,从左侧可以流注于右侧,从右侧可以传注于左侧,上下左右互相流注,时时扰及经脉,并循大络布于四肢,这种邪气无一定部位,也不入于经脉腧穴,故必须用左病刺右,右病刺左的方法,这种方法叫做缪刺法。黄帝问:我愿意听你讲讲缪刺法左病取右,右病取左的道理是什么? 它与巨刺有何区别? 岐伯答:邪气侵入于经脉时,左侧的邪气盛则右侧发病,右侧的邪气盛则左侧发病。但也有左右互相转移的,如左侧的疼痛没好,右侧的脉又开始发病。在这种情况下,必须用巨刺法。但运用巨刺必须是邪气中于经脉,而不是邪气留于络脉就能运用的。因为络脉之病,其疼痛部位和经脉疼痛部位异处,所以叫缪刺。

[原文]　帝曰:愿闻缪刺奈何? 取之何如? 对曰:<sup>①</sup>邪客于足少阴之络,令人卒心痛,暴胀,胸胁支满,无积者,刺然骨之前出血,如食顷而已。不已<sup>②</sup>,左取右,右取左。病新发者,取<sup>③</sup>五日已。

【校勘】

①对曰:《素问》缪刺论作"岐伯曰"。

②不已:《甲乙经》卷五第三及《太素》卷二十三均无。

③取:《甲乙经》卷五第三及《太素》卷二十三均无,详文义当是衍文。

【语译】　黄帝问:愿意听听怎样运用缪刺的方法? 岐伯回答说:邪气侵袭足少阴之络脉,使人突然心痛,腹部暴胀,胸胁支满,若病人没有积聚时,可刺然骨穴出血,约一顿饭的时间病即可愈。左病取右,右病取左,新病者五天就可以治愈。

[原文]　邪客于手少阳之络,令人喉痹,舌卷,口干,心烦,臂外廉痛,手不及头,刺手小指次指爪甲上,去端如韭叶各一痏(关冲穴,痏疮也),壮者立已,老者有顷已,左取右,右取左,此新病数日已。

【语译】　邪气侵袭于手少阳之络脉,使人发生喉痹、舌卷、口干、心烦、臂外侧痛以及手不能上举至头。可刺手无名指指端,去爪甲如韭叶处的关冲穴,每次一针,身强力壮者可当时痊愈,老年人稍等片刻也可以痊愈。左病取右,右病取左,如果发病不久,几天的时间就可以治愈。

[原文]　邪客于足厥阴之络,令人卒疝暴痛,刺足大指爪甲上与肉交者,各一痏(大敦穴,两脚俱刺,故曰各一痏),男子立已,女子有顷已,左取右,右取左。

【语译】　邪气侵袭于足厥阴之络脉,使人突然发生疝气疼痛。可刺足大趾爪甲与肉连接处的大敦穴每次一针,男子可以立刻痊愈,女子稍等片刻也可痊愈。左病取右,右病取左。

[原文]　邪客于足太阳之络,令人头项肩痛,刺足小指爪甲

上与肉交者各一痏立已(至阴,一云小指外侧)。不已,刺外踝下三痏,左取右,右取左,如食顷已(金门)。

**【语译】** 邪气侵袭于足太阳之络脉,使人头、项及肩部疼痛,刺足小趾爪甲与肉连接之处的至阴穴每次一针,可立即痊愈,不愈时可再刺外踝下金门穴三次,左病取右,右病取左,约一顿饭时间,即可痊愈。

[原文] 邪客于手阳明之络,令人气满胸中,喘息而支胠,胸中热,刺手大指次指爪甲上,去端如韭叶,各一痏,左取右,右取左,如食顷已(商阳,一云次指内侧)。

**【语译】** 邪气侵袭于手阳明之络脉,使人胸中气满,喘息,两胁肋支满,胸中发热,刺食指去爪甲如韭叶处的商阳穴每次一针。左病取右,右病取左,约一顿饭时间病就可以痊愈。

[原文] 邪客于臂掌之间,不可得屈,刺其踝后(人手本节踝),先以指按之痛,乃刺之。以月死生为数,月生一日一痏,二日二痏,十五日十五痏,十六日十四痏(月半以前为生,月半以后为死)。

**【语译】** 邪气侵袭于臂掌之间的络脉,使关节不能屈曲,可在手腕上找到压痛之处进行针刺。关于用针的次数,以月的盈亏为标准。夏历月之初一刺一针,初二刺二针,以后逐日递增一针,直到十五日增至十五针。至十六日则减为刺十四针,以后按日递减之。

[原文] 邪客于足阳跷之脉,令人目痛从内眦始。刺外踝之下半寸所各二痏,左刺右,右刺左,如行十里顷而已。

**【语译】** 邪气侵袭于足阳跷之脉,使人发生眼痛,是从内眼角部位开始的,可刺外踝下半寸处的申脉穴,每次两针。左病取右,右病取左,约需走十里路的时间即可痊愈。

[原文] 人有所堕坠,恶血留内,腹中满胀,不得前后[1],先饮利药,此上伤厥阴之脉,下伤少阴之络,刺足内踝之下,然骨之前血脉①出血,刺足跗上动脉(冲阳),不已,刺三毛上各一痏,见

血立已,左刺右,右刺左(三毛大敦穴)。善悲惊不乐,刺如上方②。

**【校勘】**

①脉:《素问》缪刺论新校正云:"脉"字疑"络"字。

②上方:原作"右方",已由竖排本改为横排本,故将"右"改成"上"。

**【注释】**

[1]不得前后:指大小便不通而言。

**【语译】** 人若从高处堕下跌伤,其瘀血停留于内,腹中胀满,大、小便不通,当先服通便祛瘀的药剂。这是因为上部伤了厥阴之经脉,下部伤了少阴之络脉。可刺足内踝之下,然骨之前的血脉出血,并刺足跗上动脉处冲阳穴,如病不愈,可刺足大趾三毛处之大敦穴,每次一针,刺后出血,可立时收效,左病取右,右病取左。如果有悲伤惊恐或忧郁不乐之状,其针刺治疗也和上边的方法一样。

[原文] 邪客于手阳明之络,令人耳聋时不闻音,刺手大指次指爪甲上去端如韭叶,各一痏,立闻(商阳);不已,刺中指爪甲上与肉交者,立闻(中冲);其不时闻者,不可刺也(络气已绝,故不刺)。耳中生风者,亦刺之如此数。左刺右,右刺左。

**【语译】** 邪气侵袭于手阳明之络脉,使人耳聋,但有时可以听到声音,有时又听不到声音。此症可刺食指端去爪甲如韭叶处的商阳穴,每次一针,可立即收效,若无效,再刺中指爪甲与肉交接处的中冲穴,可立即奏效。如果完全听不到声音,就不可以用针刺治疗。耳中有如风声作响时,也可采用上述方法治疗。左病取右,右病取左。

[原文] 凡痹往来行无常处者,在分肉间痛而刺之,以月死生为数,用针者,随气盛衰以为痏数,针过其日数则脱气,不及日数则气不泻,左刺右,右刺左,病已止;不已,复刺之如法。月生一日一痏,二日二痏,渐多之,十五日十五痏,十六日十四痏,渐少之。

【语译】 大凡痹症的疼痛往来,是没有固定部位的。可在疼痛的分肉间进行针刺,也是以月的盈亏作为针刺的次数标准。但医生用针时要根据邪气的盛衰情况来决定针刺的次数。如果按日期计算超过所规定的针数,就要使人正气耗散;达不到时,则病邪不得泻除。要左病取右,右病取左,直到病愈方可停止针刺。若不愈,可再用前法进行针刺。月生一日刺一针,二日刺二针,以后随日而增逐渐加多,到十五日递增至十五针,十六日开始减刺为十四针,以后又每日递次减少一针。

[原文] 邪客于足阳明之络,今人鼽①衄,上齿寒,刺足大指次指爪甲上与肉交者,各一痏。左刺右,右刺左(厉兑)。

【校勘】

①鼽:原作"鼻",据《素问》缪刺论改。

【语译】 邪气侵袭于足阳明之络脉,使人衄血、上齿寒、刺足大趾爪甲与肉连接之处的厉兑穴每次各一针,左病取右,右病取左。

[原文] 邪客于足少阳之络,令人胁痛不得息,咳而汗出,刺足小指次指爪甲上与肉交者,各一痏(窍阴),不得息立已,汗出立止,咳者温衣饮食,一日已,左刺右,右刺左,病立;不已,复刺如法。

【语译】 邪气侵袭于足少阳之络脉,使人胁痛喘不得息,咳嗽汗出,刺足四趾爪甲和肌肉交界处的窍阴穴,每次一针,喘不得息的症状可以立即停止。汗出也可以使其停止。对有咳嗽症状的,应令其着暖衣食热食,有一天时间就能好。用左病刺右,右病刺左的方法,病可立愈。如不愈,可再用上法进行针刺。

[原文] 邪客于足少阴之络,令人嗌痛,不可内食,无故善怒,气上走贲上(贲谓气贲也,一云贲鬲也,谓气上走鬲上),刺足下中央之脉①(涌泉),各三痏,凡六刺,立已,左刺右,右刺左②,嗌中肿,不能内唾,时不能出唾者,刺然骨之前出血立已,左刺右,右刺左。

**【校勘】**

①脉:《甲乙经》卷五第三做"络"。

②左刺右,右刺左:高士宗在《素问直解》卷五第三十上称此六字为衍文,宜删。

**【语译】** 邪气侵袭于足少阴之络脉,使人咽痛,不能进食,常常无故发怒,气上冲膈上。可刺足下正中涌泉穴附近的络脉,每次各三针共六次,可立即治愈。咽疼、不能咽唾液,有时不能吐唾液者,可刺然骨之前的络脉出血,病可立愈,要左病刺右,右病刺左。

[原文] 邪客于足太阴之络,令人腰痛,引少腹控眇,不可以仰息,刺腰尻之解,两胂[1]之上是腰俞,以月死生为痏数,发针立已,左刺右,右刺左(一云腰俞无左右,当是下髎穴)。

**【注释】**

[1]胂(shèn 肾):此处指侠脊两旁之肌肉。

**【语译】** 邪气侵袭于足太阴之络脉,使人腰痛并牵引少腹和胁下,不能仰身呼吸,可刺腰尻部骨缝中侠脊两旁肌肉上的下髎穴,要依据月之盈亏决定针刺的次数,针后可立刻见效,左病刺右,右病刺左。

[原文] 邪客于足太阳之络,令人拘挛背急,引胁痛,刺之从项始,数脊椎侠脊,疾按之应手如痛,刺之旁三痏,立已。

**【语译】** 邪气侵袭于足太阳之络脉,使人背部拘急,牵引着胁肋部疼痛,针刺时应先从项部开始沿脊椎两旁用手指迅速地进行按压,在病人感到压痛的部位上,刺三针,其病立愈。

[原文] 邪客于足少阳之络,令人留于枢中痛,髀不可举,刺枢中以毫针,寒则久留针,以月死生为数,立已(环跳)。

**【语译】** 邪气侵袭于足少阳之络脉,使人环跳穴处长期痛,不能抬腿。可用毫针刺环跳穴,如因寒邪而致,留针的时间应当长些。根据月之盈亏来决定针刺的次数,针刺后可立即痊愈。

[原文] 治诸经刺之,所过者不病,则缪刺之。耳聋,刺手

阳明,不已,刺其通脉出耳前者(听会)。齿龋,刺手阳明,不已,刺其脉入齿中者,立已(龈交)。

**【语译】** 治疗各经之病,当刺各经,如经脉所过之处无病,则用左病刺右,右病刺左的缪刺法刺之。耳聋症刺手阳明经的商阳穴,无效时刺手阳明经脉上走耳前的听会穴。无效时就刺通向齿中的龈交,可立即治愈。

[原文] 邪客于五脏之间,其病也,脉引而痛,时来时止,视其病缪刺之于手足爪甲上(各刺其井,左取右,右取左),视其脉,出其血,间日一刺,一刺不已,五刺已。缪传引上齿,齿唇寒痛,视其手背脉血者去之,足阳明中指爪甲上一痏(厉兑),手大指次指爪甲上各一痏(商阳),立已,左取右,右取左。

**【语译】** 邪气侵入五脏之间,它发病时的特点是经脉牵引作痛,时痛时止。应视其病情之不同在手足爪甲上的井穴进行缪刺,并在其有瘀血的络脉上刺之出血。隔日刺一次,一刺不愈时,刺到五次即可治愈。侵袭手阳明的病邪,若缪传至足阳明的经脉而牵引到上齿的时候,则发生唇齿冷痛,可在其手背上有瘀血的络脉上刺之出血,以去其邪气。再刺足阳明经在足中趾爪甲上的厉兑穴一次和手指爪甲上的商阳穴一次,病可立愈。左病刺右,右病刺左。

[原文] 邪客于手足少阴、太阴、足阳明之络,此五络皆会于耳中,上络左额角,五络俱竭,令人身脉皆动,而形无知也,其状若尸,或曰尸厥。刺足大指内侧爪甲上,去端如韭叶(隐白)。后刺足心(涌泉),后刺足中指爪甲上各一痏(厉兑),后刺少商、少冲、神门①[1],各一痏,立已②。不已,以竹管吹其两耳,鬄[2]其左角之发方一寸,燔治,饮以美酒一杯,立已。

**【校勘】**

①后刺少商、少冲、神门:《素问》缪刺论作:"后刺手大指内侧,去端如韭叶,后刺手心主、少阴锐骨之端。"

②各一痏,立已:原无,据《素问》缪刺论补。

**【注释】**

[1]后刺少商、少冲、神门：此处"后刺少商、少冲、神门"与卷五杨继洲之"十二经井穴"同，这恰好说明两者同出于杨氏之手。作为静宁举人赵文炳幕宾的靳贤，他只能做编辑工作，涉及到技术问题，尤其涉及到《内经》经义，他是无法着笔的。

[2]鬄(tì 替)：高士宗："'鬄'、'鬀'同，俗作'剃'。"

**【语译】**　邪气侵袭于手少阴、足少阴、手太阴、足太阴和足阳明的络脉时，由于这五条经的络脉皆会于耳中，并向上绕络到左额角，若此五条络脉之气全部衰竭时，虽然病人全身的经脉仍在跳动，但其形体却失去了知觉，其状如同死尸，故亦称之为尸厥。刺其足大趾内侧去爪甲如韭叶处的隐白穴，然后刺足心的涌泉穴，足阳明胃经的厉兑穴各一次，再刺手大指内侧去爪甲如韭叶的少商穴，手少阴的少冲穴和手少阴心经在锐骨之端的神门穴，每次一针，病即可痊愈。不愈时用竹管吹病人的两耳，将病人左侧额角一方寸大小部位上的头发剃下，烧成末，用好酒一杯冲服，病可立愈。

[原文]　凡刺之数，先视其经脉，切而从之，审其虚实而调之。不调者，经刺之，有痛而经不病者，缪刺之。因视其皮部有血络者尽取之，此缪刺之数也。

**【语译】**　针刺治病的方法是，先诊视其经脉，沿着经脉进行切按，详尽地了解它的虚实，根据虚实之不同进行调治。若经脉不调时应当刺其经、若疼痛之病不在经，而在络者，则用缪刺的方法，对皮部有瘀血的络脉，都应刺到，使之出血，这就是缪刺的方法。

**【按语】**　以左病刺右，右病刺左为特点的刺法一是缪刺法，一是巨刺法。两者不同之处是缪刺为刺络，巨刺为刺经，关于这方面的内容，主要见于《素问》缪刺论篇。

本篇中"各一痏"的提法有数见，如在括号里的小注中有"关冲穴，痏疮也"（见邪客于手少阳之络）和"大敦穴，两侧俱刺，故曰各一痏"(见邪客于足厥阴之络)。按"痏"即可以作灸疮之瘢痕讲,又可以作针孔之针痕讲,注里提到"痏疮"应当是指"灸疮"而不是"针痕"。但此篇缪刺论,说的是刺法而不是灸法,用"痏疮"注此恐为未恰。注中又说"大敦穴两侧俱刺",用两侧来解释"各一痏"的"各"字当然是方便一些,但这就与经旨相悖了,因为本篇主题就是讲"左病取右"和"右病取左"的方法,如果左右俱取,就无缪刺可言了。我们认为把"各一痏"理解为"每次一针"似乎更妥切一些。作为缪刺法是刺浅表之络脉,因而一次是可以在一个穴的部位上多刺浅表之络脉,因而一次是可以在一个穴的部位上多刺几针。

气反理论在针灸学术上是一个重要理论,《素问》五常政大论云:"气反者,病在上,取之下;病在下,取之上;病在中,傍取之"。《灵枢篇》终始云:"病在上者,下取之;病在下者高取之;病在头者,取之足;病在腰者,取之腘"。《类经》:"有病在上而脉通于下者,当取于下。病在下而脉通于上者,当取于上。故在头者,取之足;在腰者,取之腘。"反其病所的部位来取穴,叫气反。

"巨刺"与"缪刺"是在气反理论指导下的两类针刺治疗大法,相同的都是左病刺右,右病刺左。不同是一个刺络脉放血叫缪刺;一个刺经脉叫巨刺。两者相比较,缪刺在临床更多用,在《素问》里第六十三篇专有一篇写缪刺,《针灸大成》在经论部分中将缪刺论全篇引用。

"缪"有七个读音

一、读谋(móu),当"绸缪"讲,事先准备之意。《朱氏治家格言》:"宜未雨而绸缪,勿临渴而掘井"。

二、读纠(jiū),当交错讲,"两股相交也","缪龙"即交错之龙形。

二、读谬(miù),当纰缪讲,即错误、乖误。《汉书》司马迁传:"故《易》曰:差以毫厘,缪之千里"。

四、读木(mù),当虔诚讲。

五、读妙(miào),姓。

六、读辽(liáo),通缭,当缠绕讲,缠绕不休之意。

七、读录(lù),有合并之间,"缪力同心"。

以往此字多读 miù,叫缪(miù)刺。读 miù 是当纰缪讲,即错误之意。不能把"左刺右"、"右刺左"说成是错误的刺法,而是根据"气反"理论提出的有效的治疗方法。把它读成"纠(jiū)",当交错讲,才符合原意。

# 经 刺 论

【提要】 本篇为《素问》缪刺论和《灵枢》经脉篇之部分原文。其主要内容是阐述了外邪犯人由表入里的传变规律和刺经的道理,出自《古今医统》。

[原文] 岐伯曰:夫邪之客于形也,必先舍于皮毛,留而不去,入舍①于孙脉,留而不去,入舍②于络脉,留而不去,入舍③于经脉,内连五脏,散于肠胃,阴阳俱感④,五脏乃伤,此邪之从皮毛而入,极于五脏之次也。如此则治其经焉。凡刺之数,先视其经脉,切而循⑤之,审其虚实而调之,不调者经刺之。不盛不虚以经取之。

【校勘】

①②③舍:《针灸大成》原无,据《素问》缪刺论补。

④感:原作盛,据《素问》缪刺论改。

⑤循:原作"从",据《甲乙经》卷五第三改。

【语译】 岐伯说:邪气侵袭人体,必先侵入皮毛。若邪气留于皮毛而不去时,就要侵入孙络;若邪气留于孙络而不去时,就要内侵于络脉;如邪气留于络脉而不去时,就要深入侵于经脉;经脉内连五脏,邪气就会循经脉侵入五脏,并散布肠胃之间。如阴经和阳经全都受病,五脏就必然受到伤害,这就是病邪从皮毛递次侵入于五脏的顺序。在这种情况下治疗时,就应当针刺其经。举凡针刺之时,都要先仔细检查他的经脉,沿经进行切按循之后,根据其虚实之不同,进行调治。若经脉不调时,可按经刺法原则,来行针。若其病不盛不虚时,则应当从本经取治。

# 巨 刺 论

【提要】 本篇为《素问》调经论和缪刺论的部分原文,主要论述巨刺的应用及其具体方法,出自《古今医统》。

[原文] 巨刺刺经脉,缪刺刺络脉,所以别也[①]。岐伯曰:痛在于左而右脉病者,则巨刺之。

邪客于经,左盛则右病,右盛则左病,亦有移易者,左痛未已,而右脉先病,如此者,必巨刺之,必中其经,非络脉也。

【校勘】

①巨刺刺经脉,缪刺刺络脉,所以别也:《素问》调经论与缪刺论均无此句,应出自《古今医统》。

【语译】 巨刺法,是刺经脉,缪刺法是刺络脉,这是二者之间的区别。岐伯说:病人的疼痛在左侧,而右脉有病时,要用巨刺法治疗。

病邪侵入经脉,左侧的邪气盛影响到右侧发病,右侧的邪气盛影响到左侧发病,也有互相传变的,如左边疼痛还没有好,右脉又开始有了改变,这就需要用巨刺法来治疗,用巨刺法时必须是刺中经脉,而不是中于络脉。

【按语】 《内经》中巨刺一项无专篇。《针灸大成》此段内容系引自高武《素难要旨》卷二上第三十一的全文。高氏原题作"巨刺","巨刺论"则是《针灸大成》后定之名。其中第一句出自高氏标题下的说明,第二句摘引自《素问》调经论,下几句均见《素问》缪刺论。

# 手足阴阳流注论

【提要】 本篇阐述了十二经循行方向的规律及其传注顺序、交经部位。

[原文]　岐伯曰:凡人两手足,各有三阴脉,三阳脉,以合为十二经也。手之三阴从胸<sup>①</sup>走至<sup>②</sup>手;手之三阳从手走至头;足之三阳从头下<sup>③</sup>走至足;足之三阴从足上走入腹。络脉传注,周流不息,故经脉者,行血气,通阴阳,以荣于身者也。其始从中焦,注手太阴、阳明;阳明注足阳明、太阴;太阴注手少阴、太阳;太阳注足太阴、少阴;少阴注手心主、少阳;少阳注足少阳、厥阴;厥阴复还注手太阴。其气常以平旦为纪,以漏水下百刻,昼夜流行,与天同度,终而复始也。

【校勘】

①胸:《灵枢》逆顺肥瘦篇《十四经发挥》及《针灸聚英》均作"藏"。

②至:《灵枢》逆顺肥瘦篇无。

③下:《灵枢》逆顺肥瘦篇无。

【语译】　每一个人的两手与两足,各有三条阴经,三条阳经,共为十二经。手的三阴经,从胸走到手;手的三阳经,从手走到头;足的三阳经,从头下行走到足;足的三阴经,从足向上走入腹。两经之间通过络脉相互传注,使气血周流不息。所以说人的经脉有运行气血,协调阴阳,濡养周身的功能。经脉运行气血从中焦开始,首先注于手太阴肺经;从手太阴肺经至手,传注于手阳明大肠经;从手阳明大肠经至头,传注于足阳明胃经;从足阳明胃经至足,传注于足太阴脾经至腹,传注于手少阴心经;从手少阴心经至手,传注于手太阳小肠经;从足少阴肾经至腹,传注于手厥阴心包经;从手厥阴心包经至手,传注于手少阳三焦经;从手少阳三焦经至头,传注于足少阳胆经;从足少阳胆经至足,传注于足厥阴肝经;由足厥阴肝经至腹,重新注入手太阴肺经。经脉之气由寅时从太阴开始传注,就像漏水百刻的计时方法那样,它昼夜不停地传注;也像自然界天体运行一样,周而复始。

[原文]　络脉者,本经之旁支而别出,以联络于十二经者

也。本经之脉,由络脉而交他经,他经之交,亦由是焉。传注周流,无有停息也。夫十二经之有络脉,犹江汉之有沱潜也;络脉之传注于他经,犹沱潜之旁导于他水也。

【语译】 络脉是本经的分支,有联络十二经脉的作用。本经的经脉通过络脉与他经相交,其他各经之间的相交,也是由络脉相联系的。经脉传注周流于全身,永不停息。十二经都有分出的络脉,就如同大江有支流,络脉向他经的传注就像江河的支流又旁寻导入于他水一样。

[原文] 是以手太阴之支者,从腕后出次指端,而交于手阳明;手阳明之支者,从缺盆上侠口鼻,而交于足阳明;足阳明之支者,别跗上,出大指端,而交于足太阴;足太阴之支者,从胃别上膈注心中,而交于手少阴;手少阴则直自本经少冲穴,而交于手太阳,不假支授,盖君者,出令者也。手太阳之支者,别颊上至目内眦,而交于足太阳;足太阳之支者,从膊内左右别下合腘中,下至小指外侧端,而交于足少阴。

【语译】 手太阴经的分支,从腕后走向食指端,与手阳明经相接,手阳明经的分支,从缺盆上行挟口鼻而与足阳明经相接。足阳明的分支,别足跗上,出足大指端,与足太阴经相接。足太阴经的分支,从胃分出,别行上膈注于心中,与手少阴经相接。手少阴经直接从本经的少冲穴,与手太阳经相接,他之所以不借支脉传授,因为心是君主之官,是发布命令的所在。手太阳的分支,从颊分出,上至目内眦,与足太阳经相接。足太阳经的分支,从膊内左右分出,下行合腘中,下至足小趾外侧端,与足少阴经相接。

[原文] 足少阴之支者,从肺出注胸中,而交于手厥阴;手厥阴之支者,从掌中循小指次指出其端,而交于手少阳,手少阳之支者,从耳后出至目锐眦,而交于足少阳;足少阳之支者,从跗上入大指爪甲出三毛,而交于足厥阴;足厥阴之支者,从肝别贯膈上注肺,而交于手太阴也。自寅时起,一昼夜,人之荣卫,则以

五十度周于身,气行一万三千五百息,脉行八百一十丈,运行血气,流通阴阳,昼夜流行,与天同度,终而复始也。

**【语译】** 足少阴经的分支,从肺分出,注于胸中,与手厥阴经相接。手厥阴经的分支,从掌中分出,沿无名指出其末端,与手少阳经相接。手少阳经的分支,从耳后分出,至目外眦,与足少阳经相接。足少阳经的分支,从足跗上分出,入足大趾爪甲出三毛,与足厥阴经相接。足厥阴经的分支,从肝分出,别行贯膈上注肺,又与手太阴经相交接。从寅时开始,一昼夜人之荣卫运行,以五十度周流于全身,气行一万三千五百息,脉行八百一十丈,运行血气,流通阴阳,日夜流行不止,与天同度,终而复始。

**【按语】** 本篇引自《针灸聚英》卷一。《针灸聚英》本篇名为"手足阴阳流注",此段文字亦非高武手笔,乃高氏引自《十四经发挥》卷上"手足阴阳流注篇",杨氏引用时将正文并引一起,将注文作了部分删节后合并一起列于正文之后。

# 卫气行论

**【提要】** 本篇出于《灵枢》卫气行篇。其内容主要是介绍卫气在人体运行的情况,及其与针刺的关系。

**[原文]** 黄帝问曰:卫气之在于身也,上下往来不以期①,候气而刺之,奈何? 伯高曰:分有多少,日有长短[1],春秋冬夏,各有分理[2],然后常以平旦为纪,以夜尽为始。是故一日一夜水下百刻,二十五刻者,半日之度也,常如是毋已。日入而止,随日之长短,各以为纪而刺之,谨候其时,病可与期。失时反候者,有病不治。故曰:刺实者,刺其来也;刺虚者,刺其去也。此言气存亡之时[3],以候虚实而刺之②。是故谨候气之所在而刺之,是谓逢时。病在于三阳,必候其气在于阳而刺之;病在于三阴,必候其气在阴分而刺之。

**【校勘】**
①不以期:《甲乙经》卷一第九作"无已其",其字属下,义长。

②而刺之:原无,据《灵枢》卫气行篇补。

**【注释】**

[1]分有多少,日有长短:四季中阳分和阴分所占的时间,各有定数,因此四季中昼与夜的时间也就有短有长。

[2]春秋冬夏,各有分理:指一年四季中的昼夜长短,随着季节的变化,有其一定的规律。

[3]气存亡之时:指针下气之有无而言。

**【语译】** 黄帝问:卫气在人体内的运行,其上下往来的时间不固定,要想候气而刺,应该怎么办呢?伯高答:阴阳昼夜的多少是不相等的,一年四季,有时天长,有时天短。春秋冬夏四季变化的划分,各有一定规律。了解这些规律后,就可以用标志着夜尽昼出,卫气开始行于阳的日出时间为标准,用铜壶滴漏的方法来计时,在一日一夜之中漏水正好下百刻。二十五刻为半日。卫气就是这样循行不已,直到日落才算白昼的结束。将日出日落时间长短之不同,作为候气的标准,来进行针刺,病就可以如期而愈。如果失去了时机,违反了候气的原则,任何疾病都难以治愈。因此在针刺治疗实证时,要用迎其气之来而夺之的泻法;治疗虚证时要用随其气之去而济之的补法。必须依据针下气之有无,以候虚实的不同而给予适宜的针刺。要候气至本经才进行针刺,这叫适逢其时。病在三阳经时,必须候卫气行于阳分时进行针刺,病在三阴经时,必须候卫气行于阴分时进行针刺。

**[原文]** 水下一刻[1]人气在太阳;水下二刻,气①在少阳;水下三刻,气在阳明;水下四刻,气在阴分[2]。水下五刻,气在太阳;水下六刻,气在少阳;水下七刻,气在阳明;水下八刻,气在阴分;水下九刻,气在太阳;水下十刻,气在少阳;水下十一刻,气在阳明;水下十二刻,气在阴分;水下十三刻,气在太阳;水下十四刻,气在少阳;水下十五刻,气在阳明;水下十六刻,气在阴分;水下十七刻,气在太阳;水下十八刻,气在少阳;水下十九刻,气在阳明;水下二十刻,气在阴分。水下二十一刻,气在太阳;水下二

十二刻,气在少阳;水下二十三刻,气在阳明;水下二十四刻,气在阴分;水下二十五刻,气在太阳,此半日之度也。

**【校勘】**

①气:此前《灵枢》卫气行篇及《甲乙经》卷一第九均有"人"字,以下"气"前均同。

**【注释】**

[1]水下一刻:我国古代用铜壶滴漏方法计时,漏水下注的标志用"刻"来计算,一昼夜共为一百刻。每刻合现代时计为十四分二十四秒,每个时辰(两小时)等于八刻二十分。

[2]阴分:指足少阴肾经。《类经》卷八,二十五注:"阴分则单以足少阴经为言"。

**【语译】** 水下注一刻时,卫气行于手足太阳经;水下二刻时,卫气行于手足少阳经;水下三刻时,卫气行于手足阳明经;水下四刻时,卫气行于足少阴经。水下五刻时,卫气现于阳分,行于手足太阳经;水下六刻时,卫气行于手足少阳经;水下七刻时,卫气行于手足阳明经;水下八刻时,卫气行于足少阴经;水下九刻时,卫气现于阳分,行于手足太阳经;水下十刻时,卫气行于手足少阳经;水下十一刻时,卫气行于手足阳明经;水下十二刻时,卫气行于足少阴肾经。水下十三刻时,卫气现于阳分,行于手足太阳经;水下十四刻时,卫气行于手足少阳经;水下十五刻时,卫气行于手足阳明经;水下十六刻时,卫气行于足少阴肾经。水下十七刻时,卫气现于阳分,行于手足太阳经;水下十八刻时,卫气行于手足少阳经;水下十九刻时,卫气行于手足阳明经;水下二十刻时,卫气行于足少阴肾经。水下二十一刻时,卫气现于阳分,行于手足太阳经;水下二十二刻时,卫气行于手足少阳经;水下二十三刻时,卫气行于手足阳明经;水下二十四刻时,卫气行于足少阴肾经。水下二十五刻时,卫气仍归阳分,行于手足太阳经。这就是卫气运行半日的度数。

[原文] 从房至毕一十四舍[1],水下五十刻,日行半度,回行

一舍,水下三刻与七分刻之四。大要曰:常以日之加于宿上也,人气在太阳。是故日行一舍,人气行三阳,行与阴分,常如是无已,天与地同纪,纷纷盼盼[2]终而复始,一日一夜,水下百刻而尽矣。

**【注释】**

[1]从房至毕一十四舍:"房"为"房宿","毕"为"毕宿"。是二十八宿中的两宿。二十八宿亦称二十八舍或二十八星。是我国古代天文家,观测天象的标志,平均分为四组,每组七宿,与东、西、南、北四个方位和苍龙、白虎、朱雀、玄武(龟蛇)四种动物形象相配,称为四象。二十八宿以北斗斗柄所指的角宿为起点,由西向东排列,它们的名称与四象的关系是:东方苍龙七宿为角、亢、氐、房、心、尾、箕;北方玄武七宿为斗、牛、女、虚、危、室、壁;西方白虎七宿为奎、娄、胃、昴、毕、觜、参;南方朱雀七宿为井、鬼、柳、星、张、翼、轸。二十八宿与三垣结合一起,成为我国古代划分天区的标准。房宿是苍龙七宿的第四宿,有星四颗在东方;毕宿是白虎七宿的第五宿,有星八颗在西方。从东方的房宿经南方到西方的毕宿计十四颗星,故称为一十四舍在十二支则相当于卯、辰、巳、午、未、申六个时辰,正是从早晨到傍晚这段白昼时间。

[2]纷纷盼(pā 啪)盼:纷纷,有纷乱的意思;盼盼,整齐、有条理。纷纷盼盼是说在纷乱之中而又有条理。

**【语译】** 从房宿到毕宿共十四舍,要用漏水下注五十刻的时间计算,正好是一昼夜的一半。如果把一昼夜作为一度,这恰好相当于半度。每经历一宿,就需要三刻又一刻的七分之四时间。《大要》上说:通常以太阳运转于第一个星宿之时,就是卫气开始行于太阳经。所以当运转完一宿的时间,卫气也正好运行完三阳与足少阴经。卫气就是按着这个规律不断地运行。卫气的运行与自然界的变化规律是一致的,在纷乱之中而有条不紊,一次运行完了又重新开始。一日一夜之中漏水下注百刻,恰好卫气在体内也运行了五十周。

# 诊要经终①论

**【提要】** 本篇为《素问》诊要经终论前半篇的"诊要"部分，其主要内容：

一、论述四时气候变化与人气所在的关系；

二、说明春夏秋冬各有所刺的道理和误刺所造成的危害。

[原文] 黄帝问曰：诊要何如？岐伯对曰：正月、二月，天气始方[1]，地气始发，人气在肝，三月、四月，天气正方，地气定发，人气在脾；五月、六月，天气盛，地气高，人气在头；七月、八月，阴气始杀，人气在肺；九月、十月，阴气始冰，地气始闭，人气在心；十一月、十二月，冰复，地气合，人气在肾。故春刺散俞[2]及与分理，血出而止。甚者传气，间者环也[3]。夏刺络俞，见血而止。尽气闭环，痛病必下。秋刺皮肤，循理，上下同法，神变而止。冬刺俞窍于分理，甚者直下，间者散下。

**【校勘】**

①终：原作"络"，据《素问》诊要经终论改。

**【注释】**

[1]天气始方：方作"初动"讲，天气始方是说自然界中天的升发之气初动。

[2]散俞：指各经分散的腧穴而言。

[3]甚者传气，间者环也：《类经》卷二十第十九："传，布散也。环，周也"。病甚者针宜久留，故必待其传气。病稍间者，但候其气，行一周于身，约二刻许可止针也。

**【语译】** 黄帝问：诊病的要领是什么？岐伯回答说：正月、二月天的升发之气初动，地气也开始发育万物，此时人气在肝；三月、四月天气正在升发，地气正是发育万物的时候，此时人气在脾；五月、六月天气已是极盛时期，此时地气升高，这时人气在头部；七月、八月阴气开始出现它的肃杀之气，这时人气在肺；九月、十月阴气渐盛，开始冰冻，地气开始闭藏，此时人气在心；十一月、十二月冰冻坚厚,地气密闭,此时人气在肾。所以春天应刺分散在各经上的腧穴及分肉腠理,使其出血而止。病较严重时,可久留针,待其气传布后再出针,病情轻时,待气循环一周时即可出针。夏天应刺络脉的腧穴,使其出血,邪气消失后即可以手闭其针孔,使气血循环于周身,其痛病就必然下行而痊愈。秋天应刺皮肤,循其肌肉分理而刺,身体上部下部均可用这样方法,直到神色有改变为止。冬天刺腧穴应深达分肉之间,病重的可使针直下深刺,病轻的可缓下其针,在其左右上下散刺之。

[**原文**]　春夏秋冬,各有所刺,法其所在。春刺夏分,令<sup>①</sup>人不嗜<sup>②</sup>食少<sup>③</sup>气。春刺秋分,令人时惊,且哭。春刺冬分,令人胀,病不愈,且欲言语。夏刺春分,令人懈惰。夏刺秋分,令人心中欲无言,惕惕如人将扑之。夏刺冬分,令人少气,时欲怒。秋刺春分,令人惕然,欲有所为,起而忘之。秋刺夏分,令人益<sup>④</sup>嗜卧,且善梦。秋刺冬分,令人洒洒时寒。冬刺春分,令人卧不能眠。冬刺夏分,令人气上,发为诸痹。冬刺秋分,令人善渴。

**【校勘】**

①令:此前《素问》诊要经终论有"脉乱气微,入淫骨髓,病不能愈"句。

②嗜:原无,据《素问》诊要经终论补。

③少:此前《素问》诊要经终论有:"且又"二字。

④益:原无,据《素问》诊要经终论补。

**【语译】**　春夏秋冬,各有适宜的刺法,必须根据其气之所在,来决定针刺的部位。若春天误刺了夏天应刺的部位,则使人不思饮食而且气短。若春天误刺了秋天应刺的部位,则使人有时出现惊怕和好哭的现象。若春天误刺了冬天应刺的部位,则使人胀满,病人还多言多语,此症不易治愈。夏天误刺了春天所应刺的部位,则使人有疲乏倦怠之感。夏天误刺了秋天应刺的部位,则使人心中郁闷,不愿说话,并有恐惧感,怀疑有人来捕捉他。夏天误刺了冬天应刺的部位,则使人气少且易于发怒。秋天误刺了春天应刺的部位,则使人心神不宁,想做什么但起身就忘了。秋天误刺了夏天应刺的部位,使人喜欢睡觉且易做梦。秋天误刺了冬天应刺的部位,则使人常常怕冷。冬天误刺了春天应刺的部位,则使人困倦,不能安然入睡。冬天误刺了夏天应刺的部位,则使人邪气痹闭于脉中,患各种痹痛之症。冬天误刺了秋天应刺的部位,则使人常常口渴。

 **刺 禁 论**

【提要】 本篇乃《素问》刺禁论篇的全文和《灵枢》终始篇的禁刺部分。主要阐述了禁刺的部位及误刺该处可能出现的后果。在本篇的后一部分中提出在大醉、大怒、大劳、大饥、大渴时皆不可刺。

[原文] 黄帝问曰:愿闻禁数[1]。岐伯曰:脏有要害,不可不察。肝生于左,肺藏于右,心部于表,肾治于里,脾为①之使,胃为之市。膈肓之上,中有父母[2],七节之傍,中有小心(谓肾神),从之有福,逆之有咎。

【校勘】

①为:原作"谓",据《素问》刺禁论、《甲乙》卷五第四及《太素》卷十九改。

【注释】

[1]禁数:指禁刺的数目多少而言。张志聪:"数,几也。言所当禁刺之处有几也。"

[2]膈肓之上,中有父母:《太素》卷十九注:"心下膈上为肓,心为阳父也,肺为阴母也。肺主于气,心主于血,其营卫于身故为父母也"。后人解释此句多从《太素》注。

【语译】 黄帝问:我愿意听一听禁刺的部位有多少?岐伯答:五脏各有其要害的部位,不可不仔细地观察,肝气主升,其用在左。肺气主降,其用在右。心气为阳,分布在一身之表。肾气为阴,调治一身之里。脾运化水谷之精微以营诸脏。胃主受纳,为水谷集聚之所。膈肓之上有心、肺两脏,在七椎之旁有"小心",在针刺时注意到这些要害部位是有好处的。如果不注意这些,就可能造成事故。

**【按语】** 肝生于左,肺藏于右这一段经文,历代医家见解不一。我们认为古人在这里并不是指解剖部位而言,乃是以五脏与四季、五行方位配合的方式,阐述了五脏的功能。古代医家定此方位是以面南背北,左东右西为准。《太素》上说:"肝者为木,在春,故气在左,肺者为金在秋,故气藏右也",这里明显说的是功能而不是形质。心部于表有火性炎上之意,肾藏于里,肾的位置在五脏中是居于最下的。脾主运化水谷,故称之为"使",胃主受纳五谷故比之为"市"。膈肓之上中有父母,"父母"是喻生命之本,阴阳之根,在此指心、肺而言,这是从一个特定的角度说的。七节之旁中有小心。"小心"《甲乙经》作"志心",《太素》上说肾部为志,这也是指的功能。如果不固执地理解为部位,这一段对脏腑功能的论述,是有其实际意义的。

[**原文**] 刺中心,一日死,其动为噫;刺中肝,五日死,其动为语(一作欠);刺中肾,六日死,其动为嚏(一作三日);刺中肺,三日死,其动为咳;刺中脾,十日死,其动为吞;刺中胆,一日半死,其动为呕。

**【语译】** 误刺中心的,一天之内即可死亡,出现的征兆是噫气;误刺中肝的,五天左右即可死亡,出现的征兆是自言自语;误刺中肾的,六天左右即可死亡,出现的征兆是喷嚏;误刺中肺的,三天左右即可死亡,出现的征兆为咳;误刺中脾的,十天左右即可死亡,出现征兆为吞咽;误刺中胆的,约一天半即可死亡,出现的征兆是呕吐。

**【按语】** 关于死期的论述,在今天看,用粗针刺中脏腑是可能出现这些情况的。《素问》诊要经终论上说:"凡刺胸腹者必避五脏"四时刺逆从论上说:"刺伤人五脏必死",这些从原则上看都是一致的。至于死期的具体日数颇似临证的纪实和教训的总结。由于《内经》一书是出自不同人的手笔，又非成书一时，既存有某些不同，也是可以理解的。

[原文] 刺足跗上中大①脉，血出不止，死；刺面中溜脉[1]，不幸为盲；刺头中脑户，入脑立死；刺舌下中脉太过，血出不止为瘖；刺足下布络[2]中脉，血不出为肿；刺郄中大脉，令人仆脱色；刺气街中脉，血不出，为肿鼠仆[3]；刺脊间中髓为伛；刺乳上中乳房为肿根蚀，刺缺盆中内陷气泄，令人喘咳逆；刺手鱼腹内陷，为肿。

【校勘】

①大：原无，据《素问》刺禁论补。

【注释】

[1]溜脉：在面部与目相通的脉叫溜脉。

[2]布络：内踝前和足下布散之络脉。

[3]鼠仆：此处指鼠蹊部之血肿，如鼠伏于其上，亦有解释为鼠蹊部者。

【语译】 刺足背上误中大脉，若出血不止可引起死亡；刺面部误中与目系相通之溜脉，有时能令人失明；刺头部的脑户穴若过深入脑时可使人立死；刺舌下廉泉穴若刺之太过中脉时，可因出血不止而使人喑哑；刺中足下布散之络脉血不得出滞留于内，可使局部肿胀；刺委中误中了大脉，可使人仆倒，面无血色。刺气冲穴，若误刺中脉血不出，可使鼠蹊部肿胀；刺脊椎间过深而误中脊髓，可使人脊背伛偻；刺乳部若误伤乳房，可引起肿胀，久之可使乳根腐蚀溃烂；刺缺盆中过深，则肺气外泄，可使人喘咳气逆；刺手上之鱼腹过深，局部易于肿胀。

【按语】 古代所用之针粗，刺上述所示的部位，是完全可能出现这些事故的。现代所用的针细，造成大出血的可能性大为减少，但古人这些实际经验，仍值得我们在临床上参考。

[原文] 刺阴股中大脉，血出不止，死；刺客主人内陷中脉，

为内漏[1]耳聋;刺膝髌出液为跛;刺臂太阴脉,出血多,立死;刺足少阴脉,重虚[2]出血,为舌难以言;刺膺中陷中肺,为喘逆仰息。刺肘中内陷,气归之,为不屈伸;刺阴股下三寸内陷,令人遗溺;刺腋下胁间内陷,令人咳;刺少腹中膀胱溺出,令人少腹满;刺腨肠内陷为肿;刺眶上陷骨中脉,为漏为盲;刺关节中液出,不得屈伸。

**【注释】**

[1]内漏:《类经》卷二十二第六十四注:脓生耳底,是为内漏。

[2]重虚:此处指肾虚病人已有一虚,复刺出血又是一虚,故谓"重虚"。

**【语译】** 刺阴股误中大脉,出血不止时,可使人死亡;刺客主人穴过深中脉,可使人发生内漏、耳聋;刺膝部穴位若使液体流出,可使人跛;刺臂太阴经脉,若出血过多时,可使人立即死亡;肾虚病人刺足少阴脉出血,这是重虚,可使舌转动不灵,难以言语;刺胸膺部过深,可使人喘息上逆,仰面呼吸;刺肘部太深,可令邪气内陷血瘀不散,使肘部伸屈困难;刺阴股下三寸(五里)过深时,可使人小便失禁;刺腋下胁肋间过深,可使人咳气上逆;刺少腹误中膀胱,因尿液溢出,而使人少腹满胀;刺腿肚承山穴附近过深,血气内陷可使局部肿胀;刺眼眶部陷骨中伤脉络,可使人流泪不止,甚至失明;刺关节中若液体流出,可使关节不能伸屈。

**[原文]** 无刺大醉,令人气乱(一作脉乱①);无刺大怒,令人气逆;无刺大劳人;无刺新饱人;无刺大饥人;无刺大渴人;无刺大惊人②;新内无刺,已刺勿内;已醉勿刺,已刺勿醉;新怒勿刺,已刺勿怒;新劳勿刺,已刺勿劳;已饱勿刺,已刺勿饱;已饥勿刺,已刺勿饥;已渴勿刺,已刺勿渴;乘车来者,卧而休之,如食顷乃刺之;出行来者,坐而休之,如行十里③乃刺之;大惊大恐,必定其气乃刺之④。

【校勘】

①一作脉乱:《素问》刺禁论无,实为校语,当删。

②无刺大醉……无刺大惊人:此段出自《素问》刺禁论,在刺阴股中大脉之前。

③里:此后《灵枢》终始有"顷"字。

④大惊大恐,必定其气乃刺之:此句出自《灵枢》终始篇,在"乘车来者"之前。

【语译】 饮酒大醉时不能刺,此时刺之可使人气血紊乱。大怒之时亦不可刺,刺之可使人气逆;过劳之人,新饱之人,饥饿之人,大渴之人,大惊之人都不能进行针刺;行房不久,不可针刺;针刺不久,亦不可行房;已经醉酒之人,不可针刺;针刺之后,不能再酗酒;人在发怒时不能针刺;针刺之后,亦不可发怒;刚刚疲劳之后,不可针刺;针刺之后,亦不宜过度疲劳;对吃饱的人,不宜针刺;针刺之后,也不宜过于饱食;已经饥饿的人,不可针刺;针刺之后,不宜饥饿;人在渴中,不可针刺;针刺之后不宜让人再渴。坐车来就诊的人,要让他倒下休息大约一顿饭时间,再行针刺,走来就诊之人,要让他坐下休息大约行十里路的时间,才给予针刺。对那些大惊大恐之人一定等他神气已定,再行针刺。

# 五夺不可泻

【提要】 本篇乃《灵枢》五禁中之"五夺"部分,其主要内容是论述人体在五种元气大虚的情况下,针刺不可用泻法。

[原文] 岐伯曰:形肉①已脱,是一夺②也。大脱②血之后,是二夺也。大汗出③之后,是三夺也。大泄之后,是四夺也。新产及④大血之后,是五夺也,此皆不可泻。

【校勘】

①肉:原作"容",据《灵枢》五禁篇改。

②脱:《灵枢》五禁篇作"夺"。

③出:原无,据《灵枢》五禁篇补。

④及:原无,据《灵枢》五禁篇补。

**【注释】**

[1]夺:指人体的元气因病邪侵犯而受到严重损害,以致出现大虚的证候而言。

**【语译】** 岐伯说:形体瘦弱,已失原貌者为一夺;大失血之后为二夺;大汗出之后为三夺;大泄之后为四夺;新产妇以及产后大出血者是五夺。在上述情况下,行针时都不能用泻法。

**【按语】** 本篇是引自高武的《针灸素难要旨》,高武则是摘录于《灵枢》五禁篇,本文只是其中一小部分。

# 四季不可刺

**【提要】** 本篇出于《灵枢》阴阳系日月篇,主要说明针刺时应注意不同的季节与人体正气的关系,以免刺伤人的正气。

[原文] 岐伯曰:正月、二月、三月,人气[1]在左,无刺左足之阳。四月、五月、六月,人气在右,无刺右足之阳。七月、八月、九月,人气在右,无刺右足之阴。十月、十一月、十二月,人气在左,无刺左足之阴。

**【注释】**

[1]人气:此处所说的"人气"系指人体之正气而言。

**【语译】** 岐伯说:正月、二月、三月人的正气在左足少阳、太阳、阳明经,故不应刺左侧足三阳经。四月、五月、六月人的正气在右足阳明、太阳、少阳经,故不应刺右侧足三阳经。七月、八月、九月人的正气在右足少阴、太阴、厥阴经,故不应针刺右侧足三阴经。十月、十一月、十二月人的正气在左足厥阴、太阴、少阴经,所以不能刺左侧足三阴经。

**【按语】** 本文内容系出于《灵枢》阴阳系日月第四十一篇。高武在《素难要旨》刺宜从时一篇中引用了此段文字。四季不可刺的题目为《针灸大成》编著者所立。

# 死期不可刺

【提要】 本篇的主要内容是：五脏及胃、膀胱发病的症状及其死期，并阐述诸病依次相传的规律和可刺与不可刺的原则。

[原文] 岐伯曰：病先发于心，心痛①，一日而之肺，咳②；三日而之肝，胁③支痛；五日而之脾，闭④塞不通，身痛体重，三日不已，死。冬夜半，夏日中[1]。

病先发于肺，喘咳；三日而之肝，胁支满痛；一日而之脾，身重体痛；五日而之胃，胀，十日不已，死。冬日入，夏日出。

病先发于肝，头痛目眩⑤，胁支满；三日而之脾，体重身痛；五日而之胃，胀⑥；三日而之肾，腰脊少腹痛，胫痠，三日不已，死。冬日入，夏早食[2]。

病先发于脾，身痛体重；一日而之胃，胀；二日而之肾，少腹腰脊痛，胫痠；三日而之膀胱，背膂筋痛，小便闭，十日不已，死。冬人定[3]，夏晏食[4]。

【校勘】
①心痛：原作"心主痛"，据《甲乙经》卷六第十改。
②咳：此前有"加"字，据《甲乙经》卷六第十删。
③胁：此前原有"加"字，据《甲乙经》卷六第十删。
④闭：此前原有"加"字，据《甲乙经》卷六第十删。
⑤头痛目眩：原作"头目眩"，据《甲乙经》卷六第十改。
⑥胀：此前《甲乙经》卷六第十有"腹"字。

【注释】
[1]冬夜半，夏日中：《类经》卷十八第九十四注："冬月夜半，水旺之极也，夏月日中，火旺之极也，心火畏水，故冬则死于夜半，阳邪亢极，故夏则死于日中"。

[2]冬日入，夏早食：《类经》卷十八第九十四注："木受伤者，金胜则危，故冬畏日入。肝发病者，木强则剧，故夏畏早食也"，早食时肝木之旺时。

[3]人定：即夜深之时，指人已安定入睡。在冬季约在戌时（19～21时）。

[4]晏食：指晚饭之后的时间，出于《淮南子》天文训："至于桑野，是谓晏食。"

**【语译】** 岐伯说：病先发生于心，有心痛；一日传到肺，有咳气上逆；三日传到肝，有胁肋胀痛；五日传到脾，而闭塞不通，身体疼痛沉重。若再过三日病仍不愈，便为死症。冬季多死于半夜，夏季多死于日中。

病先发于肺，有咳嗽气喘；三日就传到肝，胁肋胀满疼痛；一日又传到脾，有身体沉重疼痛；五日传到胃，而胃胀满，若十日病仍不愈，便为死症，冬季多死于日落的时候，夏季多死于日出的时候。

病先发生于肝，有头痛目眩，胁肋胀满；三日传到脾，身体疼痛沉重；五日传到胃，有胃胀；三日传到肾，腰脊和少腹部疼痛，小腿发痠。若三日病仍不愈，便为死症。冬季多死于日落的时候，夏季多死于吃早饭的时候。

病先发生于脾，有身体疼痛沉重；一日传到胃，胃发胀；二日传到肾，少腹和腰背疼痛，小腿发痠；三日传到膀胱，背脊部筋痛，小便不通。若十日病仍不愈，便为死症。冬季多死于夜深人定的戌时，夏季多死于吃晚饭的时候。

[原文] 病先发于肾，少腹腰脊痛，胻痠；三日而之膀胱，背脊筋痛，小便闭；三日而上之心，心胀；三日而之小肠，两胁支痛，三日不已，死。冬大晨[1]，夏晏晡[2]。

病先发于胃，胀满；五日而之肾，少腹腰脊痛，胻痠；三日而之膀胱，背脊筋痛，小便闭；五日而之脾，身体重，六日不已，死。冬夜半，夏日昳①[3]。

病先发于膀胱，小便闭；五日而之肾，少腹胀，腰脊痛，胻痠；一日而之小肠，肚胀；一日而之脾②，身体重，二日不已，死。冬鸡鸣，夏下晡[4]。

诸病以次相传,如是者,皆有死期,不可刺也,间有一脏及二、三脏者,乃可刺也。

【校勘】

①昳:原作"晡",据《素问》标本病传篇及《灵枢》病传篇改。

②脾:《素问》新校正引《灵枢》作"心",今本《灵枢》病传篇正作"心"。

【注释】

[1]大晨:指黎明的时候,马莳说:"冬之大晨在寅时(3～5时)。

[2]晏晡:指黄昏的时候,《类经》十八卷第九十四"晏晡戌时(19～21时)也"。

[3]日昳(dié 迭):指午后未时(13～15时)。

[4]下晡:亦指未时(13～15时)而言。

【语译】 病先发生于肾,则有少腹部和腰脊疼痛,小腿发痠;三日传到膀胱,有背脊筋痛和小便不通;三日上传到心,有心胀;三日传到小肠,出现两胁支满疼痛。如三日病仍不愈,便为死症。冬季多死在黎明的时候,夏季多死在黄昏的时候。

病先发生于胃,有胃部胀满;五日传到肾,少腹部和腰脊疼痛,小腿发痠;三日传到膀胱,背脊部筋痛、小便不通;五日就传到脾,出现身体沉重,如六日病仍不愈,便为死症。冬季多死在半夜,夏季多死在中午以后。

病先发生在膀胱,则小便不通;五日就传到肾而出现少腹胀满腰脊疼痛,小腿发痠;再一日传到小肠,则发生腹胀;一日传到脾,出现身体沉重;二日病仍不愈,便为死症。冬季多死在鸡鸣时候,夏季多死在中午以后。

各种病症都有它传变的规律,如果按这样顺序传,都有一定的死期,是不能用针刺来治疗的。如果病人的传变不是按上述顺序,而是间隔一脏乃至二、三脏相传的,就可以用针刺来治疗。

刺　法　论

【提要】　刺法论是《素问》的一个遗篇。《针灸大成》引其中一段。本段内容主要是叙述五脏虚证再感外邪，发生"暴厥"时的急救刺法。

［原文］　黄帝问曰：人虚即神游失守位，使鬼神外干，是致夭亡，何以全真？愿闻刺法。岐伯曰：神移失守，虽在其体，然不致死或有邪干，故令夭寿。只如厥阴失守，天已①虚，人气肝虚，感天重虚，即魂游于上(肝虚、天虚、又遇出汗，是谓三虚)。邪干厥阴②，大气身温，犹可刺之(目有神采，心腹尚温，口中无涎，舌卵不缩)，刺足少阳之所过(丘墟穴、针三分)。次刺肝之俞(九椎下两旁)(针三分，留三呼，次进一分留三呼，复退二分，留一呼，徐徐出针气及复活)。

人病心虚，又遇君相二火，司天失守，感而三虚[1]，遇火不及，黑尸鬼[2]犯之，令人暴亡。(舌卵不缩、目神不变)。可刺手少阳之所过(阳池)。(刺三分，留一呼，次进一分，留三呼，复退留一呼，徐出扪穴，即令复活)。复刺心俞(五椎两旁。刺法同前)。

人脾病，又遇太阴司天失守，感而三虚(智意二神，游于上位，故曰失守)。又遇土不及，青尸鬼犯之，令人暴亡。可刺足阳明之所过(冲阳，刺三，留三，次进二，留一呼徐徐出，以手扪)。复刺脾俞(十一椎下两旁，刺三，留二，进五，动气至，徐出针)。

人肺病，遇阳明司天失守，感而三虚。又遇金不及，有赤尸鬼干人，令人暴亡。可刺手阳明之所过(合谷，刺三，留三，次进二，留三，复退，留一，徐出扪)。复刺肺俞(三椎下两旁，针一分半，留三呼，次进二分，留一呼，徐出手扪)。

人肾病，又遇太阳司天失守，感而三虚。又遇水运不及之年，有黄尸鬼干人正气，吸人神魂，致暴亡。可刺足太阳之所过(京骨，刺一分半，留三呼，进三分，留一呼，徐出针，扪穴)。复刺肾俞(十四椎下两旁,刺三分,留三呼,进三分,留三呼,徐徐出针,扪穴)。

【校勘】

①已:《素问》刺法论作"以"。

②阴:《素问》刺法论无此字。

【注释】

[1]三虚:人因内伤而虚是一虚;天因不及而虚是一虚;再因外感而虚是一虚,三者相加是为三虚。

[2]黑尸鬼:"鬼"指疫邪而言,因其得病快而致突然死亡,又因病人死后其疫邪仍可以传人致死,故古人称为"尸鬼"。《内经素问译释》按五行配五色的原则将黑尸鬼释为水邪;青尸鬼释为风邪;赤尸鬼释为火邪;黄尸鬼释为湿邪,可从。

【语译】 黄帝问:虚弱的病人,精神萎靡,真气不守,此时外邪易于侵袭,每可使人夭亡。怎样才能保全真气呢?我同时还想知道这些病的急救刺法。岐伯回答道:有的病人虽然真气仍在其体内,但已失去正常的营运,此时病人不至于死亡,如果一旦受到外邪侵袭,就有死亡的危险。如厥阴风木司天失守,而天运空虚,此时人的肝气也虚,两虚相加,名为重虚,可使病人神不内守而游于上,如果再有外邪侵袭,就可突然发生昏厥,大气上逆。此时病人身上仍有余温时,还可以用针急救。可先在足少阳的原穴丘墟上行针,然后再刺九椎下两旁的肝俞,针三分,留三呼,次进一分,留三呼,复退二分,留一呼,徐徐出针,待气至即可复活。

心虚的病人,遇到君火或相火司天失守,再受外邪侵袭,就成了三虚。遇到火运不及的年份,再遇水邪相犯,可以使人突然死亡。此症急救时先针手少阳经的原穴阳池,刺三分,留一呼,次进一分,留三呼,复退,留一呼,徐徐出针,扪闭其穴,即可复活。然后再针五椎下两旁的心俞,刺法同前。

脾虚的病人,遇到太阴湿土司天失守,再受外邪侵袭,就成了三虚。遇到土运不及的年份,再遇风邪相犯,可以使人突然死亡。此症急救时先针足阳明经的原穴冲阳,刺三分,留三呼,次进二分,留一呼,徐徐出针,以手扪闭其穴。再刺十一椎下两旁的脾俞,刺三分,留二呼,进五,气至后徐徐出针。

肺虚的病人,遇到阳明燥金司天失守,再受外邪侵袭,就成了三虚。遇到金运不及的年份,再有火邪相犯,可以使人突然死亡。此症急救时,先针手阳明经的原穴合谷,刺三,留三,次进二,留三,复退,留一,徐徐出针,扪闭其穴。再刺三椎下两旁的肺俞,针一分半,留三呼,次进二分,留一呼,徐徐出针,以手扪闭其穴。

肾虚的病人,遇到太阳寒水司天失守再受外邪侵袭,也是三虚。遇到水运不及的年份,再有湿邪侵犯人的正气,可使病人的精神丧失,令人突然死亡。此症急救时先针足太阳经的原穴京骨,刺一分半,留三呼,进三分,留一呼,徐徐出针,扪闭其穴。再刺十四椎下两旁的肾俞,刺三分,留三呼,进三分,留三呼,徐徐出针,扪闭其穴。

【按语】 刺法论是《素问》的遗篇之一,系王冰之后人所著,非《素问》旧文,约写成于北宋咸平四年至景祐二年(1001~1035)。黄龙祥认为《刺法论》是一篇珍贵的针法文献,是继《内经》、《难经》之后对针法的又一次总结。对金元时期的针法研究产生了很大的影响,其学术特点是:一、针法的操作具体,补泻讲究分层,为三才法打下基础。二、注意配穴,善用五输穴及背俞穴。三、提倡暖针及弹针。四、毫针、圆利针、长针并用。五、强调针刺时机。《针灸大成》仅摘录其中一段并掺杂了若干咒语,今据《素问》遗篇刺法论将咒语删掉。《针灸大成》在本篇中所辑有关刺法部分,一仍其旧。

## 五刺应五脏论

【提要】 本文主要阐述与五脏相应的半刺、豹文刺、关刺、合谷刺和输刺五种方法,以治疗五脏所主病证。

[原文]　凡①刺有五,以应五脏。一曰半刺者[1],浅内而疾发针②,无针③肉,如拔毛状,以取皮气,以应肺也④。二曰豹文刺者[2],左右前后针之,中脉⑤,以取经络之血,以应心也⑥。三曰关刺者,直刺左右尽筋上,以取筋痹,慎无出血,以应肝也。四曰合谷刺⑦[3]者,左右鸡足,针于分肉之间,以取肌痹,以应脾也。五曰输刺者,直入直出,深内至骨,以取骨痹,以应肾也。

【校勘】

①凡:此前原有"岐伯曰"三字,据《灵枢》官针篇删。

②针:原无,据《灵枢》官针篇、《太素》卷二十二补。

③针:此后《灵枢》官针篇有"伤"字。

④以应肺也:《灵枢》官针作"此肺之应也"。

⑤脉:此后《灵枢》官针有"为故"二字。

⑥以应心也:《灵枢》官针作"此心之应也"。

⑦合谷刺:《太素》卷二十二作"合刺"。

【注释】

[1]半刺者:《太素》卷二十二注:"凡刺不减一分,今言半刺,当是半分"。

[2]豹文刺者:《太素》卷二十二注:"左右前后针痏状若豹纹,故曰豹文刺也"。

[3]合谷刺:是指针刺分肉处而言。

【语译】　针刺的方法有五种,以与五脏相应。

第一种叫"半刺",此种刺法进针要浅,出针要快,只针到皮,而不应伤及肉分。就像用手拔毛那样,以取皮表之气,(因肺主皮毛)这是与肺相应的刺法。

第二种叫"豹文刺",此种刺法在前后左右各部一齐用针,用针较多,以刺中络脉为度,用之刺出血,这是与心相应的刺法。

第三种方法叫"关刺",此种刺法是直接刺到四肢关节附近,筋的尽端部位。用以治疗筋痹。必须注意,不能刺出血,这是和肝相应的刺法。

第四种方法叫"合谷刺",此种刺法将针进到一定深度之后,再提到分肉间,向左右两侧各刺一针。从针所经过的通路来看,就如同鸡足一样,用以治疗肌痹。这是和脾相应的刺法。

第五种方法叫"输刺",此种刺法进针直深,直入直出,深刺至骨,用以治疗骨痹。这是和肾相应的刺法。

【按语】 本文为《灵枢》官针篇中之五刺。"五刺应五脏"之立题,出于高武的《素难要旨》。文中"一曰半刺者"在《灵枢》、《甲乙经》中均作"一曰半刺,半刺者",以下诸刺亦皆同此。

# 九刺应九变论

【提要】 本文为《灵枢》官针篇中之"九刺",其中心内容是阐述了九种刺法的要领。

[原文] 凡①刺有九,以应九变。一曰输刺者,刺诸经荥俞脏俞也②。二曰远道刺者,病在上取之下,刺腑俞也。三曰经刺者,刺大经之结络经分也。四曰:络刺者,刺小络血脉也。五曰分刺者,刺分肉间也。六曰大泻刺者,刺大脓③也。七曰毛刺者,刺浮痹皮肤也④。八曰巨刺者,左取右,右取左也。九曰焠刺者,燔针以取痹也。

【校勘】

①凡:此前原有"岐伯曰"三字,据《灵枢》官针篇及《素难要旨》卷二上删。

②刺诸经荥俞脏俞也:原作"诸经荥刺脏俞也",据《灵枢》官针篇及《甲乙经》卷五第二改。

③脓:此后《灵枢》官针篇及《甲乙经》卷五第二均有"以铍针"三字。

④刺浮痹皮肤也:《针灸大成》从《素难要旨》作"刺浮皮毛也"。今据《灵枢》官针篇改。

【语译】 有九种针刺的方法,以适应九种不同病情。第一种叫输刺,就是针刺十二经的五输穴及背俞穴。第二种叫远道刺,病在上而取下部的腧穴,也就是针刺六腑所属的六阳经的腧穴。第三种叫经刺,就是针刺患病的本经,在其经与络之间聚结不通的地方行针。第四种叫络刺,是刺小的络脉出血。第五种叫分刺,就是针刺各经的分肉之间。第六种叫大泻刺,在大脓疡排脓时用此法。第七种叫毛刺,是在皮肤上浅刺,用以治疗皮痹的一种方法。第八种叫巨刺,就是在经上行针,左侧患病针刺右侧,右侧患病针刺左侧的一种方法。第九种叫焠刺,焠刺即火针法用以治疗痹症。

**【按语】**　本文"九刺应九变"之立题,出于高武的《素难要旨》。文中"一曰输刺者",在《灵枢》官针篇、《甲乙经》卷五第二中均作:"一曰输刺,输刺者",以下诸刺,类同。

## 十二刺应十二经论

**【提要】**　本文乃《灵枢》官针篇中之十二刺。文中重点阐述了十二刺的方法及其应用范围。

[原文]　凡①刺有十二节②以应十二经。

一曰偶刺者,以手直心若背,直痛所,一刺前,一刺后,以治心痹。刺此者傍针之也③[1]。

二曰报刺[2]者,刺痛无常处。上下行者,直内无拔针,以左④手随病所按之,乃出针复刺也。

三曰恢刺者,直刺傍之⑤举之。前后恢筋急,以治筋痹。

四曰齐刺者,直入一,傍入二,以治寒气小⑥深者。

五曰阳刺⑦者,正内一,傍内四而浮之,以治寒气博大者。

六曰直针刺者,引皮乃刺之,以治寒气之浅者。

七曰输刺者,直入直出,稀发针而深之,以治气盛而热者。

八曰短刺者,刺骨痹,稍摇而深之,致⑧针骨所,以上下摩骨也。

九曰浮刺者,傍入而浮之,以治肌急而寒者。

十曰阴刺者,左右卒⑨刺之,以治寒厥中寒厥,足踝后少阴也。

十一曰傍针刺者,直⑩傍刺各一,以治留痹久居者。

十二曰赞刺者,直入直出,数发针而浅之出血,是谓治痈肿也。

【校勘】

①"凡":此前原有"岐伯曰"三字,据《灵枢》官针篇及《素难要旨》卷二上删。

②节:原无,据《灵枢》官针篇及《甲乙经》卷五第二补。

③刺此者傍针之也:原作"刺宜傍针";据《灵枢》官针篇改。

④左:原无,据《灵枢》官针篇补。

⑤之:原无,据《灵枢》官针篇补。

⑥小:原作"少",据《灵枢》官针篇改。

⑦阳刺:见前长刺节论校勘及按语。

⑧致:原作"置",据《灵枢》官针篇改。

⑨卒:原作"率",据《素问》长刺节论新校正引《甲乙经》(宋·林亿等所见本)、《太素》(缺卷)卷二十二、《圣济总录》卷一九二改。

⑩直:原作"宜",据《灵枢》官针篇改。

【注释】

[1]偶刺者……刺此者傍针之也:《类经》卷十九第五注云:"偶:两也,前后各一,故曰偶刺。直:当也,以手直心若背,谓前心,后心,当其痛所,各用一针治之,然须斜针以刺其旁,恐中心则死也。"

[2]报刺:即重复再刺。报,有重复之意。

【语译】 有十二种针刺的方法,以适应十二经不同病证的治疗。

第一种叫偶刺。将手直对患者前胸和后背,在疼痛之处进针,在胸前进一针,在背后再进一针,常用以治疗心痹。这种刺法必须斜针刺入,以防止刺伤内脏。

第二种叫报刺。用于治疗上下移动,游走不定的疼痛。其方法是将针直接刺入痛处,不立即出针,而用左手在患病部位循按,如再发现痛点时,则将前针提出,在痛点上再刺。

第三种叫恢刺。将针直刺在筋旁,或前或后提插捻转,以舒缓筋急。本法可用以治疗筋痹。

第四种叫齐刺。在当中直下一针,再在左右两旁各刺一针。用以治疗寒邪侵袭的范围小而部位深的痹证。

第五种叫扬刺。在正中刺一针,在四周再刺四针,均需浅刺。用以治疗寒邪侵袭的范围大而部位浅的痹证。

第六种叫直针刺。用手将腧穴部位的皮肤提起,然后将针沿皮刺入。用以治疗寒邪侵袭较浅的痹证。

第七种叫输刺。将针缓慢刺进直入深部久留其针然后很快提出。取穴要少,但刺得要深。用以治疗气盛而又有热的病症。

第八种叫短刺。是治疗骨痹的一种方法。入针后要将针少许摇动,渐渐深刺,使针尖达到骨的附近,上下提插,以在骨的局部摩擦。

第九种叫做浮刺。将针从旁刺入浅表的部位,用以治疗因寒邪引起的肌肉挛急。

第十种叫阴刺。是左右并刺的一种方法,用以治疗寒厥。寒厥与肾经有关,故取足踝后少阴肾经的太溪穴针刺。

第十一种叫傍针刺。直刺一针,在傍刺一针,用以治疗久治不愈的痹证。

第十二种叫赞刺。是一种进出针皆快,在患部浅刺数针出血,帮助痈肿消散的一种刺法。

【按语】 "十二刺应十二经"之立题,出自高武的《素难要旨》。《针灸大成》编著者引用此段内容时,在文字上作了一些变动。《灵枢》官针原文:"输刺者,直入直出,稀发针而深之;赞刺者,直入直出,数发针而浅之出血。"此二法最大之区别,一为稀发针,一为数发针。据张景岳《类经》注:稀发针,留之久也。数发针而浅之以后助前,赞者助也。

# 手足阴阳经脉刺论

【提要】 本文乃《灵枢》经水篇的一部分。其主要内容是阐述了在各经上行针时的适宜深度及应留之呼数,并说明刺之过深的危害。

[原文] 岐伯曰:足阳明,五脏六腑之海也,其脉大,血多气盛,壮热,刺此者,不深弗散,不留弗泻也。足阳明刺深六分,留十呼。足太阳深五分,留七呼。足少阳深四分,留五呼。足太阴①深三分,留四呼。足少阴②深二分,留三呼。足厥阴深一分,留二呼。手之阴阳其受气之道近,其气之来疾,其刺深者,皆无过二分,其留皆无过一呼。刺而过此者,则脱气。

【校勘】
①足太阴:原作"足少阴",据《灵枢》经水篇改。
②足少阴:原作"足太阴",据《灵枢》经水篇改。

【语译】 岐伯说:足阳明胃经是五脏六腑之海,此经脉大,多血多气,阳热最盛,所以刺此经之病症若不用深刺法,就不能使邪气消散。若不用较长时间的留针,也不能深除病邪。针刺足阳明经,应深六分,留十呼。刺足太阳经应深五分,留七呼。刺足少阳经应深四分,留五呼。刺足太阴经应深三分,留四呼。刺足少阴经应深二分,留三呼。刺足厥阴经应深一分,留二呼。手三阴三阳经因居身体的上部,气血运行径路近而速度又快,所以针刺的深度不宜超过二分,留针的时间也不宜超过一呼。若针剂的深度和留针的时间超过一定的限度时,将使元气脱泄。

【按语】 本文出于《灵枢》经水篇,高武撰《素难要旨》时引用此段文字,并以"手足阴阳经脉刺"为名。《针灸大成》是从《素难要旨》中间接引用的,并在题后加个"论"字。

# 标 本 论

【提要】 本文选自《素问》标本病传论篇中的一段。本文阐述了病有标本之不同,治时亦有缓急之差异并反复举出实例,对治标与治本的问题进行了详尽的论述。

[原文] 岐伯曰:先病而后逆者,治其本;先逆而后病者,治其本。先寒而后生病者,治其本;先病而后生寒者,治其本。先热而后生病者,治其本;先热而后生中满者治其标①。先病而后泄者,治其本②;先泄而后生他病者,治其本。必且调之,乃治其他病。先病而后生中满者,治其标;先中满而后烦心者,治其本。

【校勘】

①先热而后生中满者治其标:原脱,据《素问》标本病传论篇补。

②先病而后泄者,治其本:原在"先病而后中满者,治其标"句之后,据《素问》标本病传论移此。

【语译】 岐伯说:病先发而后引起气血逆乱时,应先治其原病是为治本。若先有气血逆乱而后发病时,则应先调其气血,这是以气血为本。先受寒邪而后发病时,应把寒邪看成本,而先祛寒邪;先有病而后感受寒邪时,则以先病为本,应先治其原病。先感受热邪而后发病时,以热邪为本,应先祛其热邪;若先感受热邪而后生中满时,是邪已入内,则需先治其中满的标证。先病而后发生泄泻时,以先病为本,治其先病;若先发生泄泻而后发其他病证时,则以泄泻为本,先治泄泻。必先把脾胃失调的泄泻治好,然后再去治其他病。先病而后发生中满的,则要先治中满的标证,若先有中满而后发生了心烦,则以中满为本,要先治中满。

[原文] 人①有客气[1],有同②气[2],大小便不利③治其标;大小便利④治其本。先大小便不利⑤而后生他病者,治其本⑥。病发而有余,本而标之,先治其本,后治其标;病发而不足,标而

本之,先治其标,后治其本。谨详⑦察间甚,以意调之,间者并行,甚为⑧独行。

【校勘】

①人:原无,据《素问》标本病传论补。

②同:《素问》标本病传论新校正云:"按全元起本,同作固",义长。

③大小便不利:《素问》标本病传论篇作"小大不利"。

④大小便利:《素问》标本病传论篇作"小大利"。

⑤大小便不利:《素问》标本病传论篇作"小大不利"。

⑥先大小便不利而后生他病者,治其本:此句原在本段最后,揆度之大,以移此为宜。

⑦详:《素问》标本病传论篇无此字。

⑧为:《素问》标本病传论篇作"者"。

【注释】

[1]客气:四时不正之气叫"客气"。

[2]同气:四季固有之气,如春温、夏热、秋凉、冬寒都叫同气,这里指的是人体的正气。

【语译】 人有感受新邪而生病的,也有因体内固有之邪气而生病的。病有二便不利的,要先治其二便不利,如二便通利时,就要先治其本病。先有二便不利,而后发生其他病症时,要先治其本病。疾病发生后,表现邪盛有余的实证时,则病邪为本,病症为标,以本而标之的原则,应先祛除病邪治本,后再治其他的标证。若疾病发生后,表现正气不足的虚证时,其正气为标,病邪为本,依标而本之的原则应先扶正气治标,后祛其病邪治本。医生必须详细而又慎重地观察病情,恰如其分地进行治疗;病情较轻的标本可兼治,病情严重的,可根据缓急的情况而单独进行治本或治标。

【按语】 本文是《针灸大成》编者由《素难要旨》转引而来。《素难要旨》原题为"标本",《针灸大成》编撰时写成"标本论",本文乃《素问》标本病传篇中的一段。高氏在引用时漏掉"先热而后生中满者治其标"一句，又将"先病而后泄者治其本"一句误置于"先病而后生中满者治其标"之后。《针灸大成》此段乃系照录《素难要旨》之全文，以致在《针灸大成》中又错传下来。我们认为在这里恢复经文原貌是必要的，不然这段本来逻辑性很强的文字就显得支离了。

# 刺王公布衣

【提要】 本篇阐述了在不同体质的人身上行针时，应有深、浅、疾、徐的区分。

[原文] 岐伯曰：膏粱藿菽[1]之味，何可同也？气滑则出疾，气涩则出迟，气悍①则针小而入浅，气涩则针大而入深，深则欲留，浅则欲疾。以此观之，刺布衣[2]者，深而留之；刺大人[3]者，微而徐之。此皆因其气之②慓悍滑利也。寒痹内热，刺布衣以火焠之，刺大人以药熨之。

【校勘】
①悍：据上文疑为"滑"字之误。
②气之：原无，据《甲乙经》卷五第六补。

【注释】
[1]膏粱藿（huò 或）菽（shū 书）：膏，指肥肉；粱，是指肥美的食物；藿，是指蔬菜；菽，是指一般的粗粮。
[2]布衣：是古代对人民群众的称呼。
[3]大人：是古代对高官显宦的称呼。

【语译】 岐伯说：吃肉食细粮的和吃粗粮蔬菜的病人，治疗上他们能一样吗？当针下感应滑利者出针要快，针下感应滞涩者出针要慢，若感应敏锐的可用小针浅刺，若其反应迟钝者可用大针深刺。深刺时要留针，浅刺时要快速出针。由此可见，刺身强体壮的劳动者，宜深刺而久留针；刺体质素弱的"王公大人"宜用细针慢刺。因为这些人气血运行滑利，感觉敏锐而怕痛。当体质素壮的劳动者患寒痹内热时可用火针治疗,对那些"王公大人"仅可在针刺后加以药熨之法。

【按语】 本篇系从高武《素难要旨》"刺王公大人布衣"一篇摘录而来,改称"刺王公布衣"。经文原出于《灵枢》根结和寿夭刚柔两篇。

# 刺常人黑白肥瘦

【提要】 本文阐述了肤色不同,肥瘦不同在针刺时其浅深,疾徐亦有所差异。

[原文] 岐伯曰:年质壮大,血气充盈,肤革坚固,因加以邪,刺此者,深而留之,此肥人也①。广肩腋项,肉薄②厚皮而③黑色,唇临临然[1],其血黑以浊,其气涩以迟,其为人也,贪于取与[2]。刺此者,深而留之,多益其数也。瘦人皮薄色白④,肉廉廉然[3],薄唇轻言,其血清气滑⑤,易脱于气,易损于血,刺此者,浅而疾之。

刺肥人者以秋冬之齐,刺瘦人者以春夏之齐。

【校勘】

①此肥人也:《太素》卷二十二无,杨注"此为肥人"疑是后人沾注。

②薄:原无,据《甲乙经》卷五第六补。

③而:原无,据《甲乙经》卷五第六补。

④色白:《灵枢》逆顺肥瘦篇及《甲乙经》卷五第六内作"色少"。

⑤血清气滑:原作"血气清",据《灵枢》逆顺肥瘦篇改。

【注释】

[1]唇临临然:形容唇厚下垂之状。

[2]贪于取与:形容性情好胜,勇于进取。

[3]肉廉廉然:形容肌肉瘦薄。《灵枢识》:"瘦曜而见骨骼。廉,棱也"。

【语译】 岐伯说：体质健壮的人，其气血旺盛，皮肤充实固密，当感受外邪致病时，要深刺久留针，这是对肥壮之人的针刺方法。有的人肩、腋、项部皆宽阔，肌肉薄，皮肤厚而肤色黑，口阔唇厚，这种人血黑而重浊，气涩而不行，其性好胜，勇于进取，在针刺时不但针得要深，留针的时间要久，还要适当增加针数。体质瘦弱的人，皮肤薄而肤色白，肌肉瘦，像有皮无肉一样，这种人唇薄，话音轻。因其血清淡，其气滑利，故元气易脱，其血易损，给这种人行针，应采取浅刺快出针的方法。

刺肌肉肥厚的要像在秋冬季节一样，应采取深刺的方法，而对体格瘦弱的人则像在春夏之时一样，应采用浅刺方法。

【按语】 高武的《素难要旨》中有"黑白肥瘦刺"与"刺常人"两个标题，各有其内容，《针灸大成》选集时将两题合到一起，名之曰"刺常人黑白肥瘦"。但《针灸大成》仅用了"黑白肥瘦刺"的内容，而无"刺常人"的内容。

本文为《灵枢》逆顺肥瘦篇和终始篇各自的一小段。是高武辑《素难要旨》时摘出，并命题为"黑白肥瘦刺"。《针灸大成》由《素难要旨》中转引而来，并做了些文字上的删减。

# 刺 壮 士

[原文] 岐伯曰：壮士真骨[1]，坚肉缓节①，此人重则气涩血浊，刺此者，深而留之，多益其数；劲则气滑血清，刺此者浅而疾之。

【校勘】

①节：此后，《灵枢》逆顺肥瘦、《太素》卷二十二均有"监监然"三字。

【注释】

[1]壮士真骨：《类经》肥瘦婴壮顺逆之刺注："壮士之骨多坚刚，故曰真骨"。

【语译】 岐伯说：年轻力壮骨骼坚实，肌肉丰满，关节舒缓，性情稳重而喜静的人,其气涩血浊。故刺这样的人时应深而久留,还要增加针刺的次数。对其中行动敏捷而劲急的人,因其气滑利,其血亦清,针刺这样的人要用浅刺不留针的方法。

【按语】 刺壮士系摘自高武《素难要旨》,文字上略有删节,原出自《灵枢》逆顺肥瘦篇。

# 刺 婴 儿

[原文] 岐伯曰:婴儿者,其肉脆,血少气弱,刺此者以毫针,浅刺而疾发针,日再刺①可也。

【校勘】

①刺:《灵枢》逆顺肥瘦无此字。

【语译】 岐伯说:婴儿的肌肉脆嫩,其血少,其气弱,针刺时应当用毫针,用浅刺快速出针法,可以一日刺二次。

【按语】 本段文字出于《素难要旨》,原出自《灵枢》逆顺肥瘦篇。

## 人身左右上下虚实不同刺

【提要】 本篇为《素问》阴阳应象大论中的部分内容。以天人地相应的观念,用取类比象的方法,说明人体各部分的功能。并阐述了感受外邪后必须早期治疗的道理。最后讲述了在临床上运用针法的一些原则。

[原文] 岐伯曰:天不足西北,故西北方阴也,而人右耳目不如左明也。地不满东南,故东南方阳也,而人左手足不如右强也。东方阳也,阳者其精并于上,并于上,则上明而下虚,故使耳目聪明,而手足不便也。西方阴也,阴者其精并于下,并于下,则下盛而上虚,故使①耳目不聪明,而手足便也。故俱感于邪,其在上则右甚,在下则左甚,此天地阴阳所不能全②也,故邪居之。

**【校勘】**

①使:《素问》阴阳应象大论和《素难要旨》均作"其"。

②全:原作"移",据《素难要旨》卷二上改。与《素问》阴阳应象大论相合。

**【语译】** 岐伯说:天气是不足西北的,所以西北方属阴,人的右边耳目不如左边的聪敏。地气是不足东南的,所以东南属阳,而人的左手足也不如右侧的强。东方属阳,阳气聚集于身体的上部,因精气聚集于上部则下部必虚,故使人耳目聪明,而手足不便利。西方属阴,阴性向下,所以人的精气集聚于下部,因精气聚集于下,便出现下盛上虚,所以耳目不聪手足反而灵活。虽然左右同样受外邪侵犯,若在上部则右侧病重,在下部则左侧重。这是因为天地的阴阳不能全,人体也有阴阳左右不足的缘故,邪气也就能乘虚而入了。

[原文] 故①天有精[1],地有形,天有八纪[2],地有五里[3],故能为万物之父母。清阳上天,浊阴归地,是故天地之动静,神明之纲纪,故能以生长收藏,终而复始。惟贤人上配天以养头,下象地以养足,中傍人事以养五脏。天气通于肺,地气通于嗌[4],风气通于肝,雷气通于心,谷气通于脾,雨气通于肾。六经为川,肠胃为海,九窍为水注之气②[5]。以天地为之阴阳,阳之汗,以天地之雨名之;阳之气,以天地之疾风名之。暴气③象雷,逆气④象阳,故治不法天之纪,不用地之理,则灾害至矣。

**【校勘】**

①故:原作"盖",据《素问》阴阳应象大论篇及《太素》卷三改。

②气:原作"器",据《素问》阴阳应象大论篇及《太素》卷三改。

③气:原作"风",据《素问》阴阳应象大论篇及《太素》卷三改。

④气:原作"风",据《素问》阴阳应象大论篇及《太素》卷三改。

**【注释】**

[1]精:在此指气之清者,《春秋繁露》:"气之清者为精"。

[2]八纪:是指立春、立夏、立秋、立冬、春分、秋分、夏至、冬至八节而言。

[3]五里:指东、西、南、北、中五方之道理而言。亦有解释为五行之道理。

[4]天气通于肺,地气通于嗌:天气,指清气,谓呼吸之气。地气,指浊气,谓饮食之气。《类经》卷二第四注:"清气通于五脏,由喉而先入肺,浊气通于六腑,由嗌而先入胃"。

[5]九窍为水注之气:《类经》卷二第四注:"水注之气,言水气之注也。如目之泪,鼻之涕,口之津,二阴之尿秽皆是也。虽耳若无水,而耳津气湿而成垢,是即水气所致。气至水必至,水至气必至,故言水注之气"。

**【语译】** 所以天有无形的精气,地有有形的物质;天有八节的大纪,地有五方的道理,这样,天地才能成为万物生长的父母。清阳上升于天,浊阴下归于地,天地的动和静都是以神明作为纲纪。这样才能够使万物的春生、夏长、秋收、冬藏周而复始地进行着。洞悉这些自然规律的人,把人体上部的头比天,以天气轻清之道以养头;把下部的足比地,以地气重浊之道养足;中部比人事,调节饮食顺适情志以养五脏。天的轻清之气通于肺,地的水谷之气通于嗌,风木之气通于肝,雷火之气通于心,谷气通于脾,雨气通于肾。六经比如河流,肠胃比如大海,水气皆通于九窍。如以天地比人体之阴阳,则人身的汗,如天之降雨;人身的阳气,如天地之疾风。暴怒之气如天的雷霆,气逆不和像阳气的上升。所以在调养身体时必须遵循自然界的普遍规律,否则就将发生疾病。

[原文] 故邪风之至,疾如风雨,故善治者,治皮毛,其次治肌肤,其次治筋脉,其次治六腑,其次治五脏。治五脏者,半死半生也。故天之邪气,感则害人五脏;水谷之寒热,感则害人六

腑[1];地之湿气,感则害人皮肤筋脉。故善用针者,从阴引阳,从阳引阴,以右治左,以左治右,以我知彼,以表知里,以观过与不及之理,见微得过[①][2],用之不殆。

**【校勘】**

①见微得过:原作"见微则用之不殆",据《素问》阴阳应象大论改。

**【注释】**

[1]水谷之寒热,感则害人六腑:吴琨注:"五味贵于中和,寒则阴胜,热则阳胜,阳胜则热,阴胜则寒,皆能害于肠胃也"。

[2]见微得过:张志聪注:"见病之微萌,而得其病之所在。"微,即微小的征象。过,指疾病。

**【语译】** 当邪风侵犯人体之时,其来势迅速,如疾风暴雨一样,所以一个高明医生,要在邪风侵犯皮毛的时候,就给予及时治疗;其次者在邪风侵入肌肤,才给予治疗;再其次者,邪风侵入筋脉,才给予治疗;更其次者,邪风侵入六腑,才给予治疗;最差的是直到邪风侵入五脏时才去治疗,此时,其治疗效果就是处于半生半死之间了。自然界的邪气侵袭,能伤害人的五脏。饮食的寒热,则能损坏人的六腑。地的湿气侵袭,能损坏人的皮肤筋脉。所以善于用针治病的人,病在阳,从阴以诱导之。病在阴,从阳以诱导之。左侧有病可以取右侧治疗,右侧有病也可以取左侧治疗。这样的医生还能够以自己的正常状态,了解病人的异常状态。从病人的表面现象,推定其内在的实质。掌握太过与不及的道理。在疾病初起的时候,知道病邪之所在,进行及时治疗,就不至于让疾病发展到危险的地步。

**【按语】** 本篇为《素问》阴阳应象大论中的部分内容。高武在《素难要旨》中引用,并定名为"人身左右上下虚实不同刺"。《针灸大成》编著者是从《素难要旨》转引而来。

难 经 《难经本义》

**【提要】** 本章引用了《难经》中的条文共十八难。其中：脉诊方面的四条，脏腑方面的五条，痰疾方面的九条。

[原文] 一难曰：十二经皆有动脉。独取寸口，以决五脏六腑死生吉凶之法，何谓也？

十二经皆有动脉者，如手太阴脉动：中府、云门、天府、侠白；手阳明脉动：合谷、阳溪；手少阴脉动：极泉，手太阳脉动：天窗；手厥阴脉动：劳宫；手少阳脉动：禾髎；足太阴脉动：箕门、冲门；足阳明脉动：冲阳、大迎、人迎、气冲；足少阴脉动：太溪、阴谷；足太阳脉动：委中；足厥阴脉动：太冲、五里、阴廉；足少阳脉动：下关、听会之类也。谓之经者，以荣卫之流行经常不息者而言；谓之脉者，以血理之分衺行体者而言也。故经者，径也，脉者，陌也。越人之意，盖谓凡此十二经，经皆有动脉，如上文所云者，今置不取，乃独取寸口以决脏腑死生吉凶何耶？

**【语译】** 一难上说：十二经都有动脉，单独取寸口的脉来切诊，以决定五脏六腑的疾病和判定预后的生死吉凶，这是什么道理呢？

[原文] 然，寸口者，脉之大会，手太阴之脉动也（然者答词，余仿此）。

寸口，谓气口也。居手太阴鱼际却行一寸之分，气口之下，曰关、曰尺云者。而荣卫之行于阳者，二十五度，行于阴者，亦二十五度，出入阴阳，参交互注，无少间断，五十度毕，适当漏下百刻，为一晬时，又明日之平旦矣。乃复会于手太阴，此寸口所以为五脏六腑之所终始，而法有取于是焉。人一呼一吸为一息、每刻一百三十五息，每时八刻，计一千八十息，十二时九十六刻，计一万二千九百六十息，刻之余分，得五百四十息，合一万三千五百息也。一息脉行六寸，每二刻二百七十息，脉行一十六丈二尺，每时八刻，脉行六十四丈八尺。荣卫四周于身，十二时，计九十六刻，脉行七百七十七丈六尺，为四十八周身；刻之余分，行二周身，得三十二丈四尺，总之为五十度周身，脉得八百一十丈也。此呼吸之息,脉行之数,周身之度,合昼夜百刻之详也。行阳行阴,谓行昼行夜。

**【语译】** 答:寸口是十二经脉之气会聚的地方,是手太阴肺脉搏动的部位。

**【按语】** 在《难经本义》注文中关于动脉的部位,用表归纳如下:

| 经　脉 | 《难经本义》所注明的脉动部位 |
|---|---|
| 手太阴肺经 | 中府、云门、天府、侠白 |
| 手阳明大肠经 | 合谷、阳溪 |
| 手少阴心经 | 极泉 |
| 手太阳小肠经 | 天窗 |
| 手厥阴心包经 | 劳宫 |
| 手少阳三焦经 | 禾髎 |
| 足太阴脾经 | 期门、冲门 |
| 足阳明胃经 | 冲阳、大迎、人迎、气街 |
| 足少阴肾经 | 太溪、阴谷 |
| 足太阳膀胱经 | 委中 |
| 足厥阴肝经 | 太冲、五里、阴廉 |
| 足少阳胆经 | 下关、听会 |

[**原文**] 七难曰:经[1]言少阳之至,乍大乍小,乍短乍长;阳明之至,浮大而短;太阳之至,洪大而长;少①阴之至,紧大而长;太②阴之至,紧细而长③;厥阴之至,沉短而紧④。此六者,是本脉邪? 将病脉邪? 然,皆王[2]脉也。

六脉者之王,说见下文。

其气以何月各王几日? 然,冬至之后,初⑤得甲子[3]少阳王,复得甲子阳明王,复得甲子太阳王,复得甲子少⑥阴王,复得甲子太[⑦]阴王,复得甲子厥阴王,王各六十日,六六三百六十日,以成一岁。此三阳,三阴之王时日大要也。

上文言三阳、三阴之王脉,此言三阳三阴之王时,当其时,则见其脉也。

刘温舒[4]曰:《至真要论》云:厥阴之至其脉弦,少阴之至其脉钩、太阴之至其脉沉,少阳之至大而浮,阳明之至短而涩。太阳之至大而长。亦随天地之气卷舒也。如春弦、夏洪、秋毛、冬石之类,则五运六气四时亦皆应之,而见于脉耳。若平人气象论,太阴脉至洪大而长,少阳脉至乍数乍疏,乍短乍长,阳明脉至浮大而短。《难经》引之以论三阴,三阳之脉者,以阴阳死生之浅深而言之也。

**【校勘】**

①少:原作"太",据《脉经》卷五改。

②太:原作"少",据《脉经》卷五改。

③长:原作"微",据《脉经》卷五改。

④紧:原作"数",据《脉经》卷五改。

⑤初:原无,据明本《难经》补。

⑥少:原作"太",据《脉经》卷五改。

⑦太:原作"少",据《脉经》卷五改。

**【注释】**

[1]经:凡指古代医经。《汉书》艺文志所载之七种医经,保存下来的只有《内经》一种。

[2]王:(wàng旺)与旺通,在此作旺盛讲。

[3]甲子:甲居十干首位,子居十二支首位,干支依次相配如甲子,乙丑,丙寅之类,统称甲子。古人主要用以纪日,后人主要用以纪年。这里指的是纪日。

[4]刘温舒:宋代人,著有《气运论奥》。

**【语译】** 七难说:医经言,少阳时令,其脉象忽大忽小,忽短忽长;阳明时令,其脉象浮而短;太阳时令,其脉象洪大而长;少阴时令,其脉象是紧大而长;太阴时令其脉象紧细而长;

厥阴时令其脉象沉短而紧。以上所说的六种脉是正常人的脉象，还是有病时的脉象呢？回答说：这些都是正常与时令相应的旺脉。

又说：这些与时令相应的脉象都在什么月份出现，它能旺多长时间？回答说：冬至以后逢第一个甲子日、少阳脉出现旺象；经六十天逢第二个甲子日，阳明脉出现旺象；经六十天再逢第三个甲子日，太阳脉出现旺象，递次逢第四个甲子日少阴脉出现旺象，第五个甲子日少阴脉出现旺象，第六个甲子日厥阴脉出现旺象。每脉均旺六十日，计六六三百六十日为一年。以上是三阴经三阳经脉象所旺时日。

**【按语】** 旺脉的提法，在《内经》、《难经》里有三见：《内经》至真要大论的六气之旺脉；《难经》第七难的三阴三阳旺脉；第十五难的四时之旺脉。自然界对人体的影响不同，故所现的旺脉各异。三者均系遇时乃见，逾时不见，见之亦无病症，故称旺脉，非病脉也。已故我国台湾针灸名家黄维三先生用下表分析旺脉。

四时旺脉：

| 四时 | 春 | 夏 | 秋 | 冬 |
|---|---|---|---|---|
| 节气 | 立春、雨水、惊蛰、春分、清明、谷雨 | 立夏、小满、芒种、夏至、小暑、大暑 | 立秋、处暑、白露、秋分、寒露、霜降 | 立冬、小雪、大雪、冬至、小寒、大寒 |
| 四时原因 | 春分太阳直射赤道 | 夏至太阳直射北回归线 | 秋分太阳直射赤道 | 冬至太阳直射南回归线 |
| 气候 | 温 | 热 | 凉 | 寒 |
| 旺脉 | 弦 | 钩 | 毛 | 石 |

六气旺脉：

| 六步 | 初之气 | 二之气 | 三之气 | 四之气 | 五之气 | 六之气 |
|---|---|---|---|---|---|---|
| 节气 | 立春 | 清明 | 芒种 | 立秋 | 寒露 | 大雪 |
| | 雨水 | 谷雨 | 夏至 | 处暑 | 霜降 | 冬至 |
| | 惊蛰 | 立夏 | 小暑 | 白露 | 立冬 | 小寒 |
| | 春分 | 小满 | 大暑 | 秋分 | 小雪 | 大寒 |
| 六气 | 厥阴 | 少阴 | 少阳 | 太阴 | 阳明 | 太阳 |
| | 风木 | 君火 | 向火 | 湿土 | 燥金 | 寒水 |
| 六气原因 | 空气流动 | 温度升高 | 日射高温 | 水分过多 | 水分过少 | 温度降低 |
| 旺脉 | 弦 | 钩 | 大而浮 | 沉 | 短而涩 | 大而长 |

人之三阴三阳旺脉：

| 人之六气 | 少阳 | 阳明 | 太阳 | 太阴 | 少阴 | 厥阴 |
|---|---|---|---|---|---|---|
| 节气 | 冬至 | 雨水 | 谷雨 | 夏至 | 处暑 | 霜降 |
| | 小寒 | 惊蛰 | 立夏 | 小暑 | 白露 | 立冬 |
| | 大寒 | 春分 | 小满 | 大暑 | 秋分 | 小雪 |
| | 立春 | 清明 | 芒种 | 立秋 | 寒露 | 大雪 |
| 外界气候变化 | 寒极 | 转暖（乍暖、还寒） | 热盛 | 热极 | 转凉 | 寒盛 |
| 人体阴阳消长 | 阳气萌动 | 阳气成长 | 阳气极盛 | 阴气内盛 | 阳气衰微 | 阳气消尽 |
| 旺脉 | 乍大乍小乍短乍长 | 浮大而短 | 洪大而长 | 紧大而长 | 紧细而微 | 沉而短敦 |

(黄维三,1985 年)

[原文] 十二难曰:经言五脏脉①已绝[1]于内,用针者反实其外,五脏脉①已绝于外,用针者反实其内。内外[2]之绝,何以别之? 然,五脏脉已绝于内者,肾肝气已绝于内也,而医反补其心肺;五脏脉已绝于外者,其心肺气②已绝于外也,而医反补其肾肝。阳绝补阴,阴绝补阳,是谓实实虚虚,损不足而益有余。如此死者,医杀之耳。

《灵枢》云:凡将用针,必先诊脉,视气之剧易,乃可以治也。又云:所谓五脏之气,已绝于内者,脉口气内绝不至,反取其外之病处,与阳经之合,有留针以致阳气,阳气至则内重竭,重竭则死。其死也,无气以动,故静;所谓五脏之气,已绝于外者,脉口气外绝不至,反取其四末之输,有留针以致其阴气、阴气至则阳气反入,入则逆,逆则死矣。其死也,阴气有余,故躁。此《灵枢》以脉口内外言阴阳也。越人以心、肺、肾、肝内外别阴阳,其理亦由是也。

【校勘】

①脉:《灵枢》九针十二原与小针解均作"气"。

②气:原作"脉",据《灵枢》九针十二原并参上文"肝肾气已绝内"改。

【注释】

[1]绝:在此宜作虚损不足讲。

[2]内外:肝肾属阴为内,心肺属阳为外。

【语译】 十二难说:医经言,五脏的脉象反映出脏气虚损于内,而用针治疗反去补其外;五脏的脉象反映出脏气已虚损于外,而用针治疗时反去补其内,这种内损与外亏,应当怎样去区别呢?

回答说:所说五脏之脉已绝于内,是指肝肾的脉气已绝于内,而医生反补其心肺;所说五脏之脉已绝于外,是指心肺的脉气已绝于外,而医生反去补其肝肾。本来是阳虚反而去补阴,本来是阴虚反而去补阳,这就使实证更实,使虚证更虚,由此而导致病人的死亡,这是医生误治造成的。

[原文] 二十二难曰:经言脉有是动,有所生病。一脉变为二病者,何也? 然,经言是动者气也,所生病者血也,邪在气,气为是动;邪在血,血为所生病。气主呴之[1],血主濡之[2],气留而不行者,为气先病也;血壅而不濡者,为血后病也。故先为是动,后所生病①也。

【校勘】

①病:原无,从《难经校释》,据《难经集注》黄氏重刻佚存丛书本补。

【注释】

[1]气主呴(xǔ 许)之:呴,当煦解,温暖的意思。言气蒸熏于皮肤分肉之间。

[2]血主濡(rú 如)之:言血能濡润筋骨,滑利关节,营养脏腑。

【语译】 二十二难上说:医经言各经都有是动与所生病,一条经脉有两类病是为什么呢? 回答说:医经上所说"是动病者",是指气病;"所生病者",是指血病。病邪在气则气病,为是动病;病邪在血,则血病,为所生病。气可熏蒸于皮肤分肉之间,血则濡养筋骨,滑利关节。气停滞于经脉,而不运用,是气先病;血壅塞而不能滋润,是血后病。所以先为是动病,后为所生病。

【按语】 是动,所生病,是《灵枢》经脉篇上提出来的。本难对它的解释是最早的。《难经》认为是动病是气分病在先,所生病是血分病在后。用气血先后来解释是动、所生病,一直沿袭了将近两千年。宋代的虞庶、杨康侯至明代的张世贤、丁锦以及清代的叶霖都是宗《难经》的气血先后之说。元·滑伯仁对《难经》提出的"先后"持有异议,他认为,邪气中人,有只在气分或径入血分,不能拘限地分别先后。张景岳认为是动是"变常而为病。"但他对所生病并没有解释,而马莳确提出所生病是某经所生之病。张志聪则认为是动病是"病因于外",所生病是"病因于内"。

还提出病有因内及外的,也有因外及内的,还有内外兼病的。一般认为张志聪的立论有一定的说服力。近代多认为,经气逆乱于下或变动于外所引起的病叫是动病;经络或脏腑本身所生的则叫所生病。总之,气病、血病、先病、后病以至于病因于外,病因于内,经气逆乱和本经所生,这些都是后人加上去的解释,而经脉篇本身并没有对此有过任何提示。

我们认为一脉变为二病,似应分为是动病与是主病两组。一、是动病:是动则病……(包括本经所有诸病症);二、是主病:是主某经所生病者。凡在本经脉循行的部位上,因为受了变动,所出现的症状,都可称为是动病,其症状是初得的,比较轻浅。是主病是本经脉所有的病候中的主要症状,其症状比较沉重。

我们在对十二经是动所生病原文的对比中,觉得这些内容很像是古代不同的论著(或不同的学派)中所提出的相似的两组症候,可否认为是经过《灵枢》经脉篇的归纳整理才成为我们今天所看到的内容呢?

[原文] 三十五难曰:五脏各有所腑,皆相近,而心、肺独去大肠、小肠远者,何也? 然,经言心荣肺卫,通行阳气、故居在上,大肠,小肠传阴气而下,故居在下,所以相去而远也。

【语译】 三十五难说:五脏各有一腑配合,相配的脏腑之间,相距皆近,而心和肺两脏距其相合之腑大肠与小肠则甚远,这怎么解释呢? 回答说:医经上说心主荣,肺主卫,它们有通行阳气的功能,因此它们居于膈上;大肠与小肠都是传送阴气下行的,所以都居在膈下,因此心与肺相距较远。

[原文] 四十难曰:经言肝主色,心主臭,脾主味,肺主声,肾主液。鼻者肺之候,而反知香臭,耳者肾之候,而反闻声,其义何也? 然,肺者,西方金也,金生于巳[1],巳者,南方火,火者心,心主臭,故令鼻知香臭。肾者,北方水也。水生于申[1],申者,西方金,金者肺,肺主声,故令耳闻声。

四明陈氏曰:臭者心所主,鼻者肺之窍,心之脉上肺,故令鼻能知香臭也。声者肺所主,耳者肾之窍,肾之脉上肺,故令耳能闻声也。愚按越人此说,盖以五行相生之义而言,且见其相因而为用也。

**【注释】**

[1]金生于巳、水生于申:巳、申是十二地支中的二支。地支分属五行,配列方位,则寅卯属木,为东方;巳午属火,为南方;申酉属金,为西方;亥子属水,为北方;辰戌丑未属土,居中央。

五行相生说有两种:一种是按木、火、土、金、水的顺序;另一种是按木、火、金、水的顺序,将土列于中央,这种五行相生叫作"五行长生"。金生于巳、水生于申就属于后者。

巳午属火,为南方,申酉属金,为西方,按"五行长生"则火生金,故曰金生于巳。申酉属金,为西方,亥子属水,为北方,金生水,故曰水生于申。

**[原文]** 四十三难曰:人不食饮,七日而死者,何也? 然,人胃中当有留谷二斗,水一斗五升。故平人日再至圊,一行二升半,一①日中五升,七日,五七三十五升,而水谷尽矣。故平人不食饮七日而死者,水谷津液俱尽,即死矣。

水去则荣散,谷消则卫亡,荣散卫亡,神无所依,故死。

**【校勘】**

①一:原无,据《灵枢》平人绝谷篇补。

**【语译】** 四十三难说:正常人不进饮食七日就要死亡,这是什么缘故? 回答说:人的胃肠里经常存留二斗谷和一斗五升水。一般健康人一日入厕排便两次,每次排出二升半,一日则为五升,七日计为三斗五升,则胃肠中所存之水谷就全部排泄出去。说正常人七日不进饮食则死,这是因水谷津液消耗俱尽的缘故。

**[原文]** 四十六难曰:老人卧而不寐[1],少壮寐而不寤[2]者,何也? 然,经言少壮者血气盛,肌肉滑,气道通,荣卫之行,不失于常,故昼日精,夜不寤也。老人血气衰,肌肉不滑,荣卫之道涩,故昼日不能精[3],夜不得寐也。

老卧不寐,少寐不寤,系乎荣卫血气之有余,不足也。

**【注释】**

[1]寐(mèi 妹):熟睡,《说文通训定声》:"眼而无知日寐"。

[2]寤(wù 悟):作睡醒解。

[3]精:此指精神、精力而言。

**【语译】** 四十六难上说:年老人睡觉时不能熟睡,少壮之人睡后又不易醒,这是什么原因呢?回答说:医经言,少壮之人,血气旺盛肌肉丰润,气道通顺,荣卫的循行保持正常,所以白天精神旺盛,夜间睡得熟而不易醒,老人气血衰弱,肌肉不润泽,荣卫之道滞涩,所以白日精神不旺,至夜也不易入睡。

[原文] 四十七难曰:人面独能耐寒者,何也? 然,人头者,诸阳之会[1]也,诸阴脉[2]皆至颈胸中而还,独诸阳脉皆上至头目,故令面耐寒也。

**【注释】**

[1]诸阳之会:诸阳指手足三阳经,此六经皆交会于头,故谓头为诸阳之会。

[2]诸阴脉:诸阴脉指手足三阴经。

**【语译】** 四十七难说:人的面部有独特的耐寒能力,这是什么道理?

回答说:人的头部,是手足各阳经汇集的地方,手足三阴经都是循行到颈胸部就返回了,唯有手足各阳经一直循行到头面部,所以使面部能耐寒。

[原文] 四十九难曰:有正经自病,有五邪[1]所伤,何以别之? 然,忧愁思虑则伤心;形寒饮冷则伤肺;恚[2]怒气逆,上而不下,则伤肝;饮食劳倦则伤脾;久坐湿地,强力入水则伤肾。是正经之自病也。

何谓五邪? 然,有中风,有伤暑,有饮食劳倦,有伤寒,有中湿,此之谓五邪。

谢氏曰:饮食劳倦,自是二事,饮食得者,饥饱失时,此外邪伤也。劳倦得者,劳形力而致倦怠,此正经自病也。

**【注释】**

[1]五邪:即风、寒、暑、湿、饮食劳倦五种致病因素。

[2]恚(huì 会):愤怒,怨恨。《汉书·东方朔传》:"舍人恚曰:'朔擅诋欺天子从官'。"

**【语译】** 四十九难说:有正经自病的,有因五邪所伤的,应该怎样来区别呢? 回答说:忧愁思虑过度则伤心;身形受寒,饮食凉冷则伤肺;怨恨愤怒之气上逆而不下则伤肝;饮食不节疲劳过度则伤脾;久坐湿地或用力过强入水者则伤肾,这是正经的自病。

五邪都是什么? 回答说:有的是中了风邪,有的是伤于暑邪,有的是饮食不节过度疲劳,有的是伤于寒邪,也有的是伤于湿邪,这就是致病的五邪。

**[原文]** 假令心病,何以知中风得之? 然,其色当赤。何以言之? 肝主色,自入为青,入心为赤,入脾为黄。入肺为白,入肾为黑。故知肝邪入心当赤色①。其病身热胁下满痛,其脉浮大而弦。

**【校勘】**

①故知肝邪入心当赤色:《难经》作"肝为心邪,故知当赤色也。"

**【语译】** 假如心受了病,怎么能知道它是中了风邪而得病? 回答说:其面当现赤色。为什么这样说? 是因风属肝,肝主色,自入为青色,入心为赤色,入脾为黄色,入肺为白色,入肾为黑色,所以知道肝邪入于心,其面应当出现赤色。这种病人身体热,胁下胀满疼痛,其脉象浮大而弦。

**[原文]** 何以知伤暑得之? 然,当恶焦①臭。何以言之? 心主臭,自入为焦臭,入脾为香臭,入肝为臊臭,入肾为腐臭,入肺为腥臭。故知心病当恶焦①臭。其病身热而烦,心痛,其脉浮大而散。

**【校勘】**

①焦:原无,据《难经古义》卷下补。

**【语译】** 怎么能知道伤于暑邪而得病? 回答说:此病是应当厌恶焦臭之气,为什么这样说呢? 因为心主臭,病邪自入于心厌恶焦臭,入于脾厌恶香臭,入于肝厌恶臊臭,入于肾厌恶腐臭,入于肺厌恶腥臭。所以说因伤于暑邪而致心病,当恶焦臭。此种病人身体发热,烦躁心痛,其脉象浮大而散。

**[原文]** 何以知饮食劳倦得之? 然,当喜苦味也①。何以言之? 脾主味,入肝为酸,入心为苦,入肺为辛,入肾为咸,自入为甘,故知脾邪入心,为喜苦味也。其病身热而体重嗜卧,四肢不收,其脉浮大而缓。

**【校勘】**

①也:此下原有"虚为不欲食,实为欲食"九字,从《难经校释》据《难经本义》之意删。

**【语译】** 怎么能知道是由饮食不节疲劳过度而得病? 回答说:此病是当喜食苦味。为什么这样说? 是因为脾主味,入于肝为酸,入于心为苦,入于肺为辛,入于肾为咸,自入则为甘,所以说脾邪入于心才喜食苦味,此种病人身体发热,沉重嗜卧,四肢不收,其脉象浮大而缓。

**[原文]** 何以知伤寒得之? 然,当谵言妄语。何以言之? 肺主声,入肝为呼,入心为言,入脾为歌,入肾为呻,自入为哭,故知肺邪入心,为谵言妄语也。其病身热,洒洒恶寒,甚则喘咳,其脉浮大而涩。

**【语译】** 怎么能知道是由伤于寒邪而得病? 回答说:此病是当有谵言妄语。为什么这样说? 因为肺主声,入于肝为呼,入于心为言,入于脾为歌,入于肾为呻,自入为哭,所以说肺邪入于心才有谵言妄语。此种病人身体发热,洒洒恶寒,重者有喘咳,其脉象浮大而涩。

**[原文]** 何以知中湿得之? 然,当喜汗出不可止。何以言

之？肾主液，入肝为泣，入心为汗，入脾为涎，入肺为涕，自入为唾。故知肾邪入心，为汗出不可止也。其病身热而少腹痛，足胫寒而逆。其脉沉濡而大，此五邪之法也。

此篇越人盖言阴阳脏腑经络之偏虚偏实者也。由偏实也，故内邪得而生；由偏虚也，故外邪得而入。

**【语译】** 怎么能知道是因为中了湿邪而得病？回答说：此病当有汗出而不止。为什么这样说？因为肾主液病邪入肝就会流泪，入心就会出汗，入脾就会流涎，入肺就流涕，自入于肾就会流唾液。所以说肾邪入于心才会汗出不止。此种病人身体发热，少腹疼痛，足胫逆冷，其脉象沉濡而大。以上就是诊察五邪致病的方法。

**[原文]** 五十难曰：病有虚邪，有实邪，有微邪，有贼邪，有正邪，何以别之？然，从后来者为虚邪，从前来者为实邪，从所不胜来者为贼邪，从所胜来者为微邪，自病者为正邪。

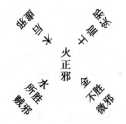

五邪举心为例图

五行之道，生我者休[1]，其气虚也，居吾之后而来为邪，故曰虚邪；我生者相，气方实也，居吾之前而来为邪，故曰实邪。正邪，则本经自病者也。

**【注释】**

[1]生我者休："休"是指"旺、相、休、囚"的"休"，乃术数家语。此言"生我者休"与下"我生者相"，相对为文。

**【语译】** 五十难说：致病之原因有虚邪、实邪、微邪、贼邪和正邪之不同。如何来区别呢？回答说：从母脏传来者为虚邪，以子脏传来者为实邪，从克我之脏传来者为贼邪，从我所克之脏传来者是微邪，本经自病则为正邪。

[原文]　何以言之？假令心病，中风得之为虚邪，伤暑得之为正邪，饮食劳倦得之为实邪，伤寒得之为微邪，中湿得之为贼邪。

【语译】　为什么这么说？举心病为例，伤于风而得病的为虚邪；伤于暑而得病的为正邪；饮食不节疲劳过度而得病的为实邪；伤于寒而得病的则为微邪；中湿而得病的为贼邪。

【按语】　本难从五行生克，子母传变的关系论述了五邪致病的传入途径，并举心病为例来说明。"五邪举心为例图"文中，标明心属火，如果伤了本身的暑邪，这叫正邪。木生火，木在火之后，伤于（火之后）属肝（木）的风邪叫虚邪。火生土，土在火之前，伤于（火之前）属脾（土）的饮食劳倦之邪，叫实邪。火克金，火为所胜，金为不胜，伤于属肺（金）的寒邪叫微邪。水克火，水为所胜，火为不胜，伤于属肾（水）的湿邪，叫贼邪。

[原文]　五十一难曰：病有欲得温者有欲得寒者，有欲得见人者，有不欲得见人者，而各不同，病在何脏腑也？然，病欲得寒而欲见人者，病在腑也；病欲得温而不欲见人者，病在脏也。何以言之？腑者阳也，阳病欲得寒，又欲见人；脏者阴也，阴病欲得温，又欲闭户独处，恶闻人声，故以别知脏腑之病也。

【语译】　五十一难说：病人有喜欢温暖的，有喜欢凉爽的，有喜欢见人的，有不喜欢见人的。这些不同情况，他们的病是在脏还是在腑？回答说：病人喜凉爽而欲见人者其病在腑；病人喜温暖而不欲见人其病在脏。为什么这样说？因为腑属阳，故患阳症的病人喜寒而又喜欢见人；脏属阴，故患阴症的病人喜温暖，而又喜欢关闭门户独居一室，厌恶人的声音。因此说通过病人的喜恶是可以辨别是脏病还是腑病。

[原文]　五十二难曰：腑脏发病，根本[1]等否？然，不等

也。其不等奈<sup>①</sup>何？然，脏病者，止而不移，其病不离其处；腑病者，彷佛贲响<sup>[2]</sup>，上下行流，居处无常。故以此知脏腑根本不同也。

**【校勘】**

①其不等奈：原无，据《难经》补。

**【注释】**

[1]根本：有人认为这是指有形质之症而言。有人认为应作病因讲。

[2]贲响：指气行奔走而有响声。

**【语译】** 五十二难说：腑或脏发生疾病，其发病原因的根本是否相同？回答说：是不相同的。其不同情况是怎样呢？回答说，五脏发生的疾病，其位置固定而无移动，病位不离其原处；六腑发生的疾病，上下行走移动，如同气体串动一样，其病变部位是不固定的。根据以上情况，就可以知道脏与腑的发病是根本不同的。

**[原文]** 五十五难曰：病有积、有聚何以别之？然，积者阴气也，聚者阳气也。故阴沉而伏，阳浮而动。气之所积，名曰积，气之所聚，名曰聚。故积者五脏所生，聚者六腑所成也。积者阴气也，其始发有常处，其痛不离其部，上下有所终始，左右有所穷处<sup>[1]</sup>；聚者阳气也，其始发无根本，上下无所留止，其痛无常处，谓之聚。故以是别知积聚也。

**【注释】**

[1]穷处：作边缘讲。

**【语译】** 五十五难上说：病有的叫积，有的叫聚；怎么样来鉴别呢？回答说：积为阴气，所以主沉伏；聚为阳气所以主浮动。有形之阴气积而成病的叫积；无形之阳气聚而成病的叫聚。所以说积病是从属阴的五脏所生。聚病是从属阳的六腑所生。积是阴气积蓄，从开始发病就有固定的部位，疼痛不离其病所上下起止有处，左右边缘亦清。聚是阳气所聚合，从它开始发病时就无固定部位,上下移动不定,其疼痛部位亦无定处,这种病就叫聚。根据上述症状是可以识别积聚的。

[原文] 五十六难曰:五脏之积,各有名乎? 以何月,何日得之? 然,肝之积名曰肥气[1](盛也)。在左胁下,如覆杯,有头足。久不愈,令人发咳逆痎疟,连岁不已。以季夏戊己日得之。何以言之? 肺病传于肝,肝当传脾,脾季夏适王,王不受邪,肝复欲还肺,肺不肯受,故留结为积。故知肥气以季夏戊己日得之。

【注释】

[1]肥气:指胁下痞块,状如覆杯的疾患,为五积之一。多由肝气郁滞、凝结所致。

【语译】 五十六难说:五脏的积病都有各自的名称吗? 是在什么时间得的病? 回答说:肝的积叫"肥气",其病发生在左胁的下方,其形状如杯,覆置于其处,有头有足,境界明显。若病久不愈时,将发生咳嗽,气逆,痎疟,这些病症多是经年不愈的。多在夏季戊己之日得病。为什么这样说? 因为肺病传于肝,肝当传于脾,而脾在夏季正适旺时,脾旺则脾不受病。肝不能传脾时就要反传于肺,肺又不受,以致病邪留结在肝而成积症。所以知道"肥气"是在夏之戊己日得之。

[原文] 心之积名曰伏梁(伏而不动,如梁木然)。起脐上,大如臂,上至心下。久不愈,令人病烦心。以秋庚辛日得之。何以言之? 肾病传心,心当传肺,肺以秋适王、王不受邪,心欲复还肾,肾不肯受,故留结为积。故知伏梁以秋庚辛日得之。

【语译】 心的积叫"伏梁",其病发生在脐上,其大如臂,向上可以到心下部,若病久不愈时,将发生心中烦躁,多在秋季庚辛之日得病。为什么这样说? 因为肾病传之于心,心当传于肺,而肺在秋季正适旺时,肺旺则肺不受病,心不能传肺时就要返传于肾,肾又不受,以致病邪留结于心而成积症。所以知道"伏梁"是在秋之庚辛日得之。

[原文] 脾之积名曰痞气[1]（痞塞不通）。在胃脘，复大如盘。久不愈，令人四肢不收，发黄疸，饮食不为肌肤。以冬壬癸日得之。何以言之。肝病传脾，脾当传肾，肾以冬适王，王不受邪，脾复欲还肝，肝不肯受，故留结为积。故知痞气以冬壬癸日得之。

**【注释】**

[1]痞气：为五积之一，多因脾虚气郁痞塞不通，留滞积结而成。

**【语译】** 脾的积叫"痞气"，其病发生在胃脘部，其大如盘，覆置于其处。若病久不愈时，则四肢难以屈伸，发生黄疸，所进之饮食也不能营养肌肤。多在冬季壬癸之日得病。为什么这样说？因为肝病传于脾，脾当传于肾，而肾在冬季正适旺时，肾旺则肾不受病，脾不能传肾就要返传于肝，肝又不受，以致病邪留结在脾而成积痞。所以知道"痞气"是在冬之壬癸日得之。

[原文] 肺之积名曰息贲[1]（或息或贲）。在右胁下，覆大如杯。久不已，令人洒淅寒热而咳，发肺痈。以春甲乙日得之。何以言之？心病传肺，肺当传肝，肝以春适王，王不受邪，肺复欲还心，心不肯受，故留结为积。故知息贲以春甲乙日得之。

**【注释】**

[1]息贲：为五积之一，属肺之积。是一种呼吸急促，气逆上奔的疾患，右胁下有如覆杯状痞块。

**【语译】** 肺的积叫"息贲"，其病发生在右胁下方，其大如杯，覆置于其处。若经久不愈时，可使人洒淅恶寒，发热咳嗽，发生肺痈。多在春季甲乙之日得病。为什么这样说？因为心病传于肺，肺当传于肝，而肝在春季正适旺时，肝旺则肝不受病，肺不能传肝就要返传于心，心又不受，以致病邪留结在肺而成积痞。所以知道"息贲"是在春之甲乙日得之。

[原文] 肾之积名曰贲豚[1]（若豚之贲不常定也。豚性躁，故名之）。发于少腹，上至心下，若豚状，或上或下无时。久不已，令

人喘逆,骨痿、少气。以夏丙丁日得之。何以言之？脾病传肾,肾当传心,心以夏适王,王不受邪,肾复欲还脾,脾不肯受,故留结为积。故知贲豚以夏丙丁日得之。此五积之要法也。

**【注释】**

[1]贲豚:为五积之一,属肾之积。多由肾的阴寒之气上逆,或肝经气火冲逆所致。豚,即小猪。贲豚是形容此病上下串动游走如豚之奔。

**【语译】** 肾的积病叫"贲豚",其病发生于少腹,向上到心下部,其状如豚在其中奔突,或在上或在下而无定处,若经久不愈,则使人喘而气逆,骨痿无力,气不足。多在夏季丙丁日得之。为什么这样说？因为脾病传于肾,肾当传于心,而心在夏季正适旺时,心旺则心不受病,肾不能传病于心,就要返传于脾,脾又不受,以致病邪留结在肾而结成积症。所以知道贲豚是在夏之丙丁日得之。这就是五积的主要病状和发病的机理。

**[原文]** 五十九难曰:狂癫之病,何以别之？然,狂疾之始发,少卧而不饥,自高贤也,自辨智也,自倨[1]贵也,妄笑,好歌乐,妄行不休是也。癫疾始发,意不乐,僵仆直视,其脉三部阴阳俱盛是也。

**【注释】**

[1]倨(jù 句):作傲慢解。

**【语译】** 五十九难说:狂与癫这两种病怎样区别？回答说:狂病发作时,很少睡觉而且也不知道饥饿。自以为高贵贤达,自以为聪明善辨,自以为尊贵傲慢,妄笑,喜唱歌,到处乱跑而无休止,这就是狂病。癫病在发作前精神不快,突然跌倒,不能活动,两目直视。寸、关、尺三脉俱充实有力,这就是癫病。

**[原文]** 六十难曰:头、心之病,有厥痛,有真痛,何谓也？然,手三阳之脉受风寒,伏留而不去者,则名厥头痛[1];入连在脑者,名真头痛[2]。其五脏气(邪气),相干,名厥心痛[3];其痛甚,但在心,手足青者,即名真心痛[4]。其真头、心痛者,旦发夕死,

夕发旦死。

**【注释】**

[1]厥头痛:亦称厥逆头痛。《素问》奇病论:"帝曰:人有病头痛以数岁不已,此安得之,名为何病?岐伯曰:当有所犯大寒,内至骨髓,髓者以脑为主,脑逆,故令头痛,齿亦痛,病名曰厥逆"。

[2]真头痛:为危重头痛之一,由病邪入脑所致。《灵枢》厥病篇:"真头痛,头痛甚,脑尽痛,手足寒至节,死不治"。

[3]厥心痛:心痛病之一,症见心痛彻背,痛如锥刺,手足厥冷,面青,目直视无神。

[4]真心痛:心痛病之一,《灵枢》厥病篇:"真心痛,手足青至节,心痛甚,旦发夕死,夕发旦死"。

**【语译】** 六十难说:头和心发生的疼痛有称厥痛,有称真痛,为什么这样说?回答说:因手三阳经脉受风寒侵袭,病邪留于其中长久不去而致之头痛,称厥头痛;病邪入脑留于其中所致之头痛,称真头痛。由于五脏之气逆乱,互相干犯,而致之心痛,叫厥心痛;另有一种心痛,其痛甚剧,局限于心的部位,手足厥冷,肢端青紫,这是真心痛。真头痛与真心痛往往早晨发病到晚上就死亡;晚上发病到次日晨就要死亡。

[原文] 六十一难曰:经言望而知之谓之神,闻而知之谓之圣,问而知之谓之工,切脉而知之谓之巧,何谓也?然,望而知之者,望见其五色以知其病。

《素问》五脏生成篇云:色见青如草滋,黄如枳实,黑如炲,赤如衃血,白如枯骨者,皆死;青如翠羽,赤如鸡冠,黄如蟹腹,白如豕膏,黑如乌翎者,皆生。《灵枢》云:青黑为痛,黄赤为热①,白为寒。又云:赤色出于两颧②,大如拇指者,病虽小愈,必卒死;黑色出于庭(颜也③),大如拇指,必不病而卒。又云:诊血脉者,多赤多热,多青多痛,多黑为久痹,多黑、多赤、多青皆见者,为寒热身痛,面色微黄,齿垢黄,爪甲上黄,黄疸也。又如验产妇,面赤舌青、母活子死,面青舌赤沫出,母死子活,唇口俱青,子母俱死之类也。

**【校勘】**

①黄赤为热:《灵枢》五色篇作:"黄赤为风"。

②颧:原作"颐",据《灵枢》五色篇改。

③也:原作"色",据《灵枢》五色篇改。

**【语译】** 六十一难说:医经言,通过望诊而能知道病情的为"神";通过闻诊而能知道病情的为"圣";通过问诊而能知道病情的为"工";通过切脉而能知道病情的为"巧"。为什么这样说?

回答道:所说望而知之就是观察病人的五色(青、赤、黄、白、黑)的变化,以辨别其病情。

**[原文]** 闻而知之者,闻其五音以别其病。

四明陈氏曰:五脏有声,而声有音,肝声呼,音应角,调而直,音声相应则无病,角乱则病在肝;心声笑,音应徵,和而长,音声相应则无病,徵乱则病在心;脾声歌,音应宫,大而和,音声相应则无病,宫乱则病在脾;肺声哭,音应商,轻而劲,音声相应则无病,商乱则病在肺;肾声呻,音应羽,沉而深,音声相应则无病,羽乱则病在肾。

**【语译】** 所说闻而知之,就是听病人的五音(角、徵、宫、商、羽)的变化以辨别其病情。

**[原文]** 问而知之者,问其所欲五味,以知其病所在也。

《灵枢》云:五味入口,各有所走,各有所病。酸走筋,多食之,令人癃;咸走血,多食之,令人渴;辛走气,多食之,令人洞心。辛与气俱行,故辛入心而与汗俱出;苦走骨,多食之,令人变呕;甘走肉,多食之,令人悗心(悗音闷)。推此,则知问其所欲五味,以知其病之所起所在也。袁氏曰:"问其所欲五味中偏嗜偏多食之物,则知脏气有偏胜偏绝之候也"。

**【语译】** 所说问而知之,就是问病人对五味(酸、苦、甘、辛、咸)的嗜好,从其不同嗜好来辨别其病在何脏腑。

**[原文]** 切脉而知之者,诊其寸口,视其虚实,以知其病,病在何脏腑也。

诊寸口,即第一难之义。王氏脉法赞曰:脉有三部,尺、寸及关,荣卫流行,不失衡铨,肾沉、心洪、肺浮、肝弦,此自常经,不失铢钱,出入升降,漏刻周旋,水下二刻,脉一周身,旋复寸口,虚实见焉。

【语译】 所说切脉而知之,就是切病人寸口之脉,识病之虚实,以此辨别其病情,知其所病在何脏腑。

[原文] 经言以外知之曰圣,以内知之曰神,此之谓也。以外知之望闻,以内知之问切也。神,微妙也。圣,通明也。

【语译】 医经上说,能根据外部症状就能了解病情的叫"圣",在外部症状尚不明显时,就能根据其微细变化来了解内部病情的叫作"神"。

【按语】 《针灸大成》引用了《难经》中的一、七、十二、二十二、三十五、四十、四十三、四十六、四十七、四十九、五十、五十一、五十二、五十五、五十六、五十九、六十、六十一难共十八难的条文,绝大多数是引用全文,仅有个别的内容是摘录其部分。这十八难中属于脉诊方面的有四条,属于脏腑方面的有五条,属于疾病方面的有九条。

《针灸大成》引用时是选了滑伯仁的《难经本义》,因此,滑氏的注文也有相当一部分被引用到《针灸大成》之中。本书对《难经》原文予以语译,对出自《难经本义》的滑氏注释部分,仅予录存,不加注释。

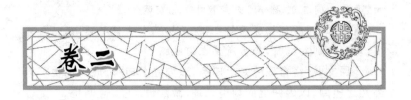

# 卷二

## 周身经穴赋[1] 　　《医经小学》

【提要】　本赋介绍了十四经腧穴（356 个）的排列。

[原文]　手太阴兮大指侧,少商、鱼际兮太渊穴。经渠兮列缺,孔最兮尺泽。侠白共天府为邻,云门与中府相接(凡十一穴①,左右共二十二穴)。

手阳明兮,大肠之经。循商阳兮二三而行(二间、三间也)。历合谷、阳溪之腧,过偏历、温溜之滨。下廉、上廉、三里而近,曲池、肘髎、五里之程。臑髎(即臂臑、肩髎二穴)上于巨骨,天鼎纤[2]乎扶突。禾髎唇连,迎香鼻迫(凡二十穴②,左右共四十穴)。

胃乃足之阳明,历兑趋乎内庭。过陷谷、冲阳之分,见解溪、丰隆之神。下巨虚兮条口陈,上巨虚兮三里仍。犊鼻引入于梁丘、阴市之下,伏兔上贯于髀关、气冲之经。归来兮水道,大巨兮外陵。运天枢兮滑肉,礼太乙兮关门。梁门兮承满,不容兮乳根,乳中之膺窗、屋翳,库房之气户、缺盆。气舍、水突,人迎、大迎。地仓兮巨髎续,四白兮承泣分。御颊车于下关,张头维于额垠[3](凡四十五穴③,左右共九十穴)。

足太阴兮脾中州,隐白出兮大指头。赴大都兮瞻[4]太白,访公孙兮至商丘。越三阴之交而漏谷、地机可即,步阴陵之泉而血海、箕门是求。入冲门兮府舍轩豁[5],解腹结兮大横优游。腹哀、食窦兮,接天溪而同派;胸乡、周荣兮,缀大包而如钩[6](凡二十一穴④,左右共四十二穴)。

迨夫真心为手少阴,少冲出乎小指,少府直乎神门。阴郄、通里兮,灵道非远;少海、青灵兮,极泉何深(凡九穴[5],左右共十八穴)。

手之太阳,小肠之荥。路从少泽步前谷、后溪之隆,道遵腕骨观阳谷、养老之崇。得支正于小海,逐肩贞以相从。值臑俞兮遇天宗,乘秉风兮曲垣中。肩外俞兮肩中俞,启天窗兮见天容。非由颧髎,曷造听宫(凡十九穴[6],左右共三十八穴)。

足膀胱兮太阳,交背部之二行。穷至阴于通谷之口,寻束骨于京骨之乡。申脉命仆参以前不导,昆仑辟金门于踝旁。奋附阳、飞扬之志,转承山、承筋之行。至于合阳、委中、委阳、浮郄、殷门以岐往,承扶、秩边而胞肓。入志室兮肓门、胃仓,开意舍兮振彼阳纲。出魂门兮膈关,乃谵谵乎神堂。膏肓兮在四椎之左右,魄户兮随附分而会阳。下、中、次、上之髎,白环、中膂之房。膀胱俞兮小肠,大肠俞兮在旁。三焦、肾俞兮胃俞接,脾、胆、肝、膈兮心俞当。厥阴、肺俞之募,风门、大杼之方。天柱坚兮玉枕、络却,通天溪兮见彼承光。自五处、曲差而下,造攒竹、睛明之场(凡六十三穴[7],左右共一百二十六穴)。

足少阴兮肾属,涌泉流于然谷。太溪、大钟兮水泉缘,照海、复溜兮交信续。从筑宾兮上阴谷,掩横骨兮大赫麓[7]。气穴、四满兮中注,肓俞上通兮商曲。守石关兮阴都宁,闭通谷兮幽门肃。步廊、神封而灵墟存,神藏、彧中而俞府足(凡二十七穴[8],左右共五十四穴)。

手厥阴心包之络,中冲发中指之奇。自劳宫、大陵而往,逐内关、间使而驰。叩郄门于曲泽,酌天泉于天池(凡九穴[9],左右共十八穴)。

手少阳三焦之脉,在小指次指之端。关冲开乎液门、中渚、阳池、外关。支沟、会宗、三阳络,四渎、天井、清冷渊,消泺、臑会、肩髎相连。天髎处天牖之下,翳风让瘈脉居先。颅息定而角孙近耳,丝竹空而和髎倒悬。耳门既辟,夏蚋闻焉[8](凡二十三穴[10],左右共四十六穴)。

足少阳兮胆经,穴乃出乎窍阴,溯[9]侠溪兮地五会,过临泣兮丘墟平。悬钟兮阳辅、光明,外丘兮阳交、阳陵。西出阳关兮,抵中渎、风市之境;环跳、居髎兮,循维道、五枢之宫。考夫带脉,询至京门。日月丽兮辄筋荣,渊液泄兮肩井盈。临风池兮脑空鸣,穷窍阴兮完骨明。举浮白于天冲,接承灵于正营。目窗兮临泣,阳白兮本神。率谷回兮曲鬓出,悬厘降兮悬颅承。颔厌兮嘉客主人,听会兮瞳子髎迎(凡四十四穴⑪,左右共八十八穴⑫)。

厥阴在足,肝经所钟。起大敦于行间,循太冲于中封。蠡沟、中都之会,膝关、曲泉之宫。袭阴包于五里兮,阴廉乃发;寻羊矢于章门兮,期门可攻(凡十四穴⑬,左右共二十八穴⑭)。

至若任脉行乎腹与胸,承将泄兮廉泉通。窥天突于璇玑,捊[10]华盖于紫宫。登玉堂兮膻中集,履中庭兮鸠尾冲。瞻巨阙兮二脘上中,过建里兮下脘攸同。水分兮神阙缥缈[11],阴交兮气海鸿濛[12]。石门直兮关元、中极,曲骨横兮会阴乃终(凡二十四穴)。

督脉行乎背部中,兑端接兮龈交从。素髎在鼻⑮兮,水沟疏通;神庭入发兮,上星瞳朦。囟会现兮前顶,百会俨兮尊崇[13]。后顶辅兮强间逢,脑户闭兮风府空。哑门通于大椎兮,陶道夷坦[14];身柱缥于神道兮,灵台穹窿[15]。至阳立下,筋缩、脊中。接脊悬枢,命门重重。歌阳关兮舞腰俞,愿长强兮寿无穷(凡二十七穴)。

**【校勘】**

①凡十一穴:原无,据《医经小学》补。

②凡二十穴:原无,据《医经小学》补。

③凡四十五穴:原无,据《医经小学》补。

④凡二十一穴:原无,据《医经小学》补。

⑤凡九穴:原无,据《医经小学》补。

⑥凡十九穴:原无,据《医经小学》补。

⑦凡六十三穴:原无,据《医经小学》补。

⑧凡二十七穴:原无,据《医经小学》补。

⑨凡九穴:原无,据《医经小学》补。

⑩凡二十三穴:原无,据《医经小学》补。

⑪凡四十四穴:原无,《医经小学》作"凡四十三穴",今据实有穴数补改。

⑫八:《医经小学》作"六"系误。

⑬凡十四穴:原无,《医经小学》作"凡十三穴",今据实有穴数补改。

⑭八:《医经小学》作"六",系误。

⑮鼻:原作"面",据《医经小学》改。

**【注释】**

[1]周身经穴赋:本赋原载于《医经小学》中,《医经小学》系明代刘纯所撰。

[2]纡(yū 淤):联系、绕结之意。

[3]颙垠(yín 银):边际,文中是说头维穴在额角的边缘上。

[4]瞻(zhān 沾):仰望之意。

[5]轩豁(xuān huò 宣货):开朗。在此作路径开阔解。

[6]缀(zhuì 坠)大包而如钩:缀作连接解,在此是说从周荣连系大包折向腋下,其走行如钩。

[7]麓(lù 路):山脚叫麓。

[8]夏蚋(ruì 瑞)闻焉:蚋,蚊子之类的小飞虫,这里是说,能听见夏天蚊虫的叫声。

[9]溯(sù 诉):逆流而上之意。

[10]捣(dǎo 岛):捣同捣,搅扰的意思。

[11]缥缈(piāo miǎo 飘秒):隐隐约约,若有若无的样子。

[12]鸿濛(méng 蒙):古人指混沌的状态叫鸿濛。

[13]百会俨(yǎn 衍)兮尊崇:俨是恭敬庄重的样子。本句是说百会穴居于头顶正中,是尊俨崇高的部位。

[14]夷(yí 宜)坦:平安、平坦之意。

[15]穹窿(qióng lóng 穷隆):是说天空中央隆起,四周下垂

的样子。文中言"神道兮灵台穹窿",是形容此二穴相当背部的隆起部位。

# 百　症　赋[1]　　《聚英》

**【提要】**　本赋介绍了针灸治病取穴的经验,列举了96症的主治穴位。其中头面五官28症,咽喉颈项6症,肩背腰腿6症,妇科7症,儿科1症,诸风伤寒5症,其他43症。治疗上述各症,共用穴156个,其中五输穴44个,俞募郄络穴25个。

[原文]　百症腧穴,再三用心。囟会连于玉枕,头风[2]疗以金针。悬颅、颔厌之中,偏头痛止;强间、丰隆之际,头痛难禁。

原夫面肿虚浮[3],须仗水沟、前顶;耳聋气闭[4],全凭听会、翳风。面上虫行[5]有验,迎香可取;耳中蝉噪[6]有声,听会堪攻。目眩[7]兮,支正、飞扬;目黄兮,阳纲、胆俞。攀睛[8]攻少泽、肝俞之所,泪出刺临泣、头维之处。目中漠漠[9],即寻攒竹、三间;目觉 [10],急取养老、天柱。观其雀目[11]肝①气,睛明、行间而细推;审他项强伤寒,温溜、期门而主之。廉泉、中冲,舌下肿疼堪取;天府、合谷,鼻中衄血宜追。耳门、丝竹空,住牙疼于顷刻;颊车、地仓穴,正口㖞[12]于片时。喉痛兮,液门、鱼际去疗,转筋[13]兮,金门、丘墟来医。阳谷、侠溪,颔肿口噤[14]并治;少商、曲泽,血虚口渴同施。通天去鼻内无闻之苦,复溜祛舌干口燥之悲。哑门、关冲,舌缓不语而要紧;天鼎、间使,失音嗫嚅[15]而休迟。太冲泻唇㖞以速愈,承浆泻牙疼而即移。项强多恶风,束骨相连于天柱;热病汗不出,大都更接于经渠。

且如两臂顽麻,少海就傍于三里;半身不遂,阳陵远达于曲池。建里、内关,扫尽胸中之苦闷;听宫、脾俞,祛残心下之悲凄。

久知胁肋疼痛,气户、华盖有灵;腹内肠鸣,下脘、陷谷能平。胸胁支满何疗,章门不容②细寻。膈疼饮蓄难禁,膻中、巨阙便针。胸满更加噎塞[16],中府、意舍所行;胸膈停留瘀血,肾俞、巨髎宜征。胸满项强,神藏、璇玑已试;背连腰痛,白环、委中曾经。脊强兮水道、筋缩;目眴③[17]兮颧髎、大迎。痉病[18]非颅息而不愈,脐风[19]须然谷而易醒。委阳、天池,腋肿针而速散;后溪、环跳,腿疼刺而即轻。梦魇[20]不宁,厉兑相谐于隐白;发狂奔走,上脘同起于神门。惊悸怔忡[21],取阳交、解溪勿误;反张悲哭,仗天冲、大横须精。癫疾必身柱、本神之令,发热仗少冲、曲池之津。岁热时行[22],陶道复求肺俞理;风痫[23]常发,神道须还心俞宁。湿④寒[24]湿④热[25]下髎定,厥寒厥热[26]涌泉清。寒栗[27]恶寒,二间疏通阴郄暗;烦心[28]呕吐,幽门开彻玉堂明。行间、涌泉,主消渴[29]之肾渴[30];阴陵、水分,去⑤水肿之脐盈。痨瘵传尸[31],趋魄户、膏肓之路;中邪霍乱,寻阴谷、三里之程。治疸消黄,谐后溪、劳宫而看;倦言嗜卧,往通里、大钟而明。咳嗽连声,肺俞须迎天突穴;小便赤涩,兑端独泻太阳经。刺长强于承山,善主肠风新下血[32];针三阴于气海,专司白浊[33]久遗精。

且如肓俞、横骨,泻五淋[34]之久积;阴郄、后溪,治盗汗[35]之多出。脾虚谷以不消,脾俞、膀胱俞觅;胃冷食而难化,魂门、胃俞堪责。鼻痔[36]必取龈交,瘿气[37]须求浮白。大敦、照海,患寒疝⑥[38]而善蠲;五里、臂臑,生疬疮[39]而能治。至阴、屋翳,疗痒疾之疼多;肩髃、阳溪,消瘾风⑦[40]之热极。

抑又论妇人经事改常,自有地机、血海;女子少气漏血,不无交信、合阳。带下产崩[41],冲门、气冲宜审;月潮违限,天⑧枢、水泉细详。肩井乳痈[42]而极效,商丘痔瘤而最良。脱肛趋百会、尾翳[43]之所,无子搜阴交、石关之乡。中脘主乎积痢,外丘收乎大肠。寒疟[44]兮商阳、太溪验,疹癖[45]兮冲门、血海强。

夫医乃人之司命,非志士而莫为;针乃理之渊微,须至人之指教。先究其病源,后攻其穴道,随手见功,应针取效。方知玄理之玄,始达妙中之妙。此篇不尽,略举其要。

【校勘】

①肝:原作"汗",据《针灸聚英》卷四上改。

②容:原作"用",据《针灸聚英》卷四上改。

③瞋:原作"眩",据《针灸聚英》卷四上改。

④湿:原作"温",据《针灸聚英》卷四上改。

⑤去:原作"丢",据《针灸聚英》卷四上改。

⑥疝:原作"症",据《针灸聚英》卷四上改。

⑦风:原作"中",据《针灸聚英》卷四上改。

⑧天:原作"大",据《针灸聚英》卷四上改。

**【注释】**

[1]百症赋:本赋首载于明·高武的《针灸聚英》中。此书的按语说:"百症,不知谁氏所作,辞颇不及于《指微》、《标幽》,曰百症者,宜其曲尽百般病症针刺也"。本赋流传较广,深受针灸临床工作者的欢迎。它是针灸歌赋中比较重要的一篇。

[2]头风:凡头痛之作止不常,有触即发者谓之头风。多由痰涎风火,郁遏经络,气血壅滞所致。

[3]面肿虚浮:此指头面浮肿之症,多因脾肾气虚,肺气失于肃降,通调水道的功能障碍,以致水气不行而致。

[4]耳聋气闭:这是由突然大怒所致之两耳无闻。

[5]面上虫行:是形容脸上痒麻有如虫子爬行的感觉。

[6]耳中蝉噪:蝉是虫名,又名知了。耳中蝉噪是形容耳鸣犹如群虫齐噪。

[7]目眩:即眼目昏花之症。

[8]攀睛:是指从眼角生出赤脉缕缕,横侵黑睛。也叫"胬肉攀睛"。

[9]目中漠漠:是形容两目如有烟尘密布,以致视物不清。

[10]目觉䀮(huāng 荒)䀮:指目不明,视物不清而言。

[11]雀目:即夜盲症。

[12]口喎(wāi 歪):即口角歪斜。本证多因风痰阻滞经络所致。

[13]转筋:俗称抽筋。多由气血不足,风冷或寒湿侵袭所

致。症见肢体筋脉牵掣拘挛,常见者为小腿肚转筋。《灵枢》阴阳二十五人篇上说:"血气皆少,则善转筋"。

[14]颔(hàn 汗)肿口噤:因颔部肿胀,以致不能张口。

[15]嗫嚅(niè rú 聂如):形容语言不爽,似说又停的样子。

[16]噎塞:阳气不得出者叫塞;阴气不得下降者叫噎。饮食入咽,阻碍不下的病症称为噎塞。

[17]目瞤(shùn 顺):即眼睑颤动之症。

[18]痊(cè 侧)病:脊背强直为痊。疑"痊"为"痉"之误。

[19]脐风:又称撮口,即新生儿破伤风。

[20]魇(yǎn 衍):在梦中惊叫或觉得有什么东西压住不能动叫魇,或魇梦。

[21]怔忡(zhēng chōng 征冲):《素问玄机原病式》说:"心中躁动谓之怔忡"属心悸一类,跳动往往上至心胸,下达脐腹。是由心阴虚损,心阳不足所致。

[22]岁热时行:指一年中的某些季节发生的时令性热病而言,即今之流行性热性病。

[23]风痫:痫的一种。外感风邪所致之抽搐也叫风痫。《圣济总录》说:"风痫病者,由心气不足,胸中蓄热,而又风邪乘之病间作也,其候多惊,目瞳子大,手足颤掉,梦中叫乎,身热瘛疭,摇头口噤,多吐涎沫,无所觉知是也"。

[24]湿寒:是指素有湿邪而复感风寒之症,证见肢肿腰痠、大便泄泻。

[25]湿热:此证因内热郁遏,不能宣行水道以致停滞而生湿。形盛气弱之人最多患之。

[26]厥寒厥热:厥寒即寒厥,因阳气虚微而引起。《素问》厥论:"阳气衰于下则为寒厥"。证见神倦恶寒、下利清谷、四肢厥冷、指甲青暗、甚至昏倒。厥热即热厥,由于邪热过盛,津液受伤所致。证见胸腹灼热、面赤、烦躁、尿赤、便秘、舌苔黄等。

[27]寒栗:又称振寒、寒战。自觉发冷且并有躯体颤抖,多

见于热病,是因里热炽盛,阳气不得外越所致。

[28]烦心:是指心神不定,心烦意乱之症。《素问》至真要大论说:"少阳司天,火淫所胜,民病烦心胸中热"。

[29]消渴:泛指口渴、多饮、多尿为主症的一类疾病。根据其病因、症状的不同,可分为上消、中消和下消。

[30]渴(jié 杰):通"竭",水干之意。王夫之《船山记》:"其冈童,其溪渴"。

[31]痨瘵(zhài 债)传尸:又名劳极、传尸劳、传尸、尸注等。《济生方》:"夫痨瘵一症,为人之大患,凡患此病者,传变不一,积年染症甚至灭门"。本病病程缓慢,是由于劳伤正气,正不胜邪所致。证见恶寒、潮热、咳嗽、咯血、饮食减少、肌肉消瘦、疲乏无力、自汗、盗汗、舌红无苔、脉细数等。

[32]肠风下血:由风热客于肠胃,或湿热蕴积于肠,损伤阴络而致大便带有鲜血之症叫肠风下血。

[33]白浊:病症名。一指小便色白而混浊;二指尿道口常滴出白色之浊物,小便时有涩痛,但尿不混浊。

[34]五淋:即石淋、气淋、膏淋、劳淋、血淋五种淋病的统称。

[35]盗汗:是指夜间入睡后出汗,醒后即止的一种症状,多因阴虚内热迫汗外泄所致。

[36]鼻痔:鼻腔内生赘肉肿块,统称鼻痔,又称鼻息肉。

[37]瘿气:瘿气即指"瘿"而言。《说文》说:"瘿,颈瘤也"。瘿有五种,即石瘿、泥瘿、痨瘿、忧瘿、气瘿(见《圣济总录》)。也有的书作为石瘿、肉瘿、筋瘿、血瘿、气瘿者(见《三因方》)。发病与水土、七情有关,证见颈前生小肿物,色红而高突,或蒂小而下垂,有如"瘿络"形状。

[38]寒疝:指小腹拘急,绕脐疼痛,出冷汗,恶寒肢冷,甚则手足麻木,周身疼痛之症,多因寒邪凝滞腹内所致。以阴囊冷痛为主的疝症,也叫寒疝。

[39]疬疮:多发生在颈项部,大小不等,其结块少者一、二个,

多者三、五个,甚至十余个,皮色不变,按之坚硬,推之能动,小者为瘰,大者为疬。若破溃后脓稀薄,久不收口,名疬疮,又名鼠疮。

[40]瘾风之热极:瘾,是瘾疹,即荨麻疹。"风之热极",乃指瘾疹之病因属于风热者,此症皮肤上出现大小不等之风团,成块成片,疹色鲜红、剧痒,灼热,舌红,脉浮数。

[41]产崩:指妇女产后胞宫突然大量出血之症。是产后危证之一。

[42]乳痈:是指发于乳房部的痈,此证由肝气郁结,胃热郁滞或因乳汁积滞而成。即急性乳腺炎。

[43]尾翳:鸠尾穴的别名。

[44]寒疟:因寒气内伏,秋凉再感疟邪叫寒疟。症见先寒后热,寒多热少,或但寒不热、无汗、脉弦紧。

[45]痃癖(xuán pǐ 玄痞):痃,是形容脐的两旁有条状筋块隆起,状若弓弦;癖,是指两胁部有积块,痛时触之可见,不痛时隐于两胁。癖分食癖、饮癖、寒癖、痰癖、血癖等。多因饮食失节,脾胃受伤,寒痰结聚气血搏结而成。痃与癖虽是两种症候。但习惯上通称为痃癖。

## 标 幽 赋[1]　　杨氏注解

【提要】　本文首谈经络,递次为候气、论针、取穴、标本论治、特定穴位、子午流注、补泻、治疗、禁针禁灸穴等。凡有关针灸学术中的重要问题,均一一论及。

[原文]　拯救之法,妙用者针。

却[1]病之功,莫捷于针灸。故《素问》诸书,为之首载,缓、和、扁、华[2],俱以此称神医。盖一针中穴,病者应手而起,诚医家之所先也。近世此科几于绝传,良为可叹!经云:拘于鬼神者,不可与言至德;恶于砭石者,不可与言至巧。此之谓也。又语云:一针、二灸、三服药。则针灸为妙用可知。业医者,奈之何不亟讲乎?

察岁时<sup>[3]</sup>于天道<sup>[4]</sup>，

夫人身十二经，三百六十节，以应一岁十二月，三百六十日。岁时者，春暖、夏热、秋凉、冬寒，此四时之正气。苟或春应暖而反寒，夏应热而反凉，秋应凉而反热，冬应寒而反暖，是故冬伤于寒，春必温病；春伤于风，夏必飧泄；夏伤于暑，秋必痎疟；秋伤于湿，上逆而咳。岐伯曰：凡刺之法，必候日月星辰、四时八正之气，气定乃刺焉。是故天温日明<sup>②</sup>，则人血淖液而卫气浮，故血易泻，气易行；天寒日阴，则人血凝泣而卫气沉。月始生，则气血始清<sup>③</sup>，卫气始行；月廓满，则气血实，肌肉坚；月廓空，则肌肉减，经络虚，卫气去，形独居。是以因天时而调血气也。天寒无刺，天温无灸<sup>④</sup>，月生无泻，月满无补，月廓空无治，是谓得天时而调之。若月生而泻，是谓脏<sup>⑤</sup>虚；月满而补，血气洋溢；络有留血，名曰重实。月廓空而治，是谓乱经。阴阳相错，真邪不别，沉以留止，外虚内乱，淫邪乃起。又曰：天有五运，金水木火土也；地有六气，风寒暑湿燥热也。

定形气于予心。

经云：凡用针者，必先度其形之肥瘦，以调其气之虚实，实则泻之，虚则补之，必先定其血脉，而后调之。形盛脉细，少气不足以息者危。形瘦脉大，胸中多气者死。形气相得者生，不调者病，相失者死，是故色脉不顺而莫针。戒之戒之！

**【校勘】**

①却：原作"劫"，据《针灸大全》改。

②明：原作"阳"，据《素问》八正神明论改。

③清：《素问》八正神明论作"精"。

④灸：此从《针灸大全》作"灸"，但《素问》八正神明论作"疑"。"疑"与"凝"古通用，故王注云："血淖液而气易行也"。《素问》移精变气论篇王注正作"凝"，《甲乙经》卷五第一上及《杨敬斋针灸全书》卷上亦均作"凝"。

⑤脏：此从《素问》八正神明论作"脏"，但新校正据全元起本谓"脏"当作"减"。

**【注释】**

[1]标幽赋：是针灸名家窦汉卿氏撰写的一篇针灸名著，见

于窦氏所著的《针经指南》之卷首，并曾有单刊本流传。《普济方》、《针灸大全》、《杨敬斋针灸全书》、《针灸聚英》及《类经附翼》等明代医学著作中，均转载了本赋。

本赋作者窦默字子声，初名傑，广平肥乡人。生于1196年（南宋·庆元二年丙辰），卒于1280年（元·至元十七年庚辰）。窦氏幼喜读书，其壮年因避金元兵乱而南走渡河，从名医李浩学铜人针法，返乡后以针灸名盛一时，著有《针经指南》、《流注指要赋》（又名《通玄指要赋》）和《六十六穴流注秘诀》等书。曾任元·昭文馆大学士及太师等职，死后封魏国公、谥文正。

本赋将针灸理论与实践中深奥难懂之处，提纲挈领地予以阐述标举，以发针灸学术中之幽微，故名"标幽赋"。

[2]缓、和、扁、华：指医缓、医和、扁鹊、华佗四名古代名医。

[3]岁时：即一年之四时。

[4]天道：天，指自然界。道，指规律。天道，即自然界事物变化的规律。

【按语】　古人认为，疾病之发生、发展及其转归与自然环境有密切关系，因而，诊断、治疗、判定预后和预防措施，均要因人因地因时制宜。术者必须详察病人的形质肥瘦与气之虚实，并参考脉象，以确定可否行针及施针所用手法，《灵枢》终始篇说："凡刺之法，必察其形气"，意即在此。

[原文]　春夏瘦而刺浅，秋冬肥而刺深。

经云：病有沉浮，刺有浅深，各至其理，无过其道，过之则内伤，不及则外壅，壅则贼邪从之，浅深不得，反为大贼，内伤五脏，后生大病。故曰春病在毫毛腠理，夏病在皮肤。故春夏之人，阳气轻浮，肌肉瘦薄，血气未盛,宜刺之浅;秋病在肉脉,冬病在筋骨,秋冬则阳气收藏,肌肉肥厚,血气充满,刺之宜深。又云:春刺十二井,夏刺十二荥,季夏刺十二俞,秋刺十二经,冬刺十二合,以配木火土金水。理见《子午流注》。

【按语】 春夏两季,阳气升散,肌肤疏松,肌肉瘦薄,则贼邪易犯表,故宜刺浅;秋冬两季,阳气收藏,肌肉肥厚,阳易闭于内,贼邪易深入至筋骨,故宜刺深。

[原文] 不穷[1]经络阴阳,多逢刺禁;

经有十二:手太阴肺,少阴心,厥阴心包络,太阳小肠,少阳三焦,阳明大肠,足太阴脾,少阴肾,厥阴肝,太阳膀胱,少阳胆,阳明胃也。络有十五:肺络列缺,心络通里,心包络内关,小肠络支正,三焦络外关,大肠络偏历,脾络公孙,肾络大钟,肝络蠡沟,膀胱络飞扬,胆络光明,胃络丰隆,阴跷络照海,阳跷络申脉,脾之大络大包,督脉络长强,任脉络尾①翳[2]也。阴阳者,天之阴阳,平旦至日中,天之阳,阳中之阳也。日中至黄昏,天之阳,阳中之阴也。合夜至鸡鸣,天之阴,阴中之阴也。鸡鸣至平旦,天之阴,阴中之阳也。故人亦应之。至于人身,外为阳,内为阴,背为阳,腹为阴,手足皆以赤白肉分之。五脏为阴,六腑为阳,春夏之病在阳,秋冬之病在阴。背固为阳,阳中之阳,心也;阳中之阴,肺也。腹固为阴,阴中之阴,肾也;阴中之阳肝也;阴中之至阴,脾也。此皆阴阳表里,内外雌雄,相输应也,是以应天之阴阳。学者苟不明此经络、阴阳、升降、左右不同之理,如病在阳明,反攻厥阴,病在太阳,反攻太阴,遂致贼邪未除,本气受蔽,则有劳无功,反犯禁刺。

【校勘】
①尾:原作"屏",据《灵枢》经脉篇改。

【注释】
[1]不穷:在此当"不精通"讲。

[2]尾翳:鸠尾穴的别名。

【按语】 阴阳学说是我国古代哲学理论之一,祖国医学很早就应用了这一学说,来认识和概括人体发生的各种生理现象及病理变化,并结合五行、脏腑、经络等学说,把临床上许多现象有机地联系起来,借以指导诊断和治疗。

经络理论是研究人体生理活动、病理变化及其相互联系的理论,它是在针灸实践中发展起来的,在现阶段又是指导针灸临床实践最有效的理论。因此,赋文中强调指出,不把阴阳和经络的理论搞通搞透,并用以指导实践,在临床上就必然易犯针灸的禁忌。原注中论阴阳一段见于《素问》金匮真言论。

[原文] 既论脏腑虚实,须向经寻。

欲知脏腑之虚实,必先诊其脉之盛衰,既知脉之盛衰,又必辨其经脉之上下。脏者,心、肝、脾、肺、肾也。腑者,胆、胃、大小肠、三焦、膀胱也。如脉之衰弱者,其气多虚,为痒为麻也。脉之盛大者,其血多实,为肿为痛也。然脏腑居位乎内,而经络横行乎外,虚则补其母也,实则泻其子也。若心病,虚则补肝木也,实则泻脾土也。至于本经之中,而亦有子母焉。假如心之虚者,取本经少冲以补之,少冲者井木也,木能生火也;实取神门以泻之,神门者俞土也,火能生土也。诸经莫不皆然,要之不离乎五行相生之理,当细思之。

【按语】

本段注文表明,五脏之虚实,表现于脉的盛衰。由于虚实盛衰的不同,其所致之证候亦各异,虚则补其母,实则泻其子的治疗原则,是溯本求源之方法。为了说明五脏间母子补泻关系与各经虚实为病的治则,以及取穴方法,现列表如下:

| | | 曲泉（合水） | 少冲（井木） | 大都（荥火） | 太渊（俞土） | 复溜（经金） |
|---|---|---|---|---|---|---|
| 补虚 | 取五输穴 | 曲泉（合水） | 少冲（井木） | 大都（荥火） | 太渊（俞土） | 复溜（经金） |
| | 母脏及其属性 | 肾（水） | 肝（木） | 心（火） | 脾（土） | 肺（金） |
| 五脏 | | 肝 | 心 | 脾 | 肺 | 肾 |
| 泻实 | 子脏及其属性 | 心（火） | 脾（土） | 肺（金） | 肾（水） | 肝（木） |
| | 取五输穴 | 行间（荥火） | 神门（俞土） | 商丘（经金） | 尺泽（合水） | 涌泉（井木） |

[原文] 原夫起自中焦，水初下漏[1]。太阴为始，至厥阴而方终；穴出云门，抵期门而最后。

此言人之气脉，行于十二经为一周，除任、督之外，计三百九十三穴。一日一夜有百刻，分于十二时，每一时有八刻二十分，每一刻计六十分，一时共计五百分。每日寅时，手太阴肺经生自中焦中府穴，出于云门起，至少商穴止；卯时手阳明大肠经，自商阳起至迎香止；辰时足阳明胃经，自头维至厉兑；巳时足太阴脾经，自隐白至大包；午时手少阴心经，自极泉至少冲；未时手太阳小肠经，自少泽至听宫；申时足太阳膀胱经，自睛明至至阴；酉时足少阴肾经，自涌泉至俞府；戌时手厥阴心包络经，自天池至中冲；亥时手少阳三焦经，自关冲至耳门；子时足少阳胆经，自瞳子髎至窍阴；丑时足厥阴肝经，自大敦至期门而终。周而复始，与滴漏无差也。

【注释】

[1]水初下漏：漏，是一种计时方法，我国古代用铜壶滴漏来计时。"水初下漏"是以水之开始下漏，喻人之气血开始流注，这里也说明气血是按一定的时间流注于各经的。

【按语】 十二经脉之气，由中焦发起，自手太阴肺经开始循行，在二十四小时之内行人体一周，各按其时至其所止之经，如寅时初，由肺经（云门穴）起开始循行，至丑时末至肝经（期门穴）而止。十二经循行的全部过程如下表。

| 寅 | 卯 | 辰 | 巳 | 午 | 未 |
| --- | --- | --- | --- | --- | --- |
| 手太阴<br>（肺） | 手阳明<br>（大肠） | 足阳明<br>（胃） | 足太阴<br>（脾） | 手少阴<br>（心） | 手太阳<br>（小肠） |
| 云门 | 商阳 | 承泣 | 隐白 | 极泉 | 少泽 |
| 少商 | 迎香 | 厉兑 | 大包 | 少冲 | 听宫 |

| 申 | 酉 | 戌 | 亥 | 子 | 丑 |
| --- | --- | --- | --- | --- | --- |
| 足太阳<br>（膀胱） | 足少阴<br>（肾） | 手厥阴<br>（心包） | 手少阳<br>（三焦） | 足少阳<br>（胆） | 足厥阴<br>（肝） |
| 睛明 | 涌泉 | 天池 | 关冲 | 瞳子髎 | 大敦 |
| 至阴 | 俞府 | 中冲 | 耳门 | 窍阴 | 期门 |

[原文]　正经十二,别络走三百余支;

十二经者,即手足三阴、三阳之正经也。别络者,除十五络,又有横络、孙络,不知其纪,散走于三百余支脉也。

正侧仰伏,气血有六百余候。

此言经络,或正或侧,或仰或伏,而气血循行孔穴,一周于身,荣行脉中三百余候,卫行脉外三百余候。

【按语】《素问》调经论说:"夫十二经脉者,皆络三百六十五节"。《灵枢》九针十二原说:"节之交三百六十五会……所言节者,神气之所游行出入也"。可见这个"节"字是指腧穴而言,正合人之一身左右共六百多穴之数。因为气血交会在这些穴位上,所以全身各部征象必然要由这些部位反映出来。"气血有六百余候"的意义,或在于此。

[原文]　手足三阳,手走头而头走足;手足三阴,足走腹而胸走手。

此言经络,阴升阳降,气血出入之机,男女无以异。

【按语】《灵枢》逆顺肥瘦篇说:"手之三阴,从胸走手;手之三阳,从手走头;足之三阳,从头走足;足之三阴,从足走腹"。本句赋文,即源于此段经文。

[原文]　要识迎随,须明逆顺。

迎随者,要知荣卫之流注,经脉之往来也。明其阴阳之经,逆顺而取之。迎者以针头朝其源而逆之,随者以针头从其流而顺之。是故逆之者为泻、为迎,顺之者为补、为随。若能知迎知随,令气必和,和气之方,必通①阴阳,升降上下,源流往来,逆顺之道明矣。

【校勘】

①通:原作"在",据《灵枢》终始篇改。

【按语】　"迎随"是由于针尖对于经脉循行方向的顺逆而构成的两种手法;逆其经脉者为迎,是泻法;顺其经脉者为随,是补法。"泻者迎之,补者随之"意即在此。

[原文]　况夫阴阳,气血多少为最。厥阴、太阳,少气多血;

太阴、少阴、少血多气；而又气多血少者，少阳之分；气盛血多者，阳明之位①。

此言三阴、三阳，气血多少之不同，取之必记为最要也。

**【校勘】**

①厥阴太阳……阳明之位：依刘衡如说（详见卷五"十二经气血多少歌"）当作少阴、太阳，少气多血；厥阴、少阳，少血多气；而气血俱多者，太阴、阳明之位。

**【按语】**《素问》气血形志篇说："夫人之常数，太阳多血少气；少阳常少血多气，阳明常多气多血，少阴常少血多气，厥阴常多血少气，太阴常多气少血"。这些都是根据阴有余则阳不足，阳有余则阴不足的阴阳互根的理论而来。脏腑一里一表，气血亦一多一少，唯独阳明为后天生化之源，故气盛血多。归纳如下表：

| 太阳 | 腑 | 多血少气 |
|------|------|----------|
| 少阴 | 脏 | 少血多气 |
| 少阳 | 腑 | 少血多气 |
| 厥阴 | 脏 | 多血少气 |
| 太阴 | 脏 | 少血多气 |
| 阳明 | 腑 | 多血多气 |

这些气血多少之说，主要是来自临床实践，并用以指导临床，《素问》血气形志篇："刺阳明出血气，刺太阳出血恶气，刺少阳出气恶血，刺太阴出气恶血，刺少阴出气恶血，刺厥阴出血恶气"。恶血是指出针时不宜出血，恶气是指出针时急闭其孔，不宜出气。

[原文] 先详多少之宜，次察应至之气。

凡用针者，先明上文气血之多少，次观针气之来应。

轻滑慢而未来，沉涩紧而已至。

轻浮、滑虚、慢迟、入针之后值此三者，乃真气之未到；沉重、涩滞、紧实,入针之后值此三者,是正气之已来。

既至也,量寒热而留疾;

留,住也;疾,速也。此言正气既至,必审寒热而施之。故经云:刺热须至寒者,必留针,阴气隆至,乃呼之,去徐,其穴不闭;刺寒须至热者,阳气隆至,针气必热,乃吸之,去疾,其穴急扪之。

未至也,据虚实而候气。

气之未至,或进或退,或按或提,导之引之,候气至穴而方行补泻。经曰:虚则推内进搓,以补其气;实则循扪弹努,以引其气。

气之至也,如鱼吞钩饵之沉浮;气未至也,如闲处幽堂之深邃[1]。

气既至,则针有涩紧,似鱼吞钩,或沉或浮而动;其气不来,针自轻滑,如闲居静室之中,寂然无所闻也。

气速至而速效,气迟至而不治。

言下针若得气来速,则病易痊,而效亦速也。气若来迟,则病难愈,而有不治之忧。故赋云[2]:气速效速,气迟效迟,候之不至,必死无疑矣。

【注释】

[1]邃(suì 岁):作深远解。

[2]赋云:此"赋"系指《金针赋》。

【按语】 从"先详多少之宜"到"气迟至而不治",都是阐述"针下得气"的。针下轻而空虚,是气未至;针下沉紧,是气已至;沉紧适度,是谷气至(谷气亦称真气)。沉紧过甚,为邪气盛。须待谷气至,方可行手法。《内经》中关于"针下得气"的记载很多,特别强调了行针时以得气为要。得气则有效,不得气则无效。《灵枢》九针十二原说:"刺之而气不至,无问其数,刺之而气至,乃去之,勿复针……刺之要,气至而有效,效之信,若风之吹云,明乎若见苍天,刺之道毕矣。"此段经文说明,用针刺治疗,如能得气,会有爽然劫病之效。

[原文] 观夫九针之法,毫针最微,七星上应[1],众穴主持。

言九针之妙,毫针最精,上应七星,又为三百六十穴之针。

本形金也,有蠲邪扶正之道;

本形,言针也。针本出于金,古人以砭石,今人以铁代之。蠲,除也。邪气盛,针能除之。扶,辅也。正气衰,针能辅之。

短长水也,有决凝开滞之机。

此言针有长短犹水之长短,人之气血凝滞而不通,犹水之凝滞而不通也。水之不通,决之使流于湖海,气血不通,针之使周于经脉,故言针应水也。

定刺象木,或斜或正;

此言木有斜正,而用针亦有或斜或正之不同。刺阳经者,必斜卧其针,无伤其卫;刺阴分者,必正立其针,毋伤其荣。故言针应木也。

口藏比火,进阳补羸[2]。

口藏,以针含于口也。气之温,如火之温也。羸,瘦也。凡下针之时,必口内温针暖,使荣卫相接,进己之阳气,补彼之瘦弱,故言针应火也。

循机扪而可塞以象土,

循者,用手上下循之,使气血往来也。机扪者,针毕以手扪闭其穴,如用土填塞之义,故言针应土也。

实应五行而可知。

五行者,金、水、木、火、土也。此结上文,针能应五行之理也。

**【注释】**

[1]七星上应:九针中毫针最细,其用途最广。在《内经》中有关针法的理论,也多指毫针而言。古人把毫针比成"七星"以应人之七窍,因七星在天,七窍亦应在上之故。毫针纤细,既适于七窍附近之腧穴,更可刺全身之腧穴,以治诸经之病,故原注中称之为"三百六十穴之针"。

[2]羸(léi 雷):瘦弱。

**【按语】** 以上数节,用五行学说,形象地说明毫针的针质、长短、针刺方向、温针、扪穴等几个问题。其中口内温针一说,在今天看来是不合适的,但我们应当从中得到这样启示,即:用粗针时,要注意针的温度,如针体太凉,将会影响得气。总结原注,列表如下:

| 应五行 | 金 | 水 | 木 | 火 | 土 |
|---|---|---|---|---|---|
| 作用 | 蠲邪扶正 | 决凝开滞 | 有邪有正，免伤荣卫 | 进阳补赢 | 循经塞穴 |
| 比拟 | 金者比古之兵器 | 以针之长短比水之长短 | 比树木之形有正干、有旁枝 | 口气之温，犹火之温 | 如土之壅塞 |
| 原注之解释 | 邪气盛能除之(对病邪)正气衰能补之(对机体) | 气血凝滞不通，针之，使周于经脉 | 刺阳经者，必斜卧针，免伤其卫；刺阴分者，必正立针毋伤其荣 | 使荣卫相接，进己之阳气，补彼之瘦弱 | 上下循之使气血往来，针毕以手扪闭其穴 |

[**原文**]　然是一①寸六分，包含妙理；

言针虽但长一寸六分，能巧运神机之妙，中含水火，回倒阴阳，其理最玄妙也。

虽细桢[1]于毫发，同贯多歧。

桢，针之干也。歧，气血往来之路也。言针之干，虽如毫发之微小，能贯通诸经血气之道路也。

可平五脏之寒热，能调六腑之虚实。

平，治也；调，理也。言针能调治脏腑之疾，有寒则温之，热则清之，虚则补之，实则泻之。

拘挛闭塞，遣八邪而去矣；寒热痹痛，开四关而已之。

拘挛者，筋脉之拘束。闭塞者，气血之不通。八邪者，所以候八风之虚邪，言疾有挛闭，必驱散八风之邪也。寒者，身作颤而发寒也。热者，身作潮而发热也。四关者，五脏有六腑，六腑有十二原，出于四关②，太冲、合谷是也。故太乙移宫之日，主八风之邪，令人寒热疼痛，若能开四关者，两手两足，刺之而已。立春一日起艮，名曰天留宫，风从东北来为顺令；春分一日起震，名曰仓门宫，风从正东来为顺令；立夏一日起巽，名曰阴洛宫，风从东南来为顺令;夏至一日起离,名曰上天宫,风从正南来为顺令;立秋一日起坤,名曰玄委宫,风从西南来为顺令;秋分一日起兑,名曰仓果宫,风从正西来为顺令;立冬一日起乾,名曰新洛宫,风从西北来为顺令;冬至一日起坎,名曰叶蛰宫,风从正北来为顺令。其风着人爽神气,去沉疴。背逆谓之恶风毒气,吹形骸即病,名曰时气留伏。流入肌骨脏腑,虽不即患,后因风寒暑湿之重感,内缘饥饱劳欲之染着,发患曰内外两感之痼疾,非刺针以调经络,汤液引其荣卫,不能已也。中宫名曰招摇宫,共九宫焉。此八风之邪,得其正令则人无疾,逆之则有病也。

**【校勘】**

①一:原作"三",《灵枢》九针十二原:毫针之长作三寸六分。《灵枢》九针论:作一寸六分。此外,《针灸大全》、《杨敬斋针灸全书》与《普济方》三书中所载之本赋,及《甲乙经》卷五第二、《医心方》卷二第五,均作一寸六分。从临床看,也多用一寸至二寸毫针,故改。

②四关者,五脏有六腑,六脏有十二原,出于四关:《灵枢》九针十二原作:"五脏有六腑,六腑有十二原,十二原出于四关"。

**【注释】**

[1]桢(zhēn 贞):古时筑墙所用之立木叫桢,在此指针之细直而言。

**[原文]** 凡刺者,使本神朝[1]而后入;既刺也,使本神定而气随。神不朝而勿刺,神已定而可施。

凡用针者,必使患者精神已朝,而后方可入针,既针之,必使患者精神才定①,而后施针行气。若气不朝,其针为轻滑,不知疼痛,如插豆腐者,莫与进之,必使②之候。如神气既至,针自紧涩,可与依法察虚实而施之。

定脚处,取气血为主意[2];

言欲下针之时,必取阴阳气血多少为主,详见上文。

下手处,认水木③是根基。

下手,亦言用针也。水者母也,木者子也,是水能生木也。是故济母裨其不足,夺子平其有余,此言用针,必先认子母相生之义。举水木而不及土金火者,省文也。

天地人三才也,涌泉同璇玑、百会。

百会一穴在头,以应乎天;璇玑一穴在胸,以应乎人;涌泉二④穴在足心,以应乎地,是谓三才也。

上中下三部也,大包与天枢、地机。

大包二穴在乳后,为上部;天枢二穴在脐旁,为中部;地机二穴在足腑,为下部,是谓三部也。

【校勘】

①才:疑为"安"字之误。

②使:《针灸大全》及《杨敬斋针灸全书》作"死"。

③木:《类经附翼》作"火"。

④二:原作"一",据《杨敬斋针灸全书》改。

【注释】

[1]朝:在此有汇聚之意。《书》禹贡:"江汉朝宗于海"。

[2]取气血为主意:此指在针刺取穴时,要考虑本经气血之多少,针刺多气多血之经,可出气出血;刺少气之经,不宜出气;刺少血之经,不宜出血。

【按语】 百会、璇玑、涌泉三穴,主天地人三部之病,可以取上治下,取下治上(如涌泉治头痛、百会治脱肛),亦可取上治上,取下治下(如百会治头风、涌泉治足腹诸疾),大包、天枢、地机三穴,主人之体内上、中、下三部,亦可按部取穴,以治上、中、下三焦之病。

[原文] 阳跷、阳维并督带①,主肩背腰腿在表之病;

阳跷脉,起于足跟中,循外踝,上入风池,通足太阳膀胱经,申脉是也。阳维脉者,维持诸阳之会,通手少阳三焦经,外关是也。督脉者,起于下极之腧,并于脊里,上行风府过脑循额,至鼻入龈交,通手太阳小肠经,后溪是也。带脉起于季胁,回身一周,如系带然,通足少阳胆经,临泣是也。言此奇经四脉属阳,主治肩背腰腿在表之病。

阴跷、阴维、任、冲脉②,去心腹胁肋在里之疑(疑者,疾也)。

阴跷脉,亦起于足跟中,循内踝,上行至咽喉,交贯冲脉,通足少阴肾经,照海是也。阴维脉者,维持诸阴之交,通手厥阴心包络经,内关是也。任脉起于中极之下,循腹上至咽喉,通手太阴肺经,列缺是也。冲脉起于气冲,并足少阴之经,夹脐上行至胸中而散,通足太阴脾经,公孙是也。言此奇经四脉属阴,能治心腹胁肋之里之疑。

**【校勘】**

①带:《普济方》、《针灸大全》及《杨敬斋针灸全书》均作"脉"。认为仅阳跷、阳维及督脉,此三脉属阳。原文及注,均经杨继洲改写。

②脉:《普济方》同(疑误)。《针灸大全》及《杨敬斋针灸全书》均作"带",认为阴跷、阴维、任脉、冲脉及带脉,此五脉皆属阴。原文及注,均经杨继洲改写。

**【按语】** 以上两节,分言奇经八脉各有所通之经穴,各有所主之疾病。阳跷、阳维、督脉、带脉主表,阴跷、阴维、任脉、冲脉四脉主里。现将原注内容,归纳如下表:

| 阴阳归属 | 奇经八脉名 | 所通之穴 | 所通之正经 | 主治 奇经所通之穴主治 | 奇经总主治 |
|---|---|---|---|---|---|
| 阳 | 阳跷脉 | 申脉 | 足太阳 | 腰背强痛、肢节烦痛、手足不遂、伤寒头痛、身体肿满、手背痛、腿膝肿痛、头面自汗等 | 肩背腰腿等表症 |
| | 阳维脉 | 外关 | 手少阳 | 肢节肿痛、臂膊冷痛、手足发热、手指节痛、不能屈伸、手足疼痛、头风、四肢不遂、筋骨疼痛等 | |
| | 督脉 | 后溪 | 手太阳 | 手足拘急、手足颤抖、头风痛、伤寒不解、中风不语、腰背强痛、筋骨痛等 | |
| | 带脉 | 临泣 | 足少阳 | 足跗肿痛、手足麻、手指颤抖、手足挛急、发热、脚膝肿痛、中风、手足不举等 | |

续表

| 阴阳归属 | 奇经八脉名 | 所通之穴 | 所通之正经 | 主治 | | 奇经总主治 |
| --- | --- | --- | --- | --- | --- | --- |
| | | | | 奇经所通之穴主治 | | |
| 阴 | 阴跷脉 | 照海 | 足少阴 | 喉咙闭塞、小便冷痛、妇人血晕、胎衣不下、小腹胀满、中满不快、积、疝气等 | | 心腹胁肋等里症 |
| | 阴维脉 | 内关 | 手厥阴 | 中满不快、心胸痞满、痰隔、横竖、疝气、胁肋痛、心下痞痛、肠风下血等 | | |
| | 任脉 | 列缺 | 手太阴 | 寒痛泄泻、妇女血积、小肠气痛、胎衣不下、胁痛、咳嗽寒痰、心腹痛等 | | |
| | 冲脉 | 公孙 | 足太阴 | 九种心痛、痰隔涎闷、胁肋疼痛、疝气疼痛气膈、产后血迷、中满不快、反胃呕吐等 | | |

[原文]　二陵、二跷、二交,似续而交五大;

二陵者,阴陵泉、阳陵泉也。二跷者,阴跷、阳跷也;二交者,阴交、阳交也。续,接续也。五大者,五体也。言此六穴,递相交接于两手,两足并头也。

两间、两商、两井,相依而别两支。

两间者,二间、三间也。两商者,少商、商阳也。两井者,天井、肩井也。言六穴相依而分别于手之两支也。

大抵取穴之法,必有分寸,先审自意,次观肉分;

此言取量穴法,必以男左女右中指与大指相屈如环,取内侧纹两角为一寸,各随长短大小取之,此乃同身之寸。先审病者是何病?属何经?用何穴?审于我意;次察病者瘦肥长短、大小肉分、骨节发际之间,量度以取之。

或伸屈而得之,或平直而安定。

伸屈者,如取环跳之穴,必须伸下足、屈上足以取之,乃得其穴。平直者,或平卧而取之,或正坐而取之,或正立而取之,自然安定,如承浆在唇下宛宛中之类也。

在阳部筋骨之侧,陷下为真;在阴分郄腘之间,动脉相应。

阳部者,诸阳之经也,如合谷、三里、阳陵泉等穴,必取夹骨侧指陷中为真也。阴分者,诸阴之经也,如手心、脚内、肚腹等穴,必以筋骨郄腘动脉应指,乃为真穴也。

取五穴用一穴而必端,取三经用一经而可正。

此言取穴之法,必须点取五穴之中,而用一穴,则可为端的矣。若用一经,必须取三经而正一经之是非矣。

头部与肩部详分,督脉与任脉易定。

头部与肩部,则穴繁多,但医者以自意详审,大小肥瘦而分之。督、任二脉,直行背腹中,而有分寸,则易定也。

【按语】 以上从"大抵取穴之法"到"督脉与任脉易定"均为循经取穴的要领。现将原注文意归纳如下表:

| 医者先自审意 | | 病属何经,取何经何穴? |
|---|---|---|
| 次观患者肉分 | | 看患者胖瘦、长短、大小,以量度取穴 |
| 寸法 | 中指同身寸 | 古多用之 |
| | 折量寸 | 今多用之 |
| 体位 | 伸屈 | 如取膝阳关穴,当屈膝;取尺泽则必伸肘;取环跳则伸下足而屈上足(侧卧) |
| | 平卧 | 仰卧平,以取四肢及胸腹诸穴 |
| | 正坐位 | 取头部穴多用 |
| | 正立位 | 如委中穴放血用 |
| | 自然安位 | 如取承浆等面部穴位 |
| 部位特点 | 阳部 | 多在筋骨之侧,宛陷中,如阳陵泉、阳溪等穴 |
| | 阴分 | 在屈侧分肉间,多为动脉之旁,如箕门、五里等 |
| 定位 | 定穴 | 取五穴用一穴 |
| | 定经 | 取三经用一经 |
| 取穴难易 | 头肩难 | 腧穴繁多,经脉迂曲交互,取穴较难 |
| | 任督易 | 直行前后,穴列整齐,易于折量取穴 |

[原文]　明标与本,论刺深刺浅之经;

　　标本者,非止一端也,有六经之标本,有天地阴阳之标本,有传病之标本。以人身论之,则外为标,内为本;阳为标,阴为本;腑阳为标;脏阴为本;脏腑在内为本,经络在外为标也。六经之标本者,足太阳之本,在足跟上五寸,标在目;足少阳之本在窍阴,标在耳之类是也。更有人身之脏腑、阳气阴血、经络,各有标本。以病论之,先受病为本,后传变为标。凡治病者,先治其本,后治其标,余症皆除矣。谓如先生轻病,后滋生重病,亦先治其轻病也。若有中满,无问标本,先治中满为急。若中满,大小便不利,亦无标本,先利大小便,治中满尤急也。除此三者之外,皆治其本,不可不慎。从前来者实邪,从后来者虚邪,此子能令母实,母能令子虚也。治法虚则补其母,实则泻其子,假令肝受心之邪,是从前来者,为实邪也,当泻其火;然直泻火,十二经络中,各有金、木、水、火、土也。当木之本,分其火也。故《标本论》云:本而标之,先治其本,后治其标。既肝受火之邪,先于肝经五穴,泻荥火行间也。以药论,入肝经药为引,用泻心药为君也。是治实邪病矣。又假令肝受肾邪,是为从后来者,为虚邪,当补其母,故《标本论》云:标而本之,先治其标,后治其本。肝木既受水邪,当先于肾经涌泉穴补木,是先治其标,后于肝经曲泉穴泻水,是后治其本,此先治其标者,推其至理,亦是先治其本也。以药论之,入肾经药为引,用补肝经药为君,是也。以得病之日为本,传病之日为标,亦是。

　　【按语】　现存于《针灸大全》中之本段注文,是摘引《内经》之原文,而杨氏除引部分经文外,着重从"虚则补其母,实则泻其子"的角度解释了行针时的标本论治。标本论治是中医临床的重要原则之一,《素问》标本病传论篇说:"知标本者,万举万当;不知标本,是谓妄行"。《内经》中关于标本论治有三项规定,即:治病先求其本,急则治其标和标本兼顾。关于急则治其标也有三项规定,即:先热而后生中满者,治其标;先病而后生中满者,治其标;大小便不利者,治其标。对急则治其标这三项内容,应当灵活领会,不可只拘此三者。

　　[原文]　住痛移疼,取相交相贯之径。

　　此言用针之法,有住痛移疼之功者也。先以针左行左转,而得九数,

复以针右行右转,而得六数,此乃阴阳交贯之道也。经脉亦有交贯,如手
太阴肺之列缺,交于阳明之路,足阳明胃之丰隆,走于太阴之径,此之
类也。

【按语】 以针止痛时,在手法上有阴阳交贯法(先左转,用
九数,后右转,用六数);在选经用穴上,有经络交贯法。因人体
经脉是迂曲而行的,故有两经或数经交会的腧穴,此类腧穴,全
身约有一百多个,以头部为最多。因一穴沟通数经,故此一穴能
治多经之病。

[原文] 岂不闻脏腑病,而求门、海、俞、募之微;

门海者,如章门、气海之类。俞者,五脏六腑之俞也,俱在背部二行。
募者,脏腑之募,肺募中府,心募巨阙,肝募期门,脾募章门,肾募京门,胃
募中脘,胆募日月,大肠募天枢,小肠募关元,三焦募石门,膀胱募中极。
此言五脏六腑之有病,必取此门、海、俞、募之最微妙矣。

【按语】 全身腧穴中,有以"门"命名者,有以"海"命名者,
是经气出入之门户及经气所归之处。这些腧穴对各经之病,均
有较好的疗效。在脏腑之气输转之俞穴及脏腑之气聚集之募
穴,施以针灸时,效果尤为显著。现将十四经中门、海、俞、募各
穴归纳如下表:

| 类别 | | 俞　　　穴 | 有效之因 | 穴数 |
|---|---|---|---|---|
| 门 | 头 | 耳门、哑门 | 经气出入之门户 | 22 |
| | 上肢 | 郄门、液门、神门 | | |
| | 下肢 | 箕门、冲门、殷门、金门 | | |
| | 胸 | 关门、滑肉门、云门、章门 | | |
| | 腹 | 幽门、石门、京门、期门、梁门 | | |
| | 背 | 魂门、肓门、风门、命门 | | |
| 海 | | 血海、少海、照海、小海、气海 | 经气之所归 | 5 |

续表

| 类别 | 俞　　穴 | 有效之因 | 穴数 |
|---|---|---|---|
| 俞 | 肝俞、心俞、脾俞、肺俞、肾俞<br>厥阴俞、胆俞、胃俞、膀胱俞、大肠俞、小肠俞、三焦俞 | 脏腑之气输转之处 | 12 |
| 募 | 期门(肝募)、巨阙(心募)、章门(脾募)、中府(肺募)、京门(肾募)、膻中(心包募)、日月(胆募)、中脘(胃募)、中极(膀胱募)、天枢(大肠募)、关元(小肠募)、石门(三焦募) | 脏腑之气聚集之处 | 12 |

[原文]　经络滞,而求原、别、交、会之道。

原者,十二经之原也。别,阳别也。交,阴交也。会,八会也。夫十二原者,胆原丘墟,肝原太冲,小肠原腕骨,心原神门,胃原冲阳,脾原太白,大肠原合谷,肺原太渊,膀胱原京骨,肾原太溪,三焦原阳池,包络原大陵。八会者,血会膈俞,气会膻中,脉会太渊,筋会阳陵泉,骨会大杼,髓会绝骨,脏会章门,腑会中脘。此言经络血气凝结不通者,必取此原、别、交、会之穴而刺之。

更穷四根、三结,依标本而刺无不痊;

根结者,十二经之根结也。《灵枢经》云:太阴根于隐白,结于太仓也;少阴根于涌泉,结于廉泉也;厥阴根于大敦,结于玉堂也;太阳根于至阴,结于目也;阳明根于厉兑,结于钳耳也;少阳根于窍阴,结于耳也;手太阳根于少泽,结于天窗、支正也;手少阳根于关冲,结于天牖、外关也;手阳明根于商阳,结于扶突、偏历也。手三阴之经不载,不敢强注。又云:四根者,耳根、鼻根、乳根、脚根也。三结者,胸结、肢结、便结也。此言能究根结之理,依上文标本之法刺之,则疾无不愈也。

【按语】　经气起源之处,叫根;经气结聚之处,叫结。因经气皆根于四肢之末,故称"四根";皆结于颈以上、胸、腹,故称"三结"。各经之根结如下表:

| 经脉 | 根 | | 结 | |
|---|---|---|---|---|
| | 部位 | 穴 | 部位 | 穴 |
| 太阳 | 足小趾 | 至阴 | 命门 | 睛明 |
| 阳明 | 足次趾 | 厉兑 | 颡大(钳耳) | 头维 |
| 少阳 | 足四趾 | 窍阴 | 窗笼(耳中) | 听宫 |
| 太阴 | 足大趾内端 | 隐白 | 太仓(上腹) | 中脘 |
| 少阴 | 足心 | 涌泉 | 廉泉(颈喉) | 廉泉 |
| 厥阴 | 足大趾外端 | 大敦 | 玉英(胸) | 玉堂 |

[原文]　但用八法、五门,分主客而针无不效。

针之八法,一迎随,二转针,三手指,四针投,五虚实,六动摇,七提按,八呼吸。身之八法,奇经八脉"公孙冲脉胃心胸",八句是也。五门者,天干配合分于五也,甲与己合,乙与庚合之类是也。主客者。公孙主,内关客之类是也。或以井荥俞经合为五门,以邪气为宾客,正气为主人。先用八法,必以五门推时取穴,先主后客,而无不效之理。

【按语】　本句所提之八法,乃指原注中之"身八法"而言。所谓"身八法"即"灵龟八法",也叫"奇经纳卦法",它是按奇经八脉理论,取与正经相通之穴,配合八卦,按时行针的一种方法。推算八法开穴时,要用数字计算。这种计算的方法是根据天干地支变化(甲己化土、乙庚化金、丁壬化木、戊癸化火、丙辛化水)而来。五门即指甲己、乙庚、丁壬……之类。可参阅本书"八法交会八穴歌"及"八法临时干支歌"。

[原文]　八脉始终连八会,本是纪纲;十二经络十二原,是为枢要。

八脉者,奇经八脉也。督脉、任脉、冲脉、带脉、阴维、阳维、阴跷、阳跷也。八会者,即上文"血会膈俞"等是也。此八穴通八脉起止,连及八会,本是人之纲领也,如网之有纲。十二经、十五络、十二原已注上文。枢要者,门户之枢纽也,言原出入十二经也。

【按语】　奇经八脉,统领全身诸脉,并与八会穴(气、血、脏、腑、筋、骨、脉、髓八者精气聚会之处)相连,可主治全身疾病。十二经又各有原穴,原穴是脏腑精气输注之处,也可以主治全身疾病。正经与奇经乃人身之纲纪;十二原与八会等穴为治病的要穴。

[原文] 一日取六十六穴之法[1],方见幽微。

六十六穴者,即子午流注井荥俞原经合也。阳干注腑,三十六穴,阴干注脏,三十穴,共成六十六穴,具载五卷子午流注图中。此言经络一日一周于身,历行十二经穴,当此之时,酌取流注之中一穴用之,以见幽微之理。

一时取一十二经之原,始知要妙。

十二经原,俱注上文,此言一时之中,当审此日是何经所主,当此之时,该取本日此经之原穴而刺之,则流注之法玄妙始可知矣。

【注释】

[1]一日取六十六穴之法:即指子午流注配穴法而言。详见本书第五卷。

【按语】 "一日取六十六穴",是子午流注取穴法中的"纳干法",也叫"纳甲法"。"一时取十二经之原",则是子午流注取穴法中的"纳支法"(又叫"纳子法")的一种。这种"纳支法"是一天中的时辰顺序配合十二经气血流注,一个时辰用一经原穴的一种方法,如寅时气血流注于肺,则应取肺经原穴(太渊)。另一种"纳干法"是应时在本经内井荥俞原经合六十六穴中,以补母泻子的方法来取穴行针。(前者参见下表。后者参见本书卷五,十二经病井荥俞原经合穴以补虚泻实。)

| 所针之经 | 肺 | 大肠 | 胃 | 脾 | 心 | 小肠 |
| --- | --- | --- | --- | --- | --- | --- |
| 时辰 | 寅 | 卯 | 辰 | 巳 | 午 | 未 |
| 时间 | 3～5 | ～7 | ～9 | ～11 | ～13 | ～15 |
| 原穴 | 太渊 | 合谷 | 冲阳 | 太白 | 神门 | 腕骨 |

续表

| 所针之经 | 膀胱 | 肾 | 心包 | 三焦 | 胆 | 肝 |
|---|---|---|---|---|---|---|
| 时辰 | 申 | 酉 | 戌 | 亥 | 子 | 丑 |
| 时间 | ～17 | ～19 | ～21 | ～23 | ～1 | ～3 |
| 原穴 | 京骨 | 太溪 | 大陵 | 阳池 | 丘墟 | 太冲 |

注:本表中的时间是按北京标准时间(中原时区)。依中医理论,应以地方时为宜。

[原文] 原夫补泻之法,非呼吸而在手指;

此言补泻之法,非但呼吸,而在乎手之指法也。法分十四者,循、扪、提、按、弹、捻搓、盘、推内、动摇、爪切、进、退、出、摄者是也。法则如斯,巧拙在人,详备《金针赋》内。

【按语】 补泻的方法,不应完全以呼吸作为关键,更重要的是在于手指的操作。《难经》七十八难说:"补泻之法,非必呼吸出内针也",即此之意。详参《金针赋》。

[原文] 速效之功,要交正而识本经[1]。

交正者,如大肠与肺为传送之府,心与小肠为受盛之官,脾与胃为消化之宫,肝与胆为清静之位,膀胱合肾,阴阳相通,表里相应也。本经者,受病之经,如心之病,必取小肠之穴兼之,余仿此。言能识本经之病,又要认交经正经之理,则针之功必速矣。故曰:宁失其穴,勿失其经;宁失其时,勿失其气。

交经缪刺[2],左有病而右畔取[3];

缪刺者,刺络脉也。右痛而刺左,左痛而刺右,此乃交经缪刺之理也。

泻络[4]远针[5],头有病而脚上针。

三阳之经,从头下足,故言头有病,必取足穴而刺之。

巨刺与缪刺各异,

巨刺者,刺经脉也。痛在于左而右脉病者,则巨刺之,左痛刺右,右痛刺左,中其经也。缪刺者,刺络脉也。身形有痛,九候无病,则缪刺之,右痛刺左,左痛刺右,中其络也。此刺法之相同,但一中经,一中络之异耳。

**【注释】**

[1]要交正而识本经:"交正"是指交经取穴中的正经(本经)而言。交经取穴,是临床上常用的一种配穴方法。取本经腧穴治本经之病,叫"本经取穴",也叫"正经取穴";又兼用与本经相合之经的腧穴则叫"交经配穴"。如肺经有病,即取肺经腧穴,又兼用大肠经腧穴。

[2]交经缪(jiū 鸠)刺:缪,交错之形也与缪刺的左病取右、右病取左意极相近。左侧病,浅刺右侧脉络;右侧病,浅刺左侧络脉。用这种方法配穴施针,就叫"交经缪刺"。

[3]右畔取:即右边取穴。畔,边侧之意,如江畔、耳畔。《楚辞》渔父:"行吟泽畔"。

[4]泻络:用三棱针浅刺络脉出血,叫"泻络法"。多用于血瘀气滞等证。

[5]远针:即《内经》所说的"远刺法",现在有人叫"远针法"。这是一种循经取穴的方法。"病在上而下取之,病在下而高取之,病在头者,取之足,病在腰者,取之腘",这些都是"远针法"。

**【按语】** 缪刺与巨刺用表区分如下:

| 刺别 | 同 | 区　别　要　点 | | | |
|------|-----|------|------|------|------|
| | | 针之所中 | 浅深 | 病邪客居 | 脉症关系 |
| 巨刺 | 左病刺右 右病刺左 | 经脉 | 深 | 邪客于经 | 脉虚实不调,或痛于左而右脉病者 |
| 缪刺 | 左病刺右 右病刺左 | 络脉 | 浅 | 邪客于络 | 身形有痛,九候无病 |

**[原文]** 微针与妙刺相通。

微针者,刺之巧也,妙刺者,针之妙也。言二者之相通也。

观部分而知经络之虚实。

言针入肉分,以天、人、地三部而进,必察其得气则内外虚实可知矣。

又云：察脉之三部，则知何经虚，何经实也。

视沉浮而辨脏腑之寒温。

言下针之后，看针气缓急，可决脏腑之寒热也。

【按语】 上两句原文是说明通过"观部分"、"视沉浮"来辨明经络和脏腑的虚实寒热。针下得气后，其局部必出现反应。一般说，经气实则沉紧，经气虚则松浮。在脉象上，沉实者为寒，浮大者为热。此两句原文，主要是提示医生应当从各个方面注意观察。

[原文]且夫先令针耀，而虑针损；次藏口内，而欲针温。

言欲下针之时，必先令针光耀，看针莫有损坏；次将针含于口内，令针温暖与荣卫相接，无相触犯也。

目无外视，手如握虎；心无内慕，如待贵人。

此戒用针之士，贵乎专心诚意，而自重也。令目无他视，手如握虎，恐有伤也；心无他想，如待贵人，恐有责也。

【按语】 "工欲善其事，必先利其器"。应将针勤加修挠，要使针尖圆钝，针体光耀匀直，这样，既有利于临床应用，又能减少折针事故的发生。

针灸医生临证时，要集中精神，消除杂念；对待患者，要认真负责；刺针时，既要沉着稳键，又要机智敏捷，不可草率慌张。正如《素问》针解篇上所说："如临深渊者，不敢堕也；手如握虎者，欲其壮也；神无营于众物者，静志观病人，无左右视也。"

[原文] 左手重而多按，欲令气散；右手轻而徐入，不痛之因。

下针之时，必先以左手大指爪甲于穴上切之，则令其气散，以右手持针，轻轻徐入，此乃不痛之因也。

空心恐怯，直立侧而多晕；

空心者，未食之前，此言无刺饥人，其气血未定，则令人恐惧；有怕怯之心，或直立，或侧卧，必有眩晕之咎也。

背目沉掐，坐卧平而没昏。

此言欲下针之时,必令患人莫视所针之处,以手爪甲重切其穴,或卧或坐,而无昏闷之患也。

推于十干、十变,知孔穴之开阖;

十干者,甲、乙、丙、丁、戊、己、庚、辛、壬、癸也。十变者,逐日临时之变也。备载"灵龟八法"中,故得时谓之开,失时谓之阖。

【按语】 子午流注时间配穴法,其中包括在十二正经上取六十六穴的纳干法(即本赋之"一日取六十六穴"),和在十二正经上取其原穴的纳支法(本赋之"一时取十二经之原"),以及用奇经八脉之纳卦法(本赋之"八法五门、十干十变")。请参阅下表:

**子午流注(时间穴法)分类表**

| 名　称 | | 本赋原句 | 所用之经 | 所取之穴 | 附记 |
|---|---|---|---|---|---|
| 正称 | 别称 | | | | |
| 纳干法 | 纳甲法 | 一日取六十六穴之法 | 十二正经 | 各经井荥俞原经合共66穴 | 狭义子午流注即指此言 |
| 纳支法 | 纳子法 | 一日取十二经之原 | 十二正经 | 按时取十二经之原 | |
| (奇经)纳卦法 | 灵龟八法 | 但依八法五门推于十干十变 | 奇经八脉 | 奇经八穴 | 窦氏八法流注 |

[原文] 论其五行、五脏,察日时之旺衰。

五行五脏,俱注上文。此言病于本日时之下,得五行生者旺,受五行克者衰。如心之病,得甲乙之日时者生旺,遇壬癸之日时者克衰,余仿此。

【按语】 古人认为五脏之气按五行规律,受日时之生克,生本脏者,是向愈之兆,为旺;克本脏者,是加重之征,为衰。《素问》脏气法时论里详细阐述了这一内容,将脏气法时论中不同日时对病情的影响,列表如下,以兹参考。

| | 四　季 | | | | 日 | | | | 时 | | |
|---|---|---|---|---|---|---|---|---|---|---|---|
| | 愈<br>(痊愈) | 甚<br>(加重) | 持<br>(维持) | 起<br>(好转) | 愈<br>(痊愈) | 加<br>(加重) | 持<br>(维持) | 起<br>(好转) | 慧<br>(神爽<br>病轻) | 甚<br>(病重) | 静<br>(安静) |
| 肝 | 夏 | 秋 | 冬 | 春 | 丙丁 | 庚辛 | 壬癸 | 甲乙 | 平旦 | 黄昏 | 夜半 |
| 心 | 长夏 | 冬 | 春 | 夏 | 戊己 | 壬癸 | 甲乙 | 丙丁 | 日中 | 夜半 | 平旦 |
| 脾 | 秋 | 春 | 夏 | 长夏 | 庚辛 | 甲乙 | 丙丁 | 戊己 | 未时 | 日出 | 黄昏 |
| 肺 | 冬 | 夏 | 长夏 | 秋 | 壬癸 | 丙丁 | 戊己 | 庚辛 | 黄昏 | 日中 | 夜半 |
| 肾 | 春 | 长夏 | 秋 | 冬 | 甲乙 | 戊己 | 庚辛 | 壬癸 | 夜半 | 辰戊<br>丑未<br>四时 | 黄昏 |

[原文]　伏如横弩,应若发机。

此言用针刺穴,如弩之视正而发矢,取其捷效,如射之中的也。

阴交阳别而定血晕,阴跷、阳维①而下胎衣。

阴交穴有二,一在脐下一寸,一在足内踝上三寸,名三阴交也,言此二穴,能定妇人之血晕。又言照海、外关②二穴,能下产妇之胎衣也。

【校勘】

①阳维:《杨敬斋针灸全书》作"阴维"义长。

②外关:《针灸大全》及《杨敬斋针灸全书》均作"内关",义长。

【按语】　原注中未指明"阳别"为何穴。按陈璧琉说,当为三焦之原阳池穴。他认为三焦原气,"是人的生命泉源"。故用此穴能益气固本,以治血晕。

[原文]　痹厥偏枯,迎随俾经络接续;

痹厥者,四肢厥冷麻痹。偏枯者,中风半身不遂也。言治此症,必须接气通经,更以迎随之法,使血气贯通,经络接续也。

漏崩带下,温补使气血依归。

漏崩带下者,女子之疾也。言有此症,必须温针待暖以补之,使荣卫调和而归依也。

【按语】 风与湿之中人,能使经络闭塞,气血壅滞,而成痹厥、偏枯之症。当用迎而夺之逆接之法,随而济之顺接之法以治之,以接续其经气。

妇女之崩漏,多由气虚不能摄血所致。带下多由气血亏损、脾虚、积冷所致。故宜用温补之法,以扶其正。

[原文] 静以久留,停针待之。

此言下针之后,必须静而久停之。

【按语】 定血晕、下胎衣、治痹厥、偏枯及崩漏、带下等症,均须静久留针。这种留针的方法是:行手法后将针留置而不动,经一定时间,候针下沉紧已过,出现松弛时再出针。治寒症时,均可用静久留针的方法。

[原文] 必准者,取照海治喉中之闭塞;端的处,用大钟治心内之呆痴。

【按语】 照海与大钟皆足少阴肾经之腧穴。肾经之脉,从肾上贯肝膈,入肺中,循喉咙、挟舌本,从肺出络心、注胸中。"故可治喉中闭塞及心内呆痴"。

[原文] 大抵疼痛实泻,痒麻虚补。

此言疼痛者,热宜泻之以凉,痒麻者冷,宜补之以暖。

[原文] 体重节痛而俞居,心下痞满而井主。

俞者,十二经中之俞。井者,十二经中之井也。

【按语】 十二经中之井荥俞经合各有所主之病。《难经》六十八难:"井主心下满……俞主体重节痛"。阴经之俞属土,阳经之俞属木,脾属土,脾主运化水谷,以濡养肢体,脾又主肌肉,故脾有病则体重节痛,刺阴经之俞(土)可补脾,刺阳经之俞(木)可制脾,故体重节痛刺俞可愈。阴经之井属木,阳经之井属金,肝经所生病主要为胸满呕逆,刺阴经之井(木)可舒肝,刺阳经之井

（金）可制肝，所以心下痞满之病，井穴可治。

[原文]　心胀咽痛，针太冲而必除；脾冷胃疼，泻公孙而立愈。胸满腹痛刺内关，胁疼肋痛针飞虎。

飞虎穴即支沟穴，以手于虎口尽飞，中指尽处是穴也。

【按语】　太冲为肝经之原穴，肝经循行胸胁与咽喉部分，故可治心胀咽疼；公孙为脾经络穴，脾与胃相表里，故公孙可治脾冷胃疼。内关为手厥阴经之络穴，支沟（飞虎）为手少阳三焦经之"经"穴，此两经之循行，均经过胸腹胁肋，故可治胸满、腹疼、胁痛、肋疼等症。

[原文]　筋挛骨痛而补魂门，体热劳嗽而泻魄户。头风头痛，刺申脉与金门；眼痒眼疼，泻光明与①地五；泻阴郄止盗汗，治小儿骨蒸；刺偏历利小便，医大人水蛊。中风环跳而宜刺，虚损天枢而可取。

地五者，即地五会也。

【校勘】

①与：原作"于"，据《普济方》改。

【按语】　肝主筋，筋骨相连，所以"筋挛骨疼"之症，与肝经有关，又因肝藏魂，故取魂门穴。

"体热劳嗽"，乃指久病之阴虚发热与虚劳咳嗽而言，法当滋阴清热。其症有关于肺，肺藏魄，故取魄户穴。

申脉与金门，皆足太阳经之腧穴。太阳经上额交巅，又从巅入络脑，故可治"头风头痛"。

肝开窍于目，肝脉内连目系，又肝与胆相表里，故胆经之络穴光明与地五会穴（亦胆经之腧穴）可治"眼痒眼疼"。

盗汗与小儿骨蒸，皆真阴亏损，亦宜用泻法使之生凉，以滋其阴、敛其阳，阴郄为心经之郄穴，汗为心之液，故取阴郄穴以治之。

偏历为大肠经络穴，大肠属金，金生水，"刺偏历利小便"，是用补金以壮水之法，肾阳壮，则小便自利，水蛊可除。中风后半身不遂，可取胆经之环跳穴治疗，环跳是治偏瘫的要穴。

"虚损"症,宜补脾胃之阳,以壮后天之本,故取胃经之天枢穴以治之。

[原文] 由是午前卯后,太阴生而疾温;离左酉南,月朔死而速冷。

此以月生死为期,午前卯后者,辰、巳二时也。当此之时,太阴月之生也。是故月廓空无泻,宜疾温之。离左酉南者,未、申二时也。当此时分,太阴月之死也。是故月廓盈无补,宜速冷之。将一月而比一日也。经云:月生一日一痏[1],二日二痏,至十五日十五痏,十六日十四痏,十七日十三痏,渐退,至三十日二痏。月望以前谓之生,月望以后谓之死,午前谓之生,午后谓之死也。

**【注释】**

[1]痏(wěi 委):小瘢痕。在此作次数讲,刺之三痏,即针刺三次。

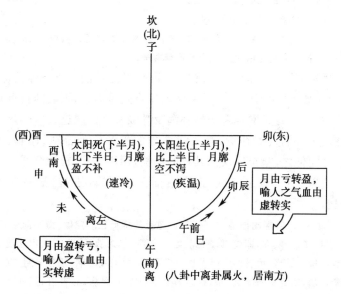

**【按语】** 古人本着天人相应的观点,认为人体气血盛衰可以月之盈亏作比,同样有周期性变化。根据此理,把一个白天比

作一个月。把每日的午前即辰巳二时（午前卯后）比为上半月，取月相由亏转盈，以喻人之气血由虚转实；把每日之午后，即未申二时（离左酉南），比为下半月，取月相由盈转亏，以喻人之气血由实转虚。午前气血之基础为虚，其向实转化过程中，应助其势用补法；午后气血之基础为实，在其向虚转变中，亦应顺势用泻法不用补法。图解如上。

"午前卯后"和"离左酉南"两句，原意是把每日午前卯后的时间，比之太阴之逐渐生长，宜用温补；每日离左酉南的时间，比之太阴之逐渐消亡，宜用凉泻，并无按日增减痏数之意。

[原文] 循扪弹努，留吸母而坚长；

循者，用针之后，以手上下循之，使血气往来也。扪者，出针之后，以手扪闭其穴，使气不泄也。弹努者，以手轻弹而补虚也。留吸母者，虚则补其母，须待热至之后，留吸而坚长也。

爪下伸提，疾呼子而嘘短。

爪下者，切而下针也。伸提者，施针轻浮豆许日提。疾呼子者，实则泻其子，务待寒至之后，去之速，而嘘且短矣。

【按语】 "循扪弹努，留吸母而坚长"是补法；"爪下伸提，疾呼子而嘘短"是泻法。这种补法的特点是缓而久，泻法的特点是急而暂。同时又配合着子母补泻及呼吸补泻。缓进、轻弹、热以久留、出针扪穴等补法，对久病体虚的患者较为合适；速刺、速提、动而伸之、寒至后疾出其针等泻法，用泻实邪，较为合适。

[原文] 动退空歇，迎夺右而泻凉；推内进搓，随济左而补暖。

动退，以针摇动而退，如气不行，将针伸提而已。空歇，撒手而停针。迎，以针逆而迎；夺，即泻其子也。如心之病，必泻脾子，此言欲泻必施此法也。推内进者，用针推内而入也。搓者，犹如搓线之状，慢慢转针，勿令太紧。随，以针顺而随之；济，则济其母也。如心之病，必补肝母，此言欲补必用此法也。此乃远刺寒热之法。故凡病热者，先使气至病所，次微微提退豆许，以右旋夺之，得针下寒而止。凡病寒者，先使气至病所，次徐徐进针，以左旋搓撞和之，得针下热而止。

【按语】 "动退空歇",是用泻法以取凉;"推内进搓",是用补法以取热。这是窦氏据《内经》原意提出的凉热手法的操作要领,正与《难经》七十八难所说:"推而内之是谓补;动而伸之是谓泻"之意相符。取热手法的术式是:推内进搓,左旋随而济之,特点是用力大,着重向内,在按插上着意;取凉手法的术式是:动退空歇,右旋迎而夺之,其特点是用力轻,着重向外,在提针上着意。

[原文] 慎之! 大患危疾,色脉不顺而莫针;

慎之者,戒之也。此言有危笃之疾,必观其形色,更察其脉若相反者,莫与用针,恐劳而无功,反获罪也。

[原文] 寒热风阴,饥饱醉劳而切忌。

此言无针大寒、大热、大风、大阴雨、大饥、大饱、大醉、大劳,凡此之类,决不可用针,实大忌也。

【按语】 《灵枢》终始及《素问》刺禁论中,对此均有详细记载。本书亦有专篇论述,可参阅之。

[原文] 望不补而晦不泻,弦不夺而朔不济;

望,每月十五日也。晦,每月三十日也。弦有上、下弦,上弦或初七或初八,下弦或廿二、廿三也。朔,每月初一日也。凡值此日,不可用针施法也。如暴急之疾,则不拘矣。

【按语】 古人认为,自然界的变化,必影响于人体。《灵枢》发露论说:"人与天地相参,与日月相应"。《素问》八正神明论说:"凡刺之法,必候日月星辰,月始生,气血始精……月廓满,气血实……月廓空,肌肉盛,经络虚。"古人经过精细的观察,指出:"月满则海水西盛",应之于人则"气血积,肌肉充";至其月廓空则海水东盛,此时人之气血亦虚。古人看到海水的潮汐,是受日月运行的影响。据理推论,人之气血也不能不受其影响。这种联系,不是一般的取类比象,而是指出月球与太阳的引力对人的气血的具体的影响。这仅是由推论而来,尚未证实。"望不补而晦不泻,弦不夺而朔不济",就是根据上述理论提出的。今列下表,可供参阅。

| 日期(夏历) | 月相 | 出现月相的原因 | 潮汐 | 人之气血 | 补泻 |
|---|---|---|---|---|---|
| 初一 | 新月(朔) | 月球在太阳地球间 | 大潮 | 转实 | 不济(补) |
| 初八(小月)<br>初七(大月) | 上弦(上缺其半) | 月球在太阳东90度 | 小潮 | 虚 | 不夺(泻) |
| 十五 | 望月(月全圆) | 月球在太阳相对方向(地球在太阳月球间) | 大潮 | 实 | 不补 |
| 廿二(小月)<br>廿三(大月) | 下弦(下缺其半) | 月球在太阳西90度 | 小潮 | 虚 | 不夺 |
| 三十 | 新月(晦) | 月球在地球太阳间 | 中潮 | 虚 | 不泻 |

[原文]　精其心而穷其法,无灸艾而坏其皮;

此言灸也,勉医者宜专心究其穴法,无误于着艾之功,庶免于犯于禁忌,而坏人之皮肉矣。

【按语】　灸法虽然安全但临床上亦不可滥用,医生必须慎重从事,认清病情选好适应证,始可施灸。否则将使患者徒受皮肉之苦,而收不到应得的效果。甚者,或可造成坏病。《伤寒论》中就有因误灸而造成坏病的记载。

[原文]　正其理而求其原,免投针而失其位。

此言针也,勉学者要明其针道之理,察病之源,则用针不失其所也。

避灸处而加四肢,四十有九;禁刺处而除六腧,二十有二。

禁灸之穴四十五,更加四肢之井,共四十九也。禁针之穴二十二,外除六腑之腧也。

【按语】　古代多用斑痕灸,所用之针亦粗,故有许多禁用的穴位。现在所用的针细,灸亦多不破皮,因而对禁针禁灸穴,应有新的认识。近年来,临床实践也一再证明,许多原来的禁穴,都可以行针着灸。但另一方面也应看到这些禁穴,都是古人实践中的经验,因此在使用这些禁穴时,仍需持慎重态度。

按禁灸穴歌(见后)计算,有四十五穴,又加四肢,共成四十九,不知"加四肢"确指何穴。

古代传统有二十八个禁针穴,其中包括了背部的肺、心、膈、肝、脾、肾六个腧穴。古人认为这六个腧穴可灸不可刺,但窦氏认为,这六个腧穴是不应列为禁刺的,故说:"禁刺处而除六腧,二十有二"。这些禁穴均载于本书"禁针歌"与"禁灸穴歌"之中。

[原文] 抑又闻高皇抱疾未瘥,李氏刺巨阙而后苏[1];太子暴死为厥,越人[2]针维会而复醒。肩井、曲池,甄权[3]刺臂痛而复射;悬钟、环跳,华佗[4]刺躄足而立行。秋夫[5]针腰俞而鬼免沉疴,王纂[6]针交俞而妖精立出。取肝俞与命门,使瞽士视秋毫之末[7];刺少阳与交别,俾聋夫听夏蚋之声。

此引先师用针,有此立效之功,以励学者用心之诚。

【注释】

[1]高皇抱疾未瘥,……而后苏:李氏治高皇一事,未详待考。在《魏书》中有:"李修,字恩祖,太和中,常在禁内,高祖、文明太后时有大豫,修待针药,治多有效"的记载,但未提针巨阙一事。

[2]越人:即秦越人,别名扁鹊。《史记》扁鹊仓公列传上说:"越人过虢(guó 国),虢太子死……扁鹊曰:若太子病,所谓尸厥者也……太子未死也,……乃使弟子子阳,厉针砥石以取三阳五会,有间,太子苏,乃使子豹为五分之熨,……二旬而复故"。

[3]甄权:唐代名医,许州扶沟(即今河南省扶沟县人,长于针灸,晚年被唐太宗赐为朝散大夫,撰有《脉经》、《针方》和《明堂人形图》等书。

[4]华佗:字元化,沛国,谯人,精于方药,处剂不过数种,针灸不过数处。别传载:有人病脚躄不能行,佗切脉,便解衣,点背数十处,相去一寸或五寸……言灸此各七壮;灸疮愈即行也。按《后汉书》、《三国志》、《独异志》、《志怪》等书对华佗事情的记载颇详。但除别传所载治躄足一例外,未见有悬钟、环跳治躄足者。

[5]徐秋夫:六朝人(宋),为绀阳令,工医者针,其事出《南史》,张部传及《江南通志》。

[6]王纂:《古今医统》载:宋·海陵人,习览经方,尤工针石,远近知其名,所疗多效。针妖一事是称赞其针术的一种传说。

[7]秋毫之末:兽类在秋天新长出来的细毛,称"秋毫"。秋毫之末指兽毛的尖细端。

【按语】　本节列举了古代名医验案八则,用以说明针灸之奇效。其中扁鹊针尸厥,甄权刺臂痛,已成为针灸史上的美谈。

[原文]　嗟夫[1]!去圣[2]逾远,此道渐坠。或不得意而散其学,或愆[3]其能而犯禁忌。愚庸智浅,难契[4]于玄言,至道渊深,得之者有几?偶述斯言,不敢示诸明达者焉,庶几乎童蒙之心启[5]。

【注释】

[1]嗟(jiē 街)夫:文言感叹词。

[2]圣:在此指古代之名医。

[3]愆(qiān 千):延误、过失。

[4]契(qì 气):相合。

[5]童蒙之心启:年幼无知叫"童蒙"。"蒙"有微昧暗弱之意。在此喻初学针灸的人可以受到启发。

【按语】《针灸大全》之注文最后有"此先师叹圣贤之古远,针道之渐衰,理法幽深,难造其极,复以谦逊之言以结之。吁,窦太师乃万世之师,穷道契玄,尚且谦言以示后学。世之徒知一二,而自矜自伐者,岂不愧哉。"

## 席 弘 赋[1]  《针灸大全》

【提要】 本赋主要阐述了各种病症的取穴及补泻手法。共提出五十余症,用六十余穴。

[原文]

凡欲行针须审穴,要明补泻迎随诀。
胸背左右不相同,呼吸阴阳男女别。
气刺两乳求太渊,未应之时泻列缺。
列缺头痛及偏正,重泻太渊无不应。

耳聋气痞[2]听会针,迎香穴泻功如神。
谁知天突治喉风[3],虚喘[4]须寻三里中。
手连肩脊痛难忍,合谷针时要太冲。

曲池两手不如意,合谷下针宜仔细。
心痛手颤少海间,若要除根觅阴市。

但患伤寒两耳聋,金门听会疾如风。
五般肘痛寻尺泽,太渊针后却收功。

手足上下针三里,食癖[5]气块凭此取。
鸠尾能治五般痫[6],若下涌泉人不死。
胃中有积刺璇玑,三里功多人不知。
阴陵泉治心胸满,针到承山饮食思。

大杼若连长强寻,小肠气[7]痛即行针。
委中专治腰间痛,脚膝肿时寻至阴。

气滞腰痛不能立,横骨大都宜救急。

气海专能治五淋,更针三里随呼吸。

期门穴主伤寒患,六日过经犹①未汗。
但向乳根二肋间,又治妇人生产难。

耳内蝉鸣腰欲折,膝下明存三里穴。
若能补泻五会间,且莫向人容易说。
睛明治眼未效时,合谷光明安可缺。

人中治癫功最高,十三鬼穴[8]不须饶。
水肿水分兼气海,皮内随针气自消。
冷嗽[9]先宜补合谷,却须针泻三阴交。
牙齿肿痛②并咽痹,二间阳溪疾怎逃。
更有三间肾俞妙,善除肩背消③风劳[10]。
若针肩井须三里,不刺之时气未调。
最是阳陵泉一穴,膝间疼痛用针烧。
委中腰痛脚挛急,取得其经血自调。
脚痛膝肿针三里,悬钟二陵三阴交。
更向太冲须引气,指头麻木自轻飘。
转筋目眩针鱼腹,承山昆仑立便消。
肚疼须是公孙妙,内关相应必然瘳。
冷风[11]冷痹[12]疾难愈,环跳腰俞④针与烧。
风府风池寻得到,伤寒百病一时消。
阳明二日寻风府,呕吐还须上脘疗。
妇人心痛心俞穴,男子疝癖三里高。
小便不禁关元好,大便闭涩大敦烧。
髋骨腿疼三里泻,复溜气滞便离腰。
从来风府最难针,却用工夫度浅深。
倘若膀胱气未散,更宜三里穴中寻。

若是七疝[13]小腹痛,照海阴交曲泉针。
又不应时求气海,关元同泻效如神。

小肠气撮痛连脐,速泻阴交莫在迟。
良久涌泉针取气,此中玄妙少人知。
小儿脱肛患多时,先灸百会次鸠尾。
久患伤寒肩背痛,但针中渚得其宜。

肩上痛连脐不休,手中三里便须求。
下针麻重即须泻,得气之时不用留。
腰连膝肿⑤急必大,便于三里攻其隘。
下针一泻三补之,气上攻噎[14]只管在。
噎不在时气海灸,定泻一时立便瘥。

补自卯南转针高,泻从卯北莫辞劳[15]。
逼针泻气便⑥须吸,若补随呼气自调。
左右捻针寻子午[16],抽针行气自迢迢。
用针补泻分明说,更用搜穷本与标。
咽喉最急先百会,太冲照海及阴交。
学者潜心宜熟读,席弘治病最名高⑦。

**【校勘】**

①犹:原作"尤",据《针灸聚英》卷四上及《类经附翼》卷四改。

②牙齿肿痛:原作"牙疼腰痛",据《针灸大全》及《杨敬斋针灸全书》改。

③消:原作"浮",据《针灸大全》及《杨敬斋针灸全书》改。

④俞:原作"间",据《针灸聚英》卷四改。

⑤膝肿:原作"胯痛",据《针灸大全》改。

⑥便:原作"令",据《针灸大全》及《杨敬斋针灸全书》改。

⑦最名高：原作"名最高"，据《针灸大全》、《杨敬斋针灸全书》及《针灸聚英》改，使句中平仄协调。

**【注释】**

[1]席弘赋：本赋首见于明代徐凤所撰的《针灸大全》中。高武辑《针灸聚英》时，予以转载，并在按语中说："右席弘赋，自《针灸大全》中表录于此，按席弘江西人，家世以针灸相传者"。

[2]耳聋气痞：是指因肝气郁滞，邪热互结，三焦不利，致气机不畅，经络闭阻而导致之耳聋，故文中言取听会，以泻上焦与肝胆经之郁热；取迎香以泻中、下焦阳明之邪热，能使邪去热清，则耳聋自愈。

[3]喉风：本证因风热之邪客于经络，深入肺胃脏腑，致气血凝滞，风热上攻，症见喉内红肿或连及项外肿痛，故又有缠喉风、锁喉风之名。

[4]虚喘：本症以肾不纳气为主，症见呼吸短促、动则喘甚，肺虚者可兼见烦热、自汗、咽喉不利等津液亏耗肺肾两虚之征。

[5]食癖：病名，是指因饮食无节伤及脾胃，致精气亏耗，邪冷之气搏结不散而形成之积聚，潜匿于两胁间者，按之若无物，有时作痛，当痛时方觉有物。

[6]五般痫：是马痫、牛痫、猪痫、羊痫、鸡痫的合称。痫疾开始发作时，所发出之喊叫声类似各种动物之吼叫，故名。此种吼声是因咽喉为痰梗塞而作响。

[7]小肠气：即疝气，是小肠坠入阴囊内，并伴有气痛的叫小肠气。

[8]十三鬼穴：指人中、少商、隐白、大陵、申脉、风府、颊车、承浆、劳宫、上星、曲池、舌下中缝、男会阴、女玉门头穴。详参本书卷九。

[9]冷嗽：此证因形体受寒，饮食冷物，致肺胃俱寒，痰气不宣而作嗽的症候。痰多清稀，白而有黏沫。

[10]风劳：风寒之邪入于经络，致痹痛不仁，失治则渐入脏，

继入于脏,久之耗伤气血虚损成劳。

[11]冷风:是因脾胃俱虚,风湿之邪侵入四肢肌肉及关节,初起麻木不仁,或时有冷痛或肢节痠楚之症。

[12]冷痹:即寒痹,《灵枢》贼风篇:"腠理开而遇风寒,则气血凝结,与故邪相袭,则为寒痹也。"

[13]七疝:《素问》骨空论作冲疝,狐疝,癫疝,厥疝,瘕疝,癀疝,癃疝;《诸病源候论》作厥疝,癥疝,寒疝,气疝,盘疝,腑疝,狼疝。《儒门事亲》,《素问注证发微》又各有一说。总之,都是从不同角度对疝的一种分类。

[14]噎:是指咽部在吞咽时有梗阻的感觉,多因肝气不舒,气逆上攻所致。

[15]补自卯南转针高,泻从卯北莫辞劳:是用一天的时辰,来说明补泻的。文中言补自卯南即指从卯(东)向午(南)的方向,大指向上,食指向下捻针为补;"泻从卯北",是指从卯(东)向子(北)的方向,即大指向下,食指向上捻针为泻。

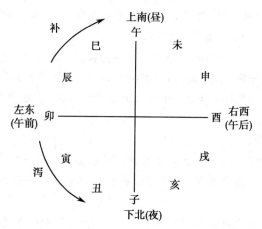

[16]左右捻针寻子午:子午在此指阴阳而言,如左捻针为补为阳,右捻针为泻为阴。

# 金 针 赋[1]   杨氏注解

【提要】　本篇共分九个段落，约两千余言，专题论述了针法。内有"爪而切之，下针之法；摇而退之，出针之法；动而进之，催气之法；循而摄之，行气之法"。赋中重点介绍了治病八法，烧山火、透天凉、阳中隐阴、阴中隐阳、子午捣臼、进气之诀，留气之诀和抽添之诀。此外，"白虎摇头"、"青龙摆尾"、"苍龟探穴"、"赤凤迎源"等手法也作了具体的阐述。

[原文]　观夫针道，捷[2]法最奇，须要明于补泻，方可起于倾危。先分病之上下，次定穴之高低。头有病而足取之，左有病而右取之[3]。男子之气，早在上而晚在下，取之必明其理；女子之气，早在下而晚在上，用之必识其时。午前为早属阳，午后为晚属阴，男女上下，凭腰分之。手足三阳，手走头而头走足；手足三阴，足走腹而胸走手。阴升阳降，出入之机[4]。逆之者为泻、为迎，顺之者为补、为随。春夏刺浅者以瘦，秋冬刺深者以肥[5]。更观元气厚薄，浅深之刺犹宜。

经曰：荣气行于脉中，周身五十度，无分昼夜，至平旦与卫气会于手太阴。卫气行于脉外，昼行阳二十五度，夜行阴二十五度，平旦与荣气会于手太阴。是则卫气之行，但分昼夜，未闻分上下，男女脏腑经络，气血往来，未尝不同也。今分早晚何所据依？但此赋今人所尚，故录此以参其见。

【注释】

[1]金针赋：本赋首载于徐凤《针灸大全》，为一位隐居西河号称泉石心的老专家所著。《针灸聚英》和《杨敬斋针灸全书》亦有刊载。

作者于明洪武庚辰仲春开始，从倪孟仲（洞玄）学习针法，翌年又从彭九思（东隐）先生学习，"深得两先生发明窦太师针道之书，梓岐风谷飞经走气补泻之法，数年用之百发百中，无不臻效"。1409年（永乐七年己丑）泉石心先生因遭受诬陷遂退寓西河。

正统四年(1439),作者认为自己"年已向暮,恐久失传",便借养病之暇,将倪、彭二公所传针法,"撮其简要编集成文,名曰金针赋"。现存针灸书籍中所载之针刺手法多源于此。成为我国针灸史上影响最大的一篇针刺手法专著。

[2]捷(jié 杰):快速之意,在此指针法简便,收效迅速。

[3]左有病而右取之:即古人说的邪深入刺大经的"巨刺"和邪在表刺其浅络的"缪刺"。

[4]阴升阳降出入之机:在两上肢高举时足三阴经由足走腹,手三阴经由胸走手,此皆由下而上,故称之为"阴升";同样体位,手三阳经由手走头、足三阳经由头走足,又皆由上而下,故称之为"阳降"。"出入"是从升降而来,是说气血按一定规律,在体内升降出入,循环不已,上下内外,无所不至之意。

[5]春夏刺浅者以瘦、秋冬刺深者以肥:即春夏阳气在上,经气在表,邪气在皮,故当浅刺;秋冬阳气在下,经气在里,邪气在深,故当深刺。

[原文] 原夫补泻之法,妙在呼吸手指[1]。男子者,大指进前左转呼之为补,退后右转吸之为泻,提针为热,插针为寒。女子者,大指退后右转吸之为补,进前左转呼之为泻,插针为热,提针为寒。左与右各异,胸与背不同,午前者如此,午后者反之。是故爪而切之,下针之法[2];摇而退之,出针之法[3];动而进之,催针之法[4];循而摄之,行气之法[5]。搓[6]而去病,弹[7]则补虚,肚腹盘旋[8],扪为穴闭[9]。重沉豆许曰按[10],轻浮豆许曰提[11]。一十四法[12],针要所备。补者一退三飞,真气自归;泻者一飞三退,邪气自避。补则补其不足,泻则泻其有余。有余者为肿为痛曰实,不足者为痒为麻曰虚。气速效速,气迟效迟,死生贵贱针下皆知。贱者硬而贵者脆,生者涩而死者虚,候之不至,必死无疑。

此一段手法,详注卷四。

【注释】

[1]妙在呼吸手指:此指补泻的技巧在于讲究呼吸和手指上

的功夫。

[2]爪而切之，下针之法：以左手大指爪甲切在穴上，使气血宣散，然后右手下针。

[3]摇而退之，出针之法：是一种两指持针柄，左右摇动，自内引外，缓缓出针之法。

[4]动而进之，催针之法：窦汉卿《针经指南》中"动，动者将针伸提而已"与《标幽赋》上之"动退空歇迎夺右而泻凉"合，亦与《金针赋》上"徐徐举针，退热之可凭"合。泉石心是窦氏学派传人，十四式单式手法又基本相同，因此我们疑心泉石心在晚年病中整理其先师文献时将"伸"误作"进"。催针，有催针下之气速至之意。

[5]循而摄之，行气之法：于所针部位，经络上下以指循按，即可催针下之气速来，气至之后，又可使气达到病所。

[6]搓(cuō 瑳)：转动针柄如搓线之状，向一个方向连续地转针。详参"赤凤迎源"按语三、四。

[7]弹：李梴说："弹者补也。以大指与次指相交而叠，病在上大指爪轻弹向上，病在下次指爪轻弹向下，使气速行，则气易至也"。

[8]肚腹盘旋：这里指进针得气后，将针由地部提至人部或天部，再将针扳倒，使之与皮肤呈45度角，像推磨那样缓缓地由外而内，或由内而外旋转针身的一种手法。这里说的"肚腹盘旋"，是指此法常用于脏腑病，于腹部行针之时。

[9]扪为穴闭：出针时，以指扪其穴，使气勿出，是一种补法。今多以指扪其穴，令勿出血。

[10]重沉豆许曰按：豆，是古代的重量单位，十六黍为一豆，六豆为一铢，在此用豆许是来形容向下按时用力的轻重程度。这里应当具体地解释为用力稍稍下按。

[11]轻浮豆许曰提：即轻轻用力稍稍上提。

[12]一十四法：是指本赋中的爪、切、摇、退、动、进、循、摄、搓、弹、盘、扪、按、提。

【按语】 补者一退三飞,泻者一飞三退:这里指的是一种飞针补泻,术式的区别是补法为飞推,泻法为飞退。据汪机《针灸问对》曾引宏纲陈氏之说,"食指连搓三下谓之飞";又于烧山火注中曰,"飞者进也"。最后汪氏按语说:"陈氏以搓为飞,他家以进为飞"。看来对"飞"的解释,诸家各执其词。我们以为《金针赋》中之"赤凤迎源"才是飞针(取凉)之法。

单式手法在《内经》里提到八种:爪、切、循、扪、推、按、弹、弩,但均未说明具体的使用方法。元·窦汉卿在他的《针经指南》里提到十四种:动、推、搓、进、盘、摇、弹、捻、循、扪、摄、按、爪、切,窦氏选用《内经》中六法,又补充了八法,还简要的说明了操作方法。他的后传弟子泉石心在《金针赋》里,也提出与窦氏基本相同的十四法(详见注释[12]),可见元末明初这个阶段单式手法基本定型为十四种。此间刘党真人在《针灸神书》(亦名《琼瑶神书》)里提出了二十六式单式手法,语焉不详,含义不清,多数与窦氏十四法同。明末杨继洲在《针灸大成》上提出"下手八法:揣、爪、搓、弹、摇、扪、循、捻"及"十二字分次第手法"。在有明一代,高武的《针灸聚英》及汪机的《针灸问对》都采用了窦汉卿的十四法。新中国成立以后,先有任作田氏提出了二十一式单式手法,后有陆瘦燕氏提出了十六式单式手法,都是以窦氏的十四法为基础而形成的。我们经过近廿年的研究和临床观察,在前人基础上提出二十四式单式手法,并按韵分类进行了有序的排列,厘定了术式,明确了技术关键。这二十四式单式手法是:

揣、爪、循、摄(穴上经上运作)

摇、盘、捻、搓(左右运作)

进、退、提、插(上下运作)

刮、弹、飞、摩(在针柄上运作)

动、推、战、弩(在针身上运作)

按、扪、搜、拨(进针后在穴上以及在针尖上运作)

单式手法,已够繁多,不宜再创新项。将古法进行整理,厘定术式,制定标准,使之整齐有序,以有效地用于临床,才是当务之急。此二十四法,《内经》之八法收其七,只收"爪"而不收"切"。窦氏十四法,用其十三,亦去"切"留"爪",《金针赋》十四法中仍去"切"留"爪",陆氏十六法同样去"切"留"爪"。上述诸书中多见"爪切"并提,在《针经指南》上,作为方法就没有明确地把"爪"、"切"两法区分开来,而杨继洲下手八法中的"揣"又与"切"近似,故二十四法中去"切"留"爪"。刮、战、搜、摩、飞来源于《琼瑶神书》及其他古代文献,"揣"摘录自杨继洲之下手八法第一法。"拨"取自《针灸大成》之拨内障法及郑奎山氏之《针法集锦》。

第一句"揣爪循摄",揣为用指腹寻穴,爪为用指甲切穴,循摄多并用在经上以激发经气,"揣爪循摄"形成一个联动激发经气的系列手法。第二句摇、盘、捻、搓都是左右环形运作的手法,其中搓法最重要,是许多复式手法的基础。第三句进、退、提、插是垂直的上下运作,按天人地三才法将穴分三部(三层)在一部之内向上为提,向下为插,一部以上向外(上)为退,向内(下)为进。第四句刮、弹、飞、摩,是在针柄上运作的手法,其中摩是飞法与搓法的基础方法。"飞"即"赤凤迎源"中的"上下左右、四围飞旋",主要用于取凉。第五句动、推、战(与颤同)、弩,动为带力向外出针,推是带力向内进针。针是"力"的载体,进针时医者必须力贯针中,才能针下得气,才能临床奏效,这一句是在针体上运作的手法。第六句是按、扪、搜、拨,前二字是进针后在经上、穴上,后二字是在针尖上。按之在前,使气在后;按之在后,使气在前,这是控制针感时按闭经气的一种方法,扪是出针后按闭针孔的方法,以防止针后出血。这是对二十四式单式手法的简要论述,各法均有规范的操作术式,临近的术式均有区别的要点,重要单式手法亦均有做成的标准。(此二十四式单式手法与国家针灸技术操作规范同)

[原文] 且夫下针之先,须爪按重而切之,次令咳嗽一声,

随咳下针。凡补者呼气,初针刺至皮内,乃曰天才;少停进针,刺入肉内,是曰人才;又停进针,刺至筋骨之间,名曰地才。此为极处,就当补之,再停良久,却须退针至人之分,待气沉紧,倒针朝病,进退往来,飞经走气[1],尽在其中矣。凡泻者吸气,初针至天,少停进针,直至于地,得气泻之,再停良久,即须退针,复至于人,待气沉紧,倒针朝病,法同前矣。其或晕针者,神气虚也,以针补之,口鼻气回,热汤与之,略停少顷,依前再施。

如刺肝经之穴,晕,即补肝之合穴,针入即苏,余仿此。或有投针气晕者,即补足三里,或补人中。大抵晕从心生,心不惧怕,晕从何生?如关公刮骨疗毒,而色不变可知。

**【注释】**

[1]飞经走气:运用手法使经气能循经流注,并送气到病所,叫飞经走气。

**[原文]** 及夫调气之法,下针至地之后,复人之分,欲气上行,将针右捻;欲气下行,将针左捻;欲补先呼后吸,欲泻先吸后呼。气不至者,以手循摄,以爪切掐,以针摇动,进捻搓弹,直待气至。以龙虎升腾[1]之法,按之在前,使气在后,按之在后,使气在前。运气走至疼痛之所,以纳气之法,扶针直插,复向下纳,使气不回。若关节阻涩,气不过者,以龙虎龟凤[2]通经接气大段之法驱而运之,仍以循摄爪切,无不应矣,此通仙之妙。

龙虎龟凤等法,亦注四卷。

**【注释】**

[1]龙虎升腾:又称龙虎飞腾,是一种配合押手,压之在前或压之在后,使气流通上下的一种捻法。先左捻行九数,边捻边推针入内,然后右捻行六数,边捻边提针向外,还同时要配合弹针法。

[2]龙虎龟凤:即"青龙摆尾"、"白虎摇头"、"苍龟探穴"、"赤凤迎源"四种手法。

**[原文]** 况夫出针之法,病势既退,针气微松,病未退者,针

气如①根,推之不动,转之不移,此为邪气吸拔其针,乃真气未至②,不可出之;出之者其病即复,再须补泻,停以待之,直候微松,方可出针豆许,摇而停之。补者吸之去疾,其穴急扪;泻者呼之去徐,其穴不闭。欲令腠密,然后吸气,故曰:下针贵迟,太急伤血;出针贵缓,太急伤气。以上总要,于斯尽矣。

《医经小学》云:出针不可猛出,必须作三、四次,徐转出之则无血,若猛出必见血也。《素问》补遗篇注云:动气至而即出针,此猛出也。然与此不同,大抵经络有凝血,欲大泻者当猛出。若寻常补泻,当依此可也。亦不可不辨。

考夫治病,其法有八:一曰烧山火[1],治顽麻冷痹,先浅后深,凡九阳而三进三退,慢提紧按,热至,紧闭插针,除寒之有准。二曰透天凉[2],治肌热骨蒸,先深后浅,用六阴而三出三入,紧提慢按,徐徐举针,退热之可凭。皆细细搓之,去病准绳。三曰阳中隐阴[3],先寒后热,浅而深,以九六之法,则先补后泻也。四曰阴中隐阳[4],先热后寒,深而浅,以六九之方,则先泻后补也。补者直须热至,泻者务待寒侵,犹如搓线,慢慢转针,法浅则用浅,法深则用深,二者不可兼而紊之也。五曰子午捣臼[5],水蛊膈气,落穴之后,调气均匀,针行上下,九入六出,左右转之,千遭自平。六曰进气之诀[6],腰背肘膝痛,浑身走注疼,刺九分,行九补,卧针五七吸,待气上下③,亦可龙虎交战[7],左捻九而右捻六,是亦住痛之针。七曰留气之诀④[8],痃癖癥瘕[9],刺七分,用纯阳,然后乃直插针,气来深刺,提针再停。八曰抽添之诀[10],瘫痪疮癞,取其要穴,使九阳得气,提按搜寻,大要运气周遍,扶针直插,复向下纳,回阳倒阴,指下玄微,胸中活法,一有未应,反复再施。

**【校勘】**

①如:原作"始",据《针灸大全》卷五及《杨敬斋针灸全书》改。

②真气未至:原作"至气真至",据《针灸大全》、《杨敬斋针灸

全书》及《针灸聚英》卷四下改。

③待气上下:原作"待上行",据《针灸聚英》卷四下改。

④诀:原作"交",据《针灸大全》卷五、《杨敬斋针灸全书》卷上及《针灸聚英》卷四下改。

**【注释】**

[1]烧山火:其法是将预定针刺深度分为浅、中、深三层。操作时由浅至深分三层进针,每层紧按慢提行九阳数,如此反复几遍,至病人自觉某一局部或全身有温热感时出针,并揉闭其孔。详参按语。

[2]透天凉:其法是将预定针刺深度分浅、中、深三层,操作时一次进针得气后由深至浅,每层紧提慢按行六阴数,如此反复几次,至病人自觉某一局部或全身有凉感时出针,不闭其孔。详参按语。

[3]阳中隐阴:是一种先补(热)后泻(凉)手法,因本法是以补为主,补中有泻故名阳中隐阴。此法在同一穴中,先在人部行烧山火,后在地部行透天凉的一种复合手法。适用于先寒后热,虚中夹实之证。详见本书卷四。

[4]阴中隐阳:是一种先泻(凉)后补(热)手法,因其法是以泻为主,泻中有补故名阴中隐阳。此法也是在同一穴位中,先在地部行透天凉,后在人部行烧山火的复合手法。详见本书卷四。

[5]子午捣臼:进针后先紧按慢提,左转行九阳数,后紧提慢按,右转行六阴数。如此反复操作。

[6]进气之诀:针进入九分深,向左捻行九阳数行补法,卧针以待气行。也可以向左捻行九阳数之后再向右捻行六阴数。这种左捻九右捻六的方法,与龙虎交战手法是相同的。

[7]龙虎交战:进针得气后要左捻九数(左为龙为阳,九亦为阳数);然后右捻六数(右为阴为虎,六亦为阴数)。如此左右交替称之为龙虎交战。

[8]留气之诀:先进针七分,向左转行九阳数,继之深入一

寸,再微提微伸(伸时用九数,提时用六数)。然后将针退至原处。

[9]疝癖癥瘕(xuán pǐ zhēng jiǎ 玄痞争甲):疝癖,是脐腹部或胁肋部有癖块的泛称。又有人认为疝与癖是两种症候,疝是积在脐周而言,有条状物隆起,大小不一,或痛或不痛;癖指积块隐匿于两胁肋之间。癥瘕指腹内痞块,坚硬不移痛有定处者为癥;聚散无常,痛无定处者为瘕。

[10]抽添之诀:在要穴上行九阳(左转九)之数得气后,再用提、按之法使针下气远传,然后向深部插针。

【按语】 "烧山火"是一种用针刺使机体产生热感的手法。《灵枢·九针十二原》里"徐而疾则实",即指此而言。按《灵枢·小针解》篇的解释:"徐而疾则实者,言徐内而疾出也。"简言之是慢进针、快出针。细言之是得气的情况下带力慢进针,这是取热的最基本方法,慢进针是主操作,而快出针是相配合的从属操作。元·窦汉卿在《标幽赋》上说"推内进搓,随济左而补暖",窦氏完善了这一手法。向内带力推针、搓针,随而济之,针向左转是一种补法,可以产生热感。它以单式手法"推"来领军,"推"就是向内带力进针,这为烧山火手法的发展打下了基础。窦氏学派的传人泉石心在窦氏于1280年逝世后的第159年,即1439年写成了中国第一部针刺手法专著《金针赋》,在《金针赋》里正式命名为"烧山火",位占治病八法之首。并为本手法提出完整的术式,讲清了"烧山火"手法的主治、技术关键及术式流程。500多年以来,烧山火手法从理论到实践皆以此为正宗。学习烧山火手法,必须精读书上的37字原文亦即口诀,一字不能疏忽。

"透天凉"是一种用针刺使机体产生凉感的手法。《灵枢·九针十二原》里"疾而徐则虚"即指此而言。按《灵枢·小针解》篇的解释:"疾而徐则虚者,言疾内而徐出也"。简言之是快进针、慢出针。细言之是在得气的情况下,带力慢出针,这是取凉的最基本手法。快进针是从属操作,是为慢出针作铺垫的。窦汉卿在《标幽赋》里说:"动退空歇,迎夺右而泻凉",把取凉手法概括得非常全面,连用力的趋向都讲得明明白白,用"动"字领衔,"动"是带力出针,带力出针是取凉,与上文带力进针取热正好是对文。这就为窦氏的学派传人泉石心写透天凉手法打下了基础,书上44字的原文也是一字不能疏忽。

我们的先人在医疗实践中发现热症的病人,其体内也同时产生"抗热"的因素;而寒症的病人,其体内也同时产生"抗寒"的因素。更重要的是先人们还研究出如何用毫针的方法在病人的机体上使寒症病人能自家生热,使热症病人能自家生凉,从而达到寒则热治,热则寒治的正治效果。这确是医学史上了不起的大事,这种医疗技术至今已延续了两千多年,这种手法不仅很完善,而且找出了其中规律。这种调动机体自身抗病能力的方法,其优势是不言而喻的。

[原文] 若夫过关过节催运气,以飞经走气,其法有四:一曰青龙摆尾[1],如扶船舵,不进不退,一左一右,慢慢拨动。二曰白虎摇头[2],似手摇铃,退方进圆,兼之左右,摇而振之。三曰苍龟探穴[3],如入土之象[4],一退三进,钻剔四方。四曰赤凤迎源[5],展翅之仪,入针至地,提针至天,候针自摇,复进其原,上下左右,四围飞旋,病在上吸而退之,病在下呼而进之。

以上手法,乃大略也。其始末当参考四卷。

【注释】

[1]青龙摆尾:是一种使气通过关节的针法,以手将针扳倒,使针尖朝向病所,如扶船舵,一左一右慢慢摇动,这是一种慢摇的手法。详参按语。

[2]白虎摇头:又称赤凤摇头,在得气之后,使针下气上行,要先用左手关闭下方;使针下气下行,即关闭上方。然后将针左右摇动,与青龙摆尾相比是一种快摇手法。详参按语。

[3]苍龟探穴:进针后取气,得气后扳倒针柄,按上下左右顺

序四方斜刺,每刺都要分三段进完全程,然后一次退出。这是倒针向四方斜刺,分天、人、地的三进一退手法。详参按语。

[4]入土之象:即指苍龟探穴手法。因针向四方斜刺,像苍龟入土一样,故名。

[5]赤凤迎源:又称凤凰展翅。详参按语。

**【按语】** 古典仿生学(龙虎龟凤)四法的表释(表一、表二、表三):

表一

| 仿生学比喻 | 原文 | 释义 | 用处 |
|---|---|---|---|
| 青龙摆尾 | 如扶船舵 | 以右手拇、食指捏住针柄(先扳倒针柄,针尖向病所) | 针在腧穴浅部时用以驱动经气,通过关节,这是浅而大摇之法 |
| | 不进不退 | 将针不进不退保持原位 | |
| | 一左一右 | 向左向右横向均匀拨动 | |
| | 慢慢拨动 | 速度要慢(像艄公掌控船舵一样拨动) | |
| 白虎摇头 | 手似摇铃 | 如以右手摇铃 | 针在腧穴深部时用以驱动经气,通过关节,这是深而小摇之法 |
| | 退方进圆 | 开始由内下方向外上方摇成圆形"↻"叫进圆;由外上方向内下方时在外下方要成直角"↵"叫退方 | |
| | 兼之左右 | 摇时要兼顾左右,将铃摇匀 | |
| | 摇而振之 | 在摇的过程中到右下角时,"↙↓"要用力振动之 | |

龙虎二法是"飞经走气通关过节催运气"之法,使用此法时必须配合"循摄爪切",始能"无不应矣",用好此法在飞经走气时有"通仙之妙"。(《金针赋》语)

表二

| 仿生学比喻 | 原文 | 释义 | 用处 |
|---|---|---|---|
| 苍龟探穴 | 如入土之象 | 是指针要斜刺(向病所),如龟要钻入土中之势 | 用以在腧穴各部各方向搜求针感 |
| | 一退三进 | 要将一穴分上、下、左、右四个方向刺入,每个方向要分天、人、地三部进行搜寻针感,然后一次退针,再重复操作 | |
| | 钻剔四方 | 向前进针探寻针感叫钻,向后退针搜寻针感时叫剔,这是一种非常仔细的动作,慢慢在穴位四方搜寻针感 | |

表三

| 仿生学比喻 | 原文 | 释义 |
|---|---|---|
| ①赤凤迎源 | ②展翅之仪 | 此法施术时如凤凰展翅 |
| | ③入针至地 | 取气的第一步 |
| | ④提针至天 | 取气的第二步 |
| | ⑤候针自摇 | 针下气满,针体自摇(应在⑥之下讲) |
| | ⑥复进其原 | 取气的第三步(在④⑤之间) |
| | ⑦上下左右 | 作手法时右手的动作程序 |
| | ⑧四围飞旋 | 术式 |

一、读如原文顺序是为了使口诀合韵顺口,实际操作应将⑤、⑥两句颠倒过来,方合医理。

二、第①句为名称,第②句为术式的仿生学仪态,第③、④、⑥句是一组在穴位全程出入针,由天到地,再由地至天,再由天至地的大幅度提插的一种取气方法,可以反复操作之。最后达到第⑤句气满自摇。

三、用搓针法更容易达到气满自摇,搓针法是以术者右手拇、食指相合,拇指尖向前,食指尖向后,用拇指指腹与食指第三节桡侧面相合来搓针,搓针要向一个方向,每一次搓360°,而且要连续搓,但绝不可令肌肉缠针(缠针时凭术者指感自知)。需达到四个指标即:①将针提之不出;②插之不入;③捻之不转;④气满自摇。要注意所说不出、不入、不转,不是纹丝不动的滞针,而是仅仅可动一丝,这个分寸要凭术者经验自行掌握。

四、虚搓与实搓交替使用:如出现再搓则肌肉缠针,不搓则达不到四点要求时可改用"虚搓"来代替实搓,即以同样的方法搓针,但力度要轻些,只摩针柄,而针身不转,要让这种摩针柄所产生的力沿圆形的针身下传至所针腧穴深部。如果把实搓比成生物显微镜的大螺旋粗调,则虚搓可比成小螺旋微调,在实际应用中往往以虚搓为主。

五、在不用守气(即在所针腧穴附近加一押手)的情况下,针在地部且已气满自摇,则可用飞针方法取凉。飞针的基础是得气,而其最佳前针感是"麻"。原文的⑦、⑧两句"上下左右、四方飞旋"讲的是飞针的术式。

术式:

1. 先将右手摆出飞针的姿势,即拇、食两指交叉,形若搓针,其他三指要平伸稍张开或屈曲三指均可。

2. 右手拇、食指由针的上方距针尾寸许处落向针根部,瞬即轻轻捏住针柄根部螺旋,由针根部向针尾部边右转边上提,以指纹摩针柄,力要轻,力要呈漏斗状要下紧上松,紧要紧到不能捏住针体,松要松到不能离开针体。这样反复飞针,在时间间隔上、在飞针速度上、飞针力度上都要一致起来,这在很大程度上要靠基本功支撑。

3. 这是由下而上(针根部——针尾部),由左而右(拇指向后,食指向前),要边旋转边向上,是在用指纹摩针柄,要体现出漏斗形下紧上松的用力特点。向上提是指用力方向,而针体本身不能移动。(此搓法与国家针灸技术操作规范同)。

[原文] 至夫久患偏枯,通经接气之法,有定息寸数。手足三阳,上九而下十四[1],过经四寸,手足三阴,上七而下十二[2],过经五寸,在乎摇动出纳,呼吸同法,驱运气血,顷刻周流,上下通接,可使寒者暖而热者凉,痛者止而胀者消。若开渠之决水,立时见功,何倾危之不起哉?虽然,病有三因,皆从气血,针分八法,不离阴阳。盖经脉昼夜之循环,呼吸往来之不息,和则身体康健,否则疾病竟生。譬如天下国家地方,山海田园,江河溪谷,值岁时风雨均调,则水道疏利,民安物阜①[3]。其或一方一所,风雨不均,遭以旱涝,使水道涌竭不通②,灾忧遂至。人之气血,受病三因,亦犹方所之于旱涝也。盖针砭所以通经脉,均气血,蠲[4]邪扶正,故曰捷法最奇者哉。

嗟夫!轩岐[5]古远,卢扁久亡,此道幽深,非一言而可尽,斯文细密,在久习而能通。岂世上之常辞,庸流之泛术,得之者若科之及第,而悦于心;用之者如射之发中,而应于目。述自先圣,传之后学,用针之士,有志于斯,果能洞造玄微,而尽其精妙,则世之伏枕之疴[6],有缘者遇针,其病皆随手而愈矣。

【校勘】

①民安物阜:原作"民物安阜",据《针灸大全》卷五、《杨敬斋针灸全书》卷上及《针灸聚英》卷四下改。

②通:原作"同",据《针灸聚英》卷四下改。

【注释】

[1]上九而下十四:是手足三阳经的定息寸数,(详见本书卷四)。

[2]上七而下十二:是指手足三阴经的定息寸数,(详见本书卷四)。

[3]阜(fù 付):丰盛。《诗·小雅·頍弁》:"尔殽既阜"。

[4]蠲(juān 捐):除去。《后汉书·卢植传》:"宜弘大务,蠲略细微。"

[5]轩岐（xuān qí 宣齐）："轩"指轩辕黄帝，"岐"指岐伯而言。

[6]痾（kē 科）：作病解。

**【按语】**

《金针赋》是一篇关于针刺手法最重要的经典文献，也可以说它是针刺手法的第一部专著。其作者是一位自号泉石心的老专家。在《金针赋》正文前有泉石心本人写的"序言"，在序言前还有收录本赋于其著作中的《针灸大全》作者徐凤（字廷瑞）的一段按语。徐凤的这段按语和泉石心的一篇序言把《金针赋》成文的始末和流传情况以及窦汉卿针刺手法学派的形成和发展说得清清楚楚。因为《金针赋》的序言流传不广，以致在针坛上有讹传之处，如将《金针赋》误传为徐凤所著、泉石心即徐凤，等等。今将黄龙祥的《针灸名著集成》中收录在《针灸大全》里的《金针赋》序原型照排如下，读者对于上述问题自会一目了然。

此《金针赋》，乃先师秘传之要法。得之者每每私藏而不以示人，以待价之千金可得也。予今以活人为心，更不珍藏，载于卷中，与同志之士共焉。学者慎勿轻视，若能熟读玩味，则用针之法，尽于此矣。后学廷瑞识。

# 金 针 赋 序

大明洪武庚辰仲春，予学针法，初学于洞玄先生孟仲倪公，明年公没过维阳，又学于东隐先生九思彭公。深得二先生发明窦太师针道之书，梓岐风谷飞经走气补泻之法，游江湖间，以之参问他师，皆不过能谈其概，及求精微之秒，百无一二。间有知者，亦莫尽知其奥。予于是甚悦于心，则知世所得者鲜矣。固深胸臆，宝而重之。数年间用而百发百中，无不臻效。永乐己丑，惜予遭诬，徙居于民乐耕锄之内，故退寓西河，立其堂曰"资深"，其号曰"泉石心"。以遁守自娱，过者皆曰此读书耕者之所也。凡有疾者求治，不用于针，多用于灸，自是梓岐凤谷之法荒废，而名不闻。非不以济人之心为心,盖不欲取誉于时耳。今也,予年向暮,髭鬓皆霜,恐久失传,拳拳在念,正统己未春末,养疾之暇,阅其所传针法之书,繁而无统,于是撮其简要,不愧疏庸,编集成文,名曰"金针赋"。金,乃世之宝也,非富贵不能得之,岂贫贱所能有也。名其金,称其贵也。贵能劫疾于顷刻之间,故以观夫发端,而嗟夫结意,则深叹美其法,而有收效之捷异耳。篇中首论头病取足,左病取右,男女早晚之气,手足经络顺逆之理;次论补泻下针,调气出针之法;末论治病驱运气血。通接至微之妙,而又叮咛勉其学者,务必尽其精诚,则可以起沉疴之疾。言虽鄙直,义则详明,尤且贯穿次第有序,使后之学者易为记诵,诵传不泯。俟他日有窦汉卿复出,而攻之熟,造之深,得于心而应于手,显用光大,必念乎今之删繁撮简成文者谁欤,是亦遗言于后也,必学者敬之哉!时正统四年己未岁八月既望,泉石心谨识。

## 玉 龙 赋 [1]　　《聚英》

**【提要】**《玉龙赋》是撷取"玉龙歌"的精华以赋的体例写成。全文介绍了 102 个穴位治疗 84 症的经验。其中头面五官和颈项肩背的疾患 21 症,胸腹和四肢的疾患 21 症,妇女小儿 4 症,内伤外感 21 症,痔疝大小便和其他疾患 17 症。在治疗的选穴上,着重于表里经的配合和"八脉交会穴"、俞募穴的使用。

**[原文]** 夫参博以为要,辑简而舍烦,总《玉龙》以成赋,信金针以获安。原夫卒暴中风,顶门[2]、百会;脚气连延,里、绝、三交[3]。头风鼻渊,上星可用;耳聋颐肿,听会偏高。攒竹、头维,治目疼头痛;乳根、俞府,疗气嗽①痰哮。风市、阴市,驱腿脚之乏力;阴陵、阳陵,除膝肿之难熬。二白[4]医痔漏,间使剿[5]疟疾;大敦去疝气,膏肓补虚劳。天井治瘰疬瘾疹,神门治呆痴笑咷[6]。

**【校勘】**

①气嗽:原作"嗽气",据《针灸聚英》卷四上改。

**【注释】**

[1]玉龙赋:本篇是总辑玉龙歌的要旨而成,原载于明·高武纂集的《针灸聚英》上。玉龙歌为宋代杨氏所作,元代王国瑞编撰的《扁鹊神应针灸玉龙经》,将此歌搜录在内,托名扁鹊所授。

[2]顶门:即囟会。

[3]里绝三交:即足三里、绝骨和三阴交。

[4]二白:为经外奇穴,在掌后大陵穴直上四寸,郄门穴的两侧各二分,两手共四穴。见卷七"经外奇穴"节。

[5]剿:作讨伐、消灭解,在此可引申作治疗解。

[6]咷(táo 桃):号哭;大哭。韩愈《祭河南张员外文》:"我泗君咷。"

**[原文]** 咳嗽风痰,太渊、列缺宜刺;尪羸[1]喘促,璇玑、气海当知。期门、大敦,能治坚痃疝气;劳宫、大陵,可疗心闷疮痍[2]。心悸虚烦刺三里,时疫痎[3]疟寻后溪。绝骨、三里、阴交,脚气[4]宜此;睛明、太阳、鱼尾,目症凭兹。老者便多,命门兼肾俞而着艾;妇人乳肿,少泽与太阳之可推。身柱蠲嗽,能除膂[5]痛;至阳却疸,善治神疲。长强、承山,灸痔最妙;丰隆、肺俞,痰嗽称奇。

**【注释】**

[1]尪羸(wāng léi 汪雷):瘦弱之意,形容枯瘦如柴的病人。

[2]痍(yí 夷):创伤。《公羊传·成公十六年》:"王痍者何?伤乎矢也。"

[3]痎(jiē 街):指两天一发的疟疾。

[4]脚气:古名脚风,又名脚弱,因外感湿邪风毒,或为饮食厚味所伤,积湿生热流注于脚而成。症见腿脚麻木痠痛,无力或

挛急,或肿胀,或枯萎,或胫红肿发热,进而入腹攻心,小腹不仁,呕吐不食,心悸、胸闷、气喘,神志恍惚,言语错乱。

[5]膂(lǚ旅):即背部脊柱两侧肌肉。

**[原文]** 风门主伤冒①[1]寒邪之嗽,天枢理感患脾泄之危。风池、绝骨,而疗乎伛偻[2];人中、曲池,可治其痿痹[3]。期门刺伤寒未解,经不再传;鸠尾针癫痫已发,慎其妄施。阴交、水分、三里,蛊胀宜刺;商丘、解溪、丘墟,脚痛堪追。尺泽理筋急之不用②,腕骨疗手腕之难移。肩脊痛兮,五枢兼于背缝[4];肘挛痛兮,尺泽合于曲池。风湿传于两肩,肩髃可疗;壅热盛乎三焦,关冲最宜。手臂红肿,中渚、液门要辨;脾虚黄疸,腕骨、中腕何疑。伤寒无汗,攻复溜宜泻;伤寒有汗,取合谷当随。

**【校勘】**

①冒:原作"胃",据《针灸聚英》卷四上改。

②用:原作"幸",据《针灸聚英》卷四上改。

**【注释】**

[1]伤冒:冒,在此作冲犯;冒犯解。《汉书》霍去病传:"直冒汉围。"伤冒,有伤犯之意。

[2]伛偻:腰背弯曲叫伛偻。

[3]痿痹:指肢体筋脉迟缓,背曲身俯之状。

[4]背缝:经外奇穴,《针灸集成》称作胛缝,位于肩骨端直下腋缝尖。

**[原文]** 欲调饱满之气逆,三里可胜;要起六脉之沉匿[1],复溜称神。照海、支沟,通大便之秘;内庭、临泣,理小腹之膜[2]。天突、膻中医喘嗽,地仓、颊车疗口喎。迎香攻鼻窒为最,肩井除臂痛如拿。二间治牙疼,中魁[3]理翻胃而即愈;百劳[4]止虚汗,通里疗心惊而即差[5]。大小骨空[6],治眼烂能止冷泪;左右太阳,医目疼善除血翳。心俞、肾俞,治腰肾虚乏之梦遗;人中、委中,除腰脊痛闪之难制。太溪、昆仑、申脉,最疗足肿之迍[7];涌泉、关元、丰隆为治尸劳之例。

**【注释】**

[1]匿(nì 逆):隐藏、躲避。

[2]䐜(chēn 嗔):即腹胀之意。

[3]中魁:经外奇穴,位于中指背侧,当近侧指间关节横纹中点处。阳溪穴的别名也叫中魁。

[4]百劳:为经外奇穴,位于大椎穴直上二寸,旁开一寸处。又为大椎穴别名。

[5]差(chài):同"瘥"作病愈解。

[6]大小骨空:为经外奇穴,大骨空在拇指背侧中节关节中央;小骨空在小指背侧第一、二节的中央。

[7]迍(zhūn 谆):行动迟缓为迍。

**[原文]** 印堂治其惊搐,神庭理乎头风。大陵、人中频泻,口气全除;带脉、关元多灸,肾败堪攻。腿脚重疼,针髋[1]骨、膝关、膝眼;行步艰楚,刺三里、中封、太冲。取内关于照海,医腹疾之块;搐迎香于鼻内,消眼热之红。肚痛秘结,大陵合外关于支沟;腿风湿痛,居髎兼环跳于委中。上脘、中脘,治九种之心痛[2];赤带白带,求中极之异同。

又若心虚热壅,少冲明于济夺;目昏血溢[3],肝俞辨其实虚。当心传之玄要[4],究手法之疾徐[5]。或值挫①闪疼痛之不定②,此为难拟定穴之可祛。辑管见以便诵读,幸高明而无哂诸。

此赋总辑《玉龙歌》要旨尔,歌见三卷。

**【校勘】**

①挫:原作"坐",据《针灸聚英》卷四改。

②定:原作"足",据《针灸聚英》卷四改。

**【注释】**

[1]髋(kuān 宽)骨:奇穴,位于大腿前外侧,梁丘穴外开一寸陷中。

[2]九种心痛:有两种解释:①虫痛、注痛、风痛、悸痛、食痛、饮痛、冷痛、热痛、去来痛。②饮痛、食痛、气痛、血痛、冷痛、热

痛、悸痛、虫痛、痊痛。现在多认为是泛指上腹、脘部和前胸部的疼痛。

[3]目昏血溢：目昏又名目眜，即视力减退，昏花不清属虚。血溢即目充血，由肝胆实火上冲属实。是眼病中虚实不同的两种症状。

[4]玄要：玄，作奥妙、微妙解。《老子》："玄之又玄，众妙之门"。要，作重要、切要解。韩愈《进学解》："记事者必提其要"。在这里是指针灸技术中的玄妙和重要之处。

[5]疾徐："疾徐"多作"徐疾"，原出于《内经》，在此是泛指针刺手法。

## 通玄指要赋[1]　　杨氏注解

【提要】　本赋总结了50余种疾病针灸治疗时的取穴经验。共用腧穴43个，肘膝以下的五输穴占大多数。本赋所录疾病以五官科的各种疼痛症为最多。

[原文]　必欲治病，莫如用针。

夫治病之法，有针灸，有药饵，然药饵或出于幽远之方，有时缺少，而又有新陈之不等，真伪之不同，其何以奏肤功，起沉疴也？惟精于针，可以随身带用，以备缓急。

巧运神机之妙；

巧者，功之善也。运者，变之理也。神者，望而知之。机者，事之微也。妙者，治之应也。

工开圣理之深。

工者，治病之体也。圣者，妙用之端。故《难经》云：问而知之谓之工，闻而知之谓之圣。夫医者意也，默识心通，贯融神会，外感内伤，自然觉悟，岂不谓圣理之深也。

外取砭针，能蠲邪而扶正；

砭针者，砭石是也。此针出东海，中有一山，名曰高峰，其山有石，形如玉簪,生自圆长,磨之有锋尖,可以为针,治病疗邪无不愈。

中含水火[2],善回阳而倒阴。

水火者,寒热也。惟针之中,有寒热①补泻之法,是进退水火之功也。回阳者,谓阳盛则极热,故泻其邪气,其病自得清凉矣。倒阴者,谓阴盛则极寒,故补其虚寒,其病自得温和矣。此回阳倒阴之理,补泻盛衰之功。

**【校勘】**

①热:原作"邪",今据文义改。

**【注释】**

[1]通玄指要赋:本赋又名流注指要赋。是金元时代,针灸学家窦汉卿所著。明·高武在《针灸聚英》里辑入此赋,《针灸大成》在收录此赋时又作了注解。本赋反映了窦氏在穴法方面的特点。正如窦氏所说,这些经验确有"除疼痛于目前,愈瘵疾于指下"之效。

[2]中含水火:此指术者运用针法,刺入穴后,有如水的寒凉感,可用以滋阴清热;或有如火的温热感,用以回阳。

**[原文]** 原夫络别支殊;

别者,辨也。支者,络之分派也。《素问》云:络穴有一十五,于十二经中每经各有一络。外有三络:阳跷络在足太阳经;阴跷络在足少阴经;脾之大络在足太阴经。此是十五络也,各有支殊之处,有积络,有浮络,故言络别支殊。

经交错综;

交经者,十二经也。错者,交错也。综者,总聚也。言足厥阴肝经,交出足太阴脾经之后,足太阴脾经,交出厥阴肝经之前,此是经络交错,总聚之理也。

或沟池溪谷以歧异;

歧者,路也。其脉穴之中,有呼为沟、池、溪、谷之名者,如歧路之各异也。若水沟、风池、后溪、合谷之类是也。一云《铜人经》乃分四穴:沟者水沟穴,池者天池穴,溪者太溪穴,谷者阳谷穴。所谓四穴同治,而分三路,皆皈于一原。

或山海丘陵而隙共。

隙者,孔穴。或取山、海、丘、陵而为名者,其孔穴之同共也。如承山、照海、商丘、阴陵之类是也。一云《铜人经》亦分四穴:山者承山穴,海者气海穴,丘者丘墟穴,陵者阴陵穴。四经相应,包含万化之众也。

**斯流派以难揆,在条纲而有统[1]。**

此言经络贯通,如水流之分派,虽然难以揆度,在条目纲领之提挈,亦有统绪也。故书云纲有条而不紊。一云经言:井荥俞原经合,甲日起甲戌时,乃胆受病,窍阴所出为井金,侠溪所溜为荥水,临泣所注为俞木,丘墟所过为原,阳辅所行为经火,阳陵泉所入为合土。凡此流注之道,须看日脚,阴日刺五穴,阳日刺六穴。

**理繁而昧,纵补泻以何功?**

盖圣人立意,垂法于后世,使其自晓也。若心无主持,则义理繁乱,而不能明解,纵依补泻之法,亦有何效? 或云:假如小肠实则泻小海,虚则补后溪;大肠实则泻二间,虚则补曲池;胆实则泻阳辅,虚则补侠溪,此之谓也。中工治病已成之后,惟不知此理,不明虚实,妄投针药,此乃医之误也。

**法捷而明,曰迎随而得用[2]。**

夫用针之法,要在识其通变,捷而能明,自然于迎随之间,而得施为之妙也。

**【注释】**

[1]斯流派以难揆,在条纲而有统:这是针对前句,"络别支殊,经交错综"而言,说明经络纵横交互,循行上下,表里交错,似乎难以揆度。但是经络是有系统的,只要遵循这个系统的规律性,就可以很好地掌握它。派,通"脉"。

[2]法捷而明,曰迎随而得用:是说补泻的方法运用得娴熟就能收到显著的效果,这才是将迎随之法运用到得心应手的程度。

**[原文]** 且如行步难移,太冲最奇。人中除脊膂之强痛,神门去心性之呆痴。风伤项急,始求于风府;头晕目眩,要觅于风池。耳闭须听会而治也。眼痛则合谷以推之。胸结身黄,取涌泉而即可;脑昏目赤,泻攒竹以便宜。但见两肘之拘挛,仗曲池而

平扫;四肢之懈惰,凭照海以消除。牙齿痛,吕细[1]堪治;头项强,承浆可保。太白宣通于气冲[2](太白脾家真土也,能生肺金),阴陵开通于水道(阴陵泉,真水也,滋济万物)。腹膨而胀,夺内庭兮休迟;筋转而疼,泻承山而在早。大抵脚腕痛,昆仑解愈;股膝疼,阴市能医。痫发癫狂兮,凭后溪而疗理;疟生寒热兮,仗间使以扶持;期门罢胸满血膨而可已,劳宫退胃翻心痛亦何疑!

**【注释】**

[1]吕细:为太溪穴之别名。

[2]太白宣通于气冲:气冲一作症状解,《金匮要略》说:"贲豚气病,气上冲胸",用太白(脾经)穴可宣导气血而愈;一作气冲穴解,主治胃经出现的腹胀满,腹痛诸证,如不用气冲穴,而用太白穴,也可获得疗效。两说并录,以供参考。

[原文] 稽夫大敦去七疝之偏坠,王公谓此[1];三里却五劳[2]之羸瘦,华佗言斯。固知腕骨祛黄,然骨泻肾,行间治膝肿目疾,尺泽去肘疼筋紧。目昏不见,二间宜取;鼻窒无闻,迎香可引。肩井除两臂难任;丝竹疗头疼不忍。咳嗽寒痰,列缺堪治;眵矇冷泪,临泣尤准(头临泣穴)。

髋骨将腿痛以祛残,

髋骨二穴,在委中上三寸,髀枢中,垂手取之,治腿足疼痛,针三分。一云:跨骨在膝膑上一寸,两筋空处是穴,刺入五分,先补后泻,其病自除,此即梁丘穴也,更治乳痈。按此两解,俱与经外奇穴不同,并存,以俟知者。

肾俞把腰疼而泻尽。

以见越人治尸厥于维会[3],随手而苏;

维会二穴,在足外踝上三寸,内应足少阳胆经。尸厥者,卒丧之症,其病口噤气绝,状如死,不识人。昔越人过虢,虢太子死未半日,越人诊太子脉曰:太子之病为尸厥也。脉乱故形如死,太子实未死也。乃使弟子子阳,厉针砥石,以取外三阳五会,有间,太子苏,二旬而复。故天下尽以扁鹊能生死人。鹊闻之曰:此自当生者,吾能使之生耳?又云:乃玉泉穴,在脐下四寸是穴,手之三阳脉维于玉泉,是足三阳脉会。治卒中尸厥,恍惚不省人事,血淋下疬,小便赤涩,失精梦遗,脐腹疼痛,结如盆杯,男子阳气虚惫,疝气水肿,奔豚抢心,气急而喘。经云:太子尸厥,越人刺维会而复苏。此即玉泉穴。真起死回生奇术。妇人血气瘕痕坚积,脐下冷痛,子宫断绪,四度刺有孕,使胞和暖。或产后恶露不止,月事不调,血结成块,尽能治之。针八分,留五呼,得气即泻,更宜多灸为妙。

文伯泻死胎于阴交,应针而陨[4]。

灸三壮,针三分。昔宋太子善医术,出苑游,逢一怀娠女人,太子诊之曰:是一女子。令徐文伯诊之,文伯曰:是一男一女。太子性暴,欲剖腹视之。文伯止曰:臣请针之,于是泻足三阴交,补手阳明合谷,其胎应针而落。果如文伯之言。故今言妊妇不可针此穴。昔文伯见一妇人临产症危,视之,乃子死在腹中,刺足三阴交二穴,又泻足太冲二穴,其子随手而下。此说与《铜人》之文又不相同。

【注释】

[1]大敦去七疝之偏坠,王公谓此:王公指唐·王焘,王氏著有《外台秘要》。载集验疗卒疝暴痛方:"灸大敦男左女右,三壮立已"。

[2]五劳:指肺劳、心劳、脾劳、肝劳、肾劳。

[3]越人治尸厥于维会:《史记》扁鹊仓公列传:"扁鹊治虢太子尸厥病,他使弟子子阳,以取外三阳五会"。三阳五会即百会穴,治卒中尸厥。维会乃百会穴的别名。

[4]文伯泻死胎于阴交,应针而陨:徐文伯为南齐盐城县人,精医术,曾泻足太阴(三阴交)补手阳明(合谷),使死胎应针而落。故此,历代医生对三阴交穴提出妊娠不可刺。

[原文] 圣人于是察麻与痛,分实与虚[1]。

虽云诸疼痛皆以为实,诸痒麻皆以为虚,此大略也,未尽其善。其中有丰肥坚硬而得其疼痛之疾者;亦有虚赢气弱而感其疼痛之病者。非执而断之,仍要推其得病之原,别其内外之感,然后真知其虚实也。实者泻之,虚者补之。

实则自外而入也,虚则血内而出欤[2]!

夫冒风寒,中暑湿,此四时者或因一时所感而受病者,谓实邪,此疾盖是自外而入于内也。多忧虑,少心血,因内伤而致病者,谓虚邪,此疾盖是自内而出于外也。此分虚实内外之理也。一云:夫疗病之法,全在识见,痒麻为虚,虚当补其母;疼痛为实,实当泻其子。且如肝实,泻行间二穴,火乃肝木之子;肝虚,补曲泉二穴,水乃肝木之母。胃实,泻厉兑二穴,金乃胃土之子;胃虚,补解溪二穴,火乃胃土之母。三焦实,泻天井二穴;三焦虚,补中渚二穴。膀胱实,泻束骨二穴;膀胱虚,补至阴二穴。故经云:虚羸痒麻,气弱者补之;丰肥坚硬,疼痛肿满者泻之。凡刺之要,只就本经取井荥俞原经合,行子母补泻之法,乃为枢要。深知血气往来多少之道,取穴之法,各明其部分,即依本经而刺,无不效也。

**故济母而裨其不足,夺子而平其有余。**

裨者,补也,济母者,盖补其不足也。夺子者,夺去其有余也。此补母泻子之法,按补泻,经云:只非刺一经而已。假令肝木之病,实则泻心火之子,虚则补肾水之母,其肝经自得安矣。五脏仿此。一云:虚当补其母,实当泻其子。故知肝胜脾,肝有病必传与脾,圣人治未病,当先实脾,使不受肝之贼邪,子母不许相传,大概当实其母,正气以增,邪气必去。气血往来,无偏伤,伤则痾疾蜂起矣。

**观二十七之经络,一一明辨;**

经者,十二经也。络者,十五络也。共计二十七之经络相随,上下流行。观之者,一一明辨也。

**据四百四之疾症,件件皆除[3]。**

岐伯云:凡人禀乾坤而立身,随阴阳而造化,按八节而荣,顺四时而易,调神养气,习性咽津,故得安和,四大舒缓,或一脉不调,则众疾俱动,四大不和,百病皆生。凡人之一身,总计四百四病,不能一一具载,然变证虽多,但依经用法,件件皆除也。

**故得夭枉都无,跻斯民于寿域;**

跻者,登也。夭者,短也。枉者,误伤其命也。夫医之道,若能明此用针之理,除疼痛迅若手拈,破郁结涣如冰释。即得如此之妙,自此之后,并无夭枉之病,故斯民皆使登长寿之域矣。

**几微已判,彰往古之玄书。**

几微者,奥妙之理也。判,开也。彰,明也。玄,妙也。令奥妙之理,已焕然明著于前,使后学易晓。

【注释】

[1]察麻与痛,分实与虚:麻即麻木,指皮肤或肢体感觉不灵,是气血运行受阻之证,为虚;"痛则不通",是因风寒之邪客于经脉致经络闭阻而作痛,多属实证。

[2]实则自外而入也,虚则自内而出欤:实是指外感六淫之邪中人,故言自外而入;虚是指内伤虚损气血不足,多表现为形弱气怯之征,故曰自内而出。

[3]据四百四之疾症,件件皆除:按陶弘景《补阙肘后百一方》序云:"且佛经云:人用四大成身,一大辄有一百一病"。"四大"为佛教名词,全称四大种,构成物质的四大元素。四大即地大、火大、水大、风大。佛教认为人身也是由"四大"而成,故以"四大"为人身代称。此说谓人之一身共有四百四病(意指全部疾病)用针灸治疗,皆可收效。

[原文] 抑又闻心胸病,求掌后之大陵;肩背患,责肘前之三里。冷痹肾败,取足阳明之土;连脐腹痛,泻足少阴之水[1]。脊间心后者,针中渚而立瘥;胁下肋边者,刺阳陵而即止。头项痛,拟后溪以安然;腰背①疼,在委中而已矣。夫用针之士,于此理苟能明焉,收祛邪之功,而在乎捻指[2]。

夫用针之士,先要明其针法,次知形气所在,经络左右所起,血气所行,逆顺所会,补虚泻实之法,去邪安正之道,方能除疼痛于目前,疗疾病于指下也。

【校勘】

①背:原作"脚",据《针灸大全》改。

【注释】

[1]连脐腹痛,泻足少阴之水:足少阴肾经起于足心,循下肢内侧上股内后廉,入腹夹脐,若外受风寒之邪,致脐腹疼痛,取肾经水穴之阴谷,以泻阴寒之邪。

[2]捻指:指用指捻针,这里是说行针取得疗效的关键在于手法。

# 灵 光 赋 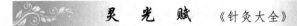 《针灸大全》

**【提要】** 本篇系从《针灸大全》转引而来,是一篇针灸临床证治经验的歌诀。除在首尾两个部分议论了阴阳经脉和四时、五行、流注、补泻外,其余均是选某穴治某病的内容。本篇共选40症,用穴43个,其中头面部疾患为9症,四肢疾患为10症,脏腑疾患为11症,其他杂症为10症。

[原文]

　　黄帝岐伯针灸诀,依他经里分明说。

　　三阴三阳十二经,更有两经分八脉。

　　灵光典注极幽深,偏正头疼泻列缺。

　　睛明治眼努肉攀,耳聋气闭听会间。

　　两鼻鼽衄[1]针禾髎,鼻窒[2]不闻迎香间。

　　治气上壅足三里,天突宛中治喘痰[3]。

　　心疼手颤针少海,少泽应除心下寒。

　　两足拘挛觅阴市,五般腰痛委中安。

　　髀枢①不动泻丘墟,复溜治肿如神医。

　　犊鼻治疗风邪疼,住喘却②痛昆仑愈。

　　后跟痛在仆参求,承山筋转并久痔。

　　足掌下去寻涌泉,此法千金莫妄传。

　　此穴多治妇人疾,男蛊[4]女孕两病痊。

　　百会鸠尾治痢疾,大小肠俞大小便。

　　气海血海疗五淋,中脘下脘治腹坚。

　　伤寒过经期门愈,气刺两乳求太渊。

　　大敦二穴主偏坠[5],水沟间使治邪癫。

　　吐血定喘补尺泽,地仓能止两流涎。

　　劳宫医得身劳倦,水肿水分灸即安。

　　五指不伸中渚取,颊车可针③牙齿愈。

阴跷阳跷两踝边[6]，脚气四穴先寻取。

阴阳陵泉亦主之，阴跷阳跷与三里。

诸穴一般治脚气，在腰玄机宜正取。

膏肓岂止治百病，灸得玄功病须愈。

针灸一穴数病除，学者尤宜加仔细。

悟得明师流注法，头目有病针四肢。

针有补泻明呼吸，穴应五行顺四时。

悟得人身中造化[7]，此歌依旧是筌蹄[8]。

**【校勘】**

①髀枢：原作"脾俞"，据《千金方》卷二十改。

②却：究却何处之痛？原文不明。《杨敬斋针灸全书》、《针灸聚英》卷四上及《类经附翼》卷四均作"脚"，义长。

③针：原作"灸"，据《针灸聚英》卷四改。

**【注释】**

[1]齆（wèng瓮）鼽：是鼻病的一种，其表现为发音嗡嗡有音并流脓血。

[2]鼻窒（zhì至）：即鼻塞不通。

[3]喘痰：即痰喘，指气喘因痰浊壅肺者。症见呼吸急促，喘息有声，咳嗽、咯痰黏腻不爽，胸中满闷等。

[4]男蛊（gǔ古）：《灵枢》热病篇说："男子如蛊，女子如阻"。蛊即指虫症而言，是男子之胀病，此症由感受风邪日久不治，聚于下焦，溲出白浊，亏耗蚀其真阴，如蛊之吸血，故称之为男蛊。

[5]偏坠：指气疝，多因肝郁气滞，或因过劳而发作，症见阴囊偏坠肿痛。

[6]阴跷、阳跷两踝边：阴跷与阳跷均为奇经八脉之一。阴跷代表穴为照海，阳跷代表穴为申脉，左右共四穴，均在足踝两边，故言两踝边。

[7]造化：创造化育。《淮南子》："伟哉造化者，其以我为此拘拘邪?"也指天地、自然界。杜甫《望岳》诗："造化钟神秀，阴阳

割昏晓。"在此是以天地的大自然的变化规律比喻人身的生理活动和病理变化规律。

[8]筌蹄(quán tí 全提):筌是捕鱼的竹器,蹄是捕兔器。《庄子》外物篇:"筌者所以在鱼,得鱼而忘筌;蹄者所以在兔,得兔则忘蹄。"筌蹄是比喻达到目的的手段,在此是说治疗疾病,必须掌握一定的要领。

## 拦①江赋[1]　杨氏集

**【提要】** 《拦江赋》是一篇针灸长歌,歌中首先阐述了担截二法,继之叙述了八脉交会穴(内关、公孙、列缺、照海、外关、临泣、后溪、申脉)的治病范围。对"疼痛实泻,痒麻虚补"和合谷、复溜治汗也略有涉及。后一段提出了流注、五行、四时、三才在针法中的运用,并对虚则补其母,实则泻其子,作了具体的阐述。

[原文]

担截[2]之中数几何?有担有截起沉疴[3]。

我今咏此拦江赋,何用三车五辐歌。

先将八法②[4]为定例,流注之中分次第。

胸中之病内关担,脐下公孙用法拦。

头部须还寻列缺,痰逆壅塞及咽干。

噤口喉③风[5]针照海,三棱出血刻时安。

伤寒在表并头痛,外关泻动自然安。

眼目之症诸疾苦,更须临泣用针担。

后溪专治督脉病,癫狂此穴治还轻。

申脉能除寒与热,头风偏正及心惊。

耳鸣鼻衄胸中满,好把金针此穴寻。

但遇痒麻虚即补,如逢疼痛泻而迎。

更有伤寒真妙诀,三阴须要刺阳经。

无汗更将合谷补,复溜穴泻好施针。

倘若汗多流不绝,合谷收补效如神。

四日太阴宜细辨,公孙照海一同行。

再用内关施截法④,七日期门妙用针。

但治伤寒皆用泻,要知《素问》坦然明。

流注之中分造化,常将木⑤火土金平。

水数亏兮宜补肺,水之泛滥土能平。

春夏井荥宜刺⑥浅,秋冬经合更宜深。

天地四时同此数⑦,三才常用记心胸,

天地人部次第入,仍调各部一般匀。

夫弱妇强[6]亦有克,妇弱夫强亦有刑,

皆在本经担与截,泻南补北亦须明。

经络明时知造化,不得师传枉费心,

不遇至人应莫度,天宝岂可付非人。

按定气血病人呼,重⑧搓数十把针扶[7],

战提⑨摇起向上使,气自流行病自无。

**【校勘】**

①拦:原作"兰",据《针灸聚英》卷四上改。下同。

②八法:原作"此法",据《针灸聚英》卷四上改。

③喉:原作"咽",据《针灸聚英》卷四上改。

④截法:原作"绝怯",据《针灸聚英》卷四上改。

⑤木:原作"水",据《针灸聚英》改。

⑥宜刺:原作"刺宜",据《针灸聚英》卷四上改。

⑦数:原作"类",据《针灸聚英》改。

⑧重:原作"撞",据《针灸聚英》卷四上改。

⑨提:原作"退",据《针灸聚英》卷四上改。

**【注释】**

[1]拦江赋:本赋是一篇针灸长歌。以"拦江"为赋名,亦犹陶华以《截江网》为书名之类。本赋早载于高武的《针灸聚英》,高武是从凌氏所编的集写本书中转录的。凌氏即明代的凌云,

云一字汉章,号卧岩先生,浙江人,曾著《流注辨惑》惜已失传。

　[2]担截:是针法中的术语,从字意看,担是挑,担法是形容病在中部而上下取穴,使上下二穴相互呼应;截有阻断之意,是取一穴从中间阻断以泻病势。亦有谓担法为补,截法为泻者。

　[3]沉疴:病程久,缠绵难愈之症叫沉疴。

　[4]八法:有针八法,身八法及下手八法。本句中之八法系指身八法,即八法穴而言。详见本书卷四。

　[5]噤口喉风:噤口是指饮食不进或不能食者,喉风是因感受风热之毒,致咽喉肿痛,咽水不下,故称之噤口喉风。

　[6]夫弱妇强:此句"夫弱妇强"与下句"妇弱夫强"中的"夫妇",均指的是"阴阳"。男为阳,女为阴,亦即夫为阳,妇为阴。夫弱妇强是指阳弱阴强;妇弱夫强,是指阴弱阳强。

　[7]重搓数十把针扶:这里是指向一方搓针,搓针之数,可多至数十转。

**【按语】** "担"、"截"二法,在《针灸大成》一书中凡三见:一见于本赋《拦江赋》中;二见于《马丹阳天星十二穴歌》中;三见于杨氏的"经络迎随设为问答"的第三补针之要法与第四的泻针之要法中。

杨继洲认为:"退"、"提"、"担"、"迎"是取"冷"的要素,即"退针一豆,谓之提,为担为迎也……自觉针下冷"。他还说:"推"、"按"、"截"、"随"是取热的要素,即"再推进一豆,谓之按,为截为随也……自觉针下热"。(此二句俱见经络迎随设为问答)可见杨氏认为"担"是泻法,"截"是补法。前句退、提、担、迎的组合是一种泻凉的手法成方;后句推、按、截、随的组合是一种补热的手法成方,这也是杨氏对他自己的取凉取热手法的剖析。

《拦江赋》、《马丹阳天星十二穴歌》两篇著作均取穴少用经多。《拦江赋》是八穴、八经;《马丹阳天星十二穴歌》是十二穴、七经。杨氏也说"宁失其时,勿失其气;宁失其穴,勿失其经"。在其三十一个医案中,用穴亦少,为赵文炳治痿痹之疾,也仅三针而愈。这些都说明讲求手法者取穴少而效果显著。在中国针灸史上杨继洲(《针灸大成》编著者)、凌云(拦江赋作者)、马丹阳(天星十二穴歌作者)是众多针灸名家中的佼佼者。

## 流注指微赋[1]　何若愚①

**【提要】**　本赋是阐述以阴阳气血经脉流注为重点的一篇针灸理论专著。赋中对血引、气引、迎随和呼吸均要略涉及,还提出"越人起死,华佗愈躄"等古代的针灸案例,以为后世之师法。

[原文]　疾居荣卫,扶救者针。观虚实与肥瘦,辨四时之浅深。是见取穴之法,但分阴阳而溪谷;迎随逆顺,须晓气血而升沉。

原夫《指微论》中,赜②义成赋[2],知本时之气开,说经络之流注。每披文而参其法,篇篇之旨审存。复按经而察其言,字字之功明谕。疑隐皆知,虚实总附。移疼住痛如有神,针下获安;暴疾沉疴至危笃,刺之勿误。

详夫阴日血引,值阳气流③[3]。口温针④暖,牢⑤濡深求。诸经十二作数,络脉十五为周;阴俞六十脏主,阳穴七二腑收[4]。刺阳经者,可卧针而取;夺血络者,先俾指而柔。逆为迎而顺为随,呼则泻而吸则补⑥。浅恙新疴,用针之因;淹疾延患,着灸之由。躁烦药饵而难拯,必取八会;痛肿奇经而畜邪,先⑦获⑧砭瘳[5]。

况夫甲胆乙肝,丁火壬水,生我者号母,我生者名子。春井夏荣乃邪在,秋经冬合方刺矣。犯禁忌而病复,用日衰而难已[6]。孙络在于肉分,血行出于支里。闷昏针晕,经虚补络须然;痛实痒虚,泻子随母要指。

想夫先贤迅效,无出于针;今人愈疾,岂离⑨于医。徐文伯泻孕[7]于苑内,斯由甚速;范九思疗咽于江夏,闻见言稀。

大抵古今遗迹,后世皆师,王纂针魅[8]而立康,獭从被⑩出;秋夫疗鬼[9]而获效,魂免伤悲。既而感指幽微,用针真诀,孔窍详于筋骨肉分⑪,刺要察于久新寒热。接气通经,短长依法,里外之绝,赢盈必别。勿刺大劳,使人气乱而神隳;慎妄呼吸,防他针昏而闭血。又以常寻古义,犹⑫有藏机,遇高贤真趣,则超然得悟;逢达人示教,则表我扶危。男女气脉,行分时合度[10];养子时刻,注穴必⑬须依[11]。今详定疗病之宜,神针法式;广搜难素之秘密文辞,深考诸家之肘函妙臆[12];故称庐江流注之指微,以为后学之规则⑭。

**【校勘】**

①何若愚:本赋为何若愚撰,原作"窦氏"为误,故改。

②颐:原作"睛",据《针灸聚英》卷四上改。

③流:原作"留",据《普济方》卷四〇九、《针灸大全》卷一及《杨敬斋针灸全书》卷上改。

④针:此后原衍"阳日气引逢阴血"七字,乃后人沾注误入正文,据《普济方》卷四〇九及《杨敬斋针灸全书》卷上删。

⑤牢:此后原衍"寒"字,据《普济方》卷四〇九及《杨敬斋针灸全书》卷上删。

⑥逆为迎而顺为随,呼则泻而吸则补:《针灸大成》从《针灸大全》作此,以致失韵;《普济方》卷四〇九及《杨敬斋针灸全书》卷上作"呼为泻而吸作补,逆为鬼而从何忧。"盖是原文。

⑦先:原作"歼",据《普济方》卷四〇九改。

⑧获:原作"酿",字书无。《针灸大全》及《针灸聚英》均作"馘"。《尔雅》释诂:"馘获也"。"馘"、"获"二字可通用,故据改。

⑨离:原作"难",据《针灸大全》及《杨敬斋针灸全书》改。

⑩被:原作"彼",据《普济方》卷四〇九及《杨敬斋针灸全书》改。

⑪孔窍详于筋骨肉分:《普济方》四〇九作"窍齐于筋骨皮肉刺要"。

⑫犹:原作"由",参考《普济方》原注改,文理始顺。

⑬必:原脱,据《普济方》卷四〇九补。

⑭规则:原作"模规",据《普济方》卷四〇九、《针灸大全》及《杨敬斋针灸全书》改。"则"与上"式"、"臆"协韵。

**【注释】**

[1]流注指微赋:本赋为金元时代的何若愚所撰,载于《子午流注针经》(1311)之中。是一篇论述针灸基本理论的著作。

何若愚曾写过《指微论》三卷。其内容主要是"探经络之源,顺针经之理,明荣卫之清浊,别孔穴之部分"。后来他又根据《指微论》中之妙理,以歌赋的体例将《指微论》的内容扼要地改成"流注指微赋"。阎明广于金贞元元年(1153)为本赋作了注释。本赋的流传比较广,原文及阎注后来被收载于《永乐大典》(1403~1408)及《普济方》(1406)里。本赋转载于《针灸大全》时,未署作者姓名,于《针灸聚英》转载时,将作者误为窦桂芳。《针灸大成》于转载时,也误为"窦氏"所撰。

[2]原夫指微论中,赜(zé 责)义成赋:指何若愚所著的《指微论》三卷,(未见)。"赜"是深奥的意思。何氏以其本人所著《指微论》中意义深奥的要点为中心,撰成本赋。

[3]阴日血引,值阳气流:论述时日阴阳与气血值日的关系。《医学入门》载:"阳日六腑值日者引气,阴中六脏值日者引血"。

[4]阴俞六十脏主,阳穴七二腑收:阴脏即肝、心、脾、肺、肾、心包的经脉,共有六条。每条各有五输穴,即井荣俞经合,共三十个穴位,左右针六十个穴位。阳腑即胆、小肠、胃、大肠、膀胱、三焦的经脉,也有六条,每条阳经各有井荣俞原经合,共三十六个穴位,左右计七十二个穴位。

[5]先获砭疗:首先应当得到针砭的治疗,病即可愈。

[6]用日衰而难已:当脏腑五行受日干五行克制,如心病遇癸日(水克火),大肠病遇丙日(火克金),……时,可引起脏腑的正气衰退,故进行针灸时疾病难以治愈。

[7]徐文伯泻孕:参见本卷通玄指要赋注。

[8]王纂(zuǎn 缵)针魅(mèi 妹):据《古今医统》载:王纂,宋·海陵人,精医学,尤工针灸,远近知名,所疗多效。针魅一事是称赞其针术的一种传说。

[9]秋夫疗鬼:徐秋夫为南齐徐熙之子,工针善医,为鬼疗疾,系一传说的故事,出自《南史》张命传及《江南通志》。通过这一故事,反映了当时人们对其针灸术的赞赏。

[10]男女气脉,行分时合度:气脉,指人体的机能;时分,指针治当时的时间季节。这句话的意思是:判定不同个体的机能状态时,必须按照时间季节,以便采用相应的针术手法。

[11]养子时刻,注穴必须依:"养子"与"养生"是同义语。《子午流注针经》闫注:"养子时刻注穴者,注脏腑井荣之法也"。相生关系或养子关系也就是经生经、穴生穴的关系,是推算子午流注配穴法的重要原则之一。

[12]深考诸家之肘函妙臆:这句话的意思是,认真参照各家的临床经验和理论精华。

**【按语】**《流注指微赋》为金元期的何若愚所撰,是一篇针灸名赋。此赋原载于他的《子午流注针经》之中,后被《永乐大典》、《普济方》、《针灸聚英》、《针灸大成》等书中所转载,诸书在"孔窍详于筋骨肉分,刺要察于久新寒热"两句引文出入较大,今列表如下:

| | 内容 | 版本 |
|---|---|---|
| 《普济方》 | 窍齐于筋骨皮肉刺要痛察于久新腑脏寒热 | 人民卫生出版社1960年版,针灸门第13页 |
| 《针灸聚英》 | 孔窍详于筋骨肉分刺要察于久新腑脏寒热 | 上海科技出版社1961年版,第230页 |
| 《针灸聚英》 | 窍齐于筋骨皮肉刺要痛察于久新腑脏寒热 | 华夏出版社,《针灸名著集成》1996年版,第744页 |
| 《针灸聚英》注文 | 窍齐于筋骨皮肉刺要痛察于久新腑脏寒热 | 华夏出版社,《针灸名著集成》1996年版,第837页(注文2) |
| 《针灸大成》 | 孔窍详于筋骨肉分刺要察于久新寒热 | 康熙庚申李本1680年经伦堂藏版卷二第49-50页(其他版针灸大成均同此) |

上述诸书,都是明代著作,明代著书者在援引他书时,常有改动原文之习,《普济方》、《针灸聚英》、《针灸大成》亦不例外。在找不到《流注指微赋》原著的情况下,在校书中就只能以"理校"为主了,统观其内容,我们从上表可以看出,以1680年版《针灸大成》与1961年版《针灸聚英》为可取。前句都讲的取穴,后句全讲的针刺深浅,两书的内容是颇为近似的,《针灸聚英》上后句多"腑脏"二字,按理揆度针刺之深浅与病程之久新及病情之寒热关系较大,而与病位在脏在腑关系较小。本文系赋的体裁,句子要讲对偶,以上八字对下十字,显然不恰。依此来看《针灸大成》所定型的句子是上乘的。

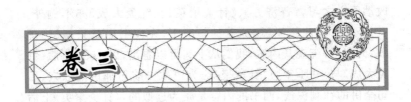

## 五运[1]主病歌    《医经小学》

【提要】 "五运主病歌"概要地论述了在天的五行之气(五运)失常,影响人体的五脏,使之顺次地发生眩晕、痛痒与疮疡,肢肿腹胀,气喘或痉挛等症。

[原文]

诸风掉眩[2]乃肝木,痛痒疮疡[3]心火属,

湿肿满[4]本脾土经,气贲郁[5]痿[6]肺金伏,

寒之收引肾水乡[7],五运主病枢要目。

【注释】

[1]五运:是在天之五行(木、火、土、金、水)之气相升,周而复始地运行过程,称为五运。《素问》天元纪大论:"论言五行相袭而皆治之,终期之日,周而复始"。

[2]掉眩:掉,为摆动之意;眩,为眼目昏花。文中认为风病所现之振掉眩晕的症候都属肝病。

[3]疮疡:包括所有的肿疡和溃疡,如痈疽、疔疮、疖肿、流痰、流注等。

[4]湿肿满:因湿邪而致之肿胀腹满。

[5]贲(fèn 奋)郁:即喘急胸闷,呼吸不畅之症。

[6]痿:指肢体痿弱废用的一种病证。

[7]寒之收引肾水乡:收是收拢,聚集。引是牵引。文中诸寒病所致拘挛急迫之症,均属于肾阳虚为病。

# 六气为病歌

**【提要】** 本歌出自《医经小学》。歌中共分六段,依次论述了风木、君火、湿土、相火、燥金、寒水等体内之六气为病的症象。

[原文]

诸暴强直支痛[1],里急筋缩腰戾[2],

本足肝胆二经,厥阴风木之气。

诸病喘呕及吐酸,暴注下迫[3]转筋难,

小便浑浊血溢泄[4],瘤气[5]结核疡疹斑。

痈疽[6]吐下霍乱症,瞀郁[7]肿胀鼻塞干,

衄衊[8]淋秘身发热,恶寒战栗惊惑[9]间。

笑悲谵妄[10]衄蔑污[11],腹胀鼓之有声和,

少阴君火手二经,真心小肠气之过。

瘛[12]与强直积饮殢[13],霍乱中满[14]诸膈痞[15],

体重吐下胕肿痿,肉如泥之按不起。

太阴湿土二足经,脾与从中胃之气。

诸热瞀瘈[16]筋惕惕[17],悸动搐搦[18]瘛疭[19]极,

暴喑冒昧[20]躁扰狂,骂詈惊骇[21]气上逆。

胕肿疼酸嚏[22]呕疮,喉痹耳鸣聋欲闭,

呕痛溢食下不能,目昧不明膶[23]瘛瘲。

或禁栗[24]之如丧神,暴病暴死暴注利,

少阳相火手二经,心包络与三焦气。

诸涩枯涸闭[25],乾劲揭皱起[26],

阳明之燥金,肺与大肠气。

上下水液出澄冷[27],癥瘕[28]癫疝[29]坚痞病,

腹满急痛痢白清,食已不饥吐痢腥[30],

屈伸不便与厥逆,厥逆禁固太阳经[31]。

肾与膀胱为寒水,阴阳标本六气里。

**【注释】**

[1]诸暴强直支痛:泛指突然发生颈项强直与四肢胀痛之症。

[2]里急筋缩腰戾(lì 立):戾,劲疾、猛烈。此句是指腹里拘急,筋脉挛缩与腰部的剧烈疼痛。

[3]暴注下迫:暴注,为剧烈腹泻,如水倾注,急暴而下。下迫,此为"腹痛,里急后重"之窘迫状。

[4]小便浑浊血溢泄:溢泄,液满而漏出。此句指小便浑浊,尿中带血。

[5]瘤气:指各种瘤而言,瘤为生于人体的肿物,根据其病因和性状,分为气瘤、肉瘤、筋瘤、血瘤、骨瘤等。多因七情劳欲,气血凝滞而成。

[6]痈疽(yōng jū 拥居):凡肿疡表现为红肿高起、焮热痛疼的属阳证者叫痈;凡疮疡表现为漫肿平塌、皮色不变、不热少痛的属阴证者叫疽。

[7]瞀(mào 冒)郁:瞀有眼花、目眩之意。《灵枢》经脉篇:"交两手而瞀"。瞀郁,作眩晕郁闷解。

[8]衄(qiú 求)衄:即鼻流清涕并出血之症。

[9]惊惑(huò 或):因受惊而致的疑惑迷乱之症。

[10]谵妄:意识模糊,胡言乱语神志失常之症叫"谵妄"。

[11]衄衊(miè 蔑)污:即鼻腔衄出污血。衊,污血。《汉书·文三王传》:"汙衊宗室"。

[12]痓(cè 侧):脊背强直。疑"痓"为"痉"之误。

[13]积饮痞(tì 涕):积滞、停饮。

[14]中满:腹中胀满。

[15]膈痞(pǐ 癖):痞,痞闷、痞满。膈痞为气机不畅所致的胸膈痞闷不舒之症。

[16]瘛瘲(chì 翅):为眼目昏花、手足筋脉拘急之症。

[17]筋惕(tì 涕)惕:为筋急颤抖之意。

[18]搐搦(chù nuò 处诺):指手足牵动之症。

[19]瘲疭(zòng 纵):瘲,即筋脉挛缩;疭,即筋缩纵伸。瘲疭,是手足伸缩交替抽动不止之状。

[20]暴喑(yīn 音)冒昧(mèi 妹):暴喑指突然音哑不能言;冒昧指眼花视物不明。

[21]惊骇(hài 害):有惊恐之意,指心神扰乱不宁。

[22]嚏(tì 涕):即喷嚏。

[23]瞤(rún):此指眼睑颤动。

[24]禁栗(lì 立):指口噤、寒战而言。

[25]诸涩枯涸(hé 河)闭:水枯竭叫涸;诸涩枯涸闭,是形容气血津液亏虚,经脉干涩闭塞如水之枯竭。

[26]乾劲揭皴(cūn 村)起:此句是形容肌肤粗糙而有皱纹。

[27]上下水液出澄冷:上,指呕吐。下,指小便。即为呕吐物和尿液均稀冷。

[28]癥瘕(zhēng jiǎ 争甲):癥是有形的属血分;瘕是无形的属气分;都是腹内积块,或肿或痛的一种病证。

[29]癞(tuì 退)疝:为男子阴囊肿大或女子阴户突出之症。有两种说法:《素问玄机原病式》:"小腹控卵,肿急绞痛也"。《儒门事亲》:"癞疝,其状阴囊肿缒,如升如斗,不痒不痛者是也。"

[30]吐痢腥:即痢疾伴有呕吐症状,吐出物和泻出物均有腥臭味。

[31]屈伸不利与厥逆,厥逆禁固太阳经:禁,控制、制止。固,坚固、固守,引伸为固表。此系阳虚阴盛而引起的寒厥之证,必须固守太阳之表,以防伤津亡阳之意。阳虚不能温达于四末则四肢厥冷;阳虚卫外不固则大汗出。既伤阴复亡阳,阳虚不能

温煦,液耗不能濡润,筋脉失养,致四肢屈伸不利。其治法急当扶阳固表。故文中说"厥逆禁固太阳经。"

## 百穴法歌 《神应经》

【提要】 百穴法歌引自《神应经》。本歌在十四经上选用了一百一十一个常用穴,并在文中说明了腧穴的位置。除任督二脉外,在十二经上以五输穴为多,计五十四个,占本文十二经总穴数的55.6%,头面部穴位计十五个,占15.5%;躯干部穴位计九个,占9.3%;其他穴位计十九个,占19.6%。可见本歌作者在取穴上是十分重视肘膝以下的五输穴。本歌可供初学者选记重点穴位时背诵。

[原文]

手之太阴经属肺,尺泽肘中约纹是,
列缺侧腕寸有半,经渠寸口陷脉记。
太渊掌后横纹头,鱼际节后散脉里,
少商大指内侧寻,爪甲如韭此为美[①]。

手阳明经属大肠,食指内侧号商阳,
本节前取二间定,本节后勿三间忘。
岐骨陷中寻合谷,阳溪腕中上侧详,
三里、曲池下二寸,曲池曲肘外辅当,
肩髃肩端两骨觅,五分侠孔取迎香。

足阳明兮胃之经,头维本神寸五分,
颊车耳下八分是,地仓夹吻四分临,
伏兔、阴市上三寸,阴市膝上三寸针。
三里膝下三寸取,上廉里下三寸主,
下廉上廉下三寸,解溪腕上系鞋处,

冲阳陷谷上三②寸,陷谷庭后二寸举,
内庭次指外间求,历兑如韭足次指。

足之太阴经属脾,隐白大指内角宜,
大都节前③白肉际,太白核骨下陷为。
公孙节后一寸得,商丘踝下前取之,
内踝三寸阴交穴,阴陵膝内辅下施。

手少阴兮心之经,少海肘内节后明,
通里掌后才一寸,神门掌后锐骨精。

手太阳兮小肠索,小指之端取少泽,
前谷外侧本节前,后溪节后仍外侧。

腕骨腕前起骨下,阳谷锐下腕中得,
小海肘端去五分,听宫耳珠如菽侧[1]。
太阳膀胱何处看,睛明目眦内角畔,
攒竹两眉头陷中,络却后发四寸半。
肺俞三椎膈俞七,肝俞九椎之下按,
肾俞十四椎下旁,膏肓四五三分算[2]。
委中膝腘约纹中,承山腨下分肉断,
昆仑踝下后五分,金门踝下陷中撰。
申脉踝下筋骨间,可容爪甲慎勿乱。

少阴肾兮安所觅?然谷踝前骨下识,
太溪内踝后五分,照海踝下四分的。
复溜内踝上二寸。向后五分太溪直。

手厥阴兮心包络,曲泽肘内横纹作,
间使掌后三寸求,内关二寸始无错,
大陵掌后两筋间,中冲中指之端度。

手少阳兮三焦论,小次指间名液门,
中渚次指本节后,阳池表腕有穴存。
腕后二寸外关络,支沟腕后三寸闻,
天井肘上一寸许,角孙耳廓开口分,
丝竹眉后陷中按,耳门耳缺非虚文。

足少阳胆取听会,耳前陷中分明揣,
目上入发际五分,临泣之穴于斯在。
目窗泣上一寸④存,风池发后际中论,
肩井骨前看寸半,带脉肋下寸八分。
环跳髀枢寻宛宛,风市髀外两筋显,
阳陵膝下一寸求,阳辅踝上四寸远。
绝骨踝上三寸从,丘墟踝前有陷中,
临泣侠溪后寸半,侠溪小次岐骨缝。

厥阴肝经果何处?大敦拇指有毛聚,
行间骨尖动脉中,太冲节后有脉据,
中封一寸内踝前,曲泉纹头两筋著。
章门脐上二寸量,横取六寸看两旁,
期门乳傍一寸半,直下寸半二肋详。
督脉水沟鼻柱下,上星入发一寸者,
百会正在顶之巅,风府后发一寸把。
哑门后发际五分,大椎第一骨上存,
腰俞二十一椎下,请君仔细详经文。

任脉中行正居腹,关元脐下三寸录,
气海脐下一寸半,神阙脐中随所欲。
水分脐上一寸求,中脘脐上四寸收⑤,
膻中两乳中间索,承浆宛宛唇下搜。

**【校勘】**

①美:原作"的",据《神应经》改,与上"里"字协韵。

②三:原作"二",据《针灸学》(高等中医院校教材 1979 年)改。

③前:原作"后",据《针灸学》(高等中医院校教材 1979 年版)改。

④一寸:原作"寸半",据《神应经》改,与《甲乙经》卷三第四、《千金方》卷二十九第一、《外台》卷三十九胆经、《铜人》卷三及《资生经》卷一等均合。

⑤收:原作"取",《神应经》同,形近而误,今详上下文义改。以求协韵。

**【注释】**

[1]听宫耳珠如菽(shū 叔)侧:是说听宫穴在如豆大之耳小瓣前是穴。

[2]膏肓四五三分算:四五指第四与第五椎骨之间,三分是指背部夹脊第三行,是说膏肓穴在背部第三行,第四、五椎之间。

按百穴法歌所选穴位详如下表:

| | 肺 | 大肠 | 胃 | 脾 | 心 | 小肠 | 膀胱 | 肾 | 心包 | 三焦 | 胆 | 肝 | 任 | 督 | 计 |
|---|---|---|---|---|---|---|---|---|---|---|---|---|---|---|---|
| 五输穴 | 5 | 6 | 6 | 5 | 2 | 6 | 2 | 3 | 4 | 5 | 5 | 5 | | | 54 |
| 头面部穴 | | 1 | 3 | | | 1 | 3 | | | 3 | 4 | | 1 | 3 | 19 |
| 躯干部穴 | | | | | | | | | | | 2 | 2 | 6 | 4 | 19 |
| 其它穴 | 1 | 2 | 4 | 2 | 1 | | 1 | 1 | 1 | 1 | 3 | | | | 19 |
| 合计 | 6 | 9 | 13 | 7 | 3 | 7 | 13 | 4 | 5 | 9 | 14 | 7 | 7 | 7 | 111 |

十二经脉歌  《聚英》

【提要】 本歌引自《针灸聚英》。全文叙述了十二经脉的起止部位及其循行概况,阐述了各经气血的多少和是动病所生病。

[原文]

> 手太阴肺中焦生,下络大肠出贲门[1],
> 上膈属肺从肺系[2],系横出腋臑[3]中行。
> 肘臂寸口上鱼际,大指内侧爪甲根,
> 支络还从腕后出,接次指属阳明经。

> 此经多气而少血。

> 是动则病[4]喘与咳,肺胀膨膨缺盆痛,
> 两手交瞀为臂厥[5]。

> 所生病[6]者为气嗽,喘渴烦心胸满结,
> 臑臂之内前廉痛,小便频数掌中热。

> 气虚肩背痛而寒,气盛亦疼风汗出,
> 欠伸[7]少气不足息,遗矢[8]无度溺色赤。

> 阳明之脉手大肠,次指内侧起商阳,
> 循指上廉①出合谷,两筋岐骨循臂肪[9]。
> 入肘外廉循臑外,肩端前廉柱骨旁,
> 从肩下入缺盆内,络肺下膈属大肠。
> 支从缺盆直上颈,斜贯颊前下齿当,
> 环出人中交左右,上侠鼻孔注迎香。

此经气盛血亦盛。

是动龂[10]肿并齿痛。

所生病者为鼽衄,目黄口干喉痹[11]生,
大指次指难为用,肩前臑外痛相仍。

气有余兮脉热肿,虚则寒栗病偏增。
胃足阳明交鼻起[12],下循鼻外入上齿②,
还出侠口绕承浆,颐[13]后大迎颊车里。
耳前发际至额颅,支下人迎缺盆底,
下膈入胃络脾宫,直者缺盆下乳内。
一支幽门[14]循腹中,下行直合气冲逢,
遂由髀关抵膝膑,胻跗中指内间③同,
一支下膝注三里,前出中指外间④通,
一支别走足跗指,大指之端经尽已。

此经多气复多血。

是动欠伸面颜黑,凄凄[15]恶寒畏见人,
忽闻木音心惊惕[16],登高而歌弃衣走,
甚则腹胀仍贲响[17],凡此诸疾皆骭厥[18]。

所生病者为狂疟[19],温淫[20]汗出鼻流血,
口㖞唇紧⑤又喉痹,膝膑疼痛腹胀结,
气膺[21]伏兔胻外廉,足跗中指俱痛彻。

有余消谷[22]溺色黄,不足身前寒振栗,
胃房胀满食不消,气盛身前皆有热。

太阴脾起足大指,上循内侧白肉际,
核骨[23]之后内踝前,上腨⑥[24]循胻[25]胫膝里。
股内前廉入腹中,属脾络胃与膈通,
侠喉连舌散舌下,支络从胃注心宫。

此经气盛而血衰。

是动其病气所为,食入即吐胃脘痛,
更兼身体重⑦难移,腹胀善噫舌本强,
得后与气快然衰。

所生病者舌亦痛,体重不食亦如之,
烦心心下仍急痛,泄水溏瘕[26]寒疟随,
不卧强立股膝肿,疸发身黄大指痿。

手少阴脉起心中,下膈直与小肠通,
支者还从心⑧系走,直上喉咙系目瞳。
直者上肺出腋下,臑后肘内少海从,
臂内后廉抵掌中,锐骨之端注少冲。
多气少血属此经。

是动心脾痛难任,渴欲饮水咽干燥。

所生胁⑨痛目如金,臑⑩臂之内后廉痛,
掌中有热向经寻。

手太阳经小肠脉,小指之端起少泽,
循手外廉出踝中,循臂骨出肘内侧。
上循臑外出后廉,直过肩解绕肩胛,
交肩下入缺盆内,向腋络心循咽嗌[27]。

下膈抵胃属小肠，一支缺盆贯颈颊，
至目锐眦却入耳，一支别颊上至𩑔①，
抵鼻升至目内眦，斜络于颧别络接。

此经少气还多血。

是动则病痛咽嗌，颔[28]下脓兮不可顾，
肩如拔兮臑似折[29]。

所生病主肩臑痛，耳聋目黄肿腮颊，
肘臂之外后廉痛，部分犹当细分别。

足太阳经膀胱脉，目内眦上起额尖，
支者巅[30]上至耳角，直者从巅脑后悬。
络脑还出别下项，仍循肩膊侠脊边，
抵腰膂肾膀胱内[31]，一支下与后阴连。
贯臀斜入委中穴，一支膊内左右别，
贯胂⑫夹脊过髀枢[32]，髀外⑬后廉腘中合，
下贯腨内外踝后，京骨[33]之下指外侧。

此经血多气犹少。

是动头疼不可当，项如拔兮腰似折，
髀枢痛彻脊中央，腘如结兮腨如裂，
是为踝厥[34]筋乃伤。

所生疟痔小指废，头囟项⑭痛目色黄，
腰尻[35]腘脚疼连背，泪流鼻衄交癫狂。

足经肾脉属少阴,小指斜趋涌泉心,
然骨[36]之下内踝后,别入跟中腨内侵。
出腘内廉上股内,贯脊属肾膀胱临,
直者从⑮肾贯肝膈,入肺循喉舌本寻;
支者从肺络心内,仍至胸中部分深。
此经多气而少血。

是动病饥不欲食,喘嗽唾血喉中鸣,
坐而欲起面如漆⑯,目视䀮䀮[37]气不足,
心悬如饥常惕惕。

所生病者为舌干,口热咽肿⑰气贲逼[38],
股内后廉并脊疼,烦心心痛⑱疸而澼[39],
痿厥嗜卧体怠惰,足下热痛皆肾厥[40]。

手厥阴心主起胸,属包下膈三焦宫,
支者循胸出胁下,胁下连腋三寸同。
仍上抵腋循臑内,太阴、少阴两经中,
指透中冲支者别,小指次指络相通。

此经少气原多血。

是动则病手心热,肘臂挛急腋下肿,
甚则胸胁支满结。心中澹澹或大动[41],
善笑目黄面赤色。

所生病者为烦心,心痛掌热病之则。

手经少阳三焦脉,起自小指次指端,

两指岐骨手腕表,上出臂外两骨间。
肘后臑外循肩上,少阳之后交别传,
下入缺盆膻中布⑲,散络心包膈里穿。
支者膻中缺盆上,上项耳后耳角旋,
屈下至颊仍注䪼⑳,一支入耳出耳前㉑,
却从上关交曲颊,至目内眦乃尽焉。

此经少血还多气。

是动耳鸣喉肿痹。

所生病者汗自出,耳后痛兼目锐眦,
肩臑肘臂外皆疼,小指次指亦如废。

足脉少阳胆之经,始从两目锐眦生,
抵头循角下耳后,脑空风池次第行。
手少阳前至肩上,交少阳后入㉒缺盆。
支者耳后贯耳内,出走耳前锐眦循。
一支锐眦大迎下,合手少阳抵项根,
下加颊车缺盆合,入胸贯膈络肝经。
属胆仍从胁里过,下入气冲毛际萦,
横入髀厌[42]环跳内,直者缺盆下腋膺。
过季胁下髀厌内,出膝外廉是阳陵,
外辅绝骨踝前边,足跗小指次指分。
一支别从大指去,三毛之际接肝经。

此经多气而少血。

是动口苦善太息[43],心胁疼痛难转移,
面尘足热体无泽。

所生头痛连锐眦,缺盆肿痛并两腋,
马刀挟瘿[44]生两旁,汗出振寒痎疟[45]疾,
胸胁髀膝至胫骨,绝骨踝痛及诸节。

厥阴足脉肝所终,大指之端毛际丛,
足跗上廉太冲分,踝前一寸入中封。
上踝交出太阴后,循腘内廉阴股冲,
环绕阴器抵小腹,侠胃属肝络胆逢。
上贯膈里布胁肋,侠喉颃颡[46]目系同,
脉上巅会督脉出,支者还从㉓目系中,
下络颊里环唇内,支者便从膈肺通。

此经血多气少焉。

是动腰疼俯仰难,男疝女人小腹肿,
面尘脱色[47]及咽干。

所生病者为胸满,呕吐洞泄小便难,
或时遗溺并狐疝[48],临症还须仔细看。

**【校勘】**

①廉:原作"连",乃沿《针灸聚英》之误,今据《灵枢》经脉篇改。

②入上齿:原作"下入齿",据《灵枢》经脉篇改。

③④间:原作"关",据《灵枢》经脉篇改。

⑤紧:原作"裂",据《甲乙经》卷二第一上、《脉经》卷六第六及《千金方》卷十六第一改。《灵枢》经脉篇作"唇胗",欠妥。

⑥腨:原作"臑",据《灵枢》卷三经脉第十改。

⑦重:原作"痛",据《灵枢》经脉篇改。

⑧心:原作"肺",据《灵枢》经脉篇改。

⑨胁:原作"臑",据《灵枢》经脉篇改。

⑩臑:原作"胁",据《灵枢》经脉篇改。

⑪一支别颊上至䪼:原作"复从耳前仍上颊",据《灵枢》经脉篇改。

⑫肿:原作"胕",据《太素》卷八(并参考杨注),《千金方》卷二十第一,《素问》厥论等篇王注及《铜人》卷二改。

⑬髀外:原作"臂内",据《灵枢》经脉篇改。

⑭项:原作"顶",据《针灸聚英》卷四上改,与《灵枢》经脉篇、《甲乙经》卷二第一上及《太素》卷八均合。

⑮从:原作"属",据《灵枢》经脉篇改。

⑯漆:原作"垢",此沿《针灸聚英》之误,据《灵枢》经脉篇改。

⑰肿:原作"痛",据《灵枢》经脉篇改。

⑱烦心心痛:原作"心肠烦痛",据《灵枢》经脉篇改。

⑲布:原作"分",据《灵枢》经脉篇改。

⑳至颊仍注䪼:原作"至颐仍注颊,"据《灵枢》经脉篇改。

㉑入耳出耳前:原作"出耳入耳前",据《灵枢》经脉篇改。

㉒后入:原作"右上",据《灵枢》经脉篇改。

㉓从:原作"生",据《灵枢》经脉篇改。

**【注释】**

[1]贲(bēn 奔)门:即胃的上口。

[2]肺系:系,联属。肺系即肺的根系,肺所联系的如喉咙气管等统称肺系。

[3]臑:指肩以下、肘以上的部分。

[4]是动则病:指本经经脉因外邪的引动而发生的疾病。

[5]臂厥:病名,指臂气厥逆而言,其症为两手交叉于胸部,两目视物不清。

[6]所生病:凡本脏经脉发生的病变为所生病。

[7]欠伸:欠,指呵欠;伸,指踏而伸腰。欠伸,即张口打呵欠,同时伴有伸腰动作。

[8]遗矢:即遗屎,指大便不能自禁。

[9]循臂肪:是指沿着前臂厚的脂膏处循行。

[10]顀(zhuō 拙):眼眶下缘之骨,包括颧骨及上牙床。

[11]喉痹:咽喉肿痛之症统称喉痹。通常是指病情不急,咽喉肿痛皆轻,伴有吞咽不顺、声音低哑,或有寒热等证。

[12]交鼻起:即足阳明胃经之脉起于鼻之交頞中。

[13]颐(yí 夷):指颏的外上方,口角的外下方和腮的前下方的部位。

[14]幽门:即胃的下口。

[15]凄凄:形容寒凉、凄惨之状。

[16]惊惕:是指惊恐所致的心神不安之状。文中言忽闻木音心惊惕者,其意有二:一是因平素心虚胆怯,心血不足,突受外惊,耳闻巨响,目见异物,以致心惊神摇;一是肝气郁滞,克制中焦脾胃而不能运化水谷精微上奉于心,致气虚血少,偶因惊恐恼怒则出现惊悸不安的症候。

[17]贲(fèn 奋)响:此指腹胀有高调而密集肠鸣音而言。

[18]骭(gàn 干)厥:骭,古人称胫骨为骭,骭厥是因足胫之气上逆所致的腹胀贲响等症。

[19]狂疟:指发狂和疟疾。《灵枢集注》第二:"故是主血所生病者,为狂,为温疟"。

[20]温淫:是指感受温热之邪而言。

[21]气膺:指前胸部两侧的肌肉隆起处。

[22]消谷:即胃腐熟水谷太过之证。《灵枢》经脉篇:"胃足阳明之脉……其有余于胃,则消谷善饥",此多见于中消证。

[23]核骨:指足大趾本节即跖趾关节部的圆形籽骨。

[24]腨(shuàn):俗称小腿肚,即腓肠肌隆起部分。

[25]胻(héng 衡):胻,同"骱",即胫部。

[26]溏瘕:溏是大便溏薄;瘕是大瘕泄,即痢疾。《难经》:"大瘕泄者,里急后重,数至圊而不能"。

［27］咽嗌(yì 义)：咽指口、鼻之后，食道以上的空腔处；嗌指食道的上口。

［28］颃：指喉上方的软肉处。

［29］肩如拔兮臑(nào 闹)似折：臑指肩以下肘以上的部位。是形容肩痛如同拔，臑痛如同被折断。

［30］巅(diān 颠)：头顶的最高部。

［31］抵腰脊肾膀胱内：脊即脊柱左右两侧的肌肉，此句意为到达腰背部，深入内脏属膀胱络肾。

［32］髀枢：髀即指髀部，枢是枢纽、机关，髀枢即骨盆外方中央髋臼的部位(环跳部分)。

［33］京骨：即足小趾本节后外侧高起的半圆骨。亦穴名。

［34］踝厥：从外踝向上逆厥以致出现"腘如结，腨如裂"的症候，叫踝厥。

［35］尻(kāo)：自骶骨以下至尾骶骨部分。

［36］然骨：在内踝前，相当于舟状骨部。亦穴名。

［37］目视䀮(huāng 荒)䀮：眼花视物不清。

［38］口热咽肿气贲逼：言口热咽痛是因气逆上逼所致。

［39］澼(pì 辟)：腹泻或下痢叫澼。

［40］肾厥：此症从足心开始向上逆冷，进而四肢皆现厥逆，并伴有周身倦息。是由肾气逆乱所致，故名为肾厥。

［41］心中澹(dàn 淡)澹或大动：即心虚身无力或心悸。

［42］髀厌：又叫"髀枢"，即环跳部位。

［43］善太息：由于肝气郁结气机不畅而致之频频叹气。

［44］马刀挟瘿：即瘰疬。生于腋下形如马刀者称马刀；生于颈旁如贯珠者名挟瘿。一在腋下，一在颈旁，常相并而生。

［45］痎疟：是古代疟疾的统称，也作瘧疟。

［46］颃颡(háng sǎng 杭嗓)：即咽上、上腭与鼻相通的部位，即软口盖的后部，此处有足厥阴肝经通过。

［47］面尘脱色：是指面上如有灰尘，失去了正常的面色。

[48]狐疝:小肠坠入阴囊内,时上时下。名狐疝者是形容疝如狐之出入无常。

## 玉 龙 歌[1]　　杨氏注解

【提要】　本文首先强调了"玉龙歌"的应用价值,介绍了一百二十穴的临床疗效,以及何时应针应灸,何时当补当泻。在针法上注重透针法。

[原文]

　　　　扁鹊受我玉龙歌,玉龙一试绝沉疴[2],
　　　　玉龙之歌真罕得,流传千载无差讹[3]。
　　　　我今歌此玉龙诀,玉龙一百二十穴,
　　　　医者行针殊妙绝,但恐时人自差别。
　　　　补泻分明指下施,金针一刺显明医,
　　　　伛者立伸偻[4]者起,从此名扬天下知。

凡患伛者,补曲池、泻人中;患偻者,补风池,泻绝骨。

　　　　中风不语最难医,发际顶门穴要知,
　　　　更向百会明补泻,即时苏醒免灾危。

顶门即囟会也,禁针,灸五壮。百会先补后泻,灸七壮,艾如麦大。

　　　　鼻流清涕名鼻渊[5],先泻后补疾可痊,
　　　　若是头风[6]并眼痛,上星穴内刺无偏。

上星穴流涕并不闻香臭者,泻俱得气补。

　　　　头风呕吐眼昏花,穴取神庭始不差,
　　　　孩子慢惊何可治,印堂刺入艾还加。

神庭入三分,先补后泻。印堂入一分,沿皮透左右攒竹,大哭效,不哭难。急惊泻,慢惊补。

　　　　头项强痛难回顾,牙疼并作一般看,
　　　　先向承浆明补泻,后针风府即时安。

承浆宜泻，风府针不可深。

　　偏正头风痛难医，丝竹金针亦可施，

　　沿皮向后透率谷，一针两穴世间稀。

　　偏正头风有两般，有无痰饮[7]细推观，

　　若然痰饮风池刺，倘无痰饮合谷安。

风池刺一寸半，透风府穴，此必横刺方透也，宜先补后泻，灸十一壮。合谷穴针至劳宫，灸二七壮。

　　口眼㖞斜最可嗟，地仓妙穴连颊车，

　　㖞左泻右依师正，㖞右泻左莫令斜。

灸地仓之艾，如绿豆，针向颊车，颊车之针，向透地仓。

　　不闻香臭从何治？迎香两穴可堪攻，

　　先补后泻分明效，一针未出气先通。

　　耳聋气闭痛难言，须刺翳风穴始痊，

　　亦治项上生瘰疬，下针泻动即安然。

　　耳聋之症不闻声，痛痒蝉鸣不快情，

　　红肿生疮须用泻，宜从听会用针行。

　　偶尔失音言语难，哑门一穴两筋间，

　　若知浅针莫深刺，言语音和照旧安。

　　眉间疼痛苦难当，攒竹沿皮刺不妨，

　　若是眼昏皆可治，更针头维即安康。

攒竹宜泻，头维入一分，沿皮透两额角，疼泻，眩晕补。

　　两眼红肿痛难熬，怕日羞明心自焦，

　　只刺睛明、鱼尾穴，太阳出血自然消。

睛明针五分，后略向鼻中，鱼尾针透鱼腰，即瞳子髎，俱禁灸。如虚肿不宜去血。

　　眼痛忽然血贯睛[8]，羞明[9]更涩最难睁，

　　须得太阳针血出，不用金刀疾自平。

　　心血炎上两眼红，迎香穴内刺为通，

　　若将毒血搐出后，目内清凉始见功。

内迎香二穴,在鼻孔中,用芦叶或竹叶,搐入鼻内,出血为妙,不愈再针合谷。

> 强痛脊背泻人中,挫闪腰痠亦可攻,
> 更有委中之一穴,腰间诸疾任君攻。

委中禁灸,四畔紫脉上皆可出血,弱者慎之。

> 肾弱腰疼不可当,施为行止甚非常,
> 若知肾俞二穴处,艾火频加体自康。

> 环跳能治腿股风,居髎二穴认真攻,
> 委中毒血更出尽,愈见医科神圣功。

居髎灸则筋缩。

> 膝腿无力身立难,原因风湿致伤残,
> 倘知二市穴能灸,步履悠然渐自安。

俱先补后泻。二市者,风市,阴市也。

> 髋骨[10]能医两腿疼,膝头红肿不能行,
> 必针膝眼、膝关穴,功效须臾[11]病不生。

膝关在膝盖下,犊鼻内,横针透膝眼。

> 寒湿脚气不可熬,先针三里及阴交,
> 再将绝骨穴兼刺,肿痛登时立见消。

即三阴交也。

> 肿红腿足草鞋风[12],须把昆仑二穴攻,
> 申脉、太溪如再刺,神医妙诀起疲癃[13]。

外昆针透内吕。

> 脚背痛起丘墟穴,斜针出血即时轻,
> 解溪再与商丘识,补泻行针要辨明。

> 行步艰难疾转加,太冲二穴效堪夸,
> 更针三里、中封穴,去病如同用手抓。

> 膝盖红肿鹤膝风[14],阳陵二穴亦堪攻,
> 阴陵针透尤收效,红肿全消见异功。

> 腕中无力痛艰难,握物难移体不安,

腕骨一针虽见效，莫将补泻等闲看。

急疼两臂气攻胸，肩井分明穴可攻，

此穴元来真气聚，补多泻少应其中。

此二穴针二寸效，乃五脏真气所聚之处，倘或体弱针晕，补足三里。

肩背风气连臂疼，背缝二穴用针明，

五枢亦治腰间痛，得穴方知疾顿轻。

背缝二穴，在背肩端骨下，直腋缝尖，针二寸，灸七壮。

两肘拘挛筋骨连，艰难动作欠安然，

只将曲池针泻动，尺泽兼行见圣传。

尺泽宜泻不灸。

肩端红肿痛难当，寒湿相争气血狂，

若向肩髃明补泻，管君多灸自安康。

筋急不开手难伸，尺泽从来要认真，

头面纵有诸样症，一针合谷效通神。

腹中气块痛难当，穴法宜向内关防，

八法有名阴维穴，腹中之疾永安康。

先补后泻，不灸。如大便不通，泻之即通。

腹中疼痛亦难当，大陵、外关可消详，

若是胁疼并闭结[15]，支沟奇妙效非常。

脾家之症最可怜，有寒有热两相煎，

间使二穴针泻动，热泻寒补病俱痊。

间使透针支沟，如脾寒可灸。

九种心痛[16]及脾疼[17]，上脘穴内用神针，

若还脾败[18]中脘补，两针神效免灾侵。

痔漏之疾亦可憎，表里急重最难禁，

或痛或痒或下血，二白穴在常中寻。

二白四穴，在掌后，去横纹四寸，两穴相对，一穴在大筋内，一穴在大筋外，针五分，取穴用稻心从项后围至结喉，取草折齐，

当掌中大指虎口纹,双围转两筋头,点到掌后臂草尽处是,即间
使后一寸,郄门穴也。灸二七壮,针宜泻,如不愈,灸骑竹马。

　　　　三焦热气壅上焦,口苦舌干岂易调,
　　　　针刺关冲出毒血,口生津液俱消。
　　　　手臂红肿连腕疼,液门穴内用针明,
　　　　更将一穴名中渚,多泻中间疾自轻。

液门沿皮针向后,透阳池。

　　　　中风之症症非轻,中冲二穴可安宁,
　　　　先补后泻如无应,再刺人中立便轻。

中冲禁灸,惊风灸之。

　　　　胆寒[19]心虚病如何? 少冲二穴最功多,
　　　　刺入三分不着艾,金针用后自平和。
　　　　时行疟疾最难禁,穴法由来未审明,
　　　　若把后溪穴寻得,多加艾火即时轻。

热泻寒补。

　　　　牙疼阵阵苦相煎,穴在二间要得传,
　　　　若患翻胃并吐食,中魁[20]奇穴莫教偏。
　　　　乳鹅[21]之症少人医,必用金针疾始除,
　　　　如若少商出血后,即时安稳免灾危。

三棱针刺之。

　　　　如今瘾疹[22]疾多般,好手医人治亦难,
　　　　天井二穴多着艾,纵生瘰疬灸皆安。

宜泻七壮。

　　　　寒痰咳嗽更兼风,列缺二穴最可攻,
　　　　先把太渊一穴泻,多加艾火即收功。

列缺刺透太渊,担穴也。

　　　　痴呆之症不堪亲,不识尊卑枉骂人,
　　　　神门独治痴呆病,转手骨开得穴真。

宜泻灸。

连日虚烦面赤妆,心中惊悸亦难当,

若须通里穴寻得,一用金针体便康。

惊恐补,虚烦泻,针五分,不灸。

风眩目烂[23]最堪怜,泪出汪汪不可言,

大、小骨空皆妙穴,多加艾火疾应痊。

大、小骨空不针,俱灸七壮,吹之。

妇人吹乳[24]痛难消,吐血风痰稠似胶[25],

少泽穴内明补泻,应时神效气能调。

刺沿皮向后三分。

满身发热痛为虚,盗汗淋淋渐损躯,

须得百劳[26]椎骨穴,金针一刺疾俱除。

忽然咳嗽腰背疼,身柱由来灸便轻,

至阳亦治黄疸病,先补后泻效分明。

针俱沿皮三分,灸二七壮。

肾败[27]腰虚小便频,夜间起止苦劳神,

命门若得金针助,肾俞艾灸起遭迍[28]。

多灸不泻。

九般痔漏最伤人,必刺承山效若神,

更有长强一穴是,呻吟大痛穴为真。

伤风不解嗽频频,久不医时劳便成,

咳嗽须针肺俞穴,痰多宜向丰隆寻。

灸方效。

膏肓二穴治病强,此穴原来难度量,

斯穴禁针多着艾,二十一壮亦无妨。

腠理[29]不密咳嗽频,鼻流清涕气昏沉,

须知喷嚏风门穴,咳嗽宜加艾火深。

针沿皮向外。

胆寒由是怕惊心,遗精白浊[30]实难禁,

夜梦鬼交心俞治,白环俞治一般针。

更加脐下气海两旁效。

　　　　肝家血少目昏花,宜补肝俞力便加,
　　　　更把三里频泻动,还光益血[31]自无差。

多补少泻,灸。

　　　　脾家之症有多般,致成番胃吐食难,
　　　　黄疸亦须寻腕骨,金针必定夺中脘。
　　　　无汗伤寒泻复溜,汗多宜将合谷收,
　　　　若然六脉皆微细,金针一补脉还浮。

针复溜入三分,沿皮向骨下一寸。

　　　　大便闭结不能通,照海分明在足中,
　　　　更把支沟来泻动,方知妙穴有神功。
　　　　小腹胀满气攻心,内庭二穴要先针,
　　　　两足有水临泣泻,无水方能病不侵。

针口用油,不闭其孔。

　　　　七般疝气[32]取大敦,穴法由来指侧间,
　　　　诸经具载三毛处,不遇师传隔万山。
　　　　传尸劳[33]病最难医,涌泉出血免灾危,
　　　　痰多须向丰隆泻,气喘丹田亦可施。
　　　　浑身疼痛疾非常,不定穴中细审详,
　　　　有筋有骨须浅刺,灼艾临时要度量。

不定穴即痛处。

　　　　劳宫穴在掌中寻,满手生疮痛不禁,
　　　　心胸之病大陵泻,气攻胸腹一般针。
　　　　哮喘之症最难当,夜间不睡气遑遑[34],
　　　　天突妙穴宜寻得,膻中着艾便安康。
　　　　鸠尾独治五般痫,此穴须当仔细观,
　　　　若然着艾宜七壮,多则伤人针亦难。

非高手毋轻下针。

气喘急急不可眠,何当日夜苦忧煎,

若得璇玑针泻动,更取气海自安然。

气海先补后泻。

肾强疝气[35]发甚频,气上攻心似死人,

关元兼刺大敦穴,此法亲传始得真。

水病之疾最难熬,腹满虚胀不肯消,

先灸水分并水道,后针三里及阴交。

肾气冲心[36]得几时,须用金针疾自除,

若得关元并带脉,四海谁不仰名医。

赤白妇人带下难,只因虚败[37]不能安,

中极补多宜泻少,灼艾还须着意看。

赤泻,白补。

吼喘[38]之症嗽痰多,若用金针疾自和,

俞府、乳根一样刺,气喘风痰渐渐磨。

伤寒过经尤未解,须向期门穴上针,

忽然气喘攻胸膈,三里泻多须用心。

期门先补后泻。

脾泄之症别无他,天枢二穴刺休差,

此是五脏脾虚疾,艾火多添病不加。

多灸宜补。

口臭之疾最可憎,劳心只为苦多情,

大陵穴内人中泻,心得清凉气自平。

穴法深浅在指中,治病须臾显妙功,

劝君要治诸般疾,何不当初记玉龙。

**【注释】**

[1]玉龙歌:《针灸歌赋选解》著者认为,《玉龙歌》为宋代杨氏所作,元·王国瑞的《扁鹊神应针灸玉龙歌》中首先搜集了此歌。唐·段成式的《酉阳杂俎》载:"杨光欣获玉龙一枚,长一尺二寸、高五寸,雕缕精妙,不似人作"。本歌名之为"玉龙"可能是

一取其贵,二取其一百二十穴,合玉龙长一尺二寸之意。

[2]沉疴(kē 科):即病程久,缠绵难愈之症。

[3]差讹(é 俄):差错、讹误。

[4]伛偻(yǔ lǚ 语吕):即腰脊弯曲。

[5]鼻渊:病名。主症为鼻塞、流浊涕,常有头晕目眩等症。

[6]头风:即为发作休止无常之头痛。多由风火冒犯经络,气血壅滞所致。

[7]痰饮:为多种水饮病的总称,泛指体内水液转输不利,停积于体内所致的疾病。《金匮要略》痰饮咳嗽病脉证并治篇,分为痰饮、悬饮、溢饮和支饮。

[8]血贯睛:睛,眼球(珠)。此为眼球(珠)外部充血之状。

[9]羞明:眼惧怕强光叫"羞明"。

[10]髋骨:奇穴。位于大腿前外侧,梁丘穴外开一寸陷中是穴。

[11]须臾:瞬间、片刻。

[12]草鞋风:又名脱根风。此症多属肾经受病。初见足跟及两胯下生水泡,泡破则或生小疮,或生肿茧,既痛又痒,久则疮面扩展,泡破则可延至足底。

[13]疲癃(pí lóng 皮龙):为经久不愈的腰弯背癃之症。

[14]鹤膝风:此症由三阳亏损,寒邪浸淫于下部而成。即膝上下(大小腿)细,惟膝部肿大,形如鹤膝,故名。

[15]闭结:此指大便秘结不通。

[16]九种心痛:胸脘部的九种疼痛证候。其分法有二:一指虫痛、注痛、风痛、悸痛、食痛、饮痛、冷痛、热痛、去来痛;一指饮痛、食痛、气痛、血痛、冷痛、热痛、悸痛、虫痛、疰痛。

[17]脾疼:脾居中焦,此指中焦脘腹部的疼痛。

[18]脾败:即脾气虚衰,健运失调之症。

[19]胆寒:此指胆气不足,胆虚气怯而言。症见虚烦不眠,心悸心慌,易惊恐等。

[20]中魁:奇穴。位于中指(第一、二指骨间)背面,关节横纹中点。

[21]乳鹅:即喉蛾。是一种咽部疼肿病症,本病起病急骤,喉核,红肿灼热,肿处表面或有黄白色脓样物,形如蚕蛾。相当于急性扁桃体炎。

[22]瘾(yǐn隐)疹:即荨麻疹。

[23]风眩目烂:是因脾胃湿热,外感风邪所致,其症眼睑缘红赤溃烂,时作痛痒,甚则可致睫毛脱落、睑弦变形。

[24]吹乳:乳痈的别称之一。相当于急性乳腺炎。

[25]风痰稠似胶:风痰,痰证的一种。指风邪挟痰或肝风挟痰。"稠似胶"则指本症系素有痰疾,又因风热怫郁而致故痰稠似胶状。

[26]百劳:经外奇穴,位于大椎穴直上二寸,旁开一寸处。又为大椎穴别名。

[27]肾败:即肾之精气过于亏耗。

[28]邅迍(zhān zhūn谵谆):即迍邅,原为形容难行不进之状,此处用以比喻疾病缠绵不愈之意。

[29]腠理:其说有二:一指皮肤、肌肉和脏腑的纹理;一指皮肤与肌肉交接的地方,又称"皮腠"。

[30]白浊:指小便色白而混浊;又指尿道口常滴出白色之浊物,小便常明显涩痛,但尿不混浊。

[31]还光益血:是言肝血虚之眼目昏花,取肝俞、三里、可补益肝血,使眼目清明。

[32]七般疝气:即七疝。《素问》骨空论作冲疝、狐疝、癞疝、厥疝、瘕疝、㿉疝、癃疝;《诸病源候论》作厥疝、癥疝、寒疝、气疝、盘疝、胕疝、狼疝。《儒门事亲》、《素问注证发微》又各持一说。考各说,实乃分类不同而已。

[33]传尸劳:又名"传尸劳瘵",主要症状是咳嗽、咳血、潮热、盗汗、身体逐渐消瘦等。名为传尸者,形容它是一种传染病。

[34]遑遑:是形容恐惧和心神不安的状态。

[35]肾强疝气:此言肾气失常,发为疝气,脐疝撮急疼痛之症。

[36]肾气冲心:此乃真气瘘极,肾气上奔冲心,致使命门真火离宫不归之症。证见四肢厥冷,面赤烦躁,两寸浮数,两尺微弱等。

[37]虚败:此指妇人赤白带下,乃因心肝火盛,脾失健运,肾水亏虚所致,故称虚败。

[38]吼(hǒu)喘:泛指喘病,因痰结喉间与气相击而致有声。

## 胜 玉 歌[1] 杨氏

**【提要】** 本歌计七十六句,三十八韵,强调了六十六穴的应用。其内容,是以各部疼痛为主,其他主要病证也多有涉及。用灸之处较多,也是本歌的又一个特点。

[原文]

> 胜玉歌兮不虚言,此是杨家真秘传。
> 或针或灸依法语,补泻迎随随手捻。
> 头痛眩晕百会好,心疼脾痛上脘先,
> 后溪鸠尾及神门,治疗五痫立便痊。

鸠尾穴禁灸,针三分,家传灸七壮。

> 髀疼要针肩井穴,耳闭听会莫迟延。

针一寸半,不宜停,经言禁灸,家传灸七壮。

> 胃冷下脘却为良,眼痛须觅清冷渊。
> 霍乱心疼吐痰涎,巨阙着艾便安然;
> 脾疼背痛中渚泻,头风眼痛上星专。
> 头项强急承浆保,牙腮疼紧大迎全。
> 行间可治膝肿病,尺泽能医筋拘挛。
> 若人行步苦艰难,中封、太冲针便痊,

　　脚背痛时商丘刺,瘰疬少海、天井边。
　　筋疼闭结支沟穴,颌肿喉闭少商前;
　　脾心痛急寻公孙,委中驱疗脚风[2]缠。
　　泻却人中及颊车,治疗中风口吐沫,
　　五疟[3]寒多热更多,间使、大杼真妙穴;
　　经年或变劳怯[4]者,痞满脐旁章门决。
　　噎气吞酸食不投,膻中七壮除膈热。
　　目内红痛苦皱眉,丝竹、攒竹亦堪医。
　　若是痰涎并咳嗽,治却须当灸肺俞,
　　更有天突与筋缩,小儿吼闭[5]自然疏。
　　两手瘛疼难执物,曲池、合谷共肩髃;
　　臂疼背痛针三里,头风头痛灸风池;
　　肠鸣大便时泄泻,脐旁两寸灸天枢。
　　诸般气症从何治,气海针之灸亦宜;
　　小肠气痛归来治,腰痛中空穴最奇。

中空穴,从肾俞穴量下三寸,各开三寸是穴,灸十四壮,向外针一寸半,此即膀胱经之中髎也。

　　腿股转瘛难移步,妙穴说与后人知,
　　环跳、风市及阴市,泻却金针病自除。

阴市虽云禁灸,家传亦灸七壮。

　　热疮臁内[6]年年发,血海寻来可治之,
　　两膝无端肿如斗,膝眼、三里艾当施。
　　两股转筋承山刺,脚气复溜不须疑;
　　踝跟骨痛灸昆仑,更有绝骨共丘墟;
　　灸罢大敦除疝气,阴交针入下胎衣。
　　遗精白浊心俞治,心热口臭大陵驱;
　　腹胀水分多得力,黄疸至阳便能离。
　　肝血盛兮肝俞泻,痔疾肠风长强欺;

肾败腰疼小便频，督脉两旁肾俞除。

六十六穴施应验，故成歌诀显针奇。

**【注释】**

[1]胜玉歌：本歌当为《针灸大成》编著者杨继洲所撰。"玉"是指《玉龙歌》。杨氏将自己家传的经验编撰成歌，举凡常见诸症的选穴治疗以及手法补泻等均有所阐述。杨氏认为此歌有超过《玉龙歌》之处，本歌也确有它自己的特点，可供临床借鉴。

[2]脚风：足病之起于风者。

[3]五疟：泛指各种不同类型的疟疾。《素问》刺疟论里有肝、心、脾、肺、肾五疟的提法。

[4]劳怯(qiè切)：又称虚劳，是虚损劳伤的简称，也是五脏诸虚不足而产生的多种疾病的概括。

[5]吼闭：即高声大叫，牙关紧急，神志不清之症。此症多因邪热，痰浊等病邪闭阻于内所致。

[6]热疮臁内：指因湿热下注生在小腿内侧的皮肉腐烂灰暗久不收口之病症，即小腿慢性溃疡。

## 杂病穴法歌　　《医学入门》

**【提要】**　本歌首载于明·李梴《医学入门》，《针灸大成》是从《医学入门》一书中引来。因为歌中所叙述的均是虚实、寒热等诸般杂证，故名为"杂病穴法歌"。本歌重点阐述各证的辨证取穴，针刺浅深和应用手法。

[原文]

杂病随症选杂穴，仍兼原合[1]与八法[2]，

经络原会别论详，脏腑俞募[3]当谨始，

根结[4]标本理玄微，四关三部[5]识其处。

伤寒一日刺风府，阴阳分经次第取。

伤寒一日太阳风府,二日阳明之荥,三日少阳之俞,四日太阴之井,五日少阴之俞,六日厥阴之经。在表刺三阳经穴,在里刺三阴经穴,六日过经未汗,刺期门、三里,古法也。惟阴证灸关元穴为妙。

汗、吐、下法非有他,合谷、内关、阴交杵[6]。

汗,针合谷入二分,行九九数,搓数十次,男左搓,女右搓,得汗行泻法,汗止身温出针。如汗不止,针阴市,补合谷。吐,针内关入三分,先补六次,泻三次,行子午捣臼法三次,提气上行,又推战一次,病人多呼几次,即吐;如吐不止,补九阳数,调匀呼吸,三十六度,吐止,徐出针,急扪穴;吐不止,补足三里。下,针三阴交入三分,男左女右,以针盘旋,右转六阴数毕,用口鼻闭气,吞鼓腹中,将泻插一下,其人即泄;鼻吸手泻三十六遍,方开口鼻之气,插针即泄;如泄不止,针合谷,升九阳数。凡汗、吐、下,仍分阴阳补泻,就流注穴行之尤妙。

> 一切风寒暑湿邪,
>
> 头疼发热外关起;
>
> 头面耳目口鼻病,
>
> 曲池、合谷为之主;
>
> 偏正头疼左右针(左痛针右),
>
> 列缺、太渊不用补;
>
> 头风目眩项揿强[7],
>
> 申脉、金门、手三里。
>
> 赤眼迎香出血奇,
>
> 临泣、太冲、合谷侣(眼肿血烂,泻足临泣)。
>
> 耳聋临泣(补足)与金门,
>
> 合谷(俱泻)针后听人语。
>
> 鼻塞鼻痔[8]及鼻渊,
>
> 合谷、太冲(俱泻)随手取。
>
> 口喝㖞斜流涎多,
>
> 地仓、颊车仍可举。
>
> 口舌生疮舌下窍,

三棱刺血非粗卤(舌下两边紫筋)。

舌裂出血寻内关,

太冲、阴交走上部,

舌上生胎合谷当,

手三里治舌风舞[9];

牙风[10]面肿颊车神,

合谷(泻足)、临泣泻不数。

二陵、二跷与二交,

头项手足互相与。

两井、两商、二三间,

手上诸风得其所;

手指连肩相引疼,

合谷、太冲能救苦。

手三里治肩连脐,

脊间心后称中渚。

冷嗽[11]只宜补合谷,

三阴交泻即时住。

霍乱中脘可入深,

三里、内庭泻几许;

心痛翻胃[12]刺劳宫(热),

寒者少泽细手指(补)。

心痛手战少海求,

若要除根阴市睹。

太渊、列缺穴相连,

能祛气痛刺两乳。

胁痛只须阳陵泉,

腹痛公孙、内关尔。

疟疾素问分各经,

危氏[13]刺指舌红紫。

足太阳疟，先寒后热，汗出不已，刺金门。足少阳疟，寒热心惕，汗多，刺侠溪。足阳明疟，寒久乃热，汗出喜见火光，刺冲阳。足太阴疟，寒热善呕，呕已乃衰，刺公孙。足少阴疟，呕吐甚欲闭户，刺大钟。足厥阴疟，少腹满，小便不利，刺太冲。心疟刺神门，肝疟中封，脾疟商丘，肺疟列缺，肾疟太溪，胃疟厉兑。危氏刺手十指及舌下紫肿筋出血。

痢疾合谷、三里宜，

甚者必须兼中膂（白痢合谷，赤痢小肠俞，赤白足三里、中膂）。

心胸痞满阴陵泉，

针到承山饮食美；

泄泻肚腹诸般疾（足），

三里、内庭功无比。

水肿水分与复溜，

俱泻。水分先用小针，次用大针，以鸡翎管透之，水出浊者死，清者生，急服紧皮丸敛之。如乡村无药，粗人体实者针之；若高人则禁针。取血法：先用针补入地部，少停泻出人部，少停复补入地部，少停泻出针，其瘀血自出。虚者只有黄水出，若脚上肿大，欲放水者，仍用此法，于复溜穴上取之。

胀满中脘三里揣。

《内经》针腹，以布缠缴。针家另有盘法：先针入二寸五分，退出二寸，只留五分在内盘之。如要取上焦包络之病，用针头迎向上刺入二分补之，使气攻上；若脐下有病，针头向下，退出二分泻之。此特备古法，初学不可轻用。

腰痛环跳、委中神；

若连背痛昆仑武。

腰连腿疼腕骨升，

三里降下随拜跪（补腕骨，泻足三里）。

腰连脚痛怎生医（补）？

环跳（泻）、行间与风市。

脚膝诸痛羡行间，

三里、申脉、金门侈；

脚若转筋眼发花，

然谷、承山法自古；

两足难移先悬钟，

条口后针能步履；

两足瘫麻补太溪，

仆参、内庭盘跟楚(脚盘痛泻内庭，脚跟痛泻仆参)。

脚连胁腋痛难当，

环跳、阳陵泉内杵；

冷风湿痹针环跳，

阳陵、三里烧针尾(烧三五壮、知痛即止)。

七疝大敦与太冲，

五淋[14]血海通男妇。

大便虚秘[15]补支沟，

泻足三里效可拟。

热秘[16]气秘[17]先长强，

大敦、阳陵堪调护。

小便不通阴陵泉，

三里泻下溺如注。

内伤食积针三里(手足)，

璇玑相应块亦消。

脾病气血先合谷，

后刺三阴针用烧。

一切内伤内关穴，

痰火积块退烦潮，

吐血尺泽功无比，

衄血上星与禾髎。

喘急列缺、足三里，

呕噎[18]阴交不可饶，

劳宫能治五般痫[19]，

更刺涌泉疾若挑。

神门专治心痴呆[20]，

人中、间使祛癫[21]妖。

尸厥[22]百会一穴美，

更针隐白效昭昭(外用笔管吹耳)。

妇人通经泻合谷，

三里、至阴催孕妊(虚补合谷)，

死胎阴交不可缓，

胞衣照海、内关寻(俱泻)。

小儿惊风少商穴，

人中、涌泉泻莫深，

痈疽初起审其穴，

只刺阳经不刺阴。

阳经谓痈从背出者，当从太阳经至阴、通谷、束骨、昆仑、委中五穴选用。从鬓出者，当从少阳经窍阴、侠溪、临泣、阳辅、阳陵泉五穴选用。从髭出者，当从阳明经厉兑、内庭、陷谷、冲阳、解溪五穴选用。从胸出者，则以绝骨一穴治之。凡痈疽已破，尻神朔望不忌。

伤寒流注分手足，太冲、内庭可浮沉，

熟此筌蹄[23]手要活，得后方可度金针，

又有一言真秘诀，上补下泻值千金。

**【注释】**

[1]原合："原"与"合"均是五输穴中的一种。原穴在腕踝附近，"所过为原"，据《难经》第六十六难：三焦是分配原气到人体全身的使者，原穴是原气留止于十二经脉的地方，故被称为原穴。合穴在肘膝关节附近，"所入为合"，意指经脉流注如江河汇合，归入大海，故称"合"。

[2]八法：有针之八法，身之八法和下手八法，详见本书卷四。

[3]俞募:是指俞穴和募穴而言,为脏腑经气输注、聚集之处。俞穴,指位于背部脊柱两侧膀胱经脉上的脏腑俞穴,五脏六腑所属十二经脉各有一个俞穴;募穴,指五脏六腑所属手足三阴三阳的十二经脉,各有一个募穴,均位于胸腹部。

[4]根结:是指手足三阴三阳十二经脉,各有根穴与结穴,出《灵枢》根结篇。《标幽赋》亦有"四根三结"的提法。

[5]四关三部:四关,指四肢的肘膝关节。三部,指诊脉部位,即人迎,寸口,趺阳共称三部。这种周身遍诊法已被《难经》主张的"独取寸口"所代替,即将寸口分成寸、关、尺三部。

[6]杵(chǔ楚):古代兵器名,在此喻作针具。

[7]项捩(liè列)强:捩,扭转。项捩强,是指颈项强痛而不得转动之症。

[8]鼻痔:鼻腔内生赘肉肿块,统称鼻痔。又称鼻息肉。

[9]舌风舞:舌颤抖、掉动不已,是为肝风所致。

[10]牙风:又称牙痛风,亦称牙痛。即齿龈肿痛。初起齿龈发胀,逐渐焮红作痛,肿痛连及腮颊。取颊车穴治之有效,故文中说"牙风面肿颊车神"。

[11]冷嗽:此证因形体受寒,饮食冷物,致肺胃俱寒,痰气不宣而作嗽的症候。痰多清稀,色白而有黏沫。

[12]心痛翻胃:心痛,泛指胃脘部和胸部剧烈疼痛。翻胃,是指食后脘腹胀满,暮食朝吐之症。其吐物多为不消化的食物。

[13]危氏:指《世医得效方》的作者元·危亦林。

[14]五淋:即石淋、气淋、膏淋、劳淋、血淋之统称。

[15]虚秘:此症原因有二:一由下焦阳虚,阳气不行,致不能传送而阴凝于下者;二由下焦阴虚,精血枯燥致津液不利而肠质干燥者。

[16]热秘:大便秘结因于热者。此症六脉俱实,乃由热搏津液,胃实肠燥所致。

[17]气秘：大便秘结因于气者，乃气息闭塞不宣所致。

[18]呕噎：呕，前人以有声有物为呕。由于邪气在胃，胃失和降，气反上逆所致。噎，咽时有滞涩或梗塞的感觉。

[19]五般痫：即马痫、牛痫、猪痫、羊痫、鸡痫的合称。痫疾开始发作时，所发出之喊叫声类似各种动物之吼叫，故名。此种吼声是因咽喉为痰梗塞而作响。

[20]心痴呆：痴是傻；呆是呆滞。心痴呆，指神志呆滞，默默如痴之症。

[21]癫：表现为抑郁沉默，语言错乱，是由痰气郁结所致。

[22]尸厥：突然昏倒，不省人事，呼吸微弱，脉极微细，四肢凉，状若死人者为尸厥。

[23]筌蹄（quán tí 全提）：筌是捕鱼的竹器，蹄是捕兔器。《庄子》外物篇："筌者所以在鱼，得鱼而忘筌；蹄者所以在兔，得兔则忘蹄。"筌蹄是比喻达到目的的手段。在此是说治疗疾病，必须掌握一定的要领。

## 杂病十一穴歌　　《聚英》

【提要】 本篇是从《针灸聚英》中转引而来。本歌通篇分十一段，分述了头痛、牙痛、耳聋、肩臂痛和咽以下至脐的各种杂证的取穴、针刺浅深和补泻所宜。《针灸聚英》题"本篇作者姓氏不详"。

[原文]

攒竹、丝空主头疼，偏正皆宜向此针，
更去大都除泻动，风池针刺三分深；
曲池、合谷先针泻，永与除疴病不侵，
依此下针无不应，管教随手便安宁。
头风头痛与牙疼，合谷、三间两穴寻，
更向大都针眼痛，太渊穴内用针行；

牙疼三分针吕细[1]，齿痛依前指上明，
更推大都左之右，交互相迎仔细迎①。

听会兼之与听宫，七分针泻耳中聋，
耳门又泻三分许，更加七壮灸听宫；
大肠经内将针泻，曲池、合谷七分中，
医者若能明此理，针下之时便见功。

肩背并和肩膊疼，曲池、合谷七分深，
未愈尺泽加一寸，更于三间次第行；
各入七分于穴内，少、风二府刺心经，
穴内浅深依法用，当时蠲疾[2]两之轻。
咽喉以下至于脐，胃脘之中百病危，
心气痛时胸结硬，伤寒呕哕[3]闷涎[4]随；
列缺下针三分许，三分针泻到风池，
二指三间并三里，中冲还刺五分依。

汗出难来刺②腕骨，五分针泻要君知，
鱼际、经渠并通里，一分针泻汗淋漓；
二指三间及三里，大指各刺五分宜，
汗至如若通遍体，有人明此是良医。
四肢无力中邪风，眼涩难开百病攻，
精神昏倦多不语，风池、合谷用针通；
两手三间随后泻，三里兼之与太冲，
各入五分于穴内，迎随得法有奇功。

风池手足指诸间，右瘫偏风左曰瘫，
各刺五分随后泻，更灸七壮便身安；
三里、阴交行气泻，一寸三分量病看，

每穴又加三七壮,自然瘫痪<sup>[5]</sup>即时安。

肘痛将针刺曲池,经渠、合谷共相宜,
五分针刺于二穴,疟病缠身便得离;
未愈更加三间刺,五分深刺莫忧疑,
又兼气痛憎寒热<sup>[6]</sup>,间使行针莫用迟。
腿胯腰疼痞气<sup>[7]</sup>攻,髋骨穴内七分穷,
更针风市兼三里,一寸三分补泻同;
又去阴交泻一寸,行间仍刺五分中,
刚柔进退随呼吸,去疾除病捻指功。

肘膝疼时刺曲池,进针一寸是相宜,
左病针右右针左,依此三分泻气奇;
膝痛三寸针犊鼻,三里、阴交要七次<sup>③</sup>,
但能仔细寻其理,劫病之功在片时。

【校勘】
①迎:原作"穷",据《针灸聚英》卷四下改,与前协韵。
②刺:原作"到",据《针灸聚英》卷四下改。
③次:原作"吹",据《针灸聚英》卷四下改。

【注释】
[1]吕细:为太溪穴之别名。
[2]蠲(juān 娟)疾:蠲,除去。蠲疾,即除去疾病。
[3]哕(yuě):胃气上逆时有声无物谓之哕。
[4]冈涘:冈之为病,面色青惨,昏愦如迷,头汗如雨,头痛如劈,腹内搅痛,欲吐不吐,欲泄不泄,六脉细数沉伏。冈涘,为上症而有涘水者。
[5]瘫痪:四肢麻木不仁,举动不能。
[6]气痛憎寒热:气痛,指因气滞阻塞经脉而作痛之症;憎,

厌恶;寒热是指寒热疟疾而言。本文意思是兼见因气滞而作痛和具有明显憎恶寒热的症状。就要急速取间使穴进行针刺治疗。

[7]痞气:为五积之一,属脾之积。症见胃脘部膨胀有肿块,突起如覆盆,肌肉消瘦,四肢无力等。

## 长桑君天星秘诀歌 《乾坤生意》

【提要】 本文根据证之标本、缓急而定出取穴的主次先后,所列各证都配以穴位主治,经长期实践证明,确有疗效。

[原文]

天星秘诀少人知,此法专分前后施,
若是胃中停宿食,后寻三里起璇玑。
脾病血气[1]先合谷,后刺三阴交莫迟;
如中鬼邪先间使,手臂挛痹取肩髃。
脚若转筋并眼花,先针承山次内踝,
脚气酸疼肩井先,次寻三里、阳陵泉;
如是小肠连脐痛,先刺阴陵后涌泉。
耳鸣腰痛先五会,次针耳门、三里内。
小肠气痛[2]先长强,后刺大敦不要忙。
足缓难行先绝骨,次寻条口及冲阳。
牙疼头痛兼喉痹,先刺二间后三里。
胸膈痞满先阴交,针到承山饮食喜;
肚腹浮肿胀膨膨,先针水分泻建里。
伤寒过经不出汗,期门、通里先后看,
寒疟面肿及肠鸣,先取合谷后内庭。
冷风湿痹针何处? 先取环跳次阳陵,
指痛挛急少商好,依法施之无不灵。
此是桑君真口诀,时医莫作等闲轻。

**【注释】**

[1]脾病血气:脾统血,主输布精微;脾能助胃消化,并将所游溢之精气输布全身,使气血旺盛,经脉得以正常运行。如果脾有病必然导致气血不充,故文中说先针合谷,使胃气健运,后刺三阴交以助脾气之运行。

[2]小肠气痛:是指少腹引睾丸连腰脊疼痛之症。

**【按语】** 长桑君天星秘诀歌:出于《乾坤生意》。"长桑君"见于《史记》扁鹊仓公列传,传为扁鹊之师。《乾坤生意》成书于明洪武二十四年(1391)。从此歌的文字特点上看,也像明人手笔,而其内容又有许多汉晋以后的东西,"长桑君"三字只能看作是题目,而决不是作者。至于把它说成"桑君真口诀"很明显是一种伪托。

# 马丹阳[1]天星[2]十二穴治杂病歌

**【提要】** 马丹阳根据自己多年的临床经验编成此歌,以传其弟子。文中总结十二要穴,统治五脏六腑十二经脉的各种病症,并将各穴的部位、取法、功用和主治等详加阐述。其特点是选用四肢穴位,安全方便,疗效可靠。本歌在针灸医学史上占有重要位置。

**[原文]**

三里、内庭穴,曲池、合谷接,
委中配承山,太冲、昆仑穴,
环跳与阳陵,通里并列缺,
合担用法担,合截用法截[3],
三百六十穴,不出十二诀,
治病如神灵,浑如汤泼雪,
北斗降真机,金锁教开彻,
至人[4]可传授,匪人[5]莫浪说。

其一：三里膝眼下，三寸两筋间，

　　　　能通心腹胀，善治胃中寒，

　　　　肠鸣并泄泻，腿肿膝胻痠，

　　　　伤寒羸[6]瘦损，气蛊[7]及诸般，

　　　　年过三旬后，针灸眼便宽，

　　　　取穴当审的，八分三壮安。

其二：内庭次趾外，本属足阳明，

　　　　能治四肢厥，喜静恶闻声，

　　　　瘾疹咽喉痛，数欠[8]及牙疼，

　　　　疟疾①不能食，针着便惺惺。（针三分，灸三壮）

其三：曲池拱手取，屈肘②骨边求，

　　　　善治肘中痛，偏风手不收，

　　　　挽弓开不得，筋缓莫梳头，

　　　　喉闭促欲死，发热更无休，

　　　　遍身风癣[9]癫[10]，针着即时瘳[11]。（针五分，灸三壮）

其四：合谷在虎口，两指岐骨间，

　　　　头疼并面肿，疟疾热还寒，

　　　　齿龋鼻衄血，口噤不开言，

　　　　针入五分深，令人即便安。（灸三壮）

其五：委中曲腘里，横纹脉中央，

　　　　腰痛不能举，沉沉引脊梁，

　　　　痠疼筋莫展[12]，风痹复无常，

　　　　膝头难伸屈，针入即安康。（针五分，禁灸）

其六：承山名鱼腹，腨肠分肉间，

善治腰疼痛，痔疾大便难，

脚气并膝肿，辗转战疼痠，

霍乱及转筋，穴中刺便安。（针七分，灸五壮）

其七：太冲足大趾，节后二寸中，

动脉知生死，能医惊痫风，

咽喉并心胀，两足不能行，

七疝偏坠肿，眼目似云朦，

亦能疗腰痛，针下有神功。（针三分，灸三壮）

其八：昆仑足外踝，跟骨上边寻，

转筋腰尻痛，暴喘满冲心，

举步行不得，一动即呻吟，

若欲求安乐，须于此穴针。（针五分，灸三壮）

其九：环跳在髀枢，侧卧屈足取，

折腰[13]莫能顾，冷风并湿痹，

腿胯连腨痛，转侧重欷歔[14]，

若人针灸后，顷刻病消除。（针二寸，灸五壮）

其十：阳陵居膝下，外廉一寸中，

膝肿并麻木，冷痹及偏风，

举足不能起，坐卧似衰翁，

针入六分止，神功妙不同。（灸三壮）

其十一：通里腕侧后，去腕一寸中，

欲言声不出，懊恼[15]及怔忡[16]，

实则四肢重，头腮面颊红，

虚则不能食，暴喑面无容，

毫针微微刺,方信有神功。(针三分,灸三壮)

其十二:列缺腕侧上,次指手交叉,

　　　　善疗偏头患,遍身风痹麻,

　　　　痰涎频壅上,口噤不开牙,

　　　　若能明补泻,应手即如拿。(针三分,灸五壮)

**【校勘】**

①疟疾:原作"虚疾",据《千金方》卷三十改。

②肘:原作"指",据文义改。

**【注释】**

[1]马丹阳:马丹阳即马钰,宋·扶风人,初名成义,字宜甫,后改名为钰,字元宝。为道教北宗的代表人物之一,号丹阳顺化真人,故世称马丹阳。马丹阳在金代大定年间(1160)从王嘉(号重阳子)学道,并精通针灸。此歌是根据其临床经验编成,以传其弟子。首载于元·王国瑞的《扁鹊神应针灸玉龙经》中,题为"天星十一穴歌"。初时仅在其门徒中流传,经薛真人外传,知之者始日益增多。刊在明·徐凤《针灸大全》时又增加太冲穴,题为"马丹阳天星十二穴治杂病歌",高武的《针灸聚英》中亦予转载。

[2]天星:是指此十二穴取穴容易,功效显著,可以代替人身365穴,如同天上著名的星宿一样。《灵枢》曾将古代所用九种不同针具,用取类比象的方法与自然界的现象相比,并提出各有所应,将其中的第七种针即毫针和自然界的星宿联系起来。《灵枢》说:"七曰毫针,七者星也,星者人之七窍",即天有七星,人有七窍之意。另外"天"指上部,而这十二个穴位都与头部或上焦有联系。以天星为名和这些理论上的认识是有关的。

[3]合担用法担,合截用法截:参见卷二《拦江赋》注②及按语。

[4]至人:古代用以指思想道德等某方面达到最高境界的

人。《荀子》天论："故明于天人之分,则可谓至人矣。"

　　[5]匪人:本指非亲信人而言。《易》比:"六三,比之匪人。"王弼注:"所与比者,皆非己亲,故曰比之匪人。"后指行为不正的人。

　　[6]羸:瘦弱。《礼记·问丧》:"身病体羸,以杖扶病也"。

　　[7]气蛊(gǔ古):泛指气机郁滞所致的胸腹胀满之症。腹部叩之如鼓,其甚则一身尽肿。"蛊",意为虫毒结聚,肝脾受伤,络脉瘀塞所致。

　　[8]数欠:即频频打呵欠。

　　[9]风癣(xuǎn选):因于风邪所致的癣病。病变部位,皮肤瘙痒,搔之脱落白屑。

　　[10]癞(lài赖):此证之初,起水泡作痒或疮破流脂水,奇痒彻骨,或出血如疥,或干或湿,似虫非虫,久则成片,延及遍身。

　　[11]瘳(chōu抽):病愈叫瘳。

　　[12]筋莫展:筋骨屈伸不利。

　　[13]折腰:形容腰痛不得俯仰、转侧,动转时,有如折断一样疼痛。

　　[14]欷歔(xī xū 希虚):叹气、抽噎声。

　　[15]懊恼:懊是烦恼,恼指恼怒。懊恼是形容因病痛而烦恼发怒。

　　[16]怔忡(zhēng chōng 征冲):为心悸,惊惧不安之状。《素问玄机原病式》说:"心胸躁动,谓之怔忡",属心悸一类,跳动往往上至心胸,下达脐腹。是由心阴虚损,心阳不足所致。

 四总穴歌 《聚英》

[原文]

　　　　　肚腹三里留,腰背委中求,
　　　　　头项寻列缺,面口合谷收。

**【按语】** 用此四穴分治头项、面口、肚腹、腰背等疾患,是符合经络理论的。足三里为足阳明胃经的合穴,其循行经全腹,故可主治"肚腹"诸疾。委中为足太阳膀胱经的合穴,膀胱经直贯脊背及腰,故可主治腰背各病,临床上多采用刺血的方法。列缺属手太阴肺经,是八脉交会穴之一,列缺又是手太阴肺经的络穴,太阴经通过列缺与大肠经相连,大肠经为手之阳经,可经项直上头面部,列缺治头项病,其理当在于此。合谷为手阳明大肠经原穴,大肠经上行于面,故本穴可主治面口疾患。四总穴中临床上以三里与合谷为多用,习惯用法是足三里治膈以下疾病,合谷则用于膈以上疾病。

## 肘 后 歌 《聚英》

**【提要】** 本歌引自《针灸聚英》,共一百零二句。论述了三十五种疾病的取穴问题。并着重地指出循经取穴、远刺、近刺、异位刺等方法,并强调了五输、八会、募穴等的特定作用。

[原文]

> 头面之疾针至阴,腿脚有疾风府寻,
> 心胸有病少府泻,脐腹有病曲泉针。
> 肩背诸疾中渚下,腰膝强痛交信凭,
> 胁肋腿痛[①]后溪妙,股膝肿起泻太冲。
> 阴核[1]发来如升大,百会妙穴真可骇。
> 顶心头痛眼不开,涌泉下针定安泰。
> 鹤膝肿劳难移步,尺泽能舒筋骨疼,
> 更有一穴曲池妙,根寻源流可调停。
> 其患若要便安愈,加以风府可用针。
> 更有手臂拘挛急,尺泽刺深去不仁,
> 腰背若患挛急风,曲池一寸五分攻。
> 五痔[2]原因热血作,承山须下病无踪,

哮喘发来寝不得，丰隆刺入三分②深。
狂言盗汗如见鬼，惺惺间使便下针[3]。
骨寒髓冷火来烧，灵道妙穴分明记，
疟疾寒热真可畏，须知虚实可用意；
间使宜透支沟中，大椎七壮合圣治；
连日频频发不休，金门刺深七分是。
疟疾三日得一发，先寒后热无他语，
寒多热少取复溜，热多寒少用间使。
或患伤寒热未收，牙关风壅药难投，
项强反张目直视，金针用意列缺求。
伤寒四肢厥逆冷，脉气无时仔细寻，
神奇妙穴真有二，复溜半寸顺骨行。
四肢回还脉气浮，须晓阴阳倒换求，
寒则须补绝骨是，热则绝骨泻无忧；
脉若浮洪当泻解，沉细之时补便瘳。
百合[4]伤寒最难医，妙法神针用意推，
口噤眼合药不下，合谷一针效甚奇。
狐惑[5]伤寒满口疮，须下黄连犀角汤，
虫在脏腑食肌肉，须要神针刺地仓。
伤寒腹痛虫寻食，吐蛔乌梅可难攻[6]，
十日九日必定死，中脘回还胃气通。
伤寒痞气结胸中，两目昏黄汗不通，
涌泉妙穴三分许，速使周身汗自通。
伤寒痞结胁积痛，宜用期门见深功，
当汗不汗合谷泻，自汗发黄复溜凭。
飞虎[7]一穴通痞气，祛风引气使安宁。
刚柔二痉[8]最乖张，口禁眼合面红妆，
热血流入心肺腑，须要金针刺少商。
中满如何去得根，阴包如刺效如神，

不论老幼依法用,须教患者便抬身。

打扑伤损破伤风[9],先于痛处下针攻,

后向承山立作效,甄权[10]留下意无穷。

腰腿疼痛十年春,应针不了便惺惺,

大都引气探根本,服药寻方枉费金。

脚膝经年痛不休,内外踝边用意求,

穴号昆仑并吕细,应时消散即时瘳。

风痹痿厥[11]如何治?大杼、曲泉真是妙,

两足两胁满难伸,飞虎神针③七分到,

腰软如何去得根,神妙委中立见效。

【校勘】

①痛:原作"叉",据《针灸聚英》卷四上改。

②三分:原作"三寸",据《针灸聚英》卷四上改。

③针:原作"灸",据《针灸聚英》卷四上改。

【注释】

[1]阴核:即指颈上瘰气颈瘤之类。

[2]五痔:指牡痔,牝痔,肠痔,脉痔和血痔五种痔疾。

[3]狂言盗汗如见鬼,惺惺间使便下针:这是由于心阴虚,内热盛所出现的夜间入睡后盗汗及诸邪狂妄证候。针心包经的间使穴,可泄火开郁、静心宁神而使病人清醒。

[4]百合:病名,《金匮》百合狐惑阴阳毒病证治:"百合病者,百脉一宗,悉致其病也,意欲食,复不能食,尝默然欲卧不能卧,欲行不能行"。

[5]狐惑:病名,多因湿邪浸淫,热毒遍郁所致。《金匮》百合狐惑阴阳毒病证治:"狐惑之为病状如伤寒,默默欲眠,目不得闭,卧起不安……,不欲饮食,恶闻食臭,其面目乍赤、乍黑、乍白"。尤以咽喉及前后阴蚀烂为主症。病人精神恍惚惑乱狐疑,故名。

[6]伤寒腹痛虫寻食,吐蛔乌梅可难攻:是指寒邪直中三阴

出现腹部冷痛,下利完谷,蜷卧,肢冷,囊缩,吐蛔等危重证候,难于治疗。

[7]飞虎:即支沟穴的别名。

[8]刚柔二痉:指四肢筋脉牵引拘急,项强背反张,口噤等证谓之痉。发热恶寒、无汗者为刚痉;发热汗出,不恶寒者为柔痉。

[9]破伤风:凡因外伤跌仆,以及金刃竹木刺伤等疾患,风邪从创伤直袭经络,致发生牙关紧闭,四肢抽搐,角弓反张,颈项强直,面现苦笑等危症,谓之破伤风。

[10]甄权:唐代名医,许州扶沟(即今河南省扶沟县)人,长于针灸,晚年被唐太宗赐为朝散大夫,撰有《脉经》、《针方》及《明堂人形图》等书。

[11]风痹痿厥:乃四种病名,详见《素问》风论篇、痹论篇、痿论篇及厥论篇。

【按语】 本歌引自《针灸聚英》。以肘后二字为书名者,首见于晋代葛洪所著之《肘后备急方》,盖以其取用方便,回手即得,故名"肘后"。本篇以"肘后"为名,亦取此意。

## 回阳九针歌

[原文]

哑门、劳宫、三阴交,涌泉、太溪、中脘接,

环跳、三里、合谷并,此是回阳九针穴。

【按语】 本歌始见于明代高武所著的《针灸聚英》。称之为回阳九针是说当病证处于危笃状态,出现亡阴或亡阳的危险时,当针此九穴。此九穴都是临床急救时有效的穴位。

## 针内障秘歌　　杨氏

【提要】 本歌阐述了金针拨内障的注意事项。强调要做

到辨证施法,随证选针。医者患者均应心宁神静,方能确保
疗效。

[原文]

内障[1]由来十八般,精医明哲用心看,
分明一一知形状,下手行针自入玄。
察他冷热虚和实,多惊先服镇心丸,
弱翳[2]细针粗拨老,针形不可一般般。
病虚新瘥怀妊月,针后应知将息难[3],
不雨不风兼吉日,清斋三日在针前[4]。
安心定志存真气,念佛亲姻莫杂喧,
患者向明盘膝坐,医师全要静心田。
有血莫惊须住手,裹封如旧勿频看,
若然头痛不能忍,热茶和服草乌烟[5]。
七日解封方视物,花生水动莫开言,
还睛圆散坚心服,百日冰轮[6]澈九渊。

【注释】

[1]内障:指主要发生于瞳神及眼内障碍视力的疾患。

[2]弱翳:翳,一般指外障眼病,为黑睛混浊或溃陷后遗留的
疤痕。在此则是指内障而言。弱翳即内障之轻者。

[3]病虚新瘥怀妊月,针后应知将息难:久病体虚、新病刚愈
与怀孕妇女,针后注意休息,否则会影响疗效。

[4]不雨不风兼吉日,清斋三日在针前:用针拨内障时,要选
择晴朗的天气,在治疗前三天要吃素食。

[5]草乌烟:草乌,有散寒止痛作用。有毒,慎用。草乌烟,
是说草乌必须经过炮制、用火烘之方可使用。

[6]冰轮:指月亮。引申意是明亮。此指除障之后,视物如
月亮般的明亮。

## 针内障要歌　杨氏

**【提要】**　本歌叙述了针内障后的调摄将养之法,以及出现某种症状时,所宜选用的药物。歌中强调了情绪必须安定,诸方必须密切配合,才能收到预期效果。

［原文］

内障金针针了时,医师治法要精微,

绵包黑豆如毬子,眼上安排慢熨之[1],

头边镇枕须平稳,仰卧三朝莫厌迟。

封后或然微有痛,脑风[2]牵动莫狐疑,

或针或熨依前法,痛极仍将火熨宜。

盐白梅[3]含止咽吐,大小便起与扶持,

高声叫唤私人欲,惊动睛轮见雪飞[4]。

三七不须汤洗面,针痕湿着痛微微,

五辛酒麴①[5]周年慎,出户升堂缓步移,

双眸了了康宁日,狂咨嗔予泄圣机。

**【校勘】**

①麴:原作“麵”,揆度文理,“麴”义较长,疑“麵”为“麴”之误,故改。

**【注释】**

[1]绵包黑豆如毬子,眼上安排慢熨之:毬同“球”。熨是中医的一种治疗方法,是把药物温热后,贴在病痛的地方。这里指的是用丝绵包上黑豆如球形,放在针治后的眼睛上慢慢熨治。

[2]脑风:见《素问》风论篇。其症为项背怯寒,脑户极冷,痛不可忍,多因风邪入脑所致。

[3]盐白梅:即青梅以盐汁渍之,日晒夜渍十日即成,称盐白梅。可用以除痰治中风、惊痫、喉痹、痰厥僵仆、牙关紧闭、烦渴、霍乱、吐下泻痢等症。

[4]惊动睛轮见雪飞：睛包括白睛与黑睛，眼轮有五轮，由外向中分作五个部位。用针拨治后，要注意调养，不可高声叫喊，要无欲无求，如受了惊恐和震动，眼睛视物时就要出现像雪花飞舞一样。

[5]五辛酒麹：五辛，指葱蒜韭蓼蒿芥诸菜，性辛温，食多损目。酒麹，可散寒滞，开郁结，但阴虚血热及阳症肿疡则宜禁忌。故五辛酒麹在针拨后的一年内要慎用。

## 补泻雪心[1]歌　　以下俱《聚英》

**【提要】**　本文是专论补泻手法的歌诀。提出了寒热、迎随、男女、左右、呼吸、开阖、徐疾以及大指向前向后，捻针向内向外等九项补泻内容，并一一阐明了补与泻区分的要点。在论迎随补泻时，着重从经络理论进行了阐述。

[原文]

行针补泻分寒热，泻寒补热须分别，
捻指向外泻之方，捻指向内补之诀。
泻左须当大指前，泻右大指当后拽[2]，
补左次指向前搓，补右大指往上拽。
如何补泻有两般，盖是经从两边发，
补泻又要识迎随，随则为补迎为泻，
古人补泻左右分，今人乃为男女别。
男女经脉一般生，昼夜循环无暂歇，
两手阳经上走头①，阴经胸走手指辍[3]，
两足阳经头走足，阴经上走腹中结。
随则针头随经行，迎则针头迎经夺，
更有补泻定吸呼，吸泻呼补真奇绝。
补则呼出却入针，要知②针用三飞法[4]，
气至出针吸气入，疾而一退急扪穴。

泻则吸气方入针,要知阻气③[5]通身达,

气至出针呼气出,徐而三退穴开㨴。

此诀出自梓桑君[6],我今授汝心已雪,

正是补泻玄中玄,莫向人前轻易说。

**【校勘】**

①上走头:原作"从上头",据《针灸聚英》卷四上改。

②要知:原作"团声",据《针灸聚英》卷四上改。

③要知阻气:原作"团声祖气",据《针灸聚英》卷四上改。

**【注释】**

[1]雪心:指内心晶明透彻而言。在此是说明了解此歌后对补泻之法就一清二楚了。

[2]拽(yè 叶、或读为 zhuài):拉或牵引。

[3]辍(chuò 绰):停止。文中经脉循行中两手之阳经从手指末端起始,止于头部;手之阴经从胸部起始,终止于手指末端。

[4]三飞法:是一种针术手法。飞法即捻针后立即放手的一种方法。补者一退三飞真气自归,泻者一飞三退邪气自避。此三飞法即指飞针三次而言。

[5]阻气:阻,有阻隔、阻滞之意。阻气,指因经络闭塞以致气机阻滞不畅。

[6]梓桑君:即针灸名家席宏达。

**【按语】** 本节文字引自《针灸聚英》,但《针灸聚英》为三十三句,而《针灸大成》则为三十六句,且有四处与《针灸聚英》原文相异。

 **行针总要歌**

**【提要】** 本歌论述了行针取穴时的一些共性问题,诸如行针时要按病人体质之强弱胖瘦、身躯之高矮,而决定针刺之浅深。要根据受针者之同身寸进行度量取穴,并应注意询问病人

饥饱劳碌情况,凡阴雨天气及禁忌时日均不宜行针治疗。要求在治疗时应按经络的循行、阴升阳降的规律、揣寻穴位进行傍刺、深刺或透刺。文中还详叙有关腧穴之部位以及某症选取某穴,某穴可针可灸等。针灸界传诵已久之名句"寸寸人身皆是穴,但开筋骨莫狐疑"即源于此歌。

**[原文]**

> 黄帝金针法最奇,短长肥瘦在临时,
> 但将他手横纹处,分寸寻求审用之。
> 身体心胸或是短,身体心胸或是长,
> 求穴看纹还有理,医工此理要推详。
> 定穴行针须细认,瘦肥短小岂同群,
> 肥人针入三分半,瘦体须当用二分,
> 不肥不瘦不相同,如此之人但着中,
> 只在二三分内取,用之无失且收功,
> 大饥大饱宜避忌,大风大雨亦须容,
> 饥伤荣气饱伤腑,更看人神俱避之。
> 妙针之法世间稀,多少医工不得知,
> 寸寸人身皆是穴,但开筋骨莫狐疑,
> 有针有骨傍针去,无骨无筋须透之。
> 见病行针须仔细,必明升降阖开时,
> 邪入五脏须早遏[1],祟[2]侵六脉浪翻飞,
> 乌乌稷稷[3]空中坠,静意冥冥起发机[4],
> 先补真阳[5]元气[6]足,次泻余邪九度嘘[7],
> 同身逐穴歌中取,捷法昭然径不迷。
> 百会、三阳顶之中,五会、天满[8]名相同,
> 前顶之上寸五取,百病能祛理中风,
> 灸后火燥冲双目,四畔[9]刺血令宣通,
> 井泉要洗原针穴[10],针刺无如灸有功。
> 前顶寸五三阳前,甄权曾云一寸言,

棱针出血头风愈,盐油揩根[11]病自瘥。

囟会顶前寸五深,八岁儿童不可针,

囟门未合那堪灸,二者须当记在心。

上星会前一寸斟,神庭星前发际寻,

诸风灸庭为最妙,庭、星宜灸不宜针。

印堂穴并两眉攒,素髎面正鼻柱端,

动脉之中定禁灸,若燃此穴鼻鼽[12]瘥。

水沟鼻下名人中,兑端张口上唇宫,

龈交二龈中间取,承浆下唇宛内踪,

炷艾分半悬浆灸,大则阳明脉不隆。

廉泉宛上定结喉,一名舌本立重楼,

同身捷法须当记,他日声名播九州。

**【注释】**

[1]遏(è 饿):阻止

[2]祟(suì 岁):有病邪相缠之意。文中之"祟侵六腑浪翻飞"是对邪气侵犯六腑,其来势凶猛的一种形容。

[3]乌乌稷稷(jì 记):是形容鸟飞之貌,言其在飞翔中依然隐约可见,用以比喻针之得气似动中若隐若现。《素问》宝命全形论王冰注云:"乌乌,叹其气至。稷稷,嗟其已应。言所针得失,如从空中见飞鸟之往来。"

[4]静意冥(míng 明)冥起发机:冥冥,有专默精诚之意。发机,《标幽赋》说:"伏如横弩,应若发机",是形容手持针如弩之待发。全句是指医生持针在手,如弩之扣机待发,必须专默精诚,不可稍事外顾。

[5]真阳:即指肾阳和肾中之真元,为全身诸气之根本。

[6]元气:包括元阴、元阳之气。其秉受于先天,又赖于后天濡养而滋生。为先天之精所化,发源于肾。

[7]九度嘘:九度,表示多次、多数。嘘,有吹出、吐出之意。文中所说"次泻余邪九度嘘",是形容行针用泻法时,要多次反复

才能泻出邪气。

[8]三阳五会与天满：均是百会穴的别名。

[9]四畔(pàn 盼)：边侧叫畔，四畔即四边。

[10]井泉要洗原针穴：治中风证灸百会后如发现火燥冲目时，要刺百会穴之四边泻血，然后再以新汲井泉水冲洗以泻其火。

[11]盐油揩根：此言治疗头风法，用三棱针刺出血，后用盐油抹于穴上。

[12]鼻鼾(hān 酣)：是睡眠中的一种粗重的呼吸声，是软腭振动和鼻腔共鸣发出的声音，常叫做鼾声。

【按语】　"行针总要歌"见于《奇效良方》卷五十五之"行针法"。歌赋的主要内容是据《太平圣惠方》针经卷九十九编写。

 行针指要歌

【提要】　本歌引自明·高武的《针灸聚英》。文中列举风、水、结、劳、虚、气、嗽、痰、吐等九种常见证的有效治疗穴位，并要略地点出何者用针、何者用灸、何时当泻、何时当补。

[原文]

或针风[1]，先向风府、百会①中。

或针水[2]，水分侠脐上边取。

或针结[3]，针着大肠泄水穴。

或针劳[4]，须向膏肓及百劳②。

或针虚[5]，气海、丹田、委中奇。

或针气[6]，膻中一穴分明记。

或针嗽[7]，肺俞、风门须用灸。

或针痰[8]，先针中脘、三里间。

或针吐[9]，中脘、气海、膻中补；

番胃吐食一般医，针中有妙少人知。

**【校勘】**

①风府百会:《针灸聚英》卷四上作"风门气海"。

②膏肓及百劳:《针灸聚英》卷四上作"风门及膏肓"。

**【注释】**

[1]风:《内经》上说:"伤于风者,上先受之"。头为诸阳之会,督脉总督诸阳,故凡风病不论内风外风均宜取百会、风府以治之。

[2]水:此指水湿之邪。水分为任脉经穴,取水分者,以其能治一切水肿病,应以灸为主。凡患水肿,无论其为腰以下肿,当利小便者,或腰以上肿,当发汗者,均可首取具有通利小便,宣泄水湿的水分穴。因水分位于脐上,故曰侠脐上边取。

[3]结:指病邪蕴结于经脉,阻碍气血运行之证。"大肠泄水穴"一句之"大肠",一指膀胱经之大肠俞,一指大肠经之荥水穴。如能同时取之,可收疏通肠胃、宣导气血、消瘀散结,宣泄水湿之功。

[4]劳:久病则虚,虚极为劳,膏肓穴能收扶阳固卫,济阴和营,调理气血,补益强壮之效。百劳穴、主治瘰疬等症,能配合用此二穴治劳,其效果更佳。

[5]虚:是泛指人体正气不足,抗病能力减弱。所取之气海穴属任脉,丹田穴亦属任脉。有说脐下一寸三分为丹田,道家又称脐下三寸为丹田,是治男精女血之要穴,故主诸虚百损。委中为足太阳膀胱经之合穴,与肾经相表里,故取委中可以补肾培元治下焦之虚损。气海丹田委中三穴相配而用,可相得益彰。

[6]气:这里是指脏腑失调及情志失常之证。膻中穴位于胸中,居两乳之间,又称上气海,为八会中之"气会",故上症均可首选此穴治之。

[7]嗽:咳症不论其为内伤外感无不与肺有关。肺俞穴在背俞中相关于肺,为肺之精气转输出入之所,是治肺的要穴。风门亦为背俞穴,为风邪出入之门户,故取风门穴可收驱风解表镇咳之效。

[8]痰：分有形之痰与无形之痰两种。不论因病生痰，或因痰致病，均与肺脾二脏有关。一、指呼吸道分泌的病理产物。如热痰、寒痰、燥痰等。二、指病因病证。如风痰、痰火、痰湿、顽痰、宿痰、痰饮、痰疟等。选中脘、三里以治之，是因脾与胃相表里，而中脘为八会中之腑会，又是胃募，三里则为胃之合穴，故有和胃化痰之功。

[9]吐：吐是胃失和降、气逆于上所致。本文取中脘、气海、膻中来治疗乃三焦并治之法，上取膻中为心包络之募穴，又为"气会"，可总调上焦之气机。中取中脘，可统治中焦脾胃一切积滞之疾患，以和胃消积。下取气海、可促使气机旺盛，温脾肾之虚寒，益火以生土。三穴相配，可相辅相成。

## 刺法启玄歌　六言

**【提要】**　此歌转引自高武之《针灸聚英》。名之为"刺法启玄"是说本篇的六言歌诀，阐述了有关针刺的玄奥之理。举凡阴阳、气血、五行、十干、四时、八节、荣卫、开阖、呼吸补泻均要略论及。本歌特别强调了针灸工作者必须刻苦学习《内经》之旨，并按临床规律办事，才能成为一个高明的针灸医生。

[原文]

十二阴阳气血，凝滞全凭针焫[1]，

细推十干[2]五行，谨按四时[3]八节[4]。

出入要知先后，开阖慎毋妄别，

左手按穴分明，右手持针亲切①。

刺荣无伤卫气，刺卫无伤荣血，

循扪引导之因，呼吸调和寒热。

补即慢慢出针，泻即徐徐闭穴。

发明难、素玄微，俯仰岐黄秘诀，

若能劳心劳力，必定愈明愈哲。

> 譬如闭户造车,端正出门合辙,
>
> 倘逢志士细推,不是知音莫说,
>
> 了却个中规模,便是医中俊杰。

**【校勘】**

①切:《针灸聚英》原作"刺",失韵。本书改作"切",与前后各句协韵,可从。

**【注释】**

[1]焫(ruò 若):作烧解,在此指灸法。

[2]十干:即甲、乙、丙、丁、戊、己、庚、辛、壬、癸十天干。

[3]四时:即一年中春、夏、秋、冬四季。一日中的旦、昼、夕、夜也叫作四时。

[4]八节:指的是立春、立夏、立秋、立冬、春分、秋分、夏至、冬至等八个节气。

 针 法 歌

**【提要】** 针法歌主要阐述了两个问题:一是平针法,包括温针、按揉、掐穴、持针,按天、地、人三部随咳进针,二是候气、切循,使气向病所,分三部退针。现在常提的平补平泻,实即平针法。针法歌的后半部分说的是补泻,是将呼吸、迎随、弹针开阖等分别进行组合的综合补泻手法。

**[原文]**

> 先说平针法,含针口内温;
>
> 按揉令气散,掐穴故教深;
>
> 持针安穴上,令他嗽一声;
>
> 随嗽归天部,停针再至人;
>
> 再停归地部,待气候针沉;
>
> 气若不来至,指甲切其经;
>
> 次提针向病,针退天地人。

补必随经刺,令他吹气频;

随吹随左转,逐归天地人;

待气停针久,三弹更熨温;

出针口吸气,急急闭其门。

泻欲迎经取,吸则内其针;

吸时须右转,依次进天人;

转针仍复吸,依法要停针;

出针吹口气,摇动大其门。

 **策** 杨氏考卷

## 诸家得失策①[1]

[原文] 问:人之一身,犹之天地,天地之气,不能以恒顺,而必待于范围之功[2];人身之气,不能以恒平,而必待于调摄[3]之技。故其致病也,既有不同,而其治之,亦不容一律,故药与针灸不可缺一者也。然针灸之技,昔之专门者固各有方书,若《素问》、《针灸图》、《千金方》、《外台秘要》,与夫补泻灸刺诸法,以示来世矣。其果何者而为之原欤?亦岂无得失去取于其间欤?诸生以是名家者,请详言之!

对曰:天地之道,阴阳而已矣;夫人之身,亦阴阳而已矣。阴阳者,造化之枢纽,人类之根柢也[4],惟阴阳得其理则气和,气和则形亦以之和矣。如其拂[5]而戾[6]焉,则赞助调摄之功,自不容已矣。否则,在造化不能为天地立心,而化工以之而息。在夫人不能为生民立命,而何以臻寿考无疆之休哉。此固圣人赞化育之一端也,而可以医家者流而小之耶?

愚尝观之易曰:大哉乾元,万物资始;至哉坤元[7],万物资生。是一元之气,流行于天地之间,一阖一辟,往来不穷。行而为阴阳,布而为五行,流而为四时,而万物由之以化生,此则天地显仁藏用之常，固无庸以赞助为也。然阴阳之理也，不能以无愆[8]，而雨旸[9]寒暑，不能以时若，则范围之功，不能无待于圣人也。故易曰：后以裁成[10]天地之道，辅相[11]天地之宜，以左右民，此其所以人无夭札[12]，物无疵厉[13]，而以之收立命之功矣。然而吾人同得天地之理以为理，同得天地之气以为气，则其元气流行于一身之间，无异于一元之气流行于天地之间也。夫何喜怒哀乐心思嗜欲之汩[14]于中，寒暑风雨温凉燥湿之侵于外，于是有疾在腠理者焉，有疾在血脉者焉，有疾在肠胃者焉。然而疾在肠胃，非药饵不能以济；在血脉，非针刺不能以及；在腠理，非熨焫不能以达，是针灸药者，医家之不可缺一者也。夫何诸家之术惟以药，而于针灸则并而弃之，斯何以保其元气，以收圣人寿民之仁心哉？然是针与灸也，亦未易言也。孟子曰：离娄[15]之明，不以规矩，不能成方圆[16]；师旷[17]之聪，不以六律[18]，不能正五音[19]。若古之方书，固离娄之规矩，师旷之六律也。故不溯其源，则无以得古人立法之意；不穷其流，则何以知后世变法之弊。今以古之方书言之，有《素问》、《难经》焉，有《灵枢》、《铜人图》焉，有《千金方》、有《外台秘要》焉，有《金兰循经》、有《针灸杂集》焉。然《灵枢》之图，或议其太繁而杂；于《金兰循经》，或嫌其太简而略；于《千金方》或诋[20]其不尽伤寒之数；于《外台秘要》，或议其为医之蔽；于《针灸杂集》，或论其未尽针灸之妙。溯而言之，则惟《素》、《难》为最要。盖《素》、《难》者，医家之鼻祖，济生之心法，垂之万世而无弊者也。夫即由《素》、《难》以溯其源，又由诸家以穷其流，探脉络，素荣卫，诊表里，虚则补之，实则泻之，热则凉之，寒则温之，或通其气血，或维其真元，以律天时，则春夏刺浅，秋冬刺深也。以袭水土则湿致高原，热处风凉也。以取诸人，肥则刺深，瘠[21]则刺浅也。又由是而施之以动摇进退，搓弹摄按之法，示之以喜怒忧惧，思劳醉饱之忌，穷之以井荥俞经合之源，究之以主客标本之道，迎随开阖之机。夫然后阴阳和，五气顺，荣卫固，脉络绥[22]，而凡腠理血脉，四体百骸，一气流行，而无壅滞痿痹之患矣。

不犹圣人之裁成辅相,而一元之气,周流于天地之间乎。先儒曰:吾之心正,则天地之心亦正,吾之气顺,则天地之气亦顺。此固赞化育之极功也,而愚于医之灸刺也亦云。

**【校勘】**

①诸家得失策:原无,据《针灸大成》目录补。

**【注释】**

[1]策:古代考试士人,令应试者作答,谓之策问,简称为策。

[2]范围之功:范围,本义为效法。《易》系辞:"范围天地之化而不过。"韩康伯注:"范围者,拟范天地而周备其理也。"范围之功,此是言天地之气一年四季中(春、夏、秋、冬)的变化规律。

[3]调摄:作调养摄生解。

[4]造化之枢纽,人类之根柢也:此言阴阳是创造化育万物的关键,是人类生存的基础。

[5]拂(fú 浮):违反,违背。

[6]戾(lì 立):暴戾,猛烈。在此有"严重"的意思。

[7]乾元、坤元:乾与坤,是《周易》中的两个卦名。乾坤又可引申作天地、日月、男女等。此乾元,坤元指天地间的大气而言。

[8]愆(qiān 铅):失误,过失。

[9]旸(yáng 阳):天晴。

[10]裁成:在此有加以裁制,使之有所成之意。

[11]辅相:辅助之意。

[12]人无夭札:夭,是灾害、短命;札,是止住。人无夭扎是说人无短命早死者。

[13]疵(cī)厉:疾病;灾害。厉亦作疠。《列子》:"人无夭恶,物无疵厉"。

[14]汩(gǔ 古):沉沦;埋没。苏轼《东坡题跋·评杨氏所藏欧蔡书》:"不为时世所汩没者。"

[15]离娄:相传为黄帝时人,亦作离朱,目力极强。《孟子·离娄上》:"离娄之明"。赵岐注:"离娄者,古之明目者……能视

于百步之外,见秋毫之末"。

[16]不以规矩,不能成方圆:校正圆形和方形的两种工具。《孟子·离娄上》:"不以规矩,不能成方员(圆)"。

[17]师旷:人名,是春秋时期晋国的一位知名的乐师。《孟子·离娄上》:"师旷之聪"。

[18]六律:即中国古代的律制,共十二律,用三分损益法将一个八度分为十二个不完全相等的半音的一种律制。各律从低到高依次为黄钟、大吕、太簇、夹钟、姑洗、仲吕、蕤宾、林钟、夷则、南吕、无射、应钟。又,奇数各律称"律",偶数各律称"吕",总称"六律"、"六吕"或简称"律吕"。十二律有时称"正律",乃对其半律(高八度各律)与倍律(低八度各律)而言。

[19]五音:亦称五声,即我国古代五个音阶中的宫、商、角、徵、羽。

[20]诋(dǐ 底):毁谤、诬蔑之意。

[21]瘠(jí 极):瘦弱。

[22]绥(suí 随):安抚。

**【语译】** 问:人的一身,就好比天地一样,天地间的气不能恒定不变,须按照四时的规律来调节变化,人身中的阴阳之气,也不能永远平衡,须依赖调养摄生的方法。致病之因既然不同,治疗之法亦不可一律,所以治病时,药物和针灸是缺一不可的。关于针灸这门技术,以往的医家都有专著,如《素问》、《针灸图》、《千金方》、《外台秘要》诸书,提出补泻灸刺诸法,以传授后代。其中究竟哪个最早呢?在它们中间难道没有优劣之分、取舍之别吗?诸位都是以此而成为名医的,请你们详细谈谈!

答:自然界的运动变化规律,不外乎阴阳而已;在人体,也不外乎阴阳而已。阴阳是化育万物的关键,是人类生存的基础,只有掌握了阴阳的规律,才能使体内阴阳二气平和,阴平阳秘身体也就健康了。反之,祸患必至,那么参赞辅助、调治摄养的方法,就不能不应用了。否则,在自然界阴阳的造化之功不能成为中心，那么万物的化育也就必然要停止。在人体来说，如果不能保障其身家性命，怎么能谈得上使他长寿呢？这就是圣人赞助化育的一个重要缘由，而作为医家怎么能疏忽轻视呢？

我曾经看到《易经》上说：多么大的天啊，万物从此而发生；多么广阔的地啊，万物由此而生长。这一元之气，流行在天地之间，一阖一开，循环不止。行运则为阴阳，布散则为五行，流溢则为四时，而万物由此化生，这就是大自然显露其仁德，隐藏其功用的规律，固然无须赞助也能做到的。然而阴阳之理，不能没有太过和不及，而阴晴寒暑也不能按时而至，那么天地之气四季中的变化规律就不能不依靠圣人了。正如《易经》上所说：太极而后，分成天地之道，阴阳二气，相辅相成，以支配人类，这就是人无少亡，物无缺欠，而收立命之功的原因。我们可以将天地之道比作人身之道，将天地间之气比作人身之气，元气运行于人身之中，和一元之气运行于天地之间没有什么区别。然内有七情嗜欲藏于心中，外有六淫邪气侵袭为灾，于是人有疾病发生在腠理的，有疾病发生在血脉的，有疾病发生在肠胃的。如疾病在肠胃，不用药物就不能治愈；疾病在血脉，不用针刺就不能治愈，疾病在腠理，不用熨焫就不能治愈，因此，针刺、艾灸和药物三者，医生治病缺一不可。那么许多医生治病只用药物，把针灸弃而不用，他用什么保全病人的元气，以体现圣人欲百姓长寿的仁爱之心呢？况且针与灸也不是容易说明白的。孟子说：就是有离娄的眼力，如果不用规矩，也是不能成方圆的；就是有师旷的耳力，如果不用六律，也不能校正五音的。古人的方书，可以比做离娄的规矩，师旷的六律，但若不追溯其渊源，就无法得知古人确立方法的意义；若不穷究其流派，根据什么去检验后世医生改造这些治法的弊病呢？就拿古代的方书来说，有《素问》、《难经》，有《灵枢》、《铜人图》，有《千金方》，有《外台秘要》，有《金兰循经》，有《针灸杂集》等。而《灵枢》这部书，议论得太繁杂，《金兰循经》又太简略，对《千金方》一书，有人诋毁它不完全符合伤寒之理;对《外台秘要》一书,有人议论它是医学的弊病,对《针灸杂集》一书,有人议论它没有完全说出针灸的奥妙。归根结底,只有《素问》、《难经》才是最重要的。《素问》、《难经》这两部书,是最早的医学书籍,是济世活人的要法,就是流传万代也不会有什么弊端。从《素问》、《难经》追溯医学的源流,从各家学说来考究医学的流派,探索经络、荣卫的奥秘,诊察表里的变化。掌握补虚、泻实和清热、温寒的大法。有的需要疏通其气血,有的需要保护其真气。要因时制宜:春夏刺浅;秋冬刺深。要因地制宜:湿致上则燥,热致外则凉;要因人制宜:胖人刺深,瘦人要刺浅。再在此基础上施用动、摇、进、退、搓、弹、摄、按的手法,并告诉病人禁忌喜、怒、忧、恐、思、劳、醉、饱,还要穷追井荥俞经合等五输穴的本源,更要深究主客、标本的治疗原则和迎随开阖的使用时机。这样就能使阴阳平和,脏气调顺,荣卫固密,经络安抚,于是腠理血脉、四肢百骸,都一气流通,也就没有什么壅滞痿痹之疾了,不正像圣人裁成天地之道,阴阳相辅相成,而一元之气周而复始地运行在天地之间吗?先儒说:我的心正,天地之心就正,我的气顺,天地之气就顺。这是谈赞助化育的最大功绩。而我认为医学中的灸法刺法也是同样的道理。

【按语】　杨继洲于明嘉靖年间,曾参加御医考试。其试卷有四,收于《针灸大成》之中。从试卷里可以充分看清杨继洲早年的学术思想。赵文炳为《针灸大成》写序时,有"更考《素问》、《难经》以为宗主"之句,以《素》、《难》为"宗主"这是不是杨继洲的主张?对此也曾有人怀疑。可以肯定的说这是杨氏的一贯主张,他在《诸家得失策》中说:"故不溯其源,则无以得古人立法之意,不穷其流,则何以知后世变法之弊。今以古之方书言之,有《素问》、《难经》焉,有《灵枢》、《铜人图》焉,有《千金方》有《外台秘要》焉,有《金兰循经》、《针灸杂集》焉。然《灵枢》之图,或议其太繁而杂;于《金兰循经》或嫌其太简而易;于《千金方》或议其不尽伤寒之数;于《外台秘要》或议其为医之蔽;于《针灸杂集》或论其未尽针灸之妙。溯而言之,则惟《素问》、《难经》为最要。盖《素问》、《难经》者,医家之鼻祖,济生之心法,垂之万世而无弊者也。夫即由《素问》、《难经》以溯其源,又由诸家以穷其流,探络脉,索荣卫,诊表里,虚则补之,实则泻之,热则凉之,寒则温之,或通其气血,或维其真元,以律天时,则春夏刺浅,秋冬刺深也"。从上述文章里,可以清楚的看出,以《素问》、《难经》为针灸理论之宗主,是杨氏几十年一贯的学术思想。

## 头不多灸策①

[原文] 问:灸穴须按经取穴,其气易连而其病易除,然人身三百六十五络,皆归于头,头可多灸欤?灸良已,间有不发者,当用何法发之?

尝谓穴之在人身也,有不一之名,而灸之在吾人也,有至一之会。盖不知其名,则昏谬[1]无措,无以得其周身之理,不观其会,则散漫靡要[2],何以达其贯通之原。故名也者,所以尽乎周身之穴也,固不失之太繁;会也者,所以贯乎周身之穴也,亦不失之太简。人而知乎此焉,则执简可以御繁,观会可以得要,而按经治疾之余,尚何疾之有不愈,而不足以仁寿斯民也哉。

执事[3]发策,而以求穴在乎按经,首阳不可多灸及所以发灸之术,下询承学[4],是诚究心于民瘼[5]者。愚虽不敏,敢不掇述所闻以对。尝观吾人一身之气,周流于百骸之间,而统之则有其宗,犹化工一元之气,磅礴[6]于乾坤之内,而会之则有其要。故仰观于天,其星辰之奠丽[7]不知其几也,而求其要,则惟以七宿[8]为经,二十四曜②为纬;俯察于地,其山川之流峙[9],不知其几也,而求其要则惟以五岳[10]为宗,四渎[11]为委,而其他咸弗之求也。天地且然,而况人之一身?内而五脏六腑,外而四体百形,表里相应,脉络相通,其所以生息不穷,而肖形于天地者,宁无所纲维统纪于其间耶!故三百六十五络,所以言其繁也,而非要也;十二经穴,所以言其法也,而非会也。总而会之,则人身之气有阴阳，而阴阳之运有经络，循其经而按之，则气有连属，而穴无不正、疾无不除。譬之庖丁[12]解牛，会则其凑，通则其虚，无假斤斫[13]之劳，而顷刻无全牛焉。何也？彼固得其要也。故不得其要，虽取穴之多，亦无以济人；苟得其要，则虽会通之简，亦足以成功，惟在善灸者加之意焉耳。自今观之，如灸风而取诸风池、百会；灸劳而取诸膏肓、百劳；灸气而取诸气海；灸水而取诸水分；欲去腹中之病，则灸三里；欲治头目之疾，则灸合谷；欲愈腰腿，则取环跳、风市；欲拯手臂，则取肩髃、曲池。其它病以人殊，治以疾异，所以得之心而应之手者，罔不昭然[14]有经络在焉。而得之则为良医，失之则为粗工，凡以辨诸此也。至于首为诸阳之会，百脉之宗，人之受病固多，而吾之施灸宜别，若不察其机而多灸之，其能免夫头目旋眩、还视不明之咎[15]乎？不审其地而并灸之，其能免夫气血滞绝，肌肉单薄之忌乎？是百脉之皆归于头，而头之不可多灸，尤按经取穴者之所当究心也。若夫灸之宜发，或发之有速而有迟，固虽系于人之强弱不同，而吾所以治之者，可不为之所耶？观东垣灸三里七壮不发，而复灸以五壮即发，秋夫灸中脘九壮不发，而渍以露水，熨以热履，熯[16]以赤葱，即万无不发之理，此其见之《图经》《玉枢》诸书，盖班班具载可考而知者。吾能按经以求其原，而又多方以致其发，自无患乎气之不连，疾之不疗，而于灼艾之理，斯过半矣。抑愚又有说焉，按经者法也，而所以神明之者心也。苏子有言：一人饮食起居，无异于常人，而愀然[17]不乐，问其所苦，且不能自言，此庸医之所谓无足忧，而扁鹊、仓公之所望而惊焉者。彼惊之者何也？病无显情，而心有默识，诚非常人思虑所能测者。今之人徒曰：吾能按经，吾能取穴。而不于心焉求之，譬诸刻舟而求剑，胶柱而鼓瑟，其疗人之所不能疗者，吾见亦罕矣。然则善灸者奈何？静养以虚此心，观变以运此心，旁求博采以扩此心，使吾心与造化相通，而于病之隐显，昭然无遁情焉。则由是而求孔穴之开合，由是而察气候之疾徐，由是而明呼吸补泻之宜，由是而达迎随出入之机,由是而酌从卫取气,从荣置气之要,不将从手应心,得鱼兔而忘筌蹄也哉！此又岐黄之秘术,所谓百尺竿头进一步者,不识执事以为何如?

**【校勘】**

①头不多灸策:原无,据《针灸大成》目录补。

②二十四曜:疑为二十八曜之误。

**【注释】**

[1]昏谬:昏乱谬误之意。

[2]靡要:靡,无,没有。《诗·大雅·荡》:"靡不有初,鲜克有终。"靡要,谓之不得要领。

[3]执事:在书信或书面回答中,对对方的一种尊称。韩愈《上张仆射书》:"今之王公大人,惟执事可以闻此言;惟愈于执事也,可以此言讲"。

[4]承学:学习和继承师说之意,从事学问也叫"承学",《汉书·董仲舒传》:"今陛下幸加惠,留听於承学之臣"。颜师古注:"言转承师说而学之"。此处之"下询承学"乃杨继洲对考官之谦称。

[5]瘼(mò 莫):作病或疾苦解。

[6]磅礴:形容气势雄壮。

[7]星辰之莫丽:莫,安置,停放。本句是形容天上的星辰把夜空装点得绚丽多彩。

[8]七宿:我国古代的天文学家把天上某些星的集合体称为"宿"。七宿,有东方苍龙七宿,(即角、亢、氐、房、心、尾、箕)。南方朱雀七宿(即井、鬼、柳、星、张、翼、轸),西方白虎七宿(即奎、娄、胃、昴、毕、觜、参),北方玄武七宿(即斗、牛、女、虚、危、室、壁)。合称二十八宿,又称二十八曜。

[9]峙(zhì 至):作耸立解。

[10]五岳(yuè 月):是我国五大名山的总称。即东岳泰山,南岳衡山,西岳华山,北岳恒山,中岳嵩山。

[11]四渎:古称长江、黄河、淮河、济水为四渎。又星名《晋书·天文志》:"东井南垣之东四星曰四渎、河河淮济之精也。"在此指四水。

[12]庖(páo 袍)丁:即厨师。《庄子·养生主》:"庖丁为文惠君解牛"。成玄英疏:"庖丁,为厨丁役之人"。

[13]斫(zhuó 酌):同斫,大锄。引申为砍,斩。《书·泰誓下》:"斫朝涉之胫。"

[14]罔不昭然:没有不显现的。

[15]咎(jiù 旧):罪过。

[16]熯(hàn 汉):烧。《商君书·兵守》:"不治而熯之,使客无得以助攻备。"

[17]愀(qiǎo 巧)然:容色凄怆之状。《史记·司马相如列传》:"于是二子愀然改容,超若自失。"

【语译】 问:欲施灸的腧穴必须按经定取,这样经气就容易疏通而疾病也容易治愈。人身有三百六十五络,其经气都通于头部,头部可以多灸吗?如灸的时间已经很久了,但其中仍有不发灸疮的,应当用什么方法使之发灸疮呢?

人身的腧穴有很多,各有不同之名称,医生在施灸时,重在使用诸经相交的会穴。若不知腧穴为什么如此命名,就将对它茫然莫解,而无所措手足,也就无法得知腧穴在全身各处的功用。若不了解会穴的重要性,就会流于散杂,而掌握不住取穴的要领,又怎么能知道经气贯通的原委呢。各腧穴之名称,因为是说明全身的腧穴,虽然多可并不显得繁杂;各会穴,都是能贯通全身的腧穴,虽然少可并不那么简单。人们知道了这个道理,就可以执简御繁,观会得要了。按着经络的理论治疗疾病,还有什么病治不好,而不能让人们都达到长寿呢!

先生您以取穴必须按经,头为诸阳之会不可多灸,以及如何发灸之法下询承学,这确实是诚心研究百姓的疾苦,我虽然愚钝,但怎能不把我所知道的都写出来作一回答呢?前人曾研究人身之气，循环于四肢百骸之间，周而复始，必有其统领之宗主，就好像化工的一元之气，磅礴于宇宙之间，必然有其通会之要。仰望天空，星辰绚丽多彩，不知它有多少，要想知道它的概要，则只能以七宿为经，二十四曜为纬；俯视大地，山脉耸立，江河奔流，不知道它有多少，要想知道它的概要，只能以五岳为宗，以四渎为委，其余都无需细求。天地尚且如此，何况人体呢？人体有五脏六腑，外有四肢百骸，表里相应，脉络相通，人类能够生生不已，绵延不绝，与天地常存，哪能没有规律存在于其中呢！所说三百六十五络，是说它的繁，而不是讲它的要；十二经穴，只是说它的法，而不是讲它的会。总而言之，人身之气可分为阴气、阳气，而阴阳之气的运行则有赖于经络，如循经而按之，就可以看到经气是连属不断，依此取穴，则穴无不准，依此治病，则病无不除。比如庖丁解牛，熟悉牛的结构，了解它的缝隙，不须持刀斧来用力砍劈，顷刻间可剖开全牛。这是为什么呢？因为他掌握了解剖牛的要领。针刺时亦然，如不得其要领，取穴虽多，也无益于病人；如得其要领，虽然是使用简单的几个会穴，也完全可以手到病除，这只是因为善灸者更加用心罢了。就今而论，如灸治风病，取风池、百会；灸治劳症，取膏肓、百劳；灸治气病，取气海；灸治水病，取水分；欲治腹中之病，则灸足三里；欲治头目之疾，则灸合谷；欲治愈腰腿之病，则取环跳、风市；欲治手臂之疾，则取肩髃、曲池。还要注意因人制宜，辨证施治。之所以能得心应手，疗效明显，是因为有经络理论为依据。能掌握经络理论者则为良医，不能掌握者则为庸医，医道的好坏是应当根据这一点来辨别的。因为头为诸阳之会，是百脉之宗，当然此处受病也多，因此医生施灸也应有所区别，如果不查明病机而多用灸法，怎能避免头晕目眩一类的事故呢？如果不论腧穴所在部位的异同都用相同的灸法，怎么能避免气血瘀滞阻塞，肌肉单薄这些禁忌呢？百脉都通于头部，因此头部不可多用灸法，这尤其是善于按经取穴者应当注意的。有的施灸后是应当发灸疮的，但灸疮发的有快有慢，这固然与病人体质不同有关，但发灸疮这是我们所要求的，能不去深入探讨吗？有这样的记载：李东垣第一次灸足三里穴七壮不发灸疮，第二次灸了五壮即发灸疮。徐秋夫曾灸中脘穴九壮没发灸疮，而灸后用露水渍之，用热履熨之，用赤葱煨之，就再没有不发灸疮的情况。这些是见于《图经》、《玉枢》等书，是有文记载，有据可查。我们医生若能按着经络的理论寻求疾病的本源，而又能用多种方法令发灸疮，自然无须忧虑经气不通疾病难愈了，倘能如此，那么对艾灸的理论就掌握过半了。

我还有一种看法，按经络理论诊病是一般法则，若想在诊病时达到出神入化的程度，就全靠你的心灵和智慧的运用了。苏子曾说：一个人在饮食起居等方面都和正常人一样，只是面部表情悲哀苦闷，问他有什么痛苦，他又说不出来。这在庸医看来，无须忧虑，若扁鹊、仓公看见定会惊骇，他们因何而惊异呢？虽然其病未显，而他们确能看得十分透彻，这当然不是一般的医生通过思考就能推测出来的。如今的医生只说，我能按经认证，我能取穴治病，而却不去精心推求它。这如同刻舟求剑，胶柱鼓瑟一样是不能成功的。想让这样的医生治愈别人所不能治愈的病，我看那太罕见了。那么善于使用灸法的医生是怎样做的呢？必须是平心静气使精神专一，随机应变而灵活运用，博采众家以开扩眼界，使主观认识与客观情况相一致，这样无论病情隐晦或显露，都能确诊无疑。在此基础上，再掌握孔穴的开阖，观察气至的疾徐，明辨呼吸补泻的应用，把握迎随出入的时机，酌行从卫取气、从荣置气的要法，掌握了这些重要的方面，不就能得心应手、较为容易地达到预期的目的吗？这都是岐黄秘术，领悟这些就能百尺竿头，更进一步了。不知您认为如何？

## 穴有奇正策[①]

[原文]　问：九针之法，始于岐伯，其数必有取矣。而灸法独无数焉，乃至定穴，均一审慎，所谓奇穴，又皆不可不知也。试

言以考术业之专工。

尝谓针灸之疗疾也,有数有法,而惟精于数法之原者,斯足以窥[1]先圣之心。圣人之定穴也,有奇有正,而惟通于奇正之外者,斯足以神济世之术。何也?法者针灸所立之规,而数也者,所以纪其法,以运用于不穷者也。穴者针灸所定之方,而奇也者,所以翊[2]夫正以旁通于不测者也。数法肇[3]于圣人,固精蕴[4]之所寓[5],而定穴兼夫奇正,尤智巧之所存。善业医者,果能因法以详其数,缘正以通其奇,而于圣神心学之要,所以默蕴于数法奇正之中者,又皆神而明之焉,尚何术之有不精,而不足以康济斯民也哉?

执事发策,而以针灸之数法奇穴,下询承学。盖以术业之专工者望诸生也,而愚岂其人哉?虽然一介[6]之士,苟存心于爱物,于人必有所济,愚固非工于医业者,而一念济物之心,特惓惓[7]焉。矧[8]以明问所及,敢无一言以对?夫针灸之法,果何所昉[9]乎?粤稽[10]上古之民,太朴[11]未散,元醇[12]未漓[13],与草木蓁蓁[14]然,与鹿豕狉狉[15]然,方将相忘于浑噩[16]之天,而何有于疾,又何有于针灸之施也。自羲、农[17]以还,人渐流于不古,而朴者散,醇者漓,内焉伤于七情之动,外焉感于六气之侵,而众疾胥[18]此乎交作矣。岐伯氏有忧之,予是量其虚实,视其寒温,酌其补泻,而制之以针刺之法焉,继之以灸火之方焉。至于定穴,则自正穴之外,又益之以奇穴焉,非故为此纷纷也。民之受疾不同,故所施之术或异,而要之非得已也,势也,势之所趋,虽圣人亦不能不为之所已。然针固有法矣,而数必取于九者,何也?盖天地之数,阳主生,阴主杀,而九为老阳之数,则期以生人,而不至于杀人者,固圣人取数之意也。今以九针言之,燥热侵头身,则法乎天,以为镵针,头大而末锐焉。气满于肉分,则法乎地,以为圆针,身圆而末锋焉。锋如黍米之锐者为锃针,主按脉取气法乎人也。刃有三隅之象者为锋针,主泻导痼血,法四时也。铍针以法音,而末如剑锋者,非所以破痈脓乎?利针以法律,而支似毫毛者,非所以调阴阳乎?法乎星则为毫针,尖如蚊虻,可以和经络,却诸疾也。法乎风则为长针,形体锋利,可以去深邪,疗痹瘘也。至于燔针之刺,则其尖如挺而所以主取大气不出关节者,要亦取法于野而已矣。所谓九针之数,此非其可考者也!然灸亦有法矣,而独不详其数者,何也?盖人之肌肤,有厚薄,有深浅,而不可以概施,则随时变化而不泥于成数者,固圣人望人之心也。今以灸法言之,有手太阴之少商焉,灸不可过多,多则不免有肌肉单薄之忌。有足厥阴之章门焉,灸不可不及,不及则不免有气血壅滞之嫌。至于任之承浆也,督之脊中也,手之少冲,足之涌泉也,是皆犹之少商焉,而灸之过多,则致伤矣。脊背之膏肓也,腹中之中脘也,足之三里,手之曲池也,是皆犹之章门焉,而灸之愈多,则愈善矣。所谓灸法之数,此非其彷佛者耶!夫有针灸,则必有会数法之全,有数法则必有所定之穴,而奇穴者,则又旁通于正穴之外,以随时疗症者也。而其数维何!吾尝考之《图经》,而知其七十有九焉,以鼻孔则有迎香,以鼻柱则有鼻准,以耳上则有耳尖,以舌下则有金津、玉液,以眉间则有鱼腰,以眉后则有太阳,以手大指则有骨空,以手中指则有中魁;至于八邪,八风之穴,十宣、五虎之处,二白、肘尖、独阴、囊底、鬼眼、髋骨、四缝、中泉、四关,凡此皆奇穴之所在。而九针之所刺者,刺以此也。灸法之所施者,施以此也。苟能即此以审慎之,而临症定穴之余,有不各得其当者乎?虽然,此皆迹也,而非所以论于数法奇正之外也。圣人之情,因数以示,而非数之所能拘,因法以显,而非法之所能泥,用定穴以垂教,而非奇正之所能尽,神而明之,亦存乎其人焉耳。故善业医者,苟能旁通其数法之原,冥会其奇正之奥,时可以针而针,时可以灸而灸,时可以补而补,时可以泻而泻,或针灸可并举,则并举之,或补泻可并行,则并行之,治法因乎人,不因乎数,变通随乎症,不随乎法,定穴主乎心,不主乎奇正之陈迹。譬如老将用兵,运筹攻守,坐作进退,皆运一心之神以为之。而凡鸟占云祲[19]、金版六韬[20]之书,其所具载方略,咸有所不拘焉。则兵惟不动、动必克敌;医惟不施,施必疗疾。如是虽谓之无法可也,无数可也,无奇无正亦可也,而有不足以称神医于天下也哉! 管见如斯,惟执事进而教之!

【校勘】

①穴有奇正策:原无,据《针灸大成》目录补。

【注释】

[1]窥(kuī 亏):从小孔或缝隙里看。陆云《与陆典书》:"所谓窥管以瞻天。"

[2]翊(yì 义):辅助,帮助。

[3]肇(zhào 赵):开始。《书·舜典》:"肇十有二州。"

[4]蕴(yùn 运):包含,藏着。

[5]寓(yù 玉):寄居,住所,寄托。本文作寄托讲。

[6]一介:谦称,含有渺小、微贱的意思。王勃《滕王阁序》:"勃三尺微命,一介书生。"

[7]惓惓(quán 全):诚恳,深切之意。《论衡·明雩》:"区区惓惓,冀见答享。"

[8]矧(shěn 审):况且。

[9]昉(fǎng 访):曙光初现。引申为开始。《列子》:"众昉同疑。"张湛注:"昉,始也。"

[10]粤稽(yuè jī 月基):粤是语助词;稽,查考。

[11]太朴:指人在蒙昧时代,质朴率直的生活方式。

[12]元醇(chún 纯):元,开始,第一;醇,诚厚。元醇意同太朴。

[13]漓:薄之意。陆游《何君墓表》:"一卷之诗有淳漓。"

[14]蓁(zhēn 真)蓁:形容草木旺盛之状。

[15]狉(pī 披)狉:形容群兽蠢动之状。

[16]浑噩(è 饿):浑沌无知。

[17]羲(xī 西)农:指伏羲、神农而言。

[18]胥:皆,都。

[19]鸟占云祲：均为古时占卜之术。鸟占，亦称鸟卜。据《隋书·西域传》载："女国在葱岭南，俗事阿修罗神，又有树神，岁初以人祭，或用猕猴。祭毕，入山祝之。有一鸟如雌雉来掌上，破其腹而视之，有粟则年丰，沙石则有灾，谓之鸟卜"。祲，颜师古曰："祲谓阴阳气相浸，渐以成灾祥也"。云祲，即观云气以辨吉凶，永旱之灾。又，《唐书》李靖传赞："世言靖精风角、鸟占云祲、孤虚之术"。

[20]金版六韬：指古代兵书。六韬，书名，传为周·吕望（姜太公）撰。

**【语译】** 问：九针的方法是从岐伯开始的，取九数也必然有它的道理。而灸法却没有"数"，至于选定腧穴，都要一一详审。所说的奇穴，也都不能不知道。请您从针灸专业者的角度来谈谈。

如所周知，用针灸治病，有数有法，只有精通数法本源的人，才能看到先圣医理的深奥之处。圣人定腧穴，有奇穴有正穴，只有对奇穴、正穴和它以外的医理精通的人，才能具备高明的济世之术。这是为什么呢？法是为针灸立论的规范，而数是用以记载这些规范，使之运用无穷的。穴是针灸所规定的位置，奇穴，是用来辅助正穴以旁通于它穴。数和法创始于圣人，这固然是精华之所在，而把穴位分出奇、正，更有其奥妙与技巧之处。长于此道的人，如果能根据这些规范而详知其数，沿着正穴而旁通于奇穴，学习这些先圣医理的真正要领，使那些蕴藏在数法奇正之中的奥秘都显露出来，此外还有什么原因能使医术不精，而不足以有益于百姓的健康呢？

先生提出来针灸的数法和奇穴的问题来问我，您诚望我的专业水平是精专的，而我哪里是那样的人呢？虽然我是一个平庸的人，假如能存有仁爱之心，就能对人们有所裨益，诚然，我的医术很不高明，但我的济世活人之心还是非常诚挚的，更何况您所问的都是非常好的问题，我怎敢一言不答呢？针灸的方法，究竟是什么时候开始的？远考上古时代，人们思想尚未开化，生活于草木荆榛之中，与野兽杂处。人们彼此相安地生活在原始社会里，哪能懂得有什么疾病呢，当然也就没有什么针灸的方法可言了。自从伏羲、神农以来，人类社会渐渐有所发展，思想开化了，淳朴的气质也逐渐和古人不一样了。内为七情之变动所伤，外受六淫的侵袭所害，各种疾病从此就出现了。岐伯忧虑人们的疾苦，于是衡量疾病的虚实性质，观察疾病的寒温变化，斟酌适宜于疾病的补泻方法，而创制了针刺的法则，继之提出了灸法。至于腧穴，则在正穴之外，又补充了奇穴。并不是故意把腧穴弄得这么复杂，因为人们所受病之不同，而所用之法亦应有所区别，这是客观上需要而这样做的，是大势所趋，就是圣人也不能逆此而行。然而针刺固然有它自身的规律，但针数一定要取九，这是为什么呢？大凡天地之数，阳主生而阴主杀，九是老阳数，是给人以生的象征，而不是死的征兆，这就是圣人取九数的意义。现在就拿九针来说，燥热之邪侵犯人的头、身，则取法于天，用镵针治之，镵针头大，针尖锐利。邪气满于分肉之间，则取法于地，用圆针治之，它的针身圆而针尖锋利。针尖如黍米一样的是鍉针，用来按压经脉以取气，这是取法于人。三面有刃的是锋针，用来导泻痈脓和瘀血，这是取法于四时。铍针取法于五音，针尖如剑锋，不是可以用来刺破痈肿似排脓吗？圆利针取法于六律，而针与毫毛相似，不是可以调节阴阳吗？取法于七星的是毫针，针尖如蚊虻的嘴，可以用来调合经络，蠲除疾病。取法于八风的就是长针，它很锋利，可祛除人体深部的邪气，治疗痿痹之疾。至于燔针，针尖如挺，之所以能治疗大邪之气不出关节，重要的原因是取法于九野。所说的九针的数，这不都是可以考察到的吗？然而艾灸也有法，只是它的数不详，这是什么原因呢？一般来说，人的肌肉、皮肤，有厚有薄，有深有浅，而艾灸不能一概而用，应随时变动而不能固守成规拘于常数，这就是圣人的法度。现在就拿灸法来说，如手太阴经的少商穴，就不能多灸，多灸则不免犯了其肌肉单薄之忌。如足厥阴经的章门穴，灸时必须达到所需的壮数，达不到则难免有气血壅滞之嫌。至于任脉的承浆穴，督脉的脊中穴，手的少冲穴，足的涌泉穴，都像少商一样，施灸过多，就将局部损伤。脊背的膏肓穴，腹部的中脘穴，足经的三里穴，手经的曲池穴，都像章门一样，施灸越多，则疗效越好。所说的灸法的数，这不也是和针法相仿吗？既然有针灸，就必然会有全面的数和法，有数法就必然有它所规定的腧穴。而奇穴是旁通于正穴之外的，可随时用来治病的，奇穴有多少呢？我曾经考证过《图经》一书，知道它有七十九个。在鼻孔旁有迎香穴，鼻柱处有鼻准穴，耳上有耳尖穴，舌下部有金津、玉液穴，眉间有鱼腰穴，眉后有太阳穴，手大指有骨空穴，手中指有中魁穴，至于八邪、八风、十宣、五虎、二白、肘尖、独阴、囊底、鬼眼、髋骨、四缝、中泉、四关等，这些都是奇穴。针是针的这些穴，灸也是灸的这些穴。假如能在这些穴位上详查而慎用，在临证定穴以及其他方面还能用之不当吗？虽然这些都是前人传下来的理论，而且不是论述数法奇正之外的内容。圣人的用意是用数来启示后人，而不是用数来拘束后人，用法来启示后人，而不是用法来束缚后人，用已定之穴进行传授，也不是奇穴正穴所能表达完备的，对此深奥的道理是否非常精明，那就在于个人了。如果精于医术的人，又能旁通数法的渊源，领悟奇正的妙理，就能需针时施针，需灸时施灸，需补时施补，需泻时施泻，针灸并用，补泻兼施，均按需要进行。治法要因人而宜，不可拘泥于数；治法要随证变化，不可固守成方。定穴要基于自己的认识，不要墨守陈规。这如同老将军用兵一样，要善于运筹，攻守得当，进退相宜，这都是对客观的心领神悟又能灵活运用的结果。凡在古代占卜术、作战的兵书等书中所记载的方略，都不可拘泥。兵不轻动，动必克敌制胜；医不轻易施术，施术就要手到病除。果能如此，虽然被认为无法，那也没关系，被认为无数，也没关系，被认为无奇无正，都没有关系。这样的人哪能不被认为是世上最高明的医生呢？浅见如此，请先生进一步指教！

## 针有深浅策①

[原文] 问：病有先寒后热者，先热后寒者，然病固有不同，而针刺之法，其亦有异乎？请试言之！

对曰：病之在夫人②也，有寒热先后之殊，而治之在吾人也，有同异后先之辨。盖不究夫寒热之先后，则谬焉无措，而何以得其受病之源；不知同异之后先，则漫焉无要，而何以达其因病之治。此寒热之症，得之有先后者，感于不正之气，而适投于腠理之中，治寒热之症，得之有后先者，乘其所致之由，而随加以补泻之法，此则以寒不失之惨，以热则不过于灼，而疾以之而愈矣，是于人也，宁不有济矣乎？请以一得之愚，以对扬明问之万一，何如？盖尝求夫人物之所以生也，本之于太极，分之为二气，其静而阴也，而复有阳以藏于其中；其动而阳也，而复有阴以根于其内，惟阴而根乎阳也，则往来不穷，而化生有体；惟阳而根乎阴也，则显藏有本，而化生有用。然而气之运行也，不能无愆和之异，而人之罹[1]之也，不能无寒热之殊，是故有先寒后热者，有先热后寒者。先寒后热者，是阳隐于阴也，苟徒以阴治之，则偏于阴，而热以之益炽矣；其先热后寒者，是阴隐于阳也，使一以阳治之，则偏于阳，而寒以之益惨矣。夫热而益炽，则变而为三阳之症，未可知也。夫寒而益惨，则传而为三阴之症，未可知也。而治之法，当何如哉？吾尝考之《图经》，受之父师，而先寒后热者，须施以阳中隐阴之法焉。于用针之时，先入五分，使行九阳之数，如觉稍热，更进针令入一寸，方行六阴之数，以得气为应。夫如是，则先寒后热之病可除矣。其先热后寒者，用以阴中隐阳之法焉。于用针之时，先入一寸，使行六阴之数，如觉微凉，即退针，渐出五分，却行九阳之数，亦以得气为应。夫如是，则先热后寒之疾瘳矣。夫曰先曰后者，而所中有荣有卫之殊，曰寒曰热者,而所感有阳经阴经之异。使先热后寒者,不行阴中隐阳之法,则失夫病之由来矣。是何以得其先后之宜乎? 如先寒后热者,不行阳中隐阴之法,则不达夫疾之所致矣。其何以得夫化裁之妙乎? 抑论寒热之原,非天之伤人,乃人之自伤耳。经曰:邪之所凑,其气必虚。自人之荡真[2]于情窦[3]也,而真者危;丧志于外华也,而醇者漓;眩心于物牵也,而萃[4]者涣[5];泪情于食色也,而完者缺;劳神于形役也,而坚者瑕[6]。元阳丧,正气亡,寒毒之气,乘虚而袭。苟能养灵泉于山下,出泉之时,契妙道于日落万川之中,嗜欲浅而天机深,太极自然之体立矣。寒热之毒虽威,将无隙之可投也。譬如墙壁固,贼人乌得而肆其虐哉? 故先贤有言曰:夫人与其治病于已病之后,孰若治病于未病之先,其寒热之谓欤?

**【校勘】**

①针有深浅策:原无,据《针灸大成》目录补。

②夫人:原作"天人",详文义改。"夫人"谓"彼人",与下"吾人"为对文。

**【注释】**

[1]罹(lí 离):遭遇不幸的事叫罹。

[2]荡真:因纵欲而毁损真元叫"荡真"。

[3]情窦:窦指孔、窍,比喻开通。语出《礼记·礼运》:"故礼义也者……所以达天,遂顺人情之大窦也。"后以"情窦初开"形容少年男女开始懂得爱情。

[4]萃:荟萃聚集称萃。

[5]涣:离散,涣散之意。

[6]瑕(xiá 霞):玉上的斑点称瑕。以此比喻事物的缺点和毛病。

**【语译】** 问:病有先寒后热的,也有先热后寒的,既然病有不同,那么针刺的方法也有差异吗? 请你谈谈。

答道:疾病存在于人体,是有寒热先后的不同,因而在我们医生治疗时,也应该辨别寒热的性质和先后。不推求寒热的先后,治疗时就会陷于谬误而无对策,又怎能知道疾病的原因呢?不了解异同先后,就会被诸多症状所迷惑以致漫无边际而不得要领,又怎能做到审因论治呢?寒热的病证,虽有先后的不同,但都是因外感不正之气,邪气乘机侵入腠理的结果。治疗寒热的病证,应根据寒热的先后,查出致病原因,而施以补或泻的方法。用寒法不要太寒,用热法不要太热,疾病也就随之而愈了。这对于人来说,哪能没有益处呢?请让我用这挂一漏万的浅见,来回答先生的提问,可以吗?我曾探求过人与万物生发的本源;生命之初为太极,太极分为二气。其中静的属阴,而阴中又有阳;动的属阳,而阳中又有阴。只有阴寓于阳之中,才能运动不止,赋于化生的万物以形体。只有阳寓于阴之中,显露收藏才有本源,而化生万物才有动力。然而阴阳二气的运行,不能没有正常与异常的差异,人体之患病,也不能没有寒热的不同。所以有先寒后热的,有先热后寒的。先寒后热的,是阳邪隐于阴分之中,假使只用寒法治疗,就会偏伐于阴,而使热邪益盛。先热后寒的,是阴邪隐于阳分之中,只用热法治疗,就会偏伐于阳,而使寒邪益甚。热邪炽盛的,说不定能传变为三阳证;寒邪太甚的,说不定能传变为三阴证。那么这些病证应当用什么方法治疗呢?我曾考察过《图经》一书,又得益于父师的经验,对于先寒后热的病证,必须施用阳中隐阴的方法,在用针时,先刺入五分,行九阳数,如病人感觉稍热,再进针令入一寸,再行针六阴数,以得气为度。这样,先寒后热的病证就可以治愈了。对于先热后寒的病证,应施用阴中隐阳的方法,在用针时,先刺入一寸,行六阴数,如病人感觉微凉,即行退针,慢慢地退出五分时,再行九阳数,也以得气为度。这样,先热后寒的病证就治愈了。所说的先后,是指邪气所中有荣、卫的不同;所说的寒热,是指邪气所伤有阳经、阴经的差别。先热后寒的病证,不用阴中隐阳的方法治疗,就不符合疾病本身的发展规律,这怎么能使治疗寒热的先适宜呢？先寒后热的病证，不用阳中隐阴的方法治疗，就不能触及疾病的症结，这怎么能算掌握了良医的化裁之妙呢？就寒热的根源而论，不是自然界伤害人体，而是人体正气损伤所致。《内经》上说："邪之所凑，其气必虚"，自从人们的生活淫于女色，崇于外华，恋于浮物，眈于厚味，苦于劳作之后，人的元阳和正气就日渐衰竭了，寒邪毒气也就乘虚而侵入人体。如果能炼气于丹田之下，成功则真气旺盛，灵动活泼，明朗愉悦，在丹田如水涵珠，在百会如月华涌现。对外界的嗜欲越淡薄，其真气就越发充足。在这样真气充足的情况下，寒热之邪虽烈，也将无法为害。这就像墙壁坚固，窃贼不能肆虐一样。正如古代的圣贤所说：与其治疗已经发生的病，不如防病于未然。这就是我对寒热的看法，对吗？

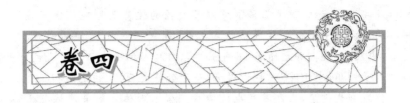

# 卷四

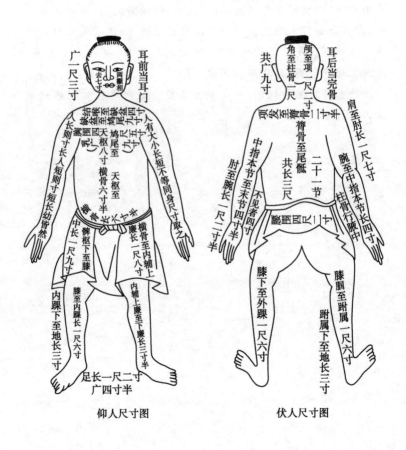

**仰人尺寸图**

广二尺三寸

耳前当耳门

两颧间去七寸

缺盆至鸠尾（九寸五分半）

结喉至缺盆长四寸

鸠尾至天枢八寸

天枢至横骨六寸半

人有大小长短不等同身尺寸取之

人长则寸长人短则寸短长幼皆然

胸围四尺五寸

腹围四尺二寸

季胁至髀枢长六寸半

髀枢下至膝中长一尺九寸

横骨至内辅上廉长一尺八寸

内辅上廉至下廉长三寸半

膝至内踝长一尺六寸

内踝下至地长三寸

足长一尺二寸
广四寸半

**伏人尺寸图**

共广九寸

颅至项一尺二寸

角至柱骨一尺

耳后当完骨

项发至背脊一寸半

脊骨至尾骶共长三尺

二十一节

肩至肘长一尺七寸

腕至中指本节长四寸

柱骨行腋中

中指本节至末节四寸半

不见者四寸

髀围四寸二寸

肘至腕长一尺二寸半

腕至地

膝下至外踝一尺六寸

膝腘至跗属一尺六寸

跗属下至地长三寸

298

背部穴图　　　　　　腹部穴图

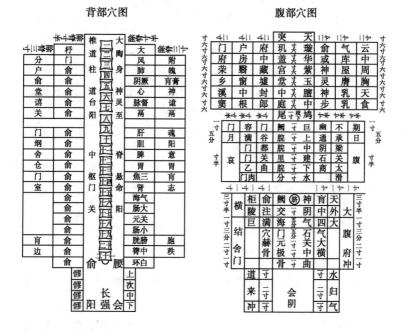

# 背部俞穴歌　医统

[原文]　二节大椎,风门肺俞,厥阴心督,肝膈胆脾,胃俞三焦,肾俞气海,大肠关元,小肠膀俞,中膂白环,上次中下,膏肓患门,四花六穴,腰俞命门,穴皆可彻。

# 腹部中穴歌

[原文]　天突璇玑,华盖紫宫,玉堂膻中,中庭鸠尾,巨阙上脘,中脘建里,下脘水分,神阙交海,石门关元,中极曲骨,膀门二寸,夹脐天枢,期章二门,不可不知。

# 头　部

[原文]　前发际至后发际,折作十二节,为一尺二寸。前发际不明者,取眉心直上行三寸;后发际不明者,取大椎上行三寸;前后俱不明者,折作一尺八寸,头部直寸并依此法取。眼内眦角[1]至外眦角[2]为一寸。头部横穴并依此穴寸法取。

神庭穴至曲差穴,曲差穴至本神穴,本神穴至头维穴各一寸半,自神庭至头维共四寸半。

【注释】

[1]内眦角:即内眼角。

[2]外眦角:即外眼角。

# 背　部

[原文]　大椎穴至尾骶骨穴,共计二十一椎,通作三尺。故谓人为三尺之躯者,此也。

上七椎,每椎一寸四分一厘,共九寸八分七厘。中七椎,每椎一寸六分一厘,共一尺一寸二分七厘。下七椎,每椎一寸二分六厘,共八寸八分二厘。

第二行,侠脊各一寸半,除脊一寸,共折作四寸,分两旁。

第三行,侠脊各三寸,除脊一寸,共折作七寸,分两旁。

# 腹　部

[原文]　膺部腹部横寸,并用对乳间横折作八寸,膺腹横寸取穴,悉[1]依上法。直寸取穴,依中行心蔽骨[2]下至脐,共折八寸。人无蔽骨者,取歧骨下至脐心,共折九寸取之。脐下至毛际横骨,折作五寸。天突至膻中,折作八寸,下行一寸六分为中庭,上取天突,下至中庭,共折九寸六分。

手足部并背部横寸,并用中指寸取之。

# 中指同身寸图

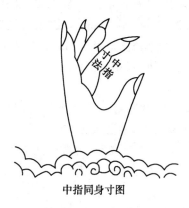

中指同身寸图

　　男左女右,手中指第二节内廷,两横纹头相去为一寸。取稻秆心量,或用薄篾量,皆易折,而不伸缩为准。用绳则伸缩不便,故多不准。

【注释】

　　[1]悉:作全部解。《书·盘庚上》:"王命众悉至于庭"。

　　[2]蔽骨:即鸠尾。此指胸骨剑突部分。

# 九　针　论①

　　【提要】　本篇论述了九针应九数的依据及其与自然界相应的理论,并联系到人体的脏腑以及九针的形状特点和临床上的应用。

　　[原文]　岐伯曰:圣人之起天地之数也,一而九之,故以立②九野[1],九而九之,九九八十一,以起黄钟[2]数焉。以针应九数也。

**【校勘】**

①九针论:原作"《素问》九针论"。乃沿《古今医统》卷七之误。本篇源于《素难要旨》卷二上"九针应天地人时以起用"一节。其中既有《灵枢》九针论篇的一段原文,又有《素问》针解篇部分内容。标名为"素问"显然未恰,此"九针论"亦非指《灵枢》九针论篇而言。应视本段另立新题目,故将"素问"二字删去。

②立:原作"主",据《灵枢》九针论改。

**【注释】**

[1]九野:古人把大地划分为九个区域,称作九野。《后汉书·冯传下》:"疆理九野,经营五山。"

[2]黄钟:十二律之一。《类经》卷十九第二注:"自一至九,九九八十一而黄钟之数起焉。黄钟为万事之本,故针数亦应之,而用变无穷也。"

**【语译】** 岐伯说:先贤在拟定自然界的基数时,选择了从一到九的基本数字,并据此将疆域分为九州。九与九的衍变即九乘九得八十一数。十二律中的第一律"黄钟",即是由此而起。针数取九也是与此相应的。

**[原文]** 何以言之①? 一者,天也。天者,阳也。五脏之应天者肺,肺者,五脏六腑之华②盖[1]也。皮者,肺之合也,人之阳也,故为之治针,必大其头而锐其末,令毋得深入而阳气出。

**【校勘】**

①何以言之:《灵枢》九针论无此句,《素难要旨》作"帝曰:以针应九野数奈何。"

②华:《灵枢》九针论第七十八无此字。

**【注释】**

[1]华盖:帝王专用的车盖叫"华盖"。在此指肺而言,因肺的位置最高,覆盖着五脏六腑,如同车盖一样。

**【语译】** 根据什么这样说呢? 第一针可以比作天,天在上而为阳,五脏之中与天相应的是肺,肺在脏腑之中的位置最高,是五脏六腑的华盖。皮与肺相合,在人身之表,为阳。因此在治疗表皮的疾病时,所需要的镵针其针头要大,针尖要锐利,在治疗时不要针得很深,就可以将阳邪引出体外。

[原文] 二者,地也。人之所以应土者肉也,故为之治针,必筩[1]其身而圆其末,令毋得伤肉分,伤则气得竭。

【注释】

[1]筩(tǒng 统):即"筒"之异体字。多指竹筒状物。潘岳《笙赋》:"越上筩而通下管。"在此意指必使针身成筒状。

【语译】 第二针可以比作地,人身与地相应的部位是肉。因此,在治疗肌肉的病症时,要用针身成筒状且针尖锐而圆的圆针。在治疗时不要损伤肉分,如果损伤了肉分就会使脾气衰竭。

[原文] 三者,人也。人之所以成生者,血脉也。故为之治针,必大其身而圆其末,令可以按脉勿陷,以致其气,令邪气独出。

【语译】 第三针可以比作人,人之所以成为有生机的机体,主要是因为有气血濡养四肢百骸。为了适应治疗血脉疾病,必须使用针身大而针尖圆的锃针。按压经脉而不要刺入体内,用以扶助正气,祛除病邪。

[原文] 四者,时也。时者,四时八风[1]之客于经络中为瘤①病者也。故为之治针,必筩其身而锋其末,令可以泻热出血而瘤病竭。

【校勘】

①瘤:原作"溜",据《甲乙经》卷五第二改。

【注释】

[1]八风:指八方之风而言,我国古代的一些书籍上对八风有不同的解释,请参阅下表:

| 八方 | 东北 | 东 | 东南 | 南 | 西南 | 西 | 西北 | 北 |
|---|---|---|---|---|---|---|---|---|
| 各书风名 《吕氏春秋·有始》 | 炎风 | 滔风 | 熏风 | 巨风 | 凄风 | 飂风 | 厉风 | 寒风 |
| 《说文》 | 融风 | 明庶风 | 清明风 | 景风 | 凉风 | 间阖风 | 不周风 | 广莫风 |
| 《灵枢》九宫八风篇 | 凶风 | 婴儿风 | 弱风 | 大弱风 | 谋风 | 刚风 | 折风 | 大刚风 |

【语译】 第四针可以比作四时。四时就是指一年四季而言,四季中的八方邪风均可侵袭人体,留滞于经络中而成痼疾。为了治疗这种痼疾,必须制成针身圆如筒状,末如剑锋的锋针,用以刺络出血以达到泻热的目的。这样,就能使久治不愈的疾病得到根除。

[原文] 五者,音也。音者,冬夏之分,分于子午[1],阴与阳别,寒与热争,两气相搏,合为痈脓者。故为之治针,必令其末如剑锋,可以取大脓。

【注释】

[1]音者,冬夏之分,分于子午:音是指五音,这里重点还是说"五"。从一至九的数字中,五在中间,根据九宫数的位置,一为坎宫,位于北方,其时令为冬至,在地支为子;九为离宫,位于南方,其时令为夏至,在地支为午。九宫中的五位于中央。它分属在一与九坎离二宫的中间,因此两宫的时令为冬夏,地支为子午。所以文中说"音者,冬夏之分,分于子午"。

【语译】 第五针可以比作五音,五音的五是居于一至九的中间位置,如同区别四季中的冬至与夏至,又如同区分一天十二个时辰的子时与午时,人体的阴与阳也同样是可以区别的。在人体,如果寒热不调,两气相互搏击,搏结在一起就会成为痈脓。为了治疗这样的疾病,必须使用末端如剑锋的铍针,用以刺破痈肿,排除脓血。

[原文] 六者,律[1]也。律者,调阴阳四时而合十二经脉,虚邪客于经络,而为暴痹者也。故为之治针,必令尖如氂[2],且圆且锐,中身微大,以取暴气。

**【注释】**

[1]律:即六律。中国古代的律制,共十二律,用三分损益法将一个八度分为十二个不完全相等的半音的一种律制。各律从低到高依次为黄钟、大吕、太簇、夹钟、姑洗、仲吕、蕤宾、林钟、夷则、南吕、无射、应钟。又,奇数各律称"律",偶数各律称"吕",总称"六律"、"六吕",或简称"律吕"。十二律有时称"正律",乃对其半律(高八度各律)与倍律(低八度各律)而言。

[2]氂(máo 毛):此字亦有读为厘者。古代把马尾、牛尾、长毛、细物都叫氂。《淮南子·说山训》:"马氂截玉"。在此形容针之细。

**【语译】** 第六针可以比作六律。所说的律,它是高低可调的,是有节奏的,在人也要协调阴阳,适应四季,使之与十二经脉相合。邪气乘虚而侵袭到经络,就会成为突然发作的痹证。为了治疗这种疾病,必须使用针尖很细(即圆而且锐)针身略粗的圆利针,用它治疗这种疾病。

[原文] 七者,星[1]也。星者,人之七窍[2],邪之所客于经而①为痛痹,舍于经络者也。故为之治针,令尖如蚊虻喙[3],静以除往,微以久留,正气因之,真邪俱往,出针而养者也。

**【校勘】**

①而:原无,据《灵枢》九针论篇补。

**【注释】**

[1]星:此指北斗。北斗是由七个星所组成,这是把人体的七窍比成天上的北斗七星。

[2]七窍:指头面部七个孔窍,即眼二、耳二、鼻孔二和口。

[3]蚊虻喙(huì 会):此指蚊、虻的嘴。

【语译】　第七针可以比作天上七星。七星好比人的七窍。邪气侵入经络而成为痛痹，是因为邪在经络之中，留而不去的缘故。为适应这种疾病的治疗，必须使用针尖像蚊虻嘴一样细而尖的毫针。缓慢地把针刺入体内，因针身微细，适合较久的留针，正气借此得以充实，真气借此得以恢复，还可借以把邪气排出。出针之后，还要继续疗养。

[原文]　八者，风也。风者，人之股肱八节也。八正之虚风，八风伤人，内舍于骨解腰脊节腠之间为深痹也。故为之治针，必长其身，锋其末，可以取深邪远痹。

【语译】　第八针可以比作自然界的八风。在人则应于四肢的八大关节。四季中八方的虚邪贼风侵入人体，停留在骨缝、腰脊关节以及腠理之间，可成为邪气深中的痹证。治疗这样的疾病，必须使用针身长、针尖锋利的长针，才能驱除深部的病邪，治疗病程较久的痹证。

[原文]　九者，野也。野者，人之节解皮肤之间也。淫邪流溢于身，如风水之状而溜，不能过于机关大节者也。故为之治针，令尖如梃，其锋微圆，以取大气之不能过于关节者也。

【语译】　第九针可以比作九野。九野之在人则应于周身关节、皮肤等部位。邪气侵袭并流布到全身之后，如风水病一样出现浮肿，水液流经不能通过关节。为了治疗这种疾病，必须使用末端细小、针身硬而直、针尖略圆的大针，以通调气机，用来治疗关节内水气停留的疾病。

[原文]　一天、二地、三人、四时、五音、六律、七星、八风、九野，身形亦应之。针有所宜，故曰九针。人皮应天，人肉应地，人脉应人，人筋应时，人声应音，人阴阳合气应律，人齿面目应星，人出入气应风，人九窍三百六十五节应野。故一针皮，二针肉，三针脉，四针筋[①]，五针骨，六针调阴阳，七针益[②]精，八针除风，九针通九窍，除三百六十五节气。此之谓有所主也。

**【校勘】**

①四针筋:原作"四针五脏筋",据《素问》针解篇改。

②益:原作"应",据《素问》针解篇改。

**【语译】** "一天"、"二地"、"三人"、"四时"、"五音"、"六律"、"七星"、"八风"和"九野",在人体均有其相应的部位。在针也各有其所适宜,因此,把针分为九种。人的皮肤与天相应,肉与地相应,脉与人相应,筋与四时相应,声与五音相应,人的阴阳气血必须调和,这又与六律之协调相应,人面部的口、眼、鼻、耳与七星相应,呼吸之气与风相应,九窍三百六十五络与九野相应。所以第一种针(镵针)刺皮,第二种针(圆针)刺肉,第三种针(锃针)刺经络,第四种针(锋针)刺筋,第五种针(铍针)刺骨,第六种针(圆利针)用以调和阴阳,第七种针(毫针)用以补益精气,第八种针(长针)用以驱除风邪,第九种针(大针)用以通利九窍,排出三百六十五节不正之气。这就是九针所主治的疾病。

# 九 针 式

**【提要】** 本段阐述了制作九针的依据并说明了九针的特点、形状和规格。

**[原文]** 帝曰:针之长短有数乎? 岐伯对曰:一曰镵针,取法于巾针①[1],头大末锐,去末②半寸,卒锐之,长一寸六分。二曰圆针,取法于絮[2],筩其身而卵其锋,针如卵形,圆其末,长一寸六分。三曰锃针(锃,音低),取法于黍粟之锐,长三寸半。四曰锋针,取法于絮针,筩其身锋其末,刃三隅,长一寸六分。五曰铍针,取法于剑,锋末如剑,广二分③半,长四寸。六曰圆利针,取法于氂针④,且圆且锐,微大其末,反小其身,又曰中身微大,长一寸六分。七曰毫针,取法于毫毛,尖如蚊虻喙,长一⑤寸六分。八曰长针,取法于綦针[3],锋利身薄,长七寸。九曰大⑥针,取法于锋针,尖如梃,其锋微圆,长四寸。此九针之长短也。

九针图

镵针　平半寸,长一寸六分,头大末锐,病在皮肤,刺热者用此。今之名箭头针是也。

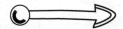

圆针　其身圆,身如卵形,长一寸六分,揩摩分肉用此。

锃针　其锋如黍粟之锐,长三寸五分,脉气虚少用此。

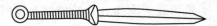

锋针　其刃三隅,长一寸六分,发痼疾刺大者用此。今之所谓三棱针是也。

镵针　一名铍针。末如剑锋,广二寸半,长四寸,破痈肿出脓。今名剑针是也。

圆利针　尖如氂,且圆且利,其末微大,长一寸六分,取暴痹刺小者用此。

毫针　法像毫,尖如蚊虻喙,长三寸六分,取痛痹刺寒者用此。

长针　锋如利,长七寸,痹深居骨解腰脊节腠之间者用此。今之名跳针是也。

大针 一名燔针,长四寸,风虚肿毒,解肌排毒用此。

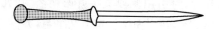

**【校勘】**

①巾针:《甲乙经》卷五第二,《圣济总录》卷一九二均作"布针"。

②去末:原作"末平",据《灵枢》九针论改。

③分:原作"寸",据《灵枢》九针论改。

④针:《灵枢经校释》疑为衍文。

⑤一:原作"三",据《灵枢》九针论改。

⑥大:原作"火",据《灵枢》九针论改。

**【注释】**

[1]巾针:古针名。不详待考。

[2]絮针:《灵枢经校释》:"絮针,古者缝絮之针也。"

[3]綦(qí 其)针:古针名。《管子》:一女必须有一刀、一锥、一针、一铢(铢即长针)。《说文》:"铢(shù 术)綦针也"。

**【语译】** 黄帝问道:针的长短有一定标准吗?岐伯回答说:第一叫镵针,其制法仿照巾针的样式,针头部大,针尖锋利,如箭头状。全长一寸六分。第二叫圆针,其制法仿照絮针的样式,针身如圆筒状,针尖为卵圆形,全长一寸六分。第三叫鍉针,其制法仿照黍粟的形状,微尖,全长三寸半。第四叫锋针,其制法也是仿照絮针的样式,针身如圆筒,针尖部锋利,三边有刃,全长一寸六分。第五叫铍针,其制法仿照剑的样式,针锋也像剑锋一样,宽二分半,长四寸。第六叫圆利针,其制法仿照氂针的样式,既圆又锐,针尖稍大于针身,又有一说认为针体的中部稍大,长一寸六分。第七叫毫针,其制法仿照毫毛的样式,针尖如同蚊、虻的嘴一样,长一寸六分。第八叫长针,其制法仿照綦针的样式,针尖锋利,针身扁薄,全长七寸。第九叫大针,制法仿照锋针的样式,针尖挺直,针锋微圆,全长四寸。以上就是九针的标准。

【按语】　九针式是《灵枢》九针论中的一部分内容,高武在撰写《针灸素难要旨》时引用此段文字并改题名为"九针式"。原书系从《针灸素难要旨》转引而来。本节文字与《灵枢》稍有不同。

九针式所阐述的九针规格和式样,是《内经》时代的标准。在两千多年后的现代,已经有很多变化。如原用于外科的铍针,原属于按摩的圆针,在针灸领域中已基本废用。而锋针则改称三棱针,用于刺络泻血。毫针之针体已较古为细,其长度也有了多种规格。而人们又在长针的基础上发展成芒针。因此"九针式"只能作为史料来借鉴。当然也应当再进一步从中选用其有用部分来发展今天的针具。

# 制 针 法

[原文]　《本草》[1]云:马衔铁无毒。日华子[2]云:古旧铤[3]者好,或作医工针。

按:①《本草》柔铁即熟铁,有毒,故用马衔则无毒。以马属午,属火,火克金,解铁毒,故用以作针。古曰:金针者,贵之也。又金为总名,铜、铁、金银之属皆是也。若用金针更佳。

【校勘】

①按:此前在《针灸聚英》上有一"武"字。

【注释】

[1]《本草》书名。此指《证类本草》,为宋代唐慎微著。

[2]日华子:是唐代的药物学家,原姓大名明,曾编著《大明本草》,亦称《日华子诸家本草》此书已佚。

[3]铤:指箭头装入箭干的部分叫铤。《考工记·冶氏》:"为杀矢,刃长寸,围寸,铤十之。"

【按语】　制针法是《针灸大成》引自高武《针灸聚英》卷三的铁针。"按"字前原有"武"字,可知此按原为高武所加。《针灸聚英》无最后"若用金针更佳"一句。

煮 针 法

[原文] 先将铁丝于火中煅红,次截之,或二寸,或三寸,或五寸,长短不拘。次以蟾酥[1]涂针上,仍入火中微煅,不可令红,取起,照前涂酥,煅三次。至第三次,乘热插入腊肉[2]皮之里、肉之外。将后药先以水三碗煎沸,次入针肉在内,煮至水干,倾于水中,待冷,将针取出。于黄土中插百余下,色明方佳,以去火毒,次以铜丝缠上,其针尖要磨圆,不可用尖刃。

麝香五分,胆矾、石斛各一钱,川山甲、当归尾、朱砂、没药、郁金、川芎、细辛各三钱,甘草节、沉香各五钱,磁石一两,能引诸药入铁内。

又法:用乌头、巴豆各一两,硫黄、麻黄各五钱,木鳖子、乌梅各十个,同针入水,用磁罐内煮一日,洗择之,再用止痛没药、乳香、当归、花乳石各半两,又如前水煮一日,取出,用皂角水洗,再于犬肉内煮一日,仍用瓦屑打磨净,端直,用松子油涂之,常近人气为妙。

【注释】

[1]蟾酥:即蟾蜍表皮腺体的分泌物,呈白色乳状液体,有毒,可入药。

[2]腊肉:农历十二月为腊月。在本月腌制后风干或熏干的肉称腊肉。

 暖 针

[原文] 《素问》遗篇注云:用圆利针、长针,未刺之时,先口内温针,暖而用之。又曰:毫针于人近体,暖针至温方刺。

按:口体温针,欲针入经络,气得温而易行也。今或投针于热汤中,亦此意耳。口温与体温微有不同,口温者针头虽热,而柄尚寒,不若着身温之,则针通身皆热矣。

【按语】 暖针之法是《针灸大成》引自《针灸聚英》的。在古医书中,多有此项记载,认为暖针易得气。现在许多研究结果表明,皮温低于 20℃时,循经感传即不易出现,这说明古人强调暖针是有其道理的。在古代用口温针,随针灸学术的发展至明就已如原按语所说,改用"热汤"温针。

# 火　针

[原文]　火针即焠针,频以麻油蘸[1]其针,灯上烧令通红,用方有功。若不红,不能去病,反损于人。烧时令针头低下,恐油热伤手,先令他人烧针,医者临时用之,以免手热。先以墨点记穴道,使针时无差。火针甚难,须有临阵之将心,方可行针。先以左手按穴,右手用针,切忌太深,恐伤经络,太浅不能去病,惟消息[2]取中耳。凡行火针,必先安慰病人,令勿惊惧。较之与灸一般,灸则疼久,针则所疼不久,一针之后,速便出针,不可久留,即以左手速按针孔,则能止疼。人身诸处皆可行火针,惟面上忌之。火针不宜针脚气,反加肿痛,宜破痈疽发背,溃脓在内,外面皮无头者。但按毒上软处以溃脓;其阔大者,按头尾及中以墨点记,宜下三针,决破出脓;一针肿上,不可按之,即以手指从两旁捺[3]之,令脓随手而出;或肿大脓多,针时须侧身回避,恐脓射出污身也。

【注释】

[1]蘸(zhàn 占):用物放到汁液或粉末里沾一下就拿出来叫蘸。

[2]消息:消,作减解,息,作增解。时运循环增减不息,谓之消息。《易》:日中则昃,日盈则时,天地盈虚与时消息"。在此应伸引为"适度"、"恰好"。

[3]捺(nà 那):按压的意思。

【按语】 "火针"是《针灸大成》自《针灸聚英》中摘要引用

的,仅为《针灸聚英》原文的四分之一。本文的要点是:一、必须多次用针蘸麻油在灯上烧得通红(烧时针头必须低)。二、在标记的穴位上迅速刺入,旋即出针。三、深浅必须适中。四、面部禁用。五、可用以泄脓。

 温 针

[原文] 王节斋[1]曰:近有为温针者,乃楚人[2]之法。其法针穴上,以香白芷作圆饼,套针上,以艾灸之,多以取效。然古者针则不灸,灸则不针。夫针而加灸,灸而且针,此后人俗法。此法行于山野贫贱之人,经络受风寒致病者,或有效,只是温针通气而已,于血宜衍,与疾无与也。古针法最妙,但今无传,恐不得精高之人,误用之则危拙出于顷刻。惟灸得穴,有益无害,允宜行之。近见衰弱之人,针灸并用,亦无妨。

【注释】

[1]王节斋:名纶,明·鄞县人。著有《医论问答》、《本草集要》、《明医杂著》等书。

[2]楚人:即指现在的湖北、湖南一带人。

【按语】 此段引自《针灸聚英》,但文字略有增删。温针是古代针灸医生常用的方法。今称为"温针灸"。也有称此为"针上加灸"者。

 治 折 针 法

[原文] 一用磁石(即吸铁石)引其肉中,针即出。

一用象牙屑碾细,水和涂上即出。

一用车脂[1]成膏子,摊纸上如钱大,日换三五次,即出。

一用鸟翎三五枝,火炙焦为末,好醋调成膏,涂上,纸盖一二次,其针自出。

一用腊姑脑子，捣烂涂上即出。

一用硫黄研细，调涂上，以纸花贴定，觉痒时，针即出。

一用双杏仁捣烂，以鲜猪①脂[2]调匀，贴针疮上，针自出。倘经络有伤，脓血不止，用黄芪、当归、肉桂、木香、乳香、沉香，别研绿豆粉糊丸，每五十丸，热水服之。

**【校勘】**

①猪：原无，据《针灸大成》康熙庚申李本补。

**【注释】**

[1]车脂：药名。即畜力车车轴上的油垢。辛，无毒。

[2]鲜猪脂：即新鲜的猪油。

**【按语】** 折针是针灸临床上的事故，必须力求避免发生。于针前检查针体是否有腐蚀之处是极为重要的。一旦发生折针，也不要惊慌失措。文中介绍的方法，今多废用，必要时可用外科手术方法取出。

# 《内经》补泻

**【提要】** 本篇摘录了《内经》上有关补泻的重点内容。阐述了补泻的方法、适应证及其要领。并提出补宜热、泻宜凉的观点。最后叙述了五有余、五不足的临床表现和针刺的方法。

**[原文]** 帝曰：余闻刺法，有余者泻之，不足者补之。岐伯曰：百病之生，皆有虚实，而补泻行焉。泻虚补实，神去其室，致邪失正，真不可定，粗之所败，谓之夭命。补虚泻实，神归其室，久塞其空，谓之良工。

**【语译】** 黄帝问道：关于刺法的问题，我听说有余的时候，要用泻法；不足的时候，要用补法。岐伯说：各种疾病的发生，都有虚与实的变化。因此必须相应地使用虚则补之，实则泻之的方法。如果对虚证反而用泻法，对实证反而用了补法，就会使神气离开它所在之处，邪气就要深入，真气也就不能内守了。这是庸医误治所造成的失败,可以叫作夭折人命。这种失败是客观规律所给予的惩罚。如果对虚证用了补法,对实证用了泻法,机体的正常功能就将得到恢复,正气就将得到充实,能做到这样才是高明的医生。

【按语】 本段主要见于《素问》调经论和《灵枢》胀论。

本段对补虚泻实作了原则性的提示。指出了对实证误用补法,虚证误用泻法的危害,轻则要加重病情,重则可危及病人的生命。这一点在临床上是必须注意的。

[原文] 凡用针者①,虚则实之,满则泻之,菀[1]陈则除之,邪胜②则虚之。徐而疾则实,疾而徐则虚。言实与虚,若有若无。察后与先,若亡若存③,为虚为实,若得若失。虚实之要,九针最妙。补泻之时,以针为之。泻曰迎之,迎之意④,必持而内之,放而出之,排扬出针⑤[2],邪气得泄。按而引针[3],是谓内温[4],血不得散,气不得出⑥。补曰随之,随之意若忘之⑦,若行若悔⑧,如蚊虻止,如留如⑨还,去如绝弦⑩,令左属右[5],其气故止。外门已闭,中气乃实,必无留血,急⑪取诛之。刺之而气不至,无问其数;刺之而气至,乃去之,勿复针。

【校勘】

①凡用针者:此后原有"随而济之,迎而夺之",据《灵枢》九针十二原删。

②胜:原作"盛",据《灵枢》九针十二原及《甲乙经》卷五第四改。

③若亡若存:原作"若存若亡",据《灵枢》小针解篇及《太素》(缺卷)卷二十一改。

④迎之意:原无,据《甲乙经》卷五第四补。

⑤排扬出针:原作"排阳得针",据《甲乙经》卷五第四及《太素》(缺卷)卷二十一改。

⑥出:此后原有"也"字,据《甲乙经》卷五第四及《太素》(缺卷)卷二十一删。

⑦随之意若忘之:原作"随之之意若忘",据改同上。

⑧悔:原作"按",据《太素》(缺卷)卷二十一及《素问》离合真邪论王注引《针经》改。

⑨如:原无,据《灵枢》九针十二原及《太素》(缺卷)卷二十一补。

⑩绝弦:原依今本《灵枢》作"弦绝",以致失韵。今据《甲乙经》卷五第四及《太素》(缺卷)卷二十一改,"弦"与"还"字协韵。

⑪急:原作"必",据《灵枢》九针十二原改。

**【注释】**

[1]菀(yù 遇):菀通"蕴",作郁结、积滞讲。《素问·生气通无论》:"大怒则形气绝而血菀于上。"

[2]排扬出针:出针之时要摇大针孔,以排扬其邪气。

[3]按而引针:即按压针孔出针。这里是指出针扪穴。《类经》十九卷第七注:"凡用补法,必按其穴,而引退其针,是谓内温"。

[4]内温:指气血蓄结于内而言。

[5]令左属右:指右手出针,左手按压针孔。

**【语译】** 在用针的时候,正气虚就要用补法以充实其正气;邪气满就要用泻法以除其病邪;气血郁结时就要排它;邪气占优势时就要用攻邪的方法以使邪气衰微。慢进针而快出针,就能使正气充实,这是补法;快进针而慢出针,就能使邪虚衰,这是泻法。针下有气为实,针下无气为虚。这种虚和实有时非常明显,也有时很难察觉,必须细心体会针后机体反应与针前有何不同,来决定留针时间的久暂。行补法时应当使病人感到如有所得;行泻法时也应当使病人感到如有所去。调理机体的虚实,运用九针是最好的方法。行补泻手法,也要用针去做。迎而夺之叫泻,迎,就是要逆着经气循行的方向进针,出针时还要摇大针孔,以使邪气外泻,如果不是这样而是出针时以指按压穴孔,这就要造成血不散,气不出的内温。随而济之叫补,随,就是要随着经气循行的方向将针刺入,按穴下针及行针寻气时,操作不可重,就如像蚊虻叮咬了一口,随即飞去一样,感觉很轻。在出针时则要像离弦之箭那样迅速,右手出针,同时用左手急按针孔,以使经气留置于中而不外散,这样中气就会充实。如果经脉上留有恶血,就立即采取刺络泻血的方法,除去恶血。针刺以后没有得气,就不要拘于行针的次数,直至得气为止;如果针后已经得气,出针后就不必再针了。

【按语】 本段经文出于《灵枢》九针十二原篇。

"补泻"在针刺手法中是一个至关重要的问题。它不仅有重要的理论意义,也有极大的实用价值。从古代文献的记载到近代研究,可以清楚地看到"补泻"二字的含意是多方面的。首先是一个治则,再从文献上分析又是针刺手法的统称,还是具体的操作方法。总之在补泻这个问题上,一定要具体情况具体对待。既不能离开中医学理论的特点去理解补泻,更不能把补泻看成是僵死不变的方法去生搬硬套。

本段中提出的出针后按闭针孔和出针时摇大针孔,就是所说的开阖补泻。开阖补泻首见于《内经》。《灵枢·官针》:"摇大其孔……推其皮盖其外门,真气乃存"。《素问·离合真邪论》:"大气皆出,故名曰泻","推阖其门,令神气存。大气留止,故名曰补"。《素问·针解篇》:"徐出针而疾按之—补,疾出针而徐按之—泻"。对此,历代皆从其说,即:开—摇大针孔—使邪气出—泻;阖—按闭针孔—令真气存—补。《内经》的原则精神是引阳入内叫补,导阴外出叫泻。《素问·刺志论》说:实者气入也—气实者热也;虚者气出也—气虚者寒也。 由此可知,引阳入内,气入为实,气实者热,这与"徐入"取热一致;导阴外出,气出为虚,气虚者寒,这与"徐出"取凉一致。开阖是一种辅助,从属的方法,它不能独立为法,是取凉取热的一种辅助手法,亦即取热取凉结尾时对穴的处理。

[原文] 针有悬布[1]天下者五:一曰治神,二曰知养身,三曰知毒药,四曰制砭石[2]大小,五曰知腑脏①血气之诊。五法俱

立,各有所先。今末世之刺也,虚者实之,满者泄之,此皆众工所共知也。若夫法天则地随应而动,和之者若响,随之者若影,道无鬼神,独来独往。帝曰:愿闻其道?岐伯曰:凡刺之真,必先治神,五脏已定,九候已备,后乃存针。众脉不见,众凶弗闻,外内相得,无以形先,可玩往来,乃施于人。人有虚实,五虚勿近,五实勿远[3]。至其当发,间不容瞚②[4]。手动若务,针耀而匀,静意视义,观适之变,是谓冥冥[5],莫知其形。见其乌乌,见其稷稷[6],从见其飞,不知其谁?伏如横弩,起如发机。

刺虚者须其实,刺实者须其虚,经气已至,慎守勿失,浅深在志,远近若一,如临深渊,手如握虎,神无营于众物,义无邪[7]下,必正其神。

**【校勘】**
①腑脏:原作"五脏",据《素问》宝命全形论改。
②瞚:原作"睥",据《素问》宝命全形论改。

**【注释】**
[1]悬布:悬,吊挂。《孟子·公孙丑上》:民之悦之,犹解倒悬也。悬希,在此可引申为公布的意思。

[2]砭石:是我国古代的一种医疗工具。为有尖的石针或有刃的石片,是针的前身。

[3]五虚勿近,五实勿远:五虚,指脉来细弱、肤冷、气少、泄泻而小便清利、饮食不入等。五实,指脉来洪盛,皮肤灼热、腹胀、大小便不通、精神昏乱等。此处指见到五虚之症不可以草率地予以治疗,而对五实之症也不要轻易放过。

[4]间不容瞚(shùn 舜):瞚同瞬,眨眼叫瞚,指时间之快而言,此处"间不容瞚"是指进针时要迅速,不能容许有丝毫的耽误。

[5]冥冥(míng 明):作幽深解。《楚辞·九章·涉江》:"深林杳以冥冥兮,乃猿之所居。"

[6]见其乌乌、见其稷稷:是形容鸟飞貌,言其在飞翔中依然

隐约可见,用以比喻针之得气似在动中若隐若现。

[7]邪:意同斜。《汉书·司马相如传上》:"邪与肃慎为怡,右以汤谷为界。"颜师古注:"邪读为斜,谓东北接也。"

**【语译】**

医家必须掌握官方所公布的天下人所尽知的行针五项要点:一是要精神专一;二是要懂得养生的道理;三是要熟悉药性;四是要能制作大小不同的砭石;五是要知道脏腑、气血的诊断方法。(医生)能够掌握这五项要点,在临证施针时就能分出先后缓急。现在的一般医生在行针时仅仅知道虚则补之,实则泻之的道理,如果能进一步洞晓天地阴阳的变化及其互相影响并按照这个规律来随机应变进行针刺,效果是会更好的,就像响之应声、影之随形一样,这并不神秘,只要掌握了要领,在临床上就能得心应手、左右逢源。黄帝说:我很想听听这方面的道理?岐伯说:用针治病的真正关键是医者必须专心致志,要了解五脏的虚实、要知道三部九候的变化,然后才能用针。用针时还要注意是否出现了真脏脉,五脏有无败绝的征象,内外形气是否相得等等。不要用表面现象来作依据,必须根据气血运行的规律来施术救人。病人有虚有实,见到五虚之症不可以草率地予以治疗,见到五实之症也不要随意放过。到应该用针的时候,连瞬息的时间也不能耽误,心要专一,针要光耀匀称,还要静心平意地观察应该随针入而出现的气的变化。针下气的变化是看不到的,因为它是一种无形的变化。但它还是可以从针下体察到的。针下得气时好像一群乌鸦突然飞聚而来;针下气极盛的时候,又像秋收时田地里的五谷一样,呈现出繁茂景象。气的往来如鸟的飞翔,浮光掠影,瞬间即逝,而难辨其细。因此当下针的时候,要像引弩待发那样,精神集中,目的明确,以使心手相应。而在刺针的时候,又要像扣机发弩一样迅速利落。

刺虚证时必须使正气得到充实,刺实证时又必须使邪气虚衰。当针下气已至的时候,一定要小心把握,以免经气从针下逸失。刺深刺浅，怎样有利于得气，这在于医生自己的掌握。气在远端，还是在手下，都一样可以收到治疗效果。在用针的时候，一定要小心谨慎，就像面临深渊，就像手中握虎，要心无杂念，眼无它视，把精神集中到针上。必须端正下针，以免取穴不准，还要注意病人的神色，要稳定病人的精神。

**【按语】** 以上经文出于《素问》宝命全形论和针解篇。

本文首先论述了行针者必须具备的五项条件。从医德医风、养生知识、熟悉药性、制作针具到掌握诊断。并提出仅仅一般的知道补泻方法，是不符合做医生条件的。还要知道自然界的变化及其对机体的影响。而在上述所有条件的基础上再掌握好针下之气，又能慎勿失，才能成为"守神"、"守机"的高明针灸家。

[原文]　小针之要，易陈而难入。粗守形，上守神，神乎神，客在门[1]。未睹其疾，恶知其原？刺之微，在速迟。粗守关，上守机，机之动，不离其空[2]。空中之机，清净而微，其来不可逢，其往不可追。知机之道者，不可挂以发。不知机道，扣之不发。知其往来，要与之期。粗之闇[3]乎。妙哉，工独有之。往者为逆，来者为顺，明知逆顺，正行无问，迎而夺之，恶得无虚？随而济之，恶得无实？迎之随之，以意和之，针道毕矣。

**【注释】**

[1]上守神，神乎神，客在门：指高明的医生注意病人的精神活动、气血的盛衰和邪气出入的门户。

[2]空（kòng 控）：此指腧穴而言。

[3]闇（àn 岸）："暗"的异体字。作不明白讲。

**【语译】** 有关毫针的理论，说起来容易要想在应用方面达到精湛的程度就困难了。一般的医生只知道注意针刺的方法，而高明的医生则是注意病人的精神活动，气血的盛衰和客邪出入的门户。不详审病情，怎么能知道发病的原因呢？针刺的微妙之处在于徐疾手法的运用。医术不高明的医生只知道守在四肢关节的腧穴上治疗,而医术高明的医生则将注意力放到经气变化的观察上。经气的变化,可以通过腧穴表现出来,而腧穴的机能是极其微细的,因而针入穴后往往反应极轻。邪气正盛不可用补法;邪气已去不能用泻法。能掌握气机变化的规律,在运针时不会有毫发之差,已得之气也就不易失去。不懂得气机的道理,就好像箭在弦上,不知道扣发的时机一样,不明白何时当补当泻。只有掌握了经气的往来顺逆,才能正确地把握针刺时机。粗浅的医生对于这些是不能辨别的。只有高明的医生,才能体会到其中的妙处。经气已去而经脉空虚为逆,经气已来而经脉充实为顺。知道了顺与逆的道理,就可以大胆的按法行针。使用迎而夺之的方法,以泻其实,实邪怎么能不虚衰呢?应用随而济之的方法,以补其虚,正气又怎么能不充实呢?能够掌握迎随之法,又能得心应手的在临床上运用,针术的精华全在此。

**【按语】** 以上经文出于《灵枢》九针十二原。

本段阐述的重点是"粗守形"、"粗守关"和"上守神"、"上守机"。这里的"粗"是指不高明的医生;"上"则指的是高明的医生。高明的医生在行针时重视"空中之机"(即腧穴中的针感)。所说"守神"、"守机"就是指守住针下的气,并能控制针下气的传导和性质。"守关"和"守形"指的是一般的医生只知四肢的腧穴,把腧穴仅仅看成是一个解剖部位,是皮、脉、肉、筋、骨而已,而不知道腧穴是"神气之所游行出入"之处。把腧穴看成是一个解剖部位还是一个机能部位,从而去探求如何"守神"、"守机",这是一个针灸医生能否提高临床疗效的关键所在,也是"良工"与"粗工"的区别之点。

**[原文]** 凡用针者,虚则实之,满则泄之,菀陈则除之,邪胜①则虚之。大要曰:持针之道,坚者为宝,正指直刺,无针左右。神在秋毫[1],属意病者。审视血脉,刺之无殆[2]。方刺之时,必在悬阳[3],及与两卫[4]。神属勿去,知病存亡。取②血脉者,在腧横居。视之独满③,切之独坚。

**【校勘】**

①胜:原作"盛",据《灵枢》九针十二原篇、《甲乙》卷五第四及《太素》(缺卷)卷二十一改。

②取:原无,据《甲乙》卷五第四补。

③满:原作"澄",据《甲乙》卷五第四及《太素》(缺卷)卷二十一改。

**【注释】**

[1]神在秋毫:秋毫是指鸟兽在秋天新长的细毛,比喻微小的事物。本处指在针刺时,要精神集中,用明察秋毫之末的眼力,去观察病人的气血、经脉变化。

[2]殆(dài带):作危险解。《孙子》谋攻:"知己知彼者,百战不殆"。

[3]悬阳:杨上善认为是指"鼻"(见《太素》(缺卷)卷二十一);张景岳认为是"提举神气"(见《类经》十九卷第七注);杨继洲认为是"腠理之间朝针之气"(见本卷"经络迎随设为问答");张志聪认为是指"心"而言(见《黄帝内经灵枢集注》);刘衡如认为所指为"目"(见《灵枢经校勘本》)。

[4]两卫:张景岳认为是指"卫气与脾气而言"(见《类经》十九卷第七注);杨继洲认为是"迎随呼吸出入之气"(见本卷经络迎随设为问答);汪机认为"卫者,气也。行于阳,为卫之阳,行于阴,为卫之阴。故曰两卫。"(见《针灸问对》);刘衡如认为应从《甲乙经》改卫为衡。说:"此句总谓刺时当一心注视病者眉目间神气之变化,方知针刺之效应。"(见《灵枢经校勘本》)。《太素》(缺卷)卷二十一亦作"两衡"。

**【语译】** 用针的时候,正气虚,就要用补法以充实其正气;邪气满,就要用泻法以泻除病邪;气血郁结时,就排除它;邪气占优势时,就要用攻邪的方法,以使邪气衰微。持针的原则,是以握针坚实有力最为可贵。手指持针的位置要正确,将针对准腧穴垂直刺入,不要左右错位,要精神集中,用明察秋毫的眼力,去观察病人的气血、经脉变化，做到这样再行针，就不会出问题了。在行针时，应当一心注意病者眉间神气的变化。这才能从中看到疾病的预后如何。如果血脉横布在穴位之间，是容易看到其充盈现象的。如果是外邪结聚，用手去触它时就会感到坚实。

【按语】　本段经文出于《灵枢》九针十二原篇。高武的《素难要旨》上，引用了《灵枢》九针十二原篇上的："凡用针者，虚则实之"至"视之独满，切之独坚"一段原文，计197个字。高氏在《素难要旨》中是197个字全文引用。当杨继洲引到《针灸大成》上时只用62个字。从全段文字的删节上可以看出杨氏删繁就简的功力来。

[原文]　刺虚则实之者，针下热也，气实乃热也。满则泄之者，针下寒也，气虚乃寒也①。菀陈则除之者，出恶血也。邪胜②则虚之者，出针勿按也。徐而疾则实者，徐出针而疾按之也。疾而徐则虚者，疾出针而徐按之也。言实与虚者，寒温③气多少也。若有若无者，疾不可知也。察后与先者，知病先后也。若亡若存④者，脉时有无也。为虚与实者，工勿失其法也。若得若失者，离其法也。虚实之要，九针最妙者，谓其各有所宜。补泻之时以针为之⑤者，与气开阖相合也。九针之名各有不同形者，针穷其所当补泻也。刺实须其虚者，留针阴气隆至，乃去针也。刺虚须其实者，阳气隆至，针下热，乃去针也。经气已至慎守勿失者，勿变更也。浅深在志者，知病之内外也。远近如一者，浅深其候等也。如临深渊者，不敢堕也。手如握虎者，欲其壮也。神无营于众物者，静志观病人，无左右视也。义无邪下者，欲端其正也。必正其神者，欲瞻病人目制其神，令气易行也。

【校勘】

①气虚乃寒也：原无，据《素问》针解篇补，与上"气实乃热也"为对文。

②胜：原作"盛"，据《素问》针解篇及《太素》卷十九改。

③寒温：原作"察血"，据《素问》针解篇及《素难要旨》卷二

上改。

④若亡若存:原作"若存若亡",据《灵枢》小针解篇改。

⑤以针为之:原无,据《灵枢》九针十二原篇及《甲乙经》卷五第四补。

**【语译】** "刺虚则实之者",是说针治虚证是要使它实,必须使针下有热感,这种热是因为正气已经得到了充实的缘故。"满则泄之者",是说针治满实之证,要用泻法,使针下产生凉感,这种凉是因为邪气衰的缘故。"菀陈则除之者",是说在血分有郁积已久的邪气,则应当放出恶血。"邪胜则虚之者",是说因外邪盛而用泻法,出针时不可按闭针孔。"徐而疾则实者",是指用补法而使虚者转为实,要徐缓出针急闭针孔;"疾而徐则虚者",是指想用泻法而使实邪得泻,要疾出针而缓闭针孔。"言虚与实者",是指气至后针下出现的凉感或热感的程度而言。"若有若无者",是指针下气来去的迅速不易察觉,对此必须细心查辨。"查后与先者",是说了解了疾病的前后经过,才能知道病在标还是在本。"若亡若存者",是指针下气的时有时无,要据此来决定出针或留针。"为虚与实者",是说病有实有虚,一个高明医生是不能不掌握虚者应补,实者应泻的原则的。"若得若失者",是说用补法要使病人如有所得,用泻法要使病人如有所失,而医生是不能离开这个道理的。"虚实之要,九针最妙者",是说补虚泻实的重要环节之一是九针的灵活运用,这是因为九针各有其所不同的适应证。"补泻之时以针为之者",是说用针行补泻时,都有它适宜的时机,要同气的开阖互相配合,针下气来为开,可以迎而泻之;针下气去为阖,可以随而补之。"九针之名各有不同形者",是说九针各有其当补当泻的用途。"刺实须其虚者",是指针刺治疗实证时要使其外邪虚衰,就应留针,待针下有凉感然后出针;"刺虚须其实者",是指针刺治疗虚证时要想使正气得到充实,就应待阳气至时针下有热感才能出针。"经气已至,慎守勿失者",是说一旦经气已至,就应该十分谨慎的掌握住针下气,要想不使针下气失去，就不能随意变换手法。"浅深在志者"，是说决定针刺的深浅，必须根据病位的深浅为准，病深的刺深，病浅的刺浅。"远近如一者"，是指针刺深时所得之气就远，针刺浅时所得之气就近。远近虽然不同，但目的都是为了得气。"如临深渊者，不敢堕也"，是说行针时精神要高度集中，就好比一不小心，就会跌落在面前的深渊里那样的心情来对待针刺。"手如握虎者"，是指刺针时，手中就像握虎一样要坚实有力。"神无营于众物者"，是说在行针时要专心致志地观察病人，不可左右旁顾。"义无邪下者"，是指刺针要端正准确、直下。"必正其神者"，是说下针后要注意病人的眼神，要使经气容易运行。

【按语】 本段出于《素问》针解篇。

文中所提的"徐而疾则实，疾而徐则虚"原出于《灵枢》九针十二原篇，这里的经文是对九针十二原这两句经文的解释。历代《内经》注家说法不一。王冰说："徐出谓得经气已久，乃出之。疾按谓针出穴已，速疾按之，则真气不泄，经脉气全，故徐而疾乃实也。疾出针，谓针入穴已，至于经脉而疾出之，徐按谓针出穴已，徐缓按之，则邪气得泄精气复固，故疾而徐乃实也。"张景岳在《类经》里说："徐出而疾按之为补，故虚者可实；疾出针而徐按之为泻，故实者可虚。"王注和张注是从出针入针速度和扪穴开穴两个方面来解释的。要而言之就是徐出针疾按针孔为补；疾出针徐按针孔为泻。在《灵枢》小针解篇则是另一种解释（请参阅后文）。

在《内经》徐疾补泻的基础上，历代针灸家结合他们自己的实践，又发展了"徐疾"这一理论，并据此提出"浅深"（先浅后深或先深后浅）与"进退"（三进一退或一进三退）的方法。浅深是以天、人、地三部为基础的。只有分开层次不同深浅的操作才能在临床上体现，否则一针贯底，就无深浅可言了。"先后"是指操作上的先后顺序，两者结合起来就构成先浅（后深）或是先深（后浅）。先浅是指分三层而入针，较先深的一次入针，当然要慢，因此说"先浅"是由"徐入"脱化而来。反之"后浅"是指分三层出针，较之"后深"的一次出针也是要慢的，故而说"后浅"是由"徐出"脱化而来。至于"进退"也是分天、人、地三部操作的。实际上"三进一退"是"徐进疾退"，而"一进三退"则是"疾进徐退"。

[原文] 所谓易陈者，易言也。难入者，难著于人也。粗守形者，守刺法也。上守神者，守人之血气有余不足，可补泻也。神客者，正邪共会也。神者，正气也。客者，邪气也。在门者，邪循正气之所出入也。未睹其疾者，先知邪正何经之疾也。恶知其原者，先知何经之病，所取之处也。刺之微在速迟者，徐疾之意也。粗守关者，守四肢而不知血气正邪之往来也。上守机者，知守气也。机之动不离其空者，知气之虚实，用针之徐疾也。空中之机清净而微者，针已①得气，密意守气勿失也。其来不可逢者，气盛不可补也。其往不可追者，气虚不可泻也。不可挂以发者，言气易失也。扣之不发者，言不知补泻之②义也。血气已尽，而气不下也。知其往来者，知气之逆顺盛虚也。要与之期者，知气之可取之时也。粗之暗者，冥冥不知气之微密也。妙哉，工独有之者，尽知针意。往者为逆者，言气之虚而小，小者逆也。来者为顺者，言形气之平，平者顺也。明知逆顺正行无问者，言知所取之处也。迎③而夺之者，泻也。随而济之者，补也。所谓虚则实之者，气口虚而当补之也。满则泄之者，气口盛而当泻之也。菀陈则除之者，去血脉也。邪盛则虚之者，言诸经有盛者，皆泻其邪也。徐而疾则实者，言徐内而疾出也。疾而徐则虚者，言疾内而徐出也。言实与虚，若有若无者，言实者有气，虚者无气也。察后与先，若亡若存④者，言气之虚实，补泻之先后，察其气之已下与尚⑤存也。为虚与实，若得若失者，言补则⑥似⑦[1]然若有得也，泻则⑧恍然若有失也。

【校勘】

①已：原作"以"，据《太素》（缺卷）卷二十一改。

②之：原无，据《灵枢》小针解补。

③迎：原作"逆"，据《灵枢》小针解改。

④若亡若存：原作"若存若亡"，据改同上。

⑤尚：原作"常"，据《太素》(缺卷)卷二十一改。

⑥则：原作"者"，据改同上。

⑦佖：原作"伇"，据《灵枢》小针解及《太素》(缺卷)卷二十一改。

⑧则：原作"者"，据《太素》(缺卷)卷二十一改。

【注释】

[1]佖(bí 鼻)：威仪貌，《诗》小雅：威仪佖佖。

【语译】 "所谓易陈者"，是指针刺的道理说起来很容易。"难入者"，是指要想把针用于临床实际用得很精就困难了。"粗守形者"，是指一般的医生只知道机械地守着刺法和穴位去行针。"上守神者"是指高明的医生则是注意病人的精神活动、气血的盛衰和客邪出入的门户，并据此以行补泻。"神客者"，指正气和邪气同处在一起。"神者"，指正气。"客者"，指邪气。"在门者"，是指邪气随着正气而出入于人体的内外。"未睹其疾者"，是指事先不知道病在何经。"恶知其原者"，是说不知道在何经，就无法确定应取的腧穴。"刺之微在速迟者"，是指针刺的微妙之处在于掌握徐疾的手法。"粗守关者"，是说一般的医生只知道守候四肢关节的穴位，而不知道经气的往来。"上守机者"，是指高明的医生，知道注意针下的气机。"机之动不离其空中者"，是指针下气的变化都是在腧穴之内，只有知道气的虚实，才能正确地运用徐疾补泻。"空中之机清净而微者"，是指腧穴中气机的活动是非常微妙的。如针下已"得气"，必须精密地守住针下之气，而使之勿失。"其来不可逢者"，是指治疗气盛的实证不可用补法；"其往不可追者"，是指正气虚衰时不可用泻法。"不可挂以发者"，是说针下气容易失去。"扣之不发者"，是说不懂得手法的真谛，就容易贻误补泻的良机，就像箭在弦上不知何时扣机一样，就会造成误补误泻，以致白白的伤气血，而病邪未除。"知其往来者",是说知道经气顺逆虚实和上下循行的规律。"要与之期者",是指能控制针下之气,能掌握适宜的针刺时机。"粗之暗者",是说一般的医生不懂得气机变化的道理。"妙哉,工独有之者",是说高明的医生则能够掌握气机变化的规律并依此来行针运气、补虚泻实。"往者为逆者",是指经气已去而经脉空虚为逆。"来者为顺者",是指正气充实、平和为顺。"明知逆顺,正行无问者",是说当明白了逆顺的道理,就可以毫无疑问的选取穴位进行针刺。"迎而夺之者",指迎着经气循行的方向而针刺,是泻法。"随而济之者",指顺着经气循行的方向而针刺,是补法。"所谓虚则实之者",是指寸口部出现了虚脉,应当用补法,以充实正气。"满则泻之者",指寸口出现了盛满的脉象,应当用泻法。"菀陈则除之者",是说经脉有郁积的病邪,应当用泻血之法排除之。"邪胜则虚之者",是说各经都有实邪时就都应当用泻法,以使其邪气虚衰。"徐而疾则实者",是指慢进针而快出针是补法。"疾而徐则虚者",是指快进针而慢出针,是泻法。"言虚与实,若有若无者",是说用补法后可以使正气充实,用泻法可以将邪气排出。"查后与先,若亡若存者",是指应该查清气机的虚实,病情的缓急,虚则用补法,实则用泻法,急者先治,缓者后治。还要了解邪气已经退去,还是仍然存留。"为虚与实,若得若失者",是说用补法后要让病人感到正气得到了充实,用泻法后让病人感到病有所减轻。

【按语】 本段经文出于《灵枢》小针解。

小针解对"徐疾"的解释,是正确的。它说:"徐而疾则实者,言徐内而疾出也;疾而徐则虚者,言疾内而徐出也。"这种解释是说"徐缓进针,快速出针为补;快速进针,缓慢出针为泻。"小针解的这种解释,从现代对"烧山火"(热补法)和"透天凉(凉泻法)的研究中,得到了证实。徐内而疾出的要点在"徐内"(慢内)上,慢进针是求热的有效方法,当可属于热补;疾内而徐出的要点在"徐出(慢出)上,慢出针则是求凉的有效方法,当可属于凉泻。

这里的徐入与徐出不仅时间要慢,而更重要的是要把针作为"力"的载体,行针时要力贯针中,徐入是带力慢慢向内进针,徐出是带力慢慢向外出针。在单式手法中的"动"就是带力出针,"推"就是带力进针。窦汉卿在《标幽赋》上讲凉、热两种手法时,用"动退空歇,迎夺右而泻凉;推内进搓,随济左而补暖"两句,就活灵活现的把这两种手法的做法及其用力的趋势讲清楚了,而且他就是用"动"、"推"两字领军的。

小针解里又一次提到"空中之机"。"空"指的是腧穴,而"机"则指的是"神气",亦即动态中的经气。汉·郭玉说:"腠理至微,随气巧用,针石之间,毫芒即乖,神存心手之下,心可得解,而口不可得言"。郭氏所说的"神存心手之下"的"神",即指此而言。一个针灸医生针刺手法的水平如何,主要看他对"经气"(针下气亦即针感)的控制水平,能够控制针感,并使之气至病所,这是提高针灸临床疗效的关键所在。

[原文] 是故工之用针也,知气之所在而守其门户,明于调气,补泻所在,徐疾之义,所取之处。泻必用圆[1],切而转之,其气乃行,疾入徐出①,邪气乃出,伸而逆之,摇大其穴,气出乃疾。补必用方[2],外引其皮,令当其门,左引其枢,右推其肤,微旋而徐推之,必端以正,安以静,坚心无解,欲微以留,气下②而疾出之,推其皮,盖其外门,神气乃存,用针之要,无忘其神。

【校勘】

①疾入徐出:原作"疾而徐出",据《甲乙经》卷五第四及《太素》卷十九改。

②下:原无,据《灵枢》官能篇补。

【注释】

[1]泻必用圆:《太素》卷十九注:"圆谓之规,法天而动,泻气者也"。《类经》十九卷第十注:"圆,流利也"。

[2]补必用方:《太素》卷十九注:"方谓之矩,法地而静,补气者也。"方,有方正之意。

【语译】　所以医生用针之时,应该知道经气的所在,在经气运转传输的门户去守候经气。同时还要知道调整气机的方法,进针的快慢以及所宜取的穴位。用泻法时,操作要流利而又圆活,以指切穴,行捻转法,经气就可以通畅运行。这种泻法进针宜快,出针宜缓,以使邪气外出,进针时针尖要迎着经气,出针时要摇大针孔,邪气就会随针外散。用补法时,操作必须端正,施术必须从容,行针前要按循皮肤,使穴周围皮肤舒缓,再用左手撤捺其穴,右手推着皮肤,轻轻捻转,将针慢慢推入,持针要正,术者要聚精会神,坚持施术,直到气至,而后稍作留针,待经气疏通即迅速出针。出针后要用手揉按皮肤,扪闭针孔,以使真气内存而不致外泄。总之,用针的要领是控制针下气的动态变化。这里的"神"就是指"孔中之机",亦即针下气。

【按语】　本段经文出于《灵枢》官能篇。

[原文]　泻必用方者,以气方盛也,以月方满也,以日方温也,以身方定也,以息方吸而内针;乃复候其方吸而转针,乃复候其方呼而徐引针,故曰泻必用方,其气乃行焉①。补必用圆者,圆者行也;行者移也。刺必中其荣,复以吸排针[1]也,故圆与方非针也。

【校勘】

①必用方,其气乃行焉:原无,据《素问》八正神明论补。又据《灵枢》官能篇改"而"为"乃"。

【注释】

[1]排针:指出针。

【语译】　在行泻法时,要掌握住"方",这个"方"字,可以解释为"正",是指其气正盛的时候,月廓正满的时候,日照正温的时候,病人身心正安定的时候,要在病人正吸气的时候进针,还要在病人正吸气的时候转针,再等病人正呼气的时候出针。所以说,用泻法须注意这个"方"字。这样,邪气才能得以外泄,正气才能得以运行。在行补法的时候,要掌握住"圆",这个"圆"字有"行"的意思,行就是指行气,使气移行于病所。针刺时必须刺中荣分,还要等到吸气时出针。这里论述的"方"与"圆"并不是指针的形状。

**【按语】** 本段经文见于《素问》八正神明论。

前两段经文都是谈"补圆"与"泻方"的问题。历代医家对此争议颇多,虽有各家的注文,但多是随文释意。前段《灵枢》官能篇的"补圆泻方"是指具体方法;后段《素问》八正神明论的"补圆泻方"则侧重于讲了在什么情况下用"泻"。对"圆"作了字义的解释并引申到行气方面。两段经文虽然解释的内容不同,但从中还可以看出,它们之间是互为补充的。

**[原文]** 泻实者,气盛乃内针,针与气俱内,以开其门如利其户,针与气俱出,精气不伤,邪气乃下,外门不闭,以出其疾[①],摇大其道如利其路,是谓大泻。必切而出,大气[1]乃屈,持针勿置,以定其意,候呼内针,气出针入,针孔四塞,精无从出,方实而疾出针,气入针出,热不得还,闭塞其门,邪气布散,精气乃得存,动气候时,近气不失,远气乃来,是谓追之[2]。

**【校勘】**

①疾:原作"实",据《素问》调经论改。

**【注释】**

[1]大气:指亢盛的大邪之气。

[2]追之:即指随而济之。

**【语译】** 泻实邪,应当在邪气正盛之时,随病人吸气进针,以通利邪气外泄的门户。要在呼气时出针,使邪气和针一齐出来,这样既不伤精气,又能使邪气消散。针孔不闭,可以引出实邪,如果再摇大针孔,邪气的出路就更加通利了,这叫做大泻。出针的同时,必须加以切按,这样大邪之气才能被治服。以手持针,不要立即刺入,必须等病人安神定志之后再进针。气外出而针刺入,这样,针与四围紧密接触,精气就不会外泄,等到正气充实便乘其吸气时迅速出针,气入而出针,热邪就无法再入而消散于外,精气则得以独存。留针候气需要有一定的时间,使已得之气不要散失,远方之气也要使其集于针下,这就是追而补其气的补法。

**【按语】** 上段经文见于《素问》调经论。

**[原文]** 吸则内针,无令气忤[1],静以久留,无令邪布。吸则转针,以得气为故,候呼引针,呼尽乃去①,大气皆出,故命曰泻。扪而循之,切而散之,推而按之,弹而努之,爪而下之,通而取之,外引其门,以闭其神,呼尽内针,静以久留,以气至为故,如待所贵,不知日暮,其气已至,适而自护,候吸引针,气不得出,各在所处,推阖[2]其门,令神气存,大气留止,故命曰补。

**【校勘】**

①去:原作"出",据《素问》离合真邪论改。

**【注释】**

[1]气忤(wǔ 五):此指气逆而言。

[2]阖(hé 合):关闭的意思。《后汉书·邓骘传》:"检敕宗族,阖门静居。"

**【语译】** 吸气时进针,进针时不要使针与气相逆。入针后要静候其气,要较久的留针,以使邪气不能扩布。吸气时进行捻针,以得气为度。呼气时出针,一呼结束时将针拔出体外。这样大邪之气就能随针而出,所以叫做泻法。

先用指循、扪穴,然后以爪切穴,宣散气血,再继续用手在穴位局部推按,用指轻弹穴位,这样既可使经气易来,而又可使病人精神集中,然后就用爪切法下针,使针下经气流通,以利气至。出针时,要用左手立即按闭针孔以使神气闭藏而不外泄。要在呼气将尽时进针,进针后要较久的留针而不动。凡是行针都必须以是否得气为标准。候气时要耐心、细心,要像等待尊贵的宾客一样。如果针下气已至,则应谨慎守候,不要使气逸失。当病人吸气时出针,出针时防止真气随针外出,因此一定要按闭针孔,以使神气内存。这种大经之气留于体内而不外泄之法就是补法。

**【按语】** "呼吸补泻"是依据《素问》离合真邪论中的:"吸则内针,无令气忤,静以久留,无待邪布,吸则转针,以得气为故,候呼引针,呼尽乃去,大气皆出,故命曰泻"和"呼尽内针,静以久留,以气至为故,如待所贵,不知日暮,其气以至,适而自护,候吸引针,气不得出,各在其处,推阖其门,令神气存,大气留止,故命曰补"。今将全文二十四句纳入下表:

| | 不同点 | | | | 不易区分点 | 共同点 | |
|---|---|---|---|---|---|---|---|
| | 出针 | 转针 | 气之出入留止 | 目的 | 进针 | 留针 | 得气 |
| 故命曰泻 | 候呼引针呼尽乃去 | 吸则转针 | 大气皆出 | 无令气忤无待邪布 | 吸则纳针 | 静以久留 | 得气为故 |
| 故命曰补 | 候吸引针推阖其门 | | 气不得出(各在其处)大气留止 | 令神气存 | 呼尽纳针 | 静以久留(如待所贵)(不知日暮) | 气至为故其气以至适而自护 |

将《素问》离合真邪论有关呼吸补泻全文纳入上表,从表中对比可以看出:呼吸补泻的关键是出针、进针与"呼"和"吸"的关系,"候吸引针"和"候呼引针",是可以明显区分的。而"呼尽内针"和"吸则内针"是不易在临床上区分的,因为呼吸动作是自主的,呼尽就是吸,吸尽就是呼。在文字表面上是可以区分出"呼尽"和"吸则",但"呼尽"与"吸则"之间有多大的时间间距,又怎么区分"呼尽内针"和"吸则内针",在具体操作上就不易区分了。

对呼吸补泻历来就有不同看法,《难经》七十一难上说:"补泻之法,非必呼吸出内针也"。元朝的针灸大师窦汉卿说:"补泻之法，非呼吸而在手指"。像《难经》这样权威著作，像窦汉卿这样的针灸大师，对呼吸补泻都明确的说"非"。半个世纪以来，确实有不少文章讨论呼吸补泻，但却无一篇文章是从临床疗效上证实呼吸补泻的。

高武与杨继洲把"呼吸"用于烧山火与透天凉上。《针灸大成》中"四明高氏补泻"呼吸项下记载《明堂》云："当补之时，候气至病所……令病人鼻中吸气，口中呼气，内自觉热矣"；"当泻之时，使气至病所……令病人鼻中呼气，口中吸气，按所病脏腑之处，内自觉清凉矣。""三衢杨氏补泻"里烧山火项下有"鼻吸气一口呵五口"，透天凉项下有"口吸一口，鼻出五口"，很明显这是用吸气时口腔有凉感，呼气时口腔有热感的生理现象，来诱发凉与热，这在临床上是有效。

一般认为呼吸补泻是施术时结合患者呼吸时机的一种辅助补泻方法，用以调理气机，扶助正气，布散邪气，从而使针刺达到调合阴阳的目的。近代一些针灸著作中有主张用呼吸定息来宁神定志，以使施术者和受术者精神集中起来。

[原文]　补泻弗失，与天地一。经气已至，慎守勿失，浅深在志，远近如一，如临深渊，手如握虎，神无营[1]于众物。

【注释】

[1]营：当寻求、经营解。《新唐书·张士衡传》："复问事佛营福，其应若何？"

【语译】　补法和泻法两者相依而存，如同天和地相依而存一样。如果针下气已至，就应该十分谨慎，以使其勿失。针刺的浅深，要根据医者的判断来决定。深刺时所得之气就远，刺浅时所得之气就近。得气的远近虽然不同，但目的都是一样的。行针时要精神高度集中，就像面临深渊一样。持针时，就应像手中握虎一样。还要专心致志地观察病人，不可左右旁顾。

【按语】　以上经文主要出于《素问》宝命全形论。

[原文]　持针之道，欲端以正，安以静，先知虚实，而行疾

徐,左手执骨,右手循之,无与肉裹[1]。泻欲端以正,补必闭肤,转①针导气,邪气不②得淫泆[2],真气得居。

帝曰:扞[3]皮开腠理奈何?岐伯曰:因其分肉,左别其肤,微内而徐端之,适神不散,邪气得去③。

**【校勘】**

①转:原作"辅",据《甲乙经》卷五第七及《太素》卷二十二改。

②气不:原无,据《甲乙经》卷五第七补。

③去:原作"出",据《灵枢》邪客篇改。

**【注释】**

[1]裹:指肌肉紧张而发生的滞针。

[2]淫泆:纵欲放荡。《左传》隐公三年:"骄奢淫泆,所自邪也。"

[3]扞(hàn 汉):拉开、张开。《淮南子》原道:射者扞乌号之弓(乌号之弓是良弓名)。

**【语译】** 持针时必须遵循的原则是要有端正的态度,安静的心情。先察明病症是虚还是实,而后决定用补法还是用泻法。进针时用左手持住病人的骨部,以固定其肢体,用右手循按腧穴,刺时不要用力过猛,以防止肌肉紧张而致滞针。行泻法时,必须将针直刺,要端正不偏。行补法时,必须按闭针孔。用转针方法导引经气,从而使邪气不能侵淫深入,真气便得以恢复。

黄帝问:扞皮肤,开腠理的刺法是怎样的?

岐伯回答说:要用左手手指先按分肉上的穴位,然后以二指将腧穴部的皮肤拉开。刺针要轻微,下针要缓慢,针要端正直下。这种刺皮不伤肉的浅刺方法,可使病人不致紧张,而外邪又可除。

**【按语】**《灵枢经白话解》上说:扞与干通,是干犯的意思。因此认为扞皮的方法是在皮肤表面上施术的一种皮肤针。

本段经文出于《灵枢》邪客篇。

[原文]　知其气所在,先得其道,稀而疏之[1],稍深以留,故能徐①之。大热在上,推而下之,从下②上者,引而去之,视前③痛者常先取之。大寒在外,留而补之。入于中者,从合[2]泻之。上气不足,推而扬之。下气不足,积而从之。寒入于中,推而行之。

【校勘】

①徐:此后原依今本《灵枢》有"入"字,据《太素》卷十九删。

②从下:原无,据《灵枢》官能篇补。

③前:原作"先",据《灵枢》官能篇改。

【注释】

[1]稀而疏之:言取穴要少而精。

[2]合:此指合穴。

【语译】　要想知道病气所在的部位,就要先了解经脉循行的道路。取穴要少而精,进针要稍深,留针时还要稍动其针。如果上部大热,就用推而下行的针法,引火下泄;如病从下向上发展,则应引病下行,驱邪于体外。以前发生过疼痛的部位,要先取该处穴位治疗。表寒重的,要留针取热以补之。病邪入里的,取各经合穴以泻之。上气不足的病,要提举其上。对下气不足的病,要留针补气以充实其下。寒邪入里的,就要驱寒散邪。

【按语】　本段经文出于《灵枢》官能篇。

[原文]　夫实者,气入也。虚者,气出也。气实者,热也。气虚者,寒也。入实者,左手开针孔也。入虚者,左①手闭针孔也。

【校勘】

①左:原作"右",据《素问》刺志论及《甲乙经》卷四第一下及《太素》(缺卷)卷十六改。

【语译】　实,是邪气入侵;虚,是正气外泄。邪气盛的实证,表现为热。正气不足的虚证,表现为寒。治疗实证时用左手开大针孔,治疗虚证时,用左手闭合针孔。

【按语】 本段经文见《素问》刺志论。其中"左手开针孔"一句,《类经》十四卷第二十一作"右手开针孔"。

[原文] 形气不足,病气有余,是邪胜①也,急泻之。形气有余,病气不足,急补之。形气不足,病气不足②,此阴阳俱不足也,不可刺之③;刺之则重不足,重④不足则阴阳俱竭,血气皆尽,五脏空虚,筋骨髓枯,老者绝灭[1],壮者不复矣。形气有余,病气有余,此谓阴阳俱有余也,急泻其邪,调其虚实。故曰有余者泻之,不足者补之,此之谓也。故曰刺不知逆顺,真邪相搏,满而补之,则阴阳四溢,肠胃充郭,肝肺内膜[2],阴阳相错;虚而泻之,则经脉空虚,血气竭枯,肠胃偈辟[3],皮肤薄著,毛腠夭焦,预之⑤死期。

【校勘】

①胜:原作"盛",据《灵枢》根结篇及《太素》卷二十二改。

②急补之形气不足病气不足:此十一字原无,据《灵枢》根结篇、《甲乙经》卷五第六及《太素》卷二十二补。

③之:原无,据《灵枢》根结篇、《甲乙经》卷五第六及《太素》卷二十二补。

④重:原无,据《灵枢》根结篇、《甲乙经》卷五第六及《太素》卷二十二补。

⑤之:原作"知",据《甲乙经》卷五第六及《太素》卷二十二改。

【注释】

[1]绝灭:此指死亡。

[2]内膜(chēn 嗔):膜作胀起解,内膜指内里胀满。

[3]偈(niè 聂)辟:松弛而有皱纹叫偈辟。在此指软弱无力。

【语译】 形体虚弱,病势亢进,是外邪在体内占有优势,要急用泻法。反之,身形尚健,而病势已微(正气亦虚)则应急用补法。病势虽微,但正气已亏,这是阴阳俱虚的表现,这时不可针刺,刺时就会使之更虚,甚则导致阴阳两衰,气血耗尽,五脏精气空虚,筋、骨、髓全部枯竭,这时,如果是老年人就要死亡,壮年人也很难恢复,对形体素健,偶患重病者,可急用泻法,泻其实邪,调整其正气。所说邪有余的要泻,正不足的要补,就是这个道理。如果在行补泻时不知逆顺,当机体的正气与外邪相搏时掌握不了正邪消长的情况。本来是实证应当泻而错用补,这就会导致阴阳两经的气血满溢,邪气满盈于肠胃,肝肺也发生胀满,阴阳气血就会运行失常。本来是虚证应当补而错用泻,就会导致经脉空虚,气血枯竭,胃肠软弱无力,日渐消瘦终至皮薄包骨,毛发憔悴,腠理干枯,这样,死期就不远了。

**【按语】** 本段经文见于《灵枢》根结篇。

[原文] 凡用针之类,在于调气。气积于胃,以通荣卫,各行其道,宗气留于海。其下者,经于气冲①,其上②者,走于息道[1]。故厥在于足,宗气[2]不下,脉中之血,凝而留止③弗之火④调,弗能取之[3]。

**【校勘】**

①经于气冲:《灵枢》刺节真邪论作"注于气街"。

②上:原作"直",据《灵枢》刺节真邪论改。

③凝而留止:原作"流而不止",据《灵枢》刺节真邪论改。

④火:原作"大",据《灵枢》刺节真邪论改。

**【注释】**

[1]息道:指呼吸道。

[2]宗气:水谷之精气和吸入之清气在胸中结合而成为宗气。

[3]弗之火调,弗能取之:意思是说倘若不先用灸法,以调和其气血,便不能治疗。

**【语译】** 用针治病时,主要在于调整经气。饮食所化生的精微首先积聚于胃中,然后成为荣气与卫气,分行在脉中与脉外而流布全身,宗气留于胸中而成为气之海。其下行者经过气冲,其上行者走在呼吸道中。所以足部发生厥逆时,宗气就不能循经下行,以致脉中之血滞留,而不能畅行。必须先用灸法调和其气血,然后才能取穴行针。

【按语】 本段经文出于《灵枢》刺节真邪论。

文中"凡用针之类,在于调气。"指的是调整经气。经气是真气。气是维持机体生命活动的精微物质,也是脏腑和四肢百骸活动能力的源泉。它是由肺吸入的外界之清气和由脾胃纳入的水谷精微以及由先天之精所化生。然后流布于全身,其行于经脉之中者,谓之经气。当机体功能失调时,可以用针来调整经气,以达到补虚泻实的目的,从而使机体的功能恢复正常。《素问》阴阳应象大论说:"阴平阳秘,精神乃治"即此之意。

像"调气"这样的论述,在《内经》其他篇章里,也屡见不鲜。《内经》里还有许多关于"得气"的论述,并常常伴有"针之道毕矣"、"气至乃休,刺之而气不至,不问其数"、"刺之而气至,乃去之,勿复针。"几乎针刺效果多是围绕着"得气"、"调气"来谈的。我国第一部针刺手法专著《金针赋》里设有专段来论述"调气"。再往深层次分析,不难看出"得气"和"调气"里是大有文章的,这里所说的"气"当然是"经气",而且用"针"来调,也就是说针刺治病是要用针来激发调整"经气",换言之就是用针来驾驭经气。针是如此之细,经气又是一种无形的功能,其难度是可想而知了。对此笔者思之有年,深感对"调气"能够有个科学假说,这会对研究和发展针灸治病的调气理论是有益的。所以提出"枢机启动"假说,如下文所述。

"枢"与"机"是比喻事物的关键部分,《易》系辞上:"言行君子之枢机,枢机之发,荣辱之主也。"王弼注:"枢机,制动之主,孔颖达疏","枢谓户枢,机谓弩牙。"现代中国国学大师南怀瑾说:"枢机是机关,中心,开关的中心"。据此我们把针灸和任何刺激经络和腧穴的方法,也就是激发经气的方法,都看作是对机体自家"枢机"的启动。通过这种启动,机体内自家调节的机制,就开始运行了。体内自己按他的条件来自行调节,以最终达到或补或泻的目的。枢机启动的质量与你的针法技术高明与否有直接关系,手法的意义即在于此。因此精研针刺手法是非常重要的。我们把"针刺得气"视为初级启动,把"气至病所"看作"高级启动",通过"针刺得气"将体内的"经气"的"枢机"打开,则经络网络中的"经气"就将自身进行调节。机体由于各种原因造成的机能失调而出现的各种病症就是通过这种枢机启动环节来进行调节,使机体达到新的平衡,就是"阴平阳秘,精神乃治"。"枢机"启动之后,其调节是多方面的、多层次的和有序的。有对机体综合功能的调节,也有对代谢或内分泌功能的调节,抗炎、抗痛、抗休克、抗过敏是通过它实现的;扶正固本,解表温里,温经散寒,解毒凉血,补气补血等等也是通过这种调节实现的,最重要的是针灸能提高人体免疫功能,这是最佳的自我治疗。

[原文]　散气可收,聚气可布,深居静处,与①神往来,闭户塞牖[1],魂魄不散,专意一神,精气不②分,毋闻人声,以收其精,必一其神,令志在针。浅而留之,微而浮之,以移其神,气至乃休。男内女外[2],坚拒勿出,谨守勿内,是谓得气。

【校勘】
①与:原依今本《灵枢》作"占",据《太素》卷二十二改。
②不:原作"之",据改同上。

【注释】
[1]闭户塞牖(yǒu 有):即关闭门窗。
[2]男外女内:阳为气为男,男为阳在外,阴为血为女,女为阴在内。男外在此指阳气所在的浅表部位。女内,指阴气所在的较深部位。男外女内,意在男子要在浅部卫分候气,女子要在深部荣分候气。

【语译】 要想收住耗散的精气,消散积聚的邪气时,医生在行针时应像深居幽静之处一样,要精神集中,密切注意病人的情志活动,还要像关上门窗一样,心神专一,内敛其华,内养其精,不为人声所扰动,以使精神内守,把心用在针上。无论用浅刺而留针的方法,还是进行轻微的浮刺,以转移惧针者的注意力,都要以得气为度。针刺后要使阳气入内,使阴气外出,以调和阴阳之气,但要十分谨慎,勿使正气出于外,也勿使邪气入于内,这就叫得气。

【按语】 本段经文见于《灵枢》终始篇。

"男外女内,坚拒勿出,谨守勿内,是谓得气"四句经文,多解释为男女隔房。从字面上看似指此而言,但揆度文义之后,就使人感到这样解释有许多牵强之处。张志聪的注言是:"男为阳,女为阴,阳在外故使之内,阴在内故引之外,谓调和内外阴阳之气,坚拒其正气,而勿使之出;谨守其邪气,而勿使之入,是谓得气"。张注立意较新,于题亦切。

[原文] 刺之而气不至,无问其数,刺之而气至,乃去之,勿复针。针各有所宜,各不同形,各任其所为。刺之要,气至而有效,效之信,若风之吹云,明乎若见苍天,刺之道毕矣。

【语译】 刺针后不得气时,就要继续行手法不拘次数,直到得气之后,可以出针,就不必再针。九针,各有其自己的适应证。其形状亦不同,用途亦异。针刺的要领是气至就能有效,其效果之显著就如同风吹云散,顿时见到晴朗的天空一样。针能治病的道理,完全在于此。

【按语】 本段经文见于《灵枢》九针十二原。其中"针各有所宜,各不同形,各任其所为"一句,张志聪认为此句置于此,则将前后本属连贯之内容隔开,因而疑为衍文。

[原文] 用针者,必先察其经络之虚实,切而循之,按而弹之,视其应动者,乃复取①而下之。六经调者谓之不病,虽病谓之自已,一经上实下虚而不通者,此必有横络盛加于大经,令之

不通,视而泻之,此所谓解结也。上寒下热,先刺其项,太阳久留之,已刺即熨项与肩胛令热下合乃止,此所谓推而上之者也。上热下寒,视其脉虚而陷下于经络②者取之①,气下乃止,此所谓引而下之者也。大热偏身,狂而妄见、妄闻、妄语,视足阳明及大络取之,虚者补之,血而实者泻之。因令③偃卧[1],居其头前,以两手四指侠按颈④动脉,久持之,卷而切推,下至缺盆中而复上⑤如前,热去乃止,此所谓推而散之者也。

**【校勘】**

①取:此后原依今本《灵枢》有"之"字,据《甲乙经》卷七第三及《太素》卷二十二删。

②络:原无,据《灵枢》刺节真邪论、《甲乙经》卷七第三及《太素》卷二十二补。

③令:原依今本《灵枢》作"其",据《甲乙经》卷七第二及《太素》卷二十二改。

④颈:原作"头",据《灵枢》刺节真邪论及《甲乙经》卷七第二改。

⑤上:原依今本《灵枢》及今本《甲乙经》作"止",据《太素》卷二十二改。

**【注释】**

[1]偃(yǎn 眼)卧:即仰卧。

**【语译】** 用针治病时,必须首先观察经络的虚实,通过沿经的切、循、按、弹来看局部的反应情况,来决定如何取穴行针。手足六经调和者,这是无病的征象,即或有病也是轻病,完全可以自愈。仅在某一经上出现上实下虚而不通时,这必然是横络之气壅盛,附加在正经之中,才使正经不通,这时应当找出病之所在,要用泻法治疗,这就是所说的"解结"的方法。腰以上感到寒冷,腰以下发热的,应当先针足太阳经在颈部的穴位,并要作较长时间的留针。针刺之后还要立即温熨颈部及肩胛部,直到热气上下相合为止,这就是"推而上之"的方法。如果腰以上热而腰以下寒冷,在下部经络陷下的虚脉处取穴补之。直至阳气下行为止。这就是"引而下之"的方法。身体高热,热极发狂,并出现妄见、妄闻、妄言时,要在足阳明胃经或其大络上取穴,虚的用补法,有血瘀而属实证的用泻法。叫病人取仰卧体位,医生要在病人头部的前方,以两手的拇、食指挟按病人的人迎处,挟持的时间要长一些,并用卷而切推的手法,从上向下推到缺盆穴再如此反复施术,直到热退为止,这就是"推而散之"的方法。

【按语】 本节经文出于《灵枢》刺节真邪论。

［原文］ 帝曰:余闻刺法言曰:有余者泻之,不足者补之,何谓有余? 何谓不足? 岐伯曰:有余有五,不足亦有五,帝欲何问? 帝曰:愿尽闻之。岐伯曰:神有有余有不足,气有有余有不足,血有有余有不足,形有有余有不足,志有有余有不足,凡此十者,其气不等也。

【语译】 黄帝问道:我听说刺法上讲,有余的要用泻法,不足的要用补法。什么叫有余,什么叫不足呢? 岐伯回答说:有余的有五种,不足的也有五种,你问的是哪一种? 黄帝说:我都愿意听听。岐伯说:神,有有余和不足;气,有有余和不足;血,有有余和不足;形,有有余和不足;志,有有余和不足。这十种,其气各不相同。

［原文］ 帝曰:人有精、气、津、液、四肢、九窍、五脏、十六部,三百六十五节,乃生百病,百病之生,皆有虚实。今夫子乃言有余有五,不足亦有五,何以生之乎? 岐伯曰:皆生于五脏也。夫心藏神,肺藏气,肝藏血,脾藏肉,肾藏志,而此成形。志意[1]通,内连骨髓而成身①形五脏。五脏之道,皆出于经隧,以行血气。血气不和,百病乃变化而生,是故守经隧焉。

【校勘】

①身:原无,据《素问》调经论补。

【注释】

[1]志意:《类经》十四卷第十八:"志意者,统言人身之五神也"。

【语译】 黄帝问:人有精、气、津、液、四肢、九窍、五脏、十六部、三百六十五节,都能发生各种疾病,所生的各种疾病,皆有虚实,现在你说有余的有五种,不足的也有五种,它们是怎样发生的呢? 岐伯回答说:这五种有余和不足都是生在五脏。如心藏神,肺藏气,肝藏血,脾藏肉,肾藏志,五脏各有所藏,这就组成了人的形体,有志意通调,又内与骨髓相连,从而使身形与五脏成为一个整体。五脏之间的通路,都是由运行气血的经脉来联系的。倘若气血失调,就要发生各种疾病。因此诊治疾病时必须以经脉为依据。

[原文] 帝曰:神有余不足何如? 岐伯曰:神有余则笑不休,神不足则悲。血气未并,五脏安定,邪客于形,洒淅[1]起于毫毛,未入于经络也。故命曰神之微[2]。

帝曰:补泻奈何? 岐伯曰:神有余则泻其小络之穴出血,勿之深斥[3],无中其大经,神气乃平。神不足者,视其虚络,按而致之,刺而利之,无出其血,无泄其气,以通其经,神气乃平。

帝曰:刺微奈何? 岐伯曰:按摩勿释[4],着针勿斥[5],移气于不足①神气乃得复。

【校勘】

①于不足:《甲乙经》卷六第三及《太素》卷二十四均作"于足"义长。

【注释】

[1]洒淅:是形容恶寒战栗之状。

[2]神之微:轻微的神志病。王冰注:"始起于毫毛,尚在于小络,神之微病,故命曰神之微也。"

[3]勿之深斥:此指刺小络不宜刺深。

[4]按摩勿释:释,放下。此处是说要做较长时间的按摩。

[5]着针勿斥:指针刺不要过深而言。

【语译】 黄帝说:神的有余和不足都有什么症状? 岐伯回答说:神有余就会出现无休止的笑,神不足就会出现悲伤。当邪气还没有与血气相并时,五脏是平和的,此时,邪气仅仅是侵犯体表,客居于形体,因而仅有恶寒的症状,由于邪气还没有入经络之中,所以叫作轻微的神志病。

黄帝说:要怎样使用补泻方法?岐伯回答说:对神有余的病人要从较小的络脉上泻血,刺时不要过深,针孔不必扩大,不要刺伤大的经脉,这样神气就可以平复如初了。对神不足的病人,要找到虚络所在之处,先行按摩,以使之气至,然后针刺以疏利其气血,既不要使之出血,也不要使其经气外泄,只要经脉得以疏通,神气也就可以平复了。

黄帝说:对轻症的神病怎样用针刺治疗?岐伯说:按摩的时间要长一些,针刺不要过深,使经气移到不同的部位,神气就可以恢复如常了。

**【按语】** 经文中:"病有余则泻其小络之血,出血勿之深刺"一句,《针灸聚英》是按原文引用的,而《针灸大成》从《针灸聚英》转引时,作了改动。改为:"神有余则泻其小络之穴出血,勿之深刺"。吴崑主张删去"出血"二字。吴氏认为"出血"二字费解。而《针灸大成》则是将第一个"血"字,改为"穴"字。

**[原文]** 帝曰:气有余不足奈何? 岐伯曰:气有余则喘咳上气,不足则息利少气,血气未并,五脏安定,皮肤微病,命曰白气微泄[1]。

帝曰:补泻奈何? 岐伯曰:气有余则泄其经隧,无伤其轻,无出其血,无泄其气,不足则补其经隧,无出其气。

帝曰:刺微奈何? 岐伯曰:按摩勿释,出针视之曰:我将深之。适人必革[2],精气自伏,邪气散乱,无所休息,气泄腠理,真气乃相得。

**【注释】**

[1]白气微泄:指肺气微虚。白气,指肺气。高士宗注:"微泄,犹言微虚也"。

[2]适人必革:《类经》十四卷第十八注:"适,至也。革,变

也……适人必革者,谓针之至人,必变革前说,而刺仍浅也,如是则精气既伏于内,邪气散乱无所止息而泄于外,故真气得其所矣"。

【语译】 黄帝问道:气的有余和不足都有什么症状呢?岐伯回答说:气有余就会出现喘、咳气上逆;气不足时呼吸虽然通利,但却有气短。当邪气还没有与气血相并时,五脏是平和的,此时邪气仅仅是轻微的侵犯了皮肤,所以叫做肺气微虚。

黄帝问道:要怎么使用补泻之法?岐伯回答说:对气有余的病人,应当泻经隧中的邪气,但不要刺伤经脉,不可出血,也不可使正气外泄。对气不足的病人则应补其经隧中的正气,不可使正气外泄。

黄帝问道:对轻症的气病应怎样用针治疗?岐伯回答说:要多做按摩,将针拿到手里之后,对病人说:"我准备深刺"。(但实际上仍是浅刺)这样一说病人的精神就要集中,甚至会有些紧张,精神也必然贯注于内,而邪气就得散乱于表无处停留便从腠理外泄了,真气也就得以恢复。

[原文] 帝曰:血有余不足奈何?岐伯曰:血有余则怒,不足则恐,血气未并,五脏安定,孙络外①溢,则经有留血。

帝曰:补泻奈何?岐伯曰:血有余则泻其盛经,出其血;不足则补其虚经,内针其脉中,久留而视,脉大疾出其针,无令血泄。

帝曰:刺留血奈何?岐伯曰:视其血络,刺出其血,无令恶血得入于经,以成其疾。

【校勘】

①外:原依今本《素问》作"水",据《甲乙经》卷六第三及《太素》卷二十四改。

【语译】 黄帝问道:血的有余和不足,都有什么症状?岐伯回答说:血有余就要发怒,血不足就会恐惧。当邪气还没有与血气相并时,五脏是平和的,如果孙络外溢,便会影响到经脉,经脉就会有留血现象。

黄帝问道:要怎样使用补泻之法?岐伯回答说:血有余时就

从其充盛之经脉泻血。血不足时就要查明是哪一经虚,然后在虚经上进针,要作较久的留针,同时注意病人的脉象,一旦转大,就迅速出针,出针时不要出血。

黄帝问道:怎样用针刺治疗停留的瘀血呢?岐伯回答说:要查明有瘀血的络脉,然后刺之出血,以防止恶血进入经中,而引起其他的疾病。

[原文] 帝曰:形有余不足奈何?岐伯曰:形有余则腹胀,泾溲不利[1];不足则四肢不用,血气未并,五脏安定,肌肉蠕动,命曰微风[2]。

帝曰:补泻奈何?岐伯曰:形有余则泻其阳经,不足则补其阳络。

帝曰:刺微奈何?岐伯曰:取分肉间,无中其经,无伤其络,卫气得复,邪气乃索[3]。

【注释】

[1]泾溲不利:泾,大便;溲,小便。泾溲不利即大小便不利。

[2]微风:指轻微的风邪。《类经》十四卷第十八注:"此脾经之表邪也,脾主肌肉,故微邪未深者,但肌肉间蠕动,如有虫之微行也,脾土畏风木,风主动,故命曰微风"。

[3]索:作离散解。陆机《叹逝赋》:"亲落落而日稀,友靡靡而愈索。"

【语译】 黄帝问道:形的有余和不足,都有什么症状?岐伯回答说:形有余时就会出现腹胀,大小便不利;形不足则四肢失去活动功能。当邪气还没有与血气相并时,五脏是平和的,仅有肌肉蠕动,这叫"微风"。

黄帝问道:要怎样使用补泻之法?岐伯说:形有余就泻阳经(胃经)之气,形不足就补阳经的络脉之气。

黄帝问道:怎样用针刺治疗微风?岐伯回答说:可以在分肉间针刺,不要刺中经,也不要伤及络,只要使卫气恢复,邪气就自然消散了。

[原文]　帝曰:志有余不足奈何? 岐伯曰:志有余则腹胀飧泄,不足则厥,血气未并,五脏安定,骨节有动。

帝曰:补泻奈何? 岐伯曰:志有余则泻然骨之前出血,不足则补其复溜。

帝曰:刺未并奈何? 岐伯曰:即取之,无中其经,邪乃立虚。

【语译】　黄帝问道:志有余和不足都有什么症状? 岐伯回答说:志有余时,就会出现腹胀、飧泄;志不足时则出现四肢厥冷。当邪气还没有与血气相并时,五脏是平和的,仅四肢骨节微感颤动。

黄帝问道:要怎样使用补泻之法? 岐伯说:志有余就泻然骨之前的络脉,使之出血;志不足时就补其复溜穴。

黄帝问道:在邪气与血气还没有相并时,如何用针刺治疗呢? 岐伯回答说:就在有病的部位针刺治疗,但不要刺中经,这样,邪气就可以消散了。

【按语】　以上七段经文,均出于《素问》调经论。

[原文]　血清气滑,疾泻之则气易竭①;血浊气涩,疾泻之则经可通。

【校勘】

①则气易竭:《灵枢》逆顺肥瘦篇作"则气竭焉"。

【语译】　对血清气滑的人,如果用疾泻的方法,就会使其真气耗竭,对血浊气涩的人如果用疾泻的针法时,就可以使经脉得到疏通。

【按语】　"《内经》补泻"这个概念首先见于《针灸大成》。其通篇内容是《针灸大成》引自高武的《针灸素难要旨》卷二(上)。全文共为29段。高武是从《内经》16篇之中(《素问》6篇,《灵枢》10篇)摘要而成此文,《针灸大成》转引时加此题,20世纪50年代中期以后,在编写针灸教材和针灸专著时,对《内经》补泻又有所发挥,将《内经》中"徐疾"、"迎随"、"呼吸"和"开阖"四个概念下各缀以"补泻"二字,成为"徐疾补泻"、"迎随补泻"、"呼吸补泻"和"开阖补泻"。构成了著名的《内经》四大补泻。又加上《难经》的"提插",《针经指南》的"捻转"与元明时期所形成的"九六"也都在其后边加上"补泻",这就成了教材上 50 年来一以贯之的七种补泻。由于针灸医生们对这七种补泻从来没有真正意义上的共识,没有定型的操作方法,仅在教材上有一张表和几句话。这就造成了众议纷纭,令人莫衷一是的局面。因此这七种补泻就停留在书本之上,根本无法落实到临床实际上。也可以说从《内经》以后两千年来,专家们对此各执其词,在文献上也有许多的歧义。对此,我国的专家们从 20 世纪的中叶起,就投入了力量,从文献理论上,进行了正本清源的研究。还结合临床治疗,请名老中医现场示范和开专题研讨会等等,专家们就此基本上达成了共识,这些共识是:

一、"虚则补之,实则泻之"这是治则,是通过以针调气达到补虚泻实的目的。

二、"用针取热叫补,用针取凉叫泻",热补、凉泻已成习惯用法。

三、指具体的方法而言,如"徐疾补泻"、"提插补泻"、"捻转补泻"等。

四、指古代名家手法而言,如南丰李氏补泻、四明高氏补泻、三衢杨氏补泻等。

五、补泻也是针刺手法的同义语。

"徐疾"是《内经》中提出的完整的取热取凉理论。从《灵枢》九针十二原、《灵枢》小针解和《素问》针解篇这三篇中有关的原文通读看,对"徐疾"这个取热取凉的理论讲得具体而又完整。精读时,从字里行间也能看出取热取凉手法操作技术的关键。

"迎随"是对补泻的一种解释,不是具体方法。元明时期的张壁和张世贤把"迎随"解释为以十二经的循行(肺经起肝经止)的方向为基准,用针芒顺经为补,逆经为泻。这是一种误导。如今已得到纠正。"呼吸"和"开阖"是《内经》中的两种理念,当行针时用以配合,以达到补虚泻实的目的。他们都不能离开针而独立起作用。

"提插"和"捻转"是最常用的行针法,用之以取气以达到治疗的目的。"提插"和"捻转"与"九六"合而为用,是取热和取凉手法中的重要组成部分,在取热取凉手法中对它们都有特殊的要求。对提插来说,取热时要重用力向下插针;取凉时要轻用力向外提针。对捻转来说取热时拇指向前捻;取凉时拇指向后捻。向前捻力度大合于取热;向后捻力度小合于取凉。如果用量化的概念来表示时,插针力度大,拇指向前捻力度也大,合于"九阳之数",故用以取热;反之提针力度要小,拇指向后捻力度也小,合于"六阴之数",故用以取凉。用"九六"表示量化时是个抽象的理念,是属于哲学的范畴,是有多或少、大或小、重或轻,不是具体的数。在临床上,从古至今没有去"查数行针"的,要解其理,无拘其数。

 ## 《难经》补泻

【提要】 本篇是选自《难经》69～81难(除74难之外)的全文。主要阐述了补母泻子,刺时无伤荣卫,补南泻北,上工中工治病,针刺补泻,迎随补泻以及候气等。

[原文] 经言:虚则补之,实者泻之,不虚不实,以经取之,何谓也?

然,虚者补其母[1],实者泻其子[2],当先补之,然后泻之。不虚不实,以经取之者,是正经自生病,不中他邪也,当自取其经,故言以经取之。

【注释】

[1]虚者补其母:按五行母子相生的理论对本经的虚证可以采用补生它的母经或母穴的方法来治疗,这就是虚者补其母。

[2]实者泻其子:按五行母子相生的理论对某经的实证可以

采用泻它所生的子经或子穴的方法来治疗,这就是实者泻其子。

**【语译】** 医经上说:虚证就要用补法,实证就要用泻法,不实不虚的病证,要在本经上取穴治疗,这是什么道理?

是这样的,虚证要(按五行生克关系)补生我的(即其母)经或穴;实证就要泻我所生(即其子)的经或穴,要先行补法,后行泻法。不虚不实的病证,在本经上取穴治疗,这是因为病是由本经自生,没有中他经的邪气,因而当取本经。所以说"以经取之"。

**【按语】** 以上原文见于《难经》六十九难。

**[原文]** 经言:春夏刺浅,秋冬刺深者,何谓也?

然,春夏者,阳气在上,人气亦在上,故当浅取之。秋冬者,阳气在下,人气亦在下,故当深取之。

春夏各致一阴,秋冬各致一阳者,何谓也?

然,春夏温,必致一阴者,初下针,沉之至肾肝之部,得气引持之阴也。秋冬寒,必致一阳者,初内针,浅而浮之至心肺之部,得气推内之阳也。是谓春夏必致一阴,秋冬必致一阳。

**【语译】** 医经上说:春、夏两季针刺的要浅,秋、冬两季则要深,这是什么道理?

是这样的:春季和夏季自然界的阳气向上,人的经气也在浅表部位,所以应当浅刺。秋季和冬季,自然界的阳气向下,人的经气也在深部,所以应当深刺。

春、夏两季各取一阴之气,秋、冬两季各取一阳之气,这指的是什么呢?

这是说:春夏两季气候温暖,所说的此时必致一阴之气,是指开始下针之时要将针深刺到肝(主筋)、肾(主骨)之部(也就是深达筋骨),得气之后,将针提到浅层,以便把深部的一阴之气引到浅表的心(主血脉)、肺(主皮毛)之部。秋、冬两季气候寒冷,所说的此时必致一阳之气,是指开始进针时要浅,刺至心肺之部,得气后再将阳气随针推入深部,以使阴阳之气调和。上面所说的就是春、夏必致一阴之气,秋、冬必致一阳之气的针法。

【按语】 以上原文出于《难经》七十难。

[原文] 经言:刺荣无伤卫,刺卫无伤荣,何谓也?

然,刺阳者,卧针而刺之;刺阴者,先以左手摄按所针荣俞之处,气散乃内针,是谓刺荣无伤卫,刺卫无伤荣也。

【语译】 医经上说:针刺荣分不要伤了卫分;针刺卫分不要伤了荣分。这是什么意思呢?

这是说:在阳部(卫分)行针时要横刺;刺阴部(荣分)时,要先用左手循摄、指按欲针的腧穴,使腧穴附近的卫气宣散之后再行针,这就是所说的刺荣无伤卫,刺卫无伤荣。

【按语】 以上原文出于《难经》七十一难。

[原文] 经言:能知迎随之气,可令调之,调气之方,必在阴阳,何谓也?

然,所谓迎随者,知荣卫之流行,经脉之往来,随其逆顺而取之,故曰迎随。调气之方,必在阴阳者,知其内外表里,随其阴阳而调之,故曰调气之方,必在阴阳。

【语译】 医经上说:能够知道经脉循行时如何迎经夺气,又如何随经济气,就可以使经气调和,调和的方法,又必须明辨阴阳,这都是指何而言?

是这样的:要想懂得"迎"和"随",必须知道卫气和荣血的循行和经脉的往来,这才能随着经脉循行的逆和顺来取气,逆经而取是迎,顺经而取是随。要想使用调气的方法,必须首先明白阴阳虚实,了解表里内外,根据阴阳盛衰情况来调治,所以说调气的方法,必须在明辨阴阳的基础上,才能使用。

【按语】 以上原文出于《难经》七十二难。

迎随补泻始见于《灵枢》九针十二原篇:"迎而夺之,恶得无虚;随而济之,恶得无实。"和始终篇:"泻者迎之,补者随之"。在《难经》本难中和七十九难中(均为《针灸大成》所引用)亦皆有对迎随补泻的阐述,而针法方面的迎随,均属原则性的提示。嗣后

《难经》各注家也多是作了些原则性解释。如唐·杨玄操说:"迎者泻也,随者补也。"宋·丁德用说:"凡气始至,而用针取之,名曰迎而夺之,其气流注终而内针,出而扪其穴,名曰随而济之。……又补其母亦名随而济之;泻其子亦名迎而夺之。又随呼吸出内针亦曰迎随也。"元·陈瑞孙说:"迎者,迎其气之方来,而未盛也以泻之;随者,随其气之方出,而未虚也以补之。"元·滑伯仁说:"迎随之法,补泻之道也。"除《难经》注家外,张洁古也说过:"呼吸出内,亦名迎随也。"马莳和张志聪均认为:"徐疾补泻,亦名迎随。"汪机《针灸问对》引赋曰:"迎随即提按。"杨继洲也说:"捻转补泻,是迎随之法也。"综上所述,诸家都没有给"迎随"二字下一个恰当的定义。什么都是迎随,也就等于说什么都不是迎随。

明·张世贤在他的《图注难经》上则把迎随作了另外的解释。他说:"凡欲泻者,用针芒朝其经脉所来之处……乃逆针以夺其气,是谓之迎;凡欲补者,用针芒朝其经脉所去之路……乃顺针以济其气,是谓之随。"明·李梴在他的《医学入门》中赞同此说,并加以补充,《针灸大成》又载入了李氏之说,这就使得张氏的说法得以广泛流传。明·汪机对此有截然不同的看法,在《针灸问对》中说:"迎者,迎其气之方来而未盛也,泻之以遏其冲,何尝以逆其经为迎。随者,随其气之方往而将虚也,补之以助其行,何尝以顺其经为随,所言若是,其诞妄可知矣,岂可示法于人哉。"汪机的见解是颇为高明的,不能把张世贤的"其注亦循文敷衍,未造深微"的说法,作为"迎随"的最权威性的解释。

现在也有人认为广义的"迎随"是手法的统称,"迎随"和"补泻"之间是可以互通的。

[原文] 诸井者,肌肉浅薄,气少不足使也。刺之奈何?

然,诸井者木也,荥者火也。火者木之子,当刺井者,以荥泻之。故经言补者,不可以为泻;泻者,不可以为补。此之谓也。

【语译】 各井穴,肌肉浅薄,经气也少,是不好进行针刺的,如果需要在井穴上行针,应采取怎样的刺法呢?

是这样:五脏阴经各井穴都属木,而各荥穴都属火,火是木的子穴(木生火),所以在井穴上行泻法时,(本着实则泻其子的原则)可用泻荥穴的方法来代替。因此医经上说应当补的时候不可以泻,应当泻的时候不可以补,就是这个意思。

【按语】 上段原文见于《难经》七十三难。

"故经言补者,不可以为泻;泻者,不可以为补"一段与其上段文意脱节,不好理解。所以《难经经释》认为,"故字上,当有缺文,必有补母之法一段,故以此二句总结之,否则不成文理矣"。这样解释,是有道理的。

[原文] 经言:东方实,西方虚,泻南方,补北方,何谓也?

然,金木水火土,当更相平。东方木也,西方金也,木欲实,金当平之。火欲实,水当平之。土欲实,木当平之。金欲实,火当平之。水欲实,土当平之。东方肝也,则知肝实。西方肺也,则知肺虚。泻南方火,补北方水。南方火,火者木之子也。北方水,水者木之母也。水胜火,子能令母实,母能令子虚,故泻火补水,欲令金①得平木也。经曰:不能治其虚,何问其余。此之谓也。

金不得,"不"字疑衍。谓泻火以抑木,补水以济金,欲令金不得平木。一云:泻火补水,而旁治之,不得径以金平木。

补水泻火之图

火者木之子，子能令母实，谓子有余则不食于母。今泻南方者，夺子之气，使之食其母也。金者水之母，母能令子虚，谓母不足则不能荫其子。今补北方者，益子之气，则不至食其母也。此与"八十一难"义正相发。其曰：不能治其虚，安问其余，则隐然实实虚虚之意也。

**【校勘】**

①金："金"字后原有"不"字。《难经本义》疑衍，据删。

**【语译】** 医经上说：属东方的木（肝经）常偏盛，属西方的金（肺经）却常偏虚，而在治疗时则要泻南方（属心）的火，补北方（属肾）的水，这是为什么呢？

这就是因为金、木、水、火、土五行之间可以通过它们的生克制化关系保持着平衡。东方属木，西方属金，如果木要偏盛，金就克制它；火要偏盛，水就克制它；土要偏盛，木就克制它；金要偏盛，火就克制它；水要偏盛，土就克制它。东方属肝，这就是说东方实是指肝实，西方属肺，说西方虚是指肺虚，之所以用泻南方心火，补北方肾水来治疗，是因为南方属火，火是木之子，北方属水，水是木之母。以其水能克火的缘故。基于子能使母实，母能令子虚。"这两句话就是解释泻木之子能令木之母实，补木之母能令木之子虚的治疗过程，由于木之子（南方心火）因泻而弱，木之母（北方肾水）因补而强，火弱水强，这才达到水能克火的目的。更因为火被水克变弱，不但无力去克西方肺金，而且依赖其母（东方肝木）来救，木实因而得平。简言之，东实西虚，要用泻北补南的办法，方能恢复肺金克制肝木的正常状态。医经上说：不懂得治疗虚证的道理，怎么还能治疗其他疾病呢，就是这个意思。

能使子虚的原则，所以东实西虚，才用泻水（北）补火（南）的办法，（简言之）就是用肺金来克制肝木。医经上说：不懂得治疗虚证的道理，怎么还能治疗其他疾病呢，就是这个意思。

**【按语】** 原文见于《难经》七十五难。注文是《针灸大成》从《难经本义》摘引而来。"子能令母实，母能令子虚。"语出自难经七十五难，是举例说明治疗"东方实，西方虚"，亦即肝实肺虚二脏同时俱病,而用"泻南方,补北方"亦即补心与补肾并用的治疗法则,双管齐下,可收两脏同时治本的效果。使用泻南补北的目的,在于使"水胜火",而"子能令母实,母能令子虚"是用来说明使水胜火的治疗过程。

[原文] 经言:上工治未病,中工治已病,何谓也?

然,所谓治未病者,见肝之病,则知肝当传之于脾,故先实其脾气,无令得受肝之邪,故曰治未病焉。中工见肝之病,不晓相传,但一心治肝,故曰治已病也。

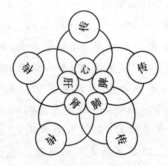

五脏传病之图

心病传肺,肺传肝,肝传脾,脾传肾,肾传心,心复传肺,七传者死,谓传其所胜也。

心病传脾,脾传肺,肺传肾,肾传肝,肝传心,间脏者生,谓传其子也。

【语译】 医经上说:高明的医生治病时能够预防尚未发生的疾病,而医术较差的医生只可治疗已经发生的疾病,这是什么道理呢?

是这样的:所说治未病是指当见到肝有病就知道肝病传于脾,而在尚未传脾之前就充实脾气,使它不受肝所传来之邪的侵袭,这就是治未病。而医术一般的医生只是看到肝病的本身,不知道肝要传脾的道理。因此,这样的医生只能治疗已发生的肝病,这就叫治已病。

【按语】 本段原文见《难经》七十七难。

[**原文**]　何谓补泻? 当补之时,何所取气? 当泻之时,何所置气?

然,当补之时,从卫取气,当泻之时,从荣置气。其阳气不足,阴气有余,当先补其阳,而后泻其阴。阴气不足,阳气有余,当先补其阴,而后泻其阳。荣卫通行,此其要也。

【**语译**】　什么是补泻? 当用补法时,从何处取气? 用泻法时,又要将气弃置于何处?

是这样的:在用补法时,则从深部的荣分排除其积滞之气。当其阳气不足,阴气有余时,应先补阳气,后泻阴气;当其阴气不足,阳气有余时,应先补阴气,后泻阳气。从而使荣卫之气,得以正常运行。这就是补泻的根本所在。

【**按语**】　本段原文见于《难经》七十六难。

[**原文**]　针有补泻,何谓也?

然,补泻之法,非必呼吸出内针也。知为针者信其左,不知为针者信其右。当刺之时,先以左手压按所针荣俞之处,弹而努之[1],爪而下之[2],其气之来,如动脉之状,顺针而刺之,得气因①推而内之是谓补;动而伸之[3]是谓泻。不得气,乃与男外女内,不得气,是谓十死不治也。

信其左,谓善针者,信用左手,不知针法者,自右手起也。

【**校勘**】

①因:原无,据《难经》七十八难补。

【**注释**】

[1]弹而努之:这里是指用手指弹皮肤,以使肌肤脉络气血充盈。

[2]爪而下之:指用左手爪甲掐穴,可同时右手按针而入。

[3]动而伸之:捻动针身边捻边提,以舒转阳气,引气外出。

【**语译**】　在行针时有补法有泻法,都是什么意思呢?

是这样的:所说补泻的方法,不全是指伴随着呼吸出针进针的那种补泻。真正高明的针灸医生是非常强调左手的运用,而一般的医生就只知道使用右手。正确的方法是当刺针之前要先用左手按压所针的腧穴，以指轻弹穴位以使局部卫气充盈，用爪甲用力切穴，如果气至，就感到像动脉搏动那样的感觉，这时就要顺势把针刺入，等到得气后，再把针推向深部，这就叫补法。摇动针身，向上提针，以引邪气外出，这就叫泻法。如不得气，男子再从浅部卫分候气，女子再从深部荣分候气。仍不得气，那就是必死的不治之症。

**【按语】** 本段原文见于《难经》七十八难。

**[原文]** 经言：迎而夺之，恶[1]得无虚？随而济之，恶得无实？虚之与实[2]，若得若失。实之与虚[3]，若有若无，何谓也？

然，迎而夺之者，泻其子也；随而济之者，补其母也。假令心病泻手心主俞，是谓迎而夺之者也。补手心主井，是谓随而济之者也。所谓实之与虚者，牢濡之意也。气来实牢[4]者为得，濡虚[5]者为失，故曰若得若失也。

**【注释】**

[1]恶（wū 巫）：在此作"怎么能"讲。《孟子·尽心上》："居恶在？仁是也。"

[2]虚之与实：此指正气、邪气而言。

[3]实之与虚：此指针下气而言。

[4]实牢：形容针下气的充实。

[5]濡虚：形容针下气的空虚。

**【语译】** 医经上说：使用迎其经脉而夺之的泻法，邪气怎么能不被祛除呢？使用随其经脉而济之的补法，正气怎么会不充实呢？用针刺治疗虚证和实证时，患者是会感到如有所得或有所失。针下得气时，医生指下感到沉紧；针下不得气时，则感到针下空虚无物，这是什么道理呢？

是这样的：迎而夺之是泻其子穴；随而济之是补其母穴。例如心有病，泻手厥阴心包经的输穴，这就是迎而夺之的泻法；如果补手厥阴心包经井穴，就是随而济之的补法。所谓实和虚，是指感觉指下有牢实或空虚感而言。如果针下气已至,感到指下牢实,这就叫"得";如果感到指下空虚,这就叫"失"。所说用补法之后,正气感到充实,就像若有所得,用泻法之后,邪气已除,其病若有所失,就是这个意思。

【按语】 本段原文出于《难经》七十九难。

本难是从两个方面来谈"虚"和"实"的,一是"虚之与实",一是"实之与虚"。前者指人身的正气与外来的邪气而言,从若有所得或若有所失两方面来说明。后者是指针下气而言,用"牢实"来说明得气,用"濡虚"来说明未得气。对上述全部内容只能从前后文意的互参中来理解。

[原文] 经言:有见如[1]入,有见如出者,何谓也?

然,所谓有见如入有见如出①者,谓左手见气来至,乃内针;针入见气尽乃出针,是谓有见如入,有见如出也。

【校勘】

①有见如出:原无,据《难经本义》、《难经校释》补。

【注释】

[1]如:与"而"通用。《盐铁论·业务》:"见利如前,乘便而起。"

【语译】 医经上说:有见如入,有见如出是什么意思?

是这样的:所谓有见如入,是说先用左手按压所欲针之腧穴,当显现经气已潮时再将针刺入,这就叫"有见如入",当进针后显现出经气已散时,再将针提出,这就叫"有见如出"。

【按语】 本段经文见于《难经》八十难。

[原文] 经言:无实实虚虚,损不足而益有余。是寸口脉耶? 将病自有虚实耶? 其损益奈何?

然,是病非谓寸口脉也,谓病自有虚实也。假令肝实而肺虚,肝者木也,肺者金也,金木当更相平,当知金平木,假令肺实而肝虚微少气,用针不补其肝,而反重实其肺,故曰实实虚虚,损不足而益有余,此者中工之所害也。

**【语译】** 医经上说：不要用补法去治疗实证，不要用泻法治疗虚证，使不足的更耗损，使有余的更充实，这指的是寸口脉呢？还是指疾病本身的虚实呢？这种损不足，益有余的错误做法造成的后果将会怎样呢？

是这样的：这指的是病，不是指的寸口脉，这是说疾病本身有其虚和实。假如肝实而肺虚的病，肝属木，肺属金，在正常情况下金与木是互相制约而保持着平衡的关系，但应当知道（按五行属五脏的法则）金（肺）能克木（肝），因此，用补肺（金）的方法就能泻肝（木）。假如反过来是肺实而肝虚的病，由于肝气已经处于衰微的状态，用针刺治疗时，必须补肝，如不去补已虚的肝（木），反而错误的去补已偏盛的肺（金），这就是错误的补了实而错误的泻了虚，这就是损害了不足，补益了有余，这是医术不高的医生常出现的差错。

**【按语】** 《难经》补泻是由《难经》中第 69～73 难和 75～81 难的内容与"补水泻火"和"五脏传病"两图及其注文所构成。其中 76 难置于 77 难之后。《针灸大成》在引用各难时将"××难曰"均删去。各难前虽无序数，但其编排顺序除一难颠倒外，其他仍是按《难经》原书的顺序。这一点和高武的《素难要旨》的重排顺序另立题目的引法是完全不同的。现将"难经补泻"的内容归纳如下表：

| 针灸大成分段顺序 | 原经数 | 论述中心内容 | 引用情况 |
| --- | --- | --- | --- |
| 1 | 69 | 虚则补其母，实则泻其子 | 全文引用 |
| 2、3 | 70 | 论四时刺法 | 全文引用 |
| 4 | 71 | 论刺荣无伤卫，刺卫无伤荣 | 全文引用 |
| 5 | 72 | 论迎随补泻 | 全文引用 |
| 6 | 73 | 论刺井改荥 | 全文引用 |
| 7 | 75 | 论东实西虚，补南泻北 | 全文引用 |

续表

| 针灸大成分段顺序 | 原经数 | 论述中心内容 | 引用情况 |
|---|---|---|---|
| 8 | 77 | 论上工治未病,中工治已病 | 全文引用 |
| 9 | 76 | 论从卫取气,从荣置气 | 全文引用 |
| 10 | 78 | 论针刺补泻 | 全文引用 |
| 11 | 79 | 论迎随之法与子母补泻关系 | 全文引用 |
| 12 | 80 | 论候气进针和候气散出针 | 全文引用 |
| 13 | 81 | 论损有余补不足的误治 | 全文引用 |

《难经·七十八难》中有"得气,因推而内之,是谓补;动而伸之,是谓泻。"历代医家都把他视为"提插补泻"的原出处。而提插又是烧山火、透天凉手法中的关键技术。泉石心制定的烧山火与透天凉的经典术式中,各有两次提到提插,即烧山火之"紧按"与"插针";透天凉之"紧提"与"徐徐举针"。由此可见提插补泻是何等重要。而"紧按"和"插针"实际是"推";"紧提"与"徐徐举针"实际是"动"。由此可见"推"与"动"两项单式手法是至关重要的。

## 《神应经》补泻　本经

【提要】　本篇共分补诀直说与泻诀直说两个部分。陈氏在《内经》的基础理论指导下提出了捻转补泻的具体方法,除一般阐述定穴,押手使用,随咳进针之外,在拇指和食指的应用上都有具体的规定。

## 泻 诀 直 说

[原文]　宏纲陈氏[1]曰:取穴既正,左手大指掐其穴,右手置针于穴上,令患人咳嗽一声,随咳内针至分寸,候数穴针毕,停少时,用右手大指及食指持针,细细动摇,进退搓捻其针,如手颤

之状,谓之催气。约行五六次,觉针下气紧,却用泻法。如针左边,用右手大指、食指持针,以大指向前,食指向后,以针头轻提往左转。如有数针,俱依此法。俱转毕,仍用右手大指、食指持针,却用食指连搓三下(谓之飞)。仍轻提往左转,略退针半分许,谓之三飞一退。依此法行至五六次,觉针下沉紧,是气至极矣。再轻提往左转一二次。如针右边,以左手大指、食指持针,以大指向前,食指向后,依前法连搓三下,轻提针头向右转,是针右边泻法。欲出针时,令病人咳嗽一声,随咳出针,此谓之泻法也。

## 补 诀 直 说

凡人有疾,皆邪气所凑,虽病人瘦弱,不可专行补法。经曰:邪之所凑,其气必虚。如患赤目等疾,明见其为邪热所致,可专行泻法;其余诸疾,只宜平补平泻。须先泻后补,谓之先泻邪气,后补真气,此乃先师不传之秘诀也。如人有疾,依前用手法催气取气,泻之既毕,却行补法,令病人吸气一口,随吸转针,如针左边,捻针头转向右边,以我之右手大指、食指持针,以食指向前,大指向后,仍捻针深入一二分,使真气深入肌肉之分;如针右边,捻针头转向左边,以我之左手大指、食指持针,以食指向前,大指向后,仍捻针深入一二分。如有数穴,依此法行之。既毕,停少时,却用手指于针头上,轻弹三下,如此三次,仍用我左手大指、食指持针,以大指连搓三下(谓之飞),将针深进一二分,以针头向左边,谓之一进三飞。依此法行至五六次,觉针下沉紧,或针下气热,是气至足矣。令病人吸气一口,随吸出针,急以手按其穴,此谓之补法也。

凡针背腹两边穴,分阴阳经补泻。针男子背上中行,左转为补,右转为泻;腹上中行,右转为补,左转为泻。女人背中行,右转为补,左转为泻;腹中行,左转为补,右转为泻。盖男子背阳腹阴,女子背阴腹阳,故也。

**【注释】**

[1]宏纲陈氏：即陈会。字善同，号宏纲。

**【按语】** 《神应经》是明·陈会所撰，在此书"补泻手法"一篇内，有"泻诀直说"与"补诀直说"两项内容。杨氏在辑入此两段内容时，略作删节。从"昔宏纲先生授曰"一段文字和原书体例看，《神应经》是经过刘瑾重新编撰的，但这里的"泻诀直说"和"补诀直说"还是出自陈氏之手。

原《神应经》无注文，可能是《针灸大成》在辑入时所加。

现将《神应经》补泻的主要内容用表归纳如下：

《神应经》泻法的主要内容

| | | |
|---|---|---|
| 针前准备 | | ①定准腧穴 |
| | | ②押手(左大指掐穴) |
| | | ③刺手(右手置针穴上) |
| 进针催气 | | ①令病人咳嗽一声，随咳进针至分寸，数穴针毕 |
| | | ②停少时，细细动摇，再行进退搓捻之法 |
| | | ③约行针五六次，即可得气 |
| 行针 | 泻左侧 | ①右手持针，大指向前，食指向后，针尖轻提左转 |
| | | ②食指搓针三下(三飞) |
| | | ③轻提针左转，大约提针半分。此为三飞一退 |
| | | ④行针五六次，针下沉紧，再轻提左转一二次 |
| | 泻右侧 | ①左手持针，大指向前，食指向后，针尖轻提右转 |
| | | ②食指搓针三下(三飞) |
| | | ③轻提针右转，大约提针半分，此为三飞一退 |
| | | ④行针五六次，针下沉紧，再轻提右转一二次 |
| 出针 | | 令病人咳嗽一声，随咳出针 |

**《神应经》补法的主要内容**

| 针前准备 | 同上表 | |
|---|---|---|
| 进针催气 | 同上表 | |
| 行针 | 补左侧 | ①右手持针,随病人吸气转针,捻针头转向右边,食指向前,大指向后,捻针深入一二分,数穴针毕<br>②停少时,用指一次轻弹针三下,弹三次<br>③右大指搓针三下(飞)<br>④针刺入一二分,针尖向右。此为一进三飞<br>⑤针行五六次,得气(沉紧或热) |
| | 补右侧 | ①左手持针,随病人吸气转针,捻针头向左边,食指向前,捻针深入一二分,数穴针毕<br>②停少时,用指一次轻弹针三下,弹三次<br>③左大指搓针三下(飞)<br>④针刺入一二分,针尖向左,此为一进三飞<br>⑤针行五六次,得气(沉紧或热) |
| 出针 | | ①令病人吸气一口,随吸出针<br>②按穴 |

## 南丰李氏补泻[1]　　《医学入门》

**【提要】**　南丰李氏补泻主要是从阴阳、男女、左右、九六、三才等几个方面为基础,论述了:

一、迎随补泻(强调了张世贤的"针芒"朝向理论)。

二、呼吸与捻转相结合的补泻方法。

三、从卫取气与从荣置气。

四、提插补泻与凉热手法。

五、龙虎交战、龙虎交腾:子午捣臼以及青龙摆尾等通经接气之法。

[原文]　《图注难经》[2]云:手三阳,从手至头,针芒从外,往

上为随,针芒从内,往下为迎。足三阳,从头至足,针芒从内,往下为随,针芒从外,往上为迎。足三阴,从足至腹,针芒从外,往上为随,针芒从内,往下为迎。手三阴,从胸①至手,针芒从内,往下为随,针芒从外,往上为迎。大要以子午为主,左为阳(从子至午,左行为补),右为阴(从午至子,右行为泻,阳主进,阴主退),手为阳(左手为纯阳),足为阴(右足为纯阴)。左手阳经,为阳中之阳,左手阴经,为阳中之阴。右手阳经,为阴中之阳。右手阴经,为阳②中之阴。右足阴经,为阴中之阴,右足阳经,为阴中之阳。左足阴经,为阳中之阴,左足阳经,为阳中之阳。今细分之,病者左手阳经,以医者右手大指进前(食指退后),呼之为随(午后又以大指退后为随,进前即经之从外,退后即经之从内),退后吸之为迎。病者左手阴经,以医者右手大指退后,吸之为随,进前呼之为迎。病者右手阳经,以医者右手大指退后,吸之为随,进前呼之为迎。病人右手阴经,以医者右手大指进前,呼之为随,退后吸之为迎。病者右足阳经,以医者右手大指进前,呼之为随,退后吸之为迎。病者右足阴经,以医者右手大指退后,吸之为随,进前呼之为迎。病者左足阳经,以医者右手大指退后,吸之为随,进前呼之为迎。病者左足阴经,以医者右手大指进前,呼之为随,退后吸之为迎。男子午前皆然,午后与女人反之[3]。

手上阳进阴退,足上阳退阴进,合六经起止故也。凡针起穴,针芒向上,气顺行之道;凡针止穴,针芒向下,气所止之处。左外右内,令气上行;右外左内,令气下行。或问午前补泻,与午后相反,男子补泻,与女人相反。盖以男子之气,早在上而晚在下;女人之气,早在下而晚在上,男女上下,平腰分之故也。至于呼吸,男女人我皆同,何亦有阴阳之分耶?盖有自然之呼吸,有使然[4]之呼吸,入针出针,使然之呼吸也。转针如待贵人,如握虎尾,候其自然呼吸。若左手足候其呼而先转,则右手足必候其吸而后转之;若右手足候其吸而先转,则左手足必候其呼而后转之,真阴阳一升一降之消息也。故男子阳经午前以呼为补,吸为泻;阴经以吸为补,呼为泻,午后反之。女人阳经午前以吸为补,呼为泻;阴经以呼为补,吸为泻,午后亦反之。或者又曰:补泻必资[5]呼吸,假令尸厥中风,不能使之呼吸者,奈何? 曰:候其自然之呼吸而转针,若当吸不转,令人以手掩其口鼻,鼓动其气可也。嘻! 补泻提插,分男女早晚,其理深微。原为奇经,不拘十二经常度,故参互错综如是。若流注穴,但分左右阴阳可也。尝爱《雪心歌》[6]云:"如何补泻有两般,盖是经从两边发,古人补泻左右分,今人乃为男女别。男女经脉一般生,昼夜循环无暂歇,此诀出自梓桑君[7],我今授汝心已雪"。此子午兼八法而后全也。

**【校勘】**

①胸:原作"脑",据《医学入门》卷一改。

②阳:《医学入门》卷一作"阴"。

**【注释】**

[1]南丰李氏补泻:南丰李氏即《医学入门》的作者李梴。李梴是明·万历时江西南丰县人,所著《医学入门》刊于1575年,早于《针灸大成》26年。《医学入门》是一部综合性科类齐全的书,其中一卷为针灸。"南丰李氏补泻"即该书中针法里的内容,实际上是李氏摘录《难经》、《内经》有关经文,又详加注释而成。

[2]《图注难经》:本书为明代张世贤所撰。是一部以图解为主的《难经》注本。

[3]男子午前皆然,午后与女人反之:意即男子午前都是这样,午后则用与男子午前相反的方法。

[4]使然:这里当"人为"解。

[5]必资:这里当"必须借助"解。

[6]《雪心歌》:即《补泻雪心歌》。见本书卷三。

[7]梓桑君:即针灸名家席宏达。

**【按语】** 在本节中,李氏提出了"自然呼吸"和"使然呼吸"。入针出针时的呼吸是使然呼吸,亦即人为的呼吸,而转针的呼吸则为自然呼吸。李氏在呼吸上是不主张分阳阴的,他说:"至于呼吸男女人我皆同,何亦有阴阳之分耶?"虽然李氏不同意将呼吸分为阴阳,但他确实非常赞赏阴阳升降和呼吸配合而区分的各种补泻,李氏很感慨地指出:"噫!补泻提插,分男女早晚,其理深微"。为什么会有这样区分呢?他认为这是因为奇经循行"参互错综"的结果。李氏的学术渊源是出自梓桑君,梓桑君学派主要是在江西道教之中,李氏也是江西人,他受到这一派学术思想的影响是很自然的。现将原文归纳如下表:

| | 所用经脉 | 补 | 泻 |
|---|---|---|---|
| 迎随补泻 | 手三阳经 | 针尖从外往上为随 | 针尖从内往下为迎 |
| | 足三阳经 | 针尖从内往下为随 | 针尖从外往上为迎 |
| | 足三阴经 | 针尖从外往上为随 | 针尖从内往下为迎 |
| | 手三阴经 | 针尖从内往下为随 | 针尖从外往上为迎 |
| 呼吸捻转补泻 | 病人左手阳经 | 医者右手大指向前,食指向后呼气为随 | 大指退后,食指向前,吸气为迎 |
| | 病人左手阴经 | 医者右手大指向后,食指向前,吸气为随 | 大指向前,食指向后,呼气为迎 |
| | 病人右手阳经 | 右手大指向后,食指向前,吸气为随 | 大指向前,食指向后,呼气为迎 |
| | 病人右手阴经 | 右手大指向前,食指向后,呼气为随 | 大指向后,食指向前,吸气为迎 |
| | 病人右足阳经 | 右手大指向前,食指向后,呼气为随 | 大指向后,食指向前,吸气为迎 |
| | 病人右足阴经 | 右手大指向后,食指向前,吸气为随 | 大指向前,食指向后,呼气为迎 |
| | 病人左足阳经 | 右手大指向后,食指向前,吸气为随 | 大指向前,食指向后,呼气为迎 |
| | 病人左足阴经 | 右手大指向前,食指向后,呼气为随 | 大指向后,食指向前,吸气为迎 |

[原文] 然补泻之法,非必呼吸出内针也。有以浅深言者,经言:春夏宜浅,秋冬宜深。

有以荣卫言者,经言:从卫取气,从荣置气。

补则从卫取气,宜轻浅而针,从其卫气随之于后,而济益其虚也。泻则从荣,弃置其气,宜重深而刺,取其荣气迎之于前,而泻夺其实也。然补之不可使太实,泻之不可使反虚,皆欲以平为期耳。又男子轻按其穴而浅刺之,以候卫气之分;女子重按其穴而深刺之,以候荣气之分。

[原文] 有以虚实言者,经言:虚则补其母,实则泻其子。此迎随之概也。

凡针逆而迎夺,即泻其子也。如心之热病,必泻于脾胃之分,针顺而随济,即补其母也。如心之虚病,必补于肝胆之分。

【按语】 以上二节内容的前一部分是《难经》七十一、七十六和七十八难中的内容。在此李氏重点阐述了"从卫取气"和"从荣置气"。所说的取气有"取气以补"之意;置气是"弃置其气以散"。详见下表:

| | 针刺要求 | 补泻区分 | 注意事项 |
| --- | --- | --- | --- |
| 从卫取气 | 轻浅 | 随而济其虚 | 补之不可过实 |
| 从荣置气 | 重深 | 迎而夺其实 | 泻之不可反虚 |

李氏强调了补与泻均不可过,只宜平衡,这样才能恢复人的正常生理功能。

[原文] 飞经走气[1],亦不外于子午迎随。

凡言九者,即子阳也;六者,即午阴也。但九六数有多少不同,补泻提插皆然。言初九数者,即一九也,少停又行一九,少停又行一九,三次共二十七数,或四九三十六数;言少阳数者,七七四十九数,亦每次行七数,略停;老阳数者,九九八十一数,每次二十七数,少停,共行三次。言初六数者,即一六也,少停又行一六,少停又行一六,三次共一十八数;言少阴数者,六六三十六数,每次一十八数,略停再行一次;言老阴数者,八八六十四数,每次八数,略停。或云:子后宜九数补阳,午后宜六数补阴。阴日刺阳经,多用六数补阴。阳日刺阴经,多用九数补阳。此正理也,但见热症即泻,见冷症即补,权[2]也,活法[3]也。

**【注释】**

[1]飞经走气:运用手法使经气能循经流注,并送气到病所,叫飞经走气。

[2]权:权衡。

[3]活法:指灵活的方法。

**【按语】** 本段着重阐述了在行针中的阴阳之数,"九"数为"阳",也就是"子阳";"六"数为"阴",亦称"午阴"。所说"子午"迎随,即取六、九、阴、阳来区分迎随补泻之意。用六数补阴,是因为六为午阴,而过了午时之后,人的经气就向阴转化;用九数补阳,是因为九为子阳,而过了子时之后,人的经气就向阳转化。注文中有:"但见热症即泻,见冷症即补,权也,活法也。"这句话非常重要。我们在临床上只要见到热证,就用凉泻的方法;见到寒证就用热补的方法。辨证时一定要权衡于病情,施术时一定要灵活选用手法,这个灵活主要是指上文如何选用九阳的热补和六阴的凉泻。用"九六"时要灵活,不可死据其数,更不可以查数行针。

文中用"九阳"和用"六阴"即指"九六补泻"而言。"九六补泻"主要是用在"烧山火"与"透天凉"的两种手法上。"九六补泻"是以《易经》奇数(单数)为阳,偶数(双数)为阴,奇数中选"九",偶数中选"六",在临床使用时常与"提插"、"捻转"相结合,常与天、人、地三才法相结合的一种补泻方法。这种方法是在元、明时期形成的。"九六"是《易经》上的一个概念。《易经》说:"始于一终于九焉",阳取其极,故取九。阴数则倒数为十、八、六、四、二,表示阴阳是颠倒的,阴取其中,故取"六"。《汉书·律历志》:"九六,阴阳、夫妇、子母之道也"。《汉语大词典》:"九六"是泛指阴阳及柔刚等属性。《中文大辞典》:"九六谓阳与阴也,周易阳爻谓之九,阴爻谓之六,转为阴阳判合,万物生生之道也。"这里应当强调"属性",只有从哲学角度理解"九六",才能洞悉"九六补泻"的真髓,才能明白"转为阴阳判合,万物生生之道"。"九六补泻"是先贤们对针刺手法量化的一种思考。这里说的"量",不是具体的量,是《易经》的哲学思维,是一种泛指。主要是用于烧山火、透天凉等手法时,对强度与刺激量的控制。《金针赋》作者泉石心提出天、人、地三部行针和"一进三退"、"三进一退"的分层操作以及在每层中用九阳和六阴之数等等,这是一整套的量化思维,最后形成了一套完整的烧山火、透天凉的教学模型。这里的关键是"九"、"六"只是思维的范例和量化的模式,绝不能按加、减、乘、除去计算。下表是一个最好的说明:

| | 初 | 少 | 老 |
|---|---|---|---|
| 阳数 | 9 | 27(3×9)或 49(7×7) | 81(9×9) |
| 阴数 | 6 | 18(3×6)或 36(6×6) | 64(8×8) |

1. 上表里阳数中都含有"9"的因素;而阴数中都含有"6"的因素,从表上可以分析出,它强调的是"含义",是抽象的量化,而不是具体的数值。

2. 从表上还可以分析出,它强调了"可比性":同一组的初阳9与初阴6是可比的;同一组的少阳27与少阴18是可比的;同一组的少阳49与少阴36是可比的;同一组的老阳81与老阴64是可比的。这样在可比的例证中(在同一条件下),阳是一定大于阴的,阴是一定小于阳的,即:9>6;27>18;49>36;81>64;亦即:6<9;18<27;36<49;64<81。

3. 初、少、老相互间不能交叉来比,少阳与少阴4组间也只能27比18或49比36,它们之间不能交叉比。

4. 也就是可比组的阳数与阴数一定是阳大于阴,9大于6,9的量一定比6的量大,含9的因素的量一定比含6的因素的量大。也就是在同一病人身上做烧山火的力度一定大于透天凉的力度。

5. 在临床上做烧山火手法时要用九阳数,做透天凉手法时,要用六阴数。这里"九"阳数有偏大偏多之意;六阴数有偏小偏少之意。用九六来区分刺激数量轻重大小时,九的数刺激量重,六的数刺激量轻。用九六结合捻转提插时,九是多捻转多提插之意,六是少捻转少提插之意。这里的"数"有"规律"之意。《后汉书·邓寇传论》李贤注:"数犹理也"。唐·刘禹锡《天论中》:"夫物之合并,必有数存乎其间焉"。九六的要领是:有了数字,就有了规范;有了区别,就有了遵循;解其理而无拘其数,据其人其症而决定其刺激量;要据数而变,不据数则失之于乱,反对死据数,死据数则失之于愚,就丢了九六的灵魂。有一点要特别注意:中医学有两个方面的特性是必须遵守的,一是临床性,二是功能性。过去半个世纪之久的经验已经确凿的说明了这个问题,遵照这两个特性去办就有发展,就有进步;一走偏就要受挫折。

[原文] 经言:知为针者信其左,不知为针者信其右。

先将同身寸法比穴,以墨点记,后令患人饮食端坐,或偃卧。缓病必待天气温晴,则气易行。急病如遇大雷雨,亦不敢针。夜晚非急病,亦不敢针,若空心立针必晕。

[原文] 当刺之时①,必先以左手压按所针荥俞之处。

阳穴,以骨侧陷处,按之痠麻者为真。阴穴,按之有动脉应手者为真。

[原文] 切而散之,爪而下之。

切者,以手爪掐按其所针之穴,上下四旁,令气血散。爪者,先以左手大指爪重掐穴上,亦令气血散耳。然后用右手食指顶住针尾,以中指、大指紧执针腰,以无名指略扶针头,却令患人咳嗽一声,随咳下针,刺入皮内,撒手停针十息,号曰天才。少时再进针,刺入肉内,停针十息,号曰人才。少时再进针至筋骨之间,停针十息,号曰地才。此为极处,再停良久,却令患人吸气一口,随吸退至人部,审其气至未。如针下沉重紧满者,为气已至,若患人觉痛则为实,觉痠则为虚;如针下轻浮虚活者,气犹未至,用后弹努循扣引之,引之气犹不至,针如插豆腐者死。凡除寒热病,宜于天部行气;经络病,宜于人部行气;麻痹疼痛,宜于地部行气。

[原文] 弹而努之，扪而循之。

弹者补也，以大指与次指爪，相交札叠，病在上，大指爪轻弹向上；病在下，次指爪轻弹向下，使气速行，则气易至也。努者，以大指次指捻针，连搓三下，如手颤之状，谓之飞。补者入针飞之，令患人闭气一口，着力努之；泻者提针飞之，令患人呼之，不必着力，一法二用，气自至者，不必用此弹努。扪者，摩也，如痛处未除，即于痛处扪摩，使痛散也。复以飞针引之，除其痛也。又起针之时，以手按其穴，亦曰扪。循者，用手于所针部分，随经络上下循按之，使气往来，推之则行，引之则至是也。

【校勘】

①当刺之时：此句原在"不知为针者信其右"之后，据文义移至此。

【按语】 李氏在本段重点论述了押手（左手）的应用，在"切而散之，爪而下之"的经文之下，详尽的阐述了进针法，特别是对天、人、地三部的论述，是很具体的。详见下表：

| | | 刺入深度 | 停针再操作的间隔时间 |
|---|---|---|---|
| 三才 | 天部 | 浅（皮内） | 10 息 |
| | 人部 | 中（肉内） | 10 息 |
| | 地部 | 深（筋骨之间） | 10 息 |

注：息，一呼一吸为一息。

[原文] 动而伸之，推而按之；

动者转动也，推者推转也。凡转针太急则痛，太慢则不去疾。所谓推动，即分阴阳左转右转之法也。伸者提也，按者插也。如补泻不觉气行，将针提起空如豆许，或再弹二三下以补之。紧战者，连用飞法三下，如觉针下紧满，其气易行，即用通法。若邪盛气滞，却用提插，先去病邪，而后通其真气。提者自地部提至人部、天部；插者自天部插至人部、地部。病轻提插初九数，病重者或少阳数、老阳数，愈多愈好。或问：治病全在提插，既云急提慢按如冰冷，慢提紧按火烧身。又云：男子午前提针为热，插针为寒；午后提针为寒，插针为热。女人反之，其故何耶？盖提插补泻，无非顺阴阳也。午前顺阳性，提至天部则热；午后顺阴性，插至地部则热。《奇效良方》，有诗最明。

补泻提插活法：凡补针，先浅入而后深入；泻针，先深入而后浅入。凡提插，急提慢按如冰冷，泻也；慢提急按火烧身，补也，或先提插而后补泻，或先补泻而后提插，可也；或补泻提插同用亦可也。

如治久患瘫痪，顽麻冷痹，遍身走痛及癞风寒疟，一切冷症，先浅入针而后渐深入针，俱补老阳数，气行针下紧满，其身觉热带补，慢提紧按老阳数，或三九而二十七数，即用通法，扳倒针头，令患人吸气五口，使气上行，阳回阴退，名曰进气法，又曰烧山火。

治风痰壅盛，中风，喉风，癫狂，疟疾，单热，一切热症，先深入针，而后渐浅退针，俱泻少阴数，得气觉凉带泻，急提慢按初六数，或三六一十八数，再泻再提，即用通法，徐徐提之，病除乃止，名曰透天凉。

治疟疾先寒后热，一切上盛下虚等症，先浅入针，行四九三十六数，气行觉热，深入行三六一十八数。如疟疾先热后寒，一切半虚半实等症，先深入针，行六阴数，气行觉凉，渐退针行九阳数，此龙虎交战法，俾阳中有阴，阴中有阳。盖邪气常随正气而行，不交战，则邪不退而正不胜，其病复起。

治痃癖、癥瘕、气块，先针入七分，行老阳数，气行便深入一寸，微伸提之，却退至原处，不得气，依前法再施，名曰留气法。

治水蛊、膈气、胀满，落穴之后，补泻调气均匀，针行上下，九入六出，左右转之，千遭自平，名曰子午捣臼。

治损逆赤眼，痛胀初起，先以大指进前捻入左，后以大指退后捻入右，一左一右，三九二十七数，得气向前，推转内入，以大指弹其针尾，引其阳气，按而提之，其气自行，未应再施，此龙虎交腾法也。

杂病单刺一穴，即于得气后行之，起针际行之亦可。

**【按语】** "动而伸之"的"动"是带力向外提针；"推而按之"的"推"是带力向内推针，它们都是要把"针"作为"力"的载体，要医者把"力"通过"指"贯入针中，让针随力而入。

复式手法在临床上是很重要的。有明一代在《金针赋》的影响下，形成了一整套复式手法。在本节里李氏对几个复式手法进行了论述，现归纳如下表。

| | 烧山火 | 透天凉 | 龙虎交战 | | 留气法 | 子午捣臼 | 龙虎交腾 |
|---|---|---|---|---|---|---|---|
| | | | 阳中有阴 | 阴中有阳 | | | |
| 要点 | 慢提紧按 | 紧提慢按 | 先提插多后提插少 | 先提插少后提插多 | 反复多提插 | 插多提少 | 捻转提插 |
| 术式 | ①三部行针 ②先浅后深 ③得气（热）④慢提紧按 ⑤用老阳数或二十七数 ⑥用通法,扳倒针头使患者吸气五口,使气上行 | ①三部行针 ②先深后浅 ③得气（凉）④紧提慢按 ⑤用初六数或十八数 ⑥用通法,徐徐提针 | ①二部行针 ②先浅入针 ③提插三十六数 ④得气（热）⑤入针深 ⑥提插十八数 | ①二部行针 ②先深入针 ③提插六阴数 ④得气（凉）⑤退针 ⑥提插九阳数 | ①二部行针 ②针入七分 ③提插老阳数 ④得气 ⑤针深入一寸 ⑥缓慢提针至原处 | ①一部行针 ②九次捻转插入 ③六次捻转提出 | ①一部行针 ②大指向前捻转插入,大指向后捻转提出 ③用二十七数 ④得气后捻转插入 ⑤用大指弹针尾 ⑥提针 |
| 目的 | 取热 | 取凉 | 引阳气入阴 | 引阴气入阳 | 留阳气 | 调气 | 引入阳气 |
| 主治 | 久患瘫痪,顽麻冷痹,遍身走痛,癫风寒证,一切冷证 | 风痰壅盛中风、喉风、癫狂、疟疾、单热、一切热证 | 疟疾先寒后热、一切上盛下虚等证 | 疟疾先热后寒、一切半虚半实等证 | 疝癖、癥瘕、气块 | 水蛊、膈气、胀满 | 赤眼、痈肿初起 |

**[原文]** 通而取之。

通者通其气也,提插之后用之。如病人左手阳经,以医者右手大指进前九数,却扳倒针头,带补以大指努力,针嘴[1]朝向病处,或上或下,或左或右,执住[2],直待病人觉热方停。若气又不通,以龙虎龟凤、飞经接气之法,驱而运之。如病人左手阴经,以医者右手大指退后九数,却扳倒针头,带补以大指努力,针嘴朝病,执住,直待病人觉热方停。右手阳经,与左手阴经同法;右手阴经,与左手阳经同法;左足阳经,与右手阳经同法;左足阴经,与右手阴经同法;右足阳经,与左手阳经同法;右足阴经,与左手阴经同法。如退潮,每一次先补六,后泻九,不拘次数,直待潮退为度。止痛同此法。痒麻虚补,疼痛实泻,此皆先正推衍《内经》通气之法,更有取气[3]、斗气[4]、接气[5]之法。

取者,左取右,右取左,手取足,足取头,头取手足三阳,胸腹取手足三阴,以不病者为主,病者为应。如两手踡挛[6],则以两足为应;两足踡挛,则以两手为应。先下主针,后下应针,主针气已行,而后针应针,左边左手、左足同手法,右边亦然。先斗气、接气,而后取气,手补足泻,足补手泻,如搓索[7]然。久患偏枯踡挛甚者,必用此法于提插之后。徐氏[8]曰:通气、接气之法,已有定息[9]寸数,手足三阳,上九而下十四,过经四寸;手足三阴,上七而下十二,过经七①寸。在乎摇动出纳,呼吸同法,上下通接,立时见功。所谓定息寸数者,手三阴经,从胸走手,长三尺五寸;手三阳经,从手走头,长五尺;足三阳经,从头走足,长八尺;足三阴经,从足走腹,长六尺五寸;阴阳两跷,从足走目,以七尺五寸;督脉长四尺五寸;任脉长四尺五寸。人一呼气行三寸,一吸气行三寸,一呼一吸,谓之一息。针下随其经脉长短,以息计之,取其气到病所为度。

一曰青龙摆尾:以两指扳倒针头朝病,如扶船舵,执之不转,一左一右,慢慢拨动九数或三九二十七数,其气遍体交流。

二曰白虎摇头:以两指扶起针尾,以肉内针头轻转,如下水船中之橹,振摇六数或三六一十八数,如欲气前行,按之在后;欲气后行,按之在前,二法轻病亦可行之,摆动血气。盖龙为气,虎为血,阳日先行龙而后虎,阴日先行虎而后龙。

三曰苍龟探穴:以两指扳倒针头,一退三进,向上钻剔[10]一下,向下钻剔一下,向左钻剔一下,向右钻剔一下,先上而下,自左而右,如入土之象。

四曰赤风迎源:以两指扶起针,插入地部,复提至天部,候针自摇,复进至人部,上下左右,四围飞旋,如展翅之状。病在上,吸而退之;病在下,呼而进之。又将大指爪从针尾刮到针腰,此刮法也。能移不忍痛,可散积年风,午后又从针腰刮至针尾。又云:病在上刮向上,病在下到向下。有挛急者,频宜刮切、循摄二法,须连行三五次,气血各循经络,飞走之妙,全在此处,病邪从此退矣。放针停半时辰久,扶起针头,审看针下十分沉紧,则泻九补六;如不甚紧,则泻六补九,补泻后针活即摇而出之。

摄者,用大指随经络上下切之,其气自得通行。

**【校勘】**

①七:原作"五",据《针灸问对》改。

**【注释】**

[1]针嘴:即针尖。

[2]执住:此处当把握住针柄解。

[3]取气:"取气"与"得气"意义基本相同,习惯上前者(取气)是指动作将要进行,或正在进行中;后者(得气)是指动作已经完成。

[4]斗气:这里的"斗气"有"聚气"之意。斗,凑也。俗谓凑趣曰"斗笑";凑钱曰"斗分子"皆是。

[5]接气:将经气接通叫"接气"。

[6]蹀挛:形容肢体拘紧不得屈伸之状。

[7]如搓索然:形容用手捻针,像搓绳一样。

[8]徐氏:指《针灸大全》的作者徐凤。

[9]定息:指医生在诊脉时,首先调理呼吸,使之均匀,稳定,以观察病人脉来的缓急。

[10]钻剔:在此是形容龟入土挖洞的动作,用以说明行针中术式的特征。

**【按语】** "通而取之",是指通经接气而言。李氏在这里强调了针尖要朝向病所,要区分阴阳左右,要用九、六之数等。在复式手法中,李氏也是很重视《金针赋》中的龙、虎、龟、凤四法。并引用了徐氏关于定息寸数的说法,同时作了进一步阐述。现

将针刺各经所需要之息数(这息数和过经寸数都是行针中的"量化"的具体体现)归纳如下表:

| 经脉长度(各长) | | 针刺时需要之息数 | 经气运行超过本经长度 |
|---|---|---|---|
| 手三阳经 | 5尺 | 9息 | 4寸 |
| 足三阳经 | 8尺 | 14息 | 4寸 |
| 手三阴经 | 3.5尺 | 7息 | 7寸 |
| 足三阴经 | 6.5尺 | 12息 | 7寸 |

注:表中的息数是根据每息(一呼一吸)脉行六寸计算而来。

## 龙、虎、龟、凤四法归纳表

| | | 青龙摆尾 | 白虎摇头 | 苍龟探穴 | 赤凤迎源 |
|---|---|---|---|---|---|
| 术式 | | ①两指扳倒针身 ②约与皮肤成45°角,针尖向病所 ③一左一右,慢慢拨动,九数或二十七数 | ①两指扶针尾 ②针尖在穴内轻转 ③振摇六数或十八数 | ①两指扳倒针身 ②三次进针,一次退针 ③向上、下、左、右各钻剔一下。先上而下,自左而右 | ①两指持针 ②插入地部,复提至天部,再进至地部,此时气满自摇 ③上、下、左、右四围飞旋。病在上,吸而退之;病在下,呼而进之 |
| 浅析 | 进针 | 斜刺 | 直刺 | 斜刺 | 直刺 |
| | 要求 | 针与皮肤成45°角,针尖向病所 | 针尖在穴内轻转,进圆退方 | 三进一退 | 进地,退天,再进地 |
| | 要点 | 左右慢拨 | 左右快摇 | 四方钻剔 | 四围飞旋 |
| | 取象 | 如扶舵 | 如摇橹 | 如苍龟入土 | 如凤凰展翅 |
| | 目的 | 通经接气 | | 搜寻接气 | 飞针取凉 |

[原文] 摇而出之，外引其门，以闭其神。

摇针退也。以两指拿针尾，向上下左右各摇振[1]五七下，提二七下[2]，能散诸风。出针直待微松，方可出针豆许。如病邪吸针，正气未复，再须补泻停待；如再难，频加刮切[3]，刮后连泻三下；次用搜法[4]，不论数横搜，如龙虎交腾，一左一右，但手更快耳，直搜一上一下，如捻法而不转，泻肘同前[5]；次用盘法[6]，左转九次，右转六次，泻刮同前；次用子午捣臼，子后慢提[7]，午后略快些[8]，缓缓提插，摇出应针[9]，次出主针。补者吸之，急出其针，便以左手大指按其针穴，及穴外之皮，令针穴门户不开，神气内守，亦不致出血也。泻者呼之，慢出其针，勿令气泄，不用按穴。凡针起速，及针不停久待暮[10]者，其病即复。

一、凡针晕者，神气虚也，不可起针，急以别针补之，用袖掩病人口鼻回气，内与热汤[11]饮之，即苏，良久再针。甚者，针手膊上侧筋骨陷中，即虾蟆肉上惺惺穴[12]，或足三里穴，即苏。若起针，坏人。

二、凡针痛者，只是手粗，宜以左手扶住针腰，右手从容补泻。如又痛者，不可起针，令病人吸气一口，随吸将针捻活，伸起一豆即不痛。如伸起又痛，再伸起又痛，须索[13]入针，便住痛。

三、凡断针者，再将原针穴边复下一针，补之即出，或用磁石引针出，或用药涂之。

[原文] 嗟夫！神针，肇[14]自上古，在昔岐伯已叹失其传矣，况后世乎？尚赖窦、徐二氏，能因遗文，以究其意，俾[15]来学有所悟而识其梗概，括为四段，聊为初学开关救危之用，尚期四方智者裁之(此补泻一段，其杂病穴法一段，见三卷。十四经穴歌一段，见六、七卷。治病要穴一段，见七卷)！

补泻一段，乃庐陵欧阳之后所授，与今时师不同。但考《素问》，不曰针法，而曰针道，言针当顺气血往来之道也。又曰：凡刺者，必别阴阳，再考《难经图注》及徐氏云：左与右不同，胸与背有异，然后知其源流有自。盖左为阳，为升，为呼，为出，为提，为午前，为男子之背；右为阴，为降，为吸，为入，为插，为午后，为男子之腹。所以女人反此者，女属阴，男属阳，女子背阴腹阳，男子背阳腹阴，天地男女阴阳之妙，自然如此。

**【注释】**

[1]摇振：是一种摇针的动作，在摇针中手要稍稍颤动。

[2]二七下：即十四下。

[3]刮切：刮是以手指甲上下刮动针柄；切是左手在经穴上切摄。此两法配合使用。

[4]搜法：是指针后，将针提起，向其他方向刺入，以搜寻经气。

[5]泻法：这是据前文"刮后连泻三下"一句而来。意指同前法一样刮后再用泻法。

[6]盘法：是指入针后，手持针柄，将针扳倒，作360度的盘旋，多用于腹部行针。

[7]子后慢提：指子时以后提针要慢。

[8]午后略快些：指午时以后提针要稍快些。

[9]应针：指主穴以外所刺配穴之针。

[10]停久待暮：这是指长时间的留针。

[11]热汤：即热水。

[12]惺惺穴：经外穴名，又名夺命穴。当肩髃穴与尺泽穴连线之中点处。主治晕厥、上臂痛等。

[13]须索：作必须解。

[14]肇（zhào 照）：开始。

[15]俾（bǐ 比）：使。《左传·成公十三年》："敢尽布之执事，俾执事实图利之。"

【按语】 本段介绍了针滞、针晕、针痛、针断等意外情况的处理。对针滞后如何出针，讲的详尽而又具体，从这里充分看出李氏不论在针灸理论上还是在手法实践上都是很高明的，没有丰富的经验，是无法作这样详尽地阐述。

南丰李氏补泻，实际上即南丰李氏针刺手法，从整个内容看，由进针到出针是一套完整的过程。其特点是：①重视阴阳、左右、上下、呼吸；②九阳、六阴之数使用的较多；③重视左手的应用；④多用提插补泻（包括凉热手法在内）；⑤重视通经接气，提倡龙、虎、龟、凤之法。以上的特点与《神应经》所载手法有许多相似之处。从李氏的籍贯（江西）推断,他可能是受到了《神应经》学派的影响。

## 四明高氏补泻 　《聚英》

【提要】　本篇是明·高武的针刺补泻手法。因高氏是四明人,故称"四明高氏补泻"。高氏强调在补泻时分两部(即阴分、阳分)进针施术,并主张呼吸配合。

文中所提的神针八法,是一套行针的过程。其第一法为针前准备,二是龙虎交战,三是随咳进针,四是使谷气至,五是凤凰展翅,六是饿马摇铃,七是用热汤解决晕针,八是解决滞针的办法。

[原文]　《拔萃》云:泻法先以左手揣按得穴,以右手置针于穴上,令病人咳嗽一声,捻针入腠理,令病人吸气一口,针至六分,觉针沉涩,复退至三四[①]分,再觉沉涩,更退针一豆许,仰手[1]转针头向病所,以手循经络,扪循至病所,以合手回针[2],引气直过针所三寸,随呼徐徐出针,勿闭其穴,命之曰泻。

补法先以左手揣按得穴,以右手置针于穴上,令病人咳嗽一声,捻针入腠理,令病人呼气一口,将尽[②],纳针至八分,觉针沉紧,复退一分,更觉沉紧,仰手转针头向病所,依前循扪其病所,气至病已,随吸而走出针,速按其穴,命之曰补。

《明堂》注云:寒热补泻,假令补冷,先令病人咳嗽一声,得入腠理,复令吹气一口,随吹下针至六七分,渐进肾肝之部[3],停针徐徐,良久[4]复退针一豆许,乃捻针,问病人觉热否?然后针至三四分及心肺之部[5],又令病人吸气先内捻针,使气下行至病所;却外捻针,使气上行,直过所针穴一二寸,乃吸而外捻针出,以手速按其穴,此为补。

病热者,治之以寒,何如?须其寒者,先刺入阳之分,候得气推内至阴之分,后令病人地气入而天气出,谨按生成之息数[6]

足,其病人自觉清凉矣。

病恶寒者,治之以热,何如? 须其热者,先刺入阴之分,候得气徐引针至阳之分,后令病人天气入而地气出,亦谨按生成之息数足,其病人自觉和暖矣。

【校勘】

①四:原无,据《济生拔萃》卷二及《针灸聚英》卷三补。

②将尽:原无,据《济生拔萃》卷二及《针灸聚英》卷三补。

【注释】

[1]仰手:这里指扳倒针柄,将手(心)朝上使针尖向病所。

[2]合手回针:"合手"是与"仰手"相对而言,在将针扳倒已使针尖朝向病所之后,再俯手(亦即合手)将针立起(回针),这样手一仰一合,针便一倒一立,用此法行针,易于引气上行。

[3]肾肝之部:指深部而言。详见本卷《难经》补泻部分。

[4]良久:指间隔一段时间。

[5]心肺之部:指浅部而言。详见本卷《难经》补泻部分。

[6]生成息数:汪机《针灸问对》卷中:"赋言生成息数,不足为生,太过为成。补生泻成,各依脏腑息数。……生成息数者,即手阳九息,足阳十四息,手阴七息,足阴十二息是也。谨按生成息数者,一呼一吸为一息,气行六寸,手足三阳,手九呼而足十四呼,以行卫气,过经四寸。手足三阴,手七吸而足十二吸,以行营血,过经七寸。手三阳经,施针定息,皆用九呼。足三阳经,施针定息,皆用十四呼,呼者使卫气上行也,手三阴经,施针定息,皆用七吸,足三阴经,施针定息,皆用十二吸,吸者使营气下行也"。

【按语】 第一段为泻法,爪切速刺,随咳进针,进入地部再退针到人部与天部之间,得气后针尖向病所,同时要以手循经引气至病所。随呼慢慢出针,不闭针孔。第二段为补法,进针至地部,得气后稍提针,随即倒针向病所,亦需用指循经,引气至病所,随吸出针,速按其穴。取热用的是呼气捻针方法,并引热入病所。

治热病时用凉泻法,要先将针刺阳分(浅层),得气后,再将针推向阴分(深层),以使病人的阴分之气入,而阳分之气出,这是由浅而深的一种方法。治寒病时用热补法,要先将针刺入阴分(深层),得气后再慢慢引(提)针至阳分(浅层),以使病人的阳分之气入,而阴分之气出,这是由深而浅的一种方法。

## 呼吸

[原文] 《素问》注云:按经之旨,先补真气,乃泻其邪也,何以言之? 补法呼尽①内针,静以久留。泻法吸则内针,又静以久留。然呼尽②则次其吸,吸至③则不兼呼,内针之候既同,久留之理复一,则④先补之义,昭然可知。

《拔萃》云:呼不过三,吸不过五。

《明堂》云:当补之时,候气至病所,更用生成之息数,令病人鼻中吸气,口中呼气,内自觉热矣。当泻之时,使气至病所,更用生成之息数,令病人鼻中出气,口中吸气,按所病脏腑之处,内自觉清凉矣。

【校勘】

①尽:原作"则",据《素问》离合真邪论王注及《针灸聚英》卷三改。

②尽:原无,乃沿《针灸聚英》之误。据《素问》离合真邪论王注补。

③至:原无,据《素问》离合真邪论王注及《针灸聚英》卷三补。

④则:原无,据《素问》离合真邪论注及《针灸聚英》卷三补。

【按语】 本段是引《素问》、《济生拔萃》及《明堂》三书中的有关如何用呼吸配合来取热、取凉的部分内容,来阐述针刺配合呼吸的道理。

## 神针八法

[原文] 心无内慕,如待贵宾,心为神也。医者之心,病者之心,与针相随上下。先虑针损,次将针尖含在口内,而令其温,又以左手按摩受疾之穴,如握虎之状,右手捻针,如持无力之刃,是用针之一法也。左捻九而右捻六,此乃住痛之二法也。进针之时,令病人咳嗽而针进,进针之三法也。针沉良久,待内不胀,气不行,照前施之,如气来裹针不下,乃实也,宜左捻而泻其实,如不散,令病人呼气三口,医者用手抓针自散;如针进无滞无胀,乃气虚也,令病人吸气,针宜右捻而补其虚,此补泻之四法也。其泻者有凤凰展翅:用右手大指、食指捻针头,如飞腾之象,一捻一放,此泻之五法也。其补者有饿马摇铃:用右手大指、食指捻针头,如饿马无力之状,缓缓前进则长,后退则短,此补之六法也。如病人晕针,用袖掩之,热汤饮之即醒,补之七法也。如针至深处,而进不能,退不能,其皮上四围起皱纹,其针如生在内,此气实之极也,有苍蝇丛咬之状,四围飞延,用右手食指,向皱纹皮处,离针不远四围前进三下,后退其一,乃泻之八法也。出针时,即扪其穴,此补之要诀。

【按语】 本段定名为"神针八法",它讲的是一套行针的过程。要医生心无内慕,要患者神安志定,继之检针,温针,按穴进针,这是第一法;用龙虎交战(左捻九而右捻六)止痛为第二法;随咳进针为第三法;改变针下的实状与虚状,使谷气至为第四法;凤凰展翅(泻法)为第五法;饿马摇铃(补法)为第六法;晕针者为热汤服之为补,是第七法;解决滞针之法为第八法。以上八法即所谓"神针八法"。在针术中,以"八法"为名者还有"身八法"。(即公孙、内关、后溪、申脉、临泣、外关、列缺、照海。通于八脉会于心、胸、胃、肺、目、颈、喉、肩)、"下手八法"(即杨氏的揣、爪、搓、弹、摇、扪、循、捻)和"复式八法"《金针赋》上记载的烧山火、透天凉、阳中隐阴,阴中隐阳,子午捣臼,进气之诀、留气之诀、抽添之诀）。

四明高氏是指高武而言。四明是浙江省宁波府的别称，以其境内有四明山而得名。高武是宁波人，故称之为四明高氏。《针灸大成》援引了《针灸聚英》卷三补泻与呼吸两项内容，又加入"神针八法"，成为四明高氏补泻的全部内容。但"神针八法"一项不见于《针灸聚英》，也不见于《素难要旨》。《针灸大成》原书此节"神针八法"文字均低一格排，按原书体例疑为注文。

开头一段引用了《素问》遗篇的一个注中的咒语，高氏对此加了"按"，他说："咒法非《素问》本意，补注又为王氏辈为之，未足信，但针工念咒则一心在针，故曰如待所贵，不知日暮也"。这个见解是很精辟的。从这段按语和《针灸聚英》对"呼吸"所加之按语来看，"补泻"与"呼吸"两项内容均非高武的手笔，乃高氏引于他书。本次校释将咒语部分删除。

## 三衢杨氏补泻　　《玄机秘要》

【提要】　本篇是杨继洲的针刺手法。他是从以下三个方面论述的：

一、十二字分次第手法及歌

二、二十四种复式手法

三、下手八法

### 十二字分次第手法及歌

［原文］　一爪切者：凡下针，用左手大指爪甲，重切其针之穴，令气血宣散，然后下针，不伤于荣卫也。

取穴先将爪切深，须教毋外慕其心，

致令荣卫无伤碍，医者方堪入妙针。

二指持者：凡下针，以右手持针，于穴上着力旋插，直至腠理。吸气三口，提于天部，依前口气，徐徐而用。正谓持针者手如握虎,势若擒龙,心无他慕,若待贵人之说也。

持针之士要心雄,势如握虎与擒龙,

欲识机关三部奥,须将此理再推穷。

三口温者:凡下针,入口中必须温热,方可与刺,使血气调和,冷热不相争斗也。

温针一理最为良,口内调和纳穴场,

毋令冷热相争搏,荣卫宣通始得祥。

四进针者:凡下针,要病人神气定,息数匀,医者亦如之,切不可太忙。又须审穴在何部分,如在阳部,必取筋骨之间陷下为真;如在阴分,郄腘之内,动脉相应,以爪重切经络,少待方可下手。

进针理法取关机,失经失穴岂堪施,

阳经取陷阴经脉,三思已定再思之。

五指循者:凡下针,若气不至,用指于所属部分经络之路,上下左右循之,使气血往来,上下均匀,针下自然气至沉紧,得气即泻之故也。

循其部分理何明,只为针头不紧沉,

推则行之引则止,调和血气两来临。

六爪摄者:凡下针,如针下邪气滞涩不行者,随经络上下,用大指爪甲切之,其气自通行也。

摄法应知气滞经,须令爪切勿交轻,

上下通行随经络,故教学者要穷精。

七针退者:凡退针,必在六阴之数,分明三部之用,斟酌不可不诚心着意,混乱差讹,以泻为补,以补为泻,欲退之际,一部一部以针缓缓而退也。

退针手法理谁知,三才诀内总玄机,

一部六阴三气吸,须臾[1]疾病愈如飞。

八指搓者:凡转针如搓线之状,勿转太紧,随其气而用之。若转太紧,令人肉缠针,则有大痛之患。若气滞涩,即以第六摄法切之,方可施也。

> 搓针泄气最为奇,气至针缠莫急移,
>
> 浑如搓线攸攸转,急转缠针肉不离。

九指捻者:凡下针之际,治上大指向外捻,治下大指向内捻。外捻者,令气向上而治病;内捻者,令气至下而治病。如出至人部,内捻者为之补,转针头向病所,令取真气以至病所。如出至人部,外捻者为之泻,转针头向病所,令夹邪气退至针下出也。此乃针中之秘旨也。

> 捻针指法不相同,一般在手两般穷,
>
> 内外转移行上下,邪气逢之疾岂容。

十指留者:如出针至于天部之际,须在皮肤之间留一豆许,少时方出针也。

> 留针取气候沉浮,出容一豆入容侔[2],
>
> 致令荣卫纵横散,巧妙玄机在指头。

十一针摇者:凡出针三部,欲泻之际,每一部摇一次[3],计六摇而已。以指捻针,如扶人头摇之状,庶使孔穴开大也。

> 摇针三部六摇之,依次推排指上施,
>
> 孔穴大开无窒碍[4],致令邪气出如飞。

十二指拔者:凡持针欲出之时,待针下气缓不沉紧,便觉轻滑,用指捻针,如拔虎尾之状也。

> 拔针一法最为良,浮沉涩滑任推详,
>
> 势犹取虎身中尾,此诀谁知蕴锦囊[5]。

总歌曰:

> 针法玄机口诀多,手法虽多亦不过,
>
> 切穴持针温口内,进针循摄退针搓,
>
> 指捻泻气针留豆,摇令穴大拔如梭。
>
> 医师穴法叮咛说,记此便为十二歌。

【注释】

[1]须臾(yú于):瞬间、片刻。

[2]侔(móu 谋):在此作相等讲。《庄子·大宋师》:"畸人者,畸于人而侔于天。"

[3]摇一次:应作摇二次,这才符合三部六次之数。

[4]窒碍:作障碍解。

[5]锦囊:用锦做成的袋子,古人多用以藏文稿或密件。

【按语】 "十二字分次第手法及歌"是杨氏的行针程序,兹表解如下:

杨氏行针和序表解(含针刺手法的具体使用)

| 分次第<br>手法 | 释义 |
|---|---|
| 爪切 | 左手大指爪甲重切欲针之穴,宣散气血,免伤荣卫 |
| 指持 | 右手持针于穴上着力旋插直至腠理,持针要有力如握虎擒龙之势 |
| 口温 | 古用口内温针提高针体温度以易于得气(今已废用) |
| 进针 | 医患均应神气定,息数匀,并要先定穴位以爪切之,以便进针 |
| 指循 | 下针后如气不至则以食、中、无名指头沿经向心摄之,以激发经气 |
| 爪摄 | 如经气不行时,以食、中、无名三指爪甲沿经向心循之,今多与指循合用,来激发经气 |
| 针退 | 穴分天、人、地三部,一部一部,向外缓退 |
| 指搓 | 指搓针而言,要向一个方向连续360°,搓针时如搓线之状,勿转太紧以免肌肉缠针,请参阅《金针赋》按语 |
| 指捻 | 得气后治上大指向外捻(向前捻),治下大指向内捻(向后捻),(以医者右手为准),以使气上行或下行 |
| 指留 | 出针至天部时,在距皮肤豆许处,稍许留针,再出针 |
| 针摇 | 古时主张出针时要摇大针孔,以泻除邪气为泻法,今已不用 |
| 针拔 | 多在留针之后待针下气散,针已轻滑,始拔针 |

这是杨氏行针的程序,今天看来除个别项目如"口温"外,仍然是一套行之有效的方法,是一套完整的行针程序,杨氏把各种重要手法融入行针程序之中,这是学习杨继洲(三衢杨氏补泻)的重要方面

# 二十四种复式手法

## 一、烧山火

[原文] 烧山火,能除寒,三进一退热涌涌,鼻吸气一口,呵五口。

凡用针之时,须捻运入五分之中,行九阳之数,其一寸者,即先浅后深也,若得气,便行运针之道。运者男左女右,渐渐运入一寸之内,三出三入,慢提紧按,若觉针头沉紧,其针插之时,热气复生,冷气自除,未效,依前再施也。

四肢似水最难禁,憎①寒不住便来临,医师运起烧山火,患人时下得安宁。

口诀:烧山之火能除寒,一退三飞病自安,
始是五分终一寸,三番出入慢提看。

## 二、透天凉

[原文] 透天凉,能除热,三退一进冷冰冰,口吸气一口,鼻出五口。

凡用针时,进一寸内,行六阴之数,其五分者,即先深后浅也。若得气,便退而伸之,退至五分之中,三入三出,紧提慢按,觉针头沉紧,徐徐举之,则凉气自生,热病自除;如不效,依前法再施。

口诀:一身浑似火来烧,不住时②时热上潮,
若能加入清凉法,须臾热毒自然消。

【校勘】

①憎:原作"增",据《针灸聚英》卷四下改。
②时:原作"之",据《针灸聚英》卷四下改。

【按语】 烧山火与透天凉是复式手法中最重要的内容,也是复式手法的代表。最早见于 1439 年泉石心所著的《金针赋》。往上追溯,这种凉热手法在《内经》中就有所论及。金元之际的窦汉卿说:"动退空歇,迎夺右而泻凉、推内进搓,随济左而补暖",说的也是凉热手法。窦氏《针经指南》中还专设了"寒热补泻"。但把此法名为烧山火与透天凉,则是始于《金针赋》。仅这两种手法的研究近年来有很大进展,其术式已有多种。实践证明,这两种方法是可以重复而且是行之有效的。现将杨氏烧山火、透天凉术式归纳如下表:

|  | 烧山火 | 透天凉 |
| --- | --- | --- |
| 补泻 | 补 | 泻 |
| 术式 | ①三进一退<br>②慢提紧按<br>③先浅后深<br>④行九阳数<br>⑤呼吸配合<br>⑥三出三入 | ①三退一进<br>②紧提慢按<br>③先深后浅<br>④行六阴数<br>⑤呼吸配合<br>⑥三入三出 |
| 目的及应用 | 取热　温阳,治疗寒证 | 取凉　泻热,治疗热证 |

### 三、阳中隐阴

[原文] 阳中隐阴,能治先寒后热,浅而深。

凡用针之时,先运入五分,乃行九阳之数,如觉微热,便运一寸之内,却行六阴之数以得气,此乃阳中隐阴,可治先寒后热之症,先补后泻也。

先寒后热身如疟,医师不晓实和弱,叮咛针要阴阳刺,祛除寒热免灾恶。

口诀:阳中隐个阴,先寒后热人,

五分阳九数,一寸六阴行。

### 四、阴中隐阳

[原文] 阴中隐阳,能治先热后寒,深而浅。

凡用针之时,先运一寸,乃行六阴之数,如觉病微凉,即退至五分之中,却行九阳之数以得气,此乃阴中隐阳,可治先热后寒之症,先泻后补也。

补者直须热至,泻者直待寒侵,犹如搓线,慢慢转针,法在浅则当浅,法在深则当深,二者不可兼而紊乱也。

口诀:先热后寒如疟疾,先阴后阳号通天,

针师运起云雨泽,荣卫调和病自痊。

【按语】 阳中隐阴是一种先补后泻手法,因本法是以补为主,补中有泻,故名阳中隐阴。这个方法的要点是在同一穴中在人部行烧山火,后在地部行透天凉,这是一种混合手法。

阴中隐阳是一种先泻后补的手法,因其法是以泻为主,泻中有补,故名阴中隐阳,此法的要点是在同一穴中先在地部行透天凉,后在人部行烧山火,也是一种混合手法。请参阅下表:

|  | 阳中隐阴 | 阴中隐阳 |
|---|---|---|
| 补泻 | 先补后泻 | 先泻后补 |
| 术式 | ①先进针五分,紧按慢提行九阳数,得热<br>②再进针达一寸,慢按紧提行六阴数,得凉 | ①先针入一寸,慢按紧提行六阴数,得凉<br>②再退至五分,紧按慢提行九阳数,得热 |
| 临床应用 | 用于先寒后热,或虚中夹实之证 | 用于先热后寒,或实中夹虚之证 |

### 五、留气法

[原文] 留气法,能破气,伸九提六。

凡用针之时,先运入七分之中,行纯阳[1]之数,若得气,便深刺一寸中,微伸提之,却退至原处;若未得气,依前法再行,可治瘕瘕气块之疾。

　　疝癖癥瘕疾宜休,却在医师志意求,指头手法为留气,身除疾痛再无忧。

　　　　口诀:留气运针先七分,纯阳①得气十分深,

　　　　　　　伸时用九提时六,癥瘕消溶气块匀。

　　**六、运气法**

　　[原文]　运气法,能泻,先直后卧。

　　凡用针之时,先行纯阴[2]之数,若觉针下气满,便倒其针,命患人吸气五口,使针力至病所,此乃运气之法,可治疼痛之病。

　　运气行针好用工,遍身疼痛忽无踪,此法密传堪济世,论金宜值万千钟。

　　　　口诀:运气用纯阴,气来便倒针,

　　　　　　　令人吸五口,疼痛病除根。

　　**七、提气法**

　　[原文]　提气法,提气从阴微捻提,冷麻之症一时除。

　　凡用针之时,先从阴数,以觉气至,微捻轻提其针,使针下经络气聚,可治冷麻之症。

　　　　口诀:提气从阴六数同,堪除顽痹有奇功,

　　　　　　　欲知奥妙先师诀,取次机关一掌中。

　　**八、中气法**

　　[原文]　中气法,能除积,先直后卧,泻之。

　　凡用针之时,先行运气之法,或阳或阴,便卧其针,向外至痛疼,立起其针,不与内气回也。[3]

　　若关节阻涩,气不通者,以龙虎大段之法,通经接气,驱而运之,仍以循摄切摩,无不应矣。又按扪摩屈伸,导引之法而行。

　　　　口诀:中气须知运气同,一般造化两般功,

　　　　　　　手中运气叮咛使,妙理玄机起瘨癃。

**【校勘】**

①阳:原作"阴",据文义改,与下"行纯阳之数"文合。

**【注释】**

[1]纯阳:此处指九阳之数。

[2]纯阴:此处指六阴之数。

[3]不与内气回也:意思是不使进入之气随针而出。

**【按语】**

留、运、提、中四法就是讲究针下气的,现归纳如下表:

| | 留气法 | 运气法 | 提气法 | 中气法 |
|---|---|---|---|---|
| 术式 | ①先针入七分,行九阳数,紧按慢提九次,得气<br>②再深刺一寸,微伸提行六阴数,慢按紧提六次<br>③退至原处,未得气再施针 | ①针入行六阴数慢按紧提六次,得气<br>②扳倒针头朝向病所,令病人吸气五口<br>③使气至病所 | ①针入行六阴数,紧提慢按六次,得气<br>②微捻轻提其针,使针下气聚 | ①先行运气法,或阳(紧按慢提九次先补),或阴(慢按紧提六次先泻)<br>②卧针使气至病所<br>③扶起针身直刺,留针片刻<br>④反复操作 |
| 要领 | 先七分大补阳气,后三分小泻阴气 | 先提插以泻外邪,后引气(至病所)以除壅滞 | 先泻邪气出,后补谷气至 | 先直后卧,提插行气,推针使气往,引针使气来 |
| 临床应用 | 治癥瘕疬癖 | 治疼痛 | 治冷麻 | 除积聚 |

### 九、苍龙摆尾

[原文]　或用补法而就得气,则纯补;补法而未得气,则用泻,此亦人之活变也。

凡欲下针之时,飞气至关节去处,便使回拨者,将针慢慢扶之,如船之舵,左右随其气而拨之,其气自然交感,左右慢慢拨动,周身遍体,夺流不失其所矣。

苍龙摆尾气交流,气血夺来遍体周,任君体有千般症,一插须教疾病休。

　　　　口诀:苍龙摆尾行关节,回拨将针慢慢扶,

　　　　　　　一似江中船上舵,周身遍体气流普。

### 十、赤凤摇头

[原文]　凡下针得气,如要使之上,须关其下,要下须关其上,连连进针,从辰至巳,退针,从巳至午,拨左而左点,拨右而右点,其实只在左右动,似手摇铃,退方进圆[1],兼之左右,摇而振之。

　　　　口诀:针似船中之橹[2],犹如赤凤摇头,

　　　　　　　辨别迎随逆顺,不可违理胡求。

### 十一、龙虎交战　　三部俱一补一泻

[原文]　凡用针时,先行左龙则左捻,凡得九数,阳奇零也。却行右虎则右捻,凡得六数,阴偶对也,乃先龙后虎而战之,以得气补之,故阳中隐阴,阴中隐阳,左捻九而右捻六,是亦住痛之针,乃得返复之道,号曰龙虎交战,以得邪尽,方知其所,此乃进退阴阳也。

青龙左转九阳宫,白虎右旋六阴通,返复玄机随法取,消息阴阳九六中。

　　　　口诀:龙虎交争战,虎龙左右施,

　　　　　　　阴阳互相隐,九六住疼时。

### 十二、龙虎升降

[原文]　凡用针之法,先以右手大指向前捻之,入穴后,以

左手大指向前捻,经络得气行,转其针向左向右,引起阳气。按而提之,其气自行,如气未满,更依前法再施。

　　　　口诀:龙虎升腾捻妙法,气行上下合交迁,

　　　　　　依师口诀分明说,目下教君疾病痊。

**【注释】**

　　[1]退方进圆:指在摇针向前时,要将针成半圆形,由左下摇着进至右上方成"⟮"形;向右摇着退针时,由右上方退至左下方,如"⌐⏌"形。

　　[2]橹:行船的工具,比桨长而大,安在船梢或船旁用人摇。本处形容摇针似摇橹之状。

**【按语】** 当针感传至关节时是较难通过的,而在临床上,又多用肘膝以下的五腧穴治疗脏腑病。为了达到气至病所的目的,如何使针感(即针下气)通过关节这就成为针灸医生所注意的问题了。《金针赋》里提出龙、虎、龟、凤四法为通经接气之法,曰:"若关节阻涩,气不过者,以龙、虎、龟、凤通经接气大段之法,驱而运之,仍以循摄爪切,无不应矣"。《针灸大成》在此段援引了《金针赋》的龙虎两法,以为通经接气之用。而在通经接气方法中去掉了苍龟探穴法和赤凤迎源法。现将青龙摆尾和赤凤摇头两法以及住痛移疼的龙虎交战手法与上下行气的龙虎升降手法归纳如下表:

| | 苍龙摆尾 | 赤凤摇头 | 龙虎交战 | 龙虎升降 |
|---|---|---|---|---|
| 术式 | ①得气<br>②运气至关节<br>③将针扳倒<br>④左右慢慢拨动 | ①得气<br>②关闭经之一端(向上者按下,向下者按上)<br>③进圆退方 | ①行苍龙摆尾法,左捻针九阳数<br>②行白虎摇头法,右捻针六阴数<br>③得气用补法 | ①右手大指捻入穴<br>②用左手大指向前捻<br>③得气后,捻针向左向右,引阳气按而出之 |
| 特点 | 慢拨 | 快摇 | 左捻九<br>右捻六 | 捻插捻提<br>左右交互 |

### 十三、五脏交经

[原文] 凡下针之时,气行至溢,须要候气血宣散,乃施苍龙左右拨之可也。

五行定穴分经络,如船解缆[1]自通亨,必在针头分造化,须交气血自纵横[2]。

　　　　口诀:五脏交经须气溢,候他气血散宣时,
　　　　　　　苍龙摆尾东西拨,定穴五行君记之。

### 十四、通关交经

[原文] 通关[3]交经,苍龙摆尾,赤凤摇头,补泻得理。

先用苍龙摆尾,后用赤凤摇头,运入关节之中,后以补则用补中手法,泻则用泻中手法,使气于其经便交。

　　　　口诀:先用苍龙来摆尾,后用赤凤以摇头。
　　　　　　　再行上下八指法,关节宣通气自流。

### 十五、膈角交经

[原文] 膈角交经,相克相生。

凡用针之时,欲得气相生相克者,或先补后泻,或先泻后补,随其疾之虚实,病之寒热,其邪气自泻除,真气自补生。

　　　　口诀:膈角要相生,水火在君能,
　　　　　　　有症直在取,无病手中行,
　　　　　　　仰卧须停稳,法得气调均,
　　　　　　　飞经疗入角,便是一提金[4]。

### 十六、关节交经

[原文] 关节交经,气至关节,立起针来,施中气法。

凡下针之时,走气至关节去处。立起针,与施中气法纳之可也。

　　　　口诀:关节交经莫大功,必令气走纳经中,
　　　　　　　手法运之三五度,须知其气自然通。

**【注释】**

[1]缆:此指拴船的缆绳。

[2]纵横:本处指横向、纵向运行的气血。

[3]通关:即通过关节。

[4]一提金:指一定数量的金子。提,一种舀取液体的用器。此指收到较佳的疗效而言。

**【按语】** 当行针中出现经气满溢时,施苍龙摆尾之术,即可使其气血宣散,这种方法叫五脏交经。为了使感传通过关节与其经相交,可在一穴中先用浅而慢拨之苍龙摆尾手法,后用深而快摇的赤凤摇头(白虎摇头)手法,此法叫通关交经。膈角交经是用五行生克关系来定补泻的一种针法。而关节交经则是使气至关节处然后行中气法的一种针法。这些方法的共同之点就是全都要使针下气与经相交,使针下气按经络循行的方向传导,这里的核心是得气与行气。将此四法归纳如下表:

| | 五脏交经 | 通关交经 | 膈角交经 | 关节交经 |
|---|---|---|---|---|
| 术式 | 在行针中经气满溢时<br>①用五行法定穴<br>②用苍龙摆尾法行针 | ①先用苍龙摆尾<br>②次用赤凤摇头<br>③将经气运入关节<br>④当补则补当泻则泻 | ①病人仰卧,气息调匀<br>②按五行生克关系取穴<br>③使针下气传开 | ①针刺得气<br>②使气至关节处<br>③将针立起<br>④行中气法 |
| 特点 | 先按子母关系配穴,后用青龙摆尾法行气 | "龙"、"凤"两法交替使用,以使气血通关 | 按五行生克法配穴 | 使气至关节而不回流 |
| 目的 | 使气血宣散 | 使气与经相交 | 泻邪气补真气 | 使气至关节 |

### 十七、子午补泻总歌

[原文] 凡用针者,若刺针时,先用口温针,次用左手压穴,

其下针之处,弹而努之,爪而下之,扪而循之,通而取之,却令病人咳嗽一声,右手持针而刺之,春夏二十四息,秋冬三十六息,徐出徐入,气来如动脉之状,针下微紧,留待气至后,宜用补泻之法若前也。

动与摇一例,其中不一般,动为补之气,摇为泻即安。

口诀:初则须弹针,爪甲切宜轻,

泻时甚切忌,休交疾再侵。

### 十八、子午捣臼

[**原文**] 子午捣臼法治水蛊膈气。

子午捣臼,上下针行,九入六出,左右不停。

且如下针之时,调气得均,以针行上下,九入六出,左右转之不已,必按阴阳交道,其症即愈。

口诀:子午捣臼是神机,九入六出会者稀。

万病自然合大数,要交[1]患者笑嘻嘻。

### 十九、子午前后交经换气歌

[**原文**]

口诀:子后要知寒与热,左转为补右为泻,

提针为热插针寒,女人反此要分别,

午后要知寒与热,右转为补左为泻,

顺则为左逆为右,此是神仙真妙诀。

### 二十、子午补泻歌

[**原文**]

口诀:每日午前皮上揭,有似滚汤煎冷雪,

若要寒时皮内寻,不枉交君皮破裂。

阴阳返复怎生知? 虚实辨别临时决①,

针头如弩似发机,等闲休与非人说。

### 二十一、子午倾针

[**原文**] 子午倾针,要识脉经,病在何脏,补泻法行。

凡欲下针之时,先取六指之诀,须知经络,病在何脏,用针依前补泻,出入内外,如有不应者何也? 答曰:一日之内,有阴有阳,有阳中隐阴,有阴中隐阳,有日为阳,夜为阴,子一刻一阳生,午一刻一阴生,从子至午,故曰:子午之法也。

　　　　口诀:左转为男补之气,右转却为泻之记①,

　　　　　　女人反此不为真,此是阴阳补泻义。

　　　　　　热病不瘥泻之须,冷病缠身补是奇,

　　　　　　哮吼气来为补泻,气不至时莫急施。

　　补:随其经脉纳而按之,左手闭针穴,徐出针而疾按之。泻:迎其经脉动而伸之,左手开针穴,疾出针而徐入之。经曰:随而济之,是为之补。迎面夺之,是为之泻。《素问》云:刺实须其虚者,留针待阴气至,乃去针也。刺虚须其实者,留针待阳气备,乃去针也。

**【校勘】**

①决:原作"诀",据文义改。

**【注释】**

[1]交:通教。岑参《叹白发》诗:"白发生偏速,交人不奈何。"

**【按语】**　在复式手法里,有关子午补泻共列举五项。前四项虽然名之为子午补泻,但实际上都是一般的手法,只不过是各有所侧重而已。"总歌"叙述的是一般进针法,强调了"动"为补,"摇"为泻。"子午捣臼法",强调了九入六出的提插方法。"交经换气歌"强调要根据寒热的不同,男女的互异而使用转针补泻手法。此男女互异之说,明代的汪机就反对。如果据此来论寒热手法,则手法就无规律可言。"子午补泻歌"强调要根据寒热虚实来决定补泻之法。最后一项"子午倾针"中谈的才是有关子午方面的内容。

在金元时期,子午流注之法盛行,受这方面影响,在针灸内容中许多东西常常和"子午"二字相连,这些手法的命名,可能与此有关。

### 二十二、脏腑阴阳,呼吸内外,捻针补泻手法

[原文] 十二经络之病,欲针之时,实则泻之,虚则补之,热则疾之,寒则留之,陷则灸之,不虚不实,以经取之。经云:虚则补其母而不足,实则泻其子而有余,当先补而后泻。假令人气在足太阳膀胱经,虚则补其阳,所出为井,属金,下针得气,随而济之,右手取针,徐出而疾扪之,是谓补也。实则泻其阳,所注为俞,属木,下针得气,迎而夺之,左手开针穴,疾出针而徐扪之,是谓之泻也。

　　　　口诀:外捻随呼补脏虚,吸来里转泻实肥,
　　　　　　六腑病加颠倒用,但依呼吸病还除。
　　　　　　女人补虚呵内转,吸来外转泻实肥,
　　　　　　依经三度调病气,但令呼吸莫令疏。
　　　　　　男子补虚呵外转❨,吸来内转泻实肥❩,
　　　　　　女人补虚呵内转❩,吸来外转泻实肥❨。

### 二十三、进火补

[原文] 进火补,初进针一分,呼气一口,退三退,进三进,令病人鼻中吸气,口中呼气三次,把针摇动,自然热矣。如不应,依前导引。

### 二十四、进水泻

[原文] 进水泻。初进针一分,吸气一口,进三进,退三退,令病人鼻中出气,口中吸气三次,把针摇动,自然冷矣。如不应,依前导引之;再不应,依生成息数,按所病脏腑之数,自觉冷热应手。

【按语】 进火与进水也是冷热手法的一种,是由提插、呼吸、开阖等术式组合而成,但与其他烧山火、透天凉手法相比,刺激量较轻,热或凉感也多是产生在局部。将术式归纳如下表:

| | 进火补 | 进水泻 |
|---|---|---|
| 术式 | ①先进针一分<br>②病人呼气一口<br>③分三部行手法，每部退三退，进三进，鼻吸气口呼气三次<br>④摇针 | ①先进针一分<br>②病人吸气一口<br>③分三部行手法，每三部进三进，退三退，鼻呼气口吸气三次<br>④摇针 |
| 目的 | 取 热 | 取 凉 |

注：1—24之序号及标题均为本书所加，以兹醒目。

# 下手八法口诀

[原文] 揣：揣而寻之。凡点穴，以手揣摸其处，在阳部筋骨之侧，陷者为真。在阴部郄腘之间，动脉相应。其肉厚薄，或伸或屈，或平或直，以法取之，按而正之，以大指爪切掐其穴，于中庶得进退，方有准也。《难经》曰：刺荣毋伤卫，刺卫毋伤荣。又曰：刺荣无伤卫者，乃掐按其穴，令气散，以针而刺，是不伤其卫气也。刺卫无伤荣者，乃撮起其穴，以针卧而刺之，是不伤其荣血也。此乃阴阳补泻之大法也。

爪：爪而下之，此则《针赋》曰：左手重而切按，欲令气血得以宣散，是不伤于荣卫也。右手轻而徐入，欲不痛之因，此乃下针之秘法也。

搓：搓而转者，如搓线之貌，勿转太紧，转者左补右泻，以大指次指相合，大指往上，进为之左；大指往下，退为之右，此则迎随之法也。故经曰：迎夺右而泻凉，随济左而补暖。此则左右补泻之大法也。

弹：弹而努之，此则先弹针头，待气至，却退一豆许，先浅而后深,自外推内,补针之法也。

摇:摇而伸之,此乃先摇动针头,待气至,却退一豆许,乃先深而后浅,自内引外,泻针之法也。故曰:针头补泻。

扣:扣而闭之。经曰:凡补必扣而出之,故补欲出针时,就扣闭其穴,不令气出,使血气不泄,乃为真补。

循:循而通之。经曰:凡泻针,必以手指于穴上四旁循之,使令气血宣散,方可下针,故出针时,不闭其穴,乃为真泻。此提按补泻之法,男女补泻,左右反用。

捻:捻者,治上大指向外捻,治下大指向内捻。外捻者令气向上而治病,内捻者令气向下而治病。如出针,内捻者令气行至病所,外捻者令邪气至针下而出也。此下手八法口诀也。

【按语】 "下手八法"是杨继洲的八个单手式手法,是单式手法中常用的。其中"揣法"是杨氏提出来的。其他几种皆见于窦汉卿的十四法。"揣"法是对十四法中"切"的深化,是对十四法非常重要的补充,其他七法则是十四法中的重点。揣、爪、循、摄结合为用,是一种联动激发经气的有效方法。用于通关过节,每每有卓效,就是《金针赋》上所说:"必以循、摄、爪、切无不应矣,此通仙之妙"。在临床使用时先是用"揣"法找准欲刺的腧穴,然后立即用爪甲掐穴(宜散气血,标定穴位),"揣"是第一次激发经气,"爪"则是第二次激发,然后迅速进针,这是第三次激发,继之在欲使经气传导的经上循(指头)摄(指甲)并以叩击形式出现,这是第四次激发。经过四度激发起的经气,就会向所欲传导的方向传出,要注意每次激发的强度要合适,间隔的时间要合适。"揣"在这样联动激发中,是起了领军作用的。揣准穴位是这一联动激发经气的基础。

杨继洲在针刺手法方面有独到之处,他能三针治愈赵文炳的痿痹之疾,以及他医案中的一些卓见功效的证例都反映出杨氏在针刺手法上的高明之处。杨氏的针刺手法固然也和明末的

### 杨氏下手八法

| 名称 | 方法及用途 | 今释 |
| --- | --- | --- |
| 揣 | 以指头寻找腧穴,边用力激发经气 | 找腧穴区域内敏感点 |
| 爪 | 找到穴位后立即用爪甲掐穴 | 宣散气血,标定穴位 |
| 搓 | 以右手拇指指腹与食指桡侧相合,拇指尖向前,食指尖向后,向同一方向连续360°搓针,状如搓线,勿转太紧 | 搓针取气,气满则针自摇 |
| 弹 | 先弹针头,然后自外向内推针 | 催动经气,调控经气亦用于弹针进针 |
| 摇 | 摇针待气,"苍龙摆尾"是浅而大摇之法,"白虎摇头"是深而小摇之法 | 用于通经接气,使经气通过关节 |
| 扪 | 出针后以指扪闭其穴,使血不出,使气勿泄 | 用于出针后扪穴以防出血 |
| 循 | 以食、中、无名指三指指腹于经上穴上循之(多与摄并用),以激发经气,使经气循经而行,故曰循而通之 | 多以循摄并用,沿经叩击以激发经气 |
| 捻 | 拇指、食指相合捻针,针体转动不得超过180°。进针时边捻边向下用力,治上时,拇、食指向前捻,气可上行;治下时,拇指向后捻,气可下行 | 用于进针、行针、调气等 |

其他针灸名家一样,是在历代名家针法的基础上结合自己的经验而形成的,但和各家的针刺手法相比,就可以看出,杨氏有关针刺手法的论述系统性强、分类清楚、方法全面,资料也完整。

# 生 成 数 《聚英》

[原文] 天一生水,地六成之。地二生火,天七成之。天三生木,地八成之。地四生金,天九成之。天五生土,地十成之[1]。

【注释】

[1]天一生水……地十成之:天地之气各有五,按顺序是天一、地二、天三、地四、天五、地六、天七、地八、天九、地十。与五行之配属一为水(天数)、二为火(地数)、三为木(天数)、四为金(地数)、五为土(天数),这些都是生数;六、七、八、九、十则为成数。将六与一相合就是天一生水,地六成之;依同样方法,地二生火,天七成之;天三生木,地八成之,地四生金,天九成之;天五生土,地十成之。这是一个天地配一个地数,一个生数配一个成数,一个奇数配一个偶数的配合方法。

【按语】 河图之数,就是天地阴阳生成五行之数。一、二、三、四、五为五行的阴阳生数,六、七、八、九、十为五行的阴阳成数。

生数的计算法是以十二月分阴阳,则一年为六阴六阳。夏至一阴生,故以五月为一阴,六月为二阴,七月为三阴,八月为四阴、九月为五阴、十月为六阴。冬至一阳生,故以十一月为一阳,十二月为二阳,一月为三阳,二月为四阳,三月为五阳,四月为六阳。十一月冬至日为阳来(阴往),冬属水,故以一阳数为水的生数;五月夏至日为阴进(阳退),夏属火,故以六月的二阴数为火的生数。一月属春木,正当三阳数为木的生数。八月属金,正当四阴数,故以四阴数为金的生数。土旺于四季而以季春为首,季春为三月,三月正当五阳之数,故以五阳数为土之生数。

成数的计算法是水数一得土数五则为六,故以六为水之成数。火数二得土数五则为七,故以七为火之成数。木数三得土数五则为八,故以八为木之成数。金数四得土数五则为九,故以九为金之成数。土数为五,再加五则为十,故以十为土之成数。

这是源于《素问》土常以生的道理,以水、火、木、金、土五行均成于土数之五而计算的。

## 经络迎随①设为问答　　《杨氏》

【提要】　本篇是杨继洲在经络理论和针刺手法等方面的经验总结。文中提出了三十六个问题,并以问答形式进行了阐述,这也是杨氏在针刺手法方面的精华。其中有迎随、子午、候气、呼吸、徐疾、刺剂、久速、从荣取气、从卫置气、经络功能、顺逆相反、针头补泻、寒热虚实、穴在骨所、补泻得宜、经穴流注、八法流注等内容。

[原文]　问:经脉有奇经八脉。

《难经》云:脉有奇经八脉者,不拘于十二经,何谓也? 然,有阳维,有阴维,有阳跷、有阴跷、有冲、有任、有督、有带之脉,凡此八脉,皆不拘于经,故曰:奇经八脉也。经有十二,络有十五,凡二十七气相随上下,何独不拘于经也。然,圣人图设沟渠,通利水道,以备不虞②[1],天雨降下,沟渠溢满,当此之时,霶霈[2]妄行,圣人不能复图也。此络脉满溢,诸经不能复拘也。

【校勘】
①经络迎随:原无,据《针灸大成》目录补。
②虞:原作"然",从《难经校释》、据《脉经》改。

【注释】
[1]不虞(yú 于):不测。虞,预料、预测。《诗·大雅·抑》:"谨尔候度,用戒不虞。"
[2]霶霈(pāng 乓 pèi 沛):形容雨势之大。扬雄《甘泉赋》:"云飞扬兮雨霶霈。"

【按语】　本段用取类比象的方法阐述了奇经八脉的功用。认为十二正经的气血满溢时,可流向奇经,用奇经八脉与十二正经相配合,来调节人身之气血,使之经常处于平衡状态,以维持人体的正常生理功能。本难所引用的内容为《难经》第二十七难。

[原文] 问:迎随之法。

经曰:随而济之是为补,迎而夺之是为泻。夫行针者,当刺之时,用皮钱[1]擦热针,复以口温针热,先以左手爪,按其所刺荥俞之穴,弹而努之,爪而下之,扪而循之,通而取之,令病人咳嗽一声,右手持针而刺之。春夏二十四息,先深后浅(其浅深之故,注《标幽赋》内),秋冬三十六息,先浅后深,徐徐而入,气来如动脉之状,针下轻滑。未得气者,若鱼之未吞钩,既吞得气,宜用补泻。补,随其经脉,推而按内之,停针一二时,稍久,凡起针,左手闭针穴,徐出针而疾按之。泻,迎其经脉,提而动伸之,停针稍久,凡起针,左手开针穴,疾出针而徐按之。补针左转,大指努出[2];泻针右转,大指收入[3]。补者先呼后吸,泻者先吸后呼。疼痛即泻,痒麻即补。

**【注释】**

[1]皮钱:这里是指用兽皮制成古铜钱大小圆形的皮块。用以温针。

[2]大指努出:指大指向前捻针。

[3]大指收入:指大指向后捻针。

**【按语】** 本段从温针开始,叙述了一个完整的进针与进针后行补泻的全过程,在进针前要求做到在穴上弹努,在经上循按,爪切其穴,随咳进针。由于季节的不同,行针息数及针刺深浅也应有所差异。原则上是春夏刺浅,秋冬刺深。在论及了得气问题之后,详细的阐述了迎随之法。现归纳如下表:

| | 迎随 | 提插 | 转针方向 | 大指方向 | 呼吸 | 临床应用 | 留针时间 | 出针 | 左手 |
|---|---|---|---|---|---|---|---|---|---|
| 补 | 随其经脉 | 推而内之 | 左 | 努出 | 先呼后吸 | 痒麻之症 | 1~2时 | 徐出而疾按 | 闭针孔 |
| 泻 | 迎其经脉 | 提而动伸 | 右 | 收入 | 先吸后呼 | 疼痛之症 | 稍久 | 疾出而徐按 | 开针孔 |

　　"迎随"始见于《内经》,《灵枢·九针十二原》:"迎而夺之,随而济之"。《灵枢·小针解》:"迎而夺之者,泻也;随而济之者,补也"。《灵枢·终始》:"泻者迎之,补者随之"。《难经·七十二难》:"所谓迎随者,知荣卫之流注,经脉之往来也,随其顺逆取之,故曰迎随"。

　　宋·丁德用《难经补注》:"凡气始至而用针取之,名曰迎而夺之;其气流注终而内针,出而扪其穴,名曰随而济之"(用针取气为迎,扪穴为随)。

　　又"补其母,亦名随而济之;泻其子,亦名迎而夺之",又"随呼吸出内针亦名迎随也"(补母泻子及呼吸均为迎随)。

　　元·滑寿《难经本义》:"迎随之法,补泻之道也"(补泻是迎随)。

　　元·杜思敬《济生拔萃》:"随呼吸出内亦名迎随也"(呼吸为迎随)。

　　张洁古:"呼吸出内,亦名迎随也"(呼吸为迎随)。

　　马元台:"徐疾补泻,亦名迎随"(徐疾为迎随)。

　　汪机:"迎随即提按"(提按为迎随)。

　　杨继洲:"捻转补泻,是迎随之法也"(捻转是迎随)。从《内经》上看"迎随"是对"补泻"的一种解释,而非具体的方法。到《难经》时就有意往方法上靠,后世许多《难经》注家所提出的,如"十二经生克制约迎随补泻法"、"十二经流注时刻迎随补泻法"、"十二经深浅顺逆迎随补泻法"等。张璧(云岐子)提出了"云岐子论经络迎随补泻法",他讲:"凡用针顺经而刺之为补,迎经而刺为泻,故迎而夺之,安得无虚,随而济之,安得无实。此谓迎随补泻法也。"《图注难经》的作者明·张世贤予以发挥:"手足三阳,手走头而头走足;走足三阴,足走腹而胸走手,此乃经脉往来规定。凡欲泻者,用针芒朝其经脉所来之处,迎其气之方来未盛乃逆针以夺其气,是谓之随;凡欲泻者,用针芒朝其经脉所去之路,随其气之方去未虚,乃顺针以济其气,是谓之随。"明·汪机早就对此提出了异议:"迎者,迎其气之方来而未盛也,泻之以遏其冲,何尝以逆其经为迎;随者,随其气之方往而将虚也,补之以助其行,何尝以顺其经为随。所言若是,则其荒诞可知矣,岂可示法于人哉"。张世贤,字天成,宁波人,是明正德年间一位内科医生。《四库全书提要》评他的《图注难经》时说:"不必待图始解者,亦强足其数,稍为冗赘,其注亦循文敷衍,未造深微"。从临床实践上看张氏针芒朝向之说是无法用之于治病的,这是一种理论上的误导。我们认为还是以《内经》上的解释为对,"迎随"是对"补泻"的一种说明,而不是一种具体的操作方法。

[原文] 问:补针之要法。

答曰:补针之法,左手重切十字缝纹,右手持针于穴上,次令病人咳嗽一声,随咳进针,长呼气一口,刺入皮三分。针手经络者,效春夏停二十四息;针足经络者,效秋冬停三十六息。催气针沉行九阳之数,捻九撅九,号曰天才。少停呼气二口,徐徐刺入肉三分,如前息数足,又觉针沉紧,以生数行之,号曰人才。少停呼气三口,徐徐又插至筋骨之间三分,又如前息数足,复觉针下沉涩,再以生数行之,号曰地才。再推进一豆,谓之按,为截、为随也。此为极处,静以久留,却须退针至人部,又待气沉紧时,转针头向病所,自觉针下热,虚羸痒麻,病势各散,针下微沉后,转针头向上,插进针一豆许,动而停之,吸之乃去,徐入徐出,其穴急扪之。岐伯曰:下针贵迟,太急伤血,出针贵缓,太急伤气,正谓针之不伤于荣卫也。是则进退往来,飞经走气,尽于斯矣。

【按语】 本问阐述了用针行补法的要领,强调留针的息数。手经要 24 息,足经要 36 息,还要求留针的时间必须足够。并提倡用天、人、地三才法在三部行针,还指出三层的固定部位(天部在皮下,人部在肉、地部在筋骨)。本问中提出的行九阳数时要"捻九撅九"的方法,这在单式手法里还是仅此一家的。"撅"的方法是针呈 45°角刺入顺着针下气传出的方向将针尖朝向病所,然后一次一次地向后扳针柄,在扳针柄的同时针尖要向前撅。如此扳九次即为"撅九"。

[原文] 问：泻针之要法。

凡泻针之法，左手重切十字纵纹三次，右手持针于穴上，次令病人咳嗽一声，随咳进针，插入三分，刺入天部，少停直入地部，提退一豆，得气沉紧，搓捻不动，如前息数尽，行六阴之数，捻六撅六，吸气三口回针，提出至人部，号曰地才。又待气至针沉，如前息数足，以成数行之，吸气二口回针，提出至天部，号曰人才。又待气至针沉，如前息数足，以成数行之，吸气回针，提出至皮间，号曰天才。退针一豆，谓之提，为担、为迎也。此为极处，静以久留，仍推进人部，待针沉紧气至，转针头向病所，自觉针下冷，寒热痛痒，病势各退，针下微松，提针一豆许，摇而停之，呼之乃去，疾入徐出，其穴不闭也。

【按语】 用针行泻法的要领，也是注重得气和息数。要用三部行针，捻六、撅六，配合呼吸，侧重于提针，要求气至病所和针下出现冷感。

从上述两法，均可以看出，杨氏是把"截法"与"随"并论，"担法"与"迎"并论的。是把"截"作为补法，把"担"作为泻法。请参阅本书卷二《拦江赋》按语。

[原文] 问：经络。

答曰：经脉十二，络脉十五，外布一身，为血气之道路也。其源内根于肾，乃生命之本也。根在内而布散于外，犹树木之有根本，若伤其根本，则枝叶亦病矣。苟邪气自外侵之，伤其枝叶，则亦累其根本矣。或病发内生，则其势必然，故言五脏之道，皆出经隧，以行血气，经为正经，络为支络，血气不和，百病乃生。但一经精气不足，便不和矣。故经曰：邪中于阳，则溜于经，自面与颈，则下阳明；自项与背，则下太阳；自颊与胁，则下少阳。邪中于阴，则溜于腑，自四末臂胻[1]始，而入三阴，脏气实而不能容，故还之于腑。腑者，谓胆、胃、膀胱、大小肠也，故刺各有其道焉。针下察其邪正虚实以补泻之，随其经脉荣卫以迎随之，其道皆不有违也。凡中外之病,始自皮肤,血脉相传,内连腑脏,则四肢九窍,壅塞不通,内因之病,令气盛衰,外连经络,则荣卫倾移,上下左右,虚实生矣。经云:风寒伤形,忧恐忿怒伤气,气伤脏乃病脏,寒伤形乃应形,风伤筋乃应筋,此形气内外之相应也。

外具阴阳:筋骨为阴,皮肤为阳。内具阴阳:五脏为阴,六腑为阳。

**【注释】**

[1]四末臂胻:指上肢的肘以下,腕以上部分和下肢的小腿部的内侧部分。四末,即四肢。

**【按语】** 本段讨论了经络的功能,提出经络是气血运行的道路,气血不和则百病易生,而一经出现精气不足就可以影响到全身。不论邪中于阳还是中于阴,凡脏腑百骸,气虚之处皆易受病。而行针时则要从针下查其正邪虚实来进行补泻。要根据经脉气血的运行来应用迎随之法。依据机体的功能和疾病的情况来决定何时用补,何时用泻。

**[原文]** 问:子午补泻。

答曰:此乃宣行荣卫之法也。故左转从子,能外行诸阳;右转从午,能内行诸阴。人身则阳气受于四末,阴气受于五脏,亦外阳而内阴也。左转从外则象天,右转从内则象地,中提从中则象人,一左一右一提,则能使阴阳内外之气出入,与上下相参[1]往来,而荣卫自流通矣。男子生于寅[2],寅,阳也,以阳为主,故左转顺阳为之补,右转逆阳为之泻。女子生于申[3],申,阴也,以阴为主,故右转顺阴为之补,左转逆阴为之泻,此常法也。然病有阴阳寒热之不同,则转针取用出入,当适其所宜。假令病热,则刺阳之经,以右为泻,以左为补;病寒则刺阴之经,以右为补,左为泻。此盖用阴和阳,用阳和阴,通变之法也。大凡转针逆顺之道,当明于斯。

子(合)穴:尺[4]盛补之,顺其入也。午(荥)穴:寸[5]盛泻之,顺其出也。

**【注释】**

[1]相参：相应相合之意。

[2]男子生于寅：寅为阳之始，故称男生于寅。

[3]女子生于申：申为一阴之始，故称女生于申。

[4]尺：此指寸口部的尺脉。

[5]寸：此指寸口部的寸脉。

**【按语】**　子午补泻是一种宣行荣卫的方法。主要手法是左右转针而从阴阳，从阳为补，从阴为泻。男子生于寅为阳，女子生于申为阴，因此转针方向亦异。以热病为例，刺阳经右转为泻，左转为补。以寒病为例，刺阴经时则右转为补，左转为泻。虽然提出了男女左右的不同，但杨氏也强调了在用这种方法调和阴阳时临床上也可以根据具体情况来变通应用。

[原文]　问：针头补泻如何？

答曰：此乃补泻之常法也。非呼吸而在手指，当刺之时，必先以左手压按其所针荣俞之处，弹而努之，爪而下之，其气之来，如动脉之状，顺针而刺之，得气推而内之，是谓补。动而伸之，是谓泻。夫实者气入也，虚者气出也。以阳生于外故入，阴生于内故出，此乃阴阳水火出入之气所不同也，宜详察之。

此外有补针导气之法，所谓扪而循之者，是于所刺经络部分，上下循之，故令气血舒缓，易得往来也。切而散之者，是用大指爪甲，左右于穴切之，腠理舒，然后针也。推而按之者，是用右指捻针按住，近气不失，则远气乃来也。弹而努之者，是用指甲弹针，令脉气膜满[1]，而得疾行至于病所也。爪而下之者，是用左手指爪连甲，按定针穴，乃使气散而刺荣，使血散而刺卫，则置针各有准也。通而取之者，是持针进退，或转或停，以使血气往来，远近相通，而后病可取也。外引其门以闭其神者，是先用左指收合[2]针孔，乃放针[3]，则经气不泄也。故曰：知为针者信其左。

**【注释】**

[1]膜满：此指经气充满。

[2]收合：在此作闭合解。

[3]放针：在此作出针解。

**【按语】** 杨氏在本段中，首先概括地说明了"顺针刺之，得气推而内之"的补和"动而伸之"的泻。后一部分则以"补针导气之法"为题，具体地阐述了在行针中左手的应用，现归纳如下表：

| 术式名称 | 具体操作方法 | 目　　的 |
|---|---|---|
| 扪而循之 | 在所刺的经络部分上下循之 | 气血舒缓，易于往来 |
| 切而散之 | 用拇指甲于穴上左右切之，切痕成"十"字 | 使腠理开舒 |
| 推而按之 | 右手指捻针后按住 | 近气不失，候远气之来 |
| 弹而努之 | 用指甲弹针 | 令脉气膜满，速至病所 |
| 爪而下之 | 用左指按定针穴 | 使气血宣散，置针有准 |
| 通而取之 | 或持针进退，或转针或留针 | 使气血往来，远近相通 |
| 外引其门以闭其神 | 先用左手指收合针，在收合中出针 | 经气不泄 |

[原文] 问：候气之法如何？

答曰：用针之法，候气为先。须用左指，闭其穴门，心无内慕，如待贵人，伏如横弩，起若发机。若气不至，或虽至如[1]慢，然后转针取之。转针之法，令患人吸气，先左转针，不至，左右一提也。更不至者，用男内女外之法，男即轻手按穴，谨守勿内；女即重手按穴，坚拒勿出，所以然者，持针居内是阴部，持针居外是阳部，浅深不同，左手按穴，是要分明。只以得气为度，如此而终不至者，不可治也。若针下气至，当察其邪正，分其虚实。经言：邪气来者紧而疾，谷气来者徐而和，但濡虚者即是虚，但牢实者即是实。此其诀也。

**【注释】**

[1]如:同"而"。《韩非子·五蠹》:"民之政计,皆就安利如辟危穷。"

**【按语】** 在这一段里杨氏着重指出行针时"以得气为度",并指出如果针下始终不得气时,这种病就不能针治。同时,也提出如何辨识邪气与谷气、气虚与气实的方法。

**[原文]** 问:呼吸之理。

答曰:此乃调和阴阳法也。故经言:呼者因阳出,吸者随阴入。虽此呼吸分阴阳,实由一气而为体,其气内历于五脏,外随于三焦,周布一身,循环经络,流注孔穴,顺其形气之方圆,然后为用不同耳。是故五脏之出入,以应四时。三焦之升降,而为荣卫。经脉之循环,以合天度。然则呼吸出入,乃造化之枢纽,人身之关楗①,针家所必用也。诸阳浅在经络,诸阴深在脏腑,补泻皆取呼吸,出内其针。盖呼则出其气,吸则入其气。欲补之时,气出针入,气入针出。欲泻之时,气入入针,气出出针。呼而不过三口,是外随三焦之阳;吸而不过五口,是内迎五脏之阴。先呼而后吸者,为阳中之阴;先吸而后呼者,为阴中之阳。乃各随其病气,阴阳寒热而用之,是为活法,不可误用也。

三阴之经:先吸后呼。三阳之经:先呼后吸。

**【校勘】**

①楗:原作"捷",据文义及人卫1963年排印本改。

**【按语】** 本段论述了呼吸补泻的道理。杨氏在指出呼吸是"造化的枢纽",是"人身的关楗"之后,又对呼吸补泻的用法,作了具体的说明。其中重要的是:①补时要"气出针入,气入针出";泻时要"气入入针,气出出针"。②呼,要不过三口(外随三焦之阳);吸,要不过五口(内应五脏之阴)。③在针三阳经时,要"先吸后呼";在针三阴经时,要"先呼后吸"。

**[原文]** 问:迎随之理何如?

答曰:此乃针下予夺之机也。

第一要知荣卫之流行。所谓诸阳之经,行于脉外;诸阳之络,行于脉内;诸阴之经,行于脉内;诸阴之络,行于脉外,各有浅深。立针以一分为荣,二分为卫,交互停针,以候其气,见气方至,速便退针引之,即是迎;见气已过,然后进针追之,即是随。故《刺法》[1]云:动退空歇,迎夺右而泻凉,推内进搓,随济左而补暖。

第二要知经脉之往来。所谓足之三阳,从头走足;足之三阴,从足走腹;手之三阴,从胸走手;手之三阳,从手走头。得气以针头逆其经脉之所来。动而伸之即是迎;以针头顺其经脉之所往,推而内之即是随。故经云:实者,绝而止之;虚者,引而起之。

凡下针之法,先用左手揣穴爪按,令血气开舒,乃可内针。若欲出血,勿以爪按。右手持针于穴上,令患人咳嗽一声,捻之,一左一右,透入于腠理,此即是阳部奇分。《刺要》云:一分为荣。又云:方刺之时,必在悬阳,然后用其呼吸,徐徐推之,至于肌肉,以及分寸,此二者,即是阴部偶分。《刺要》又云:二分为卫,方刺之时,必在悬阳,及与两卫,神属勿去,知病存亡。却以左手按穴令定,象地而不动;右手持针,法天之运转。若得其气,左手按穴可重五两以来,右手存意捻针而行补泻。惟血脉在俞横居,视之独满①,切之独坚。凡刺脉者,随其顺逆,不出血,则发针疾按之。凡刺浅深,惊针则止。凡行补泻,谷气而已。

【校勘】

①满:原作"澄"据《甲乙经》卷五第四及《太素》(缺卷)卷二十一改。

【注释】

[1]刺法:此处指《标幽赋》中的刺法。

【按语】 对迎随之法,杨氏给予了很高的评价,把它称为

"予夺之机"。本段指出要想掌握好迎随之法,第一要知道荣卫之流行,即阳经阴络行于脉外,阴经阳络行于脉内,因此,立针以一分为荣,二分为卫。在气方至时速退针以引之是迎法;在气已过之后,进针追之是随法。第二要知道经脉运行的方向,即手足三阳手走头而头走足,手足三阴胸走手而足走腹的循行规律。后半段在阐述迎随之法的下针特点时指出,当左手揣穴,随咳进针之后,捻针要一左一右透开腠理,达到阳部(奇分),就是一分为荣之处,然后再慢慢推针,至肌肉内,即达到阴部(偶分),也就是二分为卫之处。

[原文] 问:疾徐之理。

答曰:此乃持针出入之法也。故经言:刺虚实者,徐而疾则实,疾而徐则虚。然此经有两解:所谓徐而疾者,一作徐内而疾出;一作徐出针而疾按之。所谓疾而徐者,一作疾内而徐出;一作疾出针而徐按之(两说皆通)。盖疾徐二字,一解作缓急之义,一解作久速之义。若夫不虚不实,出针入针之法,则亦不疾不徐,配乎其中可也。

【按语】 "徐疾"是《内经》中取热取凉的理论,出于《灵枢》九针十二原篇:徐而疾则实,疾而徐则虚。《内经》中对此有两种解释:《灵枢》小针解:"徐而疾则实者,言徐内而疾出也";"疾而徐则虚者,言疾内而徐出也"。《素问》针解篇:"徐而疾则实者,徐出针而疾按之";"疾而徐则虚者,疾出针而徐按之"。王冰注:"徐出谓得经气已久,乃出之,疾按谓针出穴已,速疾按之,则真气不泻,经脉气全,故徐而疾乃实也。""疾出针,谓针入穴已,至于经脉,而疾出之。徐按谓针出穴已'徐缓按之'则邪气得泻,精气复固,故疾而徐乃虚也。"张介宾注:"徐出针而疾按之为补,故虚者可实。""疾出针而徐按之为泻,故实者可虚。"王冰、张介宾均依针解篇而立论。简而言之就是"徐出为补"(徐出针疾按针孔为补)"疾出为泻"(疾出针而徐按针孔为泻)。《灵枢》小针解篇的解释则不然,他说:"徐入为补"(徐而疾实者言

徐内而疾出也），"徐出为泻"（疾而徐则虚者言疾内而徐出
也），前者《针解篇》里二元论立论既讲出针快慢，又讲按否针
孔。后者《小针解》是一元论立论，只有进出针快慢，而无按针
孔之说。

| | 小针解篇（《灵枢》） | | 针解篇（《素问》） | |
|---|---|---|---|---|
| 热补 | 徐入针 | 疾出针 | 徐出针 | 疾按针孔 |
| 凉泻 | 徐出针 | 疾入针 | 疾出针 | 徐按针孔 |
| | 主操作 | 从属操作 | 出针之快慢 | 按针孔快慢 |

　　王冰、张介宾依《针解篇》来解释"徐疾"，给后人造成极大的
困惑。记载"徐疾"的是《灵枢》的"九针十二原"，它是《灵枢》的
第一篇，而解释"徐疾"的是"小针解"乃《灵枢》的第三篇，显然这
两者关系要更密切。说小针解的解释，较针解篇的解释，更接近
原著原意是合理的。广州中山医大吴秀锦教授于 1979 年 6 月
去法国参加第六届世界针灸学术大会，会后在法国讲学时，她成
功的演示了烧山火手法，回国后我们问她是如何做的，她说她是
师承广东文介峰老大夫。文老烧山火手法很接近小针解。隔年
中国针灸学会在贵州开会时，特请文老莅会演示烧山火手法，这
时我们亲眼看到文老的绝技，亲手摸到文老行烧山火时持针的
右臂的用力程度，过去是从理论上理解了小针解的论述，这次则
是从实践上认识了小针解。

　　"徐疾"是《内经》中取热取凉的理论。它分别记载在《灵
枢·九针十二原》、《灵枢·小针解》和《素问·针解篇》中。这三
篇既有理论上的问题，也有方法上的问题，但至关重要的是必须
把这三篇文字对照起来通读，才能洞悉"徐疾"的全貌，才能摸透
其真实含义，请阅下表：

《内经》上三篇原文取热取凉互参示意表

| 《灵枢·九针十二原》原文 | 徐而疾则实 | 疾而徐则虚 |
|---|---|---|
| 《灵枢·小针解》原文 | 徐而疾则实者，言徐内而疾出也 | 疾而徐则虚者，言疾内而徐出也 |
| 《素问·针解篇》原文 | 刺虚则实之者，针下热也，气实乃热也<br>刺虚须其实者，阳气隆至，针下热乃去针也 | 满而泻之者①，针下寒也，气虚乃寒也（刺实则虚）<br>刺实须其实者，阴气隆至，针下寒②乃去针也 |

注：①《素问》针解篇"满而泻之者"即"刺实则虚"。

②《素问》针解篇上原缺"针下寒"三个字，揆度文义，按吴注《素问》及《素问校释》应补上"针下寒"三个字。

上表中"徐出"和"徐入"是说明针在腧穴中的作用方向，方向问题是技术的一个关键；另一个关键是力度问题，元明以后用"九阳"、"九阴"来表示。这里有两个问题，一定要弄清楚，一是用力方向，一是用力程度。请阅下表：

| | 针的用力方向 | 针的用力程度 |
|---|---|---|
| 热补 | 向内 | 重（用九阳） |
| 凉泻 | 向外 | 轻（用六阴） |

[原文] 问：补泻得宜。

答曰：大略补泻无逾三法。

一则诊其脉之动静。假令脉急者，深内而久留之；脉缓者，浅内而疾发针；脉大者，微出其气；脉滑者，疾发针而浅内之；脉涩者，必得其脉，随其逆顺久留之，必先按而循之，已发针疾按其穴，勿出其血；脉小者，饮之以药。

二则随其病之寒热。假令恶寒者，先令得阳气入阴之分，次乃转针退到阳分，令患人鼻吸口呼，谨按生成气息数足，阴气隆至，针下觉寒，其人自清凉矣。又有病道远者，必先使气直到病所,寒即进针少许,热即退针少许,然后却用生成息数治之。

三则随其诊之虚实。假令形有肥有瘦,身有痛有麻痒,病作有盛有衰,穴下有牢有濡,皆虚实之诊也。若在病所,用别法取之,转针向上气自上,转针向下气自下,转针向左气自左,转针向右气自右,徐推其针气自往,微引其针气自来,所谓推之则前,引之则止,徐往微来以除之,是皆欲攻其邪气而已矣。

【按语】 本段就怎样确定补泻的问题,提出了三个指征:一是以脉作为指征,查脉的变化来决定补泻,如脉缓者就要浅纳而疾发针。二是以寒热为指征,例如对恶寒(发热)的病人,就要用凉泻法。三是根据身形,疾病及其盛衰和针下得气情况来确定属实属虚以定补泻。

[原文] 问:自取其经。

答曰:刺虚刺实,当用迎随,补其母而泻其子;若不虚不实者,则当以经取,谓其正经自得病,不中他邪,故自取其经也。其法:右手存意持针,左手候其穴中之气,若气来至如动脉状,乃内针,要续续而入,徐徐而撞,入荣至卫,至若得气如鲔鱼食钩[1],即是病之气也,则随本经气血多少,酌量取之,略待少许,见气尽乃出针;如未尽,留针在门,然后出针。经曰:有见如[2]入,有见如[2]出,此之谓也。

【注释】

[1]如鲔(wěi 伪)鱼食钩:形容针刺得气后就像鲔鱼咬钩一样,感觉针下沉紧。鲔鱼,古书上指的是鲟鱼。

[2]如:与"而"通用。

【按语】

本段论述正经自病在本经上行针的方法。所说的"不虚不实以经取之"就是指此而言。这个方法的特点是进针候气,得气留针,气尽出针。

[原文] 问:补者从卫取气,泻者从荣置气。(一)

答曰:十二经脉,皆以荣为根本,卫为枝叶,故欲治经脉,须调荣卫,欲调荣卫,须假呼吸。经曰:卫者阳也,荣者阴也。呼者阳也,吸者阴也。呼尽内针,静以久留,以气至为故者,即是取气于卫。吸则内针,以得气为故者,即是置气于荣也。

【按语】 对"从卫取气,从荣置气"的理解,历来就有分歧。此答认为荣是根本,卫是枝叶。并提出调荣卫须通过呼吸补泻方法,以呼尽内针,留针气至为"从卫取气";以吸则内针,得气为准,为"从荣置气"。亦有将置气解释为弃置其气的。题后之"(一)",为本书所加,以别于后文中之同题。

[原文] 问:皮肉筋骨脉病。

答曰:百病所起,皆始于荣卫,然后淫于皮肉筋脉,故经言:是动[①]者,气也。所生病者,血也。先为是动,而后所生病也。由此推之,则知皮肉经脉,亦是后所生之病耳。是以刺法中但举荣卫,盖取荣卫逆顺,则皮骨肉筋之治在其中矣。以此思之,至于部分有深浅之不同,却要下针无过不及为妙也。

一曰皮肤,二曰肌肉,三曰筋骨。

【校勘】

①动:此后原有"脉"字,据《难经》二十二难删。

【按语】 在本段中,杨氏认为从是动和所生病的角度看,皮肉、经脉都应属于所生病的范围。强调在行针中要分清皮肤、肌肉、筋骨三个部分,在针刺时既不要不及也不要刺过。

[原文] 问:刺有久速。

答曰:此乃量病轻重而行,轻者一补一泻足矣,重者至再至三也。假令得病气而补泻之,其病未尽,仍复停针,候气再至,又行补泻。经言:刺虚须其实,刺实须其虚也。

【按语】 此段所论是根据病情的轻重来决定补泻的次数。已经一补一泻之后,病气仍存者,可再次行针或三次行针。

[原文] 问:诸家刺齐[1]异同。

答曰:《灵枢》所言:始刺浅之,以逐邪气,而来血气(谓绝皮以出阳邪也)。后刺深之,以致阴气之邪(谓阴邪出者少,益深绝皮,致肌肉未入分肉间也)。最后取刺极深之,以下谷气(谓已入分肉之间,则谷气出矣),此其旨也。余读《难经》,常见针师丁德用[2]所注,乃言人之肌肉,皆有厚薄之处,但皮肤之上,为心肺之部,阳气所行;肌肉之下,为肝肾之部,阴气所行也。是说所以发挥《灵枢》之旨,却甚详明。至于孙氏[3]《千金方》[4]所言:针入一分,则知天地之气(亦与"始刺浅之,而来血气"意合)。针入二分,则知呼吸出入,上下水火之气(亦与"后刺深之,以致阴气"意合)。针入三分,则知四时五行,五脏六腑逆顺之气(亦与"最后极深,以下谷气"意合,乃根本也)。《玄珠密语》[5]言:入皮三分,心肺之部,阳气所行,入皮五分,肾肝之部,阴气所行(取象三天两地之数)。此说可谓详明矣。及夫后贤所著,则又有自一分,而累至于十分之说,此法益详且密矣。大抵博约不同,其理无异,互相发明,皆不必废。

**【注释】**

[1]齐:音义与"剂"同。在此指针刺浅深而言。

[2]丁德用:宋代嘉祐间济阳人。著有《难经注》。

[3]孙氏:此指孙思邈。唐代著名医学家,京兆华原(今陕西耀县)人。著有《千金要方》、《千金翼方》。

[4]《千金方》:为唐代孙思邈所著。

[5]《玄珠密语》:书名。相传为唐代王冰所著。也有认为后人托名之作。

**【按语】** 本段问答是杨氏引用丁德用的《难经注》、《千金方》和《玄珠密语》等内容,阐发了《灵枢》上浅刺驱阳邪,深刺驱阴邪,更深刺以下谷气的经旨、并举《玄珠密语》为例,指出了"心肺之部"、"肝肾之部"的具体部位。并列举各家对"心肺之部"、"肝肾之部"所在部位的不同说法,最后杨氏认为"博约不同,其理无异"。均不悖《灵枢》之原意。有关心肺之部和肝肾之部,请参阅本章后文第二十二问。

[原文]　问:阴阳居易之理。

答曰:此则阴阳相乘之意也。以其阳入阴分,阴出阳分,相易而居,成其病也。推原所由,或因荣气衰少,而卫气内伐;或因卫气衰少,而荣气外溢。故令血气不守其位,一方气聚则为一方实,一方气散则另一方虚。其实者为痛,其虚者为痒。痛者阴也,痛而以手按之不得者,亦阴也,法当深刺之;痒则阳也,法当浅刺之。病在上者阳也,在下者阴也。病先起于阴者,法当先治其阴,而后治其阳也;病先起于阳者,法当先治其阳,而后治其阴也。

【按语】　本段阐述了"阴阳居易"的道理。认为是由荣气衰少,卫气内伐;或卫气衰少,荣气外溢所造成的气血不守其位。如出现一方气聚,就是实证(多表现为疼痛),针刺时要深;如果出现一方气散就是虚证(多表现为痒),针刺时要浅。

[原文]　问:顺逆相反之由

答曰:此谓卫气独不得循于常道也,其名曰厥,为病不同,刺法当别。故经言:刺热厥[1]者,若留针反为寒;刺寒厥[2]者,若留针反为热。盖被逆气使然。由是言之,刺热厥者,宜二①刺阴,一刺阳。刺寒厥者,宜二刺阳,一刺阴。惟其久病之人则邪气入深,却当深入而久留,须间日[3]而复刺之,必先调其左右,去其血脉。

【校勘】

①二:原作"三",据《灵枢》终始篇改。

【注释】

[1]热厥:是指由于邪热过盛,使阳气不能正常透达四肢所致之手足厥冷之证。

[2]寒厥:厥证之一,或称冷厥,多因阳虚阴盛所致手足厥冷,形寒倦卧,下利清谷,脉象微迟,重者可见突然昏倒。《素问》厥论"阳气衰于下,则为寒厥"。

[3]间日:作隔日解。

【按语】　杨氏认为卫气不能正常循行于经络之中时,所得之病叫作"厥"。厥有寒热之分,其治亦异。答中特别提出在气逆的情况下,刺寒厥与热厥都会出现反常状态。因而提出刺热厥时应二次刺阴分,一次刺阳分。刺寒厥时应二次刺阳分,一次刺阴分。对久病者,因邪深入,要深刺而久留针。

[原文]　问:虚实寒热之治。

答曰:先诊人迎气口[1],以知阴阳有余不足,以审上下经络,循其部分之寒热,切其九候[2]之变易,按其经络之所动,视其血脉之色状,无过则同,有过则异,脉急以行,脉大以弱,则欲要静,筋力无劳。凡气有余于上者,导而下之;不足于上者,推而扬之。经云:稽留[3]不到者,因而迎之。下①气不足者,积而从之,大热在上者,推而下之。从下上②者,引而去之。大寒在外者,留而补之。入于中者,从合③泻之。上寒下热者,推而上之。上热下寒者,引而下之。寒与热争者,导而行之。菀陈而血结者,刺而去之。

【校勘】

①下:原无,据《灵枢》官能篇补。

②上:原作"止",据《灵枢》官能篇及《甲乙经》卷五第四改。

③合:原作"而",据改同上。

【注释】

[1]人迎气口:指腕后诊脉处。即寸口部。亦有左为人迎,右为气口之说。

[2]九候:此指寸口脉分寸、关、尺三部,每部各以轻、中、重的指力相应分为浮、中、沉三候,共九候。

[3]稽留:停留之意。《史记·滑稽列传》:"若乃州闾之会,男女杂坐,行酒稽留。"

【按语】　本段提出要通过诊察病人的人迎、气口脉,来审视其阴阳、经络、寒热、血脉的情况。从比较中可以看出和正常是相同还是不同。有过必然表现出变异来。在临床上,气有余于上时,用导而下之之法;气不足于上时,用推而扬之之法。医经上所说的,因而迎之,积而从之,推而下之,引而去之,留而补之,从合泻之,推而上之,针而下之,导而行之,刺而去之等,都是针对各种不同病情而立的方法。

[原文] 问:补者从卫取气,泻者从荣置气。(二)

卫气者,浮气也,专主于表。荣气者,精气也,专主于里。故经言:荣者水谷之精也,血气调和于五脏,洒陈[1]于六腑,乃能入脉,循上下,贯五脏,络六腑也。卫者水谷之生也,悍疾滑利,不能入脉,故循皮肤之中,分肉之间,熏于肓膜[2],散于胸腹,逆其气则病,从其气则愈。如是则荣卫为中外之主,不亦大乎!安得不求其补泻焉。

【注释】

[1]洒陈:布散。此指气血散布于六腑而言。

[2]肓膜:指心下膈上的脂膜。

【按语】 本段认为荣气和卫气都是水谷之精微所化生,卫气主表,荣气主里。认为荣卫是一身内外之主,逆之则病,从之则愈,所以在补泻时必须十分注意荣卫的理论。题后之"(二)"为本书所加。

[原文] 问:刺阳者卧针[1]而刺之,刺阴者按令阳散乃内针。

答曰:刺阳部者,从其浅也,系属心肺之分。刺阴部者,从其深也,系属肾肝之分。凡欲行阳,浅卧下针,循而扪之,令舒缓,弹而努之,令气隆盛而后转针,其气自张布[2]矣,以阳部主动故也。凡欲行阴,必先按爪,令阳气散,直深内针,得气则伸提之,其气自调畅矣,以阴部主静故也。

【注释】

[1]卧针:指横刺而言,亦即沿皮刺。

[2]张布:当扩布解。

【按语】 本段强调刺阳部(心肺之部)要浅、要卧针;刺阴部

（肝肾之部）要深、可直刺。详见下表：

|  | 阳 部 | 阴 部 |
| --- | --- | --- |
| 针刺方向 | 卧针 | 直针 |
| 针刺浅深 | 浅 | 深 |
| 左手应用 | 循而扪之,弹而努之 | 爪按 |
| 捻转或提插 | 气盛转针 | 得气伸提 |
| 所主 | 动 | 静 |

[原文]　问：能知迎随之气,可令调之。

答曰：迎随之法,因其中外上下,病道遥远而设也。是故当知荣卫内外之出入,经脉上下之往来,乃可行之。夫荣卫者阴阳也,经言：阳受气于四末,阴受气于五脏。故泻者先深而后浅,从内引持而出之。补者先浅而后深,从外推内而入之。乃是因其阴阳内外而进退针耳。至于经脉为流行之道,手三阳经,从手上头；手三阴经,从胸至手；足三阳经,从头下足；足三阴经,从足入腹。故手三阳泻者,针芒望外[1],逆而迎之；补者针芒望内[2],顺而追之,余皆仿此。乃是因其气血往来,而顺逆行针也。大率[3]言荣卫者,是内外之气出入；言经脉者,是上下之气往来。各随所在顺逆而为刺也。故曰迎随耳。

【注释】

[1]针芒望外：此指针尖朝着离心的方向。

[2]针芒望内：此指针尖朝着向心的方向。

[3]大率：大抵、大概。

【按语】　本段提出针刺所取之腧穴与病所相距甚远时,要用迎随之法,也就是借助经气来补虚泻实。因此,医者必须熟知各经的起止部位,循行方向和经脉的阴升阳降规律,这样才能判定何者为顺,何者为逆,才能据此来使用迎随之法。

[原文]　问：补泻之时,与气开阖相应否？

答曰：此法非止推于十干之穴，但凡针入皮肤间，当阳气舒发之分谓之开；针至肉分间，当阴气封固之分谓之阖。然开中有阖，阖中有开，一开一阖之机，不离孔[1]中，交互停针，察其气以为补泻。故《千金》言：卫外为阳部，荣内为阴部[2]。

**【注释】**

[1]孔：此指腧穴而言。

[2]卫外为阳部，荣内为阴部：意指卫分在外，为阳部，为开；荣分在内，为阴部，为阖。

**【按语】** 本段专论了开阖之法。认为开阖不仅仅是用于时间穴法上，所有行针都涉及开阖。只要将针刺入皮肤之间的阳气舒发的部位就叫"开"；将针刺入肌肉之间的阴气封固的部位就叫"阖"。但开中也有阖，阖中也有开，而这一开一阖都是在针后同一腧穴之中发生的。

**[原文]** 问：方刺之时，必在悬阳，及与两卫，神属勿去，知病存亡。

答曰：悬阳，谓当腠理间朝针之气也。两卫，谓迎随随呼吸出入之气也。神属勿去，知病存亡，谓左手占候，以为补泻也，此古人立法，言多妙处。

**【按语】** 对"悬阳"与"两卫"的解释，各注家的意见是不一致的，请参阅本卷"内经补泻"注。

**[原文]** 问：容针空豆许。

此法正为迎随而设也。是以气至针下，必先提退空歇，容豆许，候气至然后迎之、随之。经言：近气不失，远气乃来。

**【按语】** 这个方法是为迎随而设的，针刺入后，必须稍稍提针向上，然后还要有个短暂的空歇时间，以候气至。把针尖向上提和短暂的候气时间叫"容针空豆许"。"豆许"，在这里既有"提针之少"，也有"时间之短"的含义。

**[原文]** 问：刺有大小。

答曰：有平补平泻，谓其阴阳不平而后平也。阳下之曰补，阴上之日泻。但得内外之气调则已。有大补大泻,惟其阴阳俱有盛衰,内针于天地部内,俱补俱泻,必使经气内外相通,上下相接,盛气乃衰,此名:"调阴换阳",一名:"接气通经",一名:"从本引末"。审按其道以予之,徐往徐来以去之,其实一义也。

**【按语】** 本段以刺之大小为着眼点,阐述了平补平泻与大补大泻。

所说"平补平泻",其实是不补不泻,仅用针调气而已。就是大补大泻也是通过调整病家的气机来实现的。

所说的大补大泻是在阴阳都有盛有衰的情况下使用。其方法是在天、人、地三部各行补泻,以使经气内外相通,上下相接,使邪气衰微。这种大补大泻有三种称法,一为"调阴换阳",二为"接气通经",三为"从本引末"。

[原文] 问:穴在骨所[1]。

答曰:初下针入腠理,得穴之时,随吸纳针,乃可深知之。不然,气与针忤[2],不能进。又凡肥人内虚,要先补后泻;瘦人内实,要先泻后补。

**【注释】**

[1]骨所:此指腧穴在骨的附近。

[2]忤(wǔ 午):当"逆"字解。《新唐书·李义府传》:"凡忤意者,皆中伤之。"

**【按语】** 当要刺的腧穴在骨的附近时,开皮之后针进入腠理之中,要随吸进针,就能刺到应刺的深度,否则针就要与气相逆,就无法再继续进针。

[原文] 问:补泻得宜。(二)

答曰:凡病在一方,中外相袭,用子午法补泻,左右转针是也。病在三阴三阳,用流注法补泻,荥俞[1]、呼吸出纳是也。二者不同。至于弹爪提按之类,无不同者,要明气血何如耳。

**【注释】**

[1]荥俞:是指井、荥、俞、经、合(五输穴)而言。仅举荥俞以

为代表。

【按语】　在行针补泻时,凡病在一个局部,邪从内外两个方面侵袭而来时,用子午补泻法,即一左一右转针的方法。病在三阴经与三阳经时,要用流注补泻法,就是五输穴法和呼吸出纳法。至于提、爪、弹、按等手法就没有这样的区别,是可以通用的。(二)字为本书所加,以区别于前者。

[原文]　问:迎夺随济,固言补泻,其义何如?

答曰:迎者,迎其气之方来,如寅时气来注于肺,卯时气来注于大肠,此时肺、大肠气方盛,而夺泻之也。随者,随其气之方去,如卯时气去注大肠,辰时气去注于胃,肺与大肠,此时正虚,而济补之也。余仿此。

【按语】　本段举例说明了迎随之法。经气按不同时辰注于各脏腑经络之中,经气所注之时,其气必盛,可夺而泻之,这叫迎而夺之的泻法;同样,按不同时辰经气又从此经流注于他经,当其离开本经之时,其气必虚,随其气之方虚以济而补之,这叫随而济之的补法。

[原文]　问:针入几分,留几呼?

答曰:不如是之相拘。盖肌肉有浅深,病去有迟速,若肌肉厚实处,则可深;浅薄处,则宜浅。病去则速出针,病滞则久留针为可耳。

问:补泻有不在井荥俞经合者多如何?

答曰:如睛明、瞳子髎治目疼,听宫、丝竹空、听会治耳聋,迎香治鼻,地仓治口㖞,风池、头维治头项,古人亦有不系[1]井荥俞经合者如此。盖以其病在上,取之上也。

【注释】

[1]不系:系,有依附之意。不系,为不按照。

【按语】　本段下节为治疗五官头面病,由头部取穴叫病在上取之上。指出行补泻并非拘泥于五输穴上,取穴的方法是随症变换的。

[原文] 问:经穴流注,按时补泻,今病有各经络,按时能去病否?

答曰:病著[1]于经,其经自有虚实耳。补虚泻实,亦自中病也,病有一针而愈,有数针始愈。盖病有新痼[2]浅深,而新浅者,一针可愈;若深痼者,必屡针可除。丹溪[3]、东垣[4]有一剂愈者,有至数十剂而愈者。今人用一针不愈,则不再针矣。且病非独出于一经一络者,其发必有六气[5]之兼感,标本之差殊,或一针以愈其标,而本未尽除;或独取其本,而标复尚作,必数针方绝其病之邻也。

【注释】

[1]著(zhuó 浊):附着。

[2]痼(gù 固):久病叫痼。《后汉·安帝纪》:"平原王素被痼疾"。

[3]丹溪:名朱震亨(1281—1358)。金元四大家之一,后人尊为丹溪翁,著有《丹溪心法》等书。

[4]东垣:名李杲(1180—1251)。金元四大家之一,号东垣先生,著有《脾胃论》等书。

[5]六气:即风、寒、暑、湿、燥、火。

【按语】 本段阐述的新浅之病,可一次行针而愈,对病之久痼者则必多次行针。疾病中于何经,该经当然多要有虚实的变化,因此在其本经行补虚泻实即可以达到治疗的效果。

[原文] 问:针形至微何能补泻?

答曰:如气球然,方其未有气也,则恹塌[1]不堪蹴[2]踢,及从窍[3]吹之,则气满起胖,此虚则补之之义也。去其窍之所塞,则气从窍出,复恹塌矣,此实则泻之之义也。

【注释】

[1]恹塌(yān 咽 tā 他):即空瘪之意。

[2]蹴(cù 醋):足踢之意。《孟子·告子上》:"蹴尔而与之,乞人不屑也。"

[3]窍:此指球的进气孔。

**【按语】** 本段是用气球比喻补泻,将无气之球吹起,比作补,将气满之球开塞放气,比作泻。

[原文] 问:《内经》治病,汤药少而针灸多,何也?

答曰:《内经》,上古书也。上古之人,劳不至倦,逸不至流,食不肥鲜以戕[1]其内,衣不蕴[2]热以伤其外,起居有节,寒暑知避,恬澹[3]虚无,精神内守,病安从生? 虽有贼风虚邪,莫能深入,不过凑于皮肤,经滞气郁而已。以针行气,以灸散郁,则病随已,何待于汤液耶? 当今之世,道德日衰,以酒为浆,以妄为常,纵欲以竭其精,多虑以散其真,不知持满[4],不解御神[5],务快其心,过于逸乐,起居无节,寒暑不避,故病多从内生,外邪亦易中也。经曰:针刺治其外,汤液治其内,病既属内,非汤液又不能济也。此和缓[6]以后,方药盛行,而针灸兼用,固由世不古若[7],人非昔比,亦业[8]针法之不精,传授之不得其诀耳。非古用针灸之多,今用针灸之少,亦非汤液之宜于今,而不宜于古耶? 学者当究心焉。

**【注释】**

[1]戕(qiāng羌):此处指伤害。《孟子·告子上》:"子能顺杞柳之性而以为桮棬乎? 将戕贼杞柳而后以为桮棬也?"

[2]蕴:蕴藏。

[3]恬澹(tián dàn田淡):安静清闲之意。《老子》:"恬澹为上,胜而不美"。《类经》一卷第二注:"恬,安静也。澹,朴素也。恬澹者,泊然不愿乎其外"。

[4]持满:《类经》一卷第一注:"持,执持也。不知持满,满必倾覆"。

[5]御神:《类经》卷一第一注:"御,统御也。不时御神,神必外驰"。

[6]和缓:此指春秋时,秦国名医医和、医缓。

[7]世不古若:意指当时不如古代。

[8]业:在此作"从事"解。

【按语】 杨氏认为上古之人重视养生,所以体质素壮,病不易生,即使偶感外邪也可用针灸而治愈。后世不注重养生之道,因此病多从内生,而外邪也易中。所以医经上说:"针灸治其外,汤液治其内"。这就是后世用汤药者日多的原因。并非针灸宜于古而不宜于今。

[原文] 问:八法流注之要诀何如?

答曰:口诀固多,未能悉录,今先撮[1]其最要者而言之:

上古流传真口诀,八法原行只八穴。

口吸生数热变寒,口呼成数寒变热。

先呼后吸补自真,先吸后呼泻自捷。

徐进疾退曰泻寒,疾进徐退曰补热。

紧提慢按似冰寒,慢提紧按如火热。

脉外阳行是卫气,脉内阴行是荣血。

虚者徐而进之机,实者疾而退之说。

补其母者随而济,泻其子者迎夺挈[2]。

但分迎夺与济随,实泻虚补不妄说。

天部皮肤肌肉人,地部筋骨分三截。

卫气逆行荣顺转,夏浅冬深肥瘦别。

毋伤筋膜用意求,行针犹当辨骨节。

拇指前进左补虚,拇指后退右泻实。

牢濡得失定浮沉,牢者为得濡为失。

泻用方而补为圆,自然荣卫相交接。

右泻先吸退针呼,左补先呼出针吸。

莫将此法做寻常,弹努循扪指按切。

分筋离骨陷中来[3],却将机关[4]都漏泄。

行人载道欲宣扬,湍水风林没休歇。

感谢三皇万世恩,阐尽针经真口诀。

**【注释】**

[1]撮(cuō 蹉)：即摘取、撮取之意。如《汉书》艺文志："撮其旨意"。

[2]挈(qì 契)：作"缺"解。《史记》司马相如列传："挈三神之欢"《集解》行韦昭云："缺也"。为与上句协韵而用此字。上句"随济"为补；此句"夺挈"为泻。

[3]分筋离骨陷中来：指在针刺时，分开筋、躲开骨而在凹陷处取穴。

[4]机关：周密而巧妙的计谋或计策叫机关。在此指针术的要领而言。

**【按语】** 以上经络迎随设为问答总有 36 问，是杨继洲的重要著述，是杨氏在针术方面的精华，对许多单式或复式手法作了详尽的解释，对许多有关经络与手法的理论也做了细致的论述。在学习经络针法时，这部分内容是决不可以忽视的。本部分内容一共三十六问，现归纳如下表：

| | 题 目 | 中 心 内 容 |
|---|---|---|
| 1 | 经脉有奇经八脉 | 奇经八脉名称和功用，以及不属于正经之内容的原由 |
| 2 | 迎随之法 | 阐述了左手的应用，四时浅深，得气以及有关迎随补泻的具体方法 |
| 3 | 补针之要法 | 补法的操作 |
| 4 | 泻针之要法 | 泻法的操作 |
| 5 | 经络 | 经络的含义和与五脏、疾病的关系，以及施治的原则 |
| 6 | 子午补泻 | 论述子午补泻的意义及其具体操作方法 |
| 7 | 针头补泻如何 | 针头补泻的具体操作方法（主要说的是左手的作用） |

续表

| | 题 目 | 中 心 内 容 |
|---|---|---|
| 8 | 候气之法何如 | 阐述了候气的方法,强调了得气的重要性,同时提出了辨认邪气与谷气及气虚与气实的方法 |
| 9 | 呼吸之理 | 呼吸补泻的道理和补泻呼吸的具体应用 |
| 10 | 迎随之理何如 | 阐述了荣卫的流行部位和十二经循行规律 |
| 11 | 疾徐之理 | 对"疾徐"补泻的两种不同解释 |
| 12 | 补泻得宜(一) | 根据脉诊的变化和疾病的寒热、虚实来决定补泻 |
| 13 | 自取其经 | 针刺取本经治疗的道理和方法 |
| 14 | 补者从卫取气泻者从荣置气(一) | 阐述了从卫取气,从荣置气的道理及方法 |
| 15 | 皮肉筋骨脉病 | 指出针刺要注意部位的准确,不可过深过浅 |
| 16 | 刺有久速 | 根据疾病的轻重决定补泻的次数 |
| 17 | 诸家刺齐异同 | 引经说明各家针刺浅深不同,以及其道理 |
| 18 | 阴阳居易之理 | 阴阳易位的成因和辨证施治 |
| 19 | 逆顺相反之由 | 阐述厥的病因,以及寒厥热厥的针刺治疗方法 |
| 20 | 虚实寒热之治 | 对虚实寒热的不同而采取不同的施治方法 |
| 21 | 补者从卫取气泻者从荣置气(二) | 荣卫的含义和功用 |
| 22 | 刺阳者卧针而刺之、刺阴者按令阳散乃内针 | 阳部主动,阴部主静,部位不同针刺深度及刺法亦异 |
| 23 | 能知迎随之气可令调之 | 根据经脉循行规律应用迎随补泻法 |
| 24 | 补泻之时与气开阖相应否 | 阐述了开阖的道理及其相互关系 |

续表

| | 题 目 | 中 心 内 容 |
|---|---|---|
| 25 | 方刺之时,必在悬阳及与两卫,神属勿去,知病存亡 | 本段认为腠理之间朝针之气叫悬阳,在行针中用迎随呼吸出入之法得气叫两卫 |
| 26 | 容针空豆许 | 阐述容针空豆许之意义 |
| 27 | 刺有大小 | 阐述了平补平泻及大补大泻之法及与其有关问题 |
| 28 | 穴在骨所 | 穴在骨附近者要注意不可使针与气相逆。肥瘦之人虚实不同,其刺法亦异 |
| 29 | 补泻得宜(二) | 提出病在局部用子午补泻方法,病在三阴三阳经用流注法。其他如弹爪提按等可通用之 |
| 30 | 迎夺随济、固言补泻、其义如何 | 举肺与大肠二经为例,说明要根据经气的盛虚而行迎而夺之和随而济之的补泻方法 |
| 31 | 针入几分留几乎 | 根据俞穴所在的部位来决定刺深刺浅,根据疾病程度来决定留针与否 |
| 32 | 补泻有不在井荥俞经合者多如何 | 补泻时不用井荥俞经合穴者,是因取其局部穴位亦可治疗 |
| 33 | 经穴流注,按时补泻,今病有各经络能去病否 | 因为疾病的新痼浅深不同,针刺的次数亦异,只要补泻得当,不论病在一经还是多经均可收效 |
| 34 | 针形至微何能补泻 | 举气球为例说明微针补泻之理 |
| 35 | 《内经》治病汤药少而针灸多何也 | 论述了上古之人治病汤少,而针灸多的道理 |
| 36 | 八法流注之要诀何如 | 以口诀形式详述了八法 |

【按语】 "经络迎随设为问答"作为题目写在《针灸大成》的目录中,而相应的篇内题目是"问经脉有奇经八脉,设为问答"。今据原书目及人民卫生出版社 1963 年排印本改。

《针灸大成》第四卷,是针刺手法的专卷,是集明以前针刺手法的大成,是《针灸大成》的最重要的组成部分。经络迎随设为问答则是第四卷的重要部分,它和"三衢杨氏补泻"共同构成了杨继洲在针刺手法理论和实践上的一个大项。在经络迎随 36 个问答题中,第 30～35 项取材于《针灸聚英》附辨和《针灸问对》中,杨氏不是照抄原条,而是有较大的改动,如问答第 30 项系引自《针灸聚英》附辨第二条《聚英》的原文是:"或问迎而夺之,随而济之,此固言补泻也,然其义如何"共 21 个字,而问答则改为"迎夺随济,固言补泻,其义如何"大成删去 9 个字后,文字就更简练了。再如问答第 32 项系引自《针灸聚英》附辨第 8 条:《聚英》原文是:"问古人补泻在井荥俞经合,然睛明、瞳子髎治目疼,听宫、丝竹空、听会治耳聋,迎香治鼻,地仓治口㖞,风池、头维治头颈,不系井荥俞经合,何也。曰:以其病在上取之上,其高者因而越之之意也。"共 74 个字。而《大成》改成:"问补泻有不在井荥俞经合者多,如何? 答曰如睛明、瞳子髎治目疼,听宫、丝竹空、听会治耳聋,迎香治鼻,地仓治口㖞,风池、头维治头颈,古人亦有不系井荥俞经合者如此,盖以其病在上,取之上也。"仍然是七十几个字,但经过这样文字上的改动,文义就更顺了。

《针灸聚英》附辨第 8 条原文为:"十二经络髎穴,各有流注衰王之时,按时补泻固是。今病在各经络者,或按时亦能去病,盖病着于经,其经自有虚实,补虚泻实,亦自中病也,病有一针而愈,有数针始愈,盖病有新痼浅深。新且浅,一针可愈;若深痼者,为屡针可去,如服药然,有一二剂病退,有多服至四五十剂,或累百而愈。"此条共 111 字。而在"经络迎随设为问答"引用时有增有删改为 164 字:"问:经穴流注,按时补泻,今病在各经络,按时能去病否? 答曰:病著于经,其经自有虚实耳,补虚泻实,亦自中病也。病有一针而愈,有数针始愈,盖病有新痼浅深。而新浅者一针可愈;若深痼者,必屡针可除。丹溪、东垣有一剂愈者,有至数十剂而愈者,今人用一针不愈,则不再针矣。且病非独出于一经一络者,其发必有六气之兼感,标本之差殊。或一针以愈其标,而本未尽除;或独取其本,而标复尚作。必数针方绝其病之邻也。"从文字上看更顺了。后一段的增加是从针灸角度的补充,这个补充是很有意义的。

 ## 禁 针 穴 歌

> 脑户聪会及神庭,玉枕络却到承灵,
> 颅息角孙承泣穴,神道灵台膻中明。
> 水分神阙会阴上,横骨气冲针莫行,
> 箕门承筋手五里,三阳络穴到青灵。
> 孕妇不宜针合谷,三阴交内亦通论,
> 石门针灸应须忌,女子终身孕不成。
> 外有云门并鸠尾,缺盆主客深晕生,
> 肩井深时亦晕倒,急补三里人还平。
> 刺中五脏胆皆死,冲阳血出投幽冥,
> 海泉颧髎乳头上,脊间中髓伛偻形。
> 手鱼腹陷阴股内,膝膑筋会及肾经,
> 腋股之下各三寸,目眶关节皆通评。

**【按语】** 本歌先介绍了 22 个禁针穴之后,又就某些穴位在特殊情况下宜禁作了说明,这是古人在针刺实践中总结的经验教训。我们对禁针穴应历史地看待,在当时的条件下(也包括针具本身的因素在内)不可以刺不等于在今天的条件下也不可以刺,这要具体穴位具体分析。诚然,在临床上好多禁穴早已为人试用,实践证明,不仅可刺,而且可收到一定的效果,但对其中某些穴位持慎重态度还是十分必要的,如胸、背大血管及深部有重要脏器的穴位以及孕妇的合谷、三阴交等穴。

# 禁 灸 穴 歌

哑门风府天柱擎，承光临泣头维平，

丝竹攒竹晴明穴，素髎禾髎迎香程。

颧髎下关人迎去，天牖天府到周荣，

渊液乳中鸠尾下，腹哀臂后寻肩贞。

阳池中冲少商穴，鱼际经渠一顺行，

地五阳关脊中主，隐白漏谷通阴陵。

条口犊鼻上阴市，伏兔髀关申脉迎，

委中殷门承扶上，白环心俞同一经。

灸而勿针针勿灸，针经为此尝叮咛，

庸医针灸一齐用，徒施患者炮烙刑[1]。

**【注释】**

[1]炮烙刑：为殷纣王所作之酷刑，以油涂铜柱上，将铜柱置炭火上烧，令有罪者爬行柱上，即堕炭上烧死。在这里是用以说明不该施灸而用灸时，就会使病人皮肉白白地遭受灸火的痛苦。

**【按语】** 禁灸穴也和禁针穴一样，是古人在施灸的实践中总结出来的经验，有些穴直到现在也不宜用灸（如面部及手上就不宜用瘢痕灸）。由于灸的方法的改进，除了一些特殊穴位和特殊情况之外，只要选好适应证，选择适宜的施灸方法，上述的穴位还是可以施灸的。

太乙歌引自徐春甫《古今医统大全》，是针刺禁忌歌，源于《内经》九宫八风篇的理论，这是我国古代天文医学的一个组成部分。九宫八风的理论认为自然界的八方，各有其当令之风，并按一定的周期影响着人的机体不同部位，被影响之日，这个部位就应禁针。

尻神，是指发于人体尻部的一种功能，这种功能按九宫的周期,每年影响着人体的一个部位。这种说法认为当尻神某一年在人体的某一部位时,这个部位就要禁刺,违犯了这个禁忌,轻则发痈疽,重则丧命。此说今已废用。

人神,是古人用以解释在针刺中突然发生意外的一种说法。这种说法认为,人体内有一种特殊的功能,它按不同的季、月、日、时存在于一定部位。如果在针刺时刺中了它,就要发生不幸,甚至令人死亡。

关于太乙、尻神及人神禁忌说很早就有不同的意见。高武提出:"如所谓尻神、人神者,果有之,则不分病轻重,犯之当有祸。今又曰,卒急何暇选择?此时人神、尻神亦悯病危而不祸乎?又按尻尾底骨,即臀尖,曰尻神,则是臀尖神矣。何人之一身独臀尖为神乎?是皆不可晓者也以俟能知者"。杨继洲与高武对"人神"与"尻神"的看法是一致的,杨氏在注中也说"若急病,人尻神亦可不避也"。从这些说法中可以看出,尻神和人神即或在几百年前,也不是公认的理论。只是某些医者当时对针后发生事故或患者突然死亡的一种解释而已。

又按:《针灸大成》禁灸穴歌以下有"太乙歌"、"尻神禁忌"、"人神禁忌"等,均无实用意义,删。

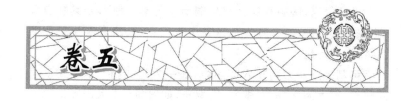

## 十二经井穴图  杨氏

**[原文]**　手太阴井

人病膨胀，喘咳，缺盆[1]痛，心烦，掌热，肩背疼，咽痛喉肿。斯乃以脉循胃①，上膈入②肺中，横过腋关，穿过尺泽入少商，故邪客于手太阴之络，而生是病。

可刺手太阴肺经井穴少商也，手大指侧。刺同身寸之一分，行六阴之数[2]各一痏[3]，左取右，右取左[4]，如食顷[5]已[6]。灸三壮。

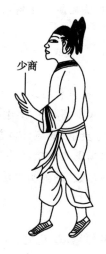

手太阴井

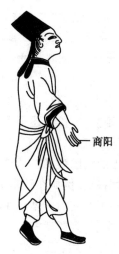

手阳明井

手阳明井

人病气满,胸中紧痛,烦热,喘而不已息。斯乃以其脉自肩端入缺盆,络肺;其支别者从缺盆中直而上颈,故邪客于手阳明之络,而有是病。

可刺手阳明大肠井穴商阳也,在手大指次指[7]爪甲角。刺入一分,行六阴之数,左取右,右取左,如食顷已。灸三壮。

**【校勘】**

① 胃:原无,据《灵枢》经脉篇补。

② 入:原无,参考《灵枢》经脉篇补,文义始足。

**【注释】**

[1]缺盆:指锁骨上之凹陷处。

[2]六阴之数:属于"九六补泻"的一种手法。六数为阴,为泻。本篇井穴治疗的适应证中,全部为实证,所以应用泻法。

[3]痏(wěi 伪):施灸后皮肤上遗留的小瘢痕叫痏,在此指针刺的次数。

[4]左取右,右取左:结合本节中"邪客于手太阴之络,而生是病"的内容,这种"左取右,右取左"的刺法应属于缪刺,但文中尚有经病的适应证。

[5]如食顷:相当于吃一顿饭的时间。

[6]已:此处作"症状消失"解。

[7]手大指次指:与大指相邻近之指,也叫食指或示指。

**【按语】** 本段论述了手太阴肺经井穴少商与手阳明大肠经井穴商阳的定位、取穴方法、针刺深度、施灸量、适应证以及这些症状出现的病因病机。从这里也反映出杨氏在十二经井穴刺法上的一些特点,例如在针术上采用"六阴之数"的泻阴手法等,这些特点都为井穴治疗增添了新的内容。

[原文] 足阳明井

人病腹心闷,恶人火,闻响心惕,鼻衄唇㖞,疟狂,足痛,气蛊,疮疥,齿寒。乃脉起于鼻交颈[1]中,下循鼻外,入上齿中,还出侠口环唇，下交承浆。却循颐后下廉，出大迎，循颊车，上耳前，故邪客于足阳明之络，而有是病。

可刺足阳明胃经井厉兑，足次指爪甲上与肉交者韭许。刺一分，行六阴数，左取右，食顷已。

足太阴井

人病尸厥暴死[2]，脉犹如常人而动，然阴盛于上，则邪气重上，而邪气逆，阳气乱，五络闭塞，结而不通，故状若尸厥，身脉动，不知人事，邪客手足少阴、太阴、足阳明络，此五络，命所关。

可初刺足太阴脾隐白，二刺足少阴肾涌泉，三刺足阳明胃厉兑，四刺手太阴肺少商，五刺手少阴心少冲，五井穴各二分，左右皆六阴数。不愈，刺神门；不愈，以竹管吹两耳，以指掩管口，勿泄气，必须极吹蹙，才脉络通，每极三度。甚者灸维会[3]三壮。针前后各二分，泻二度，后再灸。

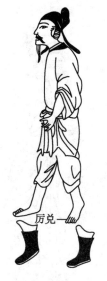

足阳明井

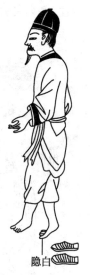

足太阴井

**【注释】**

[1]頞(è 饿)：即鼻梁根部的凹陷处。

[2]尸厥暴死：指突然昏倒，不省人事的一种濒死状态。

[3]维会：即百会穴。

**【按语】** 本段论述了足阳明井穴厉兑和足太阴井穴隐白的针灸方法及适应证，但足太阴井一节的内容重点是邪客五络的症状及针刺五井的方法（包括邪客足太阴之络和针刺隐白穴），没有专题论述足太阴的井穴治疗，其主要内容出自《素问》缪刺论篇。

**［原文］** 手少阴井

人病心痛烦渴，臂厥，胁肋疼，心中热闷，呆痴忘事，癫狂。斯乃以其脉起于心，支从心系侠喉咙，系目系①。其直者，复从心系却上肺②，行腋下臑内，循廉肘内通臂，循廉抵腕，直过神门脉，入少冲。

可刺手心经井少冲，手小指内侧交肉者如韭叶。刺一分，行六阴数，右取左，若灸三炷，如麦大，不已，复刺神门穴。

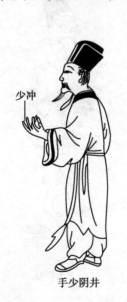

少冲

手少阴井

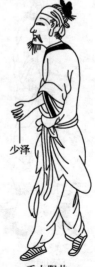

少泽

手太阳井

手太阳井

人病颔肿,项强难顾,肩似拔,臑似折,肘臂疼,外廉痛。斯乃以其脉起小指,自少泽过前谷,上循臂内至肩入缺盆③,络心间,循咽下膈,抵胃;支从缺盆上颈颊,至目锐眦入耳,复循颊入鼻颊,斜贯于颧,故邪客于手④太阳络,生是病。

可刺手小肠井少泽,小指外侧与肉相交如韭叶。刺一分,六阴数各一痏,左病右取。若灸如小麦炷,三壮止。

**【校勘】**

①系目系:原作"出向后腕骨之下",据《灵枢》经脉篇改。

②其直者,复从心系却上肺:原作"直从肺",据《灵枢》经脉篇改。

③缺盆:此后原有"向腋"二字,据《灵枢》经脉篇删。

④手:原无,照前后各条例补。

[原文] 足太阳井

人病头项肩背腰目疼,脊痛,痔疟,癫狂,目黄泪出,鼻流血。斯乃经之正者,从脑出,别下项;支别者,从膊内左右别下,又其络从足①上行,循背②上额,故邪客于足太阳络,而有是病。

可刺足太阳膀胱井至阴,小指外侧韭叶。行六阴数,不已,刺金门五分,灸③三壮;不已,刺申脉三分④,如人行十里愈。有所坠,瘀血留腹内,满胀不得行,先以利药,次刺然谷前脉出血立已。不已,刺冲阳三分(胃之原)及大敦见血(肝之井)。

足少阴井

人病卒心痛,暴胀,胸胁支满[1]。斯乃脉上贯肝膈,走于心包⑤,故邪客于足少阴之络,而有是病。

可刺足少阴肾井涌泉,足心中。刺三分,行六阴数,见血出,令人立饥欲食,左取右,素有此病,新发,刺五日愈,灸三壮。

**【校勘】**

①足:原无,据《素问》缪刺论王注补。

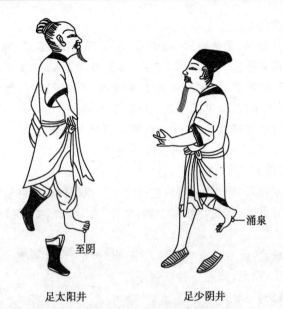

至阴

足太阳井

涌泉

足少阴井

②背：原作"眦"，据《素问》缪刺论王注改。

③灸：原无，据《素问》缪刺论王注补。

④三分：原作"一寸三分"，据《甲乙经》卷三第三十五改。

⑤走于心包：原作"走于心内"，据《素问》缪刺论篇改。

**【注释】**

[1]卒心痛，暴胀，胸胁支满：这是邪客于足少阴之络的症状。《素问》缪刺论篇，王冰注："以其络支别者，并正经从肾上贯肝膈，走于心包，故邪客之，则病如是"。

[原文] 手厥阴井

人病卒然心痛，掌中热，胸满膨，手挛臂痛，不能伸屈，腋下肿平，面赤目黄，善笑，心胸热，耳聋响。斯乃以其包络之脉，循胁过腋下，通臑内，至间使入劳宫，循经直入中冲；支别从掌循小指①次指关冲，故邪客于手厥阴络，生是病。

可刺手厥阴心包井中冲，中指内端去甲韭叶。刺一分，行六阴数，左取右，如食顷已。若灸可三壮，如小麦炷。

手少阳井

人病耳聋痛,浑浑[1]目疼,肘痛,脊间心后疼甚。斯乃以其脉上臂,贯臑外循肩上,交出足②少阳、缺盆、膻中、膈内;支出颈项耳后,直入耳中;循遍目内眦,故邪气客于手③少阳之络,生是病。

可刺手少阳三焦井穴关冲也,手小指次指[2]去爪甲与肉交者如韭叶许。刺一分,各一痏,右取左,如食顷已。如灸三壮不已,复刺少阳输中诸穴。

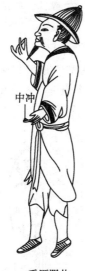

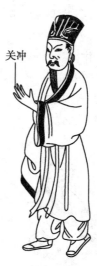

手厥阴井　　　　　　　　　手少阳井

【校勘】

①指:此后原有"过"字,据《灵枢》经脉篇删。

②足:原无,据《灵枢》经脉篇补。

③手:原无,照前后各条例补。

【注释】

[1]浑浑:形容耳鸣的声音。《灵枢》经脉篇:"三焦手少阳之脉……,是动则病耳聋浑浑焞焞"。

[2]手小指次指：与手小指相邻的次指，即第四指，亦称无名指。

**[原文]** 足少阳井

人病胸胁足痛，面滞，头目疼，缺盆腋肿汗多，颈项瘿瘤强硬，疟生寒热。乃脉支别者，从目锐[1]下大迎，合手少阳抵项，下颊车，下颈合缺盆以下胸①中，贯膈，络肝胆，循胁，故邪客于足少阳之络，而有是病。

可刺足少阳胆井窍阴，在足小指次指②[2]与肉交者如韭叶许。刺一分，行六阴数，各一痏，左病右取，如食顷已。灸可三壮。

足厥阴井

人病卒疝暴痛[3]，及腹绕脐上下急痛。斯乃肝络去内踝上五寸，别走少阳；其支别者，循胫上睾，结于茎[4]，故邪客于足厥阴之络，而有是病。

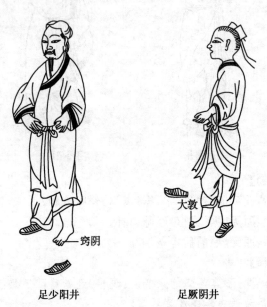

足少阳井　　　　　足厥阴井

可刺足厥阴肝经井大敦,大指端。行六阴数,左取右,素有此病,再发,刺之三日已。若灸者,可五壮止。

**【校勘】**

①胸:此下原有"交"字,据《素问》缪刺论王注删,与《灵枢》经脉篇合。

②足小指次指:原作"次指",据《灵枢》本输篇补。

**【注释】**

[1]目锐:此处指目锐眦,即外眼角。

[2]足小指次指:指足小趾侧的次趾,即第四趾。

[3]卒疝暴痛:此处指睾丸突然肿大并剧烈疼痛。《素问》缪刺论篇:"邪客于足厥阴之络,令人卒疝暴痛。"王冰注:"以其络去内踝上同身寸之五寸,别走少阳,其支别者,循胫上睾,结于茎,故令人卒疝暴痛。"

[4]结于茎:归结在阴茎部位。

**【按语】** 本篇论述了十二经井穴的临床适应证,反映出杨氏在井穴治疗上的特点和经验,这对研究杨氏针灸学术的特点具有一定的参考价值。

据《素问》缪刺论篇记载,对邪客于络的疾病,可应用"左取右,右取左"的缪刺方法进行治疗,其所用穴位多采用十二经井穴。本篇"十二经井穴图"就是杨氏结合当时的针灸治疗经验,在《内经》所载有关内容的基础上,作了一定程度的发挥而形成的。经杨氏增入的内容体现在以下三个方面:①扩大了《素问》缪刺论篇中井穴的适应证;②扩大了井穴的治疗范围;③增加了"六阴之数"的手法。

本篇中虽然分别论述了十二井穴的适应证和针刺治疗方法,但仍有些内容不够完整。例如在"足太阴井"一节中,没有专题论述足太阴井穴,而是涉及邪客五络的症状和针刺五井的方法(其中也包括足太阴脾的络症和针刺隐白穴)。又例如"足少阴井"一节,与《素问》缪刺论篇中邪客于足少阴之络的内容(包括王冰注)基本相同,只是用涌泉穴替换了其中的然谷穴。

## 井荥俞原经合歌　　　《医经小学》

**[原文]**

> 少商鱼际与太渊,经渠尺泽肺相连,
> 商阳二三间合谷,阳溪曲池大肠牵。
> 隐白大都太白脾,商丘阴陵泉要知,
> 厉兑内庭陷谷胃,冲阳解溪三里随。
> 少冲少府属于心,神门灵道少海寻,
> 少泽前谷后溪腕,阳谷小海小肠经。
> 涌泉然谷与太溪,复溜阴谷肾所宜,
> 至阴通谷束京骨,昆仑委中膀胱知。
> 中冲劳宫心包络,大陵间使传曲泽,
> 关冲液门中渚焦,阳池支沟天井索。
> 大敦行间太冲看,中封曲泉属于肝,
> 窍阴侠溪临泣胆,丘墟阳辅阳陵泉。

**【按语】** 五输穴皆位于四肢肘膝以下,是临床上常用的重要腧穴。每一阴经都有自己的井、荥、俞、经、合共三十个腧穴。阳经多一个原穴,即每一阳经各有自己的井、荥、俞、原、经、合共三十六个腧穴,十二经共六十六穴。《灵枢》九针十二原篇载有:"五脏五输,五五二十五输;六腑六输,六六三十六输",共六十一个腧穴。《灵枢》本输篇进一步列出六十一个腧穴的具体名称,其中缺心经的五输穴。《甲乙经》卷三第二十六中有心经五输穴的记载,列出心井少冲、心荥少府、心俞神门、心经灵道和心合少海。故总共为六十六穴。五输穴是子午流注和子母配穴法的选穴基础,所以应该熟记。为了便于背诵,《针灸大成》选入刘纯《医经小学》(1388年)的这首井荥俞原经合歌。原文以歌诀体例写成,故一些穴名未写出全称,下面以表解形式列出六十六穴的名称及其井荥俞原经合的属性。按子午流注配穴时,阴经虽无原穴,但可用俞穴代替。表中括号内穴名,系代替原穴的阴经俞穴。

| 经络 | 井 | 荥 | 俞 | 原 | 经 | 合 |
|------|------|------|------|------|------|------|
| 肺 | 少商 | 鱼际 | 太渊 | (太渊) | 经渠 | 尺泽 |
| 大肠 | 商阳 | 二间 | 三间 | 合谷 | 阳溪 | 曲池 |
| 脾 | 隐白 | 大都 | 太白 | (太白) | 商丘 | 阴陵泉 |
| 胃 | 厉兑 | 内庭 | 陷谷 | 冲阳 | 解溪 | 足三里 |
| 心 | 少冲 | 少府 | 神门 | (神门) | 灵道 | 少海 |
| 小肠 | 少泽 | 前谷 | 后溪 | 腕骨 | 阳谷 | 小海 |
| 肾 | 涌泉 | 然谷 | 太溪 | (太溪) | 复溜 | 阴谷 |
| 膀胱 | 至阴 | 通谷 | 束骨 | 京骨 | 昆仑 | 委中 |
| 心包 | 中冲 | 劳宫 | 大陵 | (大陵) | 间使 | 曲泽 |
| 三焦 | 关冲 | 液门 | 中渚 | 阳池 | 支沟 | 天井 |
| 肝 | 大敦 | 行间 | 太冲 | (太冲) | 中封 | 曲泉 |
| 胆 | 窍阴 | 侠溪 | 临泣 | 丘墟 | 阳辅 | 阳陵泉 |

## 井荥俞原经合横图    《聚英》

【提要】 本篇以表解形式列出十二经五输穴的名称,并附有《难经》原文以及滑氏、项氏和四明陈氏等对五输穴的一些论述。

[原文]

|  | 肺 | 脾 | 心 | 肾 | 包络 | 肝 |  |
|---|---|---|---|---|---|---|---|
| 井（木） | 少商 | 隐白 | 少冲 | 涌泉 | 中冲 | 大敦 | 春刺 |
| 荥（火） | 鱼际 | 大都 | 少府 | 然谷 | 劳宫 | 行间 | 夏刺 |
| 俞（土） | 太渊 | 太白 | 神门 | 太溪 | 大陵 | 太冲 | 季夏刺 |
| 经（金） | 经渠 | 商丘 | 灵道 | 复溜 | 间使 | 中封 | 秋刺 |
| 合（水） | 尺泽 | 阴陵泉 | 少海 | 阴谷 | 曲泽 | 曲泉 | 冬刺 |

|  | 大肠 | 胃 | 小肠 | 膀胱 | 三焦 | 胆 |  |
|---|---|---|---|---|---|---|---|
| 井（金） | 商阳 | 厉兑 | 少泽 | 至阴 | 关冲 | 窍阴 | 所出 |
| 荥（水） | 二间 | 内庭 | 前谷 | 通谷 | 液门 | 侠溪 | 所溜 |
| 俞（木） | 三间 | 陷谷 | 后溪 | 束骨 | 中渚 | 临泣 | 所注 |
| 原 | 合谷 | 冲阳 | 腕骨 | 京骨 | 阳池 | 丘墟 | 所过 |
| 经（火） | 阳溪 | 解溪 | 阳谷 | 昆仑 | 支沟 | 阳辅 | 所行 |
| 合（土） | 曲池 | 三里 | 小海 | 委中 | 天井 | 阳陵泉 | 所入 |

【按语】 上表为《针灸大成》录自《针灸聚英》卷一。《针灸大成》"人卫"1963 年本将两个表改为现代通用的表格形式,本书仍从"人卫"本。两表中第一栏为气血流注及其流注各部(井荥俞经合)的五行属性,出自《灵枢》本输篇,《难经》六十四难及《甲乙经》卷三。第一表最后一栏的内容出自《灵枢》九针十二原篇。

[原文] 项氏[1]曰:所出为井,井象水之泉。所溜[2]为荥,荥象水之陂[3]。所注为俞,俞象水之窬[4]。所行为经,经象水之流。所入为合,合象水之归。皆取水义也。

【注释】

[1]项氏:据《难经本义》汇考引用诸家姓名载:项氏指"平菴先生"。

[2]溜:形容泉水发出后的暂短停留状态。

[3]陂(bēi碑):指少量水汇集在一起的陂池。

[4]窬(yú余):通逾。形容水流在输转过程中的转注、跨越状态。

【语译】 项氏说:经气所发出的地方叫井,如同水的源泉;经气发出后的暂短停留状态叫荥,如同少量水聚集在一起的陂池;经气在输运过程中的转注状态叫俞,如同水流在流通过程中的跨越;经气所通过的地方叫经,如同水的急流;经气与他经汇合的地方叫合,如同水归大海。这些都是用水流来形容经气的传输状态。

[原文] 又曰:春刺井,井者东方春也,万物之始生,故言井。冬刺合,合者北方冬也,阳气入藏,故言合[1]。举始终而言,荥、俞、经在其中矣。又曰:诸井肌肉浅薄,泻井当泻荥[2]。滑氏[3]曰:补井当补合。

【注释】

[1]春刺井,……故言合:这是以五输应四季,即春刺井、冬刺合的一种配穴方法。此段内容,与《难经》的内容相似。六十五难曰:"经言所出为井,所入为合,其法奈何。然所出为井,井者东方春也,万物之始生,故言所出为井也。所入为合,合者北方冬也,阳气入藏,故言所入为合也"。

[2]诸井肌肉浅薄,泻井当泻荥:这是井荥并用的一种配穴方法。此句与《难经》内容相似。七十三难曰:"诸井者,肌肉浅薄……当刺井者,以荥泻之。"

[3]滑氏:名寿,字伯仁,号樱宁生,元代著名医学家,许州(今许昌)襄城人。著有《十四经发挥》及《难经本义》等书。

【语译】 又说:春天刺井穴,井穴象征着东方和春天,春天是万物开始升发的季节,所以把经气发出的地方叫做井穴。冬天刺合穴,合穴象征着北方和冬天,阳气也汇藏在体内,所以把经气汇合的地方叫做合穴。仅列举井穴和合穴的意义,其他荥穴、俞穴和经穴的意义也就比较容易理解了。又说:井穴的部位,肌肉浅薄,应当针刺泻井穴时,可同时泻荥穴。滑氏说:应当针刺补井穴时,必同时补合穴。

[原文]　岐伯曰:春刺井者,邪在肝。夏刺荥者,邪在心。季夏刺俞者,邪在脾。秋刺经者,邪在肺。冬刺合者,邪在肾,故也。帝曰:五脏而系于四时,何以知之?岐伯曰:五脏一病,辄[1]有五验,假如肝病,色青者肝也,臊臭者肝也,喜酸者肝也,喜呼者肝也,喜泣者肝也。其病众多,不可尽言也。四脏有验,并系于四时者也。针之要妙,在于秋毫[2]。

【注释】

[1]辄(zhé 哲):在此作"总是"解。

[2]秋毫:即鸟类秋天最纤细的毫毛。在此用以形容针术手法的精细。

【语译】　岐伯说:春天邪气停留于肝,所以针治时宜取井穴;夏天邪气停留于心,所以针治时宜取荥穴;季夏邪气停留于脾,所以针治时宜取输穴;秋天邪气停留于肺,所以针治时宜取经穴;冬天邪气停留于肾,所以针治时宜取合穴。黄帝说:如何知道五脏与四时季节相联系呢?岐伯说:五脏中一脏有病,总会相应出现五种临床表现。例如肝脏有病时,就会出现面色变青,散发臊臭的气味,喜欢吃酸味的饮食,常发出呼叫的声音以及精神上的不愉快或哭泣等。其他症状还很多,就不去逐项列举了。脏器病变的临床表现是和四时季节紧密联系的。针刺的要领就在于掌握这些微细的变化。

【按语】　本段原文出自《难经》七十四难,但个别文字有更动。文中所插入的"岐伯曰"、"帝曰"等词无据可考,恐系《针灸大成》所误加。考《难经》六十五难所载:"井者,东方春也……合者,北方冬也"及《难经》七十四难:"经言春刺井,夏刺荥,季夏刺俞,秋刺经,冬刺合"等内容,和《针灸大成》中的本段原文一样,均与《内经》文义不符。《灵枢》顺气一日分为四时篇载:"藏主冬,冬刺井;色主春,春刺荥;时主夏,夏刺输;音主长夏,长夏刺经;味主秋,秋刺合。是谓五变,以主五输。"这与《灵枢》本输篇、四时气篇及《素问》水热穴论篇中所记载的内容均相合。《类经》卷二十注:"必《难经》之误也,当以本经为正,不可不辨"。

[原文] 四明陈氏[1]曰:春气在毛,夏气在皮,秋气在分肉,冬气在骨髓,是浅深之应也[2]。

【注释】

[1]四明陈氏:阙名。著有《小儿按摩经》,该书没有传本,只被保留在《针灸大成》中。

[2]春气在毛,……是浅深之应也:滑伯仁在《难经本义》卷下对《难经》七十难所作的注文中,也引用过四明陈氏的这段内容。

【语译】 四明陈氏说:春季机体的阳气上浮于毛,夏季阳气在皮,秋季阳气下沉在分肉间,冬季阳气潜入骨髓。针刺时要考虑到这种规律,决定针刺的深浅。

## 徐氏子午流注逐日按时定穴歌

[原文]

甲日戌时胆窍阴,丙子时中前谷荥,
戊寅陷谷阳明俞,返本丘墟木在寅,
庚辰经注阳溪穴,壬午膀胱委中寻,
甲申时纳三焦水,荥合天干取液门。


乙日酉时肝大敦,丁亥时荥少府心,
己丑太白太冲穴,辛卯经渠是肺经,
癸巳肾宫阴谷合,乙未劳宫火穴荥。


丙日申时少泽当,戊戌内庭治胀康,
庚子时在三间俞,本原腕骨可祛黄,
壬寅经火昆仑上,甲辰阳陵泉合长,

丙午时受三焦木,中渚之中仔细详。

丁日未时心少冲,己酉大都脾土逢,
辛亥太渊神门穴,癸丑复溜肾水通,
乙卯肝经曲泉合,丁巳包络大陵中。

戊日午时厉兑先,庚申荥穴二间迁,
壬戌膀胱寻束骨,冲阳土穴必还原,
甲子胆经阳辅是,丙寅小海穴安然,
戊辰气纳三焦[1]脉,经穴支沟刺必痊。

己日巳时隐白始,辛未时中鱼际取,
癸酉太溪太白原,乙亥中封内踝比,
丁丑时合少海心,己卯间使包络止。

庚日辰时商阳居,壬午膀胱通谷之,
甲申临泣为俞木,合谷金原返本归,
丙戌小肠阳谷火,戊子时居三里宜,
庚寅气纳三焦合,天井之中不用疑。

辛日卯时少商本,癸巳然谷何须忖,
乙未太冲原太渊,丁酉心经灵道引,
己亥脾合阴陵泉,辛丑曲泽包络准。

壬日寅时起至阴,甲辰胆脉侠溪荥,
丙午小肠后溪俞,返求京骨本原寻,
三焦寄有阳池穴,返本还原[2]似嫡①亲,
戊申时注解溪胃,大肠庚戌曲池真,
壬子气纳三焦寄,井穴关冲一片金,

关冲属金壬属水,子母相生[3]恩义深。

癸日亥时井涌泉,乙丑行间穴必然,
丁卯俞穴神门是,本寻肾水太溪原,
包络大陵原并过,己巳商丘内踝边,
辛未肺经合尺泽,癸酉中冲包络连,
子午截时安定穴,留传后学莫忘言。

**【校勘】**

①嫡:原作"的",据文义,参《子午流注针法》改。

**【注释】**

[1]气纳三焦:在子午流注中,气纳三焦是三焦经(阳日)的开穴原则。具体开穴时间则本着"阳干注腑,甲丙戊庚壬而重见者,气纳三焦"的方法推算。例如戊日(阳日),开井穴的时间是戊午(开胃井厉兑),重见戊时的时辰(戊辰时)就是开三焦经穴的时间。

[2]返本还原:在子午流注配穴法中,返本还原是原穴的开穴原则,也就是在开俞穴的同时,还要返还回来开本经(即值日经)的原穴。例如壬日为膀胱和三焦二经值日,故在壬日丙午时开小肠经俞穴后溪的同时,也开值日经膀胱和三焦两经的原穴(京骨、阳池)。这就是歌中"丙午小肠后溪俞,返求京骨本原寻,三焦寄有阳池穴,返本还原似嫡亲"的意思。

[3]子母相生:在子午流注中,开三焦经和心包经穴位的原则是气纳三焦、血归包络,但具体开哪个穴则需本着子母相生的原则。阳日的子母相生关系是"他生我",也就是开三焦经中值日经的母穴;阴日的子母相生关系是"我生他",也就是开心包经中值日经的子穴。例如,壬日开井穴的时间是壬寅时(开膀胱井穴至阴),重见壬时的时辰(壬子时)是开三焦经穴位的时间,要根据"他生我"的关系,开三焦经中膀胱经(值日经)的母穴。膀胱经的天干为壬,属水。水的母穴是金(金生水),而三焦经的金代表井穴(阳经的井穴属金),即关冲穴,所以壬子时开关冲穴。

这就是歌中"壬子气纳三焦寄,井穴关冲一片金,关冲属金壬属水,子母相生恩义深"的意思。

【按语】 子午流注是根据"阳日阳时阳穴,阴日阴时阴穴"的原则进行配穴。具体开穴规律有四个步骤:首先按"阳进阴退"的原则推算井穴的开穴时间;其次按相生原则,根据经生经、穴生穴的关系推算井穴后几个开穴时辰应配的具体腧穴;再次,则本着《针灸大全》:"阳干注腑,甲丙戊庚壬而重见者,气纳三焦;阴干注脏,乙丁己辛癸而重见者,血归包络"的原则,确定"日干重见"的时辰应配三焦经(阳日)或心包经(阴日)的具体穴位。阳日按"他生我"的关系开三焦经中值日经的母穴,阴日按"我生他"的关系开心包经中值日经的子穴;最后,确定各经原穴的开穴时间,按"返本还原"的原则,在每日俞穴开穴的同时,并过值日经的原穴。子午流注的配穴规律以十天为一周期,循环开穴。本篇是徐氏按上述开穴规律和步骤,预先推算出一个周期(10天,计120个时辰)的具体配穴名称或闭穴情况,并以歌诀体例写出的。如能熟练地背诵出本歌,即可在临证应用时迅速找出开穴,而且也避免了按通常方法计算时在换算过程中可能出现的错误,所以本歌诀一直受到临床针灸学家的重视。

关于本篇作者"徐氏",一说是南齐时代的徐文伯;一说是明代《针灸大全》的作者徐凤。说是徐凤的根据比较充分:①《针灸大成》中引文标有"徐氏"两字者都是出自《针灸大全》,本篇标题前加有"徐氏"二字,而且其内容的全文也是录自《针灸大全》;②本篇用七言叶韵的歌诀体例写成,是明代通用的文体,这与南北朝时代的文体也不符合;③《针灸大全》卷五在本歌后有"余今将流注按时定穴,编成歌括一十首,使后之学者,易为记诵,临用之时,不待思忖"一段文字,文中的"余",当然也应当是指徐凤本人。

鉴于歌中大部分经、穴的名称和五输穴的性质等,或写成简称或从略,故将此定穴歌中66穴的开穴时间以表解形式列出,以供应用时参考。

| 时间\日期 | 甲 | 乙 | 丙 | 丁 | 戊 | 己 | 庚 | 辛 | 壬 | 癸 |
|---|---|---|---|---|---|---|---|---|---|---|
| 子 | 甲子 | 丙子 | 戊子 | 庚子 大俞、小原 | 壬子 | 甲子 胆经 | 丙子 | 戊子 | 庚子 | 壬子 壬纳三井 |
| 丑 | 乙丑 肝荥 | 丁丑 | 己丑 脾俞、肝原 | 辛丑 | 癸丑 肾经 | 乙丑 | 丁丑 心合 | 己丑 胃合 | 辛丑 辛纳包合 | 癸丑 |
| 寅 | 丙寅 心俞、肾原、包原 | 戊寅 胃俞、胆原 | 庚寅 | 壬寅 膀经 | 甲寅 | 丙寅 小合 | 戊寅 | 庚寅 庚纳三合 | 壬寅 膀井 | 甲寅 |
| 卯 | 丁卯 | 己卯 | 辛卯 肺经 | 癸卯 | 乙卯 肝合 | 丁卯 | 己卯 己纳包经 | 辛卯 肺井 | 癸卯 | 乙卯 |
| 辰 | 戊辰 脾经 | 庚辰 大经 | 壬辰 肾合 | 甲辰 胆合 | 丙辰 | 戊辰 戊纳三经 | 庚辰 大井 | 壬辰 | 甲辰 胆荥 | 丙辰 |
| 巳 | 己巳 | 辛巳 | 癸巳 | 乙巳 | 丁巳 丁纳包俞 | 己巳 脾井 | 辛巳 | 癸巳 肾荥 | 乙巳 | 丁巳 |
| 午 | 庚午 | 壬午 膀合 | 甲午 | 丙午 丙纳三俞 | 戊午 胃井 | 庚午 | 壬午 膀荥 | 甲午 | 丙午 小俞、膀原、三原 | 戊午 |

左上角标注：日期、开穴、时间

| 日期<br>开穴<br>时间 | 甲 | 乙 | 丙 | 丁 | 戊 | 己 | 庚 | 辛 | 壬 | 癸 |
|---|---|---|---|---|---|---|---|---|---|---|
| 未 | 辛未<br>肺合 | 癸未<br>甲纳三荥 | 乙未<br>乙纳包荥 | 丁未<br>心井 | 己未<br>大荥 | 辛未<br>肺荥 | 癸未<br>胆俞大原 | 乙未<br>肝俞肺原 | 丁未 | 己未 |
| 申 | 壬申 | 甲申<br>肝井 | 丙申<br>小井 | 戊申<br>脾荥 | 庚申 | 壬申 | 甲申 | 丙申 | 戊申<br>胃经 | 庚申 |
| 酉 | 癸酉<br>癸纳包井 | 乙酉 | 丁酉<br>胃荥 | 己酉 | 辛酉<br>膀俞胃原 | 癸酉<br>肾俞脾原 | 乙酉<br>小经 | 丁酉<br>心经 | 己酉 | 辛酉 |
| 戌 | 甲戌<br>胆井 | 丙戌<br>心荥 | 戊戌 | 庚戌<br>肺俞心原 | 壬戌 | 甲戌 | 丙戌 | 戊戌 | 庚戌<br>大合 | 壬戌 |
| 亥 | 乙亥 | 丁亥 | 己亥 | 辛亥 | 癸亥 | 乙亥<br>肝经 | 丁亥 | 己亥<br>脾合 | 辛亥 | 癸亥<br>肾井 |

456

# 十二经纳天干歌

[原文]

甲胆乙肝丙小肠，丁心戊胃己脾乡，

庚属大肠辛属肺，壬属膀胱癸肾藏，

三焦亦向壬中寄，包络同归入癸方。

**【按语】** 在子午流注和灵龟八法中，天干和地支都可以看作是一种符号，它既可用于记日记时，又可以代表脏腑经络。本歌括介绍了天干与脏腑经络相配属的关系，这种关系在子午流注中经常应用，所以必须牢记。为便于理解，可同时参照下面的附表。

| 天干 | 甲 | 乙 | 丙 | 丁 | 戊 | 己 | 庚 | 辛 | 壬 | 癸 |
|---|---|---|---|---|---|---|---|---|---|---|
| 脏腑经络 | 胆 | 肝 | 小肠 | 心 | 胃 | 脾 | 大肠 | 肺 | 膀胱三焦 | 肾心包络 |

　　明代张景岳曾对上面的十二经纳天干关系提出不同意见。在《类经图翼》卷三，十二经纳甲歌中将原歌的"三焦亦向壬中寄，包络同归入癸方"两句改为"三焦阳腑须归丙，包络从阴丁火旁"。并说："旧云三焦亦向壬中寄，包络同归入癸方。虽三焦为决渎，犹可言壬；而包络附心主，安得云癸？且二脏表里，皆相火也。今改正之"。在子午流注纳子法的子母补泻配穴法中，即按张景岳的十二经纳甲关系进行配穴，其配属关系如下表。

| 时间<br>（天干） | 甲 | 乙 | 丙 | 丁 | 戊 | 己 | 庚 | 辛 | 壬 | 癸 |
|---|---|---|---|---|---|---|---|---|---|---|
| 经 | 胆 | 肝 | 小肠（火）<br>三焦（相火） | 心（火）<br>包络（相火） | 胃 | 脾 | 大肠 | 肺 | 膀胱 | 肾 |

# 十二经纳地支歌

[原文]

　　　　肺寅大卯胃辰宫，脾巳心午小未中，
　　　　申胱酉肾心包戌，亥焦子胆丑肝通。

【按语】　这首十二经纳地支歌的意思是说明一天中十二个时辰与十二条经脉相配属的关系，是子午流注纳子法的理论基础和配穴方法的依据。十二经与十二时的配属关系见下表。

| 时间(地支) | 寅 | 卯 | 辰 | 巳 | 午 | 未 | 申 | 酉 | 戌 | 亥 | 子 | 丑 |
|---|---|---|---|---|---|---|---|---|---|---|---|---|
| 经 | 肺 | 大肠 | 胃 | 脾 | 心 | 小肠 | 膀胱 | 肾 | 心包 | 三焦 | 胆 | 肝 |

# 日时阴阳针转左右歌①

[原文]

　　　　阳日阳时气在前[1]，血在后[2]兮脉在边[3]，
　　　　阴日阴时血在前，气在后兮脉归原[4]，
　　　　阳日阳时针左转[5]，先取阳经腑病看，
　　　　阴日阴时针右转[6]，行属阴经脏腑痊。

【校勘】

　　①日时阴阳针转左右歌：原作"脚不过膝手不过肘歌"，题文不符，参本篇文义改。

【注释】

　　[1]气在前：表示营卫环流过程中卫气功能的亢进，并不是指环流次序上的先后。

[2]血在后:表示营卫环流过程中营血功能的衰减,也不是指环流次序上的先后。

[3]脉在边:形容脉的空虚状。阳日由于营血功能衰减,且营行脉中,故脉呈空虚状。《灵枢》营卫生会篇:"营行脉中,卫行脉外"。《难经》第三十二难:"血为荣,气为卫,相随上下,谓之荣卫。通行经络,营周于外"。"脉在边"在此处又是对"血在后"语气的加强,突出营血功能的衰减,不全是对脉的形态描述。

[4]脉归原:形容脉的充盈状。阴日营血功能充沛,卫气功能衰减。"脉归原"也是对"血在前"一语的加强,不完全是对脉的形态描述。

[5]针左转:是一种行针手法。"经络迎随设为问答"(见本书卷四)载:"左转从子,能外行诸阳"。

[6]针右转:是一种行针手法。"经络迎随设为问答"载:"右转从午,能内行诸阴"。

【按语】  本篇内容系论述顺应日时阴阳而左右转针的行针手法及其理论依据。其论点是:人体中的营卫环流受日时阴阳的影响。阳日阳时,卫气功能充沛,营血功能衰减。阴日阴时,营血功能亢进,卫气功能衰减。当阳经及诸腑发生病变时,人体的阳气功能也要相应减弱,可在阳日阳时针刺,并采用针左转的手法,能起到增强人体阳气功能的效果,促使腑病痊愈。当阴经及诸脏发生病变时,人体的阴气功能相应减弱,可在阴日阴时针刺,并采用针右转的手法,能起到增强人体阴气功能的效果,促使脏病痊愈。本篇内容与本书卷四"经络迎随设为问答"中"问子午补泻"的部分内容相似,可参阅。

# 流 注 图

[原文] 足少阳胆之经,甲主,与己合,胆引气行[1]。

甲日　甲戌时开胆为井金。

　　　丙子时,小肠荥水[2]。

　　　戊寅时,胃俞木,并过胆原丘墟,木原在寅[3]。

　　　庚辰时,大肠经火。

　　　壬午时,膀胱合土。

　　　甲申时,气纳三焦之荥水,甲属木,是以水生木,子母相生[4]。

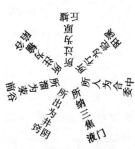

足少阳胆之经　甲主

　　　足厥阴肝之经,乙主,与庚合,肝引血行。

乙日　乙酉时开肝为井木。

　　　丁亥时,心荥火。

　　　己丑时,脾俞土,并过肝原。

　　　辛卯时,肺,经金。

　　　癸巳时,肾,合水。

　　　乙未时,血纳包络之荥火,乙属木,是以木生火也[5]。

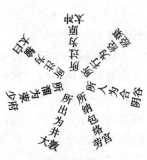

足厥阴肝之经　乙主

　　　手太阳小肠经,丙主,与辛合,小肠引气行。

丙日　丙申时开小肠井金。

　　　戊戌时,胃荥水。

　　　庚子时,大肠俞木,并过小肠原。

　　　壬寅时,膀胱经火。

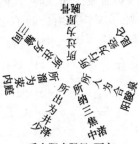

手太阳小肠经　丙主

甲辰时,胆合土。

丙午时,气纳三焦之俞木,丙属火,是以木生火也。

手少阴心之经,丁主,与壬合,心引血行。

丁日　丁未时开心为井木。

己酉时,脾荥火。

辛亥时,肺俞土,并过心原。

癸丑时,肾经金。

乙卯时,肝合水。

丁巳时,血纳包络之俞土,

丁属火,是以火生土也。

足阳明胃之经,戊主,与癸合,胃引气行。

戊日　戊午时开胃为井金。

庚申时,大肠荥水。

壬戌时,膀胱俞木,并过胃原。

甲子时,胆经火。

丙寅时,小肠合土。

戊辰时,气纳三焦之经火,

戊属土,是以火生土也。

足太阴脾之经,己主,与甲合,脾引血行。

己日　己巳时开脾为井木。

辛未时,肺荥火。

癸酉时,肾俞土,并过脾原。

乙亥时,肝经金。

丁丑时,心合水。

己卯时,血纳包络之经金,

己属土,是以土生金也。

手阳明大肠经,庚主,与乙合,大

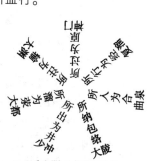

手少阴心之经　丁主

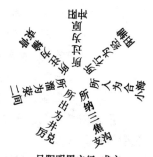

足阳明胃之经　戊主

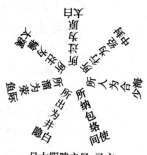

足太阴脾之经　己主

肠引气行。

庚日　庚辰时开大肠井金。

壬午时,膀胱荥水。

甲申时,胆俞木,并过大
肠原。

丙戌时,小肠经火。

戊子时,胃合土。

庚寅时,气纳三焦之合土,
庚属金,是以土生金也。

手太阴肺之经,辛主,与丙合,肺引血行。

辛日　辛卯时开肺为井木。

癸巳时,肾荥火。

乙未时,肝俞土,并过肺原。

丁酉时,心经金。

己亥时,脾合水。

辛丑时,血纳包络之合水,
辛属金,是以金生水也。

足太阳膀胱经,壬主,与丁合,膀
胱引气行。

壬日　壬寅时开膀胱井金。

甲辰时,胆荥水。

丙午时,小肠俞木,所过
本原京骨,木原在午,水
入火乡,故壬丙子午相交
也,兼过三焦之原阳池。

戊申时,胃经火。

庚戌时,大肠合土。

壬子时,气纳三焦井金。

足少阴肾之经,癸主,与戊合,肾

手阳明大肠经　庚主

手太阴肺之经　辛主

足太阳膀胱经　壬主

引血行。

　　癸日　癸亥时开肾为井木。

　　　　　乙丑时,肝荥火。

　　　　　丁卯时,心俞土,并过肾原
　　　　太溪,又过包络原大陵。

　　　　　己巳时,脾经金。

　　　　　辛未时,肺合水。

　　　　　癸酉时,血纳包络之井
　　　　木,谓水生木也。

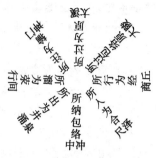

足少阴肾之经　癸主

**【注释】**

　　[1]足少阳胆之经,甲主,与己合,胆引气行:指足少阳胆经的天干属性为甲,同宗关系为甲与己合,胆属阳经故引气先行。本篇在每经之首,均标明了该经的天干属性、同宗关系以及阳经引气行、阴经引血行等三种性质。

　　[2]甲日,甲戌时开胆为井金。丙子时,小肠荥水:"甲日"指值日经的天干名称,即胆经值日,不是单指日干的甲日而言。在甲胆值日期间包括甲、乙两个日干。胆经井穴窍阴(阳井属金),于甲日甲戌时开穴。丙子时以后即进入乙日,乙日的丙子时开小肠经荥穴前谷(阳荥属水)。

　　[3]戊寅时,胃俞木,并过胆原丘墟,木原在寅:指戊寅时开胃经俞穴陷谷(阳俞属木),并过本经(胆经)的原穴丘墟。本篇各经原穴均按"返本还原"的原则开穴。(参见本卷"徐氏子午流注逐日按时定穴歌"中"返本还原"条的注释。)

　　[4]甲申时,气纳三焦之荥水,甲属木,是以水生木,子母相生:"气纳三焦"是三焦经穴位的开穴原则(参见本卷"徐氏子午流注逐日按时定穴歌"中"气纳三焦"条的注释)。阳经值日时,日干重见的时辰开三焦经腧穴。甲胆值日,日干重见的时辰为甲申时,故甲申时应开三焦经腧穴。根据子母相生的关系,阳经值日时,应按"他生我"的关系,开三焦经中值日经的母穴,故此

处对甲申时按"甲属木,是以水生木,子母相生"的关系,推演出"甲申时,气纳三焦之荥水"。即胆经的天干为甲,属木,木的母穴是水(水生木),而三焦经的水代表荥穴(阳经的荥穴属水),即液门穴,所以甲胆值日的甲申时应开液门穴。其他阳经值日时,三焦经腧穴的开穴方法类同。

[5]乙未时,血纳包络之荥火,乙属木,是以木生火也:阴经值日时,日干重见的时辰开心包经腧穴。乙肝值日,日干重见的时辰为乙未时,故乙未时应开心包经腧穴。根据子母相生关系,阴经值日时,应按"我生他"的关系,开心包经中值日经的子穴,故此处对乙未时,按"乙属木,是以木生火也"的关系,推演出"乙未时,血纳包络之荥火"。即肝经的天干为乙,属木,木的子穴是火(木生火),而心包经的火代表荥穴(阴经的荥穴属火),即劳宫穴,所以乙肝值日的乙未时应开劳宫穴。其他阴经值日时,心包经腧穴的开穴方法类同。

**【按语】** 这部分内容系全部录自《针灸大全》卷五,基本上没有文字的改动。《针灸大全》在这部分内容前(即接"子午流注逐日按时定穴歌"之后)曾作了简短的说明:"子午流注之法无以考焉。虽《针灸四书》所载,尤且不全……后图乃先贤所缀,故不敢废,备载于后,庶有所证耳。原图十二,今分十耳"。查《针灸四书》中《子午流注针经》卷下的"井荥歌诀"中确有图十二幅。闫明广在"流注针经序"上说:"近于贞元癸酉年间收何公所作指微针赋,……为之注解。广今复采《素》、《难》遗文,贾氏井荥六十首,法布经络往还,复针刺孔穴部分,钤括图形,集成一义。目之曰流注经络井荥图歌诀,续于赋后"。说明原作者确系闫明广无疑。后来这部分内容曾转载至其他书籍上,例如在《普济方》卷四百十三中即有这部分内容,名之为"五脏六腑井荥俞经合"。

《针灸大全》中的"流注图"与闫氏原作内容相比已有一些差异,不仅是"原图十二,今分十耳"的缩减,而且在内容上也作了改动。徐凤在《针灸大全》中将"流注图"编排于他本人所撰的

"子午流注逐日按时定穴歌"之后,是作为附录处理的。而《针灸大全》中的"流注图"又与"子午流注逐日按时定穴歌"的定穴方法完全一致。因而推测,这个"流注图"是徐凤根据闫明广的原著作了较大的缩减与修改。修改后的"流注图"实际上就是"徐氏子午流注逐日按时定穴歌"的图解与文字解说。因此,对这部分内容已没有必要逐条逐图分析。阅读这部分内容时,应同时参照"徐氏子午流注逐日按时定穴歌"按语中的附表。

"流注图"十幅及其文字说明,基本上是"徐氏子午流注逐日按时定穴歌"十首的解说。与后者相比,"流注图"在内容上有如下两方面的补充:①在每经的分目之后,标明了该经的天干属性、同宗关系以及阳经引气行、阴经引血行等三种性质。②按气纳三焦、血归包络的原则,每个日干单元最后一个开穴是三焦经(阳日)或心包经(阴日)的腧穴。但具体开哪个腧穴,则要区别阳干与阴干。阳干值日按"他生我"的原则开三焦经中值日经的母穴;阴干值日按"我生他"的原则开心包经中值日经的子穴。在"流注图"中,对这种子母穴的推演关系也作了说明。例如在"足少阳胆之经……甲申时,气纳三焦之荥水"之后,作了"甲属木,是以水生木,子母相生"的说明。

## 论子午流注法

**【提要】** 本篇对子午流注的概念、配穴原则和计算方法作了介绍,特别是对天干与十二经的配属关系,三焦及包络两经腧穴分派于十干的理论,五输穴的五行属性以及"返本还原"、"日干重见"、"阴阳和合"等开穴原则作了较系统的论述。

**[原文]** 子午流注[1]者,谓刚柔[2]相配,阴阳相合,气血循环,时穴开阖也。何以子午[3]言之? 曰:子时一刻,乃一阳之生;至午时一刻,乃一阴之生,故以子午分之而得乎中也。流者,往也。注者,住也[4]。

**【注释】**

[1]子午流注:"子午"指时间的阴阳变化,"流注"指人体中的气血环流。"子午流注"指人体的气血环流与时间的自然变动相顺应,也有阴阳刚柔的变化,从而出现经穴的开阖现象。

[2]刚柔:此处用刚柔的属性代表阴阳。阳性属刚,阴性属柔,刚柔就是阴阳。《素问》阴阳应象大论篇:"审其阴阳,以别柔刚"。《类经》卷十二第七对这句话的注文为:"形症有柔刚,脉色有柔刚。柔者属阴,刚者属阳,知柔刚之化者,知阴阳之妙用矣,故必审而别之。"

[3]子午:此处用以代表时间的阴阳属性。《医学入门》卷一:"子者阳也,午者阴也。不曰阴阳而曰子午者,正以见人身任督与天地子午相为流通,故地理南针不离子午,乃阴阳自然之妙用也。"

[4]流者,往也。注者,住也:此处的"流注"指人体中的气血环流。《医学入门》卷一:"流者,往也。注者,住也。神气之游行也。"

**[原文]** 天干有十,经有十二:甲胆、乙肝、丙小肠、丁心、戊胃、己脾、庚大肠、辛肺、壬膀胱、癸肾。余两经,三焦、包络也。三焦乃阳气之父,包络乃阴血之母,此二经虽寄于壬癸[1],亦分派于十干[2]。每经之中,有井、荥、俞、经、合,以配金、水、木、火、土,是故阴井木而阳井金,阴荥火而阳荥水,阴俞土而阳俞木,阴经金而阳经火,阴合水而阳合土[3]。

**【注释】**

[1]此二经虽寄于壬癸:指十二经纳天干的关系中,三焦寄于壬,包络寄于癸而言。

[2]分派于十干:此处指子午流注在每一值日天干中均有三焦经(阳日)或心包经(阴日)的开穴。

[3]阴井木而阳井金……,阴合水而阳合土:指十二经五输穴的五行属性。《灵枢》本输篇首先提出阴经的井穴属木,阳经的井穴属金。《难经》六十四难进一步提出十二经五输穴的五行属性为"阴井木,阳井金,……阴合水,阳合土。阴阳皆不同,其

意何也? 然:是刚柔之事也"。指出五输穴与五行配合的理论基础是阴阳相合、刚柔相济与五行生克等。

**【按语】** 本段论述了子午流注的三个基础内容:①天干与十二经的配属关系(参见本卷"十二经纳天干歌");②三焦、包络两经腧穴分派于十干的理论,可应用在子午流注的开穴,即在每一值日天干中均有三焦经(阳日)或心包经(阴日)的开穴;③十二经五输穴的五行属性。(参见本卷"井荥俞原经合横图")。

**[原文]** 经中有返本还元者,乃十二经出入之门也。阳经有原,遇俞穴并过之;阴经无原,以俞穴即代之。是以甲出丘墟,乙太冲之例。又按《千金》云:六阴经亦有原穴,乙中都,丁通里,己公孙,辛列缺,癸水泉,包络内关是也。

**【按语】** 六阴经无原穴,可用该经的俞穴代替,这是目前通用的一种说法。此外尚有其他说法,如《千金方》卷二十九第二载:六阴经也有原穴,肝经的原穴为中都,心经的原穴为通里,脾经的原穴为公孙,肺经的原穴为列缺,肾经的原穴为水泉,心包经的原穴为内关。

**[原文]** 故阳日气先行,而血后随也。阴日血先行,而气后随也。得时为之开,失时为之阖[1]。阳干注腑,甲、丙、戊、庚、壬而重见者,气纳于三焦;阴干注脏,乙、丁、己、辛、癸而重见者,血纳包络[2]。如甲日甲戌时,以开胆井。至戊寅时正当胃俞,而又并过胆原。重见甲申时,气纳三焦,荥穴属水,甲属木,是以水生木,谓甲合还元化本。又如乙日乙酉时,以开肝井。至己丑时当脾之俞,并过肝原。重见乙未时,血纳包络,荥穴属火,乙属木,是以木生火也。余仿此,俱以子午相生,阴阳相济[3]也。

**【注释】**

[1]得时为之开,失时为之阖:指日时阴阳与经穴阴阳属性一致时为开穴;日时阴阳与经穴阴阳属性不一致时为阖穴。

[2]阳干注腑,甲、丙、戊、庚、壬而重见者,气纳于三焦;阴干注脏,乙、丁、己、辛、癸而重见者,血纳包络:这段内容是指子午

流注配穴时,推算三焦、包络两经开穴的方法,也就是"日干重见"的原则。阳日的"日干重见"时辰开三焦经腧穴;阴日的"日干重见"时辰开心包经腧穴。

[3]子午相生,阴阳相济:子午,指时间阴阳的变化;相生,指这种变化的周期循环。《医学入门》卷一:"阳生阴死,阴生阳死"。《类经图翼》卷一,气数统论:"每岁之气,阳生于子而极于午,阴生于午而极于子,阳之进者阴之退,阳之退者阴之生,一往一来,以成一岁"。"子午相生,阴阳相济",表示时间阴阳的相生相济,构成有规律的周期循环。

【按语】 在本段中提及"日干重见",这是三焦、包络两经的一个重要开穴原则。可同时参见本段注文[2]及本卷"流注图"中[4][5]两条注文。

[原文] 阳日无阴时,阴日无阳时[1],故甲与己合,乙与庚合,丙与辛合,丁与壬合,戊与癸合也。何谓甲与己合?曰:中央戊己属土,畏东方甲乙之木所克,戊乃阳为兄,己属阴为妹,戊兄遂将己妹嫁与木家,与甲为妻,庶得阴阳和合[2],而不相伤,所以甲与己合。余皆然。子午之法,尽于此矣。

【注释】

[1]阳日无阴时,阴日无阳时:指子午流注中,阳日阳时开阳经腧穴,阳日中的阴时均为闭穴;阴日阴时开阴经腧穴,阴日中的阳时均为闭穴。

[2]阴阳和合:也叫"夫妻互用"、"甲己互用"、"五门十变"或"同宗开穴",是在闭穴时间内进行开穴的一个原则。将十干分为甲与己、乙与庚、丙与辛、丁与壬、戊与癸等五组(也叫五门),每组由阳干和阴干两个合日所组成。在闭穴时间内,合日间的开穴可以互用。例如,甲日(阳日)的乙亥时(阴时)为闭穴,可借取其合日即己日(阴日)的乙亥时(阴时)所开的中封穴进行针刺。

【按语】 阳日的阴时为闭穴,阴日的阳时为闭穴。在闭穴时间内遇有急症必须进行针灸治疗时,可应用"阴阳和合"的原则开穴。方法是将十个日干分为甲与己、乙与庚、丙与辛、丁与壬、戊与癸等五组,每组由阳干和阴干(可比喻为夫妻)两个合日所组成,合日间各时辰的开穴可以互用,即可把闭穴变为开穴。

本篇为徐凤所作,出自《针灸大全》卷五。

## 流 注 开 圆 《医学入门》

【提要】 本篇论述了子午流注推算过程中六十六穴开阖的基本道理。

[原文] 人每日一身周流六十六穴,每时周流五穴(除六原穴,乃过经之所)。

【按语】 本段论述了作为子午流注基础的气血环流理论。气血在人体中不断循环,十二个时辰可环流全身十二经一周。十二经各有井荥俞原经合,共六十六穴。阴经无原穴,以俞穴代;阳经有六个原穴,但为过经的部位,不单独占用流注时间。每个时辰可周流五个穴,十二个时辰即可循环六十个穴位一周,加上过经的六个阳经原穴,恰为六十六穴。这也是子午流注"养子时刻注穴"法的理论基础。

[原文] 相生[1]相合[2]者为开[3],则刺之。相克[4]者为阖[5],则不刺。阳生阴死,阴生阳死[6]。如甲木死于午,生于亥。乙木死于亥,生于午。丙火生于寅,死于酉。丁火生于酉,死于寅。戊土生于寅,死于酉。己土生于酉,死于寅。庚金生于巳,死于子。辛金生于子,死于巳。壬水生于申,死于卯。癸水生于卯,死于申。凡值生我我生[1]及相合者,乃气血生旺之时,故可辨虚实刺之。克我我克[4]及阖闭时穴,气血正直衰绝,非气行未至,则气行已过,误刺妄引邪气,坏乱真气,实实虚虚[7],其害非小。

【注释】

[1]"相生"或"生我我生":此处均指子午流注的配穴规律。"相生"指子午流注所开经穴的相生腧穴,包括"生我"者的母穴

和"我生"者的子穴。虚证时应配母穴,实证时应配子穴。《医学入门》卷一,杂病穴法曰:"假如胆经行气……如虚则补其母,当刺肾之涌泉井,或膀胱之至阴井。实则泻其子,可取心之中冲井,或小肠之少泽井。"

[2]相合:此处指子午流注的配穴而言。相合,即指配以子午流注所开经穴的本经腧穴。《医学入门》卷一,杂病穴法对"相合"的概念解释为:"假如胆经行气,脉弦者,本经自病也,当窍阴为主。乙日肝行间,余仿此。本经自病者,不中他邪,非因子母虚实,乃本经自生病也,当自取其经。"

[3]开:此处不是指子午流注的开穴,而是指对配穴的选取,称可刺的配穴为"开"。《医学入门》曾在本篇内容后列有"徐氏按时定穴歌",并作了注释。上述看法是从对该段注文的分析中得出的。

[4]"相克"或"克我我克":此处均指子午流注的配穴规律。相克,指子午流注所开经穴的相克腧穴,包括"克我"者和"我克"者。《医学入门》卷一,杂病穴法对"我克者"解释为:"甲日胆木能制戊土,乙日肝木能制己土,丙日小肠火能制庚金,丁日心火能制辛金,戊日胃土能制壬水,己日脾土能制癸水,皆不宜针"。"克我者"也不能作配穴应用,如甲日胆木为庚金所克,乙日肝木为辛金所克……皆不宜针。

[5]阖:子午流注配穴时,称不可刺的穴位为"阖",不能作为配穴应用。

[6]阳生阴死,阴生阳死:指选取配穴应以经穴与时支间的生化关系为基础。据《医学入门》卷一,杂病穴法载:"惟明堂二诗,一诗甲胆乙肝丙小肠,一诗肺寅大卯胃辰经,见运气总论。凡人秉天地,壬之气生膀胱命门,癸生肾……地支亦然。一气不合,则不生化"。本篇中"阳生阴死,阴生阳死"以及这句话后所列举的一些例子,就是指经穴与时支间的生化关系。

[7]实实虚虚:此指实证者误补其母;或虚证者误泻其子。

【按语】 本段论述了子午流注配穴选穴的理论。在子午流注开穴时辰内,除针其所开腧穴外,还可以选取某些配合腧穴进行针刺。选取配穴应以"阳生阴死,阴生阳死",经穴与时支间的生化关系为基础。配穴应选取这个时辰所开腧穴的母穴、子穴或本经的合穴,这些腧穴能促进气血运行,可根据"虚则补其母,实则泻其子"的关系进行针刺。所开腧穴的克我者及我克者均不可针刺,故不能作配穴使用。不按这些关系选取配穴,或对实证误补其母,对虚证误泻其子,都可以引入邪气,损耗真气,而有害于机体。

本篇内容系摘自李梴所撰的《医学入门》卷一"杂病穴法",标题为《针灸大成》所加。

 **流 注 时 日**

【提要】 本篇论述了阳日阳时阳穴及阴日阴时阴穴的开穴规律以及闭穴时取合日开穴等变通方法。同时,对流注时日作了理论性阐述。

[原文] 阳日阳时阳穴,阴日阴时阴穴[1],阳以阴为阖,阴以阳为阖,阖者闭也。闭则以本时天干,与某穴相合者针之①。(阳日遇阴时,阴日遇阳时,则前穴已闭,取其合穴针之。合者,甲与己合化土,乙与庚合化金,丙与辛合化水,丁与壬合化木,戊与癸合化火,五门十变[2],此之谓也②。)其所以然者,阳日注腑,则气先至而血后行③;阴日注脏[3],则血先至而气后行。顺阴阳者,所以顺气血也。(阳日六腑值日者引气,阴日六脏值日者引血[4]。)

【校勘】

①之:此后《医学入门》卷一有"故又曰开合"五字,可参。

②也:此后《医学入门》卷一有"赋云,五门十变。十干相合为五,阴阳之门户。十变,即十干临时变用谓也"。可参。

③而血后行:原作"而后血行",据《医学入门》卷一改。

【注释】

[1]阳日阳时阳穴,阴日阴时阴穴:各阳经腧穴只能在阳日

阳时才能开穴,遇阴日或阳日阴时则闭;各阴经腧穴只能在阴日阴时才能开穴,遇阳日或阴日阳时则闭。

[2]五门十变:十干日组合为甲与己、乙与庚、丙与辛、丁与壬、戊与癸等五组,叫做五门。每组中的两个日干间互称合日。在闭穴时间内,十个日干可通过五门借取其合日的开穴应用,是一种临时变通方法,称为五门十变。至于十干与五行间则有多种类型的配属关系,其中,"天干化运"的关系则可参阅《素问》天元纪大论篇和五运行大论篇。

[3]阳日注腑……阴日注脏:气血每日均不断环流于全身,但阳日为六腑阳经引气先行,故称阳日注腑;阴日为六脏阴经引血先行,故称阴日注脏。

[4]阳日六腑值日者引气,阴日六脏值日者引血:阳日为六腑阳经值日,阳经引气先行而血后至;阴日为六脏阴经值日,阴经引血先行而气后至。

【语译】 阳日阳时开阳经腧穴;阴日阴时开阴经腧穴。各阳经腧穴遇阴日或阳日阴时则闭阖不开;各阴经腧穴遇阳日或阴日阳时则闭阖不开。在闭穴时间内需针刺时,可取天干相合日的本时开穴进行针刺。阳日的阴时或阴日的阳时,都属于闭穴时间,无穴可配,需针刺时可取合日的开穴进行针刺。合日指甲日与己日相合化土运;乙日与庚日相合化金运;丙日与辛日相合化水运;丁日与壬日相合化木运;戊日与癸日相合化火运。五组合日叫做五门,十个日干可通过五门临时变通。这种在闭穴时间内的开穴方法叫做五门十变。其道理就在于:阳日为六腑阳经值日,阳经引气先行而血后至,所以阳日阳时针刺阳经腧穴才能合乎气血运行的规律;同样,阴日为六脏阴经值日,阴经引血先行而气后至,所以阴日阴时针刺阴经腧穴,才不违背气血循环的规律,顺乎阴阳的道理。

[原文] 或曰:阳日阳时已过,阴日阴时已过,遇有急疾奈何? 曰:夫妻子母互用,必适其病为贵耳。(妻闭则针其夫,夫闭则

针其妻[1]；子闭针其母，母闭针其子[2]。必穴与病相宜，乃可针也。）

**【注释】**

[1]妻闭则针其夫，夫闭则针其妻：夫，代表阳经和阳日；妻，代表阴经和阴日。在治疗时间内如正值闭穴，可针其合日中这个时辰的开穴。夫妻互用配穴法也叫合日互用配穴法或五门十变配穴法。参见对上段原文"五门十变"的注释。

[2]子闭针其母，母闭针其子：遇闭穴时间虽然可以通过"夫妻互用"取其合日开穴，但仍有24个闭穴的时辰用"夫妻互用"法也不能开穴，这些闭穴则应用子母补泻法进行开穴。当经络脏腑虚证时采用"虚者补其母"，实证时采用"实者泻其子"，不实不虚证或补泻时间已过时，则取病经的本穴和原穴进行针刺治疗。

**【语译】** 当用阳经腧穴时，阳日阳时已过；当用阴经腧穴时，阴日阴时已过，而遇急诊时应如何配穴呢？可采用"夫妻配穴法"或"子母配穴法"。不论采用哪种配穴法，所取的腧穴必须是适应于治疗疾病的有效腧穴。夫妻配穴法是，在阴（妻）日的闭穴时间内，可针与其相合的阳（夫）日腧穴；在阳（夫）日的闭穴时间内，可针与其相合的阴（妻）日腧穴。子母配穴法是，在闭穴时间内，虚证可补其母穴；实证可泻其子穴。这两种配穴法所取的腧穴必须是治疗疾病的有效腧穴，才能用以针刺治疗。

**[原文]** 噫[1]！用穴则先主[2]而后客[3]，用时则弃主而从宾[3]。（假如甲日胆经为主，他穴为客，针必先主后客，其甲戌等时主穴不开，则针客穴。）

**【注释】**

[1]噫（yī 衣）：在此为感叹词。

[2]主：指主穴。根据子午流注配穴规律所开的腧穴称为主穴。

[3]"客"或"宾"：指配穴。根据病症需要，为配合子午流注开穴（主穴）所取的配穴称为客穴或宾穴。

【语译】 用穴宜先针子午流注的开穴,再配合其它对病有效的腧穴;在闭穴时间内,无法使用子午流注的开穴,只能取天干相合日期中本时的开穴,这些腧穴叫宾穴。例如:在甲日必先针胆经的所开腧穴,其它穴作配穴使用;如甲戌时已过,则不能针窍阴穴,只能针其它配穴。

[原文] 按日起时[1],循经寻穴[2],时上有穴,穴上有时[3],分明实落,不必数上衍数[4],此所以宁守子午,而舍尔灵龟也。(灵龟八法,专为奇经八穴而设①。但子午法,其理易明,其穴亦肘膝内穴,岂能逃子午之流注[5]哉!)

【校勘】

①专为奇经八穴而设:此后原有“其图具后”四字,《针灸大成》在此后无图。此段文字系《针灸大成》从《医学入门》中摘录的,查《医学入门》卷一无此四字,故删。

【注释】

[1]按日起时:按子午流注进行配穴时,首先应确定当日干支和临时干支。推算日干支时,可采用近代承淡安氏等按阳历推算日干支的方法。计算出日干支后,再进一步推算临时干支。推算方法是,先将日干分为甲与己、乙与庚……等五组(即五门),再按“八法五虎建元日时歌”推算出每日寅时的干支,进一步即可推算出其它时间的干支了。请参阅本卷“八法五虎建元日时歌”的原文及按语。

[2]循经寻穴:为推寻“经生经”和“穴生穴”的一种方法,是子午流注的一个开穴原则。这种方法是按前一个开穴时刻与其次一个开穴时刻的所开经穴以相生关系向下传注的规则进行推寻的。

[3]时上有穴,穴上有时:按日时干支可推算子午流注的开穴;子午流注的开穴是根据时间推算出来的。

[4]数上衍数:此指以数字推衍数字的一种开穴方法(即灵龟八法开穴的方法)。首先将日干、日支、时干、时支等四个代表

数值相加,得一和数。阳日将此和数用九除;阴日将此和数用六除。所得的余数(不是商数)就是九宫数。如果恰能除尽,则阳日的九宫数是九,阴日的九宫数是六。然后,根据九宫数即可换算为临床应用的开穴。

[5]子午之流注:此指广义的子午流注,即时间配穴法。

**【语译】** 应用子午流注配穴时,首先应计算日干支,然后根据日干支推算时干支。其开穴原则是"循经寻穴"。按日时干支可推算出子午流注的开穴;子午流注的开穴是根据时间推算出来的。子午流注配穴法,在推算时程序分明,基本开穴原则均可落实在运算过程中,不必像灵龟八法那样进行数字推衍。因此,在应用时可遵循子午流注的开穴原则,而不必非用灵龟八法不可。灵龟八法是选取奇经八穴的一种配穴法;子午流注则是选取肘膝以下五输穴的一种配穴法,其开穴规律简明,但两种都属于广义的子午流注即时间配穴法。

**【按语】** 本篇讨论了子午流注开穴的基本规则,如阳日阳时阳穴和阴日阴时阴穴以及循经寻穴等。按子午流注配穴时,必须在阳日阳时开阳穴;阴日阴时开阴穴,其余时间属于闭穴。关于在闭穴时间内的取穴问题,本篇介绍了两种方法,即夫妻互用配穴法和子母补泻配穴法。夫妻互用配穴法(也叫合日互用或五门十变)最为常用,但仍有24个闭穴无法开穴,需靠本篇所介绍的子母补泻配穴法才能解决。子母补泻配穴法是按各种病证的虚实,根据《难经》六十九难:"虚则补其母,实则泻其子……,不实不虚以经取之者,是正经自生病,不中他邪也,当自取其经,故言以经取之"的原则进行针灸。当经络脏腑实证时,采用"实者泻其子",虚证时采用"虚者补其母";不实不虚证或补泻时间已过时,则取病经的本穴和原穴进行针灸。本篇系摘自《医学入门》卷一。

## 脏腑井荥俞经合主治 　《聚英》

**【提要】** 本篇是以五输穴主治功用为基础,论述各脏腑五输穴的主治范围。在各脏腑病证中,都列出"总刺"原穴,以强调各经原穴的作用。

**[原文]** 假令得弦脉,病人善洁(胆为清净之府,故耳),面青善怒,此胆病也。若心下满,当刺窍阴(井),身热当刺侠溪(荥),体重节痛刺临泣(俞),喘嗽寒热刺阳辅(经),逆气而泄刺阳陵泉(合),又总刺丘墟(原)。

**【语译】** 假如病人出现弦脉、喜欢清洁、面色发青、易怒,这是胆病。如果心下胀满,应当刺井穴窍阴;身体发热,应当刺荥穴侠溪;身体困重、关节疼痛,应当刺俞穴临泣;气喘、咳嗽、怕冷、发热,应当刺经穴阳辅;气逆和下泄,应当刺合穴阳陵泉。此外,不论任何症状都可以刺原穴丘墟。

**[原文]** 假令得弦脉,病人淋溲,便难,转筋,四肢满闭,脐左有动气,此肝病也。若心下满刺大敦(井),身热刺行间(荥),体重节痛刺太冲(俞),喘嗽寒热刺中封(经),逆气而泄刺曲泉(合)。

**【语译】** 假如病人出现弦脉、小便淋痛、大便困难、转筋、四肢呈憋胀感、脐左侧有动气,这是肝病。如果心下胀满,应当刺井穴大敦;身体发热,应当刺荥穴行间;身体困重、关节疼痛,应当刺俞穴太冲;气喘、咳嗽、怕冷、发热,应当刺经穴中封;气逆和下泄,应当刺合穴曲泉。

**[原文]** 假令得浮洪脉,病人面赤,口干喜笑,此小肠病也。若心下满刺少泽(井),身热刺前谷(荥),体重节痛刺后溪(俞),喘嗽寒热刺阳谷(经),逆气而泄刺小海(合),又总刺腕骨(原)。

**【语译】** 假如病人出现浮洪脉、面色红、口干、易发笑,这是小肠病。如果心下胀满,应当刺井穴少泽;身体发热,应当刺荥穴前谷,身体困重、关节疼痛,应当刺俞穴后溪;气喘、咳嗽、怕冷、发热,应当刺经穴阳谷;气逆和下泄,应当刺合穴小海。此外,不论任何症状都可以刺原穴腕骨。

[原文] 假令得浮洪脉,病人烦心,心痛,掌中热而哕[1],脐上有动气,此心病也。若心下满刺少冲(井),身热刺少府(荥),体重节痛刺神门(俞),喘嗽寒热刺灵道(经),逆气而泄刺少海(合)。

【注释】

[1]哕(wā 挖):即干呕。

【语译】 假如病人出现浮洪脉、心烦、心痛、掌心热、干呕、脐上有动气,这是心病。如果心下胀满,应当刺井穴少冲;身体发热,应当刺荥穴少府;身体困重、关节疼痛,应当刺俞穴神门;气喘、咳嗽、怕冷、发热,应当刺经穴灵道;气逆和下泄,应当刺合穴少海。

[原文] 假令得浮缓脉,病人面黄,善噫,善思,善沫①,此胃病也。若心下满刺厉兑(井),身热刺内庭(荥),体重节痛刺陷谷(俞),喘嗽寒热刺解溪(经),逆气而泄刺三里(合),又总刺冲阳(原)。

【校勘】

①沫:原作"咏",据《针灸聚英》卷二改。

【语译】 假如病人出现浮缓脉、面色黄、经常噫气和思虑、唾沫过多,这是胃病。如果心下胀满,应当刺井穴厉兑;身体发热,应当刺荥穴内庭;身体困重、关节疼痛,应当刺俞穴陷谷;气喘、咳嗽、怕冷、发热,应当刺经穴解溪;气逆和下泄,应当刺合穴三里。此外,不论任何症状都可以刺原穴冲阳。

[原文] 假令得浮缓脉,病人腹胀满,食不消,体重节痛,怠惰嗜卧,四肢不收,当脐有动气,按之牢若痛,此脾病也。若心下满刺隐白(井),身热刺大都(荥),体重节痛刺太白(俞),喘嗽寒热刺商丘(经),逆气而泄刺阴陵泉(合)。

【语译】 假如病人出现浮缓脉、腹部胀满、食物不消化、身重、关节痛、身体倦怠、嗜卧、四肢弛缓不收,脐部有动气、按时固定不移、似痛非痛,这是脾病。如果心下胀满,应当刺井穴隐白;身体发热,应当刺荥穴大都;身体困重、关节疼痛,应当刺俞穴太白;气喘、咳嗽、怕冷、发热,应当刺经穴商丘;气逆和下泄,应当刺合穴阴陵泉。

[原文] 假令得浮脉,病人面白,善嚏,悲愁不乐欲哭,此大肠病也。若心下满刺商阳(井),身热刺二间(荥),体重节痛刺三间(俞),喘嗽寒热刺阳溪(经),逆气而泄刺曲池(合),又总刺合谷(原)。

【语译】 假如病人出现浮脉、面色白、常打喷嚏、悲愁不乐、想哭,这是大肠病。如果心下胀满,应当刺井穴商阳;身体发热,应当刺荥穴二间;身体困重、关节疼痛,应当刺俞穴三间;气喘、咳嗽、怕冷、发热,应当刺经穴阳溪;气逆和下泄,应当刺合穴曲池。此外,不论任何症状都可以刺原穴合谷。

[原文] 假令得浮脉,病人喘嗽,洒淅寒热,脐右有动气,按之牢若①痛,此肺病也。若心下满刺少商(井),身热刺鱼际(荥),体重节痛刺太渊(俞),喘嗽寒热刺经渠(经),逆气而泄刺尺泽(合)。

【校勘】

①若:原无,据《针灸聚英》卷二补。

【语译】 假如病人出现浮脉、气喘、咳嗽、像被水淋洒在身上那样忽冷忽热、脐右有动气、按时固定不移、似痛非痛,这是肺病。如果心下胀满,应当刺井穴少商;身体发热,应当刺荥穴鱼际;身体困重、关节疼痛,应当刺俞穴太渊;气喘、咳嗽、怕冷、发热,应当刺经穴经渠;气逆和下泄,应当刺合穴尺泽。

[原文] 假令得沉迟脉,病人面黑,善恐欠,此膀胱病也。若心下满刺至阴(井),身热刺通谷(荥),体重节痛刺束骨(俞),喘嗽寒热刺昆仑(经),逆气而泄刺委中(合),又总刺京骨(原)。

【语译】 假如病人出现沉迟脉、面色黑、易出现恐惧感和呵欠,这是膀胱病。如果心下胀满,应当刺井穴至阴;身体发热,应当刺荥穴通谷；身体困重、关节疼痛，应当刺俞穴束骨；气喘、咳嗽、怕冷、发热，应当刺经穴昆仑；气逆和下泄，应当刺合穴委中。此外，不论任何症状都可以刺原穴京骨。

[原文] 假令得沉迟脉，病人逆气，小腹急痛，泄如下重，足胫寒而逆，脐下有动气，按之牢若痛，此肾病也。若心下满刺涌泉（井），身热刺然谷（荥），体重节痛刺太溪（俞），喘嗽寒热刺复溜（经），逆气而泄刺阴谷（合）。

【语译】 假如病人出现沉迟脉、气逆、小腹剧痛、腹泻下坠、足胫部逆冷、脐下部有动气，按时固定不移，似痛非痛，这是肾病。如果心下胀满，应当刺井穴涌泉；身体发热，应当刺荥穴然谷；身体困重、关节疼痛，应当刺俞穴太溪；气喘、咳嗽、怕冷、发热，应当刺经穴复溜；气逆和下泄，应当刺合穴阴谷。

【按语】 本篇内容系录自高武的《针灸聚英》卷二。高武在篇后曾附有"此五脏六腑井荥俞经合刺法，深得素难之旨，学者不可不知"等语。各脏腑五输穴的主治是前人在针灸临床实践基础上总结出来的，有一定的疗效，值得我们重视。现以表解形式将原文内容归纳如下，供参考。

| 脏腑病证 | 基本脉证 | 针治总刺（刺原） | 临床表现及针刺治则 | | | | |
| --- | --- | --- | --- | --- | --- | --- | --- |
| | | | 心下满（刺井） | 身热（刺荥） | 体重节痛（刺俞） | 喘嗽寒热（刺经） | 逆气而泄（刺合） |
| 胆病 | 脉弦、善洁、面青、善怒 | 丘墟 | 窍阴 | 侠溪 | 临泣 | 阳辅 | 阳陵泉 |
| 肝病 | 脉弦、淋溲、便难、转筋四肢满闭、脐左有动气 | — | 大敦 | 行间 | 太冲 | 中封 | 曲泉 |

续表

| 脏腑病证 | 基本脉证 | 针治总刺（刺原） | 临床表现及针刺治则 | | | | |
|---|---|---|---|---|---|---|---|
| | | | 心下满（刺井） | 身热（刺荥） | 体重节痛（刺俞） | 喘嗽寒热（刺经） | 逆气而泄（刺合） |
| 小肠病 | 脉浮洪、面赤、口干、喜笑 | 腕骨 | 少泽 | 前谷 | 后溪 | 阳谷 | 小海 |
| 心病 | 脉浮洪、烦心、心痛、掌中热而哕、脐上有动气 | — | 少冲 | 少府 | 神门 | 灵道 | 少海 |
| 胃病 | 脉浮缓、面黄、善噫、善思、善沫 | 冲阳 | 厉兑 | 内庭 | 陷谷 | 解溪 | 足三里 |
| 脾病 | 脉浮缓、腹胀满、食不消体重节痛、怠惰嗜卧、四肢不收、当脐有动气、按之牢若痛 | — | 隐白 | 大都 | 太白 | 商丘 | 阴陵泉 |
| 大肠病 | 脉浮、面白、善嚏、悲愁不乐欲哭 | 合谷 | 商阳 | 二间 | 三间 | 阳溪 | 曲池 |

续表

| 脏腑<br>病证 | 基本<br>脉证 | 针治<br>总刺<br>（刺原） | 临床表现及针刺治则 | | | | |
|---|---|---|---|---|---|---|---|
| | | | 心下满<br>（刺井） | 身热<br>（刺荥） | 体重节痛<br>（刺俞） | 喘嗽寒热<br>（刺经） | 逆气而泄<br>（刺合） |
| 肺病 | 脉浮、喘嗽、洒淅寒热、脐右有动气、按之牢若痛 | — | 少商 | 鱼际 | 太渊 | 经渠 | 尺泽 |
| 膀胱病 | 脉沉迟、面黑、善恐欠 | 京骨 | 至阴 | 通谷 | 束骨 | 昆仑 | 委中 |
| 肾病 | 脉沉迟、逆气、小腹急痛泄如下重、足胫寒而逆、脐下有动气、按之牢若痛 | — | 涌泉 | 然谷 | 太溪 | 复溜 | 阴谷 |

[原文]　总论[1]。纪氏[2]曰：井之所治，不以五脏六腑，皆主心下满。荥之所治，不以五脏六腑，皆主身热。俞之所治，不以五脏六腑，皆主体重节痛。经之所治，不以五脏六腑，皆主喘嗽寒热。合之所治，不以五脏六腑，皆主逆气而泄。

【注释】

[1]总论：在这里有总括或总结的意思。本段内容是引用纪氏的论点对上述脏腑五输穴主治所作的小结。

[2]纪氏：即纪天锡，字齐卿，金代，泰安人。著有《难经集

注》五卷,佚。

【按语】《针灸聚英》卷二在"脏腑井荥俞经合主治"后无本段内容,是《针灸大成》作者据《针灸节要》卷一所增补的。纪氏的这段论述原为《难经》六十八难所作的注释,对理解本篇内容有一定帮助。

## 十二经是动所生病补泻迎随　　以下俱《聚英》

[原文]《内经》曰:十二经病,盛则泻之,虚则补之,热则疾之,寒则留之,不盛不虚,以经取之。又曰:迎而夺之,随而济之。又曰:虚则补其母,实则泻其子。《难经》曰:经脉行血气,通阴阳,以荣于其身者也。其始(平旦)从中焦,注手太阴(肺寅)、阳明(大肠卯),阳明注足阳明(胃辰)、太阴(脾巳),太阴注手少阴(心午)、太阳(小肠未),太阳注足太阳(膀胱申)、少阴(肾酉),少阴注手厥阴(包络戌)、少阳(三焦亥),少阳注足少阳(胆子)、厥阴(肝丑),厥阴复注于手太阴(明日寅时),如环无端,转相灌溉。又曰:迎随者,知荣卫流行,经脉往来,随其顺逆而取之也。

【语译】《内经》说:对十二经的病,属实证者要用泻法,属虚证者需用补法,属热证者需要速刺针法,属寒证者需用留针法针刺,不实不虚者需取本经进行治疗。又说:迎着经气来的方向进行针刺时,是一种泻法;随着经气去的方向进行针刺时,是一种补法。又说:治疗脏腑虚证时,可补它的母脏、母经或母穴;治疗脏腑实证时,可泻它的子脏、子经或子穴。《难经》说:人体经脉的功能是运行气血、通调阴阳,以营养周身。经气的运行,于早晨从中焦开始,寅时流注到手太阴肺经,卯时到手阳明大肠经;从手阳明大肠经继续流注,在辰时到达足阳明胃经,巳时到足太阴脾经;从足太阴脾经继续向前流注,于午时到达手少阴心经,未时到手太阳小肠经;又从手太阳小肠经继续流注,于申时到达足太阳膀胱经，酉时到达足少阴肾经；接着从足少阴肾经向前流注，于戌时到达手厥阴心包经，亥时到手少阳三焦经；然后又从手少阳三焦经继续向前，于子时流注到足少阳胆经，丑时到达足厥阴肝经；最后从足厥阴肝经于翌日寅时又还流回到手太阴肺经。好像沿圆圈运行一样，循环不止，运输气血以灌溉周身。又说：所谓迎随，就是根据荣卫的运行规律，以及经脉的循行方向，以采用逆刺或顺刺的一种针术手法。

【按语】　本篇全文系录自《针灸聚英》卷二"十二经是动所生病补泻迎随"一篇的前半部。《针灸聚英》在该篇后附有："今本素难，发挥于左，圆机之士，必以为赘，姑以私备忘尔"等数语。本篇内容虽引自内、难，但个别文字较原文略有增减，并有多处在括号内加注。"经络行血气……，转相灌溉"一段出自《难经》二十三难，但个别文字有增减。文中括号内的脏腑及时支名称系高武据《此事难知》卷上内容所添加的。高武在其另一部著作《针灸节要》卷一，节录《难经》二十三难时，也列出《此事难知》的这部分内容。

 ## 十二经之原歌

[原文]

甲出丘墟乙太冲，丙居腕骨是原中，
丁出神门原内过，戊胃冲阳气可通，
己出太白庚合谷，辛原本出太渊同，
壬归京骨阳池穴，癸出太溪大陵中。

【按语】　原穴是具有重要治疗作用的一组腧穴。本篇中的歌诀颇适于背诵记忆，现将歌诀内容以表解形式改写如下。

| 经脉 | 天干 | 原穴 | 经脉 | 天干 | 原穴 |
|------|------|------|------|------|------|
| 胆 | 甲 | 丘墟 | 大肠 | 庚 | 合谷 |
| 肝 | 乙 | 太冲 | 肺 | 辛 | 太渊 |
| 小肠 | 丙 | 腕骨 | 膀胱 | 壬 | 京骨 |
| 心 | 丁 | 神门 | 三焦 | 壬 | 阳池 |
| 胃 | 戊 | 冲阳 | 肾 | 癸 | 太溪 |
| 脾 | 己 | 太白 | 心包 | 癸 | 大陵 |

（三焦行于诸阳，故置一俞曰原。又曰：三焦者，水谷之道路，原气之别使也。主通行三气，经历五脏六腑。原者三焦之尊号，故所止辄为原也。）

按《难经》云：五脏六腑之有病者，皆取其原。王海藏[1]曰：假令补肝经，于本经原穴补一针（太冲穴是）；如泻肝经，于本经原穴亦泻一针。余仿此。

【注释】

[1]王海藏：即王好古，字海藏，元代人。著有《此事难知》、《汤液本草》等书。

【按语】 《灵枢》九针十二原篇、本输篇、邪客篇，《难经》六十二难、六十六难及《甲乙经》卷一第六等书中对原穴均有专题论述。本段原文为《难经》及王海藏对有关原穴几个问题的论述。在针灸治疗中，原穴是一组重要的腧穴。当五脏六腑发生病变时，可取各经的原穴进行治疗。例如想补肝经，即可针刺肝经原穴太冲；想泻肝经，也可针刺肝经原穴太冲。

## 十二经病井荥俞经合补虚泻实

[原文] 手太阴肺经，属辛金。起中府，终少商，多气少血，寅时注此。

是动病（邪在气，气留而不行，为是动病）：肺胀满①膨膨而喘咳，缺盆中痛,甚则交两手而瞀,是谓臂厥。

所生病(邪在血,血壅而不濡,为所生病):咳嗽上气,喘喝②烦心,胸满①,臑臂内前廉痛,掌中热。气盛有余,则肩背痛风③,汗出中风,小便数而欠[1]。寸口大三倍于人迎。虚则肩背痛寒,少气不足以息,溺色变,卒遗矢无度,寸口反小于人迎也。

补(虚则补之)用卯时(随而济之),太渊,为俞土,土生金,为母。经曰:虚则补其母。

泻(盛则泻之)用寅时(迎而夺之),尺泽,为合水,金生水,为子,实则泻其子。

**【校勘】**

①满:原无,据《灵枢》经脉篇补。

②喝:原依今本《灵枢》作"渴",据《针灸聚英》卷二改,与《甲乙经》、《脉经》、《铜人》及《圣济总录》均合。《太素》卷六:"肺小则少饮,不病喘喝。"杨注:"喝,喘声。"

③风:此后原有"寒,疑寒字衍"五字,据《脉经》卷六第七及《千金方》卷十七第一删。

**【注释】**

[1]小便数而欠:"欠"字有"呵欠"与"尿少"两种解释,在此前者义长。

**【语译】** 手太阴肺经,其天干属辛,五行属金。起自中府穴,终于少商穴。属多气少血的经脉,于寅时气血流注至此经。

是动病可表现为肺部胀满,咳嗽喘息,缺盆部位疼痛。严重时,病人两手交叉捧在胸部,并出现视力模糊等症状,这种病叫做臂厥。

所生病可表现为咳嗽,气短,气喘、心烦,胸部满闷,上臂内侧前缘疼痛和掌心热。本经气盛有余的实证时,可出现因风而肩背部疼痛,外感后汗出,尿频,呵欠以及寸口脉比人迎脉大三倍等临床表现。本经气虚不足时,可出现因寒而肩背部疼痛,呼吸困难,尿色改变,尿频或大便失禁以及寸口脉小于人迎脉等临床表现。

对虚证进行针灸治疗时应取补法。根据虚则补其母的原则,应取肺经中肺金的母穴即土穴(土生金),肺经中五输穴的土穴为俞穴即太渊穴。在时间选择上,根据《灵枢》小针解篇:"追而济之者,补也"的原则,随气血流过肺经的时间,即卯时进行针灸。故对肺经虚证于卯时取太渊穴进行针灸。

对实证进行针灸治疗时应取泻法。根据实则泻其子的原则,应取肺经中肺金的子穴即水穴(金生水),肺经中五输穴的水穴为合穴即尺泽穴。在时间选择上,根据"迎而夺之者,泻也"的原则,迎气血流注至肺经的时间,即寅时进行针灸。故对肺经实证,应于寅时取尺泽穴进行针灸。

[原文] 手阳明大肠经,为庚金。起商阳,终迎香,气血俱多,卯时气血注此。

是动病:齿痛,颐肿。

是主津所生病:目黄,口干,鼽衄,喉痹,肩前臑痛,大指次指不用。气有余则当脉所过者热肿,人迎大三倍于寸口;虚则寒栗不复,人迎反小于寸口也。

补 用辰时,曲池,为合土。土生金,虚则补其母。

泻 用卯时,二间,为荥水。金生水,实则泻其子。

【语译】 手阳明大肠经,其天干属庚,五行属金。起自商阳穴,终于迎香穴。属气血俱多的经脉,于卯时气血流注至此经。

是动病可表现为牙痛和眶下部肿胀。

是主津所生病可表现为巩膜发黄,口中发干,鼻流清涕,鼻出血,咽喉肿痛,肩前及上臂疼痛,食指运动不灵活等。本经气盛有余时,可出现沿本经循行所过部位的发热肿胀以及人迎脉比寸口脉大三倍。本经气虚不足时,可出现寒战,且难以恢复温暖,人迎脉小于寸口脉等临床表现。

对大肠经虚证可于辰时取曲池穴进行针灸;对大肠经实证,可于卯时取二间穴进行针灸治疗。

[原文] 足阳明胃经,属戊土。起头维,终厉兑,气血俱多,辰时注此。

是动病:洒洒然振寒,善伸①数欠,颜黑。病至恶人与火,闻木音则惕然而惊,心动欲,独闭户牖而处。甚则欲登高而歌,弃衣而走,贲响腹胀,是谓骭厥。

是②主血所生病:狂疟温淫,汗出鼽衄,口㖞唇胗③,颈肿④,喉痹,大腹水肿,膝膑肿痛。循膺⑤、乳、气街⑥、伏兔、骭⑦外廉、足跗上皆痛。中指不用。气盛则身以⑧前皆热,其有余于胃,则消谷善饥,溺色黄。人迎大三倍于寸口。气不足,则身以⑨前皆寒栗,胃中寒则胀满,人迎反小于寸口也。

补　用巳时,解溪,为经火。火生土,虚则补其母。

泻　用辰时,厉兑,为井金。土生金,实则泻其子。

【校勘】

①伸:原依今本《灵枢》作"呻",据《针灸聚英》卷二改,与《甲乙经》卷二第一上合。

②是:原无,据《灵枢》经脉篇补。

③胗:原作"裂",据《灵枢》经脉篇改。

④颈肿:原无,据《灵枢》经脉篇补。

⑤膺:原作"胸",据《灵枢》经脉篇改。

⑥街:原作"膺",据《灵枢》经脉篇改。

⑦骭:原作"胕",据《灵枢》经脉篇改。

⑧⑨以:原作"己",据《灵枢》经脉篇及《针灸聚英》卷二改。

【语译】　足阳明胃经,其天干属戊,五行属土。起自头维穴,终于厉兑穴。属气血俱多的经脉,于辰时气血流注至此经。

是动病可表现为像被冷水淋洒在身上一样阵阵微冷,好举臂伸腰,频频打呵欠,面额部暗黑,发病时厌恶见人和火光,听到木器声响时惊恐,心跳不安,喜欢独自待在屋子里,严重时则想要登到高处唱歌,脱掉衣服乱走,且有肠鸣、腹胀等症状,这种病叫做"骭厥"。

是主血所生病可表现为疟疾温病，伴有高热的神昏发狂，自汗出、鼻流清涕，鼻出血，口角歪斜，口唇生疮，颈部肿大，喉部肿痛，腹内停水胀大，膝盖肿痛，沿胸侧、乳部、气街、伏兔、足胫外缘、足背等处发生疼痛，足中趾运动障碍等。本经气盛有余时，可出现身前面的胸腹部发热。由于胃热盛，消化水谷过多，故出现饥饿感。尿色发黄，人迎脉比寸口脉大三倍等临床表现。本经气虚不足时，可出现身前面的胸腹部寒战，由于胃气虚寒而腹部胀满，人迎脉小于寸口脉。

对胃经虚证，可于巳时取解溪穴进行针灸；对胃经实证，可于辰时取厉兑穴进行针灸治疗。

[原文] 足太阴脾经，属己土。起隐白，终大包，多气少血，巳时注此。

是动病：舌本强，食则呕，胃脘痛，腹胀善噫，得后出与气则快①然如衰，身体皆重。

是主脾②所生病：舌本痛，体不能动摇，食不下，烦心，心下急痛，寒疟，溏瘕泄，水闭③，黄胆，不能卧，强立股膝内肿、厥，足大指不用。盛者，寸口大三倍于人迎。虚者，寸口反小于④人迎也。

补　用午时，大都，为荥火。火生土，虚则补其母。

泻　用巳时，商丘，为经金。土生金，实则泻其子。

【校勘】
①快：原作"怏"，据《灵枢》经脉篇改。
②脾：原作"痹"，据《灵枢》经脉篇改。
③闭：原作"身"，据《灵枢》经脉篇改。
④反小于：原作"小三倍于"，据《灵枢》经脉篇改。

【语译】　足太阴脾经，其天干属己，五行属土。起自隐白穴，终于大包穴。属多气少血的经脉，于巳时气血流注至此经。

是动病可表现为舌根硬，饭后呕吐，胃脘部疼痛，腹胀，嗳气，排便或排出矢气后腹内可感到松快，但全身却感觉沉重无力。

是主脾所生病可表现为舌根疼痛,肢体沉重感不愿移动,不能进食,心烦,心窝部剧烈疼痛,发热伴有寒栗,稀便或下痢,或水闭无尿,皮肤面目发黄,不能安卧入睡,勉强站立时股膝内侧出现肿痛而厥冷,足大趾运动障碍等临床表现。本经气盛有余时,寸口脉比人迎脉大三倍;本经气虚不足时,寸口脉小于人迎脉。

对脾经虚证,可于午时取大都穴进行针灸;对脾经实证,可于巳时取商丘穴进行针灸治疗。

[原文] 手少阴心经,属丁火。起极泉,终少冲。多气少血,午时注此。

是动病:咽干心痛,渴而欲饮,是为臂厥。

是[1]主心所生病:目黄胁痛,臑臂内后廉痛、厥,掌中热痛[2]。盛者,寸口大再倍于人迎。虚者,寸口反小于人迎也。

补　用未时,少冲,为井木。木生火,虚则补其母。

泻　用午时,神门,为俞土。火生土,实则泻其子。

【校勘】

①是:原无,据《灵枢》经脉篇补。

②痛:原无,据《灵枢》经脉篇补。

【语译】 手少阴心经,其天干属丁,五行属火。起自极泉穴,终于少冲穴。属多气少血的经脉,于午时气血流注至此经。

是动病可表现为咽部干燥,心胸痛,口渴想饮水,这种病叫做臂厥。是主心所生病可表现为眼球发黄,胸胁疼痛,沿上臂和前臂的内侧后缘疼痛,伴有厥冷,并掌心发热疼痛等临床表现。本经气盛有余时,寸口脉比人迎脉大两倍;本经气虚不足时,寸口脉小于人迎脉。

对心经虚证可于未时取少冲穴进行针灸;对心经实证可于午时取神门穴进行针灸治疗。

[原文] 手太阳小肠经,属丙火。起少泽,终听宫。多血少

气,未时注此。

是动病:嗌痛,颔肿,不可回顾,肩似拔,臑似折。

是主液所生病:耳聋目黄,颊肿,颈、颔、肩、臑、肘、臂外后廉痛。盛者,人迎大再倍于寸口。虚者,人迎反小于寸口也。

补　用申时,后溪,为俞木。木生火,虚则补其母。

泻　用未时,小海,为合土。火生土,实则泻其子。

【语译】　手太阳小肠经,其天干属丙,五行属火。起自少泽穴,终于听宫穴。属多血少气的经脉,于未时气血流注至此经。

是动病可表现为咽部疼痛,颔部肿胀,颈项转动困难,肩痛像拔扯样,臂痛像折断一样。是主液所生病可表现为耳聋,眼球发黄,面颊肿胀,沿颈部、颔部、肩部、上臂、肘部、前臂等的外侧后缘疼痛。本经气盛有余时,人迎脉比寸口脉大两倍;本经气虚不足时,人迎脉则小于寸口脉。

对于小肠经虚证,可于申时取后溪穴进行针灸;对小肠经实证,可于未时取小海穴进行针灸治疗。

[原文]　足太阳膀胱经,属壬水。起睛明,终至阴。多血少气,申时注此。

是动病:冲①头痛,目②似脱,项似拔,脊痛,腰似折,髀不可以曲,腘如结,腨似裂,是为踝厥。

是主筋所生病:痔,疟,狂,癫疾③,头囟顶痛,目黄,泪出,鼽衄,项、背、腰、尻、腘、腨、脚皆痛,小指不用。盛者,人迎大再倍于寸口④。虚者,人迎反小于寸口④也。

补　用酉时,至阴,为井金。金生水,虚则补其母。

泻　用申时,束骨,为俞木。水生木,实则泻其子。

【校勘】

①冲:原无,据《灵枢》经脉篇及《甲乙经》卷二第一上补。

②目:原无,据《灵枢》经脉篇补。

③疾:原无,据《灵枢》经脉篇补。

④寸口:原作"气口",据《灵枢》经脉篇改。

【语译】 足太阳膀胱经,其天干属壬,五行属水。起自睛明穴,终于至阴穴。属多血少气的经脉,于申时气血流注至此经。

是动病可表现为头痛、眼痛像要脱出,颈项痛像被拔扯,脊背部疼痛,腰痛像要折断,髋关节不能伸屈,膝腘部筋紧得像被捆绑起来一样不能伸屈,小腿肚疼痛得像裂开一样,这种病叫做踝厥。是主筋所生病可表现为痔疮,疟疾,狂证,癫证,头顶及项部疼痛,巩膜发黄,流泪,鼻流清涕或鼻出血,沿颈项、背部、腰部、尾骶部、膝腘部、小腿肚及脚等部位都疼痛,足小趾运动失灵。本经气盛有余时,人迎脉比寸口脉大两倍;本经气虚不足时,人迎脉则小于寸口脉。

对膀胱经虚证,可于酉时取至阴穴进行针灸;对膀胱经实证,可于申时取束骨穴进行针灸治疗。

[原文] 足少阴肾经,属癸水。起涌泉,终俞府。多气少血,酉时注此。

是动病:饥不欲食,面黑如炭色,咳唾则有血,喝喝①而喘,坐而欲起,目䀮䀮然如无所见,心悬如饥状,气不足则善恐,心惕然如人将捕之,是谓骨厥。

是主肾所生病:口热,舌干,咽肿,上气,嗌干及痛,烦心,心痛,黄疸,肠澼,脊、股内后廉痛,痿厥嗜卧,足下热而痛。盛者,寸口大再倍于人迎。虚者,寸口反小于人迎也。

补 用戌时,复溜,为经金。金生水,虚则补其母。

泻 用酉时,涌泉,为井木。水生木,实则泻其子。

【校勘】

①喝喝:原作"鸣鸣",据《灵枢》经脉篇改。

【语译】 足少阴肾经,其天于属癸,五行属水。起自涌泉穴,终于俞府穴。属多气少血的经脉,于酉时气血流注至此经。

是动病可表现为饥饿感但不想进食,面色枯黑,咳血吐血,喘息时发出喝喝的声音,不能久坐,刚坐下就想起来,视力模糊看不清东西,心像被悬吊起来一样,并伴有饥饿不安的感觉。肾气不足时容易出现恐惧感,心中惊惕像被人追捕一样,这种病叫做骨厥。是主肾所生病可表现为口热舌干,咽部肿胀,气息上逆,咽部发干疼痛,烦心,心痛,皮肤发黄,下痢,沿脊柱与大腿内侧后缘疼痛,下肢痿软而厥冷,嗜睡卧,足心发热疼痛。本经气盛有余时,寸口脉比人迎脉大两倍;本经气虚不足时,寸口脉则小于人迎脉。

对肾经虚证,可于戌时取复溜穴进行针灸;对肾经实证,可于酉时取涌泉穴进行针灸治疗。

[原文] 手厥阴心包络经,配肾,属相火。起天池,终中冲。多血少气,戌时注此。

是动病:手心热,肘臂挛急①,腋肿②。甚则胸胁支满,心中澹澹③大动,面赤,目黄,喜笑不休。

是主脉④所生病:烦心,心痛,掌中热。盛者,寸口大一倍⑤于人迎。虚者,寸口反小于人迎也。

补　用亥时,中冲,为井木。木生火,虚则补其母。

泻　用戌时,大陵,为俞土。火生土,实则泻其子。

【校勘】

①急:原作"痛",据《灵枢》经脉篇改。

②腋肿:原作"腋下肿",据《灵枢》经脉篇及《甲乙经》卷二第一上改。

③澹澹:此后原有"或"字,据《针灸聚英》卷二删,与《灵枢》及《甲乙经》均合。

④脉:原作"心包络",据《灵枢》经脉篇改。按《甲乙经》卷二第一上注:"一作心包络"。

⑤一倍:原作"三倍",据《灵枢》经脉篇及《甲乙经》卷二第一上改。

【语译】　手厥阴心包经,配肾,属相火。起自天池穴,终于中冲穴。属多血少气的经脉,于戌时气血流注此经。

是动病可表现为掌心发热,臂肘部拘挛,腋窝部肿胀,严重时可出现胸胁满闷,心跳不安,面色发红,巩膜发黄,喜笑不止。

是主脉所生病可表现为心烦,心痛,掌心发热。本经气盛有余时,寸口脉比人迎脉大一倍;本经气虚时,寸口脉小于人迎脉。

对心包经虚证,可于亥时取中冲穴进行针灸;对心包经实证,可于戌时取大陵穴进行针灸治疗。

[原文] 手少阳三焦经,配心包络,属相火。起关冲,终耳门,多气少血,亥时注此。

是动病:耳聋,浑浑焞焞,咽肿喉痹。

是主气所生病:汗出,目锐眦痛,颊痛,耳后、肩、臑、肘、臂外皆痛,小指次指不用。盛者,人迎大一倍于寸口。虚者,人迎反小于寸口也。

补 用子时,中渚,为俞木。木生火,虚则补其母。

泻 用亥时,天井,为合土。火生土,实则泻其子。

【语译】 手少阳三焦经,配心包络,属相火。起于关冲穴,终于耳门穴。属多气少血的经脉,于亥时气血流注至此经。

是动病可表现为耳聋,耳鸣,咽喉肿痛等症。是主气所生病可表现为自汗出,外眼角疼痛,颊部肿痛,沿耳后、肩部、上臂、肘部、前臂外侧等部位疼痛,无名指运动失灵。本经气盛有余时,人迎脉比寸口脉大一倍;本经气虚时,人迎脉小于寸口脉。

对三焦经虚证,可于子时取中渚穴进行针灸;对三焦经实证,可于亥时取天井穴进行针灸治疗。

[原文] 足少阳胆经,属甲木。起瞳子髎,终窍阴。多气少血,子时注此。

是动病:口苦,善太息,心胁痛,不能转侧,甚则面微有尘,体无膏泽,足外反热,是为阳厥。

是主骨所生病:头角颌痛,目锐眦痛,缺盆中肿痛,腋下肿,马刀挟瘿,汗出振寒,疟,胸①胁、肋、髀、膝外至胫绝骨、外踝前及诸节皆痛,小指次指不用。盛者,人迎大一倍②于寸口。虚者,人迎反小于寸口也。

补　用丑时,侠溪,为荥水。水生木,虚则补其母。丘墟为原,皆取之。

泻　用子时,阳辅,为经火。木生火,实则泻其子。

**【校勘】**

①胸:此后原有"中"字,据《灵枢》经脉篇删。

②一倍:原作"三倍",据《灵枢》经脉篇改。

**【语译】**　足少阳胆经,其天干属甲,五行属木。起自瞳子髎穴,终于窍阴穴。属多气少血的经脉,于子时气血流注至此经。

是动病可表现为口苦,经常叹气,胸胁部疼痛,身体转动困难,严重时面色灰暗,像蒙一层尘土一样,体肤失去弹性和润泽,足外侧发热等,这种病叫做阳厥。是主骨所生病可表现为额角及下颌部疼痛,外眼角痛,缺盆部肿胀疼痛,腋窝肿胀,瘰疬,自汗出伴有阵阵寒栗,疟疾,沿胸胁、肋、大腿及膝等部位的外侧,直至腿胫、绝骨、外踝前以及各关节都疼痛,足第四趾运动失灵等。本经气盛有余时,人迎脉比寸口脉大一倍;本经气虚时,人迎脉小于寸口脉。

对胆经虚证,可于丑时取侠溪穴进行针灸;对胆经实证,可于子时取阳辅穴进行针灸;不论虚证或实证,也不论什么时间,都可取胆经的原穴丘墟进行针灸治疗。

[原文]　足厥阴肝经,属乙木。起大敦,终期门。多血少气,丑时注此。

是动病:腰痛不可俯仰,丈夫癩疝,妇人小腹肿,甚则咽干,面尘脱色。

是主肝所生病：胸满，呕逆，洞泄，狐疝，遗溺，癃闭。盛者，寸口脉大一倍于人迎，虚者，寸口脉反小于人迎也。

补　用寅时，曲泉，为合水。水生木，虚则补其母。

泻　用丑时，行间，为荥火。木生火，实则泻其子。

**【语译】**　足厥阴肝经，其天干属乙，五行属木。起自大敦穴，终于期门穴。属多血少气的经脉，于丑时气血流注至此经。

是动病可表现为腰痛不能向前后俯仰，男子患癞疝，妇女患下腹部肿胀，病重时可出现咽部干燥，面色灰暗无光泽，像蒙上一层灰尘一样。是主肝所生病可表现为胸内满闷，呕吐，气息上逆，水泻，狐疝，遗尿或尿潴留。本经气盛有余时，寸口脉比人迎脉大一倍；本经气虚时，寸口脉小于人迎脉。

对肝经虚证，可于寅时取曲泉穴进行针灸；对肝经实证，可于丑时取行间穴进行针灸治疗。

**【按语】**　本篇出自《针灸聚英》卷二，其内容皆出于《内经》及《难经》。文中论述了十二经脉的名称、天干及五行属性、起止点、气血多少、流注时间、发病证候、针刺治疗时应用子母补泻法的取穴及针刺时间等，是有关子午流注纳子法（纳支法）的一篇重要著作。由于子母相生关系是根据五输穴的五行相生关系推导出来的，所以本篇标题"十二经病井荥俞经合补虚泻实"，也就是论述十二经病针灸治疗时的子母补泻。

# 十二经气血多少歌

[原文]

　　多气多血经须记，大肠手经足经胃。
　　少血多气有六经，三焦胆肾心脾肺。
　　多血少气心包络，膀胱小肠肝所异。

**【按语】**　子午流注是以十二经气血循环的刚柔相配与阴阳

相合来确定时穴开阖的一种配穴方法,因而必然要考虑到各脏腑经络的机能状态和气血多少,以便为调节气血和按时针刺提供依据。所以,十二经的气血多少是子午流注的理论基础之一。本篇歌诀引自《针灸大全》卷一,其内容出自《素问》血气形志篇:"人之常数,太阳常多血少气,少阳常少血多气,阳明常多气多血,少阴常少血多气,厥阴常多血少气,太阴常多气少血"。本篇歌诀系根据《素问》的内容,以歌诀体裁写成的。

　　气血多少学说,首见于《内经》,它在中医理论中占有重要位置,是临床辨证施治的指征之一,尤其在外科和针灸的治疗中,气血学说对指导临床更具有一定意义。然而,在历代专著的记载里,在太阳、太阴、少阴、厥阴的几经中却不尽相同。如:

　　一、太阳经:《素问》血气形志篇作多血少气;《甲乙经》十二经水篇作多气少血。

　　二、太阴经:《素问》血气形志篇作多气少血;《灵枢》九针论、五音五味篇和《甲乙经》阴阳二十五人形性血气不同、十二经水篇均作多血少气;《太素》知形志所宜、任脉篇和刘衡如《灵枢》校勘本作多气多血。

　　三、少阴经:《素问》血气形志、《灵枢》九针论、《甲乙经》十二经水、《类经》十二经气血表里、《针灸大成》、《甲乙经校释》阴阳二十五人形性血气不同等书均作多气少血;《灵枢》五音五味、《甲乙经》阴阳二十五人形性血气不同、《太素》任脉篇和刘衡如《灵枢》校勘本作多血少气。

　　四、厥阴经:《素问》血气形志、《太素》知形志所宜、《灵枢》九针论、《甲乙经》十二经水及《类经》十二经气血表里等篇均作多血少气,而《太素》任脉、今本《灵枢》五音五味篇和刘衡如《灵枢》校勘本、《甲乙经》阴阳二十五人形性血气不同篇作多气少血。详参下表。

| 书名 | 阳明 | | 少阳 | | 太阳 | | 太阴 | | 厥阴 | | 少阴 | | 备注 |
|---|---|---|---|---|---|---|---|---|---|---|---|---|---|
| | 气 | 血 | 气 | 血 | 气 | 血 | 气 | 血 | 气 | 血 | 气 | 血 | |
| 《素问》 | 多 | 多 | 多 | 少 | 少 | 多 | 少 | 少 | 少 | 多 | 多 | 少 | 血气形志篇 |
| 《灵枢》 | 多 | 多 | 多 | 少 | 少 | 少 | 少 | 多 | 少 | 多 | 多 | 少 | 九针论篇 |
| | 多 | 多 | 多 | 少 | 少 | 少 | 少 | 多 | 少 | 多 | 少 | 多 | 五音五味篇 |
| | 多 | 多 | 多 | 少 | 少 | 少 | 少 | 多 | 少 | 多 | 少 | 多 | 刘衡如校勘本 |
| 《甲乙经》 | 多 | 多 | 多 | 少 | 少 | 少 | 少 | 多 | 少 | 多 | 少 | 多 | 阴阳二十五人形性血气不同 |
| | 多 | 多 | 多 | 少 | 多 | 少 | 少 | 少 | 多 | 少 | 多 | 少 | 十二经水 |
| 《太素》 | 多 | 多 | 多 | 少 | 少 | 少 | 多 | 少 | 少 | 多 | 少 | 多 | 任脉 |
| | 多 | 多 | 多 | 少 | 多 | 少 | 少 | 少 | 多 | 少 | 多 | 少 | 知形志所宜篇 |
| 《丹溪心法》 | 多 | 多 | 多 | 少 | 少 | 多 | 少 | 少 | 少 | 多 | 多 | 少 | 同血气形志篇 |
| 《杨敬斋针灸全书》 | 多 | 多 | 多 | 少 | 少 | 多 | 少 | 少 | 少 | 多 | 多 | 少 | 同血气形志篇 |
| 《针灸大成》 | 多 | 多 | 多 | 少 | 少 | 多 | 少 | 少 | 少 | 多 | 多 | 少 | 卷五、六、七，同血气形志篇 |
| 《外科准绳》 | 多 | 多 | 多 | 少 | 少 | 多 | 少 | 少 | 少 | 多 | 多 | 少 | 同血气形志篇 |
| 《外科启玄》 | 多 | 多 | 多 | 少 | 少 | 多 | 少 | 少 | 少 | 多 | 多 | 少 | 同血气形志篇 |
| 《类经》 | 多 | 多 | 多 | 少 | 少 | 多 | 少 | 少 | 少 | 多 | 多 | 少 | 十二经气血表里，同血气形志篇 |
| 《医宗金鉴外科心法》 | 多 | 多 | 多 | 少 | 少 | 多 | 少 | 少 | 少 | 多 | 多 | 少 | 同血气形志篇 |
| 《甲乙经校释》 | 多 | 多 | 多 | 少 | 少 | 多 | 少 | 少 | 少 | 多 | 多 | 少 | 同血气形志篇 |

　　由上表可见，诸家的论述虽然不尽相同，但多从《素问》血气形志篇。我们认为，在各经气血多少的准确含义尚未完全明确之前，应以《素问》为准，详见卷四。

# 十二经治症主客原络图　杨氏

[原文]　肺之主大肠客

太阴多气而少血，心胸气胀掌发热，

喘咳缺盆痛莫禁，咽肿喉干身汗越，

肩内前廉两乳疼，痰结膈中气如缺，

所生病者何穴求，太渊偏历与君说。

可刺手太阴肺经原（原者，太渊穴，肺脉所过为原。掌后内侧横纹头，动脉相应寸口是），复刺手阳明大肠络（络者，偏历穴，去腕三寸，别走[1]太阴）。

大肠主肺之客

阳明大肠侠鼻孔，面痛齿疼颈颊肿，

生疾目黄口亦干，鼻流清涕及血涌[2]，

喉痹肩前痛莫当，大指次指为一统，

合谷列缺取为奇，二穴针之居病总。

可刺手阳明大肠原（原者，合谷穴，大肠脉所过为原，歧骨间），复刺手太阴肺经络（络者，列缺穴，去腕侧上寸半，交叉盐指[3]尽是，别走阳明）。

【注释】

[1]别走："别"与"络"为同义词。《灵枢注证发微》："夫不曰络而曰别者，以此穴由本经而别走邻经也。"

[2]血涌：此指鼻出血。

[3]盐指：又名喋（zhá 闸）盐指，现通称食指，即手的第二指。

【语译】　太阴经属多气少血。肺之主大肠客的证候是：胸内胀闷、掌心发热、喘咳、缺盆痛、咽肿、喉干、身汗、肩前侧痛、两乳痛、痰多和气短等。遇这种证候，可先刺肺经原穴太渊，再刺大肠经的络穴偏历。

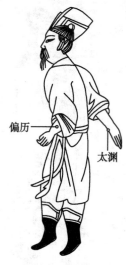

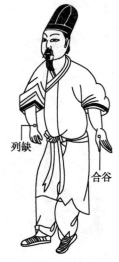

肺之主　大肠客　　　　　　　大肠主　肺之客

大肠主肺之客的证候是：面齿痛、腮颊肿、目黄、口干、鼻流清涕、鼻出血、喉痹和肩前侧痛等。遇这些症状，可先刺大肠经原穴合谷，再刺肺经络穴列缺。

[原文]　脾主胃客

脾经为病舌本强，呕吐胃翻[1]疼腹胀①，

阴气上冲噫难瘳[2]，体重不②摇心事妄，

疟生振栗[3]兼体羸，秘结疸黄手执杖，

股膝内肿厥而疼，太白丰隆取为尚。

可刺足太阴脾经原(原者，太白穴，脾脉所过为原，足大指内踝前，核骨下陷中)，复刺足阳明胃经络(络者，丰隆穴，去踝八寸，别走太阴)。

胃主脾客

腹䐜③[4]心闷意凄怆，恶人恶火恶灯光，

耳面响动心中惕[5]，鼻衄唇喝疟又伤，

弃衣骤步身中热，痰多足痛与疮疡，

气蛊[6]胸腿疼难止，冲阳公孙一刺康。

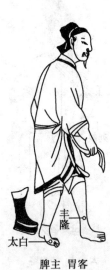

脾主　胃客

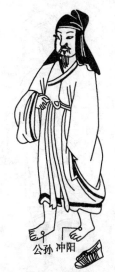

胃主　脾客

可刺足阳明胃经原(原者,冲阳穴,胃脉所过为原,足跗上五寸,骨间动脉),复刺足太阴脾经络(络者,公孙穴,去足大指本节后一寸,内踝前,别走阳明)。

**【校勘】**

①腹胀:原作"腹脏",据《灵枢》经脉篇改。

②不:原作"脾",详文义改。

③䐜:原作"填",详文义改。

**【注释】**

[1]胃翻:指食后上腹胀满,朝食暮吐,吐物为未消化的食物以及神疲乏力等一些症状。

[2]瘳(chōu 抽):作病愈解。

[3]振栗:肢体颤抖。

[4]䐜(chēn 嗔):作胀满解。

[5]惕:恐惧之状。

[6]气蛊(gǔ 古):证名,泛指气阻郁滞所致的膨胀,症见胸

腹膨胀,中空无物,外皮绷急,叩之有声,其甚者可一身尽肿。用此"蛊"字,意指由虫毒结聚,肝脾受伤,络脉瘀塞所致。

**【语译】** 脾主胃客的证候是:舌强、翻胃、呕吐、腹胀、噫气、身重、疟疾、便秘、黄疸、体弱无力、下肢内侧肿胀疼痛等。遇这组症状,可先刺脾经原穴太白,再刺胃经络穴丰隆。

胃主脾客的证候是:腹部胀满、心胸发闷、衄血、口眼㖞斜、疟疾、痰多、足痛、疮疡、气蛊、腿痛等。此外还有一些精神症状,如恶人恶火恶光、耳闻响动、弃衣疾走、心惕意怆等。遇这些证候,可先刺胃经原穴冲阳,再刺脾经络穴公孙。

[原文] 真心主小肠客

　　少阴心痛并干嗌[1],渴欲饮兮为臂厥,

　　生病[2]目黄口亦干,胁臂疼兮掌发热,

　　若人欲治勿差求,专在医人心审察,

　　惊悸呕血及怔忡,神门支正何堪缺。

可刺手少阴心经原(原者,神门穴,心脉所过为原,手掌后锐骨[3]端陷中),复刺手太阳小肠络(络者,支正穴,腕上五寸,别走少阴)。

小肠主真心客

　　小肠之病岂为良,颊肿肩疼两臂旁,

　　项颈强疼难转侧,嗌颔[4]肿痛甚非常,

　　肩似拔兮臑似折,生病[5]耳聋及目黄,

　　臑肘臂外后廉疼,腕骨通里取为详。

可刺手太阳小肠原(原者,腕骨穴,小肠脉所过为原,手外侧腕前起骨下陷中),复刺手少阴心经络(络者,通里穴,去腕一寸,别走太阳)。

**【注释】**

[1]嗌(yì意):指食道上口,相当于咽后部。

[2]生病:此处指手少阴心经的所生病。《灵枢》经脉篇:"是主心所生病者,目黄胁痛,臑臂内后廉痛厥,掌中热痛"。

[3]锐骨:指手腕背部小指侧的骨隆起,即尺骨茎突。

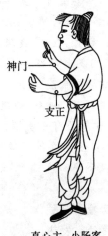
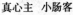
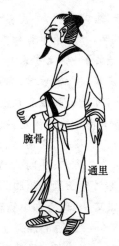

真心主　小肠客　　　　　　小肠主　真心客

[4]颔：位于颈的前上方部位，相当于颏部下方，结喉上方的空软处。

[5]生病：此处指手太阳小肠经的所生病。《灵枢》经脉篇："小肠手太阳之脉……，是主液所生病者，耳聋目黄颊肿，颈颔肩臑肘臂外后廉痛"。

**【语译】**　真心主小肠客的证候是：心痛、咽干、渴欲饮、臂厥、目黄、口干、胁臂痛、掌发热、惊悸、呕血、怔忡等。遇这些症状，可先刺心经原穴神门，再刺小肠经络穴支正。

小肠主真心客的证候是：颊肿、咽颌肿痛、肩痛、臂痛、项颈强痛难转侧、耳聋、目黄、上肢外后侧痛等。遇这些症状，可先刺小肠经原穴腕骨，再刺心经络穴通里。

[原文]　肾之主膀胱客

脸黑嗜卧不欲粮，目不明兮发热狂，

腰痛足疼步难履，若人捕获难躲藏，

心胆战兢气不足，更兼胸结与身黄，

若欲除之无更法，太溪飞扬取最良。

可刺足少阴肾经原(原者,太溪穴,肾脉所过为原,内踝下后跟骨上,动脉陷中,屈五指乃得穴),复刺足太阳膀胱络(络者,飞扬穴,外踝上七寸,别走少阴)。

膀胱主肾之客

膀胱颈病目中疼,项腰足腿痛难行,

痫疟狂癫心胆热,背弓反手额眉棱,

鼻衄目黄筋骨缩,脱肛痔漏腹心膨,

若要除之无别法,京骨大钟任显能。

可刺足太阳膀胱原(原者,京骨穴,膀胱脉所过为原,足小指大骨下赤白肉际陷中),复刺足少阴肾经络(络者,大钟穴,当踝后绕跟,别走太阳)。

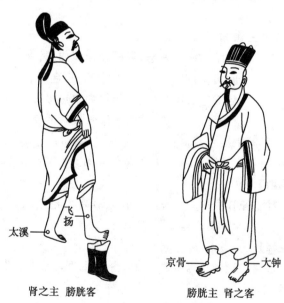

肾之主 膀胱客　　　　　　膀胱主 肾之客

【语译】 肾之主膀胱客的证候是:面色黑、嗜卧、不欲饮食、视力减退、发烧、腰痛、下肢无力、心胆战兢、气短、结胸、身黄等。遇这些症状,可先刺肾经原穴太溪,再刺膀胱经络穴飞扬。

膀胱主肾之客的证候是:眼痛、颈痛、项部腰部及下肢疼痛、下痢、疟疾、狂症、癫痫、角弓反张、额眉棱部疼痛、鼻出血、目黄、筋骨挛缩、脱肛、痔漏、腹胀等。遇这些症状,可先刺膀胱经原穴京骨,再刺肾经络穴大钟。

[原文] 三焦主包络客

　　　　三焦为病耳中聋,喉痹咽干目肿红,

　　　　耳后肘疼并出汗,脊间心后痛相从,

　　　　肩背风生连膊肘,大便坚闭及遗癃[1],

　　　　前病治之何穴愈,阳池内关法理同。

可刺手少阳三焦经原(原者,阳池穴,三焦脉所过为原,手表腕上横断处陷中),复刺手厥阴心包经络(络者,内关穴,去掌二寸两筋间,别走少阳)。

包络主三焦客

　　　　　　包络为病手挛急,臂不能伸痛如屈,

　　　　　　胸膺胁满腋肿平,心中澹澹①面色赤,

　　　　　　目黄善笑不肯休,心烦心痛掌热极,

　　　　　　良医达士[2]细推详,大陵外关病消释。

可刺手厥阴心包经原(原者,大陵穴,包络脉所过为原,掌后横纹中),复刺手少阳三焦经络(络者,外关穴,去腕二寸,别走厥阴)。

【校勘】

①澹澹:原作"淡淡",据《素问》至真要大论篇及《太素》卷八改。

【注释】

[1]遗癃:遗,指遗尿或尿失禁,癃,指排尿不畅,可将两者统称为遗癃。

[2]达士:此指明事达理之人。

【语译】 三焦主包络客的证候是:耳聋、喉痹、咽干、目红肿、耳后痛、出汗、脊间痛、膊肘痛、便秘、遗尿、癃闭等。遇这些症状,可先刺三焦经原穴阳池,再刺心包经络穴内关。

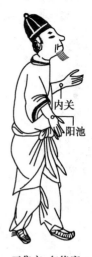

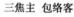

三焦主 包络客

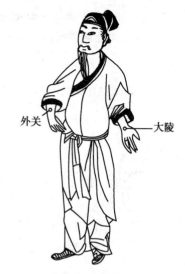

包络主 三焦客

包络主三焦客的证候是：手指痉挛、臂痛不能伸、胸膺胁满、腋肿、心悸、面赤、目黄、喜笑不休、心烦、心痛、掌心发热等。遇这些症状，可先刺心包经原穴大陵，再刺三焦经络穴外关。

[原文] 肝主胆客

气少血多肝之经，丈夫㿗疝[1]苦腰疼，

妇人腹膨小腹肿，甚则嗌干面脱尘[2]。

所生病者胸满呕，腹中泄泻痛无停，

癃闭[3]遗溺疝瘕[4]痛，太、光二穴即安宁。

可刺足厥阴肝经原(原者，太冲穴，肝脉所过为原，足大指节后二寸，动脉陷是)，复刺足少阳胆经络(络者，光明穴，去外踝五寸，别走厥阴)。

胆主肝客

胆经之穴何病主？胸胁肋疼足不举，

面体不泽头目疼，缺盆腋肿汗如雨，

颈项瘿瘤[5]坚似铁，疟生寒热连骨髓，

以上病症欲除之，须向丘墟蠡沟取。

可刺足少阳胆经原(原者,丘墟穴,胆脉所过为原,足外踝下如前①陷中,去临泣三寸),复刺足厥阴经络(络者,蠡沟穴,去内踝五寸,别走少阳)。

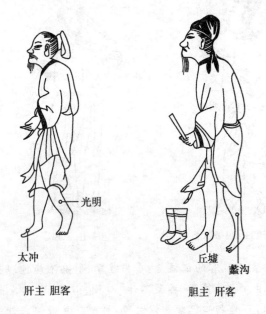

光明

太冲

肝主 胆客

丘墟 蠡沟

胆主 肝客

【校勘】

①下如前:原作"下从前",据《甲乙经》卷三第三十四及《针灸聚英》卷一下改,与本书卷八引《神应经》穴法丘墟条一致。"如"与"而"字通用。

【注释】

[1]㿉(kuì 溃)疝:出自《灵枢》经脉等篇。寒邪侵犯肝胃二经,内蓄瘀血,致少肤部拘急疼痛,牵引睾丸,或下腹部有包块,内裹脓血,叫㿉疝。

[2]面脱尘:即面尘脱色,指面上似有灰尘,失去正常的面色。

[3]癃闭:小便不通叫"闭",排尿淋漓不爽叫"癃",一般统称为"癃闭"。

[4]疝瘕(jiǎ 甲):疝气病的一种,临床表现为小腹部热痛,

尿道流出白色黏液等。

[5]瘿瘤：喉结两旁出现半球形肿块的一种疾病。根据肿块形状和性质的不同，分为肉瘿、筋瘿、血瘿、气瘿和石瘿等五种。其发病或与水土有关，或因忧思郁怒，肝瘀不舒，脾失健运，致气滞痰凝而成。多相当于甲状腺肿大一类疾病。

**【语译】** 肝经属少气多血。肝主胆客的证候是：疝气痛、腰痛、腹胀、小腹肿、咽干、胸满、呕吐、腹痛、泄泻、癃闭、遗尿等。遇这些症状，可先刺肝经原穴太冲，再刺胆经络穴光明。

胆主肝客的证候是：胸胁疼痛，足不能举、面色呈灰暗、头痛、目痛、缺盆肿满、腋窝肿满、汗出如雨、瘿瘤、疟疾寒热等。遇这些症状，可先刺胆经原穴丘墟，再刺肝经络穴蠡沟。

**【按语】** 《灵枢》九针十二原篇有"五藏有疾，当取之十二原"的记载，表明原穴对内脏疾病有较可靠的治疗作用。络穴则可治疗表里两经的兼症。原穴和络穴虽然可以单独使用，但本篇提出一种主客原络配穴法，即原穴和络穴相配合应用的方法，共十二组。并以歌诀形式列出与这十二组配穴法相适应的十二经病症。

主客原络配穴法是取主经的原穴为主穴；取客经的络穴为配穴（客穴）。先针主穴，后针配穴（客穴）。例如对肺主大肠客，应先针肺经原穴太渊，后针大肠经的络穴偏历。详参下表。

| 主客 | 配穴法 | |
|---|---|---|
| | 原穴（先刺） | 络穴（后刺） |
| 肺之主大肠客 | 太渊（肺原） | 偏历（大肠络） |
| 大肠主肺之客 | 合谷（大肠原） | 列缺（肺络） |
| 脾主胃客 | 太白（脾原） | 丰隆（胃络） |
| 胃主脾客 | 冲阳（胃原） | 公孙（脾络） |
| 真心主小肠客 | 神门（心原） | 支正（小肠络） |
| 小肠主真心客 | 腕骨（小肠原） | 通里（心络） |

续表

| 主 客 | 配 穴 法 | |
|---|---|---|
| | 原穴（先刺） | 络穴（后刺） |
| 肾之主膀胱客 | 太溪（肾原） | 飞扬（膀胱络） |
| 膀胱主肾之客 | 京骨（膀胱原） | 大钟（肾络） |
| 三焦主包络客 | 阳池（三焦原） | 内关（心包经之络） |
| 包络主三焦客 | 大陵（心包原） | 外关（三焦络） |
| 肝主胆客 | 太冲（肝原） | 光明（胆络） |
| 胆主肝客 | 丘墟（胆原） | 蠡沟（肝络） |

# 灵龟取法飞腾针图　徐氏

[原文]

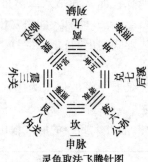

灵龟取法飞腾针图

【按语】　本节内容系录自徐氏《针灸大全》卷四，以八卦方位图的形式表示八卦、九宫与八穴间的配属关系。为了便于理解，现将原图列成下表。

| 八卦 | 乾 | 坎 | 艮 | 震 | 巽 | 离 | 坤 | 兑 |
|---|---|---|---|---|---|---|---|---|
| 九宫 | 六 | 一 | 八 | 三 | 四 | 九 | 二、五 | 七 |
| 八脉八穴 | 公孙 | 申脉 | 内关 | 外关 | 临泣 | 列缺 | 照海 | 后溪 |

《针灸大成》各种版本及《针灸大全》均作"灵龟取法飞腾针图"。按原标题，应该在内容上介绍灵龟和飞腾两种针图。但本节内容只介绍了灵龟针图。

 九 宫 图

**[原文]**

戴九履一[1]，左三右七，

二四为肩，八六为足，

五居于中①，寄于坤局[2]。

**【校勘】**

①五居于中：《针灸大成》赵本及李本均作"五木居中"，章本作"五十居中"，《针灸大全》卷四亦作"五十居中"。"五木居中"费解；"五十居中"则是指"河图"而言。据《类经图翼》卷一医易所载的河图数是："一六居下，二七居上，三八居左，四九居右，五十居中"。为了避免与河图数相混淆，故不宜作"五十居中"。今据《类经图翼》卷一气象统论改。

**【注释】**

[1]戴九履一：与"上九下一"为同义语。

[2]坤局：指八卦中的坤卦。

**【按语】** 九宫图也叫洛书图，出自西汉《大戴礼》一书，《尚书》洪范篇及《灵枢》九宫八风篇中均载有与此有关的内容。本篇引自《针灸大全》，在内容中介绍了九宫图的组成。据《大戴礼》载：夏禹治水时，洛水里出现一只灵龟，龟背上出现象征吉祥的图案，即九宫图。九宫图中九个数字间有一定的规律性可循，如每行、每列和每条对角线上的三个数字加起来都等于十五。因此，九宫图不仅在医学理论上有一定价值，也是我国古代先民对数学发展所作出的重要贡献。文中叙述了组成九宫图中九个数字的部位，可参见上面的"灵龟取法飞腾针图"。为了便于理解,现将九宫图及其示意图列下。

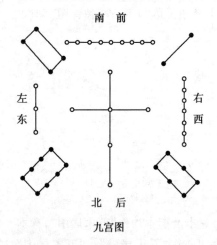

南　前

左
东

右
西

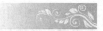

北　后

九宫图

| 四 | 九 | 二 |
|---|---|---|
| 三 | 五 | 七 |
| 八 | 一 | 六 |

九宫图的示意图

## 八　法　歌

[原文]

坎一联申脉,照海坤二五,
震三属外关,巽四临泣数,
乾六是公孙,兑七后溪府,
艮八系内关,离九列缺主。

【按语】　前面的"灵龟取法飞腾针图"是以八卦方位图的形式,列出八卦、九宫与八脉八穴三者间的配属关系。这是灵龟八法配穴时最常应用的基础知识之一,应能熟练地背诵下来,所以本篇又以歌括形式复述了这部分内容。由于每一卦都配合一个固定的九宫数,所以每个穴也相应地配合一个九宫数,如申脉穴的八卦属坎,九宫属一;外关穴的八卦属震,九宫属三等。但由于腧穴只有八个,而九宫有九个数字,所以规定"五居于中,寄于坤局",即将两个九宫数(二、五)同时配合在一个腧穴(照海)上,因此照海穴的八卦属坤,九宫属二和五。

八法流注(或称奇经纳卦配穴法)有两种:一种是灵龟八法,由于它流传范围较广,故《针灸大成》集中地介绍了这方面的内容;另一种是飞腾八法,也是使用奇经中的八个腧穴,但主要是根据时间的天干属性来进行配穴的。本篇的《八法歌》是灵龟八法歌,故只能供灵龟八法配穴时应用。

另外还有一首"飞腾八法歌",是供飞腾八法配穴时使用的,《针灸大成》对飞腾八法内容未作介绍。鉴于这种计算方法比较简便,目前在少数针灸医师中仍然使用,兹将《针灸大全》卷四中所载的"飞腾八法歌"转载于下:

飞腾八法歌

壬甲公孙即是乾,丙居艮上内关然,

戊时临泣生坎水,庚属外关震相连,

辛上后溪装巽卦,乙癸申脉到坤传,

己上列缺南离上,丁居照海兑金全。

为了便于读者对"飞腾八法歌"的理解,兹举例如下:若求壬日丙午时应开何穴,根据歌诀"丙居艮上内关然"即知开内关穴。又根据八法交会穴的规定,内关应配公孙穴,所以取公孙作配穴,详参下表:

| 时干 | 甲 | 乙 | 丙 | 丁 | 戊 | 己 | 庚 | 辛 | 壬 | 癸 |
|---|---|---|---|---|---|---|---|---|---|---|
| 八卦 | 乾 | 坤 | 艮 | 兑 | 坎 | 离 | 震 | 巽 | 乾 | 坤 |
| 开穴 | 公孙 | 申脉 | 内关 | 照海 | 临泣 | 列缺 | 外关 | 后溪 | 公孙 | 申脉 |
| 配穴 | 内关 | 后溪 | 公孙 | 列缺 | 外关 | 照海 | 临泣 | 申脉 | 内关 | 后溪 |

[原文] 按灵龟飞腾图有二[1],人莫适从,今取其效验者[2]录之耳。

【注释】

[1]灵龟飞腾图有二:灵龟飞腾图也称河图洛书,共两个图。据《类经附翼》卷一医易载:一个是"伏羲氏王天下,龙马负图之

河"的河图,即飞腾图;一个是"大禹治水,神龟负图之洛"的洛书,即灵龟图。

[2]其效验者:此指灵龟针图。

**【按语】** 本段原文在《针灸大成》的各种版本及《针灸大全》一书上均列到八法歌之后,然按文义以列于本卷"灵龟取法飞腾针图"之后较为合适。

 八法交会八脉

**[原文]**

公孙二穴,父[1],通冲脉[2]  
内关二穴,母[3],通阴维脉[4] } 合于心、胸、胃[5]。

后溪二穴,夫[6],通督脉[7]  
申脉二穴,妻[6],通阳跷脉[8] } 合于目内眦、颈项、耳、肩膊、小肠、膀胱[9]。

外关二穴,男[10],通阳维脉①[11]  
临泣二穴,女[12],通带脉②[13] } 合于目锐眦、耳后、颊、颈、肩[14]。

列缺二穴,主[15],通任脉[16]  
照海二穴,客[15],通阴跷脉[17] } 合于肺系、咽喉、胸膈[18]。

**【校勘】**

①外关二穴,男,通阳维脉:原作"临泣二穴,男,通带脉",据前"灵龟取法飞腾针图"、"八法歌"及后"八脉配八卦歌"改。按外关穴的八卦属性为震,临泣穴为巽,《周易》称震为三男,巽为幼女,故外关穴的属性为男,临泣穴的属性为女。

②临泣二穴,女,通带脉:原作"外关二穴,女,通阳维脉",据改同上。

**【注释】**

[1]父:用其比喻公孙穴的属性。在奇经八穴中,公孙穴在八卦属乾,乾为天阳,天阳为父,所以把公孙穴叫做"父穴"。

[2]通冲脉:指公孙穴属脾经,与冲脉相通。

[3]母:用以比喻内关穴的性质。在奇经八穴中,内关穴为手厥阴心包经腧穴,心包经被称为阴血之母,所以把内关穴叫做"母穴"。

[4]通阴维脉:指内关穴属心包经,与阴维脉相通。

[5]合于心、胸、胃:指脾、心包、冲、阴维四经在循行路线中部分相合的部位以及这四经所主治的病证。公孙、内关两穴的主治范围虽然较广,但可重点概括为心、胸、胃三个部位的疾病。

[6]夫、妻:用"夫"比喻后溪穴的性质;用"妻"比喻申脉穴的性质。在奇经八穴中,后溪穴为丙火小肠经腧穴;申脉为壬水膀胱经腧穴。水为阴,火为阳,水火相济,阴阳相合,故将后溪、申脉两穴比喻为夫妻关系。小肠经为火为阳,所以把后溪穴叫做"夫穴";膀胱经为水为阴,所以把申脉穴叫做"妻穴"。

[7]通督脉:指后溪穴属小肠经,与督脉相通。

[8]通阳跷脉:指申脉穴属膀胱经,与阳跷脉相通。

[9]合于目内眦、颈项、耳、肩膊、小肠、膀胱:指督脉、小肠、阳跷、膀胱四经在循行路线中部分相合的部位。还指这四经所主治的病证。后溪、申脉两穴的主治范围较广,但可重点概括为目、颈项、耳、肩、小肠、膀胱等几个部位的病证。

[10]男:用其比喻外关穴的属性。在奇经八穴中,外关穴的八卦属震,为阳,《周易》称震为三男,所以称外关穴为男。

[11]通阳维脉:指外关穴属三焦经,与阳维脉相通。

[12]女:用其比喻临泣穴的属性。在奇经八穴中,临泣穴的八卦属巽,为阴,《周易》称巽为幼女,所以称临泣穴为女。

[13]通带脉:指临泣穴属胆经,与带脉相通。

[14]合于目锐眦、耳后、颊、颈、肩:指带脉、胆、阳维、三焦四经在循行路线中部分相合的部位以及这四经所主治的病证。临泣、外关两穴的主治范围较广,但可重点概括为目、耳、颊、颈、肩等五个部位的疾病。

[15]主、客:在灵龟八法中,"主、客"有三种解释。一是指奇

经八穴在治疗中相互配合应用的一种配穴方法,参见本卷"八穴配合歌"的注释;二是指奇经八穴相互交会的四组腧穴中,阳穴为主穴,阴穴为客穴。《针灸大全》一书中"标幽赋"注:"主客者,公孙主内关客也;临泣主外关客也;后溪主申脉客也;列缺主照海客也。此言若用八法,必以五门推时,取穴先主后客,而无不效也";三是本篇中的"主、客",是指狭义的,即专指列缺为主穴,照海为客穴而言。

[16]通任脉:指列缺属肺经,与任脉相通。

[17]通阴跷脉:指照海穴属肾经,与阴跷脉相通。

[18]合于肺系、咽喉、胸膈:指肺、肾、任脉、阴跷四经在循行路线中部分相合的部位。还指这四经所主治的病证。列缺、照海两穴的主治范围较广,但可重点概括为肺系、咽喉和胸膈三个部位的病证。

【按语】 本篇的内容是论述奇经八脉的交会关系。《针灸大全》卷上"标幽赋"注:"八法者,奇经八脉也。"根据奇经八脉及其相关经络循行路线和主治病证的某些特点,可将奇经八脉以及与其相通的八个腧穴分为四组。每组中两个交会腧穴的主治范围大致相似,故冠以相对应的称呼,如父与母、夫与妻、男与女、主与客等。在临床治疗时,交会穴往往作为一组配穴而同时应用。

本篇内容出自窦汉卿所撰《针经指南》,其后在《普济方》、《针灸大全》以及《针灸大成》等书中均有转录,但在文字上略有更动。本文是研究灵龟八法和奇经八穴的一篇重要资料。

 八法交会歌

[原文]

内关相应是公孙,外关临泣总相同,

列缺交经通照海,后溪申脉亦相从。

【按语】 本篇是将上篇"八法交会八脉"内容中奇经八穴的四组交会腧穴名称以歌括体裁写出,以助于背诵记忆。详参上篇的原文、注释和按语。

 八脉交会八穴歌

[原文]

> 公孙冲脉胃心胸,内关阴维下总同,
> 临泣胆经连带脉,阳维目锐外关逢,
> 后溪督脉内眦颈,申脉阳跷络亦通,
> 列缺任脉行肺系,阴跷照海膈喉咙。

【按语】 本篇是上面《八法交会八脉》的歌括体,两者在内容上相同,可参阅《八法交会八脉》的原文、注释和按语。八法交会是临床上较常用的一种配穴方法,初学者应熟记本篇歌括,以便于应用。

本歌括最早见于《医经小学》卷三,题目为"经脉交会八穴一首",其后在《针灸大全》和《针灸大成》等书中均有记载。

 八脉配八卦歌

[原文]

> 乾属公孙艮内关,巽临震位外关还,
> 离居列缺坤照海,后溪兑坎申脉联。
> 补泻浮沉[1]分逆顺[2],随时[3]呼吸[4]不为难,
> 仙传秘诀神针法,万病如拈立便安。

【注释】

[1]浮沉:指根据人体经气的浮沉以定针刺的浅深。滑伯仁《难经本义》卷下注:"春夏之时,阳气浮而上,人之气亦然,故刺之当浅,欲其无太过也;秋冬之时,阳气沉而下,人之气亦然,故

刺之当深,欲其无不及也。"

[2]逆顺:逆,就是迎着经络循行的方向进行针刺,也叫迎;顺,就是随着经脉循行的方向进行针刺,也叫随。《难经》七十二难:"所谓迎随者,知营卫之流行,经脉之往来也。随其逆顺而取之,故曰迎随。"

[3]随时:指根据时间季节的不同而采用不同的针刺方法。《灵枢》寒热病篇:"春取络脉,夏取分腠,秋取气口,冬取经腧,凡此四时,各以时为齐。"《灵枢》终始篇:"春气在毫毛,夏气在皮肤,秋气在分肉,冬气在筋骨,刺此病者,各以其时为齐。"这种"随时"针法的学术思想起源于《内经》,后来扩展至配穴法领域,形成时间配穴法,包括子午流注和灵龟八法等。

[4]呼吸:此指呼吸补泻而言。最早见《素问》离合真邪篇:"吸则内针,无令气忤⋯⋯,吸则转针,以得气为故,候呼引针,呼尽乃去,大气皆出,故命曰泻。⋯⋯呼尽内针,静以久留⋯⋯,候吸引针,气不得出⋯⋯,故命曰补。"

【按语】 上面在"灵龟取法飞腾针图"和"八法歌"两篇中,已对奇经八穴与八卦间的配属关系作过介绍,本篇歌括的前半部分重复一下这些内容,表示强调和重视的意思。

十二正经所用的按时配穴法叫子午流注;奇经八脉所用的按时配穴法叫灵龟八法和飞腾八法。每一条奇经均与十二经中的一个腧穴相联系,如任脉与手太阴肺经的列缺穴相联系等(详见下表),这八个与奇经相联系的腧穴叫八脉八穴或奇经八穴。灵龟八法和飞腾八法就是按时取这奇经八穴的。

灵龟八法和飞腾八法中所用的奇经八穴,都需和八卦相配属,故统称为奇经纳卦法。在灵龟八法中,奇经八穴与八卦的配属关系见下表。

| 奇经八脉 | 奇 经 八 穴 | 纳卦关系 |
|---|---|---|
| 任脉 | 列缺（属手太阴肺经） | 离 |
| 督脉 | 后溪（属手太阳小肠经） | 兑 |
| 冲脉 | 公孙（属足太阴脾经） | 乾 |
| 带脉 | 临泣（属足少阳胆经） | 巽 |
| 阳跷脉 | 申脉（属足太阳膀胱经） | 坎 |
| 阴跷脉 | 照海（属足少阴肾经） | 坤 |
| 阳维脉 | 外关（属手少阳三焦经） | 震 |
| 阴维脉 | 内关（属手厥阴心包经） | 艮 |

# 八穴配合歌

[原文]

　　公孙偏与内关合，列缺能消照海疴，
　　临泣外关分主客[1]，后溪申脉正相合。
　　左针右病[2]知高下，以意通经广按摩[3]，
　　补泻迎随分逆顺[4]，五门八法[5]是真科。

【注释】

　　[1]主客：此指奇经八穴在治疗中互相配合应用的一种配穴方法。例如，以临泣为主穴治疗疾病时，先针临泣，后针客穴外关；以外关为主穴治疗疾病时，先针外关，后针客穴临泣。现将主客八穴的属经及主治列表如下。

| 主穴 | 所属经 | 所通脉 | 主治 | 客穴 |
|---|---|---|---|---|
| 公孙 | 脾经 | 冲脉 | 心腹五脏病 | 内关 |
| 内关 | 心包经 | 阴维脉 | 心胸脾胃病 | 公孙 |
| 后溪 | 小肠经 | 督脉 | 头面项颈病 | 申脉 |
| 申脉 | 膀胱经 | 阳跷脉 | 四肢风邪及痈毒病 | 后溪 |
| 临泣 | 胆经 | 带脉 | 四肢病 | 外关 |

续表

| 主穴 | 所属经 | 所通脉 | 主治 | 客穴 |
|------|--------|--------|------|------|
| 外关 | 三焦经 | 阳维脉 | 风寒筋络皮肤病 | 临泣 |
| 列缺 | 肺经 | 任脉 | 心腹胁肋五脏病 | 照海 |
| 照海 | 肾经 | 阴跷脉 | 脏腑病 | 列缺 |

[2]左针右病：属缪刺法或巨刺法，是临床常用的一种重要刺法。《素问》阴阳应象大论篇："故善用针者，从阴引阳，从阳引阴，以右治左，以左治右，以我知彼，以表知里，以观过与不及之理，见微得过，用之不殆。"

[3]以意通经广按摩：这句话的意思是，要求针灸医生在临症时要集中其神志，运用医经中的知识，广开思路，按病症的线索去细心研究和揣摩。

[4]补泻迎随分逆顺：指迎随补泻而言。《难经》七十二难："所谓迎随者，知营卫之流行，经脉之往来也，随其顺逆而取之，故日迎随。"《灵枢》小针解篇："迎而夺之者，泻也；追而济之者，补也。"

[5]五门八法："五门"指子午流注，"八法"指灵龟八法。

【按语】　本篇歌括出自《针灸大全》卷四。

 刺法启玄歌（五言）

[原文]

八法神针妙，飞腾法最奇，
砭针行内外，水火就中推[1]。
上下交经走，疾如应手驱，
往来依进退，补泻逐迎随[2]。
用似船推舵[3]，应如弩发机[4]。
气聚时间散，身疼指下移[5]。
这般玄妙诀，料得少人知。

**【注释】**

[1]砭针行内外,水火就中推:用水火比喻阴阳,说明砭针的作用能使气血内外通达,使机体达到阴平阳秘。

[2]往来依进退,补泻逐迎随:指在行针中要注意运用进退、迎随等各种补泻手法。

[3]用似船推舵:是形容手法操作时,如推船舵,左右交替,慢慢拨动。

[4]应如弩发机:比喻在准确认证后,迅速施针,必能收到捷效。《标幽赋》中"伏如横弩,应若发机"注:"此言用针刺穴,如弩之视正而发矢,取其捷效,如射之中的也"。

[5]气聚时间散,身疼指下移:此句指针刺的效应而言。通过针刺治疗,能使聚集的邪气被驱散,并具有移疼止痛的功效。

**【按语】** 刺法启玄歌有二:一个是六言体,载于《针灸聚英》卷四和《针灸大成》卷三;一个是本篇的五言体,这一篇主要是论述刺八法穴的手法。古人在应用八法穴时,也同时重视针术手法的应用,并认为这是取得针效的重要条件。

 # 八法五虎建元日时歌

**[原文]**

甲己之辰起丙寅,乙庚之日戊寅行,

丙辛便起庚寅始,丁壬壬寅亦顺寻,

戊癸甲寅定时候,五门得合[1]是元因。

**【注释】**

[1]五门得合:《针灸大成》标幽赋注:"五门者,天干配合,分于五也。甲与己合,乙与庚合之类是也。"

**【按语】** 灵龟八法的取穴是以当日干支与临时干支为计算基础的。近代承淡安等按阳历推算日干支的方法比较方便实用

(参见承淡安等:《子午流注针法》,江苏人民出版社,1957)。用它计算出日干支后,即可根据"按日起时"的原则推算时干支。这首"八法五虎建元日对歌"就是从日上起时的推算方法。根据《素问》五运行大论篇:"土主甲己,金主乙庚,水主丙辛,木主丁壬,火主戊癸"的五门十变原则,首先把日干分为甲与己,乙与庚,丙与辛,丁与壬,戊与癸等五组,每组中两个日干的推算方法相同。现以每天的寅时为例:甲己两日寅时的干支为丙寅;乙庚两日寅时的干支为戊寅;丙辛两日寅时的干支为庚寅;丁壬两日寅时的干支为壬寅;戊癸两日寅时的干支为甲寅等(详见下表)。知道了每日寅时的干支后,其他时干可依次向上、下推算即得。例如知道了甲日的寅时为丙寅后,即可向下推算卯时为丁卯;辰时为戊辰;巳时为己巳……也可向上推算丑时为乙丑;子时为甲子。因此,以五组日干寅时的时干为基础,即可推算出所有的时干来。

| 日干分组 | 甲、己 | 乙、庚 | 丙、辛 | 丁、壬 | 戊、癸 |
|---|---|---|---|---|---|
| 时支 | 寅 | 寅 | 寅 | 寅 | 寅 |
| 时干支 | 丙寅 | 戊寅 | 庚寅 | 壬寅 | 甲寅 |

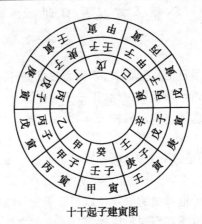

十干起子建寅图

　　本篇以歌括体例介绍了每日寅时的干支。每一日起于子时，为什么都以寅时为基础进行介绍呢？《类经图翼》卷一，气数统论载："斗有十二建……正月建在寅……阳虽取于子，而春必起于寅"，并列出一幅"十干起子建寅图"（见附图）。因此，一日之中也应该始于子而建于寅。

 **八法逐日干支歌**

　　[原文]

<blockquote>
甲己辰戌丑未十，乙庚申酉九为期，<br>
丁壬寅卯八成数，戊癸巳午七相宜，<br>
丙辛亥子亦七数，逐日支干即得知。
</blockquote>

　　【按语】　本篇内容出自《针灸大全》卷四。逐日干支所代表的数值是推算灵龟八法开穴所需要的基础数据之一，也是换算九宫数所需要的一项基础数值，这项数值在临床治疗时是经常使用的。为了便于理解，现将歌诀内容表解如下：

| 代表数值 | 10 | 9 | 8 | 7 |
|---|---|---|---|---|
| 天干 | 甲　己 | 乙　庚 | 丁　壬 | 戊癸丙辛 |
| 地支 | 辰戌丑未 | 申　酉 | 寅　卯 | 巳午亥子 |

 **八法临时干支歌**

　　[原文]

<blockquote>
甲己子午九宜用，乙庚丑未八无疑，<br>
丙辛寅申七作数，丁壬卯酉六顺知，<br>
戊癸辰戌各有五，巳亥单加四共齐。<br>
阳日除九阴除六，不及零余穴下推。
</blockquote>

　　【按语】　本篇内容出自《针灸大全》卷四。临时干支所代表

的数值,可用来换算九宫数,是推算灵龟八法开穴所需要的基础数值之一。在应用灵龟八法进行治疗时,是经常使用这组数据的。现将临时干支的代表数值表解如下:

| 代表数值 | 9 | 8 | 7 | 6 | 5 | 4 |
| --- | --- | --- | --- | --- | --- | --- |
| 天干 | 甲己 | 乙庚 | 丙辛 | 丁壬 | 戊癸 | 一 |
| 地支 | 子午 | 丑未 | 寅申 | 卯酉 | 辰戌 | 巳亥 |

[原文] 其法如甲丙戊庚壬为阳日,乙丁己辛癸为阴日,以日时干支算计何数,阳日除九数,阴日除六数,阳日多,或一九、二九、三九、四九;阴日多,或二六、三六、四六、五六,剩下若干,同配卦数日时,得何卦,即知何穴开矣。

假如甲子日、戊辰时,以日上甲得十数,子得七数,以时上戊得五数,辰得五数,共成二十七数。此是阳日,以九除去,二九一十八,余有九数,合离卦,即列缺穴开也。假如乙丑日、壬午时,以日上乙为九,丑为十,以时上壬为六,午为九,共成三十四数。此是阴日,以六除去,五六三十数,零下四数,合巽四,即临泣穴开也。余仿此。

【按语】 上述逐日干支和临时干支的代表数值是推算灵龟八法开穴时间的基础。推算方法是:首先将日干、日支、时干、时支四个数值相加,得一和数。阳日时将和数用九除;阴日时将和数用六除,所得的余数(请注意,不是商数)就是九宫数。如果恰能除尽,则阳日的九宫数是九,阴日的九宫数是六。按本卷中上述"八法歌"的内容,即可查出这个九宫数所代表的卦数和穴位,找出这个时间灵龟八法的开穴。逐日天干的阴阳属性如下表:

| 阳 | 甲 | 丙 | 戊 | 庚 | 壬 |
| --- | --- | --- | --- | --- | --- |
| 阴 | 乙 | 丁 | 己 | 辛 | 癸 |

　　为了熟悉灵龟八法开穴的推算方法,现举例说明如下:

　　一、甲子日戊辰时开穴的推算方法:将日干(甲=10)、日支(子=7)、时干(戊=5)、时支(辰=5)四个数字相加,得27。甲日为阳日,用9除27,得商数为3,恰能除尽,没有余数。所以其九宫数为9,它所代表的卦数为离,代表的穴位为列缺。即推算出甲子日戊辰时的开穴为列缺。

　　二、乙丑日壬午时开穴的推算方法:将日干(乙=9)、日支(丑=10)、时干(壬=6)、时支(午=9)四个数字相加,得34。乙日为阴日,用6除34,得商数为5,余数为4。这个余数就是九宫数,它所代表的卦数为巽,代表的穴位为临泣。即推算出乙丑日壬午时开穴为临泣。

## 推定六十甲子日时穴开图例

[原文]

| 甲子日 | 丙寅临卯照<br>戊辰列巳外<br>庚午后未照<br>壬申外酉申 | 乙丑日 | 戊寅申卯临<br>庚辰照巳公<br>壬午临未照<br>甲申照酉外 | 丙寅日 | 庚寅外卯申<br>壬辰内巳公<br>甲午公未临<br>丙申照酉列 | 丁卯日 | 壬寅照卯外<br>甲辰公巳临<br>丙午照未公<br>戊申临酉申 |
| --- | --- | --- | --- | --- | --- | --- | --- |
| 戊辰日 | 甲寅公卯临<br>丙辰照巳列<br>戊午临未后<br>庚申照酉外 | 己巳日 | 丙寅申卯照<br>戊辰外巳公<br>庚午临未照<br>壬申公酉临 | 庚午日 | 戊寅申卯临<br>庚辰照巳列<br>壬午临未照<br>甲申照酉外 | 辛未日 | 庚寅照卯公<br>壬辰临巳照<br>甲午照未外<br>丙申临酉照 |
| 壬申日 | 壬寅外卯申<br>甲辰临巳照<br>丙午公未临<br>戊申照酉照 | 癸酉日 | 甲寅照卯公<br>丙辰临巳照<br>戊午公未外<br>庚申申酉照 | 甲戌日 | 丙寅后卯照<br>戊辰外巳公<br>庚午申未内<br>壬申公酉临 | 乙亥日 | 戊寅临卯申<br>庚辰照巳外<br>壬午申未照<br>甲申照酉公 |

| | | | | | |
|---|---|---|---|---|---|
| 丙子日 | 庚寅照卯列<br>壬辰后巳照<br>甲午照未外<br>丙申申酉内 | 丁丑日 | 壬寅申卯照<br>甲辰照巳公<br>丙午临未照<br>戊申公酉外 | 戊寅日 | 甲寅临卯照<br>丙辰列巳后<br>戊午照未照<br>庚申外酉申 |
| 己卯日 | 丙寅照卯公<br>戊辰临巳申<br>庚午照未外<br>壬申申酉照 | | | | |
| 庚辰日 | 戊寅临卯后<br>庚辰照巳外<br>壬午后未照<br>甲申内酉公 | 辛巳日 | 庚寅照卯外<br>壬辰申巳照<br>甲午照未公<br>丙申照酉照 | 壬午日 | 壬寅申卯内<br>甲辰照巳列<br>丙午临未照<br>戊申列酉外 |
| 癸未日 | 甲寅外卯照<br>丙辰照巳外<br>戊午申未临<br>庚申照酉公 | | | | |
| 甲申日 | 丙寅公卯临<br>戊辰照巳照<br>庚午列未后<br>壬申照酉外 | 乙酉日 | 戊寅公卯外<br>庚辰申巳照<br>壬午外未申<br>甲申临酉照 | 丙戌日 | 庚寅照卯外<br>壬辰申巳后<br>甲午内未公<br>丙申临酉照 |
| 丁亥日 | 壬寅临卯照<br>甲辰照巳外<br>丙午申未临<br>戊申外酉公 | | | | |
| 戊子日 | 甲寅外卯申<br>丙辰内巳公<br>戊午申未临<br>庚申照酉列 | 己丑日 | 丙寅临卯照<br>戊辰公巳外<br>庚午临未照<br>壬申外酉申 | 庚寅日 | 戊寅照卯照<br>庚辰外巳申<br>壬午照未外<br>甲申公酉临 |
| 辛卯日 | 庚寅公卯临<br>壬辰照巳公<br>甲午外未申<br>丙申照酉外 | | | | |
| 壬辰日 | 壬寅临卯照<br>甲辰照巳外<br>丙午后未照<br>戊申申酉公 | 癸巳日 | 甲寅公卯临<br>丙辰照巳公<br>戊午临未申<br>庚申照酉外 | 甲午日 | 丙寅临卯照<br>戊辰列巳外<br>庚午照未临<br>壬申外酉申 |
| 乙未日 | 戊寅申卯临<br>庚辰照巳公<br>壬午临未照<br>甲申照酉外 | | | | |
| 丙申日 | 庚寅临卯照<br>壬辰列巳后<br>甲午后未照<br>丙申外酉申 | 丁酉日 | 壬寅公卯临<br>甲辰申巳照<br>丙午外未申<br>戊申照酉照 | 戊戌日 | 甲寅公卯临<br>丙辰照巳列<br>戊午临未后<br>庚申照酉外 |
| 己亥日 | 丙寅申卯照<br>戊辰外巳公<br>庚午临未照<br>壬申公酉临 | | | | |
| 庚子日 | 戊寅申卯临<br>庚辰照巳列<br>壬午临未照<br>甲申照酉外 | 辛丑日 | 庚寅照卯公<br>壬辰临巳照<br>甲午照未外<br>丙申申酉照 | 壬寅日 | 壬寅照卯列<br>甲辰外巳申<br>丙午照未外<br>戊申申酉临 |
| 癸卯日 | 甲寅申卯照<br>丙辰外巳申<br>戊午照未照<br>庚申公酉临 | | | | |

续表

| 甲辰日 | 丙寅后卯照<br>戊辰外巳公<br>庚午未内<br>壬申公酉临 | 乙巳日 | 戊寅临卯申<br>庚辰照巳外<br>壬午申未照<br>甲申照酉公 | 丙午日 | 庚寅照卯列<br>壬辰后巳照<br>甲午照未外<br>丙申申酉内 | 丁未日 | 壬寅申卯照<br>甲辰照巳公<br>丙午临未照<br>戊申公酉外 |
| --- | --- | --- | --- | --- | --- | --- | --- |
| 戊申日 | 甲寅照卯外<br>丙辰申巳内<br>戊午外未公<br>庚申临酉照 | 己酉日 | 丙寅外卯申<br>戊辰照巳照<br>庚午公未临<br>壬申照酉公 | 庚戌日 | 戊寅临卯后<br>庚辰照巳外<br>壬午后未照<br>甲申内酉公 | 辛亥日 | 庚寅照卯外<br>壬辰申巳照<br>甲午照未公<br>丙申临酉照 |
| 壬子日 | 壬寅申卯内<br>甲辰照巳列<br>丙午临未照<br>戊申列酉外 | 癸丑日 | 甲寅外卯申<br>丙辰照巳外<br>戊午申未临<br>庚申照酉公 | 甲寅日 | 丙寅照卯外<br>戊辰申巳临<br>庚午内未公<br>壬申临酉照 | 乙卯日 | 戊寅照卯照<br>庚辰公巳临<br>壬午照未公<br>甲申外酉申 |
| 丙辰日 | 庚寅照卯外<br>壬辰申巳内<br>甲午内未公<br>丙申临酉照 | 丁巳日 | 壬寅临卯照<br>甲辰照巳外<br>丙午申未照<br>戊申外酉公 | 戊午日 | 甲寅外卯申<br>丙辰内巳公<br>戊午申未临<br>庚申照酉列 | 己未日 | 丙寅临卯照<br>戊辰公巳外<br>庚午后未照<br>壬申外酉申 |
| 庚申日 | 戊寅外卯公<br>庚辰临巳照<br>壬午公未临<br>甲申后酉照 | 辛酉日 | 庚寅申卯照<br>壬辰外巳照<br>甲午临未照<br>丙申公酉临 | 壬戌日 | 壬寅临卯照<br>甲辰照巳外<br>丙午后未照<br>戊申外酉公 | 癸亥日 | 甲寅公卯临<br>丙辰照巳公<br>戊午临未公<br>庚申照酉外 |

上图乃预先推定六十甲子,逐日逐时某穴所开,以便用针,庶临时仓促之际,不致有差讹之失也。

【按语】 灵龟八法的按时开穴,虽然可按前述方法推算,但在应急使用时,临时计算不仅耽误时间,而且有可能出现错误。所以可预先制成六十天(一个计算周期)的逐日逐时开穴表(表中只列出昼间的开穴),据表可立即查出开穴。为了使表格的层次更加清楚,更利于临证应用,现把原表改写如下:

| 逐日干支 \ 临时干支 | | 寅 | | 卯 | | 辰 | | 巳 | | 午 | | 未 | | 申 | | 酉 | |
|---|---|---|---|---|---|---|---|---|---|---|---|---|---|---|---|---|---|
| | | 时干 | 开穴 | 时干 | 开穴 | 时干 | 开穴 | 时干 | 开穴 | 时干 | 开穴 | 时干 | 开穴 | 时干 | 开穴 | 时干 | 开穴 |
| 甲 | 子 | 丙 | 临泣 | 丁 | 照海 | 戊 | 列缺 | 己 | 外关 | 庚 | 后溪 | 辛 | 照海 | 壬 | 外关 | 癸 | 申脉 |
| 乙 | 丑 | 戊 | 申脉 | 己 | 临泣 | 庚 | 照海 | 辛 | 公孙 | 壬 | 临泣 | 癸 | 照海 | 甲 | 照海 | 乙 | 外关 |
| 丙 | 寅 | 庚 | 外关 | 辛 | 申脉 | 壬 | 内关 | 癸 | 公孙 | 甲 | 公孙 | 乙 | 临泣 | 丙 | 照海 | 丁 | 列缺 |
| 丁 | 卯 | 壬 | 照海 | 癸 | 外关 | 甲 | 公孙 | 乙 | 临泣 | 丙 | 照海 | 丁 | 公孙 | 戊 | 临泣 | 己 | 申脉 |
| 戊 | 辰 | 甲 | 公孙 | 乙 | 临泣 | 丙 | 照海 | 丁 | 列缺 | 戊 | 临泣 | 己 | 后溪 | 庚 | 照海 | 辛 | 外关 |
| 己 | 巳 | 丙 | 申脉 | 丁 | 照海 | 戊 | 外关 | 己 | 公孙 | 庚 | 临泣 | 辛 | 照海 | 壬 | 公孙 | 癸 | 临泣 |
| 庚 | 午 | 戊 | 申脉 | 己 | 临泣 | 庚 | 照海 | 辛 | 列缺 | 壬 | 临泣 | 癸 | 照海 | 甲 | 照海 | 乙 | 外关 |
| 辛 | 未 | 庚 | 照海 | 辛 | 公孙 | 壬 | 临泣 | 癸 | 照海 | 甲 | 照海 | 乙 | 外关 | 丙 | 申脉 | 丁 | 照海 |
| 壬 | 申 | 壬 | 外关 | 癸 | 申脉 | 甲 | 临泣 | 乙 | 照海 | 丙 | 公孙 | 丁 | 临泣 | 戊 | 照海 | 己 | 照海 |
| 癸 | 酉 | 甲 | 照海 | 乙 | 公孙 | 丙 | 临泣 | 丁 | 照海 | 戊 | 公孙 | 己 | 外关 | 庚 | 申脉 | 辛 | 照海 |
| 甲 | 戌 | 丙 | 后溪 | 丁 | 照海 | 戊 | 外关 | 己 | 公孙 | 庚 | 申脉 | 辛 | 内关 | 壬 | 公孙 | 癸 | 临泣 |
| 乙 | 亥 | 戊 | 临泣 | 己 | 申脉 | 庚 | 照海 | 辛 | 外关 | 壬 | 申脉 | 癸 | 照海 | 甲 | 照海 | 乙 | 公孙 |
| 丙 | 子 | 庚 | 照海 | 辛 | 列缺 | 壬 | 后溪 | 癸 | 照海 | 甲 | 照海 | 乙 | 外关 | 丙 | 申脉 | 丁 | 内关 |
| 丁 | 丑 | 壬 | 申脉 | 癸 | 照海 | 甲 | 照海 | 乙 | 公孙 | 丙 | 临泣 | 丁 | 照海 | 戊 | 公孙 | 己 | 外关 |
| 戊 | 寅 | 甲 | 临泣 | 乙 | 照海 | 丙 | 列缺 | 丁 | 后溪 | 戊 | 照海 | 己 | 照海 | 庚 | 外关 | 辛 | 申脉 |

| 临时干支\逐日干支 | | 寅 | | 卯 | | 辰 | | 巳 | | 午 | | 未 | | 申 | | 酉 | |
|---|---|---|---|---|---|---|---|---|---|---|---|---|---|---|---|---|---|
| | | 时干 | 开穴 | 时干 | 开穴 | 时干 | 开穴 | 时干 | 开穴 | 时干 | 开穴 | 时干 | 开穴 | 时干 | 开穴 | 时干 | 开穴 |
| 己 | 卯 | 丙 | 照海 | 丁 | 公孙 | 戊 | 临泣 | 己 | 申脉 | 庚 | 照海 | 辛 | 外关 | 壬 | 申脉 | 癸 | 照海 |
| 庚 | 辰 | 戊 | 临泣 | 己 | 后溪 | 庚 | 照海 | 辛 | 外关 | 壬 | 后溪 | 癸 | 照海 | 甲 | 内关 | 乙 | 公孙 |
| 辛 | 巳 | 庚 | 照海 | 辛 | 外关 | 壬 | 申脉 | 癸 | 照海 | 甲 | 照海 | 乙 | 公孙 | 丙 | 照海 | 丁 | 照海 |
| 壬 | 午 | 壬 | 申脉 | 癸 | 内关 | 甲 | 照海 | 乙 | 列缺 | 丙 | 临泣 | 丁 | 照海 | 戊 | 列缺 | 己 | 外关 |
| 癸 | 未 | 甲 | 外关 | 乙 | 申脉 | 丙 | 照海 | 丁 | 外关 | 戊 | 申脉 | 己 | 临泣 | 庚 | 照海 | 辛 | 公孙 |
| 甲 | 申 | 丙 | 公孙 | 丁 | 临泣 | 戊 | 照海 | 己 | 照海 | 庚 | 列缺 | 辛 | 后溪 | 壬 | 照海 | 癸 | 外关 |
| 乙 | 酉 | 戊 | 公孙 | 己 | 外关 | 庚 | 申脉 | 辛 | 照海 | 壬 | 外关 | 癸 | 申脉 | 甲 | 临泣 | 乙 | 照海 |
| 丙 | 戌 | 庚 | 照海 | 辛 | 外关 | 壬 | 申脉 | 癸 | 后溪 | 甲 | 内关 | 乙 | 公孙 | 丙 | 临泣 | 丁 | 照海 |
| 丁 | 亥 | 壬 | 临泣 | 癸 | 照海 | 甲 | 照海 | 乙 | 外关 | 丙 | 申脉 | 丁 | 照海 | 戊 | 外关 | 己 | 公孙 |
| 戊 | 子 | 甲 | 外关 | 乙 | 申脉 | 丙 | 内关 | 丁 | 公孙 | 戊 | 申脉 | 己 | 临泣 | 庚 | 照海 | 辛 | 列缺 |
| 己 | 丑 | 丙 | 临泣 | 丁 | 照海 | 戊 | 公孙 | 己 | 外关 | 庚 | 临泣 | 辛 | 照海 | 壬 | 外关 | 癸 | 申脉 |
| 庚 | 寅 | 戊 | 照海 | 己 | 照海 | 庚 | 外关 | 辛 | 申脉 | 壬 | 照海 | 癸 | 外关 | 甲 | 公孙 | 乙 | 临泣 |
| 辛 | 卯 | 庚 | 公孙 | 辛 | 临泣 | 壬 | 照海 | 癸 | 公孙 | 甲 | 外关 | 乙 | 申脉 | 丙 | 照海 | 丁 | 外关 |
| 壬 | 辰 | 壬 | 临泣 | 癸 | 照海 | 甲 | 照海 | 乙 | 外关 | 丙 | 后溪 | 丁 | 照海 | 戊 | 申脉 | 己 | 公孙 |
| 癸 | 巳 | 甲 | 公孙 | 乙 | 临泣 | 丙 | 照海 | 丁 | 公孙 | 戊 | 临泣 | 己 | 申脉 | 庚 | 照海 | 辛 | 外关 |
| 甲 | 午 | 丙 | 临泣 | 丁 | 照海 | 戊 | 列缺 | 己 | 外关 | 庚 | 照海 | 辛 | 临泣 | 壬 | 外关 | 癸 | 申脉 |
| 乙 | 未 | 戊 | 申脉 | 己 | 临泣 | 庚 | 照海 | 辛 | 公孙 | 壬 | 临泣 | 癸 | 照海 | 甲 | 照海 | 乙 | 外关 |

续表

| 临时干支＼逐日干支 | | 寅 | | 卯 | | 辰 | | 巳 | | 午 | | 未 | | 申 | | 酉 | |
|---|---|---|---|---|---|---|---|---|---|---|---|---|---|---|---|---|---|
| | | 时干 | 开穴 | 时干 | 开穴 | 时干 | 开穴 | 时干 | 开穴 | 时干 | 开穴 | 时干 | 开穴 | 时干 | 开穴 | 时干 | 开穴 |
| 丙 | 申 | 庚 | 临泣 | 辛 | 照海 | 壬 | 列缺 | 癸 | 后溪 | 甲 | 后溪 | 乙 | 照海 | 丙 | 外关 | 丁 | 申脉 |
| 丁 | 酉 | 壬 | 公孙 | 癸 | 临泣 | 甲 | 申脉 | 乙 | 照海 | 丙 | 外关 | 丁 | 申脉 | 戊 | 照海 | 己 | 照海 |
| 戊 | 戌 | 甲 | 公孙 | 乙 | 临泣 | 丙 | 照海 | 丁 | 列缺 | 戊 | 临泣 | 己 | 后溪 | 庚 | 照海 | 辛 | 外关 |
| 己 | 亥 | 丙 | 申脉 | 丁 | 照海 | 戊 | 外关 | 己 | 公孙 | 庚 | 临泣 | 辛 | 照海 | 壬 | 公孙 | 癸 | 临泣 |
| 庚 | 子 | 戊 | 申脉 | 己 | 临泣 | 庚 | 照海 | 辛 | 列缺 | 壬 | 临泣 | 癸 | 照海 | 甲 | 照海 | 乙 | 外关 |
| 辛 | 丑 | 庚 | 照海 | 辛 | 公孙 | 壬 | 临泣 | 癸 | 照海 | 甲 | 照海 | 乙 | 外关 | 丙 | 申脉 | 丁 | 照海 |
| 壬 | 寅 | 壬 | 照海 | 癸 | 列缺 | 甲 | 外关 | 乙 | 申脉 | 丙 | 照海 | 丁 | 外关 | 戊 | 申脉 | 己 | 临泣 |
| 癸 | 卯 | 甲 | 申脉 | 乙 | 照海 | 丙 | 外关 | 丁 | 申脉 | 戊 | 照海 | 己 | 照海 | 庚 | 公孙 | 辛 | 临泣 |
| 甲 | 辰 | 丙 | 后溪 | 丁 | 照海 | 戊 | 外关 | 己 | 公孙 | 庚 | 申脉 | 辛 | 外关 | 壬 | 公孙 | 癸 | 临泣 |
| 乙 | 巳 | 戊 | 临泣 | 己 | 申脉 | 庚 | 照海 | 辛 | 外关 | 壬 | 申脉 | 癸 | 照海 | 甲 | 照海 | 乙 | 公孙 |
| 丙 | 午 | 庚 | 照海 | 辛 | 列缺 | 壬 | 后溪 | 癸 | 照海 | 甲 | 照海 | 乙 | 外关 | 丙 | 申脉 | 丁 | 内关 |
| 丁 | 未 | 壬 | 申脉 | 癸 | 照海 | 甲 | 照海 | 乙 | 公孙 | 丙 | 临泣 | 丁 | 照海 | 戊 | 公孙 | 己 | 外关 |
| 戊 | 申 | 甲 | 照海 | 乙 | 外关 | 丙 | 申脉 | 丁 | 内关 | 戊 | 外关 | 己 | 公孙 | 庚 | 临泣 | 辛 | 照海 |
| 己 | 酉 | 丙 | 外关 | 丁 | 申脉 | 戊 | 照海 | 己 | 照海 | 庚 | 公孙 | 辛 | 临泣 | 壬 | 照海 | 癸 | 公孙 |

续表

| 逐日干支 | | 寅 | | 卯 | | 辰 | | 巳 | | 午 | | 未 | | 申 | | 酉 | |
|---|---|---|---|---|---|---|---|---|---|---|---|---|---|---|---|---|---|
| | | 时干 | 开穴 | 时干 | 开穴 | 时干 | 开穴 | 时干 | 开穴 | 时干 | 开穴 | 时干 | 开穴 | 时干 | 开穴 | 时干 | 开穴 |
| 庚 | 戌 | 戊 | 临泣 | 己 | 后溪 | 庚 | 照海 | 辛 | 外关 | 壬 | 后溪 | 癸 | 照海 | 甲 | 内关 | 乙 | 公孙 |
| 辛 | 亥 | 庚 | 照海 | 辛 | 外关 | 壬 | 申脉 | 癸 | 照海 | 甲 | 照海 | 乙 | 公孙 | 丙 | 临泣 | 丁 | 照海 |
| 壬 | 子 | 壬 | 申脉 | 癸 | 内关 | 甲 | 照海 | 乙 | 列缺 | 丙 | 临泣 | 丁 | 照海 | 戊 | 列缺 | 己 | 外关 |
| 癸 | 丑 | 甲 | 外关 | 乙 | 申脉 | 丙 | 照海 | 丁 | 外关 | 戊 | 申脉 | 己 | 临泣 | 庚 | 照海 | 辛 | 公孙 |
| 甲 | 寅 | 丙 | 照海 | 丁 | 外关 | 戊 | 申脉 | 己 | 临泣 | 庚 | 内关 | 辛 | 公孙 | 壬 | 临泣 | 癸 | 照海 |
| 乙 | 卯 | 戊 | 照海 | 己 | 照海 | 庚 | 公孙 | 辛 | 临泣 | 壬 | 照海 | 癸 | 公孙 | 甲 | 外关 | 乙 | 申脉 |
| 丙 | 辰 | 庚 | 照海 | 辛 | 外关 | 壬 | 申脉 | 癸 | 内关 | 甲 | 内关 | 乙 | 公孙 | 丙 | 临泣 | 丁 | 照海 |
| 丁 | 巳 | 壬 | 临泣 | 癸 | 照海 | 甲 | 照海 | 乙 | 外关 | 丙 | 申脉 | 丁 | 照海 | 戊 | 外关 | 己 | 公孙 |
| 戊 | 午 | 甲 | 外关 | 乙 | 申脉 | 丙 | 内关 | 丁 | 公孙 | 戊 | 申脉 | 己 | 临泣 | 庚 | 照海 | 辛 | 列缺 |
| 己 | 未 | 丙 | 临泣 | 丁 | 照海 | 戊 | 公孙 | 己 | 外关 | 庚 | 后溪 | 辛 | 照海 | 壬 | 外关 | 癸 | 申脉 |
| 庚 | 申 | 戊 | 外关 | 己 | 公孙 | 庚 | 临泣 | 辛 | 照海 | 壬 | 公孙 | 癸 | 临泣 | 甲 | 后溪 | 乙 | 照海 |
| 辛 | 酉 | 庚 | 申脉 | 辛 | 照海 | 壬 | 外关 | 癸 | 申脉 | 甲 | 临泣 | 乙 | 照海 | 丙 | 公孙 | 丁 | 临泣 |
| 壬 | 戌 | 壬 | 临泣 | 癸 | 照海 | 甲 | 照海 | 乙 | 外关 | 丙 | 后溪 | 丁 | 照海 | 戊 | 外关 | 己 | 公孙 |
| 癸 | 亥 | 甲 | 公孙 | 乙 | 临泣 | 丙 | 照海 | 丁 | 公孙 | 戊 | 临泣 | 己 | 申脉 | 庚 | 照海 | 辛 | 外关 |

# 八脉图并治症穴① 徐氏 杨氏

[原文] 冲脉②

考穴:公孙二穴,脾经。足大指内侧,本节后一寸陷中,举足,两足掌相对取之。针一寸,主心腹五脏病,与内关主客相应。

治病:[西江月[1]]九种心疼延闷,结胸翻胃难停,酒食积聚胃肠鸣,水食气疾膈病。脐痛腹疼胁胀,肠风疟疾心疼,胎衣不下血迷心,泄泻公孙立应。

凡治后症,必先取公孙为主,次取各穴应之(徐氏):

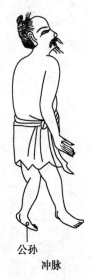

公孙
冲脉

九种心疼[2],一切冷气:大陵　中脘　隐白

痰膈涎闷,胸中隐痛:劳宫　膻中　间使

气膈五噎,饮食不下:膻中　三里　太白

脐腹胀满,食不消化:天枢　水分　内庭

胁肋下痛,起止艰难:支沟　章门　阳陵泉

泄泻不止,里急后重:下脘　天枢　照海

胸中刺痛,隐隐不乐:内关　大陵　彧中

两胁胀满,气攻疼痛:绝骨　章门　阳陵泉

中满不快,翻胃吐食:中脘　太白　中魁

胃脘停痰,口吐清水:巨阙　中脘　厉兑

胃脘停食,疼刺不已:中脘　三里　解溪

呕吐痰涎,眩晕不已:膻中　中魁　丰隆

心疟[3],令人心内怔忡:神门　心俞　百劳

脾疟[4],令人怕寒腹痛:商丘　脾俞　三里

肝疟[5],令人气色苍,恶寒发热:中封　肝俞　绝骨

肺疟[6],令人心寒怕惊:列缺　肺俞　合谷

肾疟[7],令人洒热[8],腰脊强痛:大钟　肾俞　申脉

疟疾大热不退:间使　百劳　绝骨

疟疾先寒后热:后溪　曲池　劳宫

疟疾先热后寒:曲池　百劳　绝骨

疟疾心胸疼痛:内关　上脘　大陵

疟疾头痛眩晕,吐痰不已:合谷　中脘　列缺

疟疾骨节痠痛:魄户　百劳　然谷

疟疾口渴不已:关冲　人中　间使

胃疟[9]令人善饥,不能食:厉兑　胃俞　大都

胆疟,令人恶寒怕惊、睡卧不安:临泣　胆俞　期门

黄疸,四肢俱肿,汗出染衣:至阳　百劳　腕骨　中脘
三里

黄疸,遍身皮肤、面目、小便俱黄:脾俞　隐白　百劳　至阳
三里　腕骨

谷疸,食毕则心眩,心中拂郁,遍体发黄:胃俞　内庭　至阳
三里　腕骨　阴谷

酒疸[10],身目俱黄,心中痛,面发赤斑,小便赤黄:胆俞　至
阳　委中　腕骨

女痨疸[11],身目俱黄,发热恶寒,小便不利:关元　肾俞
至阳　然谷

杨氏治症:

月事不调:关元　气海　天枢　三阴交

胸中满痛:劳宫　通里　大陵　膻中

痰热结胸[12]:列缺　大陵　涌泉

四肢风痛:曲池　风市　外关　阳陵泉　三阴交　手三里

咽喉闭塞:少商　风池　照海　颊车

【校勘】

①八脉图并治症穴:原无,据《针灸大成》目录补。

②冲脉:原无。因原书图名与题目兼用,故补。

## 【注释】

[1]西江月:是一种词牌的名称。写作时有特定的字数、平仄和韵律的要求。

[2]九种心疼:对九种心疼的内容有两种说法:一说指虫痛、注痛、风痛、悸痛、食痛、饮痛、冷痛、热痛和去来痛而言;另一说指饮痛、食痛、气痛、血痛、冷痛、热痛、悸痛、虫痛和疰痛而言。现在多认为是泛指上腹和前胸部的疼痛。

[3]心疟:《素问》刺疟篇:"心疟者,令人烦心甚,欲得清水,反寒多,不甚热,刺手少阴"。王冰注:"神门主之"。

[4]脾疟:《素问》刺疟篇:"脾疟者,令人寒,腹中痛,热则肠中鸣,鸣已汗出,刺太阴"。王冰注:"商丘主之"。

[5]肝疟:《素问》刺疟篇:"肝疟者,令人色苍苍然,太息,其状若死者,刺足厥阴见血。"王冰注:"中封主之"。

[6]肺疟:《素问》刺疟篇:"肺疟者,令人心寒,寒甚热,热间善惊,如有所见者,刺手太阴阳明。"王冰注:"列缺主之……。阳明穴,合谷主之"。

[7]肾疟:《素问》刺疟篇:"肾疟者,令人洒洒然,腰脊痛宛转,大便难,目眴眴然,手足寒,刺足太阳少阴。"针刺穴位指足太阳委中穴和足少阴大钟穴。

[8]洒热:发热伴有寒栗的一种症状。

[9]胃疟:《素问》刺疟篇:"胃疟者,令人旦病也,善饥而不能食,食而支满腹大,刺足阳明太阴横脉出血。"王冰注:"厉兑、解溪、三里主之"。

[10]酒疸:《金匮要略》黄疸病脉证篇:"心中懊憹而热,不能食,时欲吐,名曰酒疸"。"夫病酒黄疸,必小便不利,其候心中热,足下热,是其证也。"

[11]女痨疸:《金匮要略》黄疸病脉证篇:"额上黑,微汗出,手足中热,薄暮即发,膀胱急,小便自利,名曰女痨疸。"

[12]痰热结胸:指由于痰热互结所引起的小结胸症而言。

【按语】 窦氏载于《针经指南》一书中公孙穴的治证为 27 条,本节中的"西江月"就是高武根据 27 证的内容写成的。徐氏在此基础上,将公孙穴的适应证范围进一步组合、补充为 31 证,例如将"九种心痛"扩大为"九种心痛,一切冷气";将"产后血迷"、"胎衣不下"等证删去;将"疟疾心痛"一条扩大为 14 条等。徐氏治证系以公孙为主穴,并在每条治证后列出应穴 3～6 个,构成主应配穴法。《针灸大成》除收录了徐氏的治证外,又增加"杨氏治证"(也列出应穴)五条,使之达 36 条。

[原文] 阴维脉[①]

考穴:内关二穴,心包经。去掌二寸两筋间,紧握拳取之。针一寸二分,主心胆脾胃之病,与公孙二穴,主客相应。

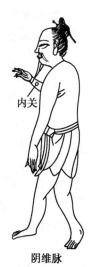

内关

治病:[西江月]中满心胸痞胀,肠鸣泄泻脱肛,食难下膈酒来伤,积块坚横胁抢。妇女胁疼心痛,结胸里急难当,伤寒不解结胸膛,疟疾内关独当。

阴维脉

凡治后症,必先取内关为主,次取各穴应之(徐氏):

中满不快,胃脘伤寒:中脘　大陵　三里　膻中

中焦痞满,两胁刺痛:支沟　章门　膻中

脾胃虚冷,呕吐不已:内庭　中脘　气海　公孙

脾胃气虚,心腹胀满:太白　三里　气海　水分

胁肋下疼,心脘刺痛:气海　行间　阳陵泉

痞块不散,心中闷痛:大陵　中脘　三阴交

食癥[1]不散,人渐羸瘦:腕骨　脾俞　公孙

食积[2]血瘕[3],腹中隐痛:胃俞　行间　气海

五积[4]气块,血积血癖[5]:膈俞　肝俞　大敦　照海

脏腑虚冷,两胁痛疼:支沟　建里②　章门　阳陵泉

风壅气滞,心腹刺痛:风门　膻中　劳宫　三里

大肠虚冷,脱肛不收:百会　命门　长强　承山

大便艰难,用力脱肛:照海　百会　支沟

脏毒[6]肿痛,便血不止:承山　肝俞　膈俞　长强

五种痔疾[7],攻痛不已:合阳　长强　承山

五痫[8]等症,口中吐沫:后溪　神门　心俞　鬼眼

心性呆痴,悲泣不已:通里　后溪　神门　大钟

心惊发狂,不识亲疏:少冲　心俞　中脘　十宣

健忘易失,言语不纪:心俞　通里　少冲

心气虚损,或歌或笑:灵道　心俞　通里

心中惊悸,言语错乱:少海　少府　心俞　后溪

心中虚惕,神思不安:乳根　通里　胆俞　心俞

心惊中风,不省人事:中冲　百会　大敦

心脏诸虚,怔忡惊悸:阴郄　心俞　通里

心虚胆寒,四体颤掉[9]:胆俞　通里　临泣

**【校勘】**

①阴维脉:原无。因原书图名与题目兼用,故补。

②建里:原作"通里",据《针灸大全》卷四改。

**【注释】**

[1]食癥:即食积成癥。是因脾胃虚弱时食入难以消化的食物,并与血气相搏,日久积聚成疾,腹部肿块日渐增大,位置固定不移。

[2]食积:由于饮食过饱,难以消化,即伤食所引起的一种病证。

[3] 血瘕:为八瘕之一。《素问》阴阳类论篇:"阴阳并绝,浮为血瘕。"表现为下腹部肿块,多因行经未尽,血留于经络所引起。下腹部肿块多伴有腹痛及腰背痛等症状。

[4]五积:《难经》五十六难:"肝之积名曰肥气,在左胁下,如

覆杯,有头足。久不愈,令人发咳逆,疟疾,连岁不已……。心之积名曰伏梁,起脐上,大如臂,上至心下。久不愈,令人病烦心……。脾之积名曰痞气,在胃脘,覆大如盘。久不愈,令人四肢不收,发黄疸,饮食不为肌肤……。肺之积名曰息贲,在右胁下,覆大如杯。久不已,令人洒淅寒热,喘咳,发肺壅……。肾之积名曰贲豚,发于少腹,上至心下,若豚状,或上或下无时。以不已,令人喘逆,骨痿少气。"

[5]癖:古病名,是生于两胁的痞块。见《诸病源候论》癖病诸候。

[6]脏毒:是以肛门症状为主的一种病证,分为外脏毒与内脏毒两种。

[7]五种痔疾:指牡痔、牝痔、肠痔、脉痔和血痔等五种痔疾。

[8]五痫:是马痫、牛痫、猪痫、羊痫和鸡痫的合称。痫疾开始发作时,所发出的喊叫声类似各种动物的吼叫,故名。此种吼声是因咽喉为痰梗塞而作响,"五痫"之名即由此而来。

[9]颤掉:指肢体振颤的一种症状。

【按语】 窦氏载于《针经指南》一书中内关穴的治证为 25 条,本节中的"西江月"就是高武根据 25 证的内容写成的。徐凤载于《针灸大全》上的内关穴治证虽然仍为 25 条,却是在窦氏治证基础上重新修订补正后形成的,例如删去男子酒癖及妇人血刺痛等条;增加心性呆痴,悲泣不已,心惊发狂,不识亲疏以及心气虚损,或歌或笑等一些精神病症。"徐氏治症"皆以内关穴为主穴,每条治证后列有应穴 3～4 个,构成主应配穴法。《针灸大成》所收集的仅为"徐氏治症",在本节内未补入"杨氏治症"。

[原文] 督脉[①]

考穴:后溪二穴,小肠经。小指本节后外侧骨缝中,紧握拳尖上。针一寸,主头面项颈病,与申脉主客相应。

治病:[西江月]手足拘挛战掉[1],中风不语痫癫,头疼眼肿泪涟涟,腿膝背腰痛遍。项强伤寒不解,牙齿腮肿喉咽,手麻足麻破伤牵,盗汗[2]后溪先砭[3]。

凡治后症,必先取后溪为主,次取各穴应之(徐氏):

手足挛急,屈伸艰难:三里　曲池　尺泽
合谷　行间　阳陵泉

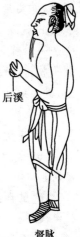

后溪

手足俱颤,不能行步握物:阳溪　曲池　腕
骨　太冲　绝骨　公孙　阳陵泉

颈项强痛,不能回顾:承浆　风池　风府

两腮颊痛红肿:大迎　颊车　合谷

咽喉闭塞,水粒不下:天突　商阳　照海
十宣

双蛾风[4],喉闭不通:少商　金津　玉液
十宣

督脉

单蛾风,喉中肿痛:关冲　天突　合谷

偏正头风[5]及两额角痛:列缺　合谷　太阳紫脉　头临泣
丝竹空

两眉角痛不已:攒竹　阳白　印堂　合谷　头维

头目昏沉,太阳痛:合谷　太阳紫脉　头缝②[6]

头项拘急,引肩背痛:承浆　百会　肩井　中渚

醉头风,呕吐不止、恶闻人言:涌泉　列缺　百劳　合谷

眼赤肿,冲风泪下不已:攒竹　合谷　小骨空　临泣

破伤风[7],因他事搐发,浑身发热癫强:大敦　合谷　行间
十宣　太阳紫脉(宜锋针出血)

杨氏治症:

咳嗽寒痰:列缺　涌泉　申脉　肺俞　天突　丝竹空

头目眩晕:风池　命门　合谷

头项强硬:承浆　风府　风池　合谷

牙齿疼痛:列缺　人中　颊车　吕细　太渊　合谷

耳不闻声:听会　商阳　少冲　中冲

破伤风症:承浆　合谷　八邪　后溪　外关　四关

**【校勘】**

①督脉:原无。因原书图名与题目兼用,故补。

②缝:原作"绛",据《针灸大全》卷四改。

**【注释】**

[1]战掉:肢体震颤状态。

[2]盗汗:是指夜间入睡后出汗,醒后即止的一种症状,多因阴虚内热,迫汗外泄所致。

[3]砭:"砭"即砭石,是古代的石针,在此引申为针灸治疗。

[4]蛾风:蛾风也叫风寒乳蛾,指由肺胃感受风寒所引起的扁桃体肿大而言。一侧肿大者叫单乳蛾或单蛾风;两侧肿大者叫双乳蛾或双蛾风。

[5]偏正头风:头风乃统指头痛作止不常,有触即发的发作性头痛而言,多由于痰涎风火郁遏于经络或气血壅滞所引起,其中一侧头痛者叫偏头风;头顶痛者叫正头风。

[6]头缝:据《针灸大全》卷四原注,其部位"在额角发尖处"。于《针灸大全》卷四所载"窦文真公流注八法"中,只有不常见的经外奇穴加注,故头缝穴当系经外奇穴。

[7]破伤风:凡因外伤跌仆,以及金刃竹木刺伤等疾患,风邪从创伤直袭经络,致发生牙关紧闭,四肢抽搐,角弓反张,颈项强直,面现苦笑等危证,谓之破伤风。

**【按语】**《针经指南》中后溪穴的治证为 24 条,本节中的"西江月"就是高武根据窦氏 24 证的内容写成的。《针灸大全》卷四中后溪穴的治证为 14 条,是徐氏根据《针经指南》重新整理后形成的。徐氏治疗这些病证时,均以后溪穴为主穴,每条治证后配有应穴 3～7 个,构成主应配穴法。《针灸大成》除收录了"徐氏治症"外,还补充了"杨氏治证"六条,"杨氏治症"后也备有应穴。

[原文]　阳蹻脉①

考穴:申脉二穴,膀胱经。足外踝下陷中,赤白肉际,直立取之。针一寸，主四肢风邪及痈毒病，与后溪主客相应。

治病：[西江月]腰背屈强腿肿，恶风自汗头疼，雷头赤目痛眉棱，手足麻挛臂冷。吹乳耳聋鼻衄，痫癫肢节烦憎，遍身肿满汗头淋，申脉先针有应。

凡治后症，必先取申脉为主，次取各穴应之(徐氏)：

腰背强不可俯仰：腰俞

膏肓　委中(刺紫脉出血)

肢节烦痛，牵引腰脚疼：肩髃　曲池　昆仑　阳陵

中风[1]不省人事：中冲　百会　大敦　印堂　合谷

中风不语：少商　前顶　人中　膻中　合谷　哑门

中风半身瘫痪：手三里　腕骨　合谷　绝骨　行间　风市　三阴交

中风偏枯[2]，疼痛无时：绝骨　太渊　曲池　肩髃　三里　昆仑

中风四肢麻痹不仁：肘髎　上廉　鱼际　风市　膝关　三阴交

中风手足瘙痒，不能握物：臑会　腕骨　合谷　行间　风市　阳陵泉

中风口眼㖞斜，牵连不已：人中　合谷　太渊　十宣　童子髎　颊车(此穴针入一分，沿皮向下透地仓穴。㖞左泻右，㖞右泻左，灸可二七壮)

中风角弓反张[3]，眼目盲视：百会　百劳　合谷　曲池　行间　十宣　阳陵泉

中风口噤不开，言语蹇涩：地仓(宜针透)颊车　人中　合谷

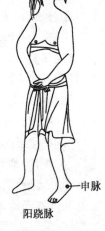

阳跷脉

——申脉

腰脊项背疼痛:肾俞　人中　肩井　委中

腰痛,起止艰难:然谷　膏肓　委中　肾俞

足背生毒,名曰发背:内庭　侠溪　行间　委中

手背生毒,名附筋发背:液门　中渚　合谷　外关

手臂背生毒,名曰附骨疽:天府　曲池　委中

杨氏治症:

背胛生痈:委中　侠溪　十宣　曲池　液门　内关　外关

遍体疼痛:太渊　三里　曲池

鬓髭发毒[4]:太阳　申脉　太溪　合谷　外关

项脑攻疮:百劳　合谷　申脉　强间　委中

头痛难低:申脉　金门　承浆

颈项难转:后溪　合谷　承浆

【校勘】

①阳跷脉:原无。因原书图名与题目兼用,故补。

【注释】

[1]中风:《针灸大成》在转录本篇时,将《针灸大全》卷四中有关中风的一段注释删掉。为了便于理解《针灸大全》的原意,现将其原注内容列下,以资参阅。

"中风者,有五不治也:开口、闭眼、散尿、遗矢、喉中雷鸣,皆恶候也。且中风者,为百病之长,至其变化各不同焉。或中于脏,或中于腑,或痰,或气,或怒,或喜,逐其隙而害成也。中于脏者,则令人不省人事,痰涎壅塞,喉中雷鸣,四肢瘫痪,不知疼痛,语言謇涩,故难治也。中于腑者,则令人半身不遂,口眼㖞斜,知痒痛,能言语,形色不变,故易治也。治之先审其证,而后刺之……"。

[2]偏枯:指半身偏废无用和肢体肌肉萎缩的偏瘫症。

[3]中风角弓反张:此证由风邪乘虚而入诸阳经所引起,表现为腰背反折,挛急呈角弓形状的一种持续性项背痉挛状态。

[4]鬓髭(bìn zī 摈资)发毒:鬓指耳际的头发,髭指口唇上方的胡须。本症系由阳明经气虚,风毒上壅所引起,发生于鬓髭毛发部位的一种疮症。

**【按语】**《针经指南》中申脉穴的治证为25条,本节中的"西江月"就是高武根据窦氏24证的内容写成的。《针灸大全》卷四中后溪穴的治证为16条,是徐氏根据《针经指南》重新整理后形成的,如将手足不遂一条扩大为中风九条;增加了足背生毒等条外科病证;删去吹乳及洗头风等证多条。徐氏治疗这些病证时,均以申脉为主穴,每条治证后配有应穴3～7个,构成主应配穴法。《针灸大成》除收录了徐氏治证外,还补充了"杨氏治证"六条,在每条杨氏治证后也列有应穴。徐、杨两氏治证共22条,其中中风证9条和疮疡6条均是申脉穴的主要适应证。

[原文] 带脉①

考穴:临泣二穴,胆经。足小指次指外侧,本节中筋骨缝内,去一寸是。针五分,放水随皮过一寸,主四肢病,与外关主客相应。

治病:[西江月]手足中风不举,痛麻发热拘挛,头风痛肿项腮连,眼肿赤疼头旋。齿痛耳聋咽肿,浮风搔痒筋牵,腿疼胁胀肋肢偏,临泣针时有验。

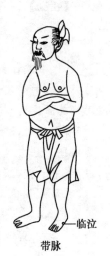

临泣

带脉

凡治后症,必先取临泣为主,次取各穴应之(徐氏):

足跗肿痛,久不能消:行间 申脉

手足麻痹,不知痒痛:太冲 曲池 大陵合谷 三里 中渚

两足颤掉,不能移步:太冲 昆仑 阳陵泉

两手颤掉,不能握物:曲泽 腕骨 合谷 中渚

足指拘挛,筋紧不开:足十指节 握拳 指尖(小麦灸,灸五壮)丘墟 公孙 阳陵泉

手指拘挛,伸缩疼痛:手十指节　握拳指尖(小麦灸,灸五壮)
尺泽　阳溪　中渚　五处②

足底发热,名曰湿热:涌泉　京骨　合谷

足外踝红肿,名曰穿踝风:昆仑　丘墟　照海

足跗发热,五指节痛:冲阳　侠溪　足十宣

两手发热,五指疼痛:阳池　液门　合谷

两膝红肿疼痛,名曰鹤膝风:膝关　行间　风市　阳陵泉

手腕起骨痛,名曰绕踝风:太渊　腕骨　大陵

腰胯疼痛,名曰寒疝:五枢　委中　三阴交

臂膊痛连肩背:肩井　曲池　中渚

腿胯疼痛,名曰腿叉风:环跳　委中　阳陵泉

白虎历节风[1]疼痛:肩井　三里　曲池　委中　合谷　行间
天应(遇痛处针,强针出血)

走注风[2]游走,四肢疼痛:天应　曲池　三里　委中

浮风,浑身搔痒:百会　百劳　命门　太阳紫脉　风市　绝骨
水分　气海　血海　委中　曲池

头项红肿强痛:承浆　风池　肩井　风府

肾虚腰痛,举③动艰难:肾俞　脊中　委中

闪挫腰痛,起止艰难:脊中　腰俞　肾俞　委中

虚损湿滞腰痛,行动无力:脊中　腰俞　肾俞　委中

诸虚百损,四肢无力:百劳　心俞　三里　关元　膏肓

胁下肝积[3],气块刺痛:章门　支沟　中脘　大陵　阳陵泉

杨氏治症:

手足拘挛:中渚　尺泽　绝骨　八邪　阳溪　阳陵泉

四肢走注:三里　委中　命门　天应　曲池　外关

膝胫痠痛:行间　绝骨　太冲　膝眼　三里　阳陵泉

腿寒痹痛:四关　绝骨　风市　环跳　三阴交

臂冷痹痛:肩井　曲池　外关　三里

百节[4]痠痛:魂门　绝骨　命门　外关

**【校勘】**

①带脉：原无。因原书图名与题目兼用,故补。

②五处：原作"五虎",据《针灸大全》卷四改。

③举：原作"兴",据《针灸大全》卷四改。

**【注释】**

[1]白虎历节风：为痹证的一种,由风寒湿邪侵入经脉,流注至关节所引起,表现为关节肿痛,游走不定。

[2]走注风：为风痹的别名,属痹证的一种。证见关节疼痛,游走不定。

[3]肝积：古病名。属五积之一,又名肥气。多由肝气郁结,瘀血停聚所引起。表现为左胁下有肿块突起,如覆杯状,或伴有咳嗽呕逆等症状。

[4]百节：指周身关节。《素问》诊要经终论篇："百节皆纵"。

**【按语】** 本节中的"西江月"是高武根据窦氏《针经指南》中临泣穴治证内容写成的。窦氏将临泣穴的治证列为25条,徐凤将其重新归纳整理为24条,并在每条治证后列出配穴(应穴),构成主应配穴法。《针灸大成》除将徐氏治证收录于本篇外,还补充了"杨氏治证"六条,每条后也列出配穴(应穴)。在徐、杨两氏治证30条中,大部属于四肢筋骨疼痛一类的疾病,提示临泣穴治疗这类疾病有一定的疗效。

[原文] 阳维脉①

考穴：外关二穴,三焦经。掌背去腕二寸,骨缝两筋陷中,伏手取之。针一寸二分,主风寒经络皮肤病,与临泣主客相应。

治病：[西江月]肢节肿疼膝冷,四肢不遂头风,背胯内外骨筋攻,头项眉棱皆痛。手足热麻盗汗,破伤眼肿睛红,伤寒自汗表烘烘,独会外关为重。

凡治后症,必先取外关为主,次取各穴应之(徐氏)：

臂膊红肿,肢节疼痛：肘髎　肩髃　腕骨

足内踝红肿痛,名曰绕踝风：太溪　丘墟　临泣　昆仑

手指节痛,不能伸屈:阳谷　五处②　腕骨　合谷

足指节痛,不能行步:内庭　太冲　昆仑

五脏结热,吐血不已:(取五脏俞穴,并血会治之)心俞　肺俞　脾俞　肝俞　肾俞　膈俞

六腑结热,血妄行不已:(取六腑俞,并血会治之)胆俞　胃俞　小肠俞　大肠俞　膀胱俞　三焦俞　膈俞

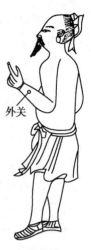

外关

阳维脉

鼻衄不止,名血妄行:少泽　心俞　膈俞　涌泉

吐血昏晕,不省人事:肝俞　膈俞　通里　大敦

虚损气逆,吐血不已:膏肓　膈俞　丹田　肝俞

吐血衄血,阳乘于阴,血热妄行:中冲　肝俞　膈俞　三里　三阴交

血寒亦吐,阴乘于阳,名心肺二经呕血:少商　心俞　神门　肺俞　膈俞　三阴交

舌强难言及生白苔:关冲　中冲　承浆　聚泉

重舌肿胀,热极难言:十宣　海泉　金津　玉液

口内生疮,名枯槽风:兑端　支沟　承浆　十宣

舌吐不收,名曰阳强:涌泉　兑端　少冲　神门

舌缩难言,名曰阴强:心俞　膻中　海泉

唇吻裂破,血出干痛:承浆　少商　关冲

项生瘰疬,绕颈起核,名曰蟠蛇疬:天井　风池　肘尖　缺盆　十宣

瘰疬延生胸前,连腋下者,名曰瓜藤疬:肩井　膻中　大陵　支沟　阳陵泉

左耳根肿核者,名曰惠袋疬:翳风　后溪　肘尖

右耳根肿核者,名曰蜂窝疬:翳风　颊车　后溪　合谷

耳根红肿痛:合谷　翳风　颊车

颈项红肿不消,名曰项疽:风府　肩井　承浆

目生翳膜,隐涩难开:睛明　合谷　肝俞　鱼尾

风沿烂眼,迎风冷泪:攒竹　丝竹　二间　小骨空

目风肿痛,努肉攀睛[1]:和髎　睛明　攒竹　肝俞　委中　合谷　肘尖　照海　列缺　十宣

牙齿两颔肿痛:人中　合谷　吕细

上片牙痛及牙关不开:太渊　颊车　合谷　吕细

下片牙疼颊项红肿痛:阳溪　承浆　颊车　太溪

耳聋,气痞[2]疼痛:听会　肾俞　三里　翳风

耳内或鸣、或痒、或痛:客主人　合谷　听会

雷头风[3]晕,呕吐痰涎:百会　中脘　太渊　风门

肾虚头痛,头重不举:肾俞　百会　太溪　列缺

痰厥[4]头晕,头目昏沉:大敦　肝俞　百会

头顶痛,名曰正头风:上星　百会　脑空　涌泉　合谷

目暴赤肿疼痛:攒竹　合谷　迎香

杨氏治症:

中风拘挛:中渚　阳池　曲池　八邪

**【校勘】**

①阳维脉:原无。因原书图名与题目兼用,故补。

②处:原作"虎",据《针灸大全》卷四改。

**【注释】**

[1]努肉攀睛:由肺热壅盛所引起的一种眼病。努肉起于气轮,日久可掩盖瞳人。

[2]气痞:由气滞引起,表现为痞胀的一种病证。《伤寒论》太阳篇一百五十一条:"脉浮而紧,而复下之,紧反入里,则作痞。按之自濡,但气痞耳"。

[3]雷头风:头痛伴有耳鸣如雷的一种病症。

[4]痰厥:由痰引起阴阳失调、气息上逆的一种病症。临床表现为四肢寒冷,重则不省人事。

【按语】 本节中的"西江月"是高武根据窦氏《针经指南》中外关穴治证的内容写成的。窦氏将外关穴的治证列为27条,徐凤将其重新归纳整理为36条,并在每条治证后列出配穴(应穴),构成主应配穴法。《针灸大成》除将"徐氏治症"收录于本篇外,还补充了"杨氏治症"一条,并列出配穴(应穴)。

[原文] 任脉①

考穴:列缺二穴,肺经。手腕内侧一寸五分,手交叉盐指尽处骨间是。针八分,主心腹胁肋五脏病,与照海主客相应。

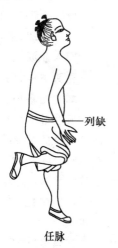

——列缺

任脉

治病:[西江月]痔疟便肿泄痢,唾红溺血咳痰,牙疼喉肿小便难,心胸腹疼噎咽。产后发强不语,腰痛血疾脐寒,死胎不下膈中寒,列缺乳痈多散。

凡治后症,必先取列缺为主,次取各穴应之(徐氏):

鼻流涕臭,名曰鼻渊:曲差　上星　百会　风门　迎香

鼻生息肉,闭塞不通:印堂　迎香　上星　风门

伤风面赤,发热头痛:通里　曲池　绝骨　合谷

伤风感寒,咳嗽胀②满:膻中　风门　合谷　风府

伤风,四肢烦热头痛:经渠　曲池　合谷　委中

腹中肠痛,下利不已:内庭　天枢　三阴交

赤白痢疾[1],腹中冷痛:水道　气海　外陵　天枢　三阴交　三里

胸前两乳红肿痛:少泽　大陵　膻中

乳痈肿痛,小儿吹乳[2]:中府　膻中　少泽　大敦

腹中寒痛,泄泻不止:天枢　中脘　关元　三阴交

妇人③血积痛,败血不止:肝俞　肾俞　膈俞　三阴交

咳嗽寒痰,胸膈闭痛:肺俞　膻中　三里

久嗽不愈,咳唾血痰:风门　太渊　膻中

哮喘气促,痰气壅盛:丰隆　俞府　膻中　三里

吼喘胸膈急痛:彧中　天突　肺俞　三里

吼喘气满,肺胀不得卧:俞府　风门　太渊　中府　三里
膻中

鼻塞不知香臭:迎香　上星　风门

鼻流清涕,腠理不密,喷嚏不止:神庭　肺俞　太渊　三里

妇人血沥,乳汁不通:少泽　大陵　膻中　关冲

乳头生疮,名曰妒乳[3]:乳根　少泽　肩井　膻中

胸中噎塞痛:大陵　内关　膻中　三里

五瘿等症(项瘿之症有五:一曰石瘿,如石之硬;二曰气瘿,如绵之
软;三曰血瘿,如赤脉细丝;四曰筋瘿,如④无骨;五曰肉瘿,如袋之状,此乃
五瘿之形也):扶突　天突　天窗　缺盆　俞府　膺俞(喉上)　膻中
合谷　十宣(出血)

口内生疮,臭秽不可近:十宣　人中　金津　玉液　承浆
合谷

三焦极热,舌上生疮:关冲　外关　人中　迎香　金津　玉液
地仓

口气冲人,臭不可近:少冲　通里　人中　十宣　金津
玉液

冒暑大热,霍乱吐泻:委中　百劳　中脘　曲池　十宣　三里
合谷

中暑自热,小便不利:阴谷　百劳　中脘　委中　气海
阴陵泉

小儿急惊风,手足搐搦:印堂　百会　人中　中冲　大敦
太冲　合谷

小儿慢脾风,目直视,手足搐,口吐沫:大敦　脾俞　百会

上星　人中

消渴等症(三消其症不同,消脾、消中、消肾。《素问》云:胃府虚,食斗不能充饥;肾脏渴,饮百怀不能止渴;及房劳不称心意,此为三消也。乃土燥承渴,不能克化,故成此病):人中　公孙　脾俞　中脘　关冲照海(治饮不止渴)　太溪(治房不称心)　三里(治食不充饥)

黑痧,腹痛头疼,发热恶寒,腰背强痛,不能睡卧:百劳　天府委中　十宣

白痧,腹痛吐泻,四肢厥冷,十指甲黑,不得睡卧:大陵　百劳大敦　十宣

黑白痧,头疼发汗,口渴,大肠泄泻,恶寒,四肢厥冷,不能睡卧,名曰绞肠痧。或肠鸣腹响:委中　膻中　百会　丹田　大敦窍阴　十宣

杨氏治症:

血迷血晕:人中

胸膈痞结:涌泉　少商　膻中　内关

脐腹疼痛:膻中　大敦　中府　少泽　太渊　三阴交

心中烦闷:阴陵泉　内关

耳内蝉鸣:少冲　听会　中冲　商阳

鼻流浊污:上星　内关　列缺　曲池　合谷

伤寒发热:曲差　内关　列缺　经渠　合谷

**【校勘】**

①任脉:原无。因原书图名与题目兼用,故补。

②胀:原作"咳",据《针灸大全》卷四改。

③人:原无,据《针灸大全》卷四补。

④如:原作"乃",据《针灸大全》卷四改。

**【注释】**

[1]赤白痢疾:是痢疾的一种,属"湿热痢"的一个症型。湿热痢系由脾胃内蕴湿热而失运,外夹湿热毒邪所引起。当湿热毒邪伤及血分时,则下痢纯血,叫赤痢;当湿热毒邪伤及气血,则

便中出现脓血相混,赤白相兼,并伴有腹痛、里急后重以及排便次数增多等症状者,叫赤白痢疾。

[2]吹乳:古病名,也叫"吹乳痈",为胎前及产后乳痈的统称。其中,将妊娠期所患的乳痈称为"内吹乳痈";将哺乳期所患的乳痈称为"外吹乳痈"。

[3]妒乳:此症因产后乳多不能排尽,蓄积乳汁与气血相搏而引起,临床表现为乳房肿胀或乳头生疮。

【按语】 窦氏《针经指南》载:"列缺穴,主治31证",本节内的"西江月"就是明代高武根据31证的内容写成的。徐凤将窦氏的列缺穴主治31证重新修改整理为33证。治疗这些病证时除应用主穴列缺外,还可配合一些应穴,称此为主应配穴法。徐氏在每条治证后列有3~9个应穴。杨氏在《针灸大成》中转录了徐氏治证,并在列缺穴治证后补充7条"杨氏治证",每条杨氏治证后也列出1~6个应穴。

[原文] 阴跷脉[1]

考穴:照海二穴,肾经。足内踝下陷中,令人稳坐,两足底相合取之。针一寸二分,主脏腑病,与列缺主客相应。

治病:[西江月]喉塞小便淋涩,膀胱气痛肠鸣,食黄酒积腹脐并,呕泻胃番便紧。难产昏迷积块,肠风下血常频,膈中快气气痃[2][1]侵,照海有功必定。

凡治后症,必先取照海为主,次取各穴应之(徐氏):

小便淋涩不通:阴陵泉　三阴交　关冲合谷

小腹冷痛,小便频数:气海　关元　肾俞三阴交

膀胱七疝,奔豚[2]等症:大敦　兰门　丹田

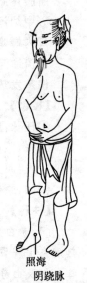

照海
阴跷脉

三阴交　涌泉　章门　大陵

偏坠水肾[3]，肿大如升：大敦　曲泉　然谷　三阴交　归来
兰门　膀胱俞　肾俞(横纹可灸七壮)

乳疬疝气，发时冲心痛：带脉　涌泉　太溪　大敦

小便淋血不止，阴器痛：阴谷　涌泉　三阴交

遗精白浊，小便频数：关元　白环俞　太溪　三阴交

夜梦鬼交，遗精不禁：中极　膏肓　心俞　然谷　肾俞

妇人难产，子掬母心不能下，胎衣不去：巨阙　合谷　三阴交
至阴(灸效)

女人大便不通：申脉　阴陵泉　三阴交　太溪

妇人产后脐腹痛，恶露不已：水分　关元　膏肓　三阴交

妇人脾气、血蛊、水蛊、气蛊、石蛊[4]：膻中　水分(治水)
关元　气海　三里　行间(治血)　公孙(治气)　内庭(治石)　支
沟　三阴交

女人血分单腹气喘：下脘　膻中　气海　三里　行间

女人血气劳倦，五心烦热，肢体皆痛，头目昏沉：肾俞　百会
膏肓　曲池　合谷　绝骨

老人虚损，手足转筋，不能举动：承山　阳陵泉　临泣　太冲
尺泽　合谷

霍乱吐泻，手足转筋：京骨　三里　承山　曲池　腕骨　尺泽
阳陵泉

寒湿脚气，发热大痛：太冲　委中　三阴交

肾虚脚气红肿，大热不退：气冲　太溪　公孙　三阴交　血海
委中

干脚气，膝头并内踝及五指疼痛：膝关　昆仑　绝骨　委中
阳陵泉　三阴交

浑身胀满，浮肿生水：气海　三里　曲池　合谷　内庭　行间
三阴交

单腹蛊胀[5]，气喘不息：膻中　气海　水分　三里　行间

三阴交

心腹胀大如盆:中脘　膻中　水分　三阴交

四肢、面目浮肿,大热③不退:人中　合谷　三里　临泣曲池　三阴交

妇人虚损形瘦,赤白带下:百劳　肾俞　关元　三阴交

女人子宫久冷,不受胎孕:中极　三阴交　子宫

女人经水正行,头晕,小腹痛:阴④交　内庭　合谷

室女月水不调,脐腹疼痛:肾俞　三阴交　关元

妇人产难,不能分娩:合谷　三阴交　独阴

杨氏治症:

气血两蛊:行间　关元　水分　公孙　气海　临泣

五心烦热:内关　涌泉　十宣　大陵　合谷　四花

气攻胸痛:通里　大陵

心内怔忡:心俞　内关　神门

咽喉闭塞:少商　风池　照海

虚阳自脱:心俞　然谷　肾俞　中极　三阴交

**【校勘】**

①阴跷脉:原无。因原书图名与题目兼用,故补。

②气疝:原作"气核",据《针灸聚英》卷四下改。

③热:原无,据《针灸大全》卷四补。

④阴:原作"阳",据《针灸大全》卷四改。

**【注释】**

[1]气疝:即疝气,古病名。为窦氏《针经指南》中照海穴主治 29 证之一,泛指腹内弦索状痞块而言。

[2]奔豚:又作"贲豚"、"贲豚气",属于五积中的肾积。出自《灵枢》邪气脏腑病形篇。症见有气从少腹上冲胸脘、咽喉,或有腹痛,或往来寒热。

[3]偏坠水肾:指一侧阴囊肿大,内容为水,疼痛下坠,相当于睾丸鞘膜积液。

[4]血蛊、水蛊、气蛊、石蛊:《证治要诀》:"蛊与鼓同,以言其急实如鼓,非蛊毒之蛊也"。蛊即鼓胀,指以腹部胀大为主的一种病证。根据病因及临床表现的不同,本病又可分为血蛊、水蛊、气蛊及石蛊等多种病理。

[5]单腹蛊胀:即单腹胀或臌胀,临床表现为腹部胀大,肤皮青筋显露,四肢不肿或微肿。

【按语】 窦氏《针经指南》载:"照海穴,主治29证",本节内的"西江月"就是高武根据29证的内容写成的。徐凤将窦氏的照海穴主治29证重新修改整理为33证。治疗这些病证时除应用主穴列缺外,还可配合一些应穴,称此为主应配穴法,徐氏在每条治证后列有3~10个应穴。杨氏在《针灸大成》中转录了徐氏治证,并在照海穴治证后补充6条"杨氏治证",每条杨氏治证后也列出2~6个应穴。

[原文] 上八法,先刺主症之穴,随病左右上下所在,取诸应穴[1],仍循扪导引[2],按法祛除。如病未已,必求合穴[3],须要停针待气,使上下相接,快然无所苦,而后出针。或用艾灸亦可。在乎临时机变,不可专拘于针也。

【注释】

[1]应穴:指主应配穴法中的配穴。在本篇中各条治证后所列腧穴均为应穴。

[2]循扪导引:是指行针中用左手循扪以导引经气的一种手法。

[3]合穴:此处指八法交会穴而言,即内关配公孙,外关配临泣,列缺配照海,后溪配申脉,这四组穴位也叫主客配穴法。

【按语】 此段为全篇的小结,主要是强调了在针治时必须做到:主穴与应穴相配合;主穴与客穴相配合;取穴法与针术手法相配合以及针法与灸法相配合等四个方面,并根据患者的症状灵活运用,才能取得满意的疗效。

本篇"八脉图并治症穴"的内容主要是论述奇经八穴的定位、

互相配穴关系、主治病证以及与其他腧穴的配穴关系(主应配穴法)等。在这部分内容中,没有涉及结合时间条件的配穴方法。

本篇的基本内容最初载于窦汉卿所著的《针经指南》,后在《普济方》第四百一十卷中曾有转载,题为"窦太师针灸法流注八穴",其他医籍中也有转载。徐凤在此基础上重新整理,修改充实了适应证范围,又在主穴基础上增添应穴,发展成"主应配穴法",并以"窦文真公八法流注"的篇名载入《针灸大全》。高武除将"窦氏八穴"收集在他的《针灸聚英》卷二中外,又将八穴的主治病证加以归纳简化,以"西江月"的词体另写成一篇"八法八穴歌",同时载入《针灸聚英》卷四下。《针灸大成》在本篇中不仅选辑了上述徐凤、高武等人著作的内容,还补充了"杨氏"的经验。

 ## 八法手诀歌 《聚英》

**[原文]**

> 春夏先深而后浅,秋冬先浅而后深[1],
> 随处按之呼吸轻[2],迎而吸之[3]寻内关,
> 补虚泻实公孙是,列缺次当照海深,
> 临泣外关和上下[4],后溪申脉用金针。
> 先深后浅行阴数,前三后二却是阴,
> 先浅后深阳数法[5],前二后三阳数定[6]。
> 临泣公孙肠中病,脊头腰背申脉攻,
> 照海咽喉并小腹,内关行处治心疼。
> 后溪前上外肩背,列缺针时脉气通。
> 急按慢提阴气升,急提慢按阳气降[7],
> 取阳取阴皆六数[8],达人刺处有奇功。

**【注释】**

[1]春夏先深而后浅,秋冬先浅而后深:这是根据《难经》七十难"春夏各致一阴,秋冬各致一阳"而来。溯而上之,它是源于

《素问》四气调神大论篇的"春夏养阳,秋冬养阴"和《素问》阴阳应象大论篇的"从阴引阳,从阳引阴"。其具体操作方法是:首先深刺,得气后,再将针上提,以引导深部的肝肾之气上达至阳分,这就是先深后浅;若先浅刺,得气后再深刺,以便将浅部的肺之阳气送至筋骨部位,这就是先浅后深。

[2]随处按之呼吸轻:指呼吸与开阖相配合的一种补泻方法。应用补法时,要在呼气时进针,吸气时出针,出针后迅速按闭针孔;应用泻法时,要在吸气时进针,呼气时出针,出针后缓按或不按针孔。

[3]迎而吸之:也是指呼吸时进出针而言。吸气时进针,呼气时出针为迎,为泻,呼气时进针,吸气时出针,为随,为补。

[4]和上下:奇经八穴有八个,互相配合(即八法交会)时可分为四组,即上肢的内关与下肢的公孙为一组;上肢的外关与下肢的临泣为一组;上肢的列缺与下肢的照海为一组;上肢的后溪与下肢的申脉为一组。八法交会的规律是上下相合。"合上下"即指此而言。

[5]先深后浅行阴数……,先浅后深阳数法:指进针后先刺至地部,得气后将针上提至天部,以引导一阴之气,然后行六阴数手法,为泻;进针后先刺至天部,得气后再将针深刺至地部,以便将天部的阳气送至地部,然后行九阳数手法,为补。

[6]前三后二却是阴……,前二后三阳数定:此指"指飞"手法。拇指向前飞针三次(拇食指一捻一松为一次),再向后两次为阴数;拇指向前两次再向后三次为阳数。

[7]急按慢提阴气升,急提慢按阳气降:"阴气升"与"阳气降"的这种手法是以阴阳出入为理论基础的。这里"急按慢提"相当于"疾而徐则虚",也就是快进针、慢出针的手法,可引导阴气外出,是一种泻法;"急提慢按"相当于"徐而疾则实",也就是慢进针,快出针的手法,可导至阳气内交,是一种补法。

[8]取阳取阴皆六数:此句中,"皆"疑为"九"之误,这句话是

指"九六"补泻而言。"九六"来源于象数哲理中的九数为阳、六数为阴。针刺手法中的"九六",是指进针后在天地人三部各向前捻用九阳,为补;每部各向后捻用六阴,为泻。亦有人认为是提插九数或六数的。

【按语】　本篇全文是录自高武的《针灸聚英》卷四下,它论述了针刺奇经八穴时运用针刺手法的一些要领。对奇经八穴进行针刺时,首先要考虑到时间季节。春夏时应先深刺至地部,然后将针上提至天部,以引导阴气外出;秋冬针刺时,应先浅刺至天部,然后将针深刺到地部,以引导阳气内交。奇经八穴按八法交会关系可分为四组,每组中均有一个上肢腧穴和一个下肢腧穴。临泣、公孙两穴主治胃肠病;申脉穴主治头脊腰背部疾病;照海穴主治咽喉和小腹疾病;内关穴主治心疼;后溪穴主治肩背部疾病;列缺穴主治气脉瘀滞疾病。

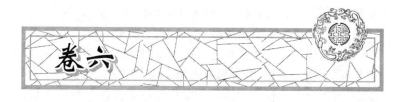

# 卷六

## 五脏六腑　以下俱杨氏集①

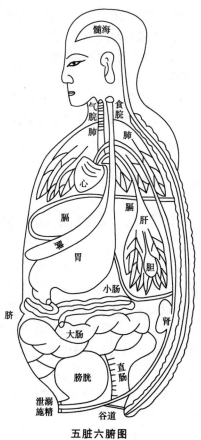

**五脏六腑图**

**【校勘】**

①以下俱杨氏集:据康熙庚申李本总目补。

**【提要】** 卷六主要论述肺、大肠、胃、脾、心、小肠、膀胱、肾等八条经之经穴主治。卷首为脏象、经络之概要。第一段(援引自《素问》宣明五气论、五脏别论之经文)论述五脏、六腑的概念、功能及其五行等属性。中间两段顺次地论述五脏六腑的重量、大小、形状、位置、颜色和功能。最后一段为"十四经长短尺寸",还插叙了"两跷脉"之循行方向和总长度。

[原文] 五脏:脏者,藏也。心藏神[1],肺藏魄[2],肝藏魂[3],脾藏意与智[4],肾藏精[5]与志[4],故为五脏。

六腑:腑者,府也。胆、胃、大肠、小肠、三焦[6]、膀胱,受五脏浊气,名传化之府,故为六腑。

五脏藏精而不泻,故满而不实。六腑输泻而不藏,故实而不满。如水谷入①口,则胃实而肠虚,食下,则肠实而胃虚。故曰:实而不满。

**【校勘】**

①人:原为"人",据《素问》五脏别论篇改。

**【注释】**

[1]神:系人体生命活动的总称。它有广义和狭义之分。广义之神是指人体生命活动的外在表现;狭义之神是指心所主的神,即人的精神、意识、思维活动。在此是指狭义之神。

[2]魄:精神意识活动的一部分。《灵枢》本神篇:"并精而出入者,谓之魄"。《类经》卷三第九解释为"魄之为用,能动能作,痛痒由之而觉也"。魄属于本能的感觉和动作范畴。

[3]魂:即精神意识活动的一部分。《灵枢》本神篇:"随神往来者谓之魂"。

[4]意、智、志:均属于精神意识活动的组成部分。《灵枢》本神篇:"心有所忆谓之意;意之所存谓之志;因志而存变谓之思;因思而远谋谓之虑;因虑而处物谓之智"。

[5]精：指构成人体和维持人体生命活动的基本物质。有先天与后天之分。先天之精，亦即生殖之精。《灵枢》决气篇："两神相搏，合而成形，常先身主，是谓精"。后天之精，亦即水谷之精。在此指先天之精。

[6]三焦：为六腑之一，是脏之外围最大之腑，又称外腑、孤腑。其功能有主持诸气，疏通水道的作用。《难经》三十一难："三焦者，水谷之道路，气之始终也"。《素问》灵兰秘典论："三焦者，决渎之官，水道出焉"。三焦的划分是：横膈以上为上焦，以下至脐为中焦，脐以下为下焦。《灵枢》营卫生会："上焦出于胃上口，并咽以上，贯膈而布胸中，……下焦者，别回肠，注入膀胱而渗入焉"。

温病把三焦作为病情发展的划分阶段。《温病条辨》："肺病逆传，则为心包；上焦不治则传中焦，胃与脾也；中焦不治则传下焦，肝与肾也。始于上焦，终于下焦"。此以肺与心包为上焦。

**【语译】** 五脏：脏有藏之意。神藏在心；魄藏在肺；魂藏在肝；意和智藏在脾；精和志藏在肾。因此而称五脏。

六腑：腑，有府库之意。胆、胃、大肠、小肠、三焦、膀胱，能受纳五脏的浊气，泻而不藏，有传化之功，名为传化之腑，因此而称六腑。

五脏主贮藏精气而不输泻，所以精气虽然饱满，也不能像胃肠那样水谷充实；六腑主输泻水谷而不贮藏，所以水谷虽充实，但不能使之满。例如饮食经口进入胃后，则胃充实而肠尚空虚。饮食由胃入肠后，则肠实而胃又空虚，所以说六腑实而不满。

**【按语】** 本段出自《素问》宣明五气论、五脏别论等篇。主要论述了五脏与六腑各有不同的功能。康熙庚申李本在脏腑图前有脏腑正面图及脏腑背面图。

**[原文]** 肺重三斤三两，六叶两耳[1]，四垂如盖，附脊第

三椎,中有二十四孔,行列分布诸脏清浊之气,为五脏华盖[2]云。

心重十二两,七孔三毛[3],形如未敷莲花,居肺下膈上,附脊第五椎。

心包络在心下横膜之上、竖膜之下,与横膜相粘而黄脂幔裹者,心也。外有细筋膜如丝,与心肺相连者,包络也。

三焦者,水谷之道路,气[4]之所终始也。上焦在心下、胃上,其治[5]在膻中,直两乳间陷中者。中焦在胃中脘,当脐上四寸,其治在脐旁。下焦当膀胱上际,其治在脐下一寸。

肝重四①斤四两,左三叶,右四叶,其治在左,其脏在右胁、右肾之前,并胃,附脊第九椎。

胆在肝之短叶间,重三两三铢[6],包精汁三合[7]。

膈膜,前齐鸠尾[8],后齐十一椎,周围着脊,以遮隔浊气,不使上熏心肺也。

**【校勘】**

①四:原为二,据《难经集注》四十二难改。

**【注释】**

[1]六叶两耳:《难经校释》四十二难解释为"垂下为叶,旁出为耳"。《难经》四十二难:"凡八叶、主藏魄"。现代解剖学划肺叶为左二,右三。

[2]华盖:帝王用车的顶盖。崔豹《古今注》舆服:"华盖,黄帝所作也,与蚩尤战于涿鹿之野,常有五色云声(或作气),金枝玉叶,止于帝上,有花葩之象,故因而作华盖也"。在此以华盖比肺脏。肺居五脏、六腑最高位,有如对其他脏腑的遮盖。

[3]七孔三毛:据《难经汇注笺正》引《列子》云:"心之七孔,本是古人习惯之常语","三毛⋯⋯,不知其所指矣"。

[4]气:在此指营卫之气。

[5]治:在此作"主"解。

[6]铢(zhū朱):古代重量单位,为一两的二十四分之一。

[7]合(gě 戈):量词,为一升的十分之一。

[8]鸠尾:在此指鸠尾骨,即"蔽心骨",相当于胸骨剑突部分。

**【语译】** 肺重三斤二两,由六叶两耳组成,四边下垂如盖,靠近脊背第三椎。其中有二十四孔,排列整齐,各脏清浊之气,均分布于此,因此有人认为:肺为五脏华盖。

心重十二两,其中有七孔三毛。其形状像尚未绽开的莲花,位于肺下膈上,靠近脊柱第五椎。

心包络在心下横膜上,竖膜下。与横膜相粘连的黄色薄脂膜裹着的是心,其外有像丝一样的细筋膜与心肺相连,这是心包络。

三焦是水谷传化的道路,是营卫之气运行的终始。上焦居于心胃之间,其病可取直两乳间陷中的膻中穴治之。中焦居于胃中脘,正当脐上四寸,其病可取脐旁的(天枢)穴治之。

肝重四斤四两,左侧三叶,右侧四叶。肝在右胁部,位于肾脏之前,与胃并列,靠近脊柱第九椎,但治疗取穴时要在左侧。

胆在肝的短叶之间,其重量为三两三铢,其中储藏胆汁三合。

膈膜前与鸠尾骨平齐,后于脊柱的第十一椎相平,周围附着于脊。以阻隔膈膜以下的污浊之气,不使其熏蒸心肺。

[原文] 脾重二斤三两,广三寸,长五寸,掩乎太仓[1],附脊十一椎。

胃重二斤一两,大[2]一尺五寸,径[3]五寸,纡曲屈伸长二尺六寸。

小肠重二斤十四两,长三丈二尺,左回叠积十六曲。小肠上口,即胃之下口,在脐上二寸;复下一寸水分穴,为小肠下口,至是而泌别清浊,水液入膀胱,滓秽入大肠。

大肠重二斤十二两,长二丈一尺,广四寸,右回叠十六曲,当脐中心。大肠上口,即小肠下口也。

肾有两枚,重一斤一两,状如石卵,色黄紫,当膈①下两旁,入脊膂[4],附脊十四椎,前与脐平。

膀胱重九两二铢,广九寸,居肾下之前,大肠之侧,膀胱上际即小肠下口,水液由是渗入焉。

脊骨二十一节,取穴之法,以平肩为大椎,即百劳穴[5]也。

【校勘】

①膈:原作"肾",据文意改。

【注释】

[1]太仓:即胃之别名。由于胃是受纳水谷之府,所以称之为太仓。其别名还有"水之海","五谷之腑"。

[2]大:此指胃的周长而言。

[3]径:指胃的横径而言。

[4]膂(lǔ 旅):即为脊柱两侧肌肉。

[5]百劳穴:为奇穴,位于大椎穴直上二寸,旁开一寸处,又为大椎穴别名。

【语译】 脾重二斤三两,宽三寸,长五寸,覆盖在胃的上面,靠近脊柱第十一椎。

胃重二斤一两,其周长一尺五寸,横径五寸,胃形弯曲,如伸直时,其长二尺六寸。

小肠重二斤十四两,其长三丈二尺,向左往返重叠十六曲,小肠上口即胃的下口,在脐上二寸处。再向下一寸处,即水分穴的位置,则相当于小肠下口。饮食到这里滤过清浊,水液渗入膀胱,糟粕则进入大肠。

大肠重二斤十二两,长二丈一尺,宽四寸,在脐下向右往返重叠十六曲,大肠的上口就是小肠的下口。

肾有两枚,重一斤一两。其形状像卵石,表面光滑,呈黄紫色。在膈下脊柱的两侧并靠脊膂部,靠近脊柱的第十四椎,其高度与脐相平。

膀胱重九两二铢,宽九寸,位于肾的前下方,大肠之旁。膀胱上际是小肠下口。水液从这里渗入膀胱。

脊椎骨总共二十一节。取穴的方法是首先找到与肩同高的大椎穴,也就是百劳穴。

 十四经脉长短尺寸

[原文] 手之六阳经脉,从手至头,长五尺,共计五六合三丈。

手之六阴经脉,从胸走手,长三尺五寸,共计三六一丈八尺,五六合三尺,合二丈一尺。

足之六阳经脉,从头走至足,长八尺,共计六八四丈八尺。

足之六阴经脉,从足走入腹中,长六尺五寸,共计六六三十六,五六当三尺,合三丈九尺。

督脉、任脉,各长四尺五寸,共合九尺。

两跷脉,从足至目,各长七尺五寸,共合一丈五尺。

十四脉部,合一十六丈二尺,此气之大经隧也。

【按语】"十四经脉长短尺寸"一段,原在《针灸大成》卷七之首,揆度其文义,改移本处,使之与前三段内容相互照应。

 脏腑十二经穴起止歌

[原文]

> 手肺少商中府起,大肠商阳迎香二。
> 足胃头维历兑三,脾部隐白大包四。
> 手心极泉少冲来,小肠少泽听宫去。
> 膀胱睛明至阴间,肾经涌泉俞府位。
> 心包天池中冲随,三焦关冲耳门继。
> 胆家瞳子髎窍阴,厥肝大敦期门至。
> 十二经穴始终歌,学者铭于肺腑记。

仰人经穴图[①]

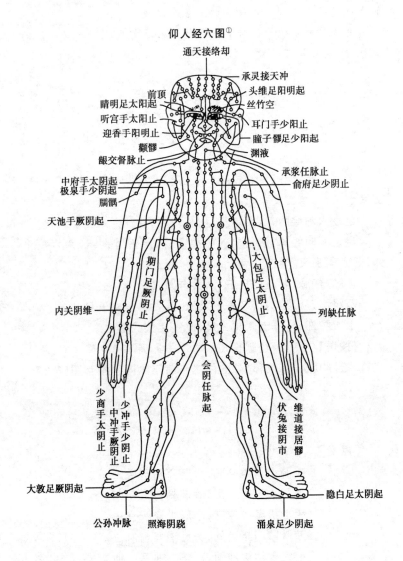

通天接络却
承灵接天冲
头维足阳明起
丝竹空
前顶
睛明足太阳起
听宫手太阳止
迎香手阳明止
颧髎
龈交督脉止
耳门手少阳止
瞳子髎足少阳起
渊液
承浆任脉止
俞府足少阴止
中府手太阴起
极泉手少阴起
膈髃
天池手厥阴起
期门足厥阴止
大包足太阴止
内关阴维
列缺任脉
会阴任脉起
少商手太阴止
少冲手少阴止
中冲手厥阴止
伏兔接阴市
维道接居髎
大敦足厥阴起
隐白足太阴起
公孙冲脉
照海阴跷
涌泉足少阴起

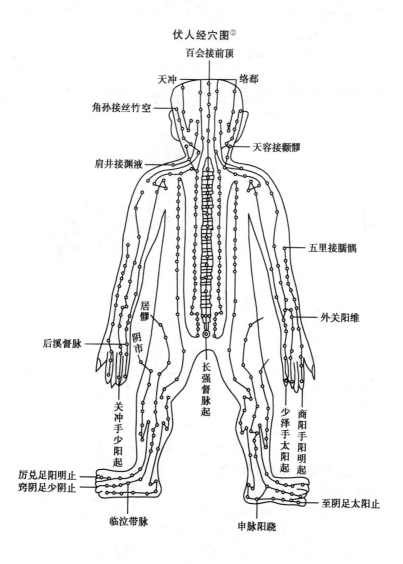

伏人经穴图②

百会接前顶

天冲　　络郄

角孙接丝竹空

天容接颧髎

肩井接渊液

五里接臑髃

居髎

阴市

外关阳维

后溪督脉

长强督脉起

少泽手太阳起

商阳手阳明起

关冲手少阳起

厉兑足阳明止

窍阴足少阴止

至阴足太阳止

临泣带脉

申脉阳跷

【校勘】

①此图由卷七移此。

②此图由卷七移此。

# 手太阴经穴主治①

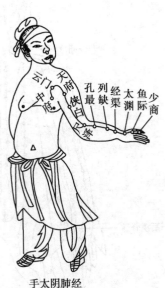

手太阴肺经

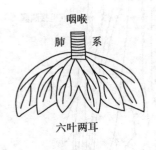

咽喉

肺　系

六叶两耳

肺脏图

【提要】　本经穴主治项下主要有以下几方面内容：

一、引用《素问》灵兰秘典论、六节脏象论、金匮真言论、宣明五气、阴阳应象大论等篇的部分内容，说明肺的生理功能和病理变化。

二、转录了手太阴肺经穴歌。

三、阐述了肺经五输穴的主治和刺灸法。

四、引用《灵枢》经脉篇内容，说明手太阴肺经的循行部位。

五、提出三十余种与肺经有关的病证及其药物证治与导引问题。

　　六、详细论述了手太阴肺经的中府等十一穴的位置、刺灸法、主治病证及其禁忌等。

　　[原文]　《内经》曰:肺者,相傅[1]之官,治节[2]出焉。

　　肺者,气之本,魄之处也。其华在毛,其充在皮,为阳中之太阴②,通于秋气。

　　西方白色,入通于肺,开窍于鼻,藏精于肺,故病在背,其味辛,其类金,其畜马,其谷稻,其应四时,上为太白星[3],是以知病之在皮毛也。其音商[4],其数九[5],其臭腥[6],其液涕[7]。

【校勘】

　　①手太阴经穴主治:原无,据《针灸大成》目录补。

　　②阳中之太阴:原作"阴中之少阴",据《素问》六节脏象论改。

【注释】

　　[1]相傅:"相"为宰相,"傅"有辅佐之意。用"相傅"来比喻肺在人体的地位和作用。

　　[2]治节:有治理、调节之意。《类经》第三卷注:"肺主气,气调营卫藏府无所不治,故曰治节出焉。节,制也"。

　　[3]太白星:我国古代称"金星"为太白星。

　　[4]商:古代音乐中五个音阶之一,属金。

　　[5]其数九:我国古代象数的理论:以一、二、三、四、五代水、火、木、金、土之数,认为这些数是不变化的。自五加一,方起化生作用,如"天一生水,地六成之"即是。肺属金,金生四而成九,所以肺数为九。

　　[6]腥:中医术语的"五臭"之一。所谓"五臭",亦称"五气",即臊、焦、香、腥、腐,分别与肝、心、脾、肺、肾五脏相对应。

　　[7]涕:即鼻涕,为"五液"之一。"五液",即泪、汗、涎、涕、唾,分别为肝、心、脾、肺、肾五脏所化生。

　　【语译】　《内经》说:肺就像宰相治理国家一样,调节着全身的气分。

　　肺为诸气的根本,是藏魄的地方。它的荣华表现于毫毛,功用充实于肤表,按阴阳来说,肺为阳中之太阴,在时令中与秋气相应。

西方的白色之气与肺气相通,肺开窍于鼻,藏精华于肺,病变常常发生在背部。五味中为辛味、五行中为金、五畜中为马、五谷中为稻。与四时相应,上为太白星,肺主皮毛,肺病则表现于皮毛。五音中为商音,五行生成数为九。

[原文] 西方生燥,燥生金,金生辛,辛生肺,肺生皮毛,皮毛生肾。肺主鼻,其在天为燥,在地为金,在体为皮毛,在脏为肺,在声为哭,在①变动为咳,在志为忧,忧伤肺,喜胜忧。热伤皮毛,寒胜热;辛伤皮毛,苦胜辛。

【校勘】

①在:原作"为",据《素问》阴阳应象大论改。

【语译】 西方生燥气,燥能炼金,金可发散辛味,辛味可滋润肺气,肺气可养皮毛,皮毛则可生肾,肺气上辖于鼻。它的表现在天为燥气,在肺为金气,在人体为皮毛,在五脏为肺,在五声为哭,在病为咳,在五志为忧。忧能伤肺,但喜可胜忧。热能伤皮毛,寒能胜热。辛味能伤皮毛,苦味能胜辛味。

【按语】 本节是从整体观念出发,以五行中的"金"为中心,联系到自然现象以及人体的生理、病理及治则等内容,对临证有指导意义。

## 手太阴肺经穴歌 《医学入门》

[原文]

手太阴肺十一穴,中府云门天府诀。

侠白尺泽孔最存,列缺经渠太渊涉。

鱼际少商如韭叶(左右二十二穴)。

此一经起于中府,终于少商。取少商、鱼际、太渊、经渠、尺泽,与井荥[1]俞经合也。

【注释】

[1]荥(xíng 行):小水貌。在此用以形容气血流注之状态,

为五输穴之一。

【按语】 井、荥、俞、经、合,总称为"五输穴"。五输穴均在膝肘以下,临床应用方便,均为常用穴。《灵枢》九针十二原篇:"所出为井,所溜为荥,所注为俞,所行为经,所入为合,二十七气所行,皆在五输也"。此以自然界的水流来比喻经脉中气血由源而出,从小到大,由浅入深的状态。十二经脉各有自己的五输穴;唯六条阳经又各自外加一"原穴",故成为"井、荥、俞、原、经、合六十六穴"。

手太阴肺经起于中府,终于少商,左右共二十二穴。

[原文] 脉起中焦,下络大肠,还循胃口,上膈属肺。从肺系横出腋下,下循臑[1]内,行少阴心主之前,下肘中,循臂内上骨[2]下廉,入寸口,上鱼[3],循鱼际出大指端。其支者,从腕后列缺穴[①],直出次指内廉出其端,交手阳明也。多气少血,寅时注此。

【校勘】

①列缺穴:《灵枢》经脉篇无此三字。

【注释】

[1]臑(nào 闹)指肩以下,肘以上的部位。

[2]上骨:此即掌后高骨,相当于桡骨茎突。

[3]鱼:此即大指后隆起之肌肉。

【语译】 手太阴肺经,起始于中焦,向下联络大肠,再返回来沿着胃上口,上行穿过横膈,入属于肺。从肺系(气管)横行到腋下,沿着上臂内侧,下行于手少阴经和手厥阴经之前,进入肘窝中,又沿着前臂内侧(桡骨前缘),下入寸口,经过鱼际并沿着鱼际边缘,出于拇指内侧端(少商)。其支脉,从腕后(列缺)分出,直至食指内侧端(商阳),与手阳明大肠经相接。本经多气少血,寅时为气血流注于本经的旺盛之时。

[原文] 辛金之脏[1],脉居右寸,实则脉实,上热气粗兼鼻壅,泻必辛凉;虚则脉虚,少气不足息低微,补须酸热,橘甘下痰

气之神方,姜除去气嗽之圣药。七情郁结因而喘,沉香乌药参槟;胸痞喘息彻而痛,半夏瓜蒌桔梗。鼻塞不通,丸荆穗澄茄薄荷;鼻渊不止,末龙脑苍芷辛夷。百花却去红痰,二母偏除热嗽。黄连赤茯阿胶,抑心火而清肺脏,诃子杏仁通草,利久嗽以出喉音,流注疼痛因痰饮,半夏倍于朴硝;瘾疹痒痛为风热,苦参少于皂荚。哮喘齁齁[2],兜铃蝉蜕杏(除尖)砒霜(少人),热壅咽喉,鸡苏荆芥桔防风,参牛甘草消酒疸,轻粉硫黄去鼻痔。白矾甘遂白砒霜性情实重,入豆豉偏治哟喘;百草霜气味虽轻,和海盐却消舌肿。甜葶苈良治肺痈,苦熊胆寒涂肠痔。琼玉膏[3]理嗽调元,流金丹清痰降火。人参非大剂不补,少则凝滞,大则流通;黄芩非枯薄不泻,细则凉肠,枯则清金,升麻白芷,东垣曾云报使[4];葱白麻黄,仲景常用引经[5]。紫苑五味能补敛,桑白防风实开通。寒热温凉,名方选辨,轻重缓急,指下详明,更参一字之秘,价值千金之重,会得其中旨,草木总皆空。

**【注释】**

[1]辛金之脏:辛金为阴金,脏属阴,肺属金,故称肺为辛金之脏。

[2]哮喘齁(hōu)齁:哮,即哮喘。齁齁是形容喉中发出的哮鸣声。喘而喉中有哮鸣声,故称。

[3]琼玉膏:原载于宋·洪景严所撰《洪氏集验方》中。系由人参、茯苓、生地黄与白蜜熬沸成膏。主治虚劳干咳,咽燥咯血。

[4]报使:使,是君、臣、佐、使的"使"。使药也叫报使药。

[5]引经:此指引经药物而言。即可引导药物归经之药。张仲景以葱白、麻黄作为辛温解表的引经药。

**【按语】**　本段内容为肺经的药物证治。在列举三十余种与肺经有关的病症的同时,一一提出所宜选用之方药。还论述了在本经如何用药来补虚泻实,清痰降火等道理,并阐述了"补须发热","泻为辛凉"的用药原则。

[原文]　导引[1]本经:肺为五脏之华盖,声音之所从出,皮

肤赖之而润泽者也。人惟内伤七情，外感六淫，而呼吸出入不定，肺金于是乎不清矣。然欲清金，必先调息，息调则动患不生，而心火自静，一者下着安心，二者宽中体[2]，三者想气遍毛孔出入，通用无障，而细其心，令息微微，此为真息[3]也。盖息从心起，心静息调，息息归根，金丹[4]之母。《心印经》曰：回风混合，百日通灵。《内经》曰：秋三月，比谓容平，天气以急，地气以明，早①卧早起，与鸡俱兴，使志安宁，以缓秋形，收敛神气，使秋气平。无外其志，使肺气清，逆之则伤肺。若过食瓜果，宜微利一行，静息二日，以薤白粥加羊肾空心补之；如无羊肾，以猪腰代之，胜服补剂。秋当温足凉头，其时清肃之气，与体收敛也。自夏至以来，阴气渐旺，当薄衽席[5]，以培寿基[6]。其或夏伤于暑，至秋发为痎疟，阳上阴下，交争为寒；阳下阴上，交争为热，寒热交争，皆肺之受病，如二少阳脉微弦，即是夏食生冷，积滞留中，至秋变为痢疾。如足阳明、太阴微弦濡而紧，乃反时之脉，病恐危急。然秋脉当如毫毛，治法详后与前也。《素问》云：秋伤于湿，冬生咳嗽，纯阳归空。《秘法》云：行住坐卧常噤口，呼吸调息定音声，甘津玉液频频咽，无非润肺，使邪火下降，而清肺金也。

**【校勘】**

①早：原作"夜"，据《素问》四气调神大论篇改。

**【注释】**

[1]导引：一作"道引"。有"道气令和，引体令柔"的意思。原为中国古代强身除病的一种养生方法。《庄子》刻意成玄英疏："导引神气，以养形魄，延年之道，驻形之术"。也是治疗方法之一。《素问》异法方宜论："中央者，其地平以湿，天地所以生万物也众。其民食杂而不劳，故其病多痿厥寒热，其治宜导引按跷"。王冰注："导引，谓摇筋骨，动支节"。

[2]宽中体：即宽胃。苏东坡："一曰安分以养福，二曰宽胃以养气，三曰省弗以养财"。

[3]真息：此指气功家"调匀之微息"。此时，呼吸非常微弱

而均匀。

[4]金丹:此指气功家之"内丹"而言。

[5]薄衽(rèn 任)席:衽席,即席子,引申为居住之处,"谓寝处之所也"。《庄子》达生篇:"人之所取畏者,衽席之上,饮食之间,而不知为之戒者,过也"。薄衽席,意指饮食起居皆不可过。

[6]培寿基:有栽培长寿的根基之意。意即人们应注意养生,适应自然,才是长寿的基础。

**【按语】** 肺为五脏之华盖,内伤七情或外感六淫,均可使肺金不清。清肺金的方法是先行调息,息调而心火自静。本段强调了"息从心起,心静息调,息息归根金丹之母"的练功原则。并认为"薄衽席"则可"培寿基"。七情不扰,生活崇俭才是养肺之本,长寿之道。

# 考 正 穴 法

[原文] 中府(一名膺俞①)

云门下一寸六分②,乳上三肋间,动脉[1]应手陷中,去胸中行各六寸[2]。肺之募[3]("募"犹结募也,言经气聚此),手足太阴二脉之会[4]。

针三分,留五呼[5],灸五壮[6]。

主[7]腹胀,四肢肿,食不下,喘气胸满,肩背痛,呕哕[8],咳逆上气[9],肺系急[10],肺寒热[11],胸悚悚[12],胆热呕逆,咳唾浊涕,风汗出,皮痛面肿,少气不得卧,伤寒[13]胸中热,飞尸遁疰[14],瘿瘤[15]。

**【校勘】**

①膺俞:《甲乙经》卷三第十七作"膺中俞"。

②一寸六分:《甲乙经》卷三第十七和《针灸聚英》卷一上均作"一寸"。

**【注释】**

[1]动脉:此指肩峰动脉和胸外侧动脉而言。

[2]去胸中行各六寸:即前正中线旁开六寸。

[3]募:募集。此为募穴的简称。五脏六腑各有一募穴,均位于胸腹部,是脏腑之气聚集之处。

[4]会:在此作手太阴肺经与足太阴脾经的交会解。

[5]留五呼:即留针候气时间,此指五次呼气时间的总和。

[6]壮:《针灸聚英》引《埤雅》云:"壮者以壮人为法也"。在此作艾炷的计数单位解。凡施灸时,点燃一个艾炷叫"一壮"。

[7]主:作主治解。在此为治疗范围之意。

[8]哕(wā 挖):即干呕。

[9]咳逆上气:即气逆喘急,呼吸困难的一种表现。

[10]肺系急:为肺与气道之病。现频咳,胸痛等症象。

[11]肺寒热:即外感寒邪而致之肺热,现咳嗽气短,恶寒发热等症。

[12]胸悚悚(sǒng 耸):是形容胸痛影响深呼吸的样子。

[13]伤寒:有广义和狭义两种解。广义者,为多种外感热性病。狭义者,是外感寒邪,感而即发之病,如太阳伤寒。这里的"伤寒",主要指后者而言。

[14]飞尸遁(dùn 盾)疰:即指痨瘵而言。《诸病源候论》卷二十三飞尸候云:"飞尸者,发无所渐,忽然而至,若飞走急疾,故谓之飞尸……"卷二十四遁注候又云:"注者,住也。言其病连滞停住,死又注易旁人也……"

[15]瘿(yǐng 影)瘤:出自《中藏经》,为瘿与瘤的合称或单指瘿而言。瘿瘤名目繁多,在此泛指颈前皮下肿物。

[原文] 云门

巨骨[1]下,侠[2]气户旁二寸陷中,动脉应手,举臂取之,去胸中行各六寸。

"素注"针七分,《铜人》针三分,灸五壮。

主伤寒,四肢热不已,咳逆,喘不得息,胸胁短气,气上冲心,胸中烦满,胁彻[3]背痛,喉痹[4],肩痛臂不举,瘿气。

**【注释】**

[1]巨骨:此即锁骨。

[2]侠:与夹、挟通,有"旁"的意思。

[3]彻:有连通的意思。

[4]喉痹(bì闭):泛指咽喉肿痛而吞咽不利之证。

[原文] 天府

腋下三寸,肘腕上五寸,动脉中,用鼻尖点墨,到处是穴。

禁灸,针四分,留七呼。

主暴痹[1],口鼻衄血,中风邪,泣出[2],喜忘,飞尸①恶疰,鬼语[3],喘息,寒热疟,目眩,远视䀮䀮[4],瘿气。

**【校勘】**

①尸:原作"户",据《针灸聚英》卷一上改。

**【注释】**

[1]暴痹:即风、寒、湿三气感人,使之突然发作的痹症。多见肢节疼痛、麻木屈伸不利等症象。《灵枢》九针论:"虚邪客于经络而为暴痹"。

[2]泣出:泣,在此指哭泣。哭泣有声为泣出,是哭笑失常的一类精神症状。

[3]鬼语:即精神错乱时的胡言乱语。

[4]䀮(huāng 荒)䀮:形容眼视物模糊不清。

[原文] 侠白

天府下,去肘五寸,动脉[1]中。

针三分,灸五壮。

主心痛[2],短气,干呕逆,烦满。

**【注释】**

[1]动脉:此即桡侧副动脉。

[2]心痛:即胃脘部疼痛或心前区疼痛。

[原文] 尺泽

肘中约纹上,动脉中,屈肘横纹筋骨罅[1]陷中。手太阴肺脉所入为合水[2],肺实泻之。

针三分,留三呼,灸五壮。

主肩臂痛,汗出中风,小便数,善嚏,悲哭,寒热,风痹[3],臑肘挛,手臂不举,喉痹,上气呕吐,口干,咳嗽唾浊,痎疟[4],四肢腹肿,心痛,臂寒,短气,肺膨胀,心烦闷,少气,劳热,喘满,腰脊强痛,小儿慢惊风[5]。

**【注释】**

[1]罅(xià 下):缝隙。

[2]肺脉所入为合水:合为五输穴之一,在五行中属水。尺泽为肺脉之合穴,故称。

[3]风痹:又称行痹,是痹证的一种。《素问》痹论:"风、寒、湿三气杂至,合而为痹也,其风气胜者为行痹……"。

[4]痎(jiē 皆)疟:是古代疟疾的总称。

[5]慢惊风:出自《小儿药证直诀》,以慢性发作为特点,表现为面白、倦睡、缓缓抽搐、时作时止、腹部凹陷,以及呼吸微缓等。

**[原文] 孔最**

去腕上七寸,侧取之。

灸五壮,针三分。

主热病汗不出,咳逆,肘臂厥[1]痛,屈伸难,手不及头,指不握,吐血,失音[2],咽肿头痛。

**【注释】**

[1]厥:此即较重的肘臂寒冷症。《伤寒论》:"厥者,手足逆冷是也"。

[2]失音:即欲言语而不能作声,又称"瘖"或"喑"。

**[原文] 列缺**

手太阴络,别走阳明[1]。去腕侧上一寸五分,以两手交叉,食指尽处两筋骨罅中。

针二分,留五呼,泻五吸[2],灸七壮。

主偏风口面㖞斜,手肘①无力,半身不遂,掌中热,口噤不开,寒热疟,呕沫,咳嗽,善笑,纵唇口,健忘,溺血,精出阴茎痛,小便热,痫惊,妄见,面目四肢痛肿,肩痹,胸背寒栗,少气不足以息,尸厥[3],寒热交两手而瞀[4]。实则胸背热,汗出,四肢暴肿;虚则胸背寒栗,少气不足以息。

**【校勘】**

①肘:原作"腕",据《针灸聚英》卷一上改。

**【注释】**

[1]别走阳明:列缺是手太阴肺经之络,肺经的支脉,由此而别出之后,走向手阳明大肠经。

[2]泻五吸:为呼吸补泻法。是结合病人的呼吸而进行针刺的方法。泻法是吸气时进针,呼气时退针,每呼吸一次即进行一次泻法。把行一次泻法称作"泻一吸"。"泻五吸"即行五次泻法。亦可作行泻法的时间,相当于五次吸气时间的总和解。

[3]尸厥:突然昏倒,不省人事,呼吸微弱,脉极微细,四肢凉,状若死人者为尸厥。

[4]交两手而瞀(mào 茂):是"臂厥"的一个症候,见《灵枢》经脉篇。

**[原文]** 《灵枢》①曰:实则手锐掌[1]热,泻之。虚则欠㰦[2],则便遗数,补之。直行者谓之"经",旁出者谓之"络"。手太阴之支,从腕后直出次指内廉出其端,是列缺为太阴别走阳明之络。人或有寸、关、尺三部脉不见,自列缺至阳溪脉见者俗谓之"反关脉"。此经脉虚而络脉满。《千金翼》谓:"阳脉逆,反大于寸口三倍"。惜叔和尚未之及,而况高阳生[3]哉。

**【校勘】**

①《灵枢》:原作"《素问》",据《灵枢》经脉篇改。

**【注释】**

[1]手锐掌:即手的锐骨部和手掌部。

[2]欠㰦(qù 去):即张口呵欠。

[3]高阳生:六朝时人,传说他因剽窃王叔和的《脉经》作歌

诀而坏名。

[原文] 经渠

寸口动脉陷中。肺脉所行为经金[1]。

针入二分,留三呼,禁灸,灸伤神明[2]。

主疟寒热,胸背拘急,胸满膨膨①,喉痹,掌中热,咳逆上气,伤寒,热病汗不出,暴痹喘促,心痛呕吐。

【校勘】

①膨膨:原作"膨",据《铜人》卷五及《针灸聚英》卷一上补。

【注释】

[1]肺脉所行为经金:经金,经为输穴之一,在五行中属金穴。经渠穴为肺脉之经,故称"经金"。

[2]神明:指人的思维功能和精神活动。关于脑司神明,早在《内经》本神论等篇已论及;后世在《类经》里注释为"人之脑为髓海","太乙常所居","总众神者也"。

[原文] 太渊(一名太泉,避唐祖讳[1])

掌后内侧横纹头,动脉中。肺脉所注为俞土[2]。肺虚补之。《难经》曰:脉会太渊。《疏》[3]曰:脉病治此。平旦寅时[4],气血从此始,故曰寸口者,脉之大要会[5],手太阴之动脉也。

灸三壮,针二分,留二①呼。

主胸痹[6]逆气,善哕呕,饮食②咳嗽,烦闷不得眠,肺胀膨,臂内廉痛,目生白翳,眼痛赤,乍寒乍热,缺盆中引痛,掌中热,数欠,肩背痛寒,喘不得息,噫气上逆,心痛脉涩,咳血呕血,振寒,咽干,狂言,口僻,溺色变,卒遗矢无度[7]。

【校勘】

①二:原作"三",据《铜人》卷五及《针灸聚英》卷一上改。

②饮食:原作"饮水",据《针灸聚英》卷一上改。

【注释】

[1]避唐祖讳:唐祖即唐高祖,名李渊。封建时代对于君主或尊长的名字避免直接称呼或写出,叫作避讳。将"太渊"作"太

泉"即是。

[2]肺脉所注为俞土:俞为五输穴之一,在五行中属土,太渊穴为肺脉之俞穴,故称"俞土"。

[3]疏:为古书旧注所作的阐释或进一步发挥的文字。此指宋·侯自然撰写的《难经注疏》(十三卷)。

[4]平旦寅时:即早晨 3~5 时。

[5]大要会:即大会,有总汇聚,总会合的意思。

[6]胸痹:胸部窒塞疼痛之证。出自《灵枢》本脏篇。

[7]卒遗矢无度:即突然大便次数骤增并失禁。矢,同屎。卒,此为突然之意。

[原文] 鱼际

大指本节[1]后,内侧白肉际陷中。又云:散脉[2]中。肺脉所溜为荥火[3]。

针二分,留二呼,禁灸。

主酒病,恶风寒[4],虚热[5],舌上黄[6],身热头痛,咳嗽哕,伤寒汗不出,痹走胸背痛不得息,目眩,心烦少气,腹痛不下食,肘挛肢满[7],喉中干燥,寒栗鼓颔[8],咳引尻痛,溺血①呕血,心痹[9]悲恐,乳痈[10]。

【校勘】

①血:原作"出",据《针灸聚英》卷一上改。

【注释】

[1]大指本节:即第一掌骨。

[2]散脉:即脉的散行者,相当于局部分布较密的浅表静脉。

[3]肺脉所溜为荥火:荥为五腧穴之一,在五行中属火,鱼际穴为肺脉之荥穴,故称。

[4]酒病恶风寒:是指饮酒后,感受风寒之邪,怕冷怕风之症。

[5]虚热:阴阳气血不足引起的发热。《素问》调经论:"阴虚则内热"。

[6]舌上黄:即"舌黄",为舌痛之一,《沈氏尊生书》:"因痛生

舌之,颜色不同而各有名称,黄色者名舌黄"。

[7]肘挛肢满:即肘臂拘挛,肢体胀满之症。

[8]寒栗鼓颔(hàn 汗):"颔",即下颔部。寒栗鼓颔为恶寒战栗,上下牙齿发生叩击之状。

[9]心痹:五脏痹证之一,系由"脉痹"日久不愈,复感外邪,疾病深入所致。其主要表现为心悸、气喘、烦躁、胸闷及心痛。

[10]乳痈:是发于乳房部的痈,此证由肝气郁结,胃热郁滞或因乳汁积滞而成。

[原文] 东垣[1]曰:胃气下溜[2],五脏气乱[3],皆在于肺者,取之手太阴鱼际,足少阴俞。

【注释】

[1]东垣:名李杲(1180～1251),金元四大家之一,号东垣先生。著有《脾胃论》等书。

[2]胃气下溜:胃居中焦,故胃气又称中气。胃气下溜,即中气下陷。

[3]五脏气乱:为脏腑、经脉之气逆,互相干扰,形成气乱于心、肺、肠、胃等五种病证。

【按语】 本段内容见于《脾胃论》卷中"胃气下溜,五脏气皆乱,其为病互相出见论"篇。

[原文] 少商

大指内侧,去爪甲角如韭叶。肺脉所出为井木[1]。

宜以三棱针刺之,微出血,泄诸脏热凑,不宜灸。

主颔肿喉闭,烦心善哕,心下满,汗出而寒,咳逆,痎疟振寒,腹满,唾沫,唇干引饮,食不下,膨膨,手挛指痛,掌热,寒栗鼓颔,喉中鸣,小儿乳鹅[2]。

【注释】

[1]肺脉所出为井木:井木为五输穴之一,在五行中属木,少商为肺脉之井穴,故称"井木"。

[2]乳鹅:即喉蛾,是一种咽部两侧肿胀之病证。本病起病

急骤,"喉核"明显充血,红肿灼热,咽部疼痛,表面或有黄色脓样物,形如蚕蛾。

[原文] 唐刺史[1]成君绰,忽颌肿大如升,喉中闭塞,水粒不下三日。甄权[2]以三棱针刺之,微出血,立愈,泻脏热也。"素注"留一呼。《明堂》灸三壮。《甲乙》灸一壮。

【注释】

[1]刺史:古代的官名。西汉武帝时,分全国为十三部(州),部置刺史;实为监察官性质,其官阶低于郡守。成帝时,改为州牧,以后又恢复刺史。

[2]甄权:唐代名医,许州扶沟(即今河南省扶沟县)人,长于针灸,晚年被唐太宗赐为朝散大夫,撰有《脉经》、《针方》和《明堂人形图》等书。

## 手阳明经穴主治①

大肠上口即
小肠下口

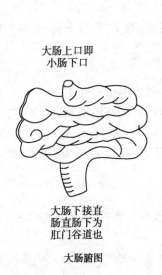

大肠下接直
肠直肠下为
肛门谷道也

**大肠腑图**

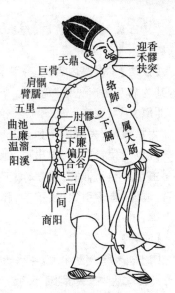

**手阳明大肠经**

【提要】 本经穴主治项下,主要有以下几方面内容:

一、引用《素问》灵兰秘典论、《难经》三十五难的部分内容,说明大肠的生理功能。

二、转录了手阳明大肠经穴歌。

三、阐述了大肠经五输穴的主治和刺灸法。

四、引用《灵枢》经脉篇的原文,说明手阳明大肠经的循行部位。

五、列举大肠经的有关病证及药物证治。

六、详细论述了手阳明大肠经商阳等二十穴的位置,刺灸法,主治病证及其禁忌等。

[原文] 《内经》曰:"大肠者,传道[1]之官,变化[2]出焉"。又云:大肠为白肠[3]。

【校勘】

①手阳明经穴主治:原无,据《针灸大成》目录补。

【注释】

[1]传道:这里作转送运输解。

[2]变化:指纳入的水谷经大肠变化成糟粕。

[3]白肠:即大肠。肺与大肠相表里,以五色配五脏,白属肺,故大肠又称白肠。

【语译】 《内经》说:大肠是输送水谷的器官,它能把散发精微后的水谷变化成糟粕。又说:大肠叫做白肠。(根据肺与大肠相表里,肺主白色)。

【按语】 本段出自《素问》灵兰秘典论和《难经》三十五难。

## 手阳明大肠经穴歌

[原文]

手阳明穴起商阳,二间三间合谷藏。

阳溪偏历温溜长,下廉上廉手三里。

曲池肘髎五里近,臂臑肩髃巨骨当。

天鼎扶突禾髎接,鼻旁五分号<sup>[1]</sup>迎香(左右四十穴)。

此一经起于商阳,终于迎香,取商阳、二间、三间、合谷、阳溪、曲池,与井荥俞原经合也。

**【注释】**

[1]号:在此作"称"字解。

[原文] 其脉起于大指次指之端,循指上廉出合谷两骨<sup>[1]</sup>之间,上入两筋<sup>[2]</sup>之中,循臂上廉,入肘外廉,上循臑外前廉,上肩,出髃骨<sup>[3]</sup>之前廉,上出柱骨<sup>[4]</sup>之会上,下入缺盆,络肺,下膈,属大肠。其支者,从缺盆上颈贯颊,入下齿缝<sup>①</sup>中,还出挟口,交人中,左之右,右之左,上侠鼻孔,循禾髎、迎香而终,以交于足阳明也。本经气血俱多,卯时气血注此,受手太阴之交。

**【校勘】**

①缝:《灵枢》经脉篇无此字。

**【注释】**

[1]合谷两骨:相当于第一、二掌骨而言。

[2]两筋:此相当于伸拇短肌腱和伸拇长肌腱。

[3]髃骨:相当于肩胛骨的肩峰与锁骨的肩峰端所形成的关节部位。

[4]柱骨:即颈椎。

**【语译】** 手阳明大肠经,起始于食指末端(商阳),沿着食指内侧(桡侧)上行,经过两骨(第一、二掌骨)之间的合谷穴,向上进入两筋(伸拇短肌腱与伸拇长肌腱)之间,沿着前臂上边至肘部外侧,再沿着上臂外侧前缘,走向肩端,顺着髃骨(肩胛骨肩峰)的前边,上出于柱骨(颈椎)的六阳经会合之处(大椎)。再向下进入缺盆(锁骨上窝),联络肺脏,穿过横膈,入属于大肠。其支脉,从缺盆走上颈部,通过颊部进入下齿龈中,然后回绕上唇,交叉于人中,左脉向右,右脉向左,并行于鼻孔的两侧(迎香),与足阳明胃经相接。本经多气多血,卯时为气血流注于本经的旺盛之时。

[原文] 庚金之腑[1],脉详右寸。实则脉实,伤热而肠满不通,辛温可泻。虚则脉虚,伤寒而肠鸣泄痛,补必酸凉。蒸黄连而解酒毒,炒厚朴而止便红。肠风妙川乌荆芥,脏毒奇卷柏黄芪。痢中六神丸[2],宜调则调;带下百中散,可止则止。润肠通秘,麻仁丸[3]果有神效;行滞推坚,六磨汤[4]岂无奇功。痔疮热痛,脑麝研扑蜗牛,胆冰磨敷井水;痢疾腹痛,姜茶煎治出坡仙,梅蜜饮方书登父。肠内生痈,返魂汤而加减随宜,十宣散[5]去增适可。尝闻食石饮水,可作充肠之馔;饵松食柏,亦成清腑之方。是以疗饥者不在珍馐[6],调肠者何烦异术,能穷针里阴阳,自获殊常效验。

【注释】

[1]庚金之腑:庚金为阳金,腑属阳,大肠与肺相表里,肺属金,故称大肠为庚金之腑。

[2]六神丸:此即载于《景岳全书》引《良方》中的六神丸。由神曲、炒麦芽、茯苓、枳壳、木香、黄连各等份配成。有理气消导之功用。

[3]麻仁丸:即麻子仁丸,出于《伤寒论》,由厚朴、枳实、麻子仁、大黄、杏仁、芍药所组成,为治脾约之良药。

[4]六磨汤:出于《证治准绳》。由乌药、木香、槟榔、枳实、沉香和人参(一作大黄),六味药所组成,有行气、消积、通便之功用。

[5]十宣散:亦名参芪内托散。为朱丹溪之方。系由人参、双花、炙甘草、远志、丹皮、黄芪、川芎、陈皮、当归、大枣等十味药所组成。

[6]珍馐(xiū 休):亦作"珍羞"。为贵重珍奇的食品。

【按语】 本段为大肠经的药物证治,文中一一列举了便血、肠风、脏毒、痢疾、便秘、肠痈与痔疾的药物治疗。又以"疗饥不在珍馐"为喻,指出治病不在药物的是否贵重,而在于认证选药的适宜。最后又指出,只要通针理,就能获得特殊的临床效果。在这里强调了针灸的效用。

# 考 正 穴 法

[原文]　商阳(一名绝阳)

手大指次指内侧,去爪甲角如韭叶。手阳明大肠脉所出为井金[1]。

《铜人》灸三壮,针一分,留一呼。

主胸中气满,喘咳支肿[2],热病汗不出,耳鸣聋,寒热痎疟,口干,颐[3]颔肿,齿痛,恶寒,肩背急相引缺盆中痛,目青盲[4],灸三壮,左取右,右取左,如食顷立已。

【注释】

[1]手阳明大肠脉所出为井金:井为五输穴之一,在五行中属金,商阳为手阳明大肠脉之井穴,故称"井金"。

[2]喘咳支肿:即久嗽而致之咳逆上气,咳吐痰涎,胸闷胀而皮肿之症。咳,一为"咳"的异体字,一作"气逆咳吐"解。支,胸内闷胀,似有物支撑之状。

[3]颐(yí 夷):即颏的外上方,口角的外下方和腮的前下方部位。

[4]青盲:《诸病源候论》:"……眼本无异,瞳子黑白不分,直不视物耳"。

[原文]　二间(一名间谷)

食指本节[1]前内侧陷中。手阳明大肠脉所溜为荥水[2]。大肠实泻之。

《铜人》针三分,留六呼,灸三壮。

主喉痹,颔肿,肩背痛,振寒,鼻鼽[3]衄血,多惊,齿痛,目黄,口干,口㖞[4],急食不通,伤寒水结[5]。

【注释】

[1]本节:此指手指最上一节,即掌指关节处。

[2]手阳明大肠脉所溜为荥水：荥为五输穴之一，在五行中属水，二间为手阳明大肠脉之荥穴，故称"荥水"。

[3]鼻鼽(qiú 球)：鼻流清涕或鼻塞不通，叫鼻鼽。

[4]口㖞(wāi 歪)：即口角歪斜，多因风痰阻滞经络所致。

[5]水结：病证名，即水结胸证。《注解伤寒论》卷四："常见心下痛，按之硬满等，多因水饮结于胸胁所致"。

[原文]　三间(一名少谷)

食指本节后内侧陷中。手阳明大肠脉所注为俞木[1]。

《铜人》针三分，留三呼，灸三壮。

主喉痹咽中如梗，下齿龋痛[2]，嗜卧，胸腹满，肠鸣洞泄[3]，寒热疟，唇焦口干，气喘，目眦急痛，吐舌，戾颈[4]，喜惊，多唾，急食不通，伤寒气热身寒结水。

【注释】

[1]手阳明大肠脉所注为俞木：俞为五输穴之一，在五行中属木，三间为手阳明大肠脉之俞穴，故称"俞木"。

[2]龋(qǔ 曲)痛："龋"即龋齿，因牙齿蛀空而疼痛者叫龋痛。

[3]洞泄：症见泻下如水，完谷不化，或大便每日多次而溏薄。见于《素问》生气通天论篇。

[4]戾(lì 力)颈：颈部突然疼痛，活动受限。

[原文]　东垣曰：气在于臂取之，先去血脉[1]，后深取手阳明之荥俞二间、三间。

【注释】

[1]去血脉：即通过针刺泄血而达到疏通血脉的目的。去，有泻除之意。

【按语】　本段内容系出自《脾胃论》：胃气下溜，五脏气皆乱，其为病互相出见论。李东垣说："气乱于手臂，先通畅四肢血脉，然后取手阳明的荥穴二间，俞穴三间"。卷六"东垣针法"作"气在于臂足取之先去血脉"。

［原文］　合谷(一名虎口)

手大指次指岐骨[1]间陷中。手阳明大肠脉所过为原[2]。虚实皆拔之。

《铜人》针三分,留六呼,灸三壮。

主伤寒大渴,脉浮在表,发热恶寒,头痛脊强,无汗,寒热疟,鼻衄不止,热病汗不出,目视不明,生白翳[3],头痛;下齿龋,耳聋,喉痹,面肿,唇吻不收,瘖不能言,口噤不开,偏风,风疹[4]痂疥[5],偏正头痛,腰脊内引痛,小儿单乳蛾。

按:合谷,妇人妊娠可泻不可补,补即堕胎。详见足太阴脾经三阴交下。

【注释】

[1]岐骨:即骨的分叉部位。此即第一、二掌骨。岐,有分岐之意。

[2]手阳明大肠脉所过为原:原即原穴,为脏腑元气所经过留止的穴位,合谷穴为手阳明大肠经之原穴。

[3]白翳:指黑睛发生病变后,留下的疤痕叫翳,能影响视力,因其色白故称白翳。

[4]风疹:俗称风疹块,即瘾疹之别称,其表现为皮肤上形成大小不等的扁平丘疹块,奇痒,时隐时现。

[5]痂(jiā 加)疥:为疮之干结痂。

［原文］　阳溪(一名中魁)

腕中上侧两筋间陷中。手阳明大肠脉所行为经火[1]。

《铜人》针三分,留七呼,灸三壮。

主狂言喜笑见鬼[2],热病烦心,目风[3]赤烂有翳,厥逆头痛[4],胸满不得息,寒热疟疾,寒嗽[5]呕沫,喉痹,耳鸣耳聋,惊掣[6],肘臂不举,痂疥。

【注释】

[1]手阳明大肠脉所行为经火:经为五输穴之一,在五行中属火,阳溪为手阳明大肠脉之经穴,故称。

[2]见鬼:相当于幻视,此指眼见虚幻奇异的怪状而言。

[3]目风:风邪犯目,症见眼赤羞明,视物不清等。

[4]厥逆头痛:《素问》奇病论篇作"人有病头痛,以数岁不已,……当有所犯大寒,内至骨髓,髓者以脑为主,脑故令头痛,齿亦痛,病名曰厥逆"。即因头痛而致成的四肢厥冷。

[5]寒嗽:咳嗽的一种。见于《素问病机气宜保命集》。其特点是痰色白而带泡沫,面白,脉紧或弦细。

[6]惊掣(chè 撤):又作"惊瘛"。"掣"与"瘛"通,见于《素问》至真要大论篇,即因惊吓而引起的抽搐。

[原文] 偏历

腕中后三寸。手阳明络脉,别走太阴。

《铜人》针三分,留七呼,灸三壮。《明下》[①] 灸五壮。

主肩膊肘腕痠疼,䁾目䁾䁾[1],齿痛、鼻衄,寒热疟,癫疾[2],多言,咽喉干,喉痹,耳鸣,风汗不出[3],利小便。实则龋聋[4],泻之;虚则齿寒痹膈[5],补之。

【校勘】

①《明下》:原作"明丁",据《针灸聚英》卷一上改。

【注释】

[1]䁾(mī 咪)目䁾䁾:目微微合拢而视物不清。

[2]癫疾:病名,出于《灵枢》癫狂等篇,症见精神抑郁,或喃喃独语,哭笑无常,不思饮食等。

[3]风汗不出:即感受风邪,发热而不出汗。

[4]龋聋:即龋齿和耳聋两症。

[5]痹膈:即闭膈,指膈间闭塞不通之症。

[原文] 温溜(一名逆注,一名池头)

腕后,大士[1]五寸,小士[2]六寸。《明堂》在腕后五寸、六寸间。

《铜人》针三分,灸三壮。

主肠鸣腹痛,伤寒哕逆噫,膈中气闭。寒热头痛,喜笑狂言见鬼,吐涎沫,风逆[3]四肢肿,吐舌,口舌痛,喉痹。

**【注释】**

[1]大士:指成人身长较高者。

[2]小士:指成人身长较矮者。

[3]风逆:外感风邪,而气内逆。《灵枢》癫狂篇:"风逆,暴四肢肿,身漯漯,唏然时寒,饥则烦。饱则善变"。

[原文] 下廉

辅骨[1]下,去上廉一寸,辅锐肉分外[2]。

《铜人》斜针五分,留五呼,灸三壮。

主飧泄[3],劳瘵[4],小腹满,小便黄,便血,狂言,偏风,热风[5],冷痹[6]不遂,风湿痹,小肠气不足,面无颜色,疮癣[7],腹痛若刀刺不可忍,腹胁痛满,狂走,侠脐痛,食不化,喘息,不能行,唇干涎出,乳痈。

**【注释】**

[1]辅骨:此指桡骨。

[2]辅锐肉分外:即臂之辅骨上隆起的肌肉(桡侧伸腕短肌)外斜缝中。

[3]飧(sūn 孙)泄:即完谷不化之泄泻。见于《素问》脏气法时论等篇,也作"飧泻",又名"水谷利"。

[4]劳瘵(zhài 债):又名痨极、传尸痨、传尸、尸注等。《济生方》:"夫痨瘵一症,为人之大患。凡患此病者,传变不一,积年染症甚至灭门。"本病病程缓慢,是由于劳伤正气,正不胜邪而感劳虫所致。证见恶寒,潮热,咳嗽,咯血,饮食减少,肌肉消瘦,疲乏无力,自汗,盗汗,舌红无苔,脉细数等。

[5]热风:是由于肾、肺、脾三经阴虚感湿,肺感风邪,风湿相搏成热;症见鼻常流臭黄浊涕,咳嗽,咯稠痰,目痛如脱,时时恶风寒战。

[6]冷痹:即寒痹。《灵枢》贼风篇:"腠理开而遇风寒,则气血凝结,与故邪相袭,则为寒痹也"。

[7]痃癖(xuán pǐ 玄痞):痃是脐两旁有条状隆起,伏若弓弦;癖是两胁部有积块,痛时触之可及,痛止则隐于两胁。癖,分为食癖、饮癖、寒癖、痰癖、血癖等。多因饮食失节,脾胃受伤,寒痰结聚,气血搏结而成。痃与癖虽是两种症候,但常统称为痃癖。

[原文] 上廉

三里下一寸,其分独抵阳明之会外。

《铜人》斜针五分,灸五壮。

主小便难黄赤,肠鸣,胸痛,偏风,半身不遂,骨髓冷,手足不仁,喘息,大肠气滞①,脑风[1]头痛。

【校勘】

①滞:原无,据《类经图翼》卷五经络(四)补。

【注释】

[1]脑风:见《素问》风论篇,其症为项背怯寒,脑户极冷,痛不可忍。多因风邪入脑所致。

【按语】 本经腧穴"下廉、上廉"皆作《铜人》斜针五分,参照本经其他腧穴体例,"斜"字,疑为本句衍字。

[原文] 三里(一名手三里)

曲池下二寸,按之肉起,锐肉之端。

《铜人》灸三壮,针二分。

主霍乱遗矢,失音①,齿痛,颊颔肿,瘰疬[1],手臂不仁,肘挛不伸,中风[2]口㖞,手足不遂。

【校勘】

①音:此后原有"气"字,据《针灸聚英》卷一上删。

【注释】

[1]瘰疬(luǒ lì 裸力):早见于《灵枢》寒热篇,又称"鼠瘘"、"老鼠疮"、"疬子颈"等。症见颈项、腋下或鼠蹊部发生大小不等,软硬不等和数目不等的肿物,一般无痛无热,多不粘连,也有化浓溃破,形成瘘道者。

[2]中(zhòng)风:此亦称卒中。症见猝然昏倒,不省人事,半身不遂,口歪和言语不利等。风寒束表之表虚症,亦名中风。

[原文] 曲池

肘外辅骨[1],屈肘横纹头陷中,以手拱胸取之。手阳明大肠脉所入为合土[2]。

"素注"针五分,留七呼。《铜人》针七分,得气先泻后补,灸三壮。《明堂》日灸七壮,至二百壮,且停十余日,更灸止二百壮。

主绕踝风[3],手臂红肿,肘中痛,偏风半身不遂,恶风邪气,泣出喜忘,风瘾疹[4],喉痹不能言,胸中烦满,臂膊疼痛,筋缓捉物不得,挽弓不开,屈伸难,风痹,肘细无力,伤寒余热不尽,皮肤干燥,瘈疭[5]癫疾,举体痛痒如虫啮,皮脱作疮,皮肤痂疥,妇人经脉不通。

【注释】

[1]辅骨:此指肱骨外上髁与桡骨小头构成的肘关节部位。

[2]手阳明大肠脉所入为合土:合为五输穴之一,在五行中属土,曲池穴为大肠脉之合穴,故称"合土"。

[3]绕踝风:系踝关节周围肿胀,时发时止的一种病症。

[4]风瘾疹:即隐疹,又称"痦瘤"。其表现为皮肤上形成大小不等的扁平丘疹块,奇痒。时隐时现。

[5]瘈(chì 赤)疭(zòng 纵):瘈,为筋脉挛缩;疭,为筋脉纵伸。瘈疭是手足伸缩交错抽动不止之状。

[原文] 肘髎

肘①大骨外廉陷中。

《铜人》灸三壮,针三分。

主风劳[1]嗜卧,肘节风痹,臂痛不举,屈伸挛急,肘臂②麻木不仁。

【校勘】

①肘:原无,据《针灸聚英》卷一上补。

②肘臂:原无,据《针灸聚英》卷一上补。

**【注释】**

[1]风劳:风寒之邪入于经络,致痹痛不仁,失治则渐入腑,继入脏。久之,耗伤气血,虚损成劳。

[原文] 五里

肘上三寸,行向里大脉中央。

《铜人》灸十壮。《素问》大禁针。

主风劳惊恐,吐血咳嗽,肘臂痛,嗜卧,四肢不得动,心下胀满,上气[1],身黄时有微热,瘰疬,目视䀮䀮,痎疟。

**【注释】**

[1]上气:此即肺气上逆,呼多吸少,气息急促之症。

[原文] 臂臑

肘上七寸,腘①肉端,肩髃下一寸②,两筋两骨罅陷宛宛中,举臂取之。手阳明络,手足太阳、阳维之会。

《铜人》灸三壮,针三分。《明堂》宜灸不宜针,日灸七壮,至二百壮;若针,不得过三、五分。

主寒热臂痛,不得举,瘰疬,颈项拘急。

**【校勘】**

①腘(zhūn谆):原作腘,据《针灸聚英》卷一上改。

②寸:人卫1963年版作“夫”。

[原文] 肩髃(一名中肩井,一名偏肩)

髆骨头肩端上,两骨罅间陷者宛宛[1]中,举臂取之有空。手阳明、阳跷之会①。

《铜人》灸七壮至二七壮,以瘥[2]为度。若灸偏风,灸七壮,不宜多,恐手臂细;若风病筋骨无力,久不瘥,灸不畏细。刺即泻肩臂热气。《明堂》针八分,留三呼,泻五吸,灸不及针。以平手取其穴,灸七壮,增至二七壮。“素注”针一寸,灸五壮;又云:针六分,留六呼。

主中风手足不遂,偏风,风痪[3],风痿[4],风病,半身不遂,热风肩中热,头不可回顾,肩臂疼痛臂无力,手不能向头,挛急,风热瘾疹,颜色枯焦,劳气泄精,伤寒热不已,四肢热,诸瘿气。

**【校勘】**

①手阳明、阳跷之会:《针灸聚英》卷一上作"足少阳,阳跷之会"。《类经图翼》卷六作"手太阳、阳明、阳跷之会"。

**【注释】**

[1]宛(wǎn 晚):即凹陷处。四周高而当中下陷叫宛。

[2]瘥:即病愈。

[3]风痪:泛指各种风邪所致的瘫痪。

[4]风痿:泛指各种风邪所致的痿证。

**[原文]** 唐鲁州刺史库狄嵚,风痹,不能挽弓。甄权针肩髃。针进即可射[1]。

**【注释】**

[1]唐鲁州刺史库狄嵚(qīn 钦)……针进即可射:《历代名医蒙求》:"鲁州(今河南省鲁山县)刺史库狄嵚,风痹不得挽弓,权使毂矢向垛,立针其肩髃,一进曰'可以射矣',果如言"。

**[原文]** 巨骨

肩尖端上行,两叉骨[1]罅间陷中。手阳明、阳跷之会。

《铜人》灸五壮,针一寸半。《明堂》灸三壮至七壮。"素注"禁针,针则倒悬[2]一食顷,乃得下针,针四分,泻之勿补,针出始得正卧。《明下》①灸三壮。

主惊痫,破心吐血[3],臂膊痛,胸中有瘀血,肩臂不得屈伸。

**【校勘】**

①《明下》:原作《明堂》,据《针灸聚英》卷一上改。

**【注释】**

[1]两叉骨:即肩胛骨和锁骨的交接处之骨。

[2]倒(dào 到)悬:比喻处境的痛苦和危急,像人被倒挂着一样。《孟子》公孙丑上:"民之悦之,犹解倒悬也。"

[3]破心吐血:即大量吐血。"破心"是形容出血之多,俨如心破。

[原文] 天鼎

颈缺盆[1]上,直扶突后一寸。

"素注"针四分。《铜人》灸三壮,针三分。《明堂》灸七壮。

主暴瘖[2]气哽,喉痹嗌[3]肿,不得息,饮食不下,喉中鸣。

**【注释】**

[1]缺盆:即锁骨上之凹陷处。

[2]暴瘖(yīn 音):又名卒瘖,即突然发作的失音。多由风寒袭肺或风热犯肺,使气道受遏,肺气壅塞,以致肺实不鸣。

[3]嗌(yì 义):即咽之后,食道之上的部位。

[原文] 扶突(一名水穴)

气舍上一寸五分,在颈当曲颊[1]下一寸,人迎后一寸五分,仰而取之。

《铜人》灸三壮,针三分。"素注"针四分。

主[①]咳嗽多唾[2],上气,咽引喘息,喉中如水鸡声,暴瘖气哽。

**【校勘】**

①主:原无,据《针灸聚英》卷一上补。

**【注释】**

[1]曲颊:即下颌骨角。

[2]唾:即唾液,为五液(汗、涕、泪、涎、唾)之一。《素问》宣明五气篇:"肾为唾"。

[原文] 禾髎(一名长频[1])

鼻孔下,挟水沟旁五分。手阳明脉气所发。

《铜人》针三分,禁灸。

主尸厥及口不可开,鼻疮息肉[2],鼻塞不闻香臭,衄鼽不止。

**【注释】**

[1]频(huì 会):即颊或颐下的毛。

[2]息肉:即赘生物。出自《灵枢》邪气脏腑病形篇,"息肉","寄肉也"。此病多生于鼻腔和消化道。

[原文] 迎香

禾髎上一寸,鼻下孔旁五分。手、足阳明之会。

针三分,留三呼,禁灸。

主鼻塞不闻香臭,偏风,口㖞,面痒浮肿,风动面痒①状如虫行,唇肿痛,喘息不利,鼻㖞,多涕,鼽衄骨疮,鼻有息肉。

【校勘】

①面痒:原作"叶落",据《类经图翼》卷五改。

## 足阳明经穴主治①

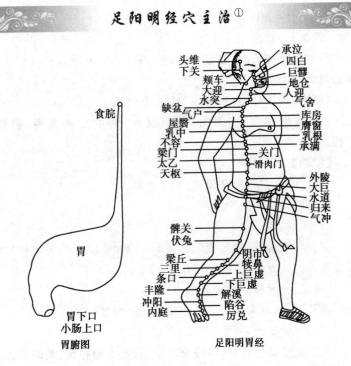

胃腑图

足阳明胃经

【提要】　本经穴主治项下主要有以下几方面内容:

一、引用《素问》灵兰秘典论、五脏别论的部分内容,说明胃的生理功能,强调胃为水谷之海。

二、转录了足阳明胃经穴歌。

三、阐述了足阳明胃经五输穴的主治和刺灸法。

四、引用《灵枢》经脉篇内容,说明足阳明胃经的循行部位。

五、列举了与胃经有关的病证及其药物治疗。

六、详细论述了足阳明胃经头维等四十五穴的位置,刺灸法,主治病证及禁忌等。

七、引用《丹溪心法》部分内容,论述了乳岩的成因、病证及防治方法。

八、引用《脾胃论》部分内容,强调脾胃在人体中的重要性。

[原文]《内经》曰:胃者,仓廪[1]之官,五味出焉,又曰:胃为黄肠[2]。

五味入口藏于胃,以养五脏气。胃者,水谷之海,六腑之大源②也。是以五脏六腑之气味,皆出于胃。

【校勘】

①足阳明经穴主治:原无,据《针灸大成》目录补。

②源:原作"原",据《素问》五脏别论篇改。

【注释】

[1]仓廪(lǐn 檩):为贮藏粮食的仓库。此比喻胃的受纳功能。

[2]黄肠:胃与脾相表里。以五色配五脏,黄属脾,故胃又称黄肠。

【语译】《素问》说:胃是贮存水谷的,所以叫作仓廪之官。五味都是在这里产生的。

《难经》又说:(按照脾主黄色,脏腑相表里的道理)胃是黄肠。

《素问》说:水谷入口后贮存在胃里,通过脾的转输,用来滋养五脏之气。胃为水谷之海,是六腑的源泉。所以,五脏六腑的气和味,都是在胃里产生的。

【按语】 本段出自《素问》五脏别论。主要阐述了"胃为水谷之海的道理。意即饮食经过胃肠的消化,便成为水谷的精微,这些精微再通过脾的输布以滋养五脏。说明胃的功能的重要。

## 足阳明胃经穴歌

[原文]

四十五穴足阳明,头维下关颊车停。

承泣四白巨髎经,地仓大迎对人迎。

水突气舍连缺盆,气户库房屋翳屯。

膺窗乳中延乳根,不容承满梁门起。

关门太乙滑肉门,天枢外陵大巨存。

水道归来气冲次,髀关伏兔走阴市。

梁丘犊鼻足三里,上巨虚连条口位。

下巨虚跳上丰隆,解溪冲阳陷谷中,

内庭历兑经穴终(左右九十穴)。

此一经起于头维①,终于历兑,取历兑、内庭、陷谷、冲阳、解溪、三里,与井荥俞原经合也。

【校勘】

①《针灸聚英》认为,本经起始于承泣穴。《甲乙经》认为本经起于迎香穴。

【按语】《针灸大成》认为足阳明胃经始于头维穴,是源于李梴的《医学入门》,与《灵枢》经脉篇不合。《甲乙经》认为应该起于迎香穴,而迎香穴被划为手阳明大肠经之终穴。《针灸聚英》及其他一些针灸书籍则主张本经始于承泣穴。依照诸书足阳明胃经诸穴之顺序应为:承泣、四白、巨髎、地仓、大迎、颊车、下关、头维、人迎……。

[原文] 脉起于鼻交頞[1]中,旁约[2]太①阳之脉,下循鼻外,入上②齿中,还出挟口,环唇,下交承浆,却[3]循颐后下廉,出大迎,循颊车,上耳前,过客主人,循发际至额颅[4]。其支别者③,从大迎前下人迎,循喉咙入缺盆,下膈,属胃,络脾;其直行④者,从缺盆下乳内廉,下⑤挟脐入气冲中;其支者,起胃下⑥

口⑦,循腹里,下至气冲而合,以下髀关,抵伏兔,下入⑧膝膑中,下循胻⑨[5]外廉,下足跗[6],入中趾内⑩间;其支者,下膝⑪三寸而别,以下入中趾外间;其支者,别跗上,入大趾间,出其端,以交于太阴也。多血多气,辰⑫时气血注此。

**【校勘】**

①太:原作大,据《灵枢》经脉篇改。

②入上:原作上入,据《灵枢》经脉篇改。

③其支别者:《灵枢》经脉篇作"其支者"。

④行:《灵枢》经脉篇无此字。

⑤下:原无,据《灵枢》经脉篇补。

⑥起胃下:《灵枢》经脉篇作"起于胃"。

⑦口:此字后《灵枢》经脉篇有"下"字。

⑧入:《灵枢》经脉篇无此字。

⑨胻:《灵枢》经脉篇作"胫"。

⑩内:原作"外",据《灵枢》经脉篇改。

⑪膝:《灵枢》经脉篇作"廉"。

⑫辰:原作"巳",据《针灸聚英》卷一上改。

**【注释】**

[1]頞(è 厄):鼻之上部凹陷处,俗称鼻梁部位。

[2]约:在此有约束、缠束的意思。也有作"纳"字解的。

[3]却:作"退"字讲。

[4]额颅:即头颅的前额部。

[5]胻(héng 恒):胻同骱,即胫部。

[6]跗(fū 夫):同"胕",即足背部。

**【语译】** 足阳明胃经,起始于鼻旁(迎香),上行相交于鼻根,旁纳足太阳经脉,然后下行于鼻的外侧,进入上齿龈内,又返出环绕口唇,相交于唇下的承浆,向后沿着口腮后下方,出于大迎穴,经过颊车穴,再向上通过耳前的客主人穴,沿着发际,到达前额上部。

其面部支脉，从大迎前面下至人迎穴，沿着喉咙进入缺盆，向下通过横膈，入属于胃，联络脾脏。

其直行经脉，从缺盆经乳头，并行于脐的两侧，直至阴毛两侧的气冲部。

其胃下口支脉，从胃下口（幽门），沿腹里向下在气冲穴与前脉会合，继而下经髀关，抵达伏兔部，下至膝盖，沿着胫骨前外侧，经过足背，进入足中趾内侧端（厉兑）。

其胫部支脉，从膝下三寸（足三里）处分出，下行进入足中趾外侧端。

其足跗部支脉，从足背分出，进入足大趾后，又出于足大趾内侧端（隐白），与足太阴经相接。本经多血多气，辰时是气血旺盛之时。

[原文]　戊土之腑[1]，脉右关部。胃气平调，五脏安堵。实则脉实，唇口干而腋下肿疼，宜泻胃土；虚则脉虚，腹痛鸣而面目虚浮，药行温补。验实热兮，必口内壅干，泻黄散[2]而得效；审虚寒兮，须骨节皆痛，人参散[3]而最奇。橘皮竹茹汤[4]治热渴而频频呕哕；乌药沉香散，疗寒痛而日日攒眉。人参治翻胃之良，豆蔻消积气之冷，粥药不停，藿叶人参橘皮；心脾刺痛，砂仁香附乌沉。胃冷生痰，半夏姜煎生附子；中寒停水，曲丸苍术久陈皮。芫花消癥癖，丸共朱砂；黄芪治消渴，兼同甘草。硫汞结成砂子，吐逆立痊；参朮煎用枣姜，酸咽即可。霍乱转筋肢逆冷，木瓜盐炒吴茱萸；食痕酒癖胁胸疼，蓬朮芫棱同醋煮。胃虚咳逆，人参甘草倍陈皮；胃实痰喘，藿叶丁皮增半夏。补虚降火，竹如甘草橘红皮①，或加枳朮；扶弱驱寒，橘皮②良姜丁半夏，参草姜苓。抑闻上部有脉，下部无脉者为食寒，点盐汤探吐[5]宽舒；倘或三部俱急，人迎带数者号内壅，服灵丸泻利便宜。调脾助胃之药最难，热则消于肌肉，须用中和饮子；变通加减之法不易，寒则减于饮食，要施仁义丹头[6]。如心不在焉，食而不知其味，正心为剂；口不谨兮，饮而不中其节，缄口良方。须知病后能服药，孰若病

前能自防。

**【校勘】**

①橘红皮:黄龙翔主编《针灸名著集成》作"橘陈皮"。

②橘皮:黄龙翔主编《针灸名著集成》作"柿橘"。

**【注释】**

[1]戊土之腑:戊土为阳土,腑为阳,胃与脾相表里,脾属己土,故称胃为戊土之腑。

[2]泻黄散:《小儿药证直诀》方。由藿香、栀子、石膏、甘草、防风等五味药物组成。

[3]人参散:《证类普及本事方》方。由人参、白术、茯苓、赤芍、神曲、柴胡、甘草、当归、干葛、黄芩等十味药物组成。

[4]橘皮竹茹汤:《金匮》方。由橘皮、竹茹、大枣、生姜、甘草、人参七味药物组成。

[5]盐汤探吐:将盐一味加水煎成极咸盐汤,喝一大口后,立即以指探咽以引吐,如此三次即可。

[6]仁义丹头:仁义丹是丹药名。炼制各种丹药时都必须有硝、矾与汞,它们的比例是7∶8∶10,所说"七硝八矾一两银"即此之意。这三种炼丹的基本药物叫作"丹头"。

**【按语】** 本段为胃经的药物证治。除列出胃的常见病症及其所宜使用之药物外,又阐述了胃脉的虚实及其在临证中的各种表现和应用原则。本文特别强调了治病不如防病的观点。"须知病后能服药,孰若病前能自防",就阐明了这个道理。

# 考 正 穴 法

**[原文]** 头维

额角入发际①,本神旁一寸五分,神庭旁四寸五分。足阳明、少阳二脉之会。

《铜人》针三分。"素注"针五分,禁灸。

主头痛如破,目痛如脱,目睏,目风泪出,偏风,视物不明。

**【校勘】**

①额角入发际:《甲乙经》卷三第一作"在额角发际"。

**[原文]** 下关

客主人下,耳前动脉[1]下廉,合口有空,开口则闭,侧卧闭口取之。足阳明、少阳之会。

"素注"针三分,留七呼,灸三壮。《铜人》针四分,得气即泻,禁灸。

主聤耳[2]有脓汁出,偏风,口目喝,牙车[3]脱臼,齿痛①牙龈肿处,张口以三棱针出脓血,多含盐汤,即不畏风。

**【校勘】**

①齿痛:原无,据《针灸聚英》卷一上补。

**【注释】**

[1]动脉:此指从颞浅动脉分出的面横动脉。

[2]聤(tíng 亭)耳:病名。见于《诸病源候论》。泛指耳窍化脓性疾病。

[3]牙车:又名牙床,即口腔内载齿之骨(分上下两部分)。此指下颌关节。

**[原文]** 颊车(一名机关,一名曲牙)

耳下八分,曲颊端近前陷中,侧卧开口有空取之。

《铜人》针四分,得气即泻,日灸七壮,止七七壮,炷如麦大。《明堂》灸三壮。"素注"针三分。

主中风牙关不开,口噤不语,失音,牙车疼痛,颔颊肿,牙不可嚼物,颈强不得回顾,口眼喝。

承泣

目下七分,直瞳子陷中。足阳明、阳跷脉、任脉之会。

《铜人》灸三壮,禁针,针之令人目乌色[1]。《明堂》针四分半,不宜灸,灸后令人目下大如拳[2],息肉日加如桃,至三十日定不见物。《资生》云:当不灸不针。

东垣曰:魏邦彦夫人目翳绿色<sup>[3]</sup>,从下侵上者,自阳明来也。

主目冷泪出,上观,瞳子痒,远视䀮䀮,昏夜无见,目眴动与项口相引,口眼㖞斜,口不能言,面叶叶牵动<sup>[4]</sup>,眼赤痛,耳鸣耳聋。

**【注释】**

[1]目乌色:此为针刺引起眼部的皮下或结膜下出血之症。

[2]目下大如拳:此指在承泣施灸后,引起的局部感染所致之肿胀。

[3]目翳绿色:相当于眼前房储脓症。

[4]面叶叶牵动:对面部抽搐、颤动的形容,如同树的枝叶互相牵动之状。

**[原文]　四白**

目下一寸,直瞳子,令病人正视取之。

"素注"针四分。《甲乙》、《铜人》针三分,灸七壮。凡用针稳当,方可下针,刺太深令人目乌色。

主头痛目眩,目赤痛,僻泪不明<sup>①</sup>,目痒,目肤翳,口眼㖞僻<sup>[1]</sup>不能言。

**【校勘】**

①僻泪不明:《聚英》同此,义不明;《外台》作"口僻,泪出,目不明,此意明确,似从《甲乙》原注:"口僻戾,目不明"而来。

**【注释】**

[1]口眼㖞僻:口歪斜而患侧目不能紧合的症状称口眼㖞僻。

**[原文]　巨髎**

侠鼻孔旁八分,直瞳子,平水沟,手足阳明、阳跷脉之会。

《铜人》针三分,得气即泻,灸七壮。《明堂》<sup>①</sup>灸七七壮。

主瘈疭,唇颊肿痛,口㖞僻,目障<sup>[1]</sup>无见,青盲无见,远视䀮䀮,淫肤白膜<sup>[2]</sup>,翳覆瞳子,面风<sup>[3]</sup>鼻頞<sup>[4]</sup>肿痛痛,招摇视瞻<sup>[5]</sup>,脚气<sup>[6]</sup>,膝肿。

【校勘】

①明堂:《针灸聚英》卷一上作"《明下》"。

【注释】

[1]目障:泛指一切障碍视力的眼病(包括目内障和目外障)。

[2]淫肤白膜:即眼球的风、水轮部位(相当于角膜部位)残存的浅薄白色的翳膜。

[3]面风:症名。两颊赤肿,其状如痱。

[4]頔(zhuō 拙):眼眶下缘之骨(包括颧骨及上"牙床")。

[5]招摇视瞻:眼视物动摇不清。

[6]脚气:古名脚风,又名脚弱。因外感湿邪风毒,或为饮食厚味所伤,积湿生热,流注于脚而成。症见腿脚麻酸痛,无力或挛急,肿胀,枯萎,胫红肿发热,进而入腹攻心,小腹不仁,呕吐不食,心悸胸闷,气喘,神志恍惚,言语错乱。

[原文] 地仓

侠口吻旁四分外如近下[1],有脉微动。手足阳明、阳跷脉之会。

《铜人》针三分。《明堂》针三分半,留五呼,得气即泻,日可灸二七壮,重者七七壮,炷如粗钗股脚大[2],艾炷若大,口转㖞,却灸承浆七七壮,即愈。

主偏风口㖞,目不得闭,脚肿,失音不语,饮水不收,水浆漏落,眼𥆧动不止,瞳子痒,远视䀮䀮,昏夜无见。病左治右,病右治左,宜频针灸,以取尽风气,口眼㖞斜者,以正为度。

【注释】

[1]四分外如近下:即四分外而稍向下。

[2]炷如粗钗(chāi 拆)股脚大:钗,妇女的首饰,由两股合成。以此形容艾炷细如钗中最粗的一端。

[原文] 大迎

曲颌[1]前一寸二分,骨陷中动脉。又以口下当两肩是穴[2]。

"素注"针三分,留七呼,灸三壮。

主风痓[3],口噤不开,唇吻瞤动,颊肿牙疼,寒热颈痛,瘰疬,口喎,齿龋痛,数欠气[4],恶寒,舌强不能言,风壅面浮肿,目痛不得闭。

**【注释】**

[1]曲颔:即曲颊,相当于下颌骨角。

[2]以口下当两肩是穴:此言取大迎穴方法。将头侧扭,使下颌与肩接触,触及处即相当于大迎穴部位。

[3]风痓:痓病的一种。因风寒湿邪所致。本病发作时,可突然跌倒,项背强直,口噤不开。

[4]数欠气:频频地打呵欠。

**[原文]** 人迎(一名五会)

颈大脉动应手,侠结喉[1]两旁一寸五分,仰而取之,以候[2]五脏气。足阳明、少阳之会。

滑氏曰:古以挟喉两旁为气口、人迎[3]。至晋王叔和直以左右手寸口[4]为人迎、气口。

《铜人》禁针。《明堂》针四分。"素注"刺过深杀人。

主吐逆,霍乱,胸中满,喘呼不得息,咽喉痛肿,瘰疬。

**【注释】**

[1]结喉:又称喉结。在颈正前方之突起处。亦称喉头。

[2]候:在此作诊查解。

[3]气口、人迎:此指诊脉的部位。属左右颈动脉的一段,左为人迎,右为气口。

[4]寸口:又称"脉口",即两手腕桡动脉的诊脉部位(古称左为人迎,右为气口)。

**[原文]** 水突(一名水门)

颈大筋[1]前,直人迎下,气舍上。

《铜人》针三分,灸三壮。

主咳逆上气,咽喉痛肿,呼吸短气,喘息不得卧。

**【注释】**

[1]颈大筋:指胸锁乳突肌。

**[原文]** 气舍

颈直人迎下,侠天突陷中。

《铜人》灸三壮,针三分。

主咳逆上气,颈项强不得回顾,喉痹哽噎,咽肿不消,瘿瘤。

缺盆(一名天盖)

肩下横骨[1]陷中。

《铜人》灸三壮,针三分。"素注"针二①分,留七呼,不宜太深,深则使人逆息。《素问》:刺缺盆②中内陷气泄[2],令人喘咳。

主息奔[3],胸满,喘急,水肿,瘰疬,喉痹,汗出寒热,缺盆中肿,外溃③则生,胸中热满,伤寒,胸热不已。

**【校勘】**

①二:原作"三",据《针灸聚英》卷一上改。

②盆:原无,据《素问》刺禁论补。

③溃:原作"痈",据《针灸聚英》卷一上改。

**【注释】**

[1]肩下横骨:即锁骨。

[2]内陷气泄:指针刺过深伤肺后,肺气受损。

[3]息奔:早见于《灵枢》邪气脏腑病形等篇,为五积中的肺积,其表现为呼吸急促,气逆上奔,右胁下有如覆杯样肿块,发热恶寒,胸闷呕逆,咳吐脓血等。

**[原文]** 气户

巨骨下,俞府两旁各二寸陷中,去中行各四寸,仰而取之。

《铜人》针三分,灸五壮。

主咳逆上气,胸背痛,咳不得息,不知味,胸胁支满[1],喘急[2]。

**【注释】**

[1]胸胁支满:"支"有支撑之意。胸胁部胀闷,如有物支撑

者叫胸胁支满。

[2]喘急:意指呼吸急促之病证。

[原文]　库房

气户下一寸六分陷中,去中行①各四寸。

《铜人》灸五壮,针三分。

主胸胁满,咳逆上气,呼吸不至息,唾脓血浊沫。

【校勘】

①行:原无,据《针灸聚英》卷一上补。

[原文]　屋翳

库房下一寸六分陷中,去中行①各四寸,仰而取之。

"素注"针四分。《铜人》灸五壮,针三分。

主咳逆上气,唾血多浊沫,脓血,痰饮,身体肿,皮肤痛不可近衣,淫泺[1],瘛疭不仁。

【校勘】

①行:原无,据《针灸聚英》卷一上补。

【注释】

[1]淫泺(pō 泊):肢体痠痛无力之貌。《素问》骨空论篇王冰注:"淫泺"谓似痠痛而无力也。

[原文]　膺窗

屋翳下一寸六分陷中,去中行①各四寸。

《铜人》针四分,灸五壮。

主胸满短气,唇肿,肠鸣注泄,乳痈,寒热,卧不安。

【校勘】

①行:原无,据《针灸聚英》卷一上补。

[原文]　乳中

当乳中是。

《铜人》微刺三分,禁灸,灸则生蚀疮[1],疮中有脓血清汁可治,疮中有息肉若蚀疮者死。《素问》云:刺乳上[2],中乳房为肿根蚀[3]。

**【注释】**

[1]蚀疮:即浸淫疮。一处生疮,其脓水沾染之处亦随之而生疮。各种腐蚀溃疡的恶疮,亦称为蚀疮。

[2]刺乳上:即刺乳中穴。

[3]根蚀:肿疡症从内部溃脓腐蚀叫"根蚀"。

**【按语】** 据《肘后方》、《千金翼》和《外台》等书记载,在乳中穴施灸,可治疗癫疾,小儿暴痫和中暑等病。

**[原文]**

丹溪[1]曰:乳房,阳明胃所经;乳头,厥阴肝所属。乳(去声)子之母,不知调养,忿怒所逆,郁闷所遏,厚味所酿,以致厥阴之气不行,窍不得通,汁不得出,阳明之血沸腾,热甚似脓。亦有所乳之子,膈有滞痰,口气焮热[2],含乳而睡,热气所吹,遂生结核。

初起时,便须忍痛,揉令稍软,吮令汁透,自可消散。失此不治,必成痈疖。若加以艾火两三壮,其效尤捷。粗工便用针刀,卒惹拙病[3]。若不得夫与舅姑[4],忧怒郁闷,脾气消阻①,肝气横逆,遂成结核如棋子,不痛不痒,十数年后为疮陷,名曰奶岩[5]。以疮形如嵌凹[6],似岩穴也,不可治矣。若于始生之际,能消息病根,使心清神安,然后医治,庶有可安之理。

**【校勘】**

①阻:原为"沮",据《丹溪心法》卷五改。

**【注释】**

[1]丹溪:名朱震亨(1281～1358)。金元四大家之一,后人尊为丹溪翁,著有《丹溪心法》等书。

[2]焮(xīn 欣)热:焮,作火烤解。焮热,形容体温之高,如同火烤样。

[3]卒惹拙病:人体接受较强的刺激后,未能起到治疗疾病的作用。

[4]舅姑:在此作公婆解。古亦称岳父母为"舅姑"。

[5]奶岩:病名。即乳岩。

[6]嵌(qiàn 欠)凹:陷入凹中叫"嵌凹"。

**【按语】** 本文出自《丹溪心法》。本段详细论述了乳岩的成因、病证及防治方法。还强调了未病先防和已病早治。朱丹溪认为:乳岩多因饮食膏粱厚味,加之肝郁气滞,致使乳汁瘀积化热而成脓;或因乳儿经常含乳头睡觉,热气熏蒸母乳而生肿块。肿块渐大而硬,形如棋子,初起不痛不痒,久之可破溃成疮。因其外形深凹,形如岩洞,故名乳岩。初成肿块时如能保持心情舒畅,并忍痛用手按揉,使之变软将乳汁彻底吸出,肿块就会逐渐消散。若延误治疗时机,甚或误以针刺或刀割,加之肝郁不舒,横逆犯脾,即成乳岩则难愈。

[原文] 乳根

乳中下一寸六分陷中,去中行①各四寸,仰而取之。

《铜人》灸五壮,针三分。"素注"针四分,灸三壮。

主胸下满闷,胸痛膈气[1],不下食,噎病,臂痛肿,乳痛,乳痛,凄凄寒热②,痛不可按③,咳逆,霍乱转筋,四厥[2]。

**【校勘】**

①行:原无,据《针灸聚英》卷一上补。

②凄凄寒热:原作"凄惨寒痛",据《针灸聚英》卷一上改。

③痛不可按:原作"不可按抑",据《针灸聚英》卷一上改。

**【注释】**

[1]膈气:为肝郁气滞,胸闷气短之症。

[2]四厥:即四肢厥冷。

[原文] 不容

幽门旁相去各一寸五分,去中行各二寸①。

《铜人》灸五壮。《明堂》灸三壮,针五分。"素注"针八分。

主腹满疙癖,吐血,肩胁痛,口干,心痛,胸背相引痛,喘咳,不嗜食,腹虚鸣,呕吐,痰癖[1],疝瘕[2]。

【校勘】

①二寸：原作"三寸"，据《类经图翼》第六卷改。

【注释】

[1]痰癖：由饮水未散，在于胸腹之间，因遇寒热之气相搏，沉滞而成痰，痰又停聚流移于胁肋之间，即谓之痰癖。

[2]疝瘕：病名。早见于《素问》玉机真脏论篇，也叫"瘕疝"。其症为小腹热痛，尿出白色浊液，或腹皮隆起，推之可移，腹痛牵引腰背。

[原文] 承满

不容下一寸，去中行各二寸①。

《铜人》针三分，灸五壮。《明堂》灸②三壮。

主肠鸣腹胀，上气喘逆，食饮不下，肩息[1]，唾血[2]。

【校勘】

①二寸：原作"三寸"，据《类经图翼》六卷改。

②灸：原无，据文意补。

【注释】

[1]肩息：证名。见于《素问》通评虚实论篇，此为形容张口抬肩以助呼吸的状态，是一种气憋的表现。

[2]唾血：咳嗽痰中带血，或血液随唾液而出之症。与"呕血"不同。

[原文] 梁门

承满下一寸，去中行各二寸①。

《铜人》针三分，灸五壮。

主胁下积气[1]，食饮不思，大肠滑泄[2]，完谷不化。

【校勘】

①二寸：原作"三寸"，据《类经图翼》第六卷改。

【注释】

[1]胁下积气：属肝气郁滞所致之症。

[2]大肠滑泄：病名。见于《中藏经》。表现为泻泄不禁，完

谷不化等症。多因泻久气脱所致。

[原文] 关门

梁门下一寸,去中行各二寸①。

《铜人》针八分,灸五壮。

主善满积气,肠鸣卒痛,泄利,不欲食,腹中气走,侠脐急痛,身肿,痃疟振寒,遗溺。

【校勘】

①二寸:原作"三寸",据《类经图翼》第六卷改。

[原文] 太乙

关门下一寸,去中行各二寸①。

《铜人》灸五壮,针八分。

主癫疾狂走,心烦吐舌。

【校勘】

①二寸:原作"三寸",据《类经图翼》第六卷改。

[原文] 滑肉门

太乙下一寸,去中行各二寸①。

《铜人》灸五壮,针八分。

主癫狂,呕逆,吐舌,舌强。

【校勘】

①二寸:原作"三寸",据《类经图翼》第六卷改。

[原文] 天枢(一名长溪,一名谷门)

去肓俞一寸五分①,夹脐中两旁各二寸。乃大肠之募。

《铜人》灸百壮,针五分,留十呼。《千金》云:魂魄之舍不可针。"素注"针五分,留一呼。

主奔豚[1],泄泻,胀疝,赤白痢,水利不止,食不下,水肿,腹胀肠鸣,上气冲胸,不能久立,久积冷气,绕脐切痛,时上冲心,烦满呕吐,霍乱,冬月感寒泄利,疟寒热狂言,伤寒饮水过多,腹胀气喘,妇人女子癥瘕,血结成块,漏下赤白,月事不时。

【校勘】

①一寸五分:原作"一寸",据《类经图翼》第六卷改。

【注释】

[1]奔豚:又作"贲豚"、"贲豚气",属于五积中的肾积。出于《灵枢》邪气脏腑病形篇。症见气从少腹上冲胸脘、咽喉,或有腹痛,往来寒热等。

[原文] 外陵

天枢下一寸,去中行各二寸。

《铜人》灸五壮,针三分。

主腹痛,心下如悬[1],下引脐痛。

【注释】

[1]心下如悬:"悬"在此作空虚解。"心下如悬"指胃脘部的空虚感。

[原文] 大巨

外陵下一寸,去中行各二寸。

《铜人》针五分,灸五壮。"素注"针八分。

主小腹胀满,烦渴,小便难,㿉疝[1],偏枯,四肢不收[2],惊悸[3]不眠。

【注释】

[1]㿉(kuì 溃)疝:病名,早见于《灵枢》经筋等篇。因内蓄瘀血而致少腹拘急疼痛牵引睾丸,或下腹有包块,内裹败血;或阴囊肿痛,呈现硬结麻木;或男女外生殖器溃肿流脓。

[2]四肢不收:出自《难经》,表现为手足软弱无力,活动不能自如。

[3]惊悸:恐惧不安之症。

[原文] 水道

大巨下三寸,去中行各二寸。

《铜人》灸五壮,针三分半。"素注"针二分半。

主腰背强急,膀胱有寒,三焦结热,妇人小腹胀满,痛引阴中,胞中瘕[1],子门[2]寒,大小便不通。

**【注释】**

[1]胞中瘕:胞,即子宫。胞中瘕,指子宫内肿物。

[2]子门:即子宫口。

**【按语】** 对水道穴具体位置的文献记载,出入较大,如《甲乙经》和《针灸大成》等作"大巨下三寸";《针灸聚英》作"大巨下二寸";近代许多针灸著作标为"脐下三寸,关元旁开二寸",相当于大巨下一寸。

[原文] 归来

水道下二寸,去中行各二寸。

《铜人》灸五壮,针五分。"素注"针八分。

主小腹奔豚,卵上入腹,引茎中痛,七疝[1],妇人血脏[2]积冷。

**【注释】**

[1]七疝:指冲疝、狐疝、癫疝、厥疝、瘕疝、㿉疝、癃疝等七种疝证。

[2]妇人血脏:此即指子宫。

**【按语】** 针灸古籍中,对归来穴具体位置的描述不一,如:《甲乙经》和《针灸聚英》、《资生经》等作"水道下二寸";《外台秘要》作"水道下五寸";近代多数针灸著作标为"中极旁开二寸",相当于"水道下一寸"。

[原文] 气冲(一名气街)

归来下一寸,去中行各二寸,动脉应手宛宛中,冲脉所起。

《铜人》灸七壮,炷如大麦,禁针。《素问》:刺中脉血不出,为肿鼠仆[1]。《明堂》针三分,留七呼,气至即泻,灸三壮。

主腹满不得正卧,癫疝,大肠中热,身热腹痛,大气石水[2],阴痿[3]茎痛,两丸骞痛[4],小腹奔豚,腹有逆气上攻心,腹胀满,上抢心,痛不得息,腰痛不得俯仰,淫泺,伤寒胃中热,妇人无子,小腹痛①,月水不利,妊娠子上冲心,生难胞衣不出。

东垣曰:脾胃虚弱,感湿成痿,汗大泄,妨食,三里、气街以三棱针出血。又曰:吐血多不愈,以三棱针于气街出血,立愈。

**【校勘】**

①小腹痛:原为"小肠痛",据《类经图翼》卷六改。

**【注释】**

[1]肿鼠仆:伤脉络而血未流出,使皮肉肿。《素问》刺禁论:"血不出为肿鼠仆"。王注:"内结为肿,如伏鼠之形也"。

[2]大气石水:即石水。多因肝肾阴寒,水气凝聚下焦所致。症见少腹肿大,坚如石,胁下胀痛,腹满不喘,脉沉等。

[3]阴痿:即阳萎。

[4]两丸骞(qiān 千)痛:骞,有提举之意。两丸,即两侧睾丸。"两丸骞痛"是两侧睾丸向上聚缩而痛。

**【按语】** 本段主要内容出自《脾胃论》。《素问》痿论:"论言治痿独取阳明"。李东垣认为,脾胃虚弱,感湿成痿,治疗宜取足阳明胃经的足三里穴和气冲穴,用三棱针刺出血即可治愈。"气冲"治"大肠中热弗解",《甲乙》、《千金》有"气冲"主"腹中大热不安"可参改。

[原文] 髀关

伏兔后交纹中。

《铜人》针六分,灸三壮。

主腰痛,足麻木,膝寒不仁,痿痹,股内筋络急[1],不屈伸,小腹引喉痛。

**【注释】**

[1]股内筋络急:即大腿内侧筋脉拘挛。

[原文] 伏兔

膝上六寸起肉,正跪坐而取之。以左右各三指按捺,上有肉起如兔之状,因以此名。

《此事难知》[1]:定痈疽死地分有九[2],伏兔居一。刘宗厚[3]曰:脉络所会也。主膝冷不得温,风劳气①逆,狂邪[4],手挛缩,身瘾疹,腹胀少气,头重脚气,妇人八部诸疾[5]。

《铜人》针五分,禁灸。

**【校勘】**

①气:原作"痹",据《铜人》改。

**【注释】**

[1]《此事难知》:是一部医书。全书共2卷,为元代王好古撰成于1308年。本书系王氏编集其师李杲的医学论述(包括经络、脏腑、病理、病源等基础理论),亦有临床辨证、治法等内容。

[2]定痈疽死地分有九:即九部发生痈疽时难愈。九个部位是:胸部(井疽),膺部(甘疽),股胫部(股胫疽),尻部(锐疽),股阴部(赤施),膝部(疵痈),足上下部(四淫),足旁(厉痈),足趾(脱痈)。

[3]刘宗厚:名纯。明代咸宁县人。深明医道,著有《医经小学》和《寿亲养老补遗》、《伤寒治例》等书。

[4]狂邪:神志病发于外者为狂,可以引起发狂的病因叫狂邪。

[5]妇人八部诸疾:指外阴病、乳疾、妊娠期有关疾病的胎病、产后疾病、崩漏、带下、月经病、癥瘕等。

**[原文]** 阴市(一名阴鼎)

膝上三寸,伏兔下陷中,拜而取之[1]。

《铜人》针三分,禁灸。

主腰脚如冷水,膝寒,痿痹不仁,不得①屈伸,卒寒疝,力痿少气,小腹痛,胀满,脚气,脚以下伏兔上寒,消渴。

**【校勘】**

①得:原无,据《类经图翼》卷六补。

**【注释】**

[1]拜而取之:这里是指跪拜屈膝的体位。《素问》骨空论王冰云:"拜而取者,使膝穴空开也。跪而取之者,令足心宛宛处深

定也"。

[原文]　梁丘

膝上二寸两筋间。

《铜人》灸三壮,针三分。《明堂》针五分。

主膝脚腰痛,冷痹不仁,不可屈伸难跪①,足寒,大惊,乳肿痛。

【校勘】

①不可屈伸难跪:原作"跪难屈伸",据《针灸聚英》卷一上改。

【按语】　以上在大腿部的四个胃经腧穴(髀关、伏兔、阴市、梁丘),均在髂前上棘到膑骨外缘间的连线上,是可以深刺的。

[原文]　犊鼻

膝膑下,骱骨[1]上,夹解大筋陷中,形如牛鼻,故名。

"素注"针六分。《铜人》针三分,灸三壮。《素问》:刺犊鼻出液为跛[2]。

主膝中痛不仁,难跪起,脚气,膝膑肿溃者不可治,不溃者可治。若犊鼻坚硬,勿便攻,先洗熨,微刺之愈。

【注释】

[1]骱骨:也作"骱骨",为小腿胫骨与腓骨之统称。

[2]跛(bǒ 簸):即腿脚有病,走路时身体不平衡,俗称为"瘸"。

[原文]　三里

膝下三寸,骱骨外廉大筋[1]内宛宛中,两筋[2]肉分间,举足取之。极重按之,则跗上动脉[3]止矣。足阳明胃脉所入为合土[4]。

"素注"刺一寸,灸三壮。《铜人》灸三壮,针五分。《明堂》针八分,留十呼,泻七吸,日灸七壮,止百壮。《千金》灸五百壮,少亦一、二百壮。

主胃中寒,心腹胀满,肠鸣,脏气[5]虚惫,真气不足,腹痛食不下,大便不通,心闷不已,卒心痛,腹有逆气上攻,腰痛不得俯仰,小肠气[6],水气蛊毒[7],鬼击[8],疝癖,四肢满,膝胻瘘痛,目不明,产妇血晕。

**【注释】**

[1]胻骨外廉大筋:即胫骨前肌。

[2]两筋:此处两筋,指胫骨前肌与伸趾长肌。

[3]跗上动脉:也称趺阳脉。在解溪穴部位,可触到的胫前动脉即是。

[4]足阳明胃脉所入为合土:合为五输穴之一,在五行中属土,三里穴为足阳明胃经之合穴,故称合土。

[5]脏气:此指五脏之气,即脾胃功能。

[6]小肠气:即疝气。为小肠坠入阴囊,阴囊胀大,并伴有睾丸牵少腹疼痛症状。

[7]蛊(gǔ古)毒:古病名。出自《肘后方》。症状复杂,变化不一,病情较严重,预后多不良。

[8]鬼击:此病因不明,忽如刀刃刺击,或如杖打,胸腹间痛拒按,甚则吐衄下血,小便不通。

[原文]　秦承祖[1]云:诸病皆治。华佗[2]云:主五劳[3]羸瘦,七伤[4]虚乏,胸中瘀血,乳痈。

**【注释】**

[1]秦承祖:宋代的医生,精于针灸与方药,撰有《偃侧杂针灸经》、《脉经》和《本草》等书,均散佚。

[2]华佗:东汉末杰出的外科学家。名旉,字元化,沛国,谯(今安徽省亳县)人。通晓内、妇、儿、针灸等科,外科尤为擅长,施针用药简而有效。对"肠胃积聚"等病,创用麻沸散,将患者麻醉后,行腹部手术。所著医书已佚,现存《中藏经》,是后人托名之作。

[3]五劳:指肺劳、心劳、脾劳、肝劳、肾劳而言。

[4]七伤:在此指男子肾气亏损的七个症,即阴寒,阴萎,里

急,精连连(精易滑出),精少,阴下湿,精清(精气清冷,精液稀薄)。

[原文] 《千金翼》云:主腹中寒胀满,肠中雷鸣,气上冲胸,喘不能久立,腹痛,胸腹中瘀血,小腹①胀,皮肿,阴气不足,小腹坚,伤寒热不已,热病汗不出,喜呕口苦,壮热,身反折,口噤鼓颔,肿痛不可回顾,口僻,乳肿,喉痹不能言,胃气不足,久泄利,食不化,胁下支满,不能久立,膝痿寒热,中消谷苦饥,腹热身烦,狂言,乳痈,喜噫,恶闻食臭,狂歌妄笑,恐怒大骂,霍乱,遗矢②矢气,阳厥,凄凄恶寒,头眩③,小便不利,喜哕,脚气。

**【校勘】**

①腹:原作"肠",据《针灸聚英》卷一上改。

②遗矢:原为"遗尿",据《针灸聚英》卷一上改。

③眩:原作"疢",据《针灸聚英》卷一上改。

[原文] 《外台秘要》云:人年三十已上[1],若不灸三里,令人气上冲目[2]。

**【注释】**

[1]已上:"已"与"以"通。"已上"即"以上"。

[2]气上冲目:为"上实下虚"头晕眼花之证。通常年过三十岁以后,肾气不足,阴虚于下,阳亢于上,在下出现腰膝痿软无力,在上出现头晕目眩和烦躁易怒等证。

[原文] 东垣曰:饮食失节及劳役形质,阴火[1]乘于坤土[2]之中,致谷气,荣气,清气[3]、胃气、元气不得上升滋于六腑之阳气,是五阳[4]之气,先绝于外。外者天[5]也,下流伏①于坤土②阴火之中;皆先③由喜怒悲忧恐为五贼所伤,而后胃气不行,劳疫饮食不节,继之则元气乃伤,当从④胃合⑤三里穴中推而扬之[6],以伸元气。

**【校勘】**

①伏:原作"入",据《脾胃论》卷中改。

②土:原作"上",据《脾胃论》卷中改。

③先:原无,据《脾胃论》卷中补。

④从:原作"于",据《脾胃论》卷中改。

⑤胃合:原无,据《脾胃论》卷中补。

【注释】

[1]阴火:即饮食劳倦和喜怒忧思所生之火,属心火。

[2]坤土:在此为脾胃之别称。

[3]清气:此为水谷精华的轻清部分。

[4]五阳:即五脏之阳气。

[5]天:在此指上焦心肺。

[6]推而扬之:见于《灵枢》官能篇中,是引举其气以补其上的一种针法。

【按语】 本段内容出自《脾胃论》。强调了脾胃在人体中的重要性,指出情志可损伤胃气,劳损和饮食不节,能产生阴火,阴火又加重脾胃的损伤。脾胃,乃水谷之海,为后天之本。脾胃受伤则水谷精微不足,而致五脏阳虚,元气乃伤。应当针足三里穴,采用"推而扬之"的手法,导其清阳之气上升,以助元气。

[原文] 又曰:气在于肠胃者,取之足太阴、阳明,不下者取之三里。又曰:气逆上①霍乱者,取三里,气下乃止,不下复治。

又曰:胃脘当心而痛,上支两胁,膈噎不通,饮食不下,取三里以补之。

又曰:六淫客邪及上热下寒,筋骨皮肉血脉之病,错取于胃之合(三里穴)大危。

又曰:有人年少气弱,常于三里、气海灸之,节[1]次约五七十壮,至年老热厥头痛,虽大寒犹喜风寒,痛愈恶暖处及烟火,皆灸之过也。

【校勘】

①上:原无,据《脾胃论》卷中补。

**【注释】**

[1]节:在此作"量"字解。

**【按语】** 上述四段内容主要出自《脾胃论》。阐述了足三里穴的主治,禁针及误灸之变证,东垣强调指出霍乱、胃脘痛等证可取足三里;而"上热下寒"之证则不可以针足三里;青年人常灸足三里和气海两穴,有可能导致年老时患"热厥头痛"之证。

[原文] 上廉(一名上巨虚)

三里下三寸,两筋骨罅中,举足取之。

《铜人》灸三壮,针三分。甄权随年为壮。《明堂》针八分,得气即泻,灸日七壮。

主脏气不足,偏风脚气,腰腿手足不仁,脚胫瘦痛屈伸难,不能①久立,风水[1]膝肿,骨髓冷疼,大肠冷,食不化,飧泄,劳瘵,夹脐腹两胁痛,肠中切[2]痛雷鸣,气上冲胸,喘息不能行,不能久立,伤寒胃中热。

**【校勘】**

①能:原无,据《针灸聚英》卷一上补。

**【注释】**

[1]风水:水肿病的一种类型,早见于《素问》水热穴论篇。本病发病急,证见发热恶风,全身水肿,骨节痛,小便不利,脉浮等,因风邪所致,故名"风水"。

[2]切:此作急解。切痛,即急剧的疼痛。

[原文] 东垣曰:脾胃虚弱,湿痿,汗泄,妨食,三里、气街[1]出血,不愈,于上廉出血。

**【注释】**

[1]气街:此即气冲穴。

[原文] 条口

下廉上一寸,举足取之。

《铜人》针五分。《明堂》针八分,灸三壮。

主足麻木,风气[1],足下热,不能久立,足寒膝痛,胫寒湿痹,脚痛胕肿,转筋,足缓不收。

【注释】

[1]风气:对风邪致病的统称。属六淫之一,有善行而数变的特性。

[原文] 下廉(一名下巨虚)

上廉下三寸,两筋骨罅中,蹲地举足取之。

《铜人》针八分,灸三壮。"素注"针三分。《明堂》针六分,得气即泻。《甲乙》灸日七七壮。

主小肠气不足,面无颜色,偏风腿痿,足不履地,热风冷痹不遂,风湿痹,喉痹,脚气不足,沉重,唇干,涎出不觉,不得汗出,毛发焦,肉①脱,伤寒胃中热,不嗜食,泄脓血,胸胁小腹控睾而痛,时窘之后,当耳前热。若寒甚,若独肩上热甚及小指次指间热痛,暴惊狂,言语非常,女子乳痈,足跗不收,跟痛。

【校勘】

①肉:原作"内",据《针灸聚英》卷一上改。

[原文] 丰隆

外踝上八寸,下胻外廉陷中,足阳明络别走太阴。

《铜人》针三分,灸三壮。《明堂》灸七壮。

主厥逆,大小便难,怠惰,腿膝痠,屈伸难,胸痛如刺,腹若刀切痛,风痰头痛,风逆四肢①肿,足青身寒湿,喉痹不能言,登高而歌,弃衣而走,见鬼好笑。气逆则喉痹卒瘖,实则癫狂,泻之;虚则足不收,胫枯补之。

【校勘】

①肢:原作"指",据《针灸聚英》卷一上改。

[原文] 解溪

冲阳后一寸五分,腕[1]上陷中,足大指次指直上,跗上陷者宛宛中。足阳明胃脉所行为经火[2]。

胃虚补之。《铜人》灸三壮,针五分,留三呼。

主风面浮肿①,颜黑[3],厥气[4]上冲,腹胀,大便下重,瘛惊,膝股胻肿,转筋,目眩,头痛,癫疾,烦心悲泣,霍乱,头风[5],面赤,目赤,眉攒疼[6]不可忍。

**【校勘】**

①风面浮肿:《甲乙经》作风水浮肿,"风水"系病症名,指夹有风邪的水肿病。

**【注释】**

[1]腕:此处系指足腕,即踝关节。

[2]足阳明胃脉所行为经火:经为五输穴之一,在五行中属火,解溪穴为足阳明经之经穴,故称"经火"。

[3]颜黑:即额黑。《素问》刺热篇:"心热病者颜先赤"。王冰:"颜,额也"。

[4]厥气:气虚不相接续。见于《灵枢》淫邪发梦篇。

[5]头风:凡头痛之作止不常,有触即发者谓之头风。多由痰涎风火,郁遏经络,气血壅滞所致。

[6]眉攒(zuān 钻)疼:攒者,聚集也。眉攒痛,即攒眉痛,形容紧蹙双眉,表示痛不可忍。

**[原文]** 冲阳

足跗上五寸,去陷骨二寸①,骨间动脉[1]。足阳明胃脉所过为原[2],胃虚实皆拔之。

"素注"针三分,留十呼。《素问》刺足跗上动脉,血出不止死。《铜人》针五分,灸三壮。

主偏风,口眼㖞,跗肿,齿龋,发寒热,腹坚大,不嗜食,伤寒病,振寒而欠,久狂,登高而歌,弃衣而走,足缓履不收,身前痛。

**【校勘】**

①二寸:《甲乙经》卷三第三十三作"三寸";《西方子灸经》作"一寸";《针灸聚英》卷一上作"三寸"。

**【注释】**

[1]骨间动脉:此即足背动脉。《素问》三部九候论篇王冰注云:"候胃气者,当取足跗之上"。

[2]足阳明胃脉所过为原:原,即原穴,为脏腑元气所经过留止的穴位。冲阳穴为足阳明胃经之原穴。

[原文] 陷谷

足大指次指外间,本节后陷中,去内庭二寸。足阳明胃脉所注为俞木[1]。

《铜人》针三分。"素注"针五分,留七呼,灸三壮。

主面目浮肿及水病[2],善噫,肠鸣腹痛,热病无度,汗不出,振寒疟疾。

东垣曰:气在于足,取之先去血脉,后深取足阳明之荥俞内庭、陷谷。

【注释】

[1]足阳明胃脉所注为俞木:俞,为五输穴之一,在五行中属木,陷谷穴为足阳明胃经之俞穴,故称"俞木"。

[2]水病:此即水肿,亦称"水气"。为水肿病之统称。

【按语】 李东垣在《脾胃论》胃气下溜五脏气皆乱,其为病互相出见论一篇中提出气乱于足时,将导致痿厥之证。其治疗时,首先浅刺,去其瘀血,然后再深刺胃经之荥穴内庭,俞穴陷谷,以通其经络。

[原文] 内庭

足大指次指外间陷中。足阳明胃脉所溜为荥水[1]。

《铜人》灸三壮,针三分,留十呼。

主四肢厥逆,腹胀满,数欠,恶闻人声,振寒,咽中引痛,口㖞,上齿龋,疟不嗜食,脑皮肤痛,鼻衄不止,伤寒,手足逆冷,汗不出,赤白痢。

【注释】

[1]足阳明胃脉所溜为荥水:荥为五输穴之一,在五行中属水,内庭穴为足阳明胃经之荥穴,故称"荥水"。

[原文] 历兑

足大指次指之端,去爪甲角如韭叶。足阳明胃脉所出为井金[1]。

胃实泻之。《铜人》针一分，灸一壮。

主尸厥，口噤气绝，状如中恶，心腹胀满，水肿，热病汗不出，寒疟，不嗜食，面肿，足胻寒，喉痹，上齿龋，恶寒鼻不利，多惊好卧，狂欲登高而歌，弃衣而走，黄疸，衄衊，口㖞，唇裂，颈肿，膝膑肿痛，循胸、乳、气街①、伏兔、胻外廉、足跗上皆痛，消谷善饥，溺黄。

【校勘】

①街：原作"膺"，据《针灸聚英》卷一上改。

【注释】

[1]足阳明胃脉所出为井金：井为五输穴之一，在五行中属金，历兑穴为足阳明胃经之井穴，故称"井金"。

# 足太阴经穴主治①

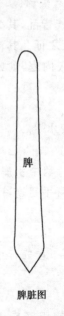

脾

脾脏图

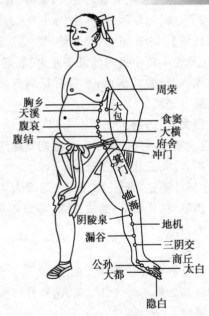

周荣
胸乡
天溪
腹哀
腹结
大包
食窦
大横
府舍
冲门
箕门
血海
阴陵泉
漏谷
公孙
大都
隐白
地机
三阴交
商丘
太白

足太阴脾经

【提要】 本经穴主治项下主要有以下几方面内容：

一、引用《素问》灵兰秘典论，刺法论，金匮真言论，宣明五气，阴阳应象大论等篇部分内容，说明脾的生理功能和病理变化。

二、转录了足太阴脾经穴歌。

三、阐述了足太阴脾经五输穴的主治和刺灸法。

四、引用《灵枢》经脉篇内容，说明足太阴脾经脉循行部位。

五、提出脾的有关病证及其药物证治，并论述了本经的导引，强调节制饮食，以防损伤脾胃。

六、详细论述了隐白等二十一穴的位置，刺灸法，主治病证及其禁忌等。

[原文] 《内经》曰：脾者，谏议[1]之官，智周出焉。

脾者，仓廪之本，荣之居也；其华在唇四白[2]，其充在肌，至阴之类，通于土气，孤脏以灌四旁[3]。脾主四肢，为胃行津液。

【校勘】

①足太阴经穴主治：原无，据《针灸大成》目录补。

【注释】

[1]谏(jiàn 见)议：谏，有对上规劝的意思。"谏议"是从西汉以后设置的官名，称"谏大夫"，掌管议论。东汉以后改称为"谏议大夫"。

[2]其华在唇四白：即口唇四周白肉处；其色泽可反映脾气之盛衰。

[3]孤脏以灌四旁：孤脏为脾，属土，在方位居中。四旁，即南方火，北方水，西方金，东方木。脾统血又散精，濡润其它四脏是"以灌四旁"。

【语译】 《内经》说：脾就像对君主提出建议和规劝的谏官一样，"智慧都产生在这里"。

脾是水谷仓库的根本，是营气产生的地方。它的荣华表现在口唇四周，功用充实于肌肉。因脾承受水谷至阴之类，所以在时令中与长夏土气相应。脾主四肢,脾位居中央,又为胃向其它脏腑输布津液。

**【按语】**《内经》中十二脏相使的内容在《素问》灵兰秘典论及刺法论中均有记载。除两项不同外,其余内容均一致;不同的:一是脾胃。"灵兰秘典论"中的记载为:"脾胃者,仓廪之官,五味出焉";"刺法论"中则记载为"脾为谏议之官,知周出焉……胃为仓廪之官,五味出焉"。二是膀胱,前者作"津液藏焉",后者作"精液藏焉"。所说十二脏相使,实际是五脏六腑合计十一。"灵兰秘典论"却把脾胃合而为一,不足十一之数;而"刺法论"中将脾胃分开。"脾为谏议之官,知周出焉",合于五脏六腑学说。脾主思虑,有协助心君行志意之功,故相当于谏议之官,"虑周万事,皆由乎意",故智周出焉。

**[原文]** 中央黄色,入通于脾,开窍于口,藏精于脾,故病在舌本。其味甘,其类土,其畜牛,其谷稷,其应四时,上为镇星[1],是以知病之在肉也。其音宫[2],其数五,其臭香,其液涎。

中央生湿,湿生土,土生甘,甘生脾,脾生肉,肉生肺,脾①主口。其在天为湿,在地为土,在体为肉,在脏为脾,在声为歌,在变动为哕,在志为思。思伤脾,怒胜思,湿伤肉,风胜湿,甘伤肉,酸胜甘。

**【校勘】**

①脾:原作"肺",据《素问》阴阳应象大论改。

**【注释】**

[1]镇星:即土星。

[2]宫:古乐的五音(宫、商、角、徵、羽五个音级)之一。

**【语译】** 中央的黄色之与脾气相通,脾开窍于口,精华藏于脾。脾脉连于舌,所以病变常常发生在舌根的部位。五味中为甘味,五畜中为牛,五谷中为稷,与四时相应,上为土星,脾主肉,脾病则在肉。五音中为宫,五行生成数中为五,五气中为香气,五液中为涎。脾属土,上面诸多事例,都属土类。

中央主湿,湿能使土旺,土能产生甘味,甘味可滋养脾气,脾气充方能滋养肌肉,肌肉实方能生养肺金,脾气上辖于口。它表现在天为湿气,在地为土气,在人体为肉,在五脏为脾,在五声为歌,在病为哕,在五志为思,思能伤脾,但怒能胜思;湿能伤肉,但风能胜湿;甘味能伤肉,但酸味能胜甘味。

【按语】 前段经文出自《素问》金匮真言论篇和宣明五气篇。主要论述脾在五行属土,在五体为肉、在五味为甘、在五音为宫、在五畜为牛,在五谷为稷等。

后段经文出自《素问》阴阳应象大论。以五行中的"土"为中心,论述自然界气候的变化,与人体的关系以及与脾土有关的几个方面的功能,并阐述了治则等内容,对中医临证诊治有重要指导意义。

## 足太阴脾经穴歌

[原文]

二十一穴脾中州[1],隐白在足大指头。

大都太白公孙盛,商丘三阴交可求。

漏谷地机阴陵穴,血海箕门冲门开。

府舍腹结大横排,腹哀食窦连天溪,

胸乡周荣大包随(左右四十二穴)。

此一经起于隐白,终于大包,取隐白、大都、太白、商丘、阴陵泉,与井荥俞经合也。

【注释】

[1]中州:在此指脾脏。中州为古地名,即今河南省一带。因其居古九州之中而得名。

[原文] 脉起大指之端,循指内侧白肉际[1],过核骨①后,上内踝前廉,上腨[2]内,循胻骨②后,交出厥阴之前,上循③膝股内前廉,入腹,属脾络胃,上膈,挟咽,连舌本,散舌下。其支别④者,复从胃别上膈,注心中。少血多气,巳时气血注此。

**【校勘】**

①核骨:原作"窍骨",据《灵枢》经脉篇改。

②胻骨:《灵枢》经脉篇作"胻骨"。

③循:《灵枢》经脉篇无此字。

④别:《灵枢》经脉篇无此字。

**【注释】**

[1]白肉际:即"赤白肉际",指手足伸侧面与屈侧面交界处。

[2]腨(chuǎi 揣):俗称小腿肚,即腓肠肌隆起部。

**【语译】** 足太阴脾经,起始于足大趾内侧端(隐白),沿着足大趾内侧赤白肉际,经过核骨(第一趾跖关节突起)后面,至内踝前,再上行于腿肚,沿着胫骨后面,与足厥阴肝经交叉而行于肝经之前,经膝部和大腿部的内侧前面;上行进入腹部,入属于脾,联络胃。然后通过横膈,并行于食管的两旁,连系舌根,散布于舌下。

其胃部支脉,从胃部分出,上行通过横膈,注入心中,与手少阴经相接。本经少血多气,巳时气血注于此经。

[原文] 己土之脏[1],脉在右关,实则饮食消而肌肤滑泽,虚则身体瘦而四肢不举。脐凸肢浮生之难,口青唇黑死之易。去病安生,理宜调摄,戒满意之食,省爽口之味,因饮食劳倦之灾,修温多辛少之剂,饮食审寒热之伤,汤药兼补泻之置。气别寒热温凉,用适其宜;味辨甘补苦泻,行当熟记。如白术健脾消食,必青皮枳实;人参壮土和气,须半夏橘红。柴胡除不足之热,佐之甘草升麻;黄芪去有汗之火,辅之芍药川芎。气虚呕而人参茱萸,脾寒吐而丁香半夏。泄泻手足冷而不渴兮,附子干姜;霍乱吐泻兼而不药兮,胡椒绿豆。脾冷而食不磨兮,平胃宜加砂蔻;胃寒而饮不消兮,本方更入参苓。香附微寒,与缩砂消食化气,更妙安胎;沉香少温,共藿香助土调中,奇消水肿,破血消癥兮,三棱蓬术;去瘀除疼兮,蒲黄五灵。茴香治霍乱转筋,共济木

瓜乌药;辣桂主中焦气滞,相扶枳壳生姜。心腹疼痛兮,延胡索入胡椒;胸满咳逆兮,良姜炒同香附。肚实胀兮,大黄滑石朴牵牛,木香苓泻;腹虚胀兮,参苓朴木橘辰砂曲糵附子。大抵物滞气伤,补益兼行乎消导,橘皮枳术丸,加减随宜;食多胃壅,推陈并贵乎和中,巴豆备急丸,荡涤何伤;四君子[2]平善,与人处也,使人道德进而功名轻,忽不知其入于圣贤之域;二陈汤[3]纯和,能消痰也,致令脾胃健而中气顺,自不觉其进于仁寿[4]之乡。抑又闻东垣悯生民夭枉,凡治疾必先扶植脾胃,诚不刊之妙典;王安道发前贤未发,辨内伤不足中有有余,实得传之秘旨,万物从土而归出,补肾又不若补脾。

**【注释】**

[1]己土之脏:己土为阴土,脏属阴,脾属土,故称脾为己土之脏。

[2]四君子:即四君子汤,《太平惠民和济局方》方。由人参、炙甘草、茯苓、白术各等分组成。

[3]二陈汤:《太平惠民和济局方》方。由半夏、陈皮、茯苓、炙甘草、生姜和乌梅所组成。

[4]仁寿:谓有仁德之人多长寿。《论语雍也》:"仁者寿"。

**【按语】** 本段为脾经的药物证治,阐述了脾虚呕、脾寒吐、泄泻、霍乱、脾冷、胃寒以及腹实胀、腹虚胀等症的药物治疗。还对脾虚、脾实的症见作了较为详细的描述,并提出脐与四肢俱肿者难生,口唇青黑者易死。本文认为万物都是从土而出又都是从土而归。所以对李东垣的"扶置脾胃"的学术观点给了较高的评价,认为是"不刊之妙典"。

**[原文]** 导引本经:脾居五脏之中,寄旺四时之内,五味藏之而滋长,五神因之而彰著,四肢百骸,赖之而运动也。人惟饮食不节,劳倦过甚,则脾气受伤矣。脾胃一伤,则饮食不化,口不知味,四肢困倦,心腹痞满,为吐泄,为肠澼[1],此其见之《内经》诸书,盖班班具载,可考而知者。然不饥强食则脾劳,不渴强饮

则胃胀。食若过饱,则气脉不通,令心塞闭;食若过少,则身羸心悬,意虑不固。食秽浊之物,则心识昏迷,坐念不安;食不宜之物,则四大违反,而动宿疾,皆非卫生之道也。举要言之,食必以时,饮必以节,不饱不饥是也。人能饮食如是,不惟脾胃清纯,而五脏六腑亦调和矣。盖人之饮食入口,由胃脘入于胃中,其滋味渗入五脏,其质入于小肠乃化之。至小肠下口,始分清浊,浊者为渣滓,入于大肠;清者为津液,入于膀胱,乃津液之府也。至膀胱又分清浊,浊者入于溺中,清者入于胆,胆引入于脾,散于五脏,为涎,为唾,为涕,为泪,为汗,其滋味渗入五脏,乃成五汗,同归于脾,脾和乃化血,复归于脏腑也。经曰:脾土旺能生万物,衰生百病。昔东坡调脾土,饮食不过一爵一肉,有召饮者,预以此告:一曰安分以养福,二曰宽胃以养气,三曰省费以养财。善卫生者养内,不善卫生者养外。养内者安恬[2]脏腑,调顺血脉;养外者极滋味之美,穷饮食之乐,虽肌体充腴[3],而酷烈之气,内蚀脏腑矣。

**【注释】**

[1]肠澼:对痢疾的古称,亦称便血。

[2]恬(tián 田):安静,心神安适。李白《下途归石门旧居》诗:"恬然但觉心绪闲"。

[3]腴(yú 于):腹下的肥肉。可作丰满解。

**【按语】** 本段首先提出脾居五脏之中,寄旺四时之内。可见其位置之显,功用之重。文中指出不饥强食则脾劳;不渴强饮则胃胀;若食过饱,则气脉不通;若食过少,则身羸心悬。这四大饮食卫生的原则是不能违背的。本文提出东坡调脾土之方:一曰安分以养福;二曰宽胃以养气;三曰省费以养财。本文最后对"养内"与"养外"的剖析是很精僻的,主张:"善卫生者养内",养内的方法是"要恬脏腑,调顺血脉"。"不善卫生者养外",养外则是"极滋味之美,穷饮食之道。"

# 考 正 穴 法

[原文] 隐白

足大指端内侧,去爪甲角如韭叶。脾脉所出为井木[1]。

"素注"针一分,留三呼。《铜人》针三分,灸三壮。

主腹胀,喘满不得安卧,呕吐食不下,胸中热,暴泄,衄血,尸厥不识人,足寒不能温,妇人月事过时不止,小儿客忤[2],慢惊风。

【注释】

[1]脾脉所出为井木:井为五输穴之一,在五行中属木,隐白穴为脾经之井穴,故称"井木"。

[2]小儿客忤(wǔ 午):忤,有不顺从与不和睦的意思。"小儿客忤",系小儿神气未定,如骤见生人,或突闻异声,突见异物,引起惊吓啼哭,甚或面色变异、吐泻腹痛,或发生抽搐。

[原文] 大都

足大指本节后,内侧陷中[1],骨缝赤白肉际。脾脉所溜为荥火[2]。

脾虚补之。《铜人》针三分,灸三壮。

主热病汗不出,不得卧,身重骨疼,伤寒手足逆冷,腹满善呕,烦热闷乱,吐逆目弦,腰痛不可俯仰,绕踝风,胃心痛,腹胀胸满,心蛔痛,小儿客忤。

【注释】

[1]足大指本节后,内侧陷中:即足踇趾内侧,第一跖趾关节前缘。

[2]脾脉所溜为荥火:荥为五输穴之一,在五行中属火。大都穴为脾脉之荥穴,故称"荥火"。

[原文] 太白

足大指内侧,内踝前核骨下陷中。脾脉所注为俞土[1]。

《铜人》针三分,灸三壮。

主身热烦满,腹胀食不化,呕吐,泄泻脓血,腰痛,大便难,气逆霍乱,腹中切痛,肠鸣,膝股胻痠,转筋,身重骨痛,胃心痛,腹胀胸满,心痛脉缓。

**【注释】**

[1]脾脉所注为俞土:俞为五输穴之一,在五行属土,太白为脾脉之俞穴,故称"俞土"。

**[原文]** 公孙

足大指本节后一寸,内踝前。足太阴络脉,别走阳明胃经。

《铜人》针四分,灸三壮。

主寒疟,不嗜食,痫气,好太息,多寒热汗出,病至则喜呕,呕已乃衰,头面肿起,烦心狂言多饮,胆虚。厥气上逆则霍乱。实则肠中切痛,泻之;虚则鼓胀,补之。

**[原文]** 商丘

足内踝骨下微前陷中,前有中封,后有照海,其穴居中。脾脉所行为经金[1]。脾实泻之。

《铜人》灸三壮,针三分。

主腹胀,肠中鸣,不便,脾虚令人不乐,身寒善太息,心悲,骨痹[2],气逆,痔疾,骨疽[3]蚀,魇梦,痫瘛,寒热好呕,阴股内痛。气壅,狐疝走上下,引小腹痛,不可俯仰,脾积[4]痞气[5],黄疸,舌本强痛,腹胀寒疟,溏,瘕,泄水[6],面黄,善思善味,食不消,体重节痛,怠惰嗜卧,妇人绝子,小儿慢风。

**【注释】**

[1]脾脉所行为经金:经为五输穴之一,在五行中属金,商丘穴为脾经之经穴,故称"经金"。

[2]骨痹:病名。见于《素问》痹论、长刺节论等篇,为以骨或关节为主的痹证。主要表现为"骨重不可举","骨髓痠痛"等。

[3]骨疽:即附骨疽。出自《肘后方》。又称"多骨疽"或"朽骨疽"等。其表现为初起寒热往来,病处漫肿,皮色不变,继则筋骨痛,屈伸困难,久则郁而化热成脓,溃后稀脓不敛,并形成窦道

或有死骨脱出。

[4]脾积:证见脉浮大而长,心下累累如桃李起,腹满,呕泄肠鸣,四肢重,足胫肿等。见于《脉经》。

[5]痞气:为肝之积(属五积之一),多由脾虚气郁而致痞塞不通,留滞积结等。

[6]溏,瘕,泄水:溏,即溏泄。瘕,即瘕泄。泄水,即水泄。

**[原文]** 三阴交

内踝上三寸,骨下陷中。足太阴、少阴、厥阴之会。

《铜人》针三分,灸三壮。

主脾胃虚弱,心腹胀满,不思饮食,脾痛,身重,四肢不举,腹胀肠鸣,溏泄食不化,疝癖,腹寒,膝内廉痛,小便不利,阴茎痛,足痿不能行,疝气,小便遗,胆虚,食后吐水,梦遗失精,霍乱,手足逆冷,失欠①,颊车蹉开,张口不合,男子阴茎痛,元脏发动[1],脐下痛不可忍,小儿客忤,妇人临经行房,羸瘦,癥瘕,漏血不止,月水不止,妊娠胎动,横生,产后恶露不行,去血过多,血崩晕,不省人事。如经脉塞闭不通,泻之立通。经脉虚耗不行者补之,经脉益盛则通。

**【校勘】**

①失欠:原作"呵欠",据《针灸聚英》卷一上改。

**【注释】**

[1]元脏发动:元脏,指藏有元阴和元阳的肾。"元脏发动"是指男子性欲冲动。

**【按语】** 根据上述的主治范围,可见足三阴经交会之三阴交穴的治疗范围是很广的。它不仅仅限于本经的各种病证,凡有关气血闭塞的,均能使气血宣通,改善病情。由于气血耗损太多发生虚亏而导致经脉不通者,也会收到相应的治疗效果。

**[原文]** 按:宋太子[1]出苑[2],逢妊妇,诊曰:"女"。徐文伯[3]曰:"一男一女"。太子性急欲视。文伯泻三阴交,补合谷,胎应针而下,果如

文伯之诊。后世遂以三阴交、合谷为妊妇禁针。然文伯泻三阴交，补合谷而堕胎，今独不可补三阴交，泻合谷而安胎乎？盖三阴交，肾肝脾三脉之交会，主阴血，血当补不当泻；合谷为大肠之原，大肠为肺之腑，主气，当泻不当补。文伯泻三阴交，以补合谷，是血衰气旺也。今补三阴交，泻合谷，是血旺气衰矣。故刘元宾[4]亦曰："血衰气旺定无妊；血旺气衰应有体[5]"。

**【注释】**

[1]太子：一般称预定继承君位的皇子为太子。

[2]苑（yuàn 院）：帝王及贵族游玩和打猎的风景园林叫"苑"。皇室在所占大片土地上设立的庄园也叫"苑"。

[3]徐文伯：字德秀，南齐盐城县（江苏省）人，精医术，撰有《疗妇人瘕》和《徐文伯药方》专书，均已散佚。

[4]刘元宾：字子仪，号通真子，宋安福县（江西省）人。精医术，撰有《脉诀》、《洞天针灸经》和《伤寒括要》等多部医书。

[5]体：此指胎体而言。

**【按语】** 本段主要引自《铜人腧穴针灸图经》。通过徐文伯为妊妇针刺堕胎一事，说明古时定三阴交穴和合谷穴为妊妇禁针穴的原因。

[原文] 漏谷(一名太阴络)

内踝上六寸，胻骨下陷中。

《铜人》针三分，禁灸①。

主肠鸣，强欠，心悲逆气，腹胀满急，痃癖冷气[1]，食饮不为肌肤[2]，膝痹足不能行。

**【校勘】**

①禁灸：《针灸聚英》卷一上作"灸三壮"。《甲乙经》卷三第三十作"灸三壮"。

**【注释】**

[1]痃癖冷气：即寒冷之气积聚冷痛之症。

[2]食饮不为肌肤：是指食欲食量正常，但肌肤消瘦。

[原文] 地机(一名脾舍)

膝下五寸,膝内侧辅骨下陷中[1],伸足取之。足太阴郄[2],别走上一寸有空[3]。

《铜人》灸三壮,针三分。

主腰痛不可俯仰,溏泄,腹胁胀,水肿腹坚,不嗜食,小便不利,精不足,女子癥瘕,按之如汤沃股内至膝。

【注释】

[1]辅骨下陷中:此指胫骨内髁,"辅骨下陷中",即胫骨后缘陷中。

[2]郄(xī 希):当间隙解,在此指郄穴而言。

[3]别走上一寸有空:《甲乙经》作"别走上一寸,空……",《甲乙经校释》解释为:脾肝两经交于内踝上八寸,再"别走上一寸",即地机穴。空,指空穴。

[原文] 阴陵泉

膝下内侧辅骨下陷中,伸足取之,或屈膝取之。在膝横纹头下,与阳陵泉穴相对,稍高一寸。足太阴脾脉所入为合水[1]。

《铜人》针五分。

主腹中寒,不嗜食,胁下满,水胀,腹坚,喘逆不得卧,腰痛不可俯仰,霍乱,疝瘕,遗精,尿失禁不自知,小便不利,气淋[2]寒热不解,阴痛,胸中热,暴泄,飧泄。

【注释】

[1]足太阴脾脉所入为合水:合为五输穴之一,在五行中属水,阴陵泉穴为足太阴脾脉之合穴,故称"合水"。

[2]气淋:淋症之一。出自《脉经》。病因不同,见症不一。肝郁气滞者,其表现为小腹胀满,排尿时尿道涩痛。中气不足者,其表现为少腹坠胀,疼痛,尿后有余沥等。

[原文] 血海

膝膑上内廉,白肉际二寸半①。

《铜人》针五分,灸三壮。

主气逆腹胀,女子漏下恶血[1],月事不调。

东垣曰:女子漏下恶血,月事不调,暴崩[2]不止,多下水浆之物,皆由饮食不节,或劳伤形体,或素有气不足,灸太阴脾经七壮。

**【校勘】**

①二寸半:《甲乙经》卷三第三十作"二寸"。

**【注释】**

[1]恶(è 饿)血:在此指从阴道里流出的瘀血,其色暗,有腥臭味。

[2]暴崩:妇女未到月经周期,阴道内突然大量出血,称为暴崩。

**【按语】** 李东垣认为妇女崩漏下血,月事不调,多由饮食不节或劳伤气虚所致,灸足太阴脾经穴有良效。

[原文] 箕门

鱼腹[1]上越筋[2]间,阴股内动脉应手。一云:股上起筋间。

《铜人》灸三壮。

主淋,小便不通,遗尿,鼠鼷肿痛。

**【注释】**

[1]鱼腹:在此指膝上股内隆起的肌肉部位。

[2]筋:此指缝匠肌与股内侧肌。

[原文] 冲门(一名上慈宫)

府舍下一寸,横骨两端约纹①中动脉,去腹中行各四寸半。

《铜人》针七分,灸五壮。

主腹寒气满,腹中积聚,疼,癃,淫泺,阴疝,妇人难乳,妊娠子冲心,不得息。

**【校勘】**

①纹:原无,据《针灸聚英》卷一上补。

[原文] 府舍

腹结下三寸①,去腹中行各四寸半。足太阴、厥阴、阴维之会。三脉上下一一入腹②,络脾肝,结心肺,从胁上至肩,此太阴郄,三阴、阳明之别。

《铜人》灸五壮,针七分。

主疝瘕,髀中急疼③,循胁上下抢心,腹满积聚,厥气霍乱。

【校勘】

①三寸:原作"二寸",据《针灸聚英》卷一上改。

②一一入腹:《资生经》作"三入腹",《甲乙经》卷三第二十三作"入腹"。

③髀中急疼:原作"痹中急疼",据《甲乙》、《外台》改。

[原文] 腹结(一名肠窟)

大横下一寸三分,去腹中行各四寸半。

《铜人》针七分,灸五壮。

主咳逆,绕脐痛,腹寒泻利,上抢心,咳逆。

大横

腹哀下三寸五分①,去腹中行各四寸半。足太阴、阴维之会。

《铜人》针七分,灸五壮。

主大风逆气[1],多寒善悲,四肢不可举动,多汗,洞痢。

【校勘】

①三寸五分:《甲乙经》卷三第二十二作"三寸",《千金方》卷二十九作"二寸"。当以平齐为准。

【注释】

[1]大风逆气:因感受较重的风邪,而导致气逆不顺。

[原文] 腹哀

日月下一寸五分,去腹中行各四寸半。足太阴、阴维之会。

《铜人》针三分。

主寒中,食不化,大便脓血,腹中痛。

食窦

天溪下一寸六分,去胸中行各六寸,举臂取之。

《铜人》针四分,灸五壮。

主胸胁支满,膈间雷鸣,常有水声,膈痛。

天溪

胸乡下一寸六分陷中,去胸中行各六寸,仰而取之。

《铜人》针四分,灸五壮。

主胸中满痛,贲膺[1],咳逆上气,喉中作声,妇人乳肿癀[2]痛。

**【注释】**

[1]贲膺:贲,即奔豚气膺,即前胸两侧肌肉隆起处。在此泛指前胸部。贲膺,即奔豚气从少腹上冲前胸,使前胸疼痛。

[2]癀(kuì 溃):为病癀之简称,查《千金》有"天溪"主"乳肿癀痛",此当指乳房肿痛溃烂。

**[原文] 胸乡**

周荣下一寸六分,去胸中行各六寸,仰而取之。

《铜人》针四分,灸五壮。

主胸胁支满,引胸背痛不得卧,转侧难。

周荣

中府下一寸六分,去胸中行各六寸,仰而取之。

《铜人》针四分。

主胸胁满不得俯仰,食不下,喜饮,咳唾秽脓,咳逆,多淫。

大包

渊液下三寸,布胸胁中,出九肋间①。脾之大络,总统阴阳诸络,由脾灌溉五脏。

《铜人》灸三壮,针三分。

主胸胁中痛,喘气[1]。实则身尽痛,泻之;虚则百节尽皆纵[2],补之。

**【校勘】**

①九肋间:《甲乙经》卷三第十八在"九肋间"后,有"及季胁端,别络诸阴者"九个字。

**【注释】**

[1]喘气:此为"喘证",通称"气喘"。即呼吸急促一类病证。

[2]纵:缓也、乱也。有放纵和纵缓的意思。

# 手少阴经穴主治①

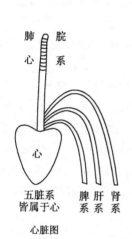

肺 脘
心 系

心

五脏系　脾 肝 肾
皆属于心　系 系 系

心脏图

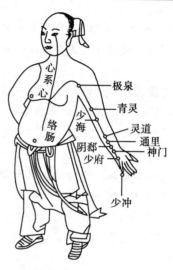

心系心

少海

络肠

极泉
青灵
灵道
通里
神门
阴郄
少府

少冲

手少阴心经

**【提要】** 本经穴主治项下主要有以下几方面内容:

一、引用《素问》金匮真言论,宣明五气阴阳应象大论等篇的部分内容,说明心的生理功能和病理变化。

二、转录了手少阴心经穴歌。

三、介绍了手少阴心经五输穴的主治和刺灸法。引用《灵枢》经脉篇内容,说明手少阴心经脉的循行部位。

四、列举了二十余种与心经有关的病证及其药物证治。

五、详细论述了手少阴心经的极泉九穴的位置、刺灸法、主治病证及其禁忌等。

[原文] 《内经》曰:心者,君主之官,神明出焉。

心者,生之本,神之变也。其华在面,其充在血脉,为阳中之太阳,通于夏气。

**【校勘】**

①手少阴经穴主治:原无,据《针灸大成》目录补。

**【语译】** 《素问》说:心是最高的主宰者,思维和智力都产生在这里。

心为生命的根本,精神和思维活动的源泉。它的荣华表现在面部,它的功能充实在血脉之中。为阳中的太阳,所以其气与夏令相通。

**【按语】** 本段经文的前一部分,出自《素问》灵兰秘典论。后一部分出自《素问》六节脏象论。

[原文] 南方赤色,入通于心,开窍于舌,藏精于心。故病在五脏,其味苦,其类火,其畜羊,其谷黍[1],其应四时,上为荧惑星[2],是以知病之在脉也。其音徵[3],其数七,其臭焦,其液汗。

南方生热,热生火,火生苦,苦生心,心生血,血生脾,心主舌。其在天为热,在地为火,在体为脉,在脏为心,在声为笑,在变动为忧,在志为喜。喜伤心,恐胜喜;热伤气,寒胜热;苦伤气,咸胜苦。

**【注释】**

[1]黍(shǔ 署):一年生草本作物,我国北方多种植,其类型有三种:一种为黍型,即黍子;一种为黍稷型,即糜子;另一种为稷型,即稷子。稷子性不黏,糜子性黏(去掉糠皮后,俗称为"大黄米");三种均可供食用,亦可作饲料。我国古代有一种酒器亦作黍名。

[2]荧惑星:即火星。

[3]徵:五音(宫、商、角、徵、羽)之一。应南方,属火。

**【语译】** 南方的赤色之气与心气相通,心开窍于舌,精华藏于心。病变往往发生在五脏。五味中为苦,五畜中为羊,五谷中为黍,与四时相应,上为荧惑星。心主血脉,心病则在血脉。五音中为徵,五行生成数中为七,五气中为焦气,五液中为汗。心属火,上面诸多事例,都属火类。

南方主热,热盛而生火,火能产生苦味,苦味可滋养心气,心气充方能化生血气,血气足方能生养脾土。心气上辖于舌。它的表现在天为热气,在地为火气,在人体为血脉,在五脏为心,在五声为笑,在病为忧,在五志为喜。喜能伤心,但恐能胜喜;热能伤气,但寒能胜热;苦味能伤气,但咸味能胜苦味。

【按语】 本段经文前一部分出自《素问》金匮真言论篇和宣明五气篇。后一部分出自《素问》阴阳应象大论。它的中心内容是阐述人体的结构与功能,以及人与自然环境之间的密切关系。

# 手少阴心经穴歌

[原文]

　　九穴午时[1]手少阴,极泉青灵少海深。

　　灵道通里阴郄邃,神门少府少冲寻(左右一十八穴)。

此一经起于极泉,终于少冲。取少冲、少府、神门、灵道、少海、与井荥俞经合也。

【注释】

[1]午时:十二时辰之一。十一时至十三时为午时。

[原文] 脉起心中,出属心系[1],下膈络小肠;其支者,从心系上侠咽,系目系①[2];其直者,复从心系却上肺,出腋下②,下循臑内后廉,行太阴心主之后,下肘内廉③,循臂内后廉,抵掌后锐骨[3]之端,入掌内廉④,循小指之内,出其端。多气少血,午时气血注此。

【校勘】

①系:原无,据《灵枢》经脉篇补。

②出腋下:《灵枢》经脉篇作"下出腋下"。

③廉:《灵枢》经脉篇无此字。

④入掌内廉:《灵枢》经脉篇作"入掌后内廉"。

**【注释】**

[1]心系：此指心与其他脏器相联系的部分。《类经》：(心)其系有五，上系联肺，肺下系心，心下三系连脾、肝、肾。

[2]目系：又称眼系，目本。为眼内连于脑的脉络。

[3]掌后锐骨：即掌后小指侧的高骨。

**【语译】** 手少阴心经，起始于心中，出属于"心系"(心脏与其他脏腑相联系的脉络)，下行通过横膈，联络小肠。其支脉，从心系向上，并行于咽喉的两侧，连系于"目系"(眼球内连于脑的脉络)。其直行经脉，从心系上行于肺部，出于腋下，沿着上臂内侧后边，行于手太阴经和手厥阴经之后，下行到肘内侧，沿着前臂内侧后边，到达掌后锐骨(豌豆骨突起)部，进入掌内侧，沿着小指的内侧出于末端(少冲)，与手太阳小肠经相接。本经脉多气少血，午时是气血流注于本经的旺盛之时。

**[原文]** 丁火之脏[1]，脉在左寸，实则热而虚则寒，静则安而动则躁①。虚寒者怯怕多惊，健忘恍惚，清便自可，诊必濡细迟虚；实热者癫狂谵语，腮赤舌干，二腑涩黄，脉须数洪沉实。心盛则热见乎标，心虚则热收于内。虚则补其母，实则泻其子。虚实既知，补泻必当。味甘泻而补之咸，气热补而泻之冷。心阳不足，桂心代赭紫石英，补须参附；离火有余，竹叶大黄山栀子，泻用芩连。凉心者朱砂，壮心者琥珀。舌长过寸，研冰片敷之即收；血衄如泉，炒槐花掺之即止。除疮琥珀膏，犀角与辰砂；定志宁神丸，朱砂共莲草。蔓荆子凉诸经之血，草连翘泻六经之火。惊悸不安，须龙脑沙参小草；健忘失记，必茯神远志当归。多睡饮卢同之苦茶，不眠服雷公之酸枣。凉血补阴生地黄，行津止渴天花粉。文蛤末敷愈口疮，铁锈粉噙消舌肿。中风不语，烧竹沥凉之更良；感热多言，飞朱砂镇之又善。胸间痞痛，开之枳实瓜蒌；心内懊侬，治之栀子豆豉。热心痛，炒菖蒲川楝，栀子宜焦；冷心痛，须木香肉桂，玄胡可炒。心惊盗汗，飞辰砂与六黄；鼻衄流血，煮黄芩炒芍药。惊热独妙珍珠，癫狂独加铁粉。安镇

灵台,琥珀丹砂和玉屑;开清神府,茯神远志共菖蒲。大哉离兮,应物无迹。倘真血之有亏,觅真铅而补实。至灵心也,操存有要。或元气之有损,求真汞而填完。用药固可言传,上达必由心悟。

**【校勘】**

①躁:原作"燥",详文义改。与上"静则安"为对文。

**【注释】**

[1]丁火之脏:丁火为阴火。脏属阴,心属火,故称心为丁火之脏。

**【按语】** 本文以"心实则热,心虚则寒,心静则安,心动则躁"为中心,详细地论述了心经的药物治疗。对心经的虚与实,由脉及症,作了仔细的剖析。对凉心、壮心、除疮和定志的用药,以及对心盛、心虚、心阳不足、离火有余、凉血补阴和生津止渴的治疗原则均作了讨论。本文大的段落是论述惊悸,健忘,多睡,不眠,热心痛,冷心痛等二十余症的药物治疗等方面的内容。

**[原文]** 导引本经:夫心乃一身之主宰,生死之路头也。是故心生则种种欲生,而神不入气;心静则种种欲静,而神气相抱也。《内经》曰:夏月人身,阳气发外,伏阴在内,是脱精神之时,忌疏通以泄精气。夏三月,此谓蕃秀,天地气交,万物华实,夜卧早起,无厌于日,使志无怒,使①英华成秀,此夏气之应,养长之道也。逆之则伤心,秋为痎疟。故人常宜燕居[1]静坐,调心息气,食热戒冷,常要两目垂帘[2],返光内照,降心火于丹田,使神气相抱。故《太玄》[3]养初曰:"藏心于渊,美厥灵根,……神不外也"。心牵于事,则火动于中矣。心火夏令正旺,脉本洪大,若缓是伤暑,至晚少餐饮食,睡勿挥扇,风邪易入。昔邝子元有心疾,或曰:有僧不用符药,能治心疾。元叩其僧曰:贵恙起于烦恼,烦恼生于妄想。夫妄想之来,其机有三:或追忆数十年前荣辱恩仇,悲欢离合,及种种闲情,此是过去妄想也。或事到眼前,可以顺应,却又畏首畏尾,三番四复,犹豫不决,此是现在妄想也。或

期望日后富贵皆如愿,或期望功成名遂,告老归田;或期望子孙登庸,以继书香,与夫一切不可必成,不可必得之事,此是未来妄想也。三者妄想,忽然而生,忽然而灭,禅家[4]谓之幻心[5]。能照见其妄,而斩断念头,禅家谓之觉心[6]。故曰:不患念起,惟患觉迟,此心若同太虚,烦恼何处安脚?又曰:贵恙亦原于水火不交,凡溺爱冶容[7],而作色荒,禅家谓之外感之欲。夜深枕上,思得冶容,或成宵寐之变,禅家谓之内生之欲。二者之欲,绸缪染着,消耗元精[8],若能离之,则肾水自然滋生,可以上交于心。至若思索文字,忘其寝食,禅家谓之理障。经纶职业,不顾劬劳[9],禅家谓之事障。二者虽非人欲,亦损性灵,若能遣之,则火不至上炎,可下交于肾。故曰:尘不相缘,根无所偶,返流全一,六用不行。又曰:苦海无边,回头是岸。子元如其言,乃独处一室,扫空万缘,坐静月余,心疾如失。

**【校勘】**

①使:原无,据《素问》四气调神大论补。

**【注释】**

[1]燕居:即"宴居"。闲暇无事之时,或公余退居。

[2]两目垂帘:即两睑下垂,双睑微合。道家炼功静坐时,两目即如此。

[3]《太玄》:亦称《太玄经》。西汉杨雄著,共十卷。体裁模拟《周易》,分为一玄、三方、九州、二十七部、八十一家、七百二十九赞。全书以"玄"为中心思想。卷六玄:"养:阴弼于野,阳茂万物赤之于下;初一:藏心于渊美厥灵根,测藏心于渊,神不外也"。有宋·司马光《集注》。

[4]禅家:是中国佛教的派别之一,南朝刘宋末,菩提达摩来华时,传授禅法而创立,后来又分很多支派。

[5]幻心:禅家将忽然而生,忽然而灭的念头叫"幻心"。

[6]觉心:禅家将能照见其妄(指幻心),而斩断念头叫"觉心"。

[7]冶容:即妖艳之容饰。在此喻女色。

[8]绸缪染着,消耗元精:即房事过度,耗损元精。

[9]劬劳:过度的劳累。

**【按语】** 本篇阐述了养心之道。认为"心为一身之主宰,生死之路头。心生则种种欲生,心静则种种欲静"。提倡"养心之法为燕居静坐,两目垂帘,食热戒冷,调心养气"。本文就僧人为邝子元治心疾一事,详细论述了禅家对妄念丛生所致之心疾的道理,提出必须将过去,现在和未来之"妄想"铲除。禅家把这三种"妄想"叫"幻心"。而把斩断这种念头叫"觉心"。禅家认为外感之欲,内生之欲亦应戒除。

# 考 正 穴 法

[原文] 极泉

臂内腋下筋间[1],动脉[2]入胸。

《铜人》针三分,灸七壮。

主臂肘厥寒,四肢不收,心痛干呕,烦渴目黄,胁满痛,悲愁不乐。

**【注释】**

[1]腋下筋间:此指腋窝前后壁之间。相当于喙肱肌和肱三头肌之间。极泉穴,位于腋窝中央,腋动脉前侧。

[2]动脉:此指腋动脉。

**【按语】** 取极泉穴位,有人主张躲开腋毛和腋部动脉,故在腋前纹头部位取穴。

[原文] 青灵

肘上三寸,伸肘举臂取之。

《铜人》灸七壮。《明堂》灸三壮。

主目黄头痛,振寒胁痛,肩臂不举,不能带衣[1]。

**【注释】**

[1]不能带衣:此指因肩臂痛,活动不便而不能自行穿衣。

**【按语】** 青灵穴在少海与极泉连线上取之,位于肱二头肌内侧缘,其深部有肱动脉通过,因此,多主张禁刺。

[原文] 少海(一名曲节)

肘内廉节[1]后,大骨[2]外,去肘端五分,屈肘向头得之。手少阴心脉所入为合水[3]。

《铜人》针三分,灸三壮。甄权云:不宜灸,针五分。《甲乙》针二分,留三呼,泻五吸,不宜灸。"素注"灸五壮。《资生》云:数说不同,要之非大急不灸。

主寒热齿龋痛,目眩发狂,呕吐涎沫,项不得回顾,肘挛腋胁下痛,四肢不得举,齿寒,脑风头痛,气逆噫哕,瘰疬,心疼,手颤健忘。

**【注释】**

[1]肘内廉节:即肘关节。

[2]大骨:即肱骨内上髁。

[3]手少阴心脉所入为合水:合为五输穴之一,在五行中属水。少海穴,为手少阴心经之合穴,故称"合水"。

[原文] 灵道

掌后一寸五分,手少阴心脉所行为经金[1]。

《铜人》针三分,灸三壮。

主心痛,干呕,悲恐,相引瘛疭,肘挛,暴喑不能言。

**【注释】**

[1]手少阴心脉所行为经金:经为五输穴之一,在五行中属金。灵道穴,为手少阴心经之经穴,故称"经金"。

[原文] 通里

掌后一寸陷中。手少阴心脉之络,别走太阳小肠经。

《铜人》针三分,灸三壮。《明堂》灸七壮。

主目眩头痛,热病先不乐,数日懊憹,数欠频呻悲,面热无汗,头风,暴喑不言,目痛心悸,肘臂臑痛,苦呕喉痹,少气遗溺,妇人经血过多,崩中。实则支满膈肿,泻之;虚则不能言,补之。

[原文] 阴郄

掌后脉中,去腕五分。

《铜人》针三分,灸七壮。

主鼻衄吐血,洒淅畏寒,厥逆气惊[1],心痛霍乱,胸中满。

【注释】

[1]厥逆气惊:因"气郁"或"气下"所引起的厥证。气郁厥,多由暴怒引起。由于惊恐所致之厥,则气下。此多见于各种虚证。

[原文] 神门(一名锐中,一名中都)

掌后锐骨端陷中。手少阴心脉所注为俞土[1],心实泻之。

《铜人》针三分,留七呼,灸七壮。

主疟心烦,甚欲得冷饮,恶寒则欲处温中。咽干不嗜食,心痛数噫,恐悸,少气不足,手臂寒,面赤喜笑,掌中热而哕,目黄胁痛,喘逆身热,狂悲狂笑,呕血吐血,振寒上气,遗溺,失音,心性痴呆,健忘,心积伏梁[2],大小人五痫。

东垣曰:胃气下溜,五脏气皆乱,其为病互相出见。气在于心者,取之手少阴之俞神门,同精导气[3]以复其本位。

《灵枢经》曰:少阴无俞,心不病乎? 其外经病而脏不病,故独取其经于掌后锐骨之端。心者,五脏六腑之大主,精神之所舍,其脏坚固,邪不能容,容邪则身死,故诸邪皆在心之包络。包络者,心主之脉也。

【注释】

[1]手少阴心脉所注为俞土:俞为五输穴之一,在五行中属土。神门穴,为手少阴心经之俞穴,故称"俞土"。

[2]伏梁:即脘腹部痞满积块一类疾病,为五积之一。《素问》腹中论:"上下左右皆有根……,病名曰伏梁。"又说:"人身体髀股胻皆肿,环脐而痛,名曰伏梁。"

[3]同精导气:即导引营、卫之气往来贯注之意。《灵枢》五

乱篇:"徐入徐出,谓之导气;补泻无形,谓之同精"。

**【按语】**　本段内容出自《脾胃论》"胃气下溜,五脏气皆乱,其为病互相出见"篇,和《灵枢》邪客篇。

"少阴无俞",俞,即五输穴。十二经各有五输穴。然而,《内经》记载却是十一经,其心经的五输穴则以心包络的五输穴代之。

[原文]　少府

手小指本节后,骨缝陷中,直劳宫。手少阴心脉所溜为荥火[1]。

《铜人》针二分,灸七壮。《明堂》灸三壮。

主烦满少气,悲恐畏人,掌中热,臂瘈,肘腋挛急,胸中痛,手卷不伸,瘄疟[2]久不愈,振寒,阴挺出,阴痒阴痛,遗尿偏坠,小便不利,太息。

少冲(一名经始)

手小指内侧,去爪甲角如韭叶。手少阴心脉所出为井木[3]。心虚补之。

《铜人》针一分,灸三壮。《明堂》灸一壮。

主热病烦满,上气,嗌干渴,目黄,臑臂内后廉痛,胸心痛,痰气①,悲惊寒热,肘痛不伸。

张洁古[4]治前阴臊臭,泻肝行间,后于此穴,以治其标。

**【校勘】**

①痰气:《聚英》作:"厥心痛,痰冷少气"。

**【注释】**

[1]心脉所溜为荥火:荥,为五输穴之一。在五行中属火。少府穴,为手少阴心经之荥穴,故称"荥火"。

[2]瘄疟(jiē 皆):瘄与痎同,是疟疾的总称。

[3]心脉所出为井木:井为五输穴之一,在五行中属木。

[4]张洁古:名元素,金·大定年间,易水人。著有《药注难经》、《珍珠囊药性赋》、《医学启源》等书。

# 手太阳经穴主治①

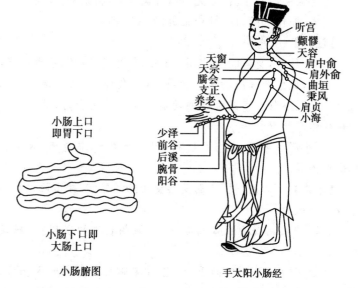

小肠上口
即胃下口

小肠下口即
大肠上口

小肠腑图

手太阳小肠经

**【提要】** 本经穴主治项下主要有以下几方面内容：

一、引用《素问》灵兰秘典论的部分内容，说明小肠的生理功能。

二、转录了手太阳小肠经穴歌。

三、介绍了手太阳小肠的五输穴的主治和刺灸法。

四、引用《灵枢》经脉篇的内容，说明手太阳小肠经脉循行部位。

五、提出十余种与小肠经有关的病证及其药物证治。

六、详细论述了手太阳小肠经少泽等十九穴的位置、刺灸法、主治病证及其禁忌等。

[原文] 《内经》曰：小肠者，受盛之官，化物出焉[1]。又云：小肠为赤肠[2]。胃之下口，小肠之上口也，在脐上二寸，水谷于是入②焉。大肠上口，小肠之下口也。至是而泌别清浊，水液渗

入膀胱,滓秽流入大肠。

**【校勘】**

①手太阳经穴主治:原无,据《针灸大成》目录补。

②入:原作"分",据《针灸聚英》卷一上改。

**【注释】**

[1]小肠者,受盛(chéng 承)之官,化物出焉:受,承受。盛,容纳。官,此指器官的功能。化物,即消化食物,泌别清浊。此句经文是说小肠有容纳食物的功能。又有消化食物,吸取营养物质的作用。

[2]小肠为赤肠:心与小肠相表里,心主火,其色赤,故小肠称之为赤肠。

**【语译】**《素问》说:小肠是盛受食物的器官,并由此化生出水谷的精微。

《难经》又说:(按照心属赤色,脏腑相表里的道理)小肠是赤肠。

胃的下口就是小肠的上口,它们在脐上二寸的地方相接,水谷并由此进入小肠。大肠的上口与小肠的下口相接,并在此泌别清浊,清稀的水液就渗入膀胱,渣滓污秽的东西就流入大肠。

## 手太阳小肠经穴歌

[原文]

　　手太阳穴一十九,少泽前谷后溪薮。

　　腕骨阳谷养老绳,支正小海外辅肘。

　　肩贞臑俞接天宗,髎外秉风曲垣首。

　　肩外俞连肩中俞,天窗乃与天容偶。

　　锐骨之端上颧髎,听宫耳前珠[1]上走(左右三十八穴)。

　　此一经起于少泽,终于听宫。取少泽、前谷、后溪、腕骨、阳谷、少海,与井荥俞原经合也。

**【注释】**

[1]耳前珠：即耳屏。

**［原文］** 脉起小指之端，循手外①侧上腕，出踝中直上，循臂骨[1]下廉，出肘内侧两骨②之间，上循臑外后廉，出肩解[2]，绕肩胛，交肩上，入缺盆，络心，循咽下膈抵胃，属小肠；其支者，从缺盆贯③颈上颊，至目锐眦，却入耳中；其支别④者，别循颊上顄(顄音拙)抵鼻，至目内眦也⑤。多血少气，未时气血注此。

**【校勘】**

①外：原作"大"，据《灵枢》经脉篇改。

②骨：《灵枢》经脉篇作"筋"。

③贯：《灵枢》经脉篇作"循"。

④别：此后原有"循"字，据《灵枢》经脉篇、《甲乙经》卷二上删。

⑤也：《灵枢》经脉篇无此字。此后有"斜络于颧"四个字。

**【注释】**

[1]臂骨：即前臂的尺、桡骨的统称。

[2]肩解：即肩后骨缝，为肩胛棘端与上臂相交之处。

**【语译】** 手太阳小肠经，起始于小指外侧端(少泽)，沿着手外侧至腕部，出于踝(尺骨茎突)内，沿着尺骨下面边缘直上，出肘后内侧两骨之间，再向上沿着上臂外侧后缘，出于肩关节后面，绕行肩胛部，与足太阳经交会于肩上，并于督脉的大椎相会之后，向前进入缺盆部，联络心脏，沿着食道，通过横膈，到达胃部，入属于小肠。

其缺盆部支脉，从缺盆沿着颈部，上达面颊至目外眦，又折回耳中(听宫)。

其颊部支脉，从颊部别出上行目眶下，又抵于鼻旁，至目内眦(睛明)，与足太阳膀胱经相接。本经脉多血少气，未时为气血流注本经的旺盛之时。

[原文] 丙火之腑[1]，脉详左寸。是经之为病也，面白耳前热，苦寒，肩臂廉内外肿痛。沉诊为心，实则脉实，烦满而口舌生疮；浮取小肠，虚则脉虚，懊怵而唇青下白。颔肿不可转，清痰降火；腰折难动履，渗湿利热。倘小便数频，乌药益智丸，用酒煮山药；若精气不固，白茯猪苓和，须蜡化津液。小肠疝气，茴香姜浸入青盐；肾宫精冷，川楝炒成加木炭。滑石寒而能治诸淋，沉香温而能行诸气。尿血煮苦苋菜根，血淋煎车前子叶。清泉旋汲饮发灰，薄荷时煎调琥珀。热入小肠为赤带，茴香苦楝当归；邪归大腑变膏淋，滑石金砂甘草。尝考牡蛎石斛补，续随金砂泻。巴戟乌药茴香温，黄芩通草花粉凉。羌活藁本引于上，黄柏二苓行于下，细阅本草之旨，略为理治之阶，毋执己见，妙在言传。

【注释】

[1]丙火之腑：丙火为阳火，腑属阳，小肠与心相表里，心属火，故称小肠为丙火之腑。

【按语】　本段为小肠经药物证治。阐述了与本经有关的小便频数，小肠疝气，热入小肠的赤带邪归六腑的膏淋，诸淋，诸气，面白，身热，苦寒等证的药物治疗。

# 考 正 穴 法

[原文]　少泽(一名小吉)

手小指端外侧，去爪甲角下一分陷中。手太阳小肠脉所出为井金[1]。

"素注"灸三壮，《铜人》灸一壮，针一分，留二呼。

主疟寒热，汗不出，喉痹舌强，口干心烦，臂痛瘰疬，咳嗽，口中涎唾，颈项急不得回顾，目生肤翳复瞳子，头痛。

【注释】

[1]手太阳小肠脉所出为井金：井为五输穴之一，在五行中属金。少泽穴为手太阳小肠脉之井穴，故称"井金"。

[原文] 前谷

手小指外侧本节前陷中。手太阳小肠脉所溜为荥水[1]。

《铜人》针一分,留三呼,灸一壮。《明堂》灸三壮。

主热病汗不出,疟疾,癫疾,耳鸣,颈项肿,喉痹,颊肿引耳后,鼻塞不利,咳嗽吐衄,臂痛不得举,妇人产后无乳。

【注释】

[1]手太阳小肠脉所溜为荥水:荥,为五输穴之一,在五行中属水。前谷穴为手太阳小肠经之荥穴,故称"荥水"。

[原文] 后溪

手小指外侧本节后陷中,握拳取之。手太阳小肠脉所注为俞木[1]。小肠虚补之。

《铜人》针一分,留二呼,灸一壮。

主疟寒热,目赤生翳,鼻衄,耳聋,胸满,头项强不得回顾,癫疾,臂肘挛急,痂疥。

【注释】

[1]手太阳小肠脉所注为俞木:俞,为五输穴之一,在五行中属木。后溪穴,为手太阳小肠脉之俞穴,故称为"俞木"。

[原文] 腕骨

手外侧腕前起骨下陷中,手太阳小肠脉所过为原[1]。小肠虚实皆拔之。

《铜人》针二分,留三呼,灸三壮。

主热病汗不出,胁下痛不得息,颈颔肿,寒热,耳鸣,目冷泪生翳,狂易[1][2],偏枯,肘不得屈伸,疟疾头痛,烦闷,惊风,瘛疭,五指掣,头痛。

【校勘】

①易:原作"惕",据《甲乙经》卷十一第二及《外台》卷三十九改。

【注释】

[1]手太阳小肠脉所过为原:原即原穴,指脏腑之气所经过

留止的穴位,腕骨穴为手太阳小肠经之原穴。

[2]狂易:精神失常。

[原文] 阳谷

手外侧腕中,锐骨下陷中。手太阳小肠脉所行为经火[1]。

"素注"灸三壮,针二分,留三呼。《甲乙》留二呼。

主癫疾狂走,热病汗不出,胁痛,颈颔肿,寒热,耳聋耳鸣,齿龋痛,臂外侧痛不举,吐舌,戾颈,妄言,左右顾,目眩,小儿瘛疭,舌强不嗍乳。

【注释】

[1]手太阳小肠脉所行为经火:经,为五输穴之一,在五行中属火,阳谷穴为手太阳小肠经之经穴,故称"经火"。

【按语】 少泽、前谷、后溪和阳谷穴,均属于"五输穴",分别为手太阳小肠经之井、荥、俞、经穴,全属于腕至手指间的穴位。在主治方面,都有治疗疟疾寒热、发汗和头面部疾患的共同特点。

[原文] 养老

手踝骨前上,一云腕骨后一寸陷中。手太阳郄。

《铜人》针三分,灸三壮。

主肩臂痠疼,肩欲折,臂如拔,手不能自上下,目视不明。

支正:

腕后五寸,手太阳络脉,别走少阴。

《铜人》针三分,灸三壮。《明堂》灸五壮。

主风虚,惊恐悲愁,癫狂,五劳,四肢虚弱,肘臂挛难屈伸,手不握,十指尽痛,热病先腰颈痠,喜渴,强项,疣目[1]。实则节弛肘废,泻之;虚则生疣小如指,痂疥,补之。

【注释】

[1]疣目:即目疣。在眼的部位所生之赘生物。

[原文] 小海

肘内①大骨外,去肘端五分陷中,屈手向头取之。手太阳小肠脉所入为合土[1]。小肠实泻之。

"素注"针二分,留七呼,灸三壮。

主颈颔,肩臑,肘臂外后廉痛,寒热齿龈肿,风眩[2]颈项痛,疡肿振寒,肘腋痛肿,小腹痛,痫发羊鸣,戾颈,瘈疭狂走,颔肿不可回顾,肩似拔,臑似折,耳聋,目黄,颊肿。

【校勘】

①内:原作"外",据《甲乙经》卷三第二十九、《千金方》卷二十九卷三十九、《针灸聚英》卷上改。

【注释】

[1]手太阳小肠脉所入为合土:合为五输穴之一,在五行中属土。小海穴为手太阳小肠经之合穴,故称为"合土"。

[2]风眩:为眩晕症的一种。见于《诸病源候论》。又称风头眩,由风邪入脑所致。症见头晕、眼花、呕逆等。

[原文] 肩贞

曲胛下两骨解间,肩髃后陷中。

《铜人》针五分。"素注"针八分,灸三壮。

主伤寒寒热,耳鸣耳聋,缺盆肩中热痛,风痹,手足麻木不举。

臑俞

夹肩髎①(手少阳②穴)后大骨下,胛上廉陷中,举臂取之。手太阳、阳维、阳跷三脉之会。

《铜人》针八分,灸三壮。

主臂痠无力,肩痛引胛,寒热气肿颈③痛。

【校勘】

①髎:原作"髃",据《甲乙经》卷三第十三及《外台》卷三十九改。

②少阳:原作"阳明",据《素问》气府论王注、《甲乙经》卷三第十三及《外台》卷三十九、《针灸聚英》卷一上改。

③颈:原作"胫",据《针灸聚英》卷一上改。

[原文] 天宗

秉风后大骨下陷中。

《铜人》灸三壮,针五分,留六呼。

主肩臂瘈痛,肘外后廉痛,颊颔肿。

秉风

天髎外肩上小髃后,举臂有空。手太阳、阳明、手足少阳四脉之会。

《铜人》灸五壮,针五分。

主肩痛不能举。

曲垣

肩中央曲胛陷中,按之应手痛。

《铜人》灸三壮,针五分。《明堂》针九分。

主肩痹热痛,气注肩胛,拘急痛闷[1]。

**【注释】**

[1]肩痹热痛,气注肩胛,拘急痛闷:痹,即风、寒、湿邪侵袭经络而导致的肢体疼痛,麻木,屈伸不利的病证。症见于肩,则为肩痹。痹证日久,寒邪化热,故"热痛",肩胛有拘急感,有既痛又闷的感觉。

[原文] 肩外俞

肩胛上廉,去脊三寸陷中。

《铜人》针六分,灸三壮。《明堂》灸一壮。

主肩胛痛,周痹[1]寒至肘。

**【注释】**

[1]周痹:痹证的一种。出《灵枢》周痹篇。因气虚,风、寒、湿邪侵入血脉、肌肉所致。症见周身疼痛,沉重麻木,项背拘急。

[原文] 肩中俞

肩胛内廉,去脊二寸陷中。

"素注"针六分,灸三壮。《铜人》针三分,留七呼,灸十壮。

主咳嗽,上气唾血,寒热,目视不明。

天窗(一名窗笼)

颈大筋间前曲颊下,扶突后动脉应手陷中。

《铜人》灸三壮,针三分。"素注"针六分。

主痔瘘,颈痛,肩痛引项不得回顾,耳聋颊肿,喉中痛,暴喑不能言,齿噤中风。

天容

耳下曲颊后。

针一寸,灸三壮。

主喉痹寒热,咽中如鲠<sup>①</sup>,瘿颈[1],项痛,不可回顾,不能言,胸痛,胸满不得息,呕逆吐沫,齿噤,耳聋耳鸣。

【校勘】

①鲠:原作"梗",据《铜人》卷四改。

【注释】

[1]瘿颈:即颈瘿。《圣济总录》有五瘿(石瘿、泥瘿、劳瘿、忧瘿、气瘿)。症见颈前生肿物,有如"缨络"形状。有些患颈瘿者,见有心悸,易激动,多汗等症。

[原文] 颧髎

面頄[1]骨下廉锐骨端陷中。手少阳、太阳之会。

"素注"针三分。《铜人》针二分。

主口㖞,面赤目黄,眼润动不止,頄肿齿痛。

听宫(一名多所闻)

耳中珠子,大如赤小豆。手足少阳、手太阳三脉之会。

《铜人》针三分,灸三壮。《明堂》针一分。《甲乙》针三分。

主失音,癫疾,心腹满,聤耳,耳聋如物填塞无闻,耳中嘈嘈㗲㗲蝉鸣。

【注释】

[1]頄(kuí 奎):亦称颧,亦称面頄骨,眼眶外下侧之高骨,现称为颧骨。

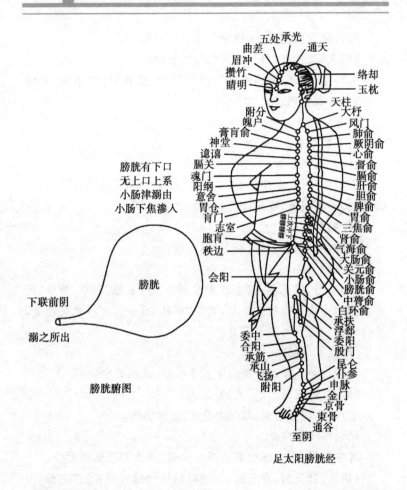

膀胱有下口
无上口上系
小肠津溺由
小肠下焦渗入

膀胱

下联前阴

溺之所出

**膀胱腑图**

五处 承光
曲差 通天
眉冲
攒竹
睛明

络却
玉枕

天柱
大杼
风门
肺俞
厥阴俞
心俞
督俞
膈俞
肝俞
胆俞
脾俞
胃俞
三焦俞
肾俞
气海俞
大肠俞
关元俞
小肠俞
膀胱俞
中膂俞
白环俞
承扶
殷门
委阳
浮郄
委中
昆仑
仆参
申脉
金门
京骨
束骨
通谷
至阴

附分
魄户
膏肓
神堂
譩譆
膈关
魂门
阳纲
意舍
胃仓
肓门
志室
胞肓
秩边

会阳

中
合
承筋
承山
飞扬
附阳

委
中
阳

**足太阳膀胱经**

# 足太阳经穴主治①

【提要】 本经穴主治项下主要有以下几方面内容：

一、引用《素问》灵兰秘典论、《难经》三十五难部分内容，说明膀胱的生理功能。

二、转录了足太阳膀胱经穴歌。

三、介绍了足太阳膀胱经的五输穴的主治和刺灸法。

四、引用《灵枢》经脉篇内容,说明足太阳膀胱经脉的循行部位。

五、列举膀胱经的有关病证及其药物证治。

六、详细论述了睛明等六十七穴的位置,刺灸法、主治病证及其禁忌等。

[**原文**] 《内经》曰:膀胱者,州都之官,津液藏焉,气化[1]则能出矣。又曰:膀胱为黑肠。

诸书辨膀胱不一,有云:有上口,无下口;有云:上下皆有口;或云:有小窍注泄,皆非也。惟有下窍以出溺,上皆由泌别渗入膀胱,其所以入也、出也,由于气之施也。在上之气不施,则注②入大肠而为泄;在下之气不施,则急胀濇涩,苦不出而为淋。

【校勘】

①足太阳经穴主治:原无,据《针灸大成》目录补。

②注:原作"往",形近而误,详文义改。

【注释】

[1]气化:通常表示气机的运行变化。其泛指阴阳之气而化生万物,如脏腑的功能,气血的输布,经络的流注等,均属此范围。

【语译】 《内经》说:膀胱是代谢产生的污浊水液的贮存处,靠气化功能而排出体外。又说:(按照肾属黑色,脏腑相表里的道理)膀胱是黑肠。

各书对膀胱的认识不一。有的说:有上口无下口;有的说:上下都有口;还有的说:有能够注泻水液的小窍。这些说法都不对。只有下部的孔窍才能排尿,而尿是由上面的大小肠泌别清浊后渗入膀胱的。其所以能够渗入和排出,全是气化作用的结果。中焦气化失常时,水谷注入大肠就会腹泻;下焦气化失常时,就会少腹胀满,尿出涩痛而成为淋证。

【按语】 前段之第一句,出自《素问》灵兰秘典论篇;后句系出自《难经》第三十五难。

## 足太阳膀胱经穴歌

[原文]

> 足太阳经六十七,睛明目内红肉藏,
> 攒竹眉冲与曲差,五处上寸半承光,
> 通天络却玉枕昂,天柱后际大筋外,
> 大杼背部第二行,风门肺俞厥阴四,
> 心俞督俞膈俞强,肝胆脾胃俱挨次,
> 三焦肾气海大肠,关元小肠到膀胱,
> 中膂白环仔细量,自从大杼至白环,
> 各各节外寸半长,上髎次髎中复下,
> 一空二空腰髁当,会阳阴尾骨外取,
> 附分挟脊第三行,魄户膏肓与神堂,
> 谚谑膈关魂门九,阳纲意舍仍胃仓,
> 肓门志室胞肓续,二十椎下秩边场,
> 承扶臀横纹中央,殷门浮郄到委阳,
> 委中合阳承筋是,承山飞扬踝附阳,
> 昆仑仆参连申脉,金门京骨束骨忙,
> 通谷至阴小指[1]旁(一百三十四穴)。

此一经起于睛明,终于至阴,取至阴、通谷、束骨、京骨、昆仑、委中,与井荥俞原经合也。

【注释】

[1]小指:此即足小趾。

[原文] 脉起目内眦,上额交巅上[1];其支者,从巅至耳上角;其直行[2]者,从巅入络脑,还出别下项,循肩膊内侠脊抵腰中,入循膂,络肾属膀胱;其支别[3]者,从腰中下[4]贯臀,入腘中;其支别[5]者,从膊内左右,别下贯胛[6],侠脊内,过髀枢,循髀外[7]

后廉,下合腘中,以下贯腨内,出外踝之后,循京骨至小指外侧端⑧。多血少气,申时气血注此。

【校勘】

①上:《灵枢》经脉篇无此字,但《千金方》卷二十第一、《铜人》卷二、《十四经发挥》卷中均有。

②行:《灵枢》经脉篇无此字。

③别:《灵枢》经脉篇无此字。

④下:此字后,《灵枢》经脉篇有"挟脊"二字。

⑤别:《灵枢》经脉篇无此字。

⑥腨:《太素》卷八首篇、《千金方》卷二十第一均作"肿",而《灵枢》经脉篇作"腨"。

⑦外:此后《灵枢》经脉篇有"从"字。

⑧端:《灵枢》经脉篇无此字。

【语译】 足太阳膀胱经,起始于目内眦(睛明),上过额部,交会于头顶(百会)。其巅顶部支脉,从头顶部分出,至耳上角。其巅顶部直行脉,从头顶入内络于脑髓,又回出向下通过颈后,沿着肩胛肌肉的内侧,并行于脊柱两旁,抵达腰部,从脊旁肌肉入内,联络肾脏,入属于膀胱。

其腰部支脉,从左右的肩胛内分出,并行于脊柱两侧内部,经过臀部,沿着大腿外侧下行,与腰部支脉会合于腘窝中。由此向下通过小腿肚,出于外踝的后面,沿着京骨(第五跖骨粗隆)至小趾外侧端(至阴),与足少阴经相接。本经脉多血少气,申时为气血流注于本经的旺盛之时。

[原文] 壬水之腑[1],脉居左寸是膀胱。实则脉实,病胞转不得小便,苦烦满难于俯仰,药用寒凉通利窍,石膏栀子蜜同煎;虚则脉虚,肠痛引腰难屈伸,脚筋紧急耳重听,补磁石五味黄芪,配苓术石英杜仲。大腑热蒸肠内涩,木通生地黄芩;小便不利茎中疼,葶苈茯苓通草。肾大如斗,青皮①荔核小茴香;胞转如塞,葵子滑石寒水石。冷热熨可利便难,屈伸导能和腰痛。风热相

乘囊肿,服三白[2]而立消;虫蚁吹着阳脬②,敷蝉蜕而即散。羌活藁本行于上,黄柏法制走于下。补用橘核益智仁,泻须滑石车前子。加茴香乌药能温,添黄柏生地清凉也。

【校勘】

①青皮:原作"青支",据嘉庆辛酉经纶堂重刊康熙版改。

②阳脬(liè 列):《世医得效方》卷十二"蝉退散"作"阴肿"。黄龙翔《针灸名著集成》据《体仁汇编》改为"阴脬"。

【注释】

[1]壬水之腑:壬水为阳水,腑属阳,膀胱与肾相表里,肾属水,故称膀胱为壬水之腑。

[2]三白:即三白草,出《新修本草》。有清热利水,消肿解毒效用。可治膀胱湿热,尿路涩痛,结石等症。

# 考 正 穴 法

[原文] 睛明(一名泪孔)

目内眦。《明堂》云:内眦头外一分,宛宛中。手足太阳、足阳明、阴跷、阳跷五脉之会。

针一分半,留三呼。雀目[1]者,可久留针,然后速出针,禁灸。

主目远视不明,恶风泪出,憎寒头痛,目眩,内眦赤痛,眺眺无见,眦痒,淫肤白翳,大眦攀睛努肉,侵睛雀目,瞳子生障①,小儿疳眼[2],大人气眼冷泪[3]。

按东垣曰:刺太阳、阳明出血,则目愈明。盖此经多血少气,故目翳与赤痛从内眦起者,刺睛明、攒竹,以宣泄太阳之热。然睛明刺一分半,攒竹刺一分三分,为适浅深之宜。今医家刺攒竹,卧针直抵睛明,不补不泻,而又久留针,非古人意也。

【校勘】

①障:原作"瘴",据《针灸聚英》卷一上改。

**【注释】**

[1]雀目：即夜盲症。

[2]疳眼：又名疳毒眼、疳疾上目。症见眼干涩羞明,黑睛生翳,甚则眼球枯萎失明。

[3]气眼冷泪：发怒或情绪激动时,眼流泪。

**【按语】** 本段之原"按",出自《针灸聚英》。其主要内容是强调了刺络出血的方法及对眼病的治疗作用。

**[原文]** 攒竹(一名始光,一名员柱,一名光明)

两眉头陷中。"素注"针二分,留六呼,灸三壮。

《铜人》禁灸,针一分,留三呼,泻三吸,徐徐出针。宜以细三棱针刺之,宣泄热气三度刺,目大明。《明堂》宜细三棱针三分,出血,灸一壮。

主目眈眈,视物不明,泪出目眩,瞳子痒,目懵[1]眼中赤痛及脸𥇀动不得卧。颊痛,面痛,尸厥癫邪,神狂鬼魅[2],风眩,嚏。

**【注释】**

[1]目懵(méng 盟)：即两目视物晦暗不明。

[2]神狂鬼魅(mèi 昧)：即精神狂躁,或沉默,或妄言谵语,手足冷,气短不能食等症象多变之病。

**[原文]** 眉冲

直眉头上神庭、曲差之间。

针三分,禁灸。

主五痫[1],头痛,鼻塞。

**【注释】**

[1]五痫：是马痫、牛痫、猪痫、羊痫、鸡痫的合称。痫疾开始发作时,所发出之喊声类似各种动物之吼叫,故名。此种吼声是因咽喉为痰梗塞而作响。"五痫"之名即由此而来。

**[原文]** 曲差

神庭旁一寸五分,入发际。

《铜人》针二分,灸三壮。

主目不明,胸衄,鼻塞,鼻疮,心烦满,汗不出,头顶痛,项[1]肿,身体烦热。

【校勘】

①项:原作"顶",据《针灸聚英》卷一上改。

[原文] 五处

侠上星旁一寸五分。

《铜人》针三分,留七呼,灸三壮。《明堂》灸五壮。

主脊强反折,瘛疭癫疾,头风热,目眩,目不明,目上戴不识人。

承光

五处后一寸五分。

《铜人》针三分,禁灸。

主风眩头痛,呕吐心烦,鼻塞不闻香臭,口㖞,鼻多清涕,目生白翳。

通天

承光后一寸五分。

《铜人》针三分,留七呼,灸三壮。

主颈项转侧难,瘿气,鼻衄,鼻疮,鼻窒,鼻多清涕,头旋,尸厥,口㖞,喘息,头重,暂起僵仆[1],瘿瘤。

【注释】

[1]暂起僵仆:将要站起来,又突然昏倒,形容因头晕而不能起立之状。

[原文] 络却(一名强阳、一名脑盖)

通天后一寸五分。

"素注"刺三分,留五呼,《铜人》灸三壮。

主头旋耳鸣,狂走瘛疭,恍惚不乐,腹胀,青盲内障,目无所见。

玉枕

络却后一寸五分,侠脑户旁一寸三分,起肉枕骨上,入发际二寸。

《铜人》灸三壮,针三分,留三呼。

主目痛如脱,不能远视,内连系急,头风痛不可忍,鼻窒不闻。

天柱

侠项后发际,大筋外廉陷中。

《铜人》针五分,得气即泻。《明堂》针二分,留三呼,泻五吸。灸不及针,日七壮至百壮。《下经》灸三壮。"素注"针二分,留六呼。

主足不任[1]身体,肩背痛欲折,目瞑视,头旋脑痛,头风,鼻不知香臭,脑重目①如脱,项②如拔,项强不可回顾。

【校勘】

①目:原无,据《甲乙经》卷十第二下及《外台》卷三十九补。

②项:原作"顶",据《灵枢·经脉篇》足太阳经是动病"目如脱,项如拔"改。

【注释】

[1]任:担任。此有支撑之意。

【按语】　自攒竹至天柱诸穴,均是头部偏上的俞穴,它们的共同特点是刺入均较浅,多主治神志及上窍部的疾患。

[原文]　大杼

项后第一椎下,两旁相去脊各一寸五分陷中,正坐取之。督脉别络,手足太阳、少阳之会[1]。《难经》曰:骨会大柱。疏曰:骨病治此。袁氏曰:肩能负重,以骨会大杼也。

《铜人》针五分,灸七壮。《明堂》禁灸。《下经》、"素注"针三分,留七呼,灸七壮。《资生》云:非大急不灸[2]。

主膝痛不可屈伸,伤寒汗不出,腰脊痛,胸中郁郁,热甚不已,头风振寒,项强不可俯仰,痎疟,头旋,劳气咳嗽,身热目眩,腹痛,僵仆不能久立,烦满里急,身不安,筋挛癫疾,身踡挛①急脉②大。

东垣曰：五脏气乱在于头，取之天柱、大杼，不补不泻，以导气而已。

**【校勘】**

①挛：原无，据《灵枢》癫狂篇及《甲乙经》卷十一第二、《千金方》卷十四第五补。

②脉：原无，据《甲乙经》卷十一第二及《千金方》卷十四第五补。

**【注释】**

[1]手足太阳、少阳之会：即八会穴中的骨会大杼。

[2]非大急不灸：出《资生经》。意指本穴除非大急之症均不可用灸。

[原文] 风门(一名热府)

二椎下两旁相去脊各一寸五分，正坐取之。

《铜人》针五分。"素注"针三分，留七呼。《明堂》灸五壮。若频刺，泄诸阳热气，背永不发痈疽，灸五壮。

主发背痈疽，身热，上气喘气，咳逆胸背痛，风劳呕吐，多嚏，鼻鼽出清涕，伤寒头项强，目瞑[1]，胸中热，卧不安。

**【注释】**

[1]目瞑：即闭目不欲睁。瞑，作合目解。

[原文] 肺俞

第三椎下两旁相去脊各一寸五分。《千金》对乳引绳度之。甄权以搭手，左取右，右取左，当中指末是，正坐取之。

《甲乙》针三分，留七呼，得气即泻。甄权灸百壮。《明下》灸三壮。《素问》刺中肺三日死，其动为咳。

主瘿气，黄疸，劳瘵，口舌干，劳热上气，腰脊强痛，寒热喘满，虚烦，传尸骨蒸，肺痿咳嗽，肉痛皮痒，呕吐，支满不嗜食，狂走欲自杀，背偻，肺中风，偃卧，胸满短气，瞀闷[1]汗出，百毒病，食后吐水，小儿龟背。

仲景曰：太阳与少阳并病，头项强痛或眩冒，时如结胸，心下瘈硬者,当刺太阳肺俞、肝俞。

**【注释】**

[1]瞀闷:眼花,心中有闷热感叫瞀闷。

[原文] 厥阴俞(一名厥俞)

四椎下两旁相去脊各一寸五分,正坐取之。

《铜人》针三分,灸七壮。

主咳逆牙痛,心痛,胸满呕吐,留结烦闷。

或曰:脏腑皆有俞在背,独心包络无俞,何也? 曰:厥阴俞即心包络俞也。

心俞

五椎下两旁相去脊各一寸五分,正坐取之。

《铜人》针三分,留七呼,得气即泻,不可灸。《明堂》灸三壮。《资生》云:刺中心一日死,其动为噫[1],岂可妄针。《千金》言:中风心急,灸心俞百壮,当权其缓急可也。

主偏风半身不遂,心气乱恍惚,心中风,偃卧[2]不得倾侧,汗出唇赤,狂走发痫,语悲泣,心胸闷乱咳吐血,黄疸,鼻衄,目眴目昏,呕吐不下食,健忘,小儿心气不足,数岁不语。

**【注释】**

[1]刺中心一日死,其动为噫:出自《素问》四时刺逆从论篇。噫,是胃气因郁阻上逆发出的声音。《素问》诊要经终论:"太阴终者腹胀闭不得息,善噫善呕"。

[2]偃卧:即仰卧。《诗·小雅·北山》:"或息偃在床"。

[原文] 督俞

六椎下两旁相去脊各一寸五分,正坐取之。

灸三壮。

主寒热心痛,腹痛,雷鸣气逆。

膈俞

七椎下两旁相去脊各一寸五分,正坐取之。《难经》曰:血会膈俞。疏曰:血病治此。盖上则心俞,心生血,下则肝俞,脏藏血,故膈俞为血会。又足太阳多血,血乃水之象也。

《铜人》针三分,留七呼,灸三壮。《素问》刺中膈,皆为伤中,其病难愈,不过一岁必死①。

主心痛,周痹,吐食翻胃,骨蒸,四肢怠惰,嗜卧,痃癖,咳逆,呕吐,膈胃寒痰,食饮不下,热病汗不出,身重常温,不能食,食则心痛,身痛肿胀,胁腹满,自汗盗汗。

【校勘】

①《素问》刺中膈,皆为伤肝,其病难愈,不过一岁必死:《素问》诊要经终论作"中膈者皆为伤中,其病虽愈,不过一岁必死。"

[原文] 肝俞

九椎下两旁相去脊各一寸五分,正坐取之。经曰:东风生①于春,病在肝[1]。

《铜人》针三分,留六呼,灸三壮。《明堂》灸七壮。《素问》刺中肝五日死,其动为欠②。

主多怒,黄疸,鼻疭,热病后目暗泪出,目眩,气短咳血,目上视,咳逆,口干,寒疝,筋寒,热痉③,筋④急相引,转筋入腹将死。

《千金》云:咳引两胁急痛不得息,转侧难,撅肋[2]下与脊相引而反折,目戴上,目眩循眉头痛⑤,惊狂,衄衊,起则目䀮䀮,生白翳,咳引胸中痛,寒疝小腹痛,唾血短气,热病瘥后,食五辛目暗,肝中风,踞坐不得低头,绕两目连额上色微青,积聚痞痛。

【校勘】

①生:原作"伤",据《素问》金匮真言论篇改。

②欠:《素问》刺禁论篇,王冰注作"语",新正云:按全元起本,并《甲乙经》将语字作"欠"。元起云:皆伤则欠,子母相感也。王冰氏改"欠"为"语",肝在气为语。

③痉:原作"胫",据《针灸聚英》卷一上改。

④筋:此字后《甲乙经》卷七第四、《外台》卷三十九有"痛"字。

⑤痛:原无,据《外台》卷三十九及《针灸聚英》卷一上补。

**【注释】**

[1]东风生于春,病在肝:春主肝(木),肝病容易发作。马莳说:"春主甲乙木,其位东,故东风生于春"。《素问》阴阳应象大论说:"在天为风,在脏为肝",病在肝意即在此。

[2]撅(juē 噘)肋:撅,有折、翘之意。撅肋,第十二肋既短而游离似折,当腰脊前屈时,似有肋缘翘起之象,因此称之为撅肋。

[原文] 胆俞

十椎下两旁相去脊各一寸五分,正坐取之。

《铜人》针五分,留七呼,灸三壮。《明堂》针三分。《下经》灸五壮。《素问》刺中胆,一日半死,其动为呕[1]。

主头痛,振寒汗不出,腋下肿①胀,口苦舌干,咽痛干呕吐,骨蒸劳热食不下,目黄。

按:《资生经》所载,崔知悌平取四花穴,上二穴是膈俞,下二穴是胆俞,四穴主血,故取此以治劳瘵。后世误以四花为斜取,非也。

**【校勘】**

①肿:此字之后《针灸聚英》卷一上有"心腹"二字。

**【注释】**

[1]刺中胆,一日半死,其动为呕:出自《素问》刺禁论。王冰注:"胆气勇,故为呕",即为此意。

[原文] 脾俞

十一椎下两旁相去脊各一寸五分,正坐取之。

《铜人》针三分,留七呼,灸三壮。《明堂》灸五壮。《素问》刺中脾十日死,其动为吞。

主腹胀,引胸背痛,多食身瘦,痃癖积聚,胁下满,泄利,痰疟寒热,水肿气胀引脊痛,黄疸,善欠,不嗜食。

胃俞

十二椎下两旁相去脊各一寸五分,正坐取之。

《铜人》针三分，留七呼、灸随年为壮。《明堂》灸三壮。《下经》灸七壮。

主霍乱，胃寒，腹胀而鸣，翻胃呕吐，不嗜食，多食羸瘦，目不明，腹痛，胸胁支满，脊痛筋挛，小儿羸瘦，不生肌肤。

东垣曰：中湿者，治在胃俞。

三焦俞

十三椎下两旁相去脊各一寸五分，正坐取之。

《铜人》针五分，留七呼，灸三壮。《明堂》针三分，灸五壮。

主脏腑积聚，胀满羸瘦，不能饮食，伤寒头痛，饮食吐逆，肩背急，腰脊强不得俯仰，水谷不化，泄注下利，腹胀肠鸣，目眩头痛。

肾俞

十四椎下两旁相去脊各一寸五分，前与脐平，正坐取之。

《铜人》针三分，留七呼，灸以年为壮。《明堂》灸三壮。《素问》刺中肾六日死，其动为嚏。

主虚劳羸瘦，耳聋肾虚，水脏久冷[1]，心腹膜①满胀急[2]，两胁满引小腹急痛，胀热，小便淋，目视䀮䀮，少气，溺血，小便浊，出精梦泄，肾中风[3]，踞坐而腰痛，消渴，五劳七伤，虚惫，脚膝拘急，腰寒如冰，头重身热，振慄，食多羸瘦，面黄黑，肠鸣，腰②中四肢淫泺，洞泄食不化，身肿如水，女人积冷气成劳，乘经交接，羸瘦，寒热往来。

**【校勘】**

①膜：原作"填"，据《针灸聚英》卷一上改。

②腰：原作"膝"，据《千金方》卷三十第五及《铜人》卷四改。

**【注释】**

[1]水脏久冷：肾为水脏。"水脏久冷"，即经久不愈之肾寒证。

[2]膜(chēn 嗔)满胀急：即胀到了较严重的程度。

[3]肾中风：此即肾受风邪所致之症候。腰为肾之府，故肾病多见于腰痛。

【按语】 以上几节中:"刺中心,一日死,其动为噫";"刺中肝,五日死,其动为欠";"刺中肾,六日死,其动为嚏";"刺中肺,三日死,其动为咳";"刺中脾,十日死,其动为吞";"刺中胆,一日半死,其动为呕"等内容出自《素问》刺禁论。古代医家通过长期的医疗实践总结出来的,这些针灸治疗禁忌,至今仍有一定意义。对其中"一日"、"三日"、"五日"、"六日"、"十日"等日数,应灵活看待,不必拘泥。刺伤脏器容易造成危候,以此提醒人们引以为戒。

胆俞条目下之"按",乃出高武之手,系《针灸大成》从《针灸聚英》转引而来。"按"中"四花"是膈、胆二俞的提法,是高武对崔氏的"四花"穴部位的理解,而《资生经》并无膈、胆二俞的记载。

[原文] 气海俞

十五椎下两旁相去脊各一寸五分。

主腰痛、痔漏。

针三分,灸五壮。

大肠俞

十六椎下两旁相去脊各一寸五分,伏而取之。

《铜人》针三分,留六呼,灸三壮。

主脊强不得俯仰,腰痛,腹中气胀,绕脐切痛,多食身瘦,肠鸣,大小便不利,洞泄食不化,小腹绞痛。

东垣云:中燥治在大肠俞。

关元俞

十七椎下两旁相去脊各一寸五分,伏而取之。

主风劳腰痛,泄痢,虚胀,小便难,妇人瘕聚[1]诸疾。

【注释】

[1]瘕聚:为腹内痞块,散聚无常,推之游移不定,痛无定处等症象。妇女多患此病。

[原文] 小肠俞

十八椎下两旁相去脊各一寸五分,伏而取之。

《铜人》针三分,留六呼,灸三壮。

主膀胱,三焦津液少,大、小肠寒热,小便赤不利,淋漓遗溺,小腹胀满,疠痛[1],泄利脓血。五色赤痢下重,肿痛,脚肿,五痔[2],头痛,虚乏消渴,口干不可忍,妇人带下①。

**【校勘】**

①下:此字后,《聚英》卷上和《脾胃论》卷中,有"东垣曰:中暑治在小肠俞"一句。

**【注释】**

[1]疠(xiǔ 朽)痛:即腹内急痛之意。

[2]五痔:即牡痔,牝痔,肠痔,脉痔和血痔等五种痔疾。

[原文] 膀胱俞

十九椎下两旁相去脊各一寸五分,伏而取之。

《铜人》针三分,留六呼,灸三壮。《明堂》灸七壮。

主风劳脊急强。小便赤黄,遗溺,阴生疮,少气,胫寒拘急,不得屈伸,腹满,大便难,泄利腹痛,脚膝无力,女子瘕聚。

中膂俞(一名脊内俞)

二十椎下两旁相去脊各一寸五分,侠脊胂①起肉,伏而取之。

《铜人》针三分,留十呼,灸三壮。《明堂》云:腰痛侠脊里痛,上下按之应者,从项至此穴痛,皆宜灸。

主肾虚消渴,腰脊强不得俯仰,肠冷赤白痢,疝痛,汗不出,腹胀胁痛。

**【校勘】**

①胂:原作"伸",据《甲乙经》卷三第八及《针灸聚英》卷一上改。

[原文] 白环俞

二十一椎下两旁相去脊各一寸五分,伏而取之。一云:挺伏地,端身,两手相重支额,纵息[1]令皮肤俱缓,乃取其穴。

"素注"针五分,得气则先泻,泻讫[2]多补之,不宜灸。《明堂》灸三壮。

主手足不仁,腰脊痛,疝痛,大小便不利,腰髋疼,脚膝不遂,温疟,腰脊冷疼,不得久卧,劳损虚风,腰背不便,筋挛痹①缩,虚热闭塞。

【校勘】

①痹:原作"臂",据《针灸聚英》卷一上及《类经图翼》卷七改。

【注释】

[1]纵息:即深呼吸。

[2]泻讫(qì 器):讫,有完毕之意。泻讫,是说使用泻法已经结束。

[原文] 上髎

第一空腰髁[1]下一寸,侠脊陷中。足太阳、少阳之络。

《铜人》针三分,灸七壮。

主大小便不利,呕逆,膝冷痛,鼻衄,寒热疟,阴挺出,妇人白沥[2],绝嗣[3]。

大理赵卿患偏风,不能起跪,甄权针上髎、环跳、阳陵泉、巨虚下廉,即能起跪。

八髎总治腰痛。

【注释】

[1]腰髁:即腰髁骨。《素问》长刺节论篇,王冰注:"腰髁骨者,腰房侠脊平立陷者中,按之有骨处也"。

[2]妇人白沥:沥,淋沥不断之意。妇人白沥,是指妇人白带淋沥不断之证。

[3]绝嗣:此指妇人不妊之症。

[原文] 次髎

第二空侠脊陷中。

《铜人》针三分,灸七壮。

主小便赤淋,腰痛不得转摇,急引阴器痛不可忍,腰以下至足不仁,背膝寒,小便赤,心下坚胀,疝气下坠,足清气痛,肠鸣注泻,偏风,妇人赤白带下。

[原文] 中髎

三空侠脊陷中。足厥阴、少阳所结之会。

《铜人》针二分,留十呼,灸三壮。

主大小便不利,腹胀下利,五劳七伤六极[1],大便难,小便淋沥,飧泄,妇人绝子带下,月事不调。

【注释】

[1]六极:出自《金匮》。指六种极度虚损的病证。即气极、血极、筋极、骨极、肌极和精极。

[原文] 下髎

四白侠脊陷中。

《铜人》针二分,留十呼,灸三壮。

主大小便不利,肠鸣注泻,寒湿内伤,大便下血,腰不得转,痛引卵[1]。女子下苍汁不禁,中痛引小腹急痛[2]。

【注释】

[1]腰不得转,痛引卵:指腰痛不能转身并牵引睾丸作痛。

[2]女子下苍汁不禁,中痛引小腹急痛:苍汁,即青色带下。不禁,有不止之意。中痛,即阴中痛。此指女子青带下不止,阴中痛而牵引小腹作痛之症。

【按语】 上、次、中、下髎穴左右共八个腧穴,故总称为八髎穴。多用以治疗腰骶部及小腹部疾患,特别是用以治疗妇科诸疾,多可收到满意的疗效。

[原文] 会阳(一名利机)

阴尾尻骨两旁。

《铜人》针八分,灸五壮。

主腹寒,热气冷气泄泻,肠澼[1]下血,阳气虚乏[①]阴汗湿,久痔。

**【校勘】**

①乏:原作"之",据《针灸聚英》卷一上改。

**【注释】**

[1]肠澼:此指便血之症。《医学入门》:"原因伤风犯胃,飧泻久而湿毒成癖,注入大肠,传入少阴,名曰肠澼,俗呼血箭,因其便血即出有力如箭射之远也"。

[原文] 附分

二椎下,附项内廉,两旁相去脊各三寸,正坐取之。手足太阳之会。

《铜人》针三分。"素注"刺八分,灸五壮。

主肘不仁,肩背拘急,风冷客于腠理,颈痛不得回顾。

魄户

直附分下,三椎下两旁相去脊各三寸,正坐取之。

《铜人》针五分,得气即泻,不宜久留针,日灸七壮至百壮。"素注"灸五壮。

主背膊痛,虚劳肺痿,三尸走疰[1],项强急不得回顾,喘息咳逆,呕吐烦满。

**【注释】**

[1]三尸走疰:三尸,指病邪。道教认为在人体内有作祟的神,称为"三尸"。如"上尸青姑,伐人眼";"中尸白姑,伐人五脏";"下尸血姑伐人命"。疰:通注。有灌注和久注之意。"一人死,一人复得"叫疰病。全句指疫毒邪气漫延所致之病。

[原文] 膏肓俞

四椎下一分,五椎上二分,两旁相去脊各三寸,四肋三间,正坐屈脊,伸两手,以臂着膝前令端直,手大指与膝头齐,以物支肘,毋令摇动取之。

《铜人》灸百壮,多至五百壮。当觉砉砉[1]然似水流之状,亦当有所下,若无停痰宿饮,则无所下也。如病人已困[2],不能正坐,当令侧卧,挽上臂,令取穴灸之。又当灸脐下气海、丹田、关元、中极，四穴中取一穴。又灸足三里，以引火气实下。

主无所不疗。羸瘦，虚损，传尸骨蒸，梦中失精，上气咳逆，发狂，健忘，痰病。

《左传》[3]：成公十年，晋侯[4]疾病求医于秦，秦使医缓[5]（秦医名缓）为之，未至。公梦疾为二竖子[6]曰：彼良医也，惧伤我，焉逃之？其一曰：居肓之上，膏之下，若我何？医至曰：疾不可为也，在肓之上，膏之下，攻之不可，达之不及，药不至焉，不可为也。公曰：良医也。厚为之礼而归之。

孙思邈曰：时①人拙，不能得此穴，所以宿疴难遣，若能用心方便，求得灸之，疾无不愈矣。

按：此二穴，世皆以为起死回生之妙穴，殊不知病有浅深，而医有难易，浅者针灸，可保十全，深者亦未易为力。扁鹊[7]云：病有六不治。经云：色脉不顺而莫针也。肓，膈也，心下为膏。又曰：凝者为脂，释者为膏。又曰：膏，连心脂膏也。人年二旬后，方可灸此二穴，仍灸三里二穴，引火气下行，以固其本。若未出幼而灸之，恐火气盛，上焦作热。每见医家不分老少，又多不针泻三里，以致虚火上炎，是不经口授而妄作也。岂能瘳其疾哉！患者灸此，必针三里或气海，更清心绝欲，参阅前后各经调摄，何患乎疾不瘳也！

**【校勘】**

①时：原作"特"，据《针灸聚英》卷一上改。

**【注释】**

[1]砻砻（lóng 龙）：砻，原为旋转磨米的工具。此重言"砻砻"作形容词用。此指行灸法时，引经络之气行如旋转水流之貌。

[2]困：指身体疲惫不堪，难以支撑之状。

[3]《左传》：十三经之一。《左传》是春秋时期史学家左丘明所撰。书中保存了大量古代史料。全书文句优美，记事详明，实为我国古代一部史学和文学名著。

[4]晋侯：即晋景公。

[5]医缓：春秋时医家。

[6]二竖子：旧称童仆为竖。竖子是一种鄙贱的称谓，犹小子。"二竖子"，在此指病邪，后人病愈为"二竖退舍"。

[7]扁鹊：战国时名医，姓秦，名越人。渤海郡郑（今河北任丘）人。著有《扁鹊内经》、《扁鹊外经》等书，已佚，现存《难经》是托名之作。

**【按语】** 此段引用《左传》医缓疗晋侯疾，说明膏肓穴的临床意义。"按"中着重解释了"膏"、"肓"二字，并论述了膏肓穴的灸法。

[原文] 神堂

五椎下两旁相去脊各三寸陷中，正坐取之。

《铜人》针三分，灸五壮。《明堂》灸三壮。"素注"针五分。

主腰背脊强急不可俯仰，洒淅寒热，胸满气逆上攻，时噎。

譩譆

肩膊内廉，侠六椎下两旁相去脊各三寸，正坐取之。以手重按，病人言"譩譆"，譩譆应手[1]。

"素注"针七分。《铜人》针六分，留三呼，泻五吸。灸二七壮，止百壮。《明堂》灸五壮。

主大风汗不出，劳损不得卧，温疟寒疟，背闷气满，腹胀气眩，胸中痛引腰背，腋拘胁痛，目眩，目痛，鼻衄，喘逆，臂膊内廉痛，不得俯仰，小儿食时头痛，五心热。

**【注释】**

[1]病人言"譩譆"，譩譆应手：前一个譩譆，为病人的呼叫声；后一个譩譆为穴名。此句之义是令病人呼叫譩譆之声，则譩譆穴处应手而动。

[原文] 膈关

七椎下两旁相去脊各三寸陷中，正坐开肩取之。

《铜人》针五分，灸三壮。

主背痛恶寒，脊强俯仰难，食饮不下，呕哕多涎唾，胸中噎闷，大便不节，小便黄。

魂门

九椎下两旁相去脊各三寸陷中,正坐取之。

《铜人》针五分,灸三壮。

主尸厥走疰,胸背连心痛,食饮不下,腹中雷鸣,大便不节,小便赤黄。

阳纲

十椎下两旁相去脊各三寸,正坐开[①]肩取之。

《铜人》针五分,灸三壮。《下经》灸七壮。

主肠鸣腹痛,饮食不下,小便赤涩,腹胀身热,大便不节,泄痢赤黄,不嗜食,怠惰。

**【校勘】**

①开:原作"阔",据《针灸聚英》卷一上改。

[原文] 意舍

十一椎下两旁相去脊各三寸,正坐取之。

《铜人》针五分,灸五十壮至百壮。《明堂》灸五十壮。《下经》灸七壮。"素注"灸二壮。《甲乙》灸三壮,针五分。

主腹满虚胀,大便滑泄,小便赤黄,背痛,恶风寒,食饮不下,呕吐消渴,身热目黄。

胃仓

十二椎下两旁相去脊各三寸,正坐取之。

《铜人》针五分,灸五十壮。《甲乙》灸三壮。

主腹满虚胀,水肿,食饮不下,恶寒,背脊痛不得俯仰。

肓门

十三椎下两旁相去脊各三寸陷中,正坐取之。

《铜人》灸三十壮,针五分。

主心下痛,大便坚,妇人乳疾。

志室

十四椎下两旁相去脊各三寸陷中,正坐取之。

《铜人》针五[①]分,灸三壮。《明堂》灸七壮。

主阴肿,阴痛,背痛,腰脊强直,俯仰不得,饮食不消,腹强直,梦遗失精,淋沥,吐逆,两胁急痛,霍乱。

【校勘】

①五,原作"九",据《甲乙经》卷三第九、《针灸聚英》卷一上改。

[原文] 胞肓

十九椎下两旁相去脊各三寸陷中,伏而取之。

《铜人》针五分,灸五七壮。《明堂》灸五十①壮。《甲乙》灸三壮。

主腰脊急痛,食不消,腹坚急,肠鸣,淋沥,不得大小便,癃闭下肿。

【校勘】

①五十:原作"三七",据《针灸聚英》卷一上改与《圣惠方》卷九十九及《资生经》卷一引《明堂》"灸五七壮至五十壮"相合。

[原文] 秩边

二十椎下两旁相去脊各三寸陷中,伏取之。

《铜人》针五分。《明堂》灸三壮,针三分。

主五痔发肿,小便赤,腰痛。

承扶(一名肉郄,一名阴关,一名皮部)

尻臀下阴股①上纹中。又曰:尻臀下陷纹中。

《铜人》针七分,灸三壮。

主腰脊相引如解,久痔尻臀肿,大便难,阴胞有寒,小便不利。

【校勘】

①阴股:《甲乙经》卷三第三十五、《千金方》卷二十九、《外台》卷三十九作"股阴"。

[原文] 殷门

浮郄下三寸。

《铜人》针七分。

主腰背不可俯仰举重,恶血泄注[1],外股肿。

**【注释】**

[1]主腰背不可俯仰举重,恶血泄注:此句原见于《素问》刺腰痛论:"腰痛不可俯仰,仰则恐仆,得之举重伤腰,衡络绝恶血归之"。

[原文] 浮郄

委阳上一寸,展膝得之。

《铜人》针五分,灸三壮。

主霍乱转筋,小肠热,大肠结,胫外筋急,髀枢不仁,小便热,大便坚。

委阳

承扶下六寸,穴在足太阳之前,少阳之后,出于腘中外廉两筋间,三焦下辅俞,足太阳之别络。

"素注"针七分,留五呼,灸三壮。

主腋下肿痛,胸满膨膨,筋急身热,飞尸遁疰,痿厥不仁,小便淋沥。

委中(一名血郄)

腘中央约纹动脉陷中。令人面挺伏地,卧取之。足太阳膀胱脉所入为合土[1]。

"素注"针五分,留七呼。《明堂》①针八分,留三呼,泻五②吸。《甲乙》针五分,灸三壮③。《素问》刺委中大脉,令人仆脱色。

主膝痛,痛④及拇指,腰夹脊沉沉然,遗溺,腰重不能举,小腹坚满,体风痹⑤,髀恇痛,可出血,痼疹[2]皆愈。伤寒四肢热,热病汗不出,取其经血立愈。

委中者,血郄也。大风[3]发眉堕落,刺之出血。

**【校勘】**

①《明堂》:原作《铜人》,据《资生经》卷一改。

②五:原作"七",据《圣惠》卷九十九及《资生》卷一改。

③灸三壮:原作"禁灸",据《甲乙经》卷三第三十五改。

④痛：原无，据《素问》骨空论补。

⑤体风痹：《铜人》原作"腰重不能举体，风痹"。《聚英》作"腰重不能举体，小腹坚满，风痹"。《大成》将"体"字移至"小腹坚满"之后，变成"腰重不能举，小腹坚满，体风痹"。揆度文义，《聚英》为是。

**【注释】**

[1]足太阳膀胱脉所入为合土：合为五输穴之一，在五行中属土。委中穴为足太阳膀胱经之合穴，故称"合土"。

[2]痼(gù 固)疹：经久难治之病为痼，疹。《素问》奇病论："无损不足，益有余，以成其疹"。王冰注："疹，谓久病也"。痼疹，指久治不愈之痼疾而言。

[3]大风：又名疠风。出自《素问》风论篇。即癞病，或称大麻风等。症初起时，患处麻木不仁，次成红癍。继则肿溃无脓，久则蔓延全身肌肤。出现眉落，目损，鼻崩，唇裂，足底穿等重症。

**[原文]** 合阳

膝①约纹下三寸。

《铜人》针六分，灸五壮。

主腰脊强引腹痛，阴股热，胻痠肿，步履难，寒疝阴偏痛，女子崩中带下。

承筋(一名腨肠，一名直肠)

腨肠中央陷中，胻后从脚跟上七寸。

《铜人》灸三壮，禁针。

主腰背拘急，大便秘，腋肿，痔疮，胻痹不仁，腨痠，脚急跟痛，腰痛，鼻衄鼽，霍乱转筋。

**【校勘】**

①膝：原无，据《甲乙经》卷三第三十五乃至《针灸聚英》卷一上补。

**【按语】** 本文中记载殷门，委阳、合阳穴的位置是"殷门位于浮郄下三寸,委阳位于承扶下六寸,合阳位于膝纹下三寸"。现在一般认为这些穴位的位置是:殷门位于承扶下六寸;委阳位于内缘;合阳位于委中穴下二寸。

"刺郄中大脉,令人仆脱色",出自《素问》刺禁论。

[原文] 承山(一名鱼腹,一名肉柱,一名肠山)

锐腨肠[1]下分肉间陷中,一云:腿肚下分肉间。《针经》云:取穴须用两手高托,按壁上,两足指离地,用足大指尖竖起,上看足锐腨肠下分肉间。

《铜人》灸五壮,针七分。《明堂》针八分,得气即泻,速出针,灸不及针,止七[①]七壮。《下经》灸五壮。

主大便不通,转筋,痔肿,战栗不能立,脚气膝肿,胫瘦脚跟痛,筋急痛,霍乱,急食不通,伤寒水结。

【校勘】

①七:原作"六",据《资生经》卷一、《普济方》卷四一六及《针灸聚英》卷一上改。

【注释】

[1]锐腨肠:腨,位于脐后软肉处,俗称"腿肚子"。下端(相当于腓肠肌下缘与小腿三头肌腱接合部位)。

[原文] 飞扬(一名厥阳)

外踝骨上七寸。足太阳络脉,别走少阴。

《铜人》针三分,灸三壮。《明堂》灸五壮。

主痔肿痛,体重起坐不能,步履不收[1],脚腨瘦肿,战栗不能久立久坐,足指不能屈伸,目眩目[①]痛,历节风[2],逆气,癫疾,寒疟。实则鼽窒[3],头背痛,泻之;虚则鼽衄,补之。

【校勘】

①目:原无,据《针灸聚英》卷一上补。

【注释】

[1]步履不收:两足痿软,行走时下肢的动作不随意。

[2]历节风:见于《金匮》,简称历节。以关节剧痛,不能屈

伸,时有结节与红瘢等为主症。

[3]齆窒:即是肺气虚亏,卫气失固,气道感受寒邪所致之病症。其症表现为长期鼻流清涕为齆,鼻闭塞不通为鼻窒。

[原文] 附阳

外踝上三寸,太阳前,少阳后,筋骨之间。阳跷脉郄。

《铜人》灸三壮,针五分①,留七呼。"素注"针六分,留七呼,灸三壮。《明堂》灸五壮。

主霍乱转筋,腰痛不能久立,坐不能起,髀枢股胻痛[1],痿厥[2],风痹不仁,头重頙痛,时有寒热,四肢不举。

【校勘】

①灸三壮,针五分:原作"针五分,灸三壮",据《铜人》卷五、《圣济》卷一九一及《资生》卷一改。

【注释】

[1]髀(bì 毕)枢股胻痛:髀枢,即髋关节部。髀枢股胻痛,即从髋关节至小腿皆痛。

[2]痿厥:是痿证和厥证的合称。症见手足痿软无力而不温。

[原文] 昆仑

足外踝后五分,跟骨上陷中,细脉动应手。足太阳膀胱脉所行为经火[1]。

"素注"针五分,留十呼。《铜人》针三分,灸三壮。妊妇刺之落胎。

主腰尻脚气,足腨肿不得履地,齆衄,腘如结,踝如裂,头痛,肩背拘急,咳喘满,腰脊内引痛,伛偻,阴肿痛,目眩,目①痛如脱,疟多汗,心痛与背相接,妇人孕难,胞衣不出,小儿发痫瘛疭。

【校勘】

①目:原无,据《聚英》卷一上补。

【注释】

[1]足太阳膀胱脉所行为经火:经为五输穴之一,在五行中

属火,昆仑穴为足太阳膀胱经之穴,故称"经火"。

[原文] 仆参(一名安邪)

足跟骨下陷中,拱足取之。阳跷之本。

《铜人》针三分,灸七壮。《明堂》灸三壮。

主足痿,失履不收,足跟痛不得履地,霍乱转筋,吐逆,尸厥癫痫,狂言见鬼,脚气膝肿。

申脉(即阳跷)

外踝下五分陷中,容爪甲白肉际,前后有筋,上有踝骨,下有软骨,其穴居中。阳跷脉所生。

《铜人》针三分,留七呼,灸三壮。

主风眩,腰脚痛,胻痠不能久立,如在舟中,劳极[1],冷气逆气,腰髋冷痹,脚膝屈伸难,妇人血气痛。

洁古曰:痫病昼发,灸阳跷。

【注释】

[1]劳极:即痨瘵。见于《医学正传》。

[原文] 金门(一名梁关)

外踝下少后,丘墟后,申脉前,足太阳郄,阳维别属。

《铜人》针一分,灸三壮。

主霍乱转筋,尸厥癫痫,暴疝[1],膝胻痠,身战不能久立,小儿张口摇头,身反折,炷如小麦大。

【注释】

[1]暴疝:突然发生的疝病。

[原文] 京骨

足外侧大骨下,赤白肉际陷中,按而得之,小指本节后大骨名京骨,其穴在骨下。足太阳脉所过为原[1],膀胱虚实皆拔[2]之。

《铜人》针三分,留七呼,灸七壮。《明堂》灸五壮。"素注"灸三壮。

主头痛如破,腰痛不可屈伸,身后痛身侧痛[①],目内眦赤烂,白翳侠内眦起,目[②]反白,目眩,发疟寒热,喜惊,不欲[③]食,筋挛,足胻,髀枢痛,颈项强,腰背不可俯仰,伛偻[3],鼻衄不止,心痛,目眩。

**【校勘】**

①身后痛身侧痛:原作"身后侧痛"。据《针灸聚英》卷一上改。

②起,目:此二字原无,据《针灸聚英》卷一上补。

③欲:原作"饮",据《铜人》卷五及《针灸聚英》卷一上改。

**【注释】**

[1]足太阳脉所过为原:原,即原穴。指脏腑元气所经过留止的穴位,京骨穴为足太阳膀胱经之原穴。

[2]拔:此作除解。在此指膀胱经患虚证、实证时,均可用京骨穴治疗之。

[3]伛偻(yǔ lǚ 语吕):腰背弯屈。

[原文] 束骨

足小指外侧本节后,赤白肉际陷中。足太阳脉所注为俞木[1]。膀胱实泻之。

《铜人》灸三壮,针三分,留三呼。

主腰脊痛如折,髀不可曲,腘如结,腨如裂,耳聋,恶风寒,头囟项痛,目眩身热,目黄泪出,肌肉动,项强不可回顾,目内眦赤烂,肠澼,泄,痔,疟,癫狂,发背[2],痈疽,背生疔疮。

**【注释】**

[1]足太阳脉所注为俞木:俞为五输穴之一,在五行中属木,束骨穴为足太阳经之俞穴,故称"俞木"。

[2]发背:痈疽生于脊背部位,统称为"发背"。症见于足太阳膀胱经及督脉循行部位,由火毒内蕴所致。阳症叫发背痈,阴症叫发背疽。

[原文] 通谷

足小指外侧本节前陷中。足太阳脉所溜为荥水[1]。

《铜人》针二分,留五①呼,灸三壮。

主头重目眩,善惊,引鼽衄,项痛,目晥晥,留饮[2]胸满,食不化,失欠②。

东垣曰:胃气下溜,五脏气乱在于头,取天柱,大杼;不足深,取通谷,束骨。

**【校勘】**

①五:原作"三",检《铜人》无此文,今据《甲乙经》卷三第三十五、《素问》气穴论王注及《针灸聚英》卷一上改。

②欠:原作"矢",据《针灸聚英》卷一上改。

**【注释】**

[1]足太阳脉所溜为荥水:荥为五腧穴之一,在五行中属水。通谷穴为足太阳膀胱经之荥穴,故称"荥水"。

[2]留饮:痰饮病的一种。出自《金匮》。体内过量的水液不得输布气化,停留或渗注于某一部位,而发生的疾病叫痰饮。痰饮之邪日久不化,留而不去则成为留饮。

**【按语】** 本节所引东垣之说,见于《脾胃论》胃气下溜,五脏气皆乱,其为病互相出见论。

[原文] 至阴

足小指外侧,去爪甲角如韭叶。足太阳脉所出为井金[1]。膀胱虚补之。

《铜人》针二分,灸三壮。"素注"针一分,留五呼。

主目生翳,鼻塞头重,风寒从足小指起,脉痹[2]上下,带胸胁痛无常处,转筋,寒疟,汗不出,烦心,足下热,小便不利,失精,目痛,大眦痛。

根结篇云:太阳根于至阴,结于命门;命门者,目也。

**【注释】**

[1]足太阳所出为井金:井为五输穴之一,在五行中属金,至阴穴为足太阳膀胱经之井穴,故称"井金"。

[2]脉痹:是指以血脉方面变化为主的痹症。症见不规则发热,肌肤灼痛,或皮肤红斑等。

【按语】 至阴穴之下的"根结篇",载于《灵枢》一书。引文之原意是:足太阳膀胱经的起点,在足小指外侧的至阴穴,其另一端结于目。这里所说的足太阳膀胱经循行,是从足走头。在古典医籍中所载之经络循行有两种,一是按阴升阳降的规律,从手太阴肺经开始到足厥阴肝经为止;二是按五腧穴从四末井穴到躯干,都是向心传。

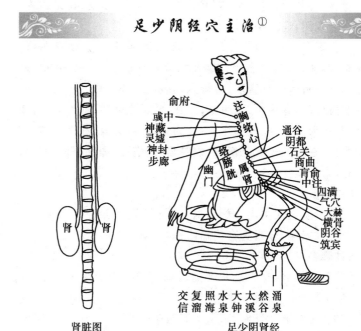

肾脏图　　　　　　　足少阴肾经

足少阴经穴主治①

【提要】 本经穴主治项下主要有以下几方面内容:

一、引用《素问》灵兰秘典论,金匮真言论,阴阳应象大论等篇的部分内容,说明肾的生理功能和病理变化。

二、转录了足少阴肾经穴歌。

三、阐述了足少阴肾经的五输穴的主治和刺灸法。

四、引用《灵枢》经脉篇内容,说明足少阴肾经脉的循行部位。

五、列举了肾经的有关病证及其药物证治并论述了本经的导引。

六、详细论述了涌泉等二十七穴的位置,刺灸法,主治病证及其禁导等。

[原文]《内经》曰:肾者,作强之官[1],伎巧出焉[2]。

肾者,主蛰[3],封藏之本,精之处也。其华在发,其充在骨,为阴中之太阴,通于冬气。

北方黑色,入通于肾,开窍于耳②,藏精于肾。故病在溪。其味咸,其类水,其畜彘[4],其谷豆,其应四时,上为辰星[5]。是以知病之在骨也。其音羽,其数六,其臭腐,其液唾。

北方生寒,寒生水,水生咸,咸在肾,肾生骨髓,髓生肝[6],肾主耳,其在天为寒,在地为水,在体为骨,在脏为肾,在声为呻,在变动为栗,在志为恐。恐伤肾,思胜恐,寒伤血,燥胜寒,咸伤血,甘胜咸。

【校勘】

①足少阴经穴主治:原无,据《针灸大成》目录补。

②耳:《素问》金匮真言论篇改作"二阴"。

【注释】

[1]作强之官:这里是指肾的功能。肾是人的先天之本,肾气充盛则身体强健,故比作"作强之官"。吴昆称"作强"为"作用强力也"。张隐菴:"肾藏志,志立则强于作用"。

[2]伎(jì 记)巧出焉:"伎"同"技",指技巧从此而出。

[3]蛰(zhé 折):虫类伏藏在土中叫蛰。此指肾主闭藏而言。

[4]彘(zhì 质):即猪。

[5]辰星:是二十八宿的"心宿",即现代天文学的水星。

[6]髓生肝:髓,即骨髓,主五行之水,肝属五行中之木。髓生肝,即水生木之意。

【语译】 《内经》说,肾之精气充足,则四肢矫健,耐劳不倦。又能增进人的智慧和技巧。

肾主冬藏,是收藏腑之精的根本,又是潜藏精气的部位。它的荣华表现于发,功用充实于骨髓。以阴阳来说,肾为阴中之太阴,在时令,与冬气相应。

北方的黑色与肾气相通。肾开窍于二阴,其精华藏于肾。肌束之间的会合,均附属于骨,所以病变常发生在"溪"的部位。在五味中,为咸;在五畜中,为猪;在五谷中,为豆;与四时相应。在天空,为水星。肾主骨,肾病在骨。在五音中,为羽音;其五行生成数为六;在五气中,为腐气;在五液中,为唾。肾属水。以上诸事例,皆属水类。

北方主寒,寒凝有形则为水,水能产生咸味,咸味可滋养肾气,肾气充足方能滋养骨髓。骨髓实方能生养肝木,肾气上辖于耳,它的表现在天为寒气,在地为水气,在人体为骨髓,在五脏为肾。在五声为呻,在病为寒栗,在五志为恐;恐则伤肾。思虑则能胜恐,寒能胜血,但燥能胜寒。咸味能伤血,但甘味能胜咸味。

【按语】 本段出于《素问》灵兰秘典论金匮真言论、阴阳应象大论三篇。

本段主要论述了肾主水、藏经、主骨、生髓、司二便等生理功能。还从整体的观念出发,以五行中的"水"为中心,论述了肾与自然的关系,提出了治则,在临证上是有指导意义的。

## 足少阴肾经穴歌

[原文]

　　　　足少阴穴二十七,涌泉然谷太溪溢,
　　　　大钟水泉通照海,复溜交信筑宾实,
　　　　阴谷膝内跗骨后,以上从足走至膝,
　　　　横骨大赫联气穴,四满中注肓俞脐,

商曲石关阴都密,通谷幽门寸半辟,

折量腹上分十一,步廊神封膺灵墟,

神藏彧中[1]俞府毕(左右五十四穴)。

此一经起于涌泉,终于俞府。取涌泉、然谷、太溪、复溜、阴谷,与井荥俞经合也。

**【注释】**

[1]彧(yù 玉)中:穴名。

[原文] 脉起小指之下,斜趋①足心,出②然谷③之下,循内踝之后,别入跟中,上④腨内,出腘内廉,上股内后廉,贯脊,属肾,络膀胱;其直行者,从肾上贯肝膈,入肺中,循喉咙侠舌本;其支者,从肺出络心,注胸中。多气少血,酉时气血注此。

**【校勘】**

①趋:《灵枢》经脉篇作"走"。

②出:此字后《灵枢》经脉篇有"于"字。

③谷:原作"骨",据《灵枢》经脉篇改。

④上:此字前《灵枢》经脉篇有"以"字。

**【语译】** 足少阴肾经,起始于足小趾下面,斜向足心部(涌泉),出于然骨(足舟骨粗隆)之下,沿着内踝骨后面,别而下入于足跟部,再向上经过小腿肚内侧,出于腘窝的内侧,沿股部内侧后缘,贯穿脊柱,入属于肾,联络膀胱。其肾部直行脉,从肾上行通过肝和横膈,进入肺部,沿着喉咙挟于舌根。其肺部支脉,从肺分出,络绕于心,注入胸中。与手厥阴心包经相接。本经多气少血,酉时是气血流注于本经的旺盛之时。

[原文] 癸水之脏[1],脉居左尺。一脏而二形,左名肾,男子以藏精;右名命门,女子以系胞。元气之根,精神之舍。受病同归于膀胱,诊候两分于水火。实则脉实,小腹胀满而腰背急强,便黄舌燥者,泻肾汤可以广推;虚则脉虚,气寒阳痿而言音混浊,胫弱脉代者,苁蓉散宜加寻讨。肾气不和腰胁痛,散号异香;阳经郁滞背肩疼,汤名通气。腰痛散八角茴香,精泄末一升韭

子。气滞腰间堪顺气,血凝臂痛可舒经。五味能交心肾,须茯神远志川归,山药苁蓉枸杞;龙骨安养精神,与益智茴香故纸,鹿茸牛膝黄芪。地黄补肾益阴,加当归而补髓;附子驱寒去湿,倍人参而壮阳。龙骨治骨虚痿痛,猪肾济肾弱腰亏。大抵咸能走肾,秋石须明配合;寒能败命,春茗要别陈新,渗淡泻水之剂宜慎,烧炼助火之丹勿餐。东垣曾谓肉桂独活报使,钱氏独用地黄枸杞引经。抑又闻竹破须将竹补,抱①鸡还要卵为。谁知人人本有长生药,自是迷徒枉摆抛。甘露降时天地合,黄芽生处坎离交。井蛙应谓无龙窟,篱鷃②争知有凤巢。丹③熟自然金满屋,何须寻草学烧茅。

**【校勘】**

①抱:《方言》卷八云:北燕、朝鲜、洌水之间,谓伏鸡曰"抱",因据改。

②鷃:原作"鹤",嘉庆辛酉经纶堂重刊康熙版改。按《文选》宋玉对楚王问:"夫藩篱之鷃,岂能与之料天地之高哉?"元·杜本诗:"篱鷃飞咫尺",故改。

③丹:原作"月",据嘉庆辛酉经纶堂重刊康熙版改。

**【注释】**

[1]癸水之脏:癸水为阴水,脏属阴,肾属水,故称肾为癸水之脏。

**【按语】** 本段为肾经药物证治。文中对肾虚、肾实的阐述颇为精详,对肾气不和、肾弱腰亏、血凝臂痛、骨髓痿痛均有论述,并一一提出相应方药。本文的最后八句,多为道家的术语。规劝人们学气功,炼内丹,以益寿延年。

**[原文]** 导引本经:人禀天地之气以有生,而太极之精寓焉,此吾之所固有,而充塞乎两间者也。人惟志以情诱,念以物牵,以有限之天真,纵无穷之逸欲,消耗日甚,中无所主,则群邪乘之,而百病作。是洞开四门以纳盗,几何不至于败哉!然自古圣人率多令考,岂其浑蒙沕穆,得于天者独厚,嘘吸偃仰,成于人

者有异术耶。亦以志宁道一,神爽不漓,俾吾固有之真,常为一身之主,则荣卫周流,邪无自入。彼风寒暑湿,譬之坚城,外盗虽踵至迭窥,其何以得其隙而肆之虐哉?呜医者家,辨证循方,按脉施剂,倏忽收功,固所不废。然盗至而遏之,孰若无盗之可遏也;病至而疗之,孰若无病之可疗也。与其求金石之饵,而常患其不足,孰若求吾身之精,而恒自有余也。故黄帝、岐伯问答曰:百体从令,惟于保太和而泰天君得之。盖此意也。先贤云:天地之大宝株玉,人身之大宝精神。《内经》曰:男女人之大欲存焉。诚能以理制欲,以义驭情,虽美色在前,不过悦目畅志而已,奚可恣情丧精,所谓油尽灯灭,髓竭人亡;添油灯壮,补髓人强也。又曰:冬月天地闭,血气藏,伏阳在内,心膈多热,切忌发汗,以泄阳气,此谓之闭藏。水冰地坼,无扰乎阳,早卧晚①起,必待日光,使志若伏若匿,若有私意,若已有得,去寒就温,勿泄皮肤,使气亟夺,此冬气之应,养藏之道也。逆之则伤肾,春为痿厥。人宜服固本益肾酒,以迎阳气耳。不可过暖致伤目,而亦不可大醉冒寒。如冬伤于寒,春必病温,故先王于是月闭关,俾寒热适中可也。尝闻之曰:湛然诚一守精玄,得象忘言辨道看,好把牝门凭理顾,子前午后用神占。是则以元精炼交感之精,三物混合,与道合真,自然元精固,而交感之精不漏,卫生之法,先此而已。前贤所谓精全不思欲,气全不思食,神全不思睡,斯言尽矣。

**【校勘】**

①晚:原作"晏",据《素问》四气调神大论改。

**【按语】** 本段以通篇的文字强调"节欲养生,固已有之元真"。文中提出"与其求金石之饵,不如求自身之精。俾我固有之真,常为一身之主"。文章认为必须"以理制欲,以义驭情",如果恣情纵欲,就将像油尽灯灭一样,髓竭人亡;而补肾固元则可收到"添油灯壮,补髓人强"之功。

# 考 正 穴 法

**[原文]** 涌泉（一名地冲）

足心陷中，屈足卷指宛宛中，白肉际，跪取之。足少阴肾脉所出为井木[1]。实则泻之。

《铜人》针五分，无令出血，灸三壮。《明堂》灸不及针。"素注"针三分，留三呼。

主尸厥，面黑如炭色。咳吐有血，渴而喘，坐欲起，目䀮䀮无所见，善恐，惕惕如人将捕之，舌干咽肿，上气嗌干[2]，烦心，心痛，黄疸，肠澼，股内后廉痛，痿厥，嗜卧，善悲欠，小腹急痛，泄而下重，足胫寒而逆，腰痛，大便难，心中结热，风疹，风痫，心病饥不嗜食，咳嗽身热，喉闭舌急失音，卒心痛，喉痹，胸胁满闷，头①痛，目眩，五指端尽痛，足不践地，足下热，男子如蛊[3]，女子如娠②，妇人无子，转胞[4]不得尿。

《千金翼》云：主喜喘，脊胁相引，忽忽喜忘，阴痹[5]，腹胀，腰痛，不欲食，喘逆，足下冷至膝，咽中痛不可纳食，喑不能言，小便不利，小腹痛，风入肠中，癫病，侠脐痛，鼻衄不止，五疝[6]，热病先腰痠，喜渴数引饮，身项痛而寒且痠，足热不欲言，头痛癫癫然[7]，少气，寒厥，霍乱转筋，肾积贲豚。

汉，济北王阿母，病患热厥，足热，淳于意[8]刺足心，立愈。

**【校勘】**

①头：原作"颈"，据《针灸聚英》卷一下改。

②娠：《甲乙经》卷八第一上、《千金方》卷三十第七及《外台》卷三十九作"阻"。

**【注释】**

[1]足少阴肾脉所出为井木：井为五输穴之一，在五行中属木，涌泉穴为足少阴肾经之井穴，故称"井木"。

[2]嗌（yì 益）干：《甲乙经》"嗌"作"咽"；"嗌干"即咽干。《素问》血气形志篇："形苦，志苦，病在于咽嗌。"

[3]男子如蛊(gǔ古):蛊,一是泛指由虫毒结聚,肝脾受损,脉络瘀塞所致的腹部膨胀。男子如蛊指男子房劳病证。

[4]转胞:出自《金匮》。指脐下急痛为主症的小便不通,多由强忍小便或由孕妇胎满挤压膀胱所致。

[5]阴痹:即阴寒之痹。《灵枢》五邪篇:"邪在肾,则病骨痛阴痹"。

[6]五疝:《巢氏病源》作面疝、血疝、阴疝、妒疝、气疝,合为五疝。

[7]癫癫然:形容精神抑郁,表情淡漠,哭笑无常,言语错乱的状态。

[8]淳于意:西汉名医。齐临菑(今山东淄博)人。曾任齐太仓令,故世又称仓公。《史记》记载他的病案(诊籍)二十五例,为我国现存最早的病案。

[原文]　然谷(一名龙渊)

足内踝前起大骨下陷中。一云内踝前在下一寸,别于足太阴之郄,足少阴肾脉所溜为荥火[1]。

《铜人》灸三壮,针三分,留三①呼,不宜见血,令人立饥欲食。刺足下布络,中脉,血不出为肿。

主咽内肿,不能纳唾,时不能出唾,心恐惧如人将捕,涎出喘呼少气,足跗肿不得履地,寒疝,小腹胀,上抢胸胁,咳唾血,喉痹,淋沥白浊,脐瘕不能久立,足一寒一热,舌纵[2],烦满,消渴,自汗、盗汗出,痿厥,洞泄,心痛如锥刺,坠堕恶血留内腹中,男子精泄,妇人无子,阴挺出,月事不调,阴痒,初生小儿脐风口噤。

【校勘】

①三:原作"五",据《甲乙经》卷三第三十二及《针灸聚英》卷一下改。

【注释】

[1]足少阴肾脉所溜为荥火:荥为五输穴之一,在五行中属火,然谷穴为足少阴肾经之荥穴,故称"荥火"。

[2]舌纵:亦名伸舌。即舌伸出口外不能回缩口内之症。

[原文] 太溪(一名吕细)

足内踝后五分,跟骨上动脉陷中。男子、妇人病,有此脉则生,无则死。足少阴肾脉所注为俞土[1]。

"素注"针三分,留七呼,灸三壮。

主久疟咳逆,心痛如锥刺,心脉沉,手足寒至节,喘息①,呕吐,痰实,口中如胶,善噫,寒疝,热病汗不出,默默嗜卧,溺黄,消瘅[2],大便难,咽肿唾血,痃癖寒热,咳嗽不嗜食,腹胁痛,瘦脊[3],伤寒手足厥冷。

东垣曰:成痿者,以导湿热,引胃气出行阳道[4],不令湿土克肾水,其穴在太溪。《流注赋》[5]云:牙齿痛堪治。

【校勘】

①息:此后原有"者死"二字,据《针灸聚英》卷一下删。

【注释】

[1]足少阴脉所注为俞土:俞为五输穴之一,在五行中属土,太溪穴为足少阴肾经注之俞穴,故称"俞土"。

[2]消瘅:即消渴病,又名热瘅。消,指因津液消耗而消瘦;瘅,指内热。古人将热邪内炽,消烁津液或多饮而反瘦之症称为消瘅。

[3]瘦脊:即瘠瘦,形容人的严重消瘦。

[4]阳道:从《脾胃论》("人卫"1976年本)之注,作上焦心肺部位解。

[5]《流注赋》:即《通玄指要赋》。因为此赋亦名《流注指要赋》,故此处称之为"流注赋"。

【按语】 太溪穴项下,引东垣之说,见于《脾胃论》胃气下溜,五脏气皆乱,其为病互相出见论篇。文字略有不同。

[原文] 大钟

足跟后踵中,大骨上两筋间。足少阴络,别走太阳。

《铜人》灸三壮,针二分,留七呼。"素注"留三呼。

主呕吐,胸胀喘息,腹满便难,腰脊痛,少气,淋沥洒淅[1],腹背强①,嗜卧,口中热,多寒,欲闭户而处,少气不足,舌干,咽中食噎不得下,善惊恐不乐,喉中鸣,咳唾气逆,烦闷。实则闭癃泻之,虚则腰痛补之。

【校勘】

①腹背强:《甲乙》、《千金》、《外台》、《铜人》之有关条文作"腰背强",《类经图翼》作"腰背强痛"。

【注释】

[1]淋沥洒淅:即小便涩痛,尿点滴而出,并伴有发热阵阵恶寒之症。

[原文] 水泉

太溪下一寸,内踝下。少阴郄。

《铜人》灸五壮,针四分。

主目䀮䀮不能远视,女子月事不来,来即心下多闷痛,阴挺出,小便淋沥,腹中痛。

照海

足内踝下四分,前后有筋,上有踝骨,下有软骨,其穴居中。阴跷脉所生。

"素注"针四分,留六呼,灸三壮。《铜人》针三分,灸七壮。《明堂》灸三壮。

主咽干,心悲不乐,四肢懈惰,久疟,卒疝,呕吐嗜卧,大风默默不知所痛,视如见星,小腹痛,妇女经逆,四肢淫泺,阴暴跳起[1]或痒,漉清汁,小腹偏痛,淋,阴挺出,月水不调。

洁古曰:痫病夜发灸阴跷,照海穴也。

【注释】

[1]阴暴跳起:即性欲强烈冲动,阴茎勃起之意。

[原文] 复溜(一名昌阳,一名伏白)

足内踝上二寸,筋骨陷中,前旁骨是复溜,后旁筋是交信,二穴止隔一条筋。足少阴肾脉所行为经金[1]。肾虚补之。

"素注"针三分,留七呼,灸五壮。《明堂》灸七壮。

主肠澼,腰脊内引痛,不得俯仰起坐,目视䀮䀮,善怒多言,舌干,胃热,虫动涎出[2],足痿不收履,胻寒不自温,腹中雷鸣,腹胀如鼓,四肢肿,五肿水病青、赤、黄、白、黑,青取井、赤取荥,黄取俞,白取经,黑取合。血痔,泄后肿,五淋[3],血淋,小便如散火,骨寒热,盗汗,汗注不止,齿龋,脉微细不见,或时无脉。

**【注释】**

[1]足少阴肾脉所行为经金:经为五输穴之一,在五行中属金,复溜穴为足少阴肾经之经穴,故称"经金"。

[2]虫动涎出:蛔虫在胃肠内蠕动,可引起口内唾液增加,以致口水外流。

[3]五淋:即石淋、气淋、膏淋、劳淋、血淋等五种病的统称。

[原文] 交信

足内踝骨上二寸,少阴前,太阴后廉筋骨间。阴跷脉之郄。

《铜人》针四分,留十呼,灸三壮。"素注"留五呼。

主气淋,㿉疝[1],阴急,阴汗,泻利赤白,气热㿉,股枢内痛,大小便难,淋,女子漏血不止,阴挺出,月水不来,小腹偏痛,四肢淫泺,盗汗出。

筑宾

内踝上,腨分中,阴维之郄。

《铜人》针三分,留五呼,灸五壮。"素注"针三分,灸五壮。

主癞疝[2],小儿胎疝,痛不得乳,癫疾狂易,妄言怒骂,吐舌,呕吐涎沫,足腨痛。

**【注释】**

[1]㿉疝:出自《灵枢》经脉等篇,指寒邪侵犯肝、胃二经,内蓄瘀血致少腹拘急疼痛牵引睾丸,或下腹部有包块,内裹瘀血等症,叫㿉疝。

[2]癫(tuì退)疝：有两种说法。《素问玄机原病式》："小腹控卵，肿急瘆痛也"；《儒门事亲》："癫疝，其状阴囊肿大如升，不痒不痛者是也"。

[原文] 阴谷

膝下①内辅骨后大筋下，小筋上，按之应手，屈膝乃得之。足少阴肾脉所入为合水[1]。

《铜人》针四分，留七呼，灸三壮。

主膝痛如锥，不得屈伸。舌纵涎下，烦逆，溺难，小便急引，阴痛，阴痿，股内廉痛，妇人漏下不止，腹胀满不得息，小便黄，男子如蛊，女子如娠②。

【校勘】

①下：原无，据《针灸聚英》卷一下补。

②娠：《甲乙经》等作"阻"，详见涌泉条。

【注释】

[1]足少阴肾脉所入为合水：合为五输穴之一，在五行中属水，阴谷穴为足少阴肾经之合穴，故称"合水"。

[原文] 横骨

大赫下一寸，阴上横骨中，宛曲如仰月中央，去腹中行各一寸。足少阴、冲脉之会。

《铜人》灸三壮，禁针。

主五淋，小便不通，阴器下纵引痛，小腹满，目赤痛从内眦始，五脏虚竭，失精(自肓俞至横骨六穴，《铜人》去腹中行各一寸五分，录之以备参考)。

大赫(一名阴维，一名阴关)

气穴下一寸，去腹中行各一寸。足少阴、冲脉之会。

《铜人》灸五壮，针五分。"素注"针一寸，灸三壮。

主虚劳失精，男子阴器结缩，茎中痛，目赤痛从内眦始，妇人赤带。

气穴(一名胞门，一名子户)

四满下一寸,去腹中行各一寸。足少阴、冲脉之会。

《铜人》灸五壮,针三分。"素注"针一寸,灸五壮。

主奔豚,气上下引腰脊痛,泄利不止,目赤痛从内眦始,妇人月事不调。

四满(一名髓府)

中注下一寸,去腹中行各一寸。足少阴、冲脉之会。

《铜人》针三分,灸三壮。

主积聚,疝瘕,肠澼,大肠有水,脐下切痛,振寒,目内眦赤痛,妇人月水不调,恶血疞痛[1],奔豚上下,无子。

**【注释】**

[1]恶血疞(xiǔ 朽)痛:恶血,指溢于经脉外,积存于身体内的坏血。疞,有绞痛之意。恶血疞痛是因有败血而致痛之意。

**【按语】** 主治项中"大肠有水"费解。《甲乙》、《千金》、《外台》、《铜人》皆作"大腹石水",意指水肿腹大,坚硬如石,可参改。

[原文] 中注

肓俞下一寸,去腹中行各一寸。足少阴、冲脉之会。

《铜人》针一寸,灸五壮。

主小腹有热,大便坚燥不利,泄气,上下引腰脊痛,目内眦赤痛,女子月事不调。

肓俞

商曲下一寸,去腹中行各一寸。足少阴、冲脉之会。

《铜人》针一寸,灸五壮。

主腹切痛,寒疝,大便燥,腹满响响然[1]不便,心下有寒[1],目赤痛从内眦始。

按:诸家俱以疝主于肾,故足少阴经窈穴。灸兼治疝,丹溪以疝本肝经,与肾绝无相干,足以正千古之讹。

**【校勘】**

①腹满响响然不便,心下有寒:按《甲乙经》卷九第七、《千金方》卷三十第二、《外台》第三十九记载,诸书在"寒"字后尚有"痛"字,皆是"商丘"主治,而非"肓俞"主治。

**【注释】**

[1]腹满响响然:指腹部胀满,而有高调肠鸣之状。

[原文] 商曲

石关下一寸,去腹中行各一寸五分,足少阴、冲脉之会。

《铜人》针一寸,灸五壮。

主腹痛,腹中积聚,时切痛,肠中不嗜食,目赤痛从内眦始(自幽门至商曲,《铜人》去腹中行五分"素注"一寸)。

石关

阴都下一寸,去腹中行各一寸五分。足少阴、冲脉之会。

《铜人》针一寸,灸三壮。

主哕噫呕逆,腹痛气淋,小便黄,大便不通,心下坚满,脊强不利,多唾,目赤痛从内眦始,妇人①子脏有恶血,血上冲腹,痛不可忍。

**【校勘】**

①人:此后原有"无"字,据《甲乙经》卷十二第十、《千金方》卷三十第八《针灸聚英》卷一下删。

[原文] 阴都(一名食宫)

通谷下一寸,去腹中行各一寸五分。足少阴、冲脉之会。

《铜人》针三分,灸三壮。

主身寒热疟病,心下烦满,逆气,肠鸣,肺胀气抢,胁下热痛,目赤痛从内眦始。

通谷

幽门下一寸,去腹中行各一寸五分。足少阴、冲脉之会。

《铜人》针五分,灸五壮。《明堂》灸三壮。

主失欠口喝,食饮善呕,暴喑不能言,结积留饮,痃癖胸满,食不化,心恍惚,喜呕,目赤痛从内眦始。

幽门

侠巨阙两旁各一寸五分陷中,足少阴、冲脉之会。

《铜人》针五分,灸五壮。

主小腹胀满,呕吐涎沫,喜唾,心下烦闷,胸中引痛,满不嗜食,里急[1]数咳,健忘,泄利脓血,目赤痛从内眦始,女子心痛,逆气,善吐食不下。

**【注释】**

[1]里急:指腹痛窘迫,时时欲泻之症。"里急",常与"后重"并提。

[原文] 步廊

神封下一寸六分陷中,去胸中行各二寸,仰而取之。

"素注"针四分。《铜人》针三分,灸五壮。

主胸胁支满,痛引胸,鼻塞不通,呼吸少气,咳逆呕吐,不嗜食,喘息不得举臂。

神封

灵墟下一寸六分陷中,去胸中行各二寸,仰而取之。

"素注"针四分。《铜人》针三分,灸五壮。

主胸满不得息,咳逆,乳痈,呕吐,洒淅恶寒,不嗜食。

灵墟

神藏下一寸六分陷中,去胸中行各二寸,仰而取之。

"素注"针四分。《铜人》针三分,灸五壮。

主胸胁支满,痛引胸不得息,咳逆呕吐,不嗜食。

神藏

彧中下一寸六分陷中,去胸中行各二寸,仰而取之。

《铜人》灸五壮,针三分。"素注"针四分。

主呕吐,咳逆喘不得息,胸满不嗜食。

彧中

俞府下一寸六分,去胸中行各二寸,仰而取之。

《铜人》针四分,灸五壮。《明堂》灸三壮。

主咳逆喘息不能食,胸胁支满,涎出多唾。

俞府

气舍下,璇玑旁,各二寸陷中,仰而取之。

"素注"针四分,灸三壮。《铜人》针三分,灸五壮。

主咳逆上气,呕吐,喘嗽,腹胀不下食饮,胸中痛久喘。灸七壮效。

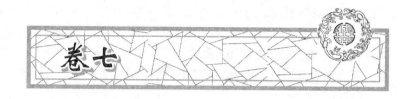

# 卷七

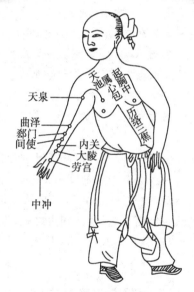

**手厥阴心包络经**

【提要】　本经穴主治,主要有以下几方面内容:

一、引用《十四经发挥》一部分内容,说明手厥阴心主(又称心包络)一经有二名的原因及其功用。

二、转录了手厥阴心包络经穴歌。

三、阐述了手厥阴心包经的五输穴主治和刺灸法。

四、引用《灵枢》经脉篇手厥阴心包经的循行部位。

五、详细论述了手厥阴心包经天池等九穴的位置、刺灸法、主治病证及其禁忌等。

[原文] 滑氏[1]曰:手厥阴心主,又曰心包络,何也? 曰:君火以名[2],相火以位[3],手厥阴代君火行事,以用而言,故曰手心主。以经而言,曰心包络,一经而二名,实相火也。

【校勘】

①手厥阴经穴主治:原无,据《针灸大成》目录补。

【注释】

[1]滑氏:即滑伯仁,名寿,号樱宁生,元代著名医学家。许州(今许昌)襄城人。著有《十四经发挥》及《难经本义》等书。

[2]君火以名:用君火之名。《素问》天元纪大论,王冰注:"以名奉天,故曰君火以名"。至真要大论新校正云:"按天元纪大论云:君火以名,相火以位,谓君火不主运也"。

[3]相火以位:相火占有重要的位置。王冰注:"守位禀命,故云相火以位"。

【按语】 本段出于《十四经发挥》。滑氏在此论述了手厥阴心主(又称心包络)一经而有二名的缘由:一是从它的功能而言,手厥阴代替心的活动,故称"手心主",二是从经络角度而论,则称"心包络"。虽然一经而二名,实乃相火之脏,为臣使之官。

本卷原载"十四经脉长短尺寸"及"仰人经图","伏人经图"已移入卷六。

## 手厥阴心包络经穴歌

[原文]

九穴心包手厥阴,天池天泉曲泽深,

郄门间使内关对,大陵劳宫中冲侵(左右一十八穴)。

此一经起于天池,终于中冲,取中冲、劳宫、大陵、间使、曲泽,与井荥俞经合也。

脉起胸中,出属心包,下膈,历络三焦;其支者,循胸出胁,下腋三寸,上抵腋下,下①循臑内,行太阴、少阴之间,入肘中,下循②臂,行两筋之间,入掌中,循中指出其端;其支别③者,别④掌中循小指次指出其端。多血少气,戌时气血注此。

**【校勘】**

①下:《灵枢》经脉篇无此字。但《太素》卷八,《素问》脏气法时论王注,《铜人》卷二及《十四经发挥》卷中均有。

②循:原无,据《甲乙经》卷二第一上及《素问》脏气法时论王注补。

③别:《灵枢》经脉篇无此字。

④别:原作"从",据《灵枢》经脉篇改。

**【语译】** 手厥阴心包经,起始于胸中,出属心包络,下行穿过横膈,依次联络上、中、下三焦。其支脉,沿着胸中浅出于胁部,下行至腋下三寸处(天池),复上行抵腋窝,沿上臂内侧,行于手太阴经和手少阴经之间,进入肘弯中(曲泽),向下行于前臂掌侧两筋(掌长肌腱与桡侧腕屈肌腱)之间,进入掌中(劳宫),沿着中指直达指端(中冲)。其掌中支脉,从掌中分出,沿着无名指到指端,与手少阳经相接。本经多血少气,戌时为气血流注本经的旺盛之时。

**[原文]** 受足少阴之交,其系与三焦之系连属,故指相火之脏,实乃裹心之膜,此实安身立命之地,尤宜详察,默会其真。其调剂也,莫执一方;其针灸也,必循其道。达者慎焉,几于神矣。

**【按语】** 本段出于《十四经发挥》。滑氏认为心包络乃"裹心之膜"。认为其在人体中占有重要地位。要求医生在诊断和治疗中慎重从事。

## 考 正 穴 法

[原文] 天池(一名天会)

腋下三寸,乳后一寸,着胁直腋撅肋间。手足厥阴、少阳之会。

《铜人》灸三壮,针二分。《甲乙》针七分。

主胸中有声,胸膈烦满,热病汗不出,头痛,四肢不举,腋下肿,上气,寒热疬疟,臂痛,目䀮䀮不明。

天泉(一名天湿)

曲腋[1]下二寸,举臂取之。

《铜人》针六分,灸三壮。

主目䀮䀮不明,恶风寒,心病,胸胁支满,咳逆,膺[2]背胛间、臂内廉痛。

【注释】

[1]曲腋:为腋横纹弯曲处。

[2]膺(yīng 英):前胸两侧肌肉隆起处。

[原文] 曲泽

肘内廉陷中,大筋内侧横纹中动脉是。心包络脉所入为合水[1]。

《铜人》灸三壮,针三分,留七呼。

主心痛,善惊,身热,烦渴口干,逆气呕涩血,心下澹澹[2],身热,风疹,臂肘手腕不时动摇,头渍汗出不过肩,伤寒,逆气呕吐。

【注释】

[1]心包络脉所入为合水:合为五输穴之一,在五行中属水,曲泽穴为手厥阴心包经之合穴,故称“合水”。

[2]心下澹(dàn 蛋)澹:胃脘部有翻动不适之感。澹澹,为大水动貌。张衡《东京赋》:“于东则洪池清藻,渌水澹澹”。

[原文] 郄门

掌后去腕五寸,手厥阴心包络脉郄。

《铜人》针三分,灸五壮。

主呕血,衄血,心痛呕哕,惊恐畏人,神气不足。

间使

掌后三寸,两筋间陷中。心包络脉所行为经金[1]。

"素注"针六分,留七呼。《铜人》针三分,灸五壮。《明堂》灸七壮。《甲乙》灸三壮。

主伤寒结胸[2],心悬如饥,卒狂,胸中澹澹,恶风寒,呕沫,怵惕[3]寒中少气[4],掌中热,腋肿肘挛,卒心痛,多惊,中风气塞[5],涎上昏危[6],喑不得语,咽中如梗,鬼邪,霍乱干呕,妇人月水不调,血结成块,小儿客忤[7]。

**【注释】**

[1]心包络脉所行为经金:经为五输之一,在五行中属金,间使穴为手厥阴心包络经之经穴,故称"经金"。

[2]结胸:出《伤寒论》。指邪气结于胸中,而出现心下痛,按之硬满的病证。可分为大结胸,小结胸,寒实结胸等。

[3]怵惕:为惊恐不安的样子。

[4]寒中(zhòng 众)少气:因感寒邪而气短。

[5]中风气塞:为中风后引起的气机闭塞,呼吸不畅。

[6]涎上昏危:为口吐白沫,昏迷危笃之症。

[7]客忤(wǔ 午):小儿平素神气虚弱,又因突然受到惊吓而引起的类似惊厥之症。

[原文] 内关

掌后去腕二寸两筋间,与外关相抵[1]。手心主之络,别走少阳。

《铜人》针五分,灸三壮。

主手中风热,失志,心痛,目赤,支满,肘挛。实则心暴痛泻之,虚则头强补之[2]。

**【注释】**

[1]与外关相抵:与外关穴相对应的意思。

[2]实则心暴痛泻之,虚则头强补之:指本经实证,表现为心暴痛,应在内关穴施以泻法;本经虚证则表现为头项强痛,应在内关穴施以补法。

[原文] 大陵

掌后骨下,两筋间陷中。手厥阴心包络脉所注为俞土[1]。心包络实泻之。

《铜人》针五分。"素注"针六分,留七呼,灸三壮。

主热病汗不出,手心热,肘臂挛痛,腋肿善笑不休,烦心,心悬若饥,心痛掌热,喜悲泣惊恐,目赤目黄,小便如血,呕哕[2]无度,狂言不乐,喉痹,口干,身热头痛,短气,胸胁痛,病疮[3]疥癣。

**【注释】**

[1]手厥阴心包络所注为俞土:俞为五输穴之一,在五行中属土,大陵穴为手厥阴心包络经之俞穴,故称"俞土"。

[2]呕哕(wā 挖):即呕哕。

[3]病(guō 郭)疮:症为手掌及足背的皮肤发黄,白色脓疱,痒痛无时,搔破则流黄水,左右常对称,时愈时发,病期多绵长,就其症象和病程又分湿、干病疮和久病疮数种。此证由风湿客于两手足而形成之皮肤病。

[原文] 劳宫(一名五里,一名掌中)

掌中央动脉。《铜人》屈无名指取之。《资生》屈中指取之。滑氏云:以今观之,屈中指,无名指两者之间取之为允。心包络脉所溜为荥火[1]。

"素注"针三分,留六呼。《铜人》灸三壮。《明堂》针二分,得气即泻,只一度[2],针过两度,令人虚。禁灸,灸令人息肉日加。

主中风,善怒,悲笑不休,手痹,热病数日汗不出,怵惕,胁痛不可转侧,大小便血,衄血不止,气逆呕哕,烦渴食饮不下,大小人口中腥臭,口疮,胸胁支满,黄疸目黄,小儿龈烂。

**【注释】**

[1]心包络脉所溜为荥火:荥为五输穴之一,在五行中属火,劳宫穴为手厥阴心包络经之荥穴,故称"荥火"。

[2]一度:在此即一次之意。

[原文] 中冲

手中指端,去爪甲如韭叶陷中。心包络脉所出为井木[1]。心包络虚补之。

《铜人》针一分,留三呼。《明堂》灸一壮。

主热病烦闷,汗不出,掌中热,身如火,心痛烦满,舌强。

【注释】

[1]心包络脉所出为井木:井为五输穴之一,在五行中属木,中冲穴为手厥阴心包络经之井穴,故称"井木"。

 **手少阳经穴主治**[①]

【提要】 本经穴主治,主要有以下几方面内容:

一、引用《素问》灵兰秘典论、《灵枢》营卫生会等篇部分内容,说明三焦的生理功能。

二、转录了手少阳三焦经穴歌。

三、阐述了手少阳三焦经的五输穴主治和刺灸法。

四、引用《灵枢》经脉篇关于手少阳三焦经脉循行部位。

五、详细阐述了手少阳三焦经关冲等二十三穴的位置、刺灸法、主治病证及其禁忌等。

[原文]《内经》曰:三焦者,决渎[1]之官,水道出焉。又云:上焦如雾,中焦如沤[2],下焦如渎。人心湛寂[3],欲想不兴,则精气散在三焦,荣华百脉。及其想念一起,欲火炽然,翕撮[4]三焦,精气流溢,并于命门输泻而去,故号此府为三焦。

【校勘】

①手少阳经穴主治:原无,据《针灸大成》目录补。

②手少阳三焦经:康熙庚申李本原作三焦腑图,在此之前另有一幅三焦腑图,并注有:"三焦为腑,有名有形有经络;膀胱为腑,有名有形有经络"二十二字。

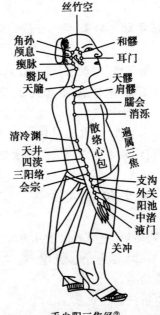

丝竹空

角孙
颅息
瘈脉
翳风
天牖

和髎
耳门

天髎
肩髎
臑会
消泺

清冷渊
天井
四渎
三阳络
会宗

散络心包

遍属三焦

支沟
外关
阳池
中渚
液门

关冲

手少阳三焦经②

**【注释】**

[1]决渎(dú 毒)：疏通水道。渎，小水沟。贾谊《吊屈原赋》："彼寻常之汙渎兮岂能容吞舟之鱼"。

[2]沤(òu 怄)：将物体久浸于水中，使之发生部分质变。如沤麻。

[3]湛寂：清静的意思。

[4]翕(xī 西)撮：在此作聚集解。

**【语译】**《内经》说：三焦就像管理国家江河水渎的官员一样，疏通着人体周身的水道。又说：上焦之气就像弥漫的雾露一样，扬洒于全身，中焦的精微就像绵绵的圆泡一样，供养于全身，下焦的功能就像畅通的沟渠一样，不断地把秽污之物排出体外。

当人心情沉寂，清静无为的时候，精气就均匀地散布于上中下三焦,使百脉得到充分的滋养。若是杂念丛生、欲火炽盛,精气就会充盛流溢于三焦,在命门输泻而去。

【按语】 本段主要出于《素问》灵兰秘典论和《灵枢》营卫生会等篇。

# 手少阳三焦经穴歌

[原文]

二十三穴手少阳,关冲液门中渚旁,

阳池外关支沟正,会宗三阳四渎长,

天井清冷渊消泺,臑会肩髎天髎堂,

天牖翳风瘈脉青,颅息角孙丝竹张,

和髎耳门听有常(左右四十六穴)。

此一经起于关冲,终于耳门,取关冲、液门、中渚、阳池、支沟、天井,与井荥俞原经合也。

脉起手小指次指之端,上出两①指之间,循手表腕,出臂外两骨[1]之间,上贯肘,循臑外,上肩②,交出足少阳之后③,入缺盆,布④膻中,散络心包,下膈,遍⑤属三焦;其支者,从膻中上出缺盆,上项,系⑥耳后,直上出耳上角,以屈下颊至颛;其支者,从耳后入耳中,出走耳前,过客主人前,交颊⑦,至目锐眦。多气少血,亥时气血注此。

【校勘】

①两:原作"次",据《灵枢》经脉篇改。

②肩:此后《灵枢》经脉篇有"而"字。

③后:原作"穴",据《灵枢》经脉篇改。

④布:原作"交",据《灵枢》经脉篇改。

⑤遍:《灵枢》经脉篇、《针灸聚英》卷一下均作"循"。

⑥系:原作"侠",据《灵枢》经脉篇及《太素》卷八改。《甲乙经》卷二第一上、《脉经》卷六第十一及《千金方》卷二十第四均作"侠"。

⑦出走耳前,过客主人前,交颊:原无,据《灵枢》经脉篇补。

**【注释】**

[1]两骨:在此指尺骨与桡骨。

**【语译】**　手少阳三焦经,起始于无名指末端(关冲),向上出于小指与无名指之间,沿手背至腕部,出于前臂外侧两骨(桡骨与尺骨)之间,向上穿过肘部,沿着上臂外侧,上至肩部,交出于足少阳经之后,进入缺盆,分布于胸部之膻中,联络心包,向下通过横膈,入属于上、中、下三焦。其支脉,从膻中上行至缺盆处复出,沿着项部连系耳后,一直向上出于耳上角,由此屈折下行,绕颊至眼眶下。其耳部支脉,从耳后(翳风)进入耳中,复出于耳前,经过足少阳胆经的"客主人"的前方,与前一条支脉交会于颊部,到达目外眦(丝竹空),与足少阳胆经相接。本经多气少血,亥时是气血流注于本经的旺盛之时。

[原文]　受手厥阴之交,中渎之府,引道阴阳[1],开通闭塞,用药动似盘珠,毋使刻舟求剑[2],聊著述于前篇,俟同志之再辨。

**【注释】**

[1]中渎之府,引道阴阳:三焦有调节水气运行,平衡表里的作用。中渎之府,为三焦。《灵枢》本输篇:"三焦者,中渎之府,水道出焉"。引道,为导引、疏通。阴阳,此作水气和表里解为宜。水属阴,水升腾为气属阳。

[2]用药动似盘珠,毋使刻舟求剑:引申意义为用药必须灵活,不可拘泥某方不变。关于刻舟求剑,《吕氏春秋》察今:"楚人有涉江者,其剑自舟中坠入水,遽契其舟曰:'是吾剑之所坠'。舟止,从其所契者入水求之。舟已行矣,而剑不行,求剑若此,不亦惑乎"。

# 考 正 穴 法

[原文]　关冲

手小指次指外侧,去爪甲角如韭叶。手少阳三焦脉所出为井金[1]。

《铜人》针一分,留三呼,灸一壮。

"素注"灸三壮。

主喉痹喉闭,舌卷口干,头痛,霍乱,胸中气噎,不嗜食,臂肘痛不可举,目生翳膜,视物不明。

**【注释】**

[1]手少阳三焦脉所出为井金:井为五输穴之一,在五行中属金,关冲穴为手少阳三焦经之井穴,故称"井金"。

[原文] 液门

手小指①次指岐骨间陷中,握拳取之。手少阳三焦脉所溜为荥水[1]。

"素注"、《铜人》针二分,留二呼,灸三壮。

主惊悸妄言,咽外肿,寒厥,手臂痛不能自上下,疟疾寒热,目赤涩,头痛,暴得耳聋,齿龈痛。

**【校勘】**

①手小指:"手"、"指"二字原无,据《针灸聚英》卷一下补。

**【注释】**

[1]手少阳三焦脉所溜为荥水:荥为五输穴之一,在五行中属水,液门穴为手少阳三焦经之荥穴,故称"荥水"。

[原文] 中渚

手小指次指本节[1]后陷中。在液门下一寸,手少阳三焦脉所注为俞木[2]。三焦虚补之。

"素注"针二分,留三呼。《铜人》灸三壮,针三分。《明堂》灸二壮。

主热病汗不出,目眩头痛,耳聋目生翳膜,久疟[3],咽肿,肘臂痛,手五指不得屈伸。

**【注释】**

[1]本节:此即手第四指最上一节,即掌指关节处。

[2]手少阳三焦脉所注为俞木:俞为五输穴之一,在五行中属木,中渚穴为手少阳三焦经之俞穴,故称"俞木"。

[3]久疟:即经久不愈之慢性疟疾。

[原文] 阳池(一名别阳)

手表腕上陷中,从指本节直摸下至腕中心。手少阳三焦脉所过为原[1]。三焦虚、实皆拔之。

"素注"针二分,留六呼,灸三壮。《铜人》禁灸。《指微赋》云:针透抵大陵穴,不可破皮,不可摇手,恐伤针转曲。

主消渴[2],口干烦闷,寒热疟,或因折伤,手腕捉物不得,肩臂痛不得举。

【注释】

[1]手少阳三焦脉所过为原:原为五输穴之一,阳池穴为手少阳三焦经之原穴。

[2]消渴:泛指口渴、多饮、多尿为主症的一类疾病。根据其病机,症状的不同,可分为上消、中消和下消。

[原文] 外关

腕后二寸两骨间,与内关相对。手少阳络,别走手心主。

《铜人》针三分,留七呼,灸二壮。《明堂》灸三壮。

主耳聋,浑浑焞焞[1]无闻,五指尽痛不能握物。实则肘挛泻之;虚则不收,补之。又治手臂不得屈伸。

【注释】

[1]浑浑焞焞(tūn):在此是形容耳聋听不清声音之状。

[原文] 支沟(一名飞虎)

腕后臂外三寸,两骨间陷中。手少阳脉所行为经火[1]。

《铜人》针二分,灸二七壮。《明堂》灸五壮。

"素注"针二分,留七呼,灸三壮。

主热病汗不出,肩臂痠重,胁腋痛,四肢不举,霍乱呕吐,口噤不开,暴瘖[2]不能言,心闷不已,卒心痛,鬼击,伤寒结胸,痫疮疥癣,妇人妊脉[3]不通,产后血晕,不省人事。

**【注释】**

[1]手少阳脉所行为经火:经为五输穴之一,在五行中属火,支沟穴为手少阳三焦经之经穴,故称"经火"。

[2]瘖(yīn 音):为喑的异体字。作"哑"解。《释名·释疾病》:"瘖,奄然无声。"

[3]妊脉:即任脉。"妊"与"任"通。

[原文] 会宗

腕后三寸空中①。《铜人》灸七壮。《明堂》灸五壮,禁针。主五痫,肌肤痛,耳聋。

**【校勘】**

①中:此字后原有"一寸"二字,据《甲乙经》卷三第二十八删。

[原文] 三阳络(一名过门)

臂上大交脉[1],支沟上一寸。

《铜人》灸七壮。《明堂》灸五壮,禁针。

主暴喑哑,耳聋,嗜卧,四肢不欲动摇。

**【注释】**

[1]大交脉:在此即臂上大脉交会之处。

[原文] 四渎

在肘前五寸,外廉陷中。

《铜人》灸三壮,针六分,留七呼。

主①暴气耳聋,下齿龋痛。

**【校勘】**

①主:原作"至",据《针灸聚英》卷一下改。

[原文] 天井

肘外大骨后,肘上一寸,辅骨[1]上两筋叉骨[2]罅中,屈肘拱胸取之。甄权云:曲肘后一寸,又手按膝头取之。手少阳三焦脉所入为合土[3]。三焦实泻之。

"素注"针一寸,留七呼。《铜人》灸三壮,针三分。《明堂》灸五壮[①]。

主心胸痛,咳嗽上气,短气不得语,唾脓,不嗜食,寒热悽悽[4]不得卧,惊悸瘈疭,癫疾,五痫,风痹,耳聋嗌肿,喉痹汗出,目锐眦痛,颊肿痛,耳后,臑臂肘痛,捉物不得,嗜卧,扑伤腰髋疼,振寒[5]颈项痛,大风[6]默默不知所痛,悲伤不乐,脚气上攻。

**【校勘】**

①《铜人》灸三壮,针三分。《明堂》灸五壮:原作《铜人》灸三壮。《明堂》灸五壮,针二分,据《铜人》卷五及《资生经》卷一改。

**【注释】**

[1]辅骨:此指尺骨鹰嘴。

[2]叉骨:指肱骨外上髁与内上髁之间的鹰嘴窝。

[3]手少阳三焦脉所入为合土:合为五输穴之一,在五行中属土,天井穴为手少阳三焦经之合穴,故称"合土"。

[4]寒热悽悽:"寒热"是"恶寒发热"。"悽悽"是形容恶寒的状态。

[5]振寒:即恶寒战栗。

[6]大风:又名厉风。出自《素问》风论篇。即癞病,或称大麻风。其症初起时,患处麻木不仁,次成红癍,继则肿溃无脓,久则蔓延全身肌肉,出现眉落,目损,鼻崩,唇裂,足底穿等。

[原文] 清冷渊

肘上二寸,伸肘举臂取之。

《铜人》针三[①]分,灸三壮。

主肩痹痛,臂臑不能举,不能带衣[1]。

**【校勘】**

①三:原作"二",据《铜人》卷五、《资生经》卷一及《针灸聚英》卷一下改。

**【注释】**

[1]不能带衣:即不能自己穿衣服。

[原文] 消泺

肩下臂外间,腋斜肘分下[1]。

《铜人》针六①分,灸三壮。《明堂》针六分。

"素注"针五分。

主风痹,颈项强急[2]肿痛寒热,头痛,癫疾。

【校勘】

①六:原作"一",据《铜人》卷五改。

【注释】

[1]腋斜肘分下:腋缝斜向肘尖连线之中点稍下方的凹陷中。

[2]项强急:即颈强拘急之意。

[原文] 臑会(一名臑髎①)

肩前廉,去肩头三寸宛宛中。手少阳、阳维之会。

"素注"针五分,灸五壮。《铜人》针七分,留十呼,得气即泻,灸七壮。

主臂痛痠无力,痛不能举,寒热,肩肿引胛[1]中痛,项瘿气瘤[2]。

【校勘】

①髎:原作"交",据《甲乙经》卷三第十三、《铜人》卷四及《资生经》卷一改。

【注释】

[1]胛:即肩胛。

[2]项瘿气瘤:为颈部之瘿气瘤,多由气滞痰凝所致。

[原文] 肩髎

肩端臑上陷中,斜举臂取之。

《铜人》针七分,灸三壮。《明堂》灸五壮。

主臂痛,肩重不能举。

天髎

肩缺盆中,上毖骨[1]际陷中央,须缺盆陷处,上有空,起肉上是穴。手足少阳、阳维之会。

《铜人》针八分，灸三壮。当缺盆陷上突起肉上针之，若误针陷处，伤人五脏气，令人卒死。

主胸中烦闷，肩臂瘘疼，缺盆中痛，汗不出，胸中烦满，颈项急，寒热。

**【注释】**

[1]髃骨：依《经穴纂要》注，解为肩井后的突骨，相当于肩胛骨的肩胛冈。

[原文] 天牖

颈大筋外，缺盆上，天容后，天柱前，完骨下，发际上。

《铜人》针一寸，留七呼，不宜补，不宜灸。灸即令人面肿眼合。先取譩譆，后取天容、天池，即瘥；若不针譩譆，即难疗。《明堂》针五分，得气即泻，泻尽更留三呼，泻三吸，不宜补。

"素注"、《下经》灸三壮。《资生》云：宜灸一壮至①三壮。

主暴聋气，目不明，耳不聪[1]，夜梦颠倒[2]，面青黄无颜色，头风面肿，项强不得回顾，目中痛。

**【校勘】**

①至：原无，据《资生经》补。

**【注释】**

[1]耳不聪：即听觉不灵敏。

[2]夜梦颠倒：在此形容梦中事序错乱。

[原文] 翳风

耳后尖角陷中，按之引耳中痛。《针经》先以铜钱二十文，令患人咬之，寻取穴中。手足少阳之会。

"素注"针三分。《铜人》针七分，灸七壮。《明堂》灸三壮。针灸俱令人咬钱，令口开。

主耳鸣耳聋，口眼㖞斜，脱颔颊肿，口噤不开，不能言，口吃，牙车急，小儿喜欠。

瘛脉(一名资脉)

耳本[1]后鸡足青络脉[2]。

《铜人》刺出血如豆汁,不宜多出。针一分,灸三壮。

主头风耳鸣,小儿惊痫瘛疭,呕吐,泄利无时,惊恐,眵[3]懵目睛不明。

【注释】

[1]耳本:即耳根部。

[2]鸡足青络脉:指耳后之青色络脉。以其形多如鸡爪故名。

[3]眵:即眼眵。

[原文] 颅息

耳后间青络脉中。《铜人》灸七壮,禁针。

《明堂》灸三壮,针一分,不得多出血,多出血杀人。

主耳鸣痛,喘息,小儿呕吐涎沫,瘛疭发痫,胸胁相引[1],身热头痛,不得卧,耳肿及脓汁。

【注释】

[1]相引:"引",牵引的意思。此即一处病痛而影响另一处。

[原文] 角孙

耳廓中间上①[1]开口有空。手太阳、手足少阳之会。

《铜人》灸三壮。《明堂》针八分。

主目生翳肤[2],齿龈肿,唇吻强,齿牙不能嚼物,龋齿,头项强。

【校勘】

①上:原无,据《素问》气府论、《外台》卷二十九补。

【注释】

[1]耳廓中间上:即耳轮最高点耳尖处。

[2]翳肤:即翳膜。

[原文] 丝竹空(一名目髎)

眉后陷中,手足少阳脉气所发。

"素注"针三分,留六呼。《铜人》禁灸,灸之不幸,使人目小及盲。针三分,留三呼,宜泻不宜补。

主目眩头痛目赤,视物眈眈不明,恶风寒,风痫,目戴上[1]不识人,眼睫毛倒,发狂[2]吐涎沫,发即无时,偏正头痛。

**【注释】**

[1]目戴上:即戴眼。指病人目上视,不能转动。《素问》诊要经终论:"太阳之脉,其终也,戴眼、反折瘈疭,其色白,绝汗乃出,出则死矣"。张景岳注:"戴者,戴于上也,谓目睛仰视而不能转也"。

[2]狂:出《灵枢》癫狂篇。症见喧扰不宁,衣被不敛,歌笑不休,甚则逾垣上屋。属实证。《难经》云:"重阳者狂"。

**[原文]　和髎**

耳前锐发[1]下横动脉中是穴。手足少阳,手太阳三脉之会。《铜人》针七分,灸三壮。

主头重痛,牙车引急,颈颔肿,耳中嘈嘈[2],鼻涕,面风寒鼻准[3]上肿,痈[4]痛,招摇视瞻,瘈疭,口僻。

**【注释】**

[1]锐发:指耳前下延的鬓角。

[2]嘈嘈:是形容声音杂乱。此指耳鸣的嘈杂音。

[3]鼻准:即鼻尖部。又名准头、面王。

[4]痈:出于《内经》。痈疡浅而大者为痈,就其发病部位不同,而名称亦各异,有内痈、外痈等属名。如外痈(生于皮或皮下),多见局部红肿高大,热痛,易成脓,破溃脓出易收口等症象。痈属于阳症。

**[原文]　耳门**

耳前起肉[1],当耳缺[2]者陷中。

《铜人》针三分,留三呼,灸三壮。《下经》禁灸,病宜灸者,不过三壮。

主耳鸣如蝉声,聤耳脓汁出,耳生疮,重听[3]无所闻,齿龋,唇吻强。

**【注释】**

[1]耳前起肉：即耳珠（相当于今之耳屏）。

[2]耳缺：即耳珠之上缺口处（相当于耳屏上切迹）。

[3]重（chóng 虫）听：听觉迟钝，听音不准确，常常引起错觉。

 **足少阳经穴主治**①

**【提要】** 本经穴主治，主要有以下几方面内容：

一、引用《素问》灵兰秘典论、六节脏象论、《难经》三十五难部分内容，说明胆的生理功能。

二、转录了足少阳胆经穴歌。

三、阐述了足少阳胆经的五输穴主治和刺灸法。

四、引用《灵枢》经脉篇足少阳胆经脉的循行部位。

五、列举了胆经有关病证及其药物证治。

六、详细论述了足少阳胆经瞳子髎等四十四穴的位置、刺灸法、主治病证及其禁忌等。

**[原文]** 《内经》曰：胆者，中正之官，决断出焉[1]。凡十一脏，皆取决胆也[2]。胆为青肠[3]。又曰：胆为清净之府。诸腑皆传秽浊、独胆无所传道，故曰清净。虚则目昏[4]，若吐伤胆。倒，则视物倒置。

**【校勘】**

①足少阳经穴主治：原无，据《针灸大成》目录补。

**【注释】**

[1]中正之官，决断出焉：王冰注："刚正果决故官为中正，直而不疑故决断出焉"。

[2]凡十一脏，皆取决胆也：王冰注："上从心脏下至于胆为十一也，胆者中正刚断无私，故十一脏取决于胆也"。

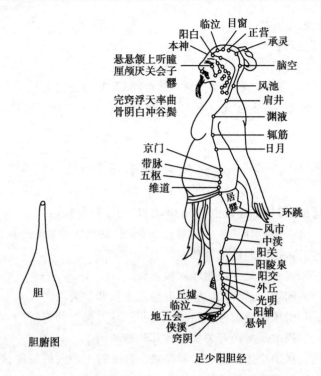

临泣　目窗
阳白　　正营
本神　　　承灵
悬悬颔上听瞳
厘颅厌关会子
　　髎
完窍浮天率曲
骨阴白冲谷鬓

脑空
风池
肩井
渊液
辄筋
日月

京门
带脉
五枢
维道

居
髎

环跳
风市
中渎
阳关
阳陵泉
阳交
外丘
光明
阳辅
悬钟

丘墟
临泣
地五会
侠溪
窍阴

胆

**胆腑图**

**足少阳胆经**

[3]青肠：根据五脏所主的颜色，"东方青色，入通于肝"。胆为肝之腑，故名青肠。

[4]目昏：即两眼视物模糊不清。

**【语译】** 《内经》说：胆就像正直无私的大臣，许多正确的判断都产生在这里。所以其他脏腑也都听取于胆的决断。《难经》说：(按照肝属青色，脏腑相表里的道理)胆是青肠。又说胆是贮藏清净胆汁之腑。

大肠、小肠、胃、膀胱等腑，都是贮藏传导秽浊之物的，只有胆是例外，所以说它是清净之腑。胆虚就要两目昏花，因呕吐而使胆伤，看东西就会模糊不清了。

**【按语】** 本段经文出自《素问》灵兰秘典论。

# 足少阳胆经穴歌

[原文]

少阳足经瞳子髎，四十四穴行迢迢，

听会上关颔厌集，悬颅悬厘曲鬓翘，

率谷天冲浮白次，窍阴完骨本神邀，

阳白临泣目窗碎，正营承灵脑空摇，

风池肩井渊液部，辄筋日月京门标，

带脉五枢维道续，居髎环跳风市招，

中渎阳关阳陵穴，阳交外丘光明宵，

阳辅悬钟丘墟外，足临泣地五侠溪，

第四指端窍阴毕（左右八十八穴）。

此一经起于瞳子髎，终于窍阴，取窍阴、侠溪、临泣、丘墟、阳辅、阳陵泉，与井荥俞原经合也。

脉起目锐眦[1]，上抵头①角，下耳后，循颈，行手少阳之前，至肩上，却交出手少阳之后，入缺盆，其支者，从耳后入耳中，出②走耳前，至目锐眦后；其支者，别目锐眦下大迎，合手少阳于③颔下，加颊车，下颈，合缺盆，以下胸中，贯膈，络肝④，属胆，循胁里，出气冲，绕毛际，横入髀厌[2]中；其直者，从缺盆下腋，循胸，过季胁[3]，下合髀厌中，以下循髀阳[4]，出膝外廉，下外辅骨[5]之前，直下抵绝骨[6]之端，下出外踝之前，循足跗[7]上，入小指次指之间；其支者，别跗上，入大指⑤，循⑥岐骨[8]内出其端，还贯入爪甲，出三毛[9]。多气少血，子时气血注此。

【校勘】

①头：原无，据《灵枢》经脉篇补。

②出：原无，据《灵枢》经脉篇补。

③于：原作"抵"，据《脉经》卷六第二、《千金方》卷十第一改。

④肝：原作"脾"，据《灵枢》经脉篇改。

⑤入大指:《灵枢》经脉篇,此后有"之间"二字。

⑥循:《灵枢》经脉篇,此后有"大指"二字。

**【注释】**

[1]目锐眦:亦称"目外眦",即外眼角。

[2]髀厌:又名"髀枢",即环跳部位。

[3]季胁:又名"季肋",相当于侧胸第十一、十二肋软骨部位。

[4]髀阳:即大腿外侧部位。

[5]外辅骨:此指腓骨而言。

[6]绝骨:即外踝上部,相当于绝骨穴位处。

[7]足跗:同"足跗(fū 夫)",即足背部。

[8]岐骨:此即为第一、二跖骨之间。

[9]三毛:亦称丛毛、聚毛,生于足大趾第一节背面皮肤上。

**【语译】** 足少阳胆经,起始于目外眦,向上到达额角,下行至耳后,沿着颈部行于手少阳经之前,至肩上,又交叉到手少阳经之后,进入缺盆。其耳部的支脉,从耳后进入耳中,又从耳前出来,至目外眦后方。其外眦部的支脉,从目外眦处分出,下行至大迎,会合手少阳经于目眶下,复下行经颊车至颈部,与前入缺盆的支脉相合,然后向下入胸中,通过横膈,联络肝,入属于胆,沿着胁内出于少腹两侧的气冲,再绕过阴毛的边缘,横入环跳部。其缺盆部直行之脉,下行腋部,沿过胸侧经过季胁,与前一条支脉会合于环跳部,再向下沿着大腿外侧出于膝外侧,下行经腓骨前面,直抵腓骨下段,出于外踝之前,沿着足背,进入足小趾与第四趾之间。

其足跗部支脉,从足临泣处分出,沿着大趾和次趾的中间,出于大趾端,再折回穿过爪甲部的三毛处,与足厥阴肝经相接。本经多气少血,子时是气血流注于本经的旺盛之时。

[原文] 甲木之腑[1],在关脉候。是胆病则眉颦[2]口苦而呕宿汁,善太息,恐如人捕。实则脉实,而精神不守,半夏汤[3]泻

之最良;虚则脉虚,而烦扰不眠,温胆汤[4]补之却善。火不下降心胆跳,茯神沉香蜜和丸,送入人参汤;中风癫狂心恐悸,铅汞朱乳共结成,吞下井花水。咽痛膈壅,硝蚕黛勃蒲脑子,加麝以收功;胆虚卧惊,参柏枸神枳熟地,用酒而有力。清热宽咽,薄荷缩砂芎片脑;惊心怖胆,人参酸枣乳辰砂。惊神昏乱,记学士之良方;风引痫生,修真人之秘散。胆虚寒而不眠,炒酸枣调煎竹叶;胆实热而多睡,生枣仁末和姜茶。补用薏苡炒枣仁,泻须青连柴前胡。温则姜夏橘红,凉加竹茹甘菊。柴胡川芎,报使上行而不悖;青皮车前,引经下走以无疑。药有生熟,贵按脉而取用;剂宜多寡,当随症以权衡。或厥疾之未瘳,仗针灸以收功。

**【注释】**

[1]甲木之腑:甲木为阳木,腑属阳,胆与肝相表里,肝属木,故称胆为甲木之腑。

[2]眉颦(pín 贫):即皱眉。

[3]半夏汤:在《千金方》《外台》和《伤寒论》中,均载有"半夏汤"。从本文所提示之脉证看,此当指《千金方》中两半夏汤之一,由半夏、桂心、干姜、甘草、人参、细辛、附子所组成,治肺气冲心……精神恍惚。

[4]温胆汤:《千金方》载,由半夏、竹茹、枳实、橘皮、生姜、甘草(近代方有茯苓)所组成,可治虚烦不眠。

**【按语】** 本段为胆经的药物证治。本文指出眉颦口苦,呕宿汁,善太息和恐如人捕等证均属胆病。再从"胆实则精神不守,胆虚则烦扰不眠"看,胆与精神、睡眠关系密切。文中还明确提出柴胡、川芎为上行之报使药,而青皮、车前则为下走的引经药。本文指出:"药有生熟,贵按脉而取用;剂宜多寡,当随证以权衡",并提示人们如果"厥疾"未愈则宜选用针灸,才能收治疗之功。

# 考 正 穴 法

[原文]　瞳子髎(一名太阳,一名前关)

目外去眦五分,手太阳、手足少阳三脉之会。

"素注"灸三壮,针三分。

主目痒,翳膜白,青盲无见,远视䀮䀮,赤痛泪出多眵䁾,内眦痒,头痛,喉闭。

听会

耳微前陷中,上关下一寸,动脉宛宛中,张口得之。

《铜人》针三分,留三呼,得气即泻,不须补。日灸五壮,止三七壮,十日后依前数灸。《明堂》针三分,灸三壮。

主耳鸣耳聋,牙车臼脱,相离一、二寸①,牙车急不得嚼物,齿痛恶寒物,狂走瘛疭,恍惚不乐,中风口㖞斜,手足不随。

【校勘】

①一、二寸:原作"三寸",据《铜人》卷三及《针灸聚英》卷一下改。

[原文]　客主人(一名上关)

耳前骨上[1],开口有空,张口取之。手足少阳、阳明之会。

《铜人》灸七壮,禁针。《明堂》针一分,得气即泻,日灸七壮,至二百壮。《下经》灸十壮。"素注"针三分,留七呼,灸三壮。《素问》禁深刺,深则交脉[2]破,为内漏[3]耳聋,欠而不得�[4]。

主唇吻强上,口眼偏斜①,青盲,眯[5]目䀮䀮,恶风寒,牙齿龋,口噤嚼物鸣痛,耳鸣耳聋,瘛疭沫出,寒热,痓[6]引骨痛。

【校勘】

①斜:原作"邪","邪"与"斜"通。

【注释】

[1]耳前骨上:相当于颧骨弓上缘。

[2]交脉:在此指深层的交互之脉。

[3]内漏:刺伤而引起的内出血,但也有解释为耳底脓生的。

[4]软(qù去):又作"呿",张口的意思。

[5]眯(mǐ米):眼皮微微合拢叫眯,亦作灰沙入眼讲。

[6]痓:即痉挛或抽搐。其主症为项背强急,口噤,四肢抽搐,角弓反张。

[原文] 颔厌

曲周[1]下,颞颥[2]上廉。手足少阳、阳明之会。

《铜人》灸三壮,针七分,留七呼,深刺令人耳聋。

主偏头痛,头风目眩,惊痫,手卷[3]手腕痛,耳鸣,目无见,目外眦急,好嚏,颈痛,历节风,汗出。

【注释】

[1]曲周:又称"曲隅"在此指额角外下方,耳前上方弯曲的发际部位。

[2]颞颥(niè rú聂如):在此指眼眶的外后方,相当于颧骨弓上方的部位。

[3]手卷:手屈曲不伸。

[原文] 悬颅

曲周上①,颞颥中廉[1]。手足少阳、阳明之会。

《铜人》灸三壮,针三分,留三呼。《明堂》针二分。

"素注"针七分,留七呼,刺深令人耳无所闻。

主头痛,牙齿痛,面肤赤肿,热病烦满,汗不出,头偏痛引目外眦赤,身热,鼻洞浊下不止,传为衄,懵瞑目。

【校勘】

①上:原作"下",详文义改。

【注释】

[1]廉:作边缘解。

[原文] 悬厘

曲周上,颞颥下廉。手足少阳、阳明之会。

《铜人》针三分,灸三壮。

"素注"针三分,留七呼。

主面皮赤肿,头偏痛,烦心不欲食,中焦客热[1],热病汗不出,目锐眦赤痛。

【注释】

[1]中焦客热:即"中焦热",表现为大便硬结,或胸膈烦躁,食而无味等症状。

[原文] 曲鬓(一名曲发)

在耳上发际曲隅[1]陷中,鼓颔有空。足少阳、太阳之会。

《铜人》针三分,灸七壮。《明下》灸三壮。

主颔颊肿,引牙车不得开,急痛,口噤不能言,颈项不得回顾,脑两角痛为巅风引目眇[2]。

【注释】

[1]发际曲隅:此指耳前上方弯曲的发际部位。

[2]目眇(miǎo 秒):即目失明。

[原文] 率谷

耳上入发际寸半陷者宛宛中,嚼而取之。足少阳、太阳之会。

《铜人》针三分,灸三壮。

主痰气膈痛[1],脑两角强痛,头重,醉后酒风,皮肤肿,胃寒,饮食烦满,呕吐不止。

【注释】

[1]痰气膈痛:因痰涎结聚胸膈,气机升降失常,导致气逆痰壅,呼吸气短,胸胁闷痛之症。

【按语】 本穴虽位于顶骨与颞骨的缝隙,但局部一般无明显凹陷可见。咀嚼时由于局部软组织的移动,可能给人以空隙感,但用来作为取穴标志,往往会遇到困难,故现在多在耳直上入发际一寸五分处取之。

[原文] 天冲

耳后发际二寸,耳上如前[1]三分。足少阳、太阳之会。

《铜人》灸七壮。

"素注"针三分,灸三壮。

主癫疾风痉,牙龈肿,善惊恐,头痛。

**【注释】**

[1]如前:"往前"之意。如,作"往"解。《左传》隐公五年:"公将如棠观鱼者。"

[原文] 浮白

耳后入发际一寸。足少阳、太阳之会。

《铜人》针三分,灸七壮。《明堂》灸三壮。

主足不能行,耳聋耳鸣,齿痛,胸满不得息,胸痛,颈项瘿,痈肿不能言,肩臂不举,发寒热,喉痹,咳逆痰沫,耳鸣嘈嘈无所闻。

**【按语】** 原定中未能明确地指出本穴的具体位置。然而,多认为本穴位于天冲下一寸,相当于天冲和头窍阴连线之中点。

[原文] 窍阴(一名枕骨)

完骨[1]上,枕骨下,动摇有空。足太阳、手足少阳之会。

《铜人》针三分,灸七壮。《甲乙》针四分,灸五壮。

"素注"针三分,灸三壮。

主四肢转筋,目痛,头项颔痛引耳嘈嘈,耳鸣无所闻,舌本出血,骨劳[2],痈、疽、发、疬[3],手足烦热,汗不出,舌强胁痛,咳逆喉痹,口中恶苦①。

**【校勘】**

①苦:此后原有"之"字,据《针灸聚英》卷一下删。

**【注释】**

[1]完骨:即颞骨乳突部,又名寿台骨。

[2]骨劳:又称"流痰",相当于骨结核一类疾病。

[3]痈、疽、发、疬:肿疡表现为红肿热痛,界限清楚,易散易脓易溃易敛者称为"痈";表现为漫肿平塌,不红不热不痛,难消

难溃难敛者称为"疽"。病情严重的体表痈疽叫"发",生于足背面的叫"历"。

[原文] 完骨

耳后入发际四分。足少阳、太阳之会。

《铜人》针三分,灸七壮。

"素注"留七呼,灸三壮。《明堂》针二分,灸以年[1]为壮。

主足痿[2]失履不收,牙车急,颊肿,头面肿,颈项痛,头风耳后痛,烦心,小便赤黄,喉痹,齿龋,口眼㖞斜,癫疾。

【注释】

[1]年:此指病人年龄而言。

[2]足痿:足软,不能步履叫足痿。《素问》痿论:"故阳明虚,则宗筋纵,带脉不引,故足痿不用也"。

[原文] 本神

曲差旁一寸五分,直耳上入发际四分①。足少阳,阳维之会。

《铜人》针三分,灸七壮。

主惊痫[1],吐涎沫,颈项强急,头②痛,目眩,胸胁③相引不得转侧,癫疾呕吐涎沫,偏风。

【校勘】

①四分:《甲乙经校释》卷三第一注:"入发际四分可从;目直耳上则不可从"。

②头:原无,据《甲乙经》卷七第一及《外台》卷三十九补。

③胁:原无,同上补。

【注释】

[1]惊痫:小儿急惊风发作叫惊痫。又泛指各种惊风,痫症。

[原文] 阳白

眉上一寸,直瞳子,手足阳明、少阳、阳维五脉之会。

"素注"针三分。《铜人》针二分,灸三壮。

主瞳子痒痛,目上视,远视䀮䀮,昏夜无见,目痛目眵,背腠寒慄,重衣[1]不得温。

【注释】

[1]重(chóng 虫)衣:重作重复解。重衣,在此即多穿衣服。

[原文] 临泣

目上,直入发际五分陷中,令患人正睛取穴。足少阳、太阳、阳维之会。

《铜人》针三分,留七呼。

主目眩,目生白翳,目泪,枕骨合颅痛,恶寒鼻塞,惊痫反视,大风,目外眦痛,卒中风不识人。

目窗

临泣后寸半。足少阳、阳维之会。

《铜人》针三分,灸五壮,三度刺,令人目大明。

主目赤痛,忽头旋,目䀮䀮远视不明,头面浮肿,头痛,寒热汗不出;恶寒。

正营

目窗后寸半①,足少阳、阳维之会。

《铜人》针三分,灸五壮。

主目眩瞑,头项偏痛,牙齿痛,唇吻急强,齿龋痛。

【校勘】

①寸半:《甲乙经》卷三第四、《针灸聚英》卷一下均作"一寸"。

[原文] 承灵

正营后一寸五分。足少阳、阳维之会。

主脑风头痛,恶风寒,衄蚛鼻窒[1],喘息不利。灸三壮,禁针。

【注释】

[1]衄蚛鼻窒:鼻流清涕为衄;鼻出血为蚛;鼻闭塞不通叫鼻窒。

[原文] 脑空(一名颞颥)

承灵后一寸五分,侠玉枕骨[1]下陷中。足少阳、阳维之会。

"素注"针四分。《铜人》针五分,得气即泻,灸三壮。

主劳疾羸瘦,体热,颈项强不得回顾,头重痛不可忍,目瞑心悸,发即为癫风[2],引目眇,鼻痛。

魏武帝[3]患头风,发即心乱目眩,华佗针脑空立愈。

【注释】

[1]玉枕骨:即枕骨。

[2]癫风:即癫症。乃由痰气郁结所致。症为精神抑郁,哭笑无常,喃喃独语等。

[3]魏武帝:即三国时之曹操。

[原文] 风池

耳后颞颥后,脑空下,发际陷中,按之引于耳中。手足少阳、阳维之会。

"素注"针四分。《明堂》针三分。《铜人》针七分,留七呼,灸七壮。《甲乙经》针一寸二分。患大风者,先补后泻。少可[1]患者,以经取之,留五呼,泻七吸。灸不及针,日七壮至百壮。

主洒淅寒热,伤寒温病汗不出,目眩,苦偏正头痛,瘖疟[2]颈项如拔,痛不得回顾。目泪出,欠气多,鼻鼽衄,目内眦赤痛,气发①耳塞,目不明,腰背俱疼,腰伛偻引颈筋无力不收,大风中风,气塞涎上不语,昏危,瘿气。

【校勘】

①发:《聚英》、《铜人》亦均作"发",当是"发"、"厥"因形而讹。《甲乙》作"厥"是。

【注释】

[1]少可:此作"病情减轻"解。

[2]瘖(jiē 阶)疟:古代对疟疾的总称,也叫痎疟。

[原文] 肩井[1](一名髆[2]井)

肩上陷中,缺盆上,大骨[3]前一寸半,以三指按取,当中指下陷中。手足少阳、足阳明、阳维之会,连入五脏。

针五分,灸五壮,先补后泻。

主中风气塞,涎上不语,气逆,妇人难产,坠胎后手足厥逆,针肩井立愈。头项痛,五劳七伤,臂痛,两手不得向头。若针深闷倒,急补足三里。

【注释】

[1]肩井:为足少阳胆经之穴。《甲乙经》、《千金方》均将此穴归属于手少阳三焦经。

[2]髆(bó 驳):即肩胛,肩膀。

[3]大骨:此指肩胛骨的肩胛冈而言。

[原文] 渊液(一名泉液)

腋下三寸宛宛中,举臂得之。

《铜人》禁灸。《明堂》针三分。

主寒热,马刀疡[1],胸满无力,臂不举。不宜灸,灸之令人生肿蚀马疡,内溃者死,寒热者生。

【注释】

[1]马刀疡:即瘰疬,其生于腋下,形如马刀者,名为"马刀",又称"马刀疮"。

[原文] 辄筋(一名神光,一名胆募)

腋下三寸复前一寸三肋端,横直蔽骨[1]旁七寸五分,平直两乳,侧卧屈上足取之。胆之募,足太阳、少阳之会。

《铜人》灸三壮,针六分。

"素注"针七分。

主胸中暴满不得卧,太息[2]善悲,小腹热,欲走,多唾,言语不正,四肢不收,呕吐宿汁,吞酸[3]。

【注释】

[1]蔽骨:即胸骨剑突。

[2]太息:即叹气。

[3]吞酸:即酸水自胃中上返至咽喉,又随即吞咽而下。方隅《医林绳墨》云:"吞酸者,胃口酸水攻激于上,以致咽嗌之间,不及吐出而咽下,酸味刺心,有若吞酸之状也"。

[原文] 日月

期门下五分,足太阴、少阳、阳维之会。

针七分,灸五壮。

主太息善悲,小腹热欲走,多唾,言语不正,四肢不收。

京门(一名气俞,一名气府)

监骨[①]上[②],腰中季肋本侠脊,肾之募。

《铜人》灸三壮,针三分,留七呼。

主肠鸣,小肠痛,肩背寒,痉,肩胛内廉痛,腰痛不得俯[③]仰久立,寒热腹胀,引背不得息,水道不利,溺黄,小腹急肿[④],肠鸣洞泄,髀枢引痛。

【校勘】

①监骨:《素问》骨空论王注作"髁骨"。

②上:原作"下",《针灸经穴图考》引《俞穴析衷》作"上",据改。

③俯:原作"俛(fǔ 抚)"。"俛"与"俯"同。

④小腹急肿:《甲乙》原作"小腹痛,里急,肿";《外台》作"少腹里急痛";《铜人》脱"里"字,成为"小腹急肿";《大成》随之而误,"小腹里急,肿"为是。

[原文] 带脉

季肋下一寸八分陷中,脐上二分,两旁各七寸半。足少阳、带脉二脉之会。

《铜人》针六分,灸五壮。《明堂》灸七壮。

主腰腹纵,溶溶[1]如囊水之状,妇人小腹痛,里急后重,瘰疬,月事不调,赤白带下。

【注释】

[1]溶溶:宽广貌。在此是形容水肿腹大之状。《楚辞·九叹·愍命》:"心溶溶其不可量兮"。

[原文] 五枢

带脉下三寸,水道旁五寸五分[①]。足少阳、带脉之会。

《铜人》针一寸,灸五壮。《明堂》灸三壮。

主痃癖,膀胱气攻两胁②,男子寒疝[1],阴卵[2]上入小腹痛,妇人赤白带下,里急瘕疝。

【校勘】

①水道旁五寸五分:《甲乙经》卷三第二十三作"水道旁一寸五分"。

②膀胱气攻两胁:原作"大肠膀胱肾余",据《资生经》卷三膀胱气段及《普济方》卷四一五引《明堂经》改。

【注释】

[1]寒疝:为小腹拘急,绕脐疼痛、出冷汗,恶寒肢冷,甚则手足麻木,周身疼痛之症,多因寒邪凝滞腹内所致。以阴囊冷痛为主的疝症,也叫寒疝。

[2]阴卵:即男子外肾,亦即睾丸。

[原文] 维道

章门下五寸三分。足少阳,带脉之会。

《铜人》针八分,留六呼,灸三壮。

主呕逆不止①,水肿,三焦不调,不嗜食。

【校勘】

①止:原作:"正",据《针灸聚英》卷一下改。

[原文] 居髎

章门下八寸三分,监骨上陷中①。

"素注"章门下四寸三分。足少阳、阳跷之会。

《铜人》针八分,留六呼,灸三壮。

主腰引小腹痛,肩引胸臂挛急,手臂不得举以至肩。

【校勘】

①监骨上陷中:《甲乙经》卷三第二十三作"监骨上,陷者中"。

[原文] 环跳

髀枢中,侧卧伸下足,屈上足[1],以右手摸穴,左摇撼取之。足少阳、太阳之会。

《铜人》灸五十壮。

"素注"针一寸,留二呼,灸三壮,《指微》[2]云:已刺不可摇,恐伤针。

主冷风湿痹不仁,风疹遍身,半身不遂,腰胯痛蹇,膝不得转侧伸缩。

仁寿宫[3]患脚气偏风,甄权奉敕[4]针环跳、阳陵泉,阳辅、巨虚下廉而能起行。

环跳穴痛,恐生附骨疽[5]。

【注释】

[1]屈上足:在此作屈大腿解。

[2]《指微》:为金代何若愚撰写的《流注指微论》。

[3]仁寿宫:是唐初的一个宫名,本为隋文帝所建,唐贞观年间改名九成宫。在此是一个拟人的称谓。

[4]敕(chì斥):敕,同敕。自上命下叫"敕",特指皇帝的诏书。《北史·齐神武诸子传》:"今集文武示以此敕"。

[5]附骨疽:出自《肘后方》,又名"多骨疽"或"朽骨疽"。病初起寒热往来,病处多漫肿无头,皮色不变,继则筋骨痛,屈伸困难,久则郁而化热,成脓,溃后稀脓不敛并形成窦道,或有死骨脱出。

[原文] 风市

膝上外廉两筋[1]中,以手着腿,中指尽处是。针五分,灸五壮。

主中风腿膝无力,脚气,浑身搔痒,麻痹,厉[2]风疮。

【注释】

[1]膝上外廉两筋:相当于股外侧肌与股二头肌。

[2]厉(lài癞):本作"疠",古同"癞"字,即麻风,又称"厉风"。详见"大风"注。

[原文] 中渎

髀外膝上五寸分肉间陷中。足少阳络,别走厥阴。

《铜人》灸五壮,针五分,留七呼。

主寒气客[1]于分肉[2]间,攻痛上下[3],筋痹[4]不仁。

【注释】

[1]客:侵犯。《素问》玉机真脏论:"风邪客于人"。又作寄居、留止解。《灵枢》邪气脏腑病形篇:"邪气入而不能客,故还之于腑"。

[2]分肉:即内外赤白肉间,或谓肌肉间界限分明,故名。

[3]攻痛上下:指疼痛部位上下。

[4]筋痹:为筋脉拘挛,关节疼痛,不能行走的病证。由风寒湿邪侵于筋所致。

[原文] 阳关(一名阳陵)

阳陵泉上三寸,犊鼻外陷中。

《铜人》针五分,禁灸。

主风痹不仁,膝痛不可屈伸。

阳陵泉

膝下一寸,䯒外廉陷中,蹲坐取之。足少阳所入为合土。《难经》曰:筋会[1]阳陵泉。疏曰:筋病治此。

《铜人》针六分,留十呼,得气即泻。又宜久留针,日灸七壮至七七壮。

"素注"灸三壮。《明下》灸一壮。

主膝伸不得屈,髀枢膝骨冷痹,脚气,膝股内外廉不仁,偏风半身不遂,脚冷无血色,苦嗌中介然,头面肿,足筋挛。

【注释】

[1]筋会:八会(脏、腑、气、血、筋、脉、骨、髓会)穴之一。即阳陵泉穴。

[原文] 阳交(一名别阳,一名足窌)

足外踝上七寸,斜属三阳分肉之间[1],阳维之郄。

《铜人》针六分,留七呼,灸三壮。

主胸满肿膝痛足不收,寒厥,惊狂[2],喉痹,面肿,寒痹,膝胻不收。

**【注释】**

[1]斜属三阳分肉之间:据《素问》阴阳类论,"所谓三阳,太阳为经",又曰"一阳者少阳也……,二阳者阳明也"。故知三阳是足太阳膀胱经。本穴虽属足少阳胆经,但确位于足太阳膀胱经的分肉之间,故曰斜属三阳分肉之间。

[2]惊狂:即因惊恐引起的狂病。

**[原文]** 外丘

外踝上七寸,少阳所生。

《铜人》针三分,灸三壮。

主胸胀满,腹痛痿痹,颈项痛,恶风寒,猘犬[1]伤毒不出,发寒热,速以三壮艾①,可灸所啮[2]处,及足少阳络。癫疾,小儿龟胸[3]。

**【校勘】**

①三壮艾:原作"三姓人",据《资生经》卷七、《铜人》卷五改。

**【注释】**

[1]猘(zhì 质)犬:猘,疯狂;猘犬即狂犬。

[2]啮(niè 聂):作咬解,此指狂犬所咬之处。柳宗元《捕蛇者说》:"以啮人,无御之者"。

[3]龟胸:即鸡胸,表现为胸廓前凸,形如龟胸,故名。

**[原文]** 光明

外踝上五寸。足少阳之络,别走厥阴。

《铜人》针六分,留七呼,灸五壮。

《明下》灸七壮。

主淫泺[1],胫痠䯒疼,不能久立,热病汗不出,卒狂。与阳辅疗法同,虚则痿躄[2],坐不能起,补之。实则足胻热膝痛,身体不仁,善啮颊,泻之。

**【注释】**

[1]淫泺(pō 坡):见《素问》骨空论篇和《灵枢》厥病篇。唐

王冰注云："淫泺,谓似痠痛而无力也"。

[2]痿躄(bì 必):即痿证。原载于《素问》痿论。躄,为两腿痛。症见下肢痿弱而不能行,故又称"痿躄"。

[原文] 阳辅(一名分肉)

足外踝上四寸,辅骨[1]前,绝骨端三分,去丘墟七寸,足少阳所行为经火。胆实泻之。

"素注"针三分。又曰:针七分,留十①呼。

《铜人》灸三壮,针五分,留七呼。

主腰溶溶如坐水中,膝下浮肿,筋挛。百节痠痛,实无所知。诸节尽痛,痛无常处。腋下肿痿,喉痹,马刀挟瘿[2],膝胻痠,风痹不仁,厥逆,口苦太息,心胁痛,面尘[3],头角颔痛,目锐眦痛,缺盆中肿痛,汗出振寒,疟、胸中、胁、肋、髀、膝外至绝骨外踝前痛,善洁面青。

【校勘】

①十:原作"千",据《针灸聚英》卷一下改。

【注释】

[1]辅骨:此指腓骨。

[2]马刀挟瘿:即瘰疬。形如马刀者称马刀。生于颈旁如贯珠者名挟瘿;一在腋下,一在颈旁,常相并而生。

[3]面尘:出于《素问》至真要大论和六元正纪大论等篇。为面色灰暗,如蒙灰尘之状。

[原文] 悬钟(一名绝骨)

足外踝上三寸动脉中,寻摸尖骨[1]者是。足三阳之大络。按之阳明脉绝[2],乃取之。

《难经》曰:髓会[3]绝骨。

疏曰:髓病治此。

袁氏[4]曰:足能健步,以髓会绝骨也。

《铜人》针六分,留七呼,灸五壮。

《指微》云:斜入针二寸许,灸七壮,或五壮。

主心腹胀满,胃中热,不嗜食,脚气,膝胻痛,筋骨挛痛,足不收,逆气,虚劳寒损[5],忧恚[6],心中咳逆,泄注[7],喉痹,颈项强,肠痔[8]瘀血,阴急,鼻衄,脑疽[9],大小便涩,鼻中干,烦满狂易,中风手足不随。

**【注释】**

[1]尖骨:在外踝上三寸许。

[2]按之阳明脉绝:意即用手重按此穴位时,则足阳明经跗阳脉的跳动就要消失,古人有以此为取穴标志者。

[3]髓会:八会穴之一。即悬钟穴。

[4]袁氏:即元代的袁坤厚。著有《难经本旨》。

[5]寒损:久虚不复为损,亦称虚损。因寒邪导致的虚损,称为寒损。

[6]忧恚(huì 汇):即忧愁愤怒。

[7]泄注:即注泄,又称水泻,其症大便如水状。

[8]肠痔:古为痔的一种。《诸病源候论》:"肛边肿核痛,发寒热而出血者肠痔也"。一般将肛门疾患统称为痔疮。

[9]脑疽:又名对口,脑后发、项中疽。即生于脑后枕骨之下,大椎穴上的痈疽。多因湿热毒邪上壅,或阴虚火炽,或肾水亏损所致。

**【按语】**《难经》曰:"髓会绝骨",一段,见于《难经》四十五难。

**[原文]** 丘墟

足外踝下如①前陷中骨缝中,去临泣三寸。又侠溪穴中量上外踝骨前五寸,足少阳所过为原[1]。胆虚实皆拔之。

《铜人》灸三壮。

"素注"针五分,留七呼。

主胸胁满痛不得息,久疟振寒,腋下肿,痿厥坐不能起,髀枢中痛,目生翳膜,腿胻痠,转筋,卒疝[2],小腹坚,寒热颈肿,腰胯痛,太息。

**【校勘】**

①如:原作"从",据《甲乙经》卷三第三十四改。

**【注释】**

[1]足少阳所过为原:原,即原穴,为五脏元气经过留止的穴位。丘墟穴为足少阳胆经之原穴。

[2]卒疝:即突然发作的疝症。《甲乙经》:"卒疝,少腹痛,照海主之"。

[原文] 临泣

足小指次指本节[1]后陷中,去侠溪一寸五分。足少阳所注为俞木[2]。

《甲乙》针二分,留五呼,灸三壮。

主胸中满,缺盆中及腋下马刀疡瘘,善啮颊,天牖中肿、淫泺,胕瘘,目眩,枕骨合颅痛,洒淅振寒,心痛,周痹。痛无常处,厥逆气喘不能行,瘖疟日①发,妇人月事不利,季胁支满,乳痈。

**【校勘】**

①日:原作"目",据《针灸聚英》卷一下改。

**【注释】**

[1]小指次指本节:此即第四蹠趾关节。

[2]足少阳所注为俞木:俞为五输穴之一,在五行中属木,临泣穴为足少阳胆经之俞穴,故称"俞木"。

[原文] 地五会

足小指次指本节后陷中,去侠溪一寸。

《铜人》针一分,禁灸。

主腋痛,内损唾血不①足,外无膏泽,乳痈。

**【校勘】**

①不:原无,据《甲乙经》卷十一第七、《千金方》卷三十第二、《外台》卷三十九补。

[原文] 侠溪

足小指次指岐骨间,本节前陷中。足少阳所溜为荥水[1]。

胆实则泻之。

"素注"针三分,留三呼,灸三壮。

主胸胁支满,寒热伤寒,热病汗不出,目外眦赤,目眩,颊颔肿,耳聋,胸中痛不可转侧,痛无常处。

**【注释】**

[1]足少阳所溜为荣水:荣为五输穴之一,在五行中属水,侠溪穴为足少阳胆经之荣穴,故称"荣水"。

**[原文]** 窍阴

足小指次指外侧,去爪甲角如韭叶。足少阳所出为井金[1]。

"素注"针一分,留一呼。

《甲乙》留三呼,灸三壮。

主胁痛,咳逆不得息,手足烦热,汗不出,转筋[2],痈疽,头痛心烦,喉痹,舌强口干,肘不可举,卒聋,魇梦,目痛,小眦[3]痛。

**【注释】**

[1]足少阳所出为井金:井为五输穴之一,在五行中属金,窍阴穴为足少阳胆经之井穴,故称"井金"。

[2]转筋:俗称抽筋。多由气血不足,风冷或寒湿侵袭所致。症见肢体筋脉牵掣拘挛,常见者小"腿肚"转筋。《灵枢》阴阳二十五人篇:"血气皆少,则善转筋"。

[3]小眦:即外眼角。

 **足厥阴经穴主治**①

**【提要】** 本经穴主治项下,主要有以下几方面内容:

一、引用《素问》灵兰秘典论、六节脏象论、金匮真言论等篇部分内容,说明肝的生理功能。

二、列举了足厥阴肝经穴歌并论述了本经的药物证治及导引等内容。

三、详细论述了大敦等十三穴的位置、刺灸法、主治病证及其禁忌等。

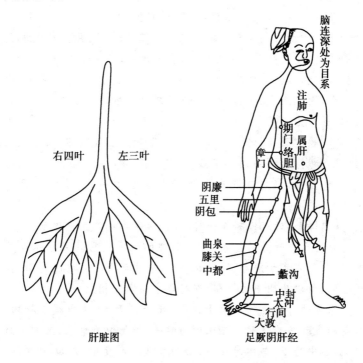

右四叶　左三叶

肝脏图

足厥阴肝经

[**原文**] 《内经》曰：肝者，将军之官，谋虑出焉。

肝者，罢极[1]之本，魂之居[2]也。其华在爪，其充在筋，以生血气，为阴②中之少阳，通于春气。

东方青色，入通于肝，开窍于目，藏精于肝，故病发惊骇，其味酸，其类草木，其畜鸡，其谷麦，其应四时，上为岁星[3]，是以知病之在筋也。其音角，其数八[4]，其臭臊[5]，其液泣[6]。

**【校勘】**

①足厥阴经穴主治：原无，据《针灸大成》目录补。

②阴：原作"阳"，新校正当作"阴"，合文理，故改。

**【注释】**

[1]罢极：罢，古同"疲"字。罢极，作倦怠解。

[2]魂之居：此即肝藏之魂舍居之处。

[3]岁星：我国古代称"木星"为"岁星"。

[4]其数八：我国象数理论，以一、二、三、四、五代水火木金土之数，认为这些是不起变化的，自五加一，方起化生作用，即天一生水，地六成之；地二生火，天七成之；天三生木，地八成之；地四生金，天九成之；天五生土，地十成之。肝属木，木生三而成八，故肝数为"八"。

[5]臊："五臭"之一。所谓"五臭"亦称"五气"，即臊、焦、香、腥、腐，分别与肝、心、脾、肺、肾五脏相应。

[6]泣(qì 气)：在此指眼泪，为"五液"之一。《史记·吕太后本纪》："太后哭，泣不下"。

**【语译】** 肝就像将军一样，计谋和韬略都产生在这里。

肝是人体耐劳的根本，又是藏魂的地方。它的荣华体现于爪甲，功用充实于筋部，肝藏血，所以能生养血气。肝脏为阳，位居于腹，所以为阴中之少阳，在时令中与春气相应。

东方的青色之气入通于肝气，肝开窍于目，精华藏于肝内，病变的表现多为惊骇。五味中为酸味，植物中为草木，五畜中为鸡，五谷中为麦，与四时相应，上为岁星。肝主筋，肝病则在筋。五音中为角，五行生成数中为八，五气中为臊气，五液中为泣。

**【按语】** 本节内容出于《素问》灵兰秘典论、六节脏象论、金匮真言论和宣明五气等篇。论述了肝的生理功能病理变化以及与自然界的关系。

[原文] 东方生风，风生木，木生酸，酸生肝。肝主筋，筋生心，肝主目。其在天为玄[1]，在人为道[2]，在地为化[3]，化生五味。道生知[4]，玄生神，在天为风，在地为木，在体为筋，在脏为肝。在色为苍[5]，在音为角①，在声为呼，在变动为握，在窍为目，在味为酸②，在志为怒，怒伤肝，悲胜怒，风伤筋，燥胜风，酸

伤筋,辛胜酸。

**【校勘】**

①在音为角:原无,据《素问》阴阳应象大论篇补。

②在窍为目,在味为酸:原无,据《素问》阴阳应象大论篇补。

**【注释】**

[1]玄:《类经》卷三第五注:"玄,深微也;天道无穷,东为阳生之方,春为发生之始,故曰玄"。

[2]道:《类经》卷三第五注作"道者,天地之生意也,人以道为生,而知其所生之本,则可与言通矣"。

[3]化:即化生。《类经》卷三第五注:有化生而后有万物,有万物而后有经始,凡自无而有,自有而无,总称曰"化"。

[4]知:古通"智"字。

[5]苍:这里指青色。

**【语译】** 东方主风,风能使木荣,木荣可产生酸味,酸味可滋养肝气,肝气充方能养筋,筋实方能生心,肝气上辖于目。它在天表现出深奥而又微妙的道理,在人表现为阴阳调和的功能,在地表现为万物化生的作用,并且发生出五味;只有掌握天地阴阳之道的人才能够有智慧,神明的过程也是非常玄妙的。其变化在天为风,其赋形在地为木,在人体为筋,在五脏为肝,在五色为苍,在五音为角,在五声为呼,在病变为握,在七窍为目,在五味为酸,在五志为怒,怒能伤肝,但悲能胜怒;风能伤筋,但燥能胜风;酸味能伤筋,但辛味能胜酸味。

**【按语】** 本节经文出于《素问》阴阳应象大论篇。

## 足厥阴肝经穴歌

[原文]

一十三穴足厥阴,大敦行间太冲侵。

中封蠡沟中都近,膝关曲泉阴包临。

五里阴廉羊矢下①,章门常对期门深(二十六穴)。

此一经起于大敦,终于期门。取大敦、行间、太冲、中封、曲泉与井荥俞经合也。

**【校勘】**

①下:原作"穴"。按"羊矢"非本经穴名,据后"阴廉"条文改。

**[原文]** 脉起大指聚毛①[1]之际,上循足跗上廉,去内踝一寸,上踝八寸,交出太阴之后,上腘内廉,循股入阴中②,环③阴器,抵小腹,侠胃,属肝,络胆,上贯膈,布胁肋,循喉咙之后,上入颃颡[2],连目系,上出额,与督脉会于巅[3];其支者,从目系,下颊里,环唇内;其支者,复从肝,别贯膈,上注肺。多血少气,丑时气血注此。

**【校勘】**

①聚毛:《灵枢》经脉篇作"丛毛"。

②循股入阴中:《灵枢》经脉篇作"循股阴,入毛中"。

③环:《灵枢》经脉篇作"过"。

**【注释】**

[1]聚毛:此指足大趾爪甲后的多毛部位。

[2]颃颡(háng sǎng 航嗓):为咽之上,上腭与鼻相通的部位,即软口盖的后部。此处有足厥阴肝经通过。

[3]巅(diān 颠):即头顶的最高部。

**【语译】** 足厥阴肝经,起始于足大趾丛毛处(大敦),沿着足背上行,经过内踝前一寸处(中封),再上行至内踝上八寸处,交出于足太阴经的后面,行于腘窝内侧,沿着大腿内侧,进入阴毛中,绕过阴部,到达小腹,挟行于胃旁,入属于肝,联络胆。上行通过横膈,分布于胁肋,沿着喉咙的后面,上行于鼻咽部,连接"目系",再过额部与督脉会合于巅顶。其肝部支脉,从肝分出通过横膈,上注于肺中,与手太阴肺经相接。本经多血少气,丑时为气血流注于本经的旺盛之时。

**[原文]** 乙木之脏[1],脉在左关。是肝实则脉实,两胁痛而

目目肿疼;虚则脉虚,七叶薄而汪汪昏泪。资心火以补肝虚,抑阳光而泻本实。故味辛补而酸泻,气凉泻而温补。姜橘细辛补之宜,芎芍大黄泻之可。目胜离娄[2],君神曲而佐磁石;手开瞽[3]盲,捣羊肝以丸连末。气疼两胁,君枳实芍药参芎;痰攻双臂,施术草橘半附苓。右胁胀痛,桂心枳壳草姜黄;左胁刺痛,粉草川芎和枳实。悲怒伤肝双胁痛,芎辛枳梗,防风干葛草姜煎;风寒撼木囊茎痛,茴香乌药,青橘良姜调酒饮。疝本肝经,何药可疗? 附子山栀力最高,全蝎玄胡功不小。上燥下寒,梅膏捣丸归鹿;头痛气厥,乌药末细川芎。寒湿脚痹踏椒囊,风热膝痛煎柏术。欲上行引经柴胡川芎;下行须要去穰青皮也。温则木香肉桂,凉则菊花车前。补用阿胶酸枣仁,泻用柴前犀牛角。勿胶柱而鼓瑟,当加减以随宜。

**【注释】**

[1]乙木之脏:乙木为阴木,脏属阴,肝属木,故称肝为乙木之脏。

[2]离娄:即离朱,人名。古之明目者,《慎子》:"离朱之明,察秋毫于百步之外"。

[3]瞽(gǔ 鼓):目失明之古称。

**【按语】** 本段为肝经的药物证治,本文在对肝实肝虚的脉证论述之后,又指出以神曲为君药,磁石为佐药治疗目疾收效较高。对于气疼两胁连双臂,茎痛,疝病等与肝经有关系的病症,用药效果亦佳。文章结尾强调在用药时,"勿胶柱而鼓瑟,当加减以随宜"。用药应灵活。

[原文] 导引本经:肝以眼为穴,人眠则血归肝,眼受之而能视也。失眠乃无名惑复之火,不可纵之使眠,亦不可不眠。若胆虚寒不眠,则精神困倦,志虑不安;肝实热眠过多,则慧镜生尘,善根埋灭[1]皆非调肝胆,伏睡魔之道也。举其要而言,勿嗔怒,勿昼寝,睡其形而不睡其神是也。盖睡之精,乃身之灵,人能少睡,则主翁惺惺,智识明净,不惟神气清爽,梦寐亦安也,若贪

眠则心中血潮,元神离舍,不惟云掩性天,神亦髓境昏迷。三丰<sup>[2]</sup>有云:捉取梦中之梦,搜求玄上之玄,自从识得娘生面,笑指蓬莱在目前。此之谓也。《内经》曰:春三月,此谓发陈,天地俱生,万物以荣,夜卧早起,广步于庭,披发缓形,以使志生,此春气之应,养生之道也。逆之则伤肝,此又不可不知。

**【注释】**

[1]慧镜生尘,善根埋灭:这是用道家术语,比喻多睡者的精神状态,认为多睡就要使人失去了聪明智慧,毁灭了善良的心田,使之整日"浑浑噩噩"糊里糊涂。

[2]三丰:人名,即张三丰,为明代道士,名全一,号元无子,辽东懿州(辽置,今辽宁省黑山县境)人,生于明·洪武年间。

**【按语】** 本段重点阐述了肝胆与睡眠的关系和睡眠多寡的利弊。认为胆虚可以引起失眠,即为"精神困倦,志虑不安";而肝实,可以引起多眠,这就要"慧镜生尘,善根埋灭"。强调人要少睡,少睡者"主翁惺惺,智识明净,不惟神气清爽,梦寐亦安"。贪睡者则"心中血潮,元神离舍,不惟云掩性天,神亦髓境昏迷"。在睡眠的问题上,文中主张"勿嗔怒,勿昼寝,睡其形而不睡其神。"

# 考 正 穴 法

**[原文]** 大敦

足大指端,去爪甲如韭叶,及三毛中。足厥阴肝脉所出为井木<sup>[1]</sup>。

《铜人》针三分,留十呼,灸三壮。

主五淋,卒疝七疝,小便数遗不禁,阴头<sup>[2]</sup>中痛,汗出,阴<sup>[3]</sup>上入小腹,阴<sup>[3]</sup>偏大,腹脐中痛,恨恨<sup>[4]</sup>不乐,病左取右,病右取左。腹胀肿病,小腹痛,中热喜寐,尸厥状如死人,妇人血崩<sup>[5]</sup>不止,阴挺<sup>[6]</sup>出,阴中痛。

**【注释】**

[1]足厥阴肝脉所出为井木:井为五输穴之一,在五行中属木,大敦穴为足厥阴肝脉经之井穴,故称"井木"。

[2]阴头:即龟头。

[3]阴:此指外肾(睾丸)而言。

[4]悒悒(yì 益):悒,愁闷不安。忧郁、郁闷的状态。

[5]血崩:妇女未到经期突然子宫内大量出血,称为"血崩",也叫"崩中"。

[6]阴挺:是指从妇女阴道中有物下坠或挺出阴道口外的一种病症。属今子宫脱垂,或阴道壁膨出等病。

[原文] 行间

足大指缝间,动脉[1]应手陷中。足厥阴肝脉所溜为荥火[2]。肝实则泻之。

"素注"针三分。

《铜人》灸三壮,针六分,留十呼。

主呕逆,洞泄,遗溺癃闭,消渴嗜饮,善怒,四肢满,转筋,胸胁痛,小腹肿,咳逆呕血,茎中痛,腰痛不可俯仰,腹中胀,小肠气,肝心痛,色苍苍如死灰①状,终日不得太②息,口喝,癫疾,短气,四肢逆冷,嗌干烦渴,瞑不欲视,目中泪出,太息,便溺难,七疝寒疝,中风,肝积肥气[3],发痎疟,妇人小腹肿,面尘脱色,经血过多不止,崩中,小儿急惊风。

**【校勘】**

①灰:原无,据《千金方》卷十三第六卷三十第二、《外台》卷七补。

②太:原无,据《灵枢》厥病篇、《甲乙经》卷九第二、《千金方》卷十三第六补。

**【注释】**

[1]动脉:此即趾背动脉。

[2]足厥阴肝脉所溜为荥火:荥为五输穴之一,在五行中属

火,行间穴为足厥阴肝经之荥穴,故称"荥穴"。

[3]肝积肥气:《难经》解释为"肝之积,名曰肥气,在左胁下如覆杯,有头足,久不愈,令人发咳逆,瘤疟,连岁不已"。

[原文] 太冲

足大指本节后二寸。或云一寸半内间动脉[1]应手陷中。足厥阴肝脉所注为俞土[2]。

《素问》女子二七,太冲脉盛,月事以时下,故能有子。又诊病人太冲脉有无可以决死生。

《铜人》针三分,留十呼,灸三壮。

主心痛脉弦,马黄,瘟疫,唇①肿吻伤[3],虚劳浮肿,腰引小腹痛,两丸蹇缩[4],溏泄,遗溺,阴痛,面目苍色,胸胁支满,足寒、肝心痛,苍然如死灰②状,终日不得③太息,大便难,便血,小便淋,小肠疝气痛,癀疝,小便不利,呕血,呕逆,发寒,嗌干善渴,肘肿,内踝前痛,淫泺,胻痠,腋下马刀疡瘘,唇肿,女子漏下不止,小儿卒疝。

【校勘】

①唇:原作"肩",据《外台》卷三十九、《铜人》卷五改。

②灰:原无,据《千金方》卷十三第六及《外台》卷七补。

③得:原作"休"字,据《灵枢》厥病篇、《甲乙经》卷九第二改。

【注释】

[1]动脉:此动脉,即第一趾背动脉。

[2]足厥阴肝脉所注为俞土:俞为五输穴之一,在五行中属土,太冲穴为足厥阴肝经之俞穴,故称"俞土"。

[3]吻伤:即口唇裂伤。吻,《说文》卷二上:"吻,口边也"。

[4]两丸蹇(qiān牵)缩:即两侧睾丸上缩。

[原文] 中封(一名悬泉)

足内踝骨前一寸,筋[1]里宛宛中。

"素注"一寸半,仰足取陷中,伸足乃得之。足厥阴肝脉所行为经金[2]。

《铜人》针四分,留七呼,灸三壮。

主瘄疟,色苍苍,发振寒,小腹肿痛,食怏怏[3]绕脐痛,五淋不得小便,足厥冷,身黄有微热,不嗜食,身体不仁,寒疝,腰中痛,或身微热,痿厥失精,筋挛,阴缩入腹相引痛。

【注释】

[1]筋:此指胫骨前肌腱。

[2]足厥阴肝脉所行为经金:经为五输穴之一,在五行中属金,中封穴为足厥阴肝经之经穴,故称"经金"。

[3]食怏怏:形容食后腹部不适之状。

[原文] 蠡沟(一名交仪)

内踝上五寸。足厥阴络,别走少阳。

《铜人》针二分,留三呼,灸三壮。

《下经》灸七壮。

主疝痛,小腹胀满,暴痛如癃闭,数噫[1],恐悸,少气不足,悒悒不乐,咽中闷如有息肉[2],背拘急不可俯仰,小便不利,脐下积气如石,足胫寒瘘,屈伸难,女子赤白带下,月水不调,气逆则睾丸卒痛,实则挺长,泻之;虚则暴痒,补之。

【注释】

[1]数噫(shuò yì 朔意):即频频不断的嗳气。

[2]息肉:出自《灵枢》邪气脏腑病形篇。有如"鼻息肉不通"之症。亦即赘肉。

[原文] 中都(一名中郄)

内踝上七寸,胻骨中。与少阴相直。

《铜人》针三分,灸五壮。

主肠澼,㿉疝,小腹痛不能行立,胫寒,妇人崩中,产后恶露不绝。

膝关

犊鼻下二寸旁陷中。

《铜人》针四分,灸五壮。

主风痹,膝内廉痛引膑[1],不可屈伸,咽喉中痛。

【注释】

[1]膑(bìn 殡):即髌骨。俗称膝盖骨。

[原文]　曲泉

膝骨上内侧,辅骨[1]下,大筋[2]上,小筋[3]下陷中,屈膝横纹头取之。足厥阴肝所入为合水[4]。肝虚则补之。

《铜人》针六分,留十呼,灸三壮。

主癃疝,阴股痛,小便难,腹胁支满,癃闭,少气,泄利,四肢不举,实则身目眩痛,汗不出,目䀮䀮,膝关痛,筋挛不可屈伸,发狂,衄血下血,喘呼,小腹痛引咽喉,房劳,失精,身体极痛,泄水下痢脓血,阴肿,阴茎痛,胻肿,膝胻冷疼,女子血瘕[5],按之如汤浸股内,小腹肿,阴挺出,阴痒。

【注释】

[1]辅骨:此指股骨内髁。

[2]大筋:在此是指半膜肌而言。

[3]小筋:在此是指股前斜肌而言。

[4]足厥阴肝脉所入为合水:合为五输穴之一,在五行中属水,曲泉穴为足厥阴肝经之合穴,故称"合水"。

[5]血瘕:为八瘕之一。为下腹部肿块,伴有腹痛及腰背痛等症,多因行经未尽,血留于经络所引起。《素问》阴阳类论篇:"阴阳并绝,浮为血瘕"。

[原文]　阴包

膝上四寸,股内廉两筋[1]间,蹲足[2]取之。看膝内侧,必有槽中[3]。

《铜人》针六分,灸三壮。

《下经》针七分。

主腰尻引小腹痛,小便难,遗溺,妇人月事不调。

**【注释】**

[1]两筋:此指半膜肌与内收大肌。

[2]踡足:即踡屈下肢。

[3]槽中:四周高起,中间凹下者称为"槽",此指膝内侧凹陷处而言。

**[原文]** 五里

气冲下三寸,阴股中动脉应手。《铜人》针六分,灸五壮。

主腹①中满,热闭[1]不得溺,风劳嗜卧。

**【校勘】**

①腹:原作"肠",据《甲乙经》卷九第九及《针灸聚英》卷一下改。

**【注释】**

[1]热闭:此为热邪内陷膀胱而引起的癃闭证。

**[原文]** 阴廉

羊矢[1]下,去气冲二寸动脉中。

《铜人》针八分,留七呼,灸三壮。

主妇人绝产[2],若未经生产者,灸三壮,即有子。

**【注释】**

[1]羊矢(shǐ 屎):穴名。《医学入门》:"羊矢",气冲外一寸,康熙庚申李本作"羊矢下"。

[2]绝产:此即妇人不妊症。

**[原文]** 章门(一名长平,一名胁髎)

大横外,直季胁肋端,当①脐上二寸,两旁六寸,侧卧,屈上足,伸下足,举臂取之。又云:肘尖尽处是穴。脾之募,足少阳厥阴之会。

《难经》曰:脏会章门。

疏曰:脏病治此。

《铜人》针六分,灸百壮。

《明堂》曰七壮,止五百壮。

"素注"针八分,留六呼,灸三壮。

主肠鸣盈盈然[1],食不化,胁痛不得卧,烦热口干,不嗜食,胸胁痛支满,喘息,心痛而呕,吐逆,饮食却出,腰痛不得转侧,腰脊冷疼,溺多白浊,伤饱[2]身黄瘦,贲豚积聚,腹肿如鼓,脊强,四肢懈惰,善恐,少气厥逆,肩臂不举。

东垣曰:气在于肠胃者,取之足②太阴、阳明、不下,取三里、章门、中脘。

魏士珪妻徐病疝,自脐下上至于心皆胀满,呕吐烦闷,不进饮食。

滑伯仁曰:此寒在下焦,为灸章门、气海。

【校勘】

①当:原作"腨"。据《针灸聚英》卷一下改。

②足:原无,据《脾胃论》卷中补。

【注释】

[1]肠鸣盈盈然:形容肠鸣腹胀满状。盈,满,在此引申为腹胀满。

[2]伤饱:因饮食太过而损伤脾胃者,称之为"伤饱"。

[原文] 期门

直乳二肋端,不容旁一寸五分。又曰:乳旁一寸半,直下又一寸半。肝之募。足厥阴、太阴、阴维之会。

《铜人》针四分,灸五壮。

主胸中烦热,贲豚上下,目青而呕,霍乱泄利,腹坚硬,大喘不得安卧,胁下积气,伤寒心切痛,喜呕酸,食饮不下,食后吐水,胸胁痛支满,男子妇人血结胸满,面赤火燥,口干消渴,胸中痛不可忍。伤寒过经不解,热入血室[1],男子则由阳明而伤,下血谵语,妇人月水适来,邪乘虚而入,及产后余疾。

一妇人患热入血室,许学士[2]云:小柴胡已迟,当刺期门。针之,如言而愈。

太阳与少阳并病,头项强痛,或眩冒[3]时①如结胸,心下痞硬者,当刺大椎第二行肺俞、肝俞、慎不可发汗,发汗则谵语,五六日谵语不止,当刺期门。

**【校勘】**

①冒时:原无,据《针灸聚英》卷一下补。

**【注释】**

[1]热入血室:出自《伤寒论》。一般指妇女在经期或产后感受外邪,热邪乘虚侵入胞宫并与血相搏所引起的病症。《伤寒论》辨太阳病脉证并治下:"妇人中风,发热恶寒,经水适来,……胸胁下满,如结胸状,谵语者,此为热入血室也,当刺期门,随其实而取之"。

[2]许学士:即许叔微,字知可,宋代昆陵人,绍兴壬子(1132年),以第五名登科,后居翰林学士之位,故名"许学士"。著有《伤寒发微论》、《伤寒九十论》、《类证普济本事方》等书。

[3]眩冒:又称冒眩。视物昏乱为眩,目如朦为冒。视物眼前昏乱而两目如朦之症叫眩冒。

**【按语】** 长期以来,人们对于期门穴的定位,分歧较大,除本文提出的两个不同部位外,还有在乳下季肋缘取穴者。当乳头直下第六肋间隙前正中线旁开四寸取穴为宜。

 **任脉经穴主治**①

**【提要】** 本经穴主治,主要有以下几方面内容:

一、首列任脉经穴歌。

二、阐述了任脉的循行部位。

三、在本经中较为详尽的讨论了有关道家"吐纳"的内容和道家所称的"六害"、"十少"。

四、详细论述了会阴等二十四个穴的位置、刺灸法、主治病症及其禁忌等。

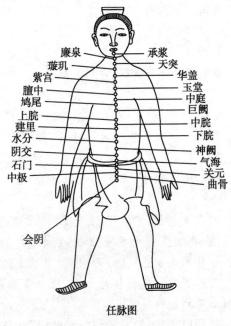

**任脉图**

# 任脉经穴歌

[原文]

任脉三八起阴会,曲骨中极关元锐。

石门气海阴交仍,神阙水分下脘配。

建里中上脘相连,巨阙鸠尾蔽骨下。

中庭膻中募玉堂,紫宫华盖璇玑夜。

天突结喉是廉泉,唇下宛宛承浆舍(二十四穴)。

此经不取井荥俞合也。

【校勘】

①任脉经穴主治:原无,据《针灸大成》目录补。

[原文] 脉起中极之下,以上毛际,循腹里上关元、至喉咙,属阴脉之海,以人之脉络,周流于诸阴之分,譬犹水也,而任脉则为之总会,故名曰阴脉之海焉。

【语译】 任脉起于中极穴之下,上行经阴毛处,再沿腹内上行经过关元,到达咽喉部,为阴经之海。人的气血,像水一样在诸阴经中周流而任脉是诸阴经的总会,故称之为"阴脉之海"。

[原文] 用药当分男女,月事多主冲任,是任之为言妊也。乃夫人生养之本,调摄之源,督则由会阴而行背,任则由会阴而行腹,人身之有任督,犹天地之有子午也。人身之任督,以腹背言,天地之子午,以南北言,可以分,可以合者也。分之以见阴阳之不杂,合之以见浑沦之无间,一而二,二而一也。但在僧道不明此脉,各执所尚,禁食,禁足,禁语,断臂,燃指,烧身,枯坐而亡,良可悲夫!间有存中黄一事,而待神气凝聚者;有运三华五气之精,而洗骨伐毛者;有搬运周天火候者;有日运脐,夜运泥丸炼体者;有呼九灵,注三精[1]而归灵府者;有倒斗柄而运化机者;有默朝上帝者;有服气吞霞[2]者;有闭息存神者;有采炼日精月华者;有吐纳[3]导引者;有单运气行火候者;有投胎夺舍者;有旁门九品渐法三乘者,种种不同,岂离任督。盖明任督以保其身,亦犹明君能爱民以安其国也。民毙国亡,任衰身谢,是以上人哲士,先依前注,导引各经,调养纯熟,即仙家之能筑基是也。然后扫除妄念,以静定为基本,而收视返听。含光默默,调息绵绵,握固内守,注意"玄关",顷刻水中火发,雪里花开,两肾如汤煎,膀胱似火热,任督犹车轮,四肢若山石,一饭之间,天机自动,于是轻轻然运,默默然举,微以意定,则金水自然混融,水火自然升降,如桔槔[4]之呼水,稻花之凝露,忽然一粒大如黍米,落于黄庭之中。此采铅投汞之真秘,予不揣鄙陋,扫却旁蹊曲径,指出一条大路,使人人可行也。到此之时,意不可散,意散则丹不成矣。紫阳真人[5]曰:真汞生于离,其用却在坎,姹女[6]过南园,手持玉橄榄。正此谓也。日日行之无间断,无毫发之差,如是炼之一刻,则一刻之周天;炼之一时则一时之周天;炼之一日,则一日之周天;炼之百日则百日之周天,谓之立基。炼之十月,谓之胎仙。

功夫至此，身心混沌，与虚空等，不知身之为我，我之为身，亦不知神之为气，气之为神，不规中而自规中，不胎息[7]而自胎息，水不求而自生，火不求而自出，虚室生白，黑地引针，不知其所以然而然，亦不知任之为督，督之为任也。至于六害不除，十少不存，五要不调，虽为小节之常，终为大道之累。何名六害？一曰薄名利，二曰禁声色，三曰廉货财，四曰损滋味，五曰屏虚妄，六曰除嫉妒，六者有一，卫生之道远，而未见其有得也。虽心希妙理，口念真经，咀嚼英华，呼吸景象，不能补其失也。何名十少？一曰少思，二曰少念，三曰少笑，四曰少言，五曰少饮，六曰少怒，七曰少乐，八曰少愁，九曰少好，十曰少机。夫多思则神散，多念则心劳，多笑则肺腑上翻，多言则气血虚耗，多饮则伤神损寿，多怒则腠理奔浮，多乐则心神邪荡，多愁则头面焦枯，多好则志气溃散，多机则志虑沉迷。兹乃伐人之生，甚于斤斧；蚀人之性，猛于豺狼也。卫生者，戒之哉！

**【注释】**

[1]三精：在天即日、月、星。在人则精、气、神。

[2]服气吞霞：我国古代道家道教修养方法。服气即食气。《晋书》张忠传"忠隐于泰山，恬静寡欲，清虚服气"。《道藏》中有服气经，服气口诀。

[3]吐纳：我国古代道家的一种修养方法。把肺中浊气尽量从口中呼出，再从鼻孔缓慢的吸进清新的空气，使充满肺部，古人称之为"吐故纳新"。

[4]桔槔（gāo 羔）：井上汲水之器具。以绳悬在横木上，一端系水桶，一端系重物，以省汲引之力，《庄子》天运：子独不见夫桔槔者乎，引之则俯，舍之则仰。

[5]紫阳真人：即张紫阳（984～1082），道教全真道南五祖之一。原名伯端，字平叔，宋代天台（今浙江天台）人，卒年九十九岁。一般尊为紫阳真人，著有《悟真篇》。

[6]姹（chà 差）女：即少女。道家烧丹，称水银为姹女。

[7]胎息：我国古代道家、道教的一种修养方法。《抱朴子》释滞载："得胎息者，能以鼻口嘘吸，如人在胞胎之中"。意即气功达到这个程度，就如胎儿在母腹时鼻中没有出入之气，故称"胎息"。《道藏》中有《胎息经》、《胎息气经》等。

【按语】　本段中心是阐述道家的气功。先从任督二脉小周天循行谈起，认为人之任督与天之子午相似，任督分开才能阴阳不杂；合之又是浑沦无间。文中指出，僧道不明此脉之理，因禁食、禁足、禁语、断臂、燃指、烧身和枯坐而亡。至于"服气吞霞"、"吐纳导引"、"闭息存神"等，也都离不开任督二脉。本文提出要"导引各经，调养纯熟"，才是道门的基本。炼丹修道之功，必须扫除妄念，以静为本。将呼吸调匀，"持固内守"，"丹"乃可成。文章指出这是一条人人可行之路。文中最后提出要除六害（名利、声色、货财、滋味、虚妄、嫉妒），重十少（少思、少念、少笑、少言、少饮、少怒、少乐、少愁、少好、少机），认为六害能"伐人之生"，"蚀人之性"。提醒养生练功者必引以为戒。

# 考正穴法

[原文]　会阴(一名屏翳)

两阴[1]间、任、督、冲三脉所起。督由会阴而行背，任由会阴而行腹，冲由会阴而行足少阴。

《铜人》灸三壮。《指微》禁针。

主阴汗[2]，阴头痛，阴中诸病，前后相引痛，不得大小便，男子阴端[3]寒冲心，窍[4]中热，实则腹①皮疼痛，虚则痒搔②，久痔相通[5]，女子经水不通，阴门肿痛。卒死者，针一寸补之。溺死者，令人倒拖出水，针补尿屎出则活，余不可针。

【校勘】

①实则腹：原无，据《甲乙经》卷九第十一补。

②虚则痒搔：原作"谷道搔痒"，据《甲乙经》卷九第十一改。

**【注释】**

[1]两阴:即前后阴。

[2]阴汗:见《兰室秘藏》阴萎阴汗门。主要指前阴部多汗,甚则延及两股,多为湿热下注所致。《景岳全书》杂证谟:作冷汗解。指阳衰阴盛所致的汗证。

[3]阴端:此即龟头。

[4]窍:此指男子尿道。

[5]久痔相通:痔,此指肛门瘘长期不愈而致前后两阴相通之症。

[原文] 曲骨

横骨[1]上,中极下一寸,毛际陷中,动脉[2]应手。足厥阴、任脉之会。

《铜人》灸七壮,至七七[3]壮,针二寸。

"素注"针六分,留七呼。又云:针一寸。

主失精,五脏虚弱,虚乏冷极,小腹胀满,小便淋涩不通,癀疝,小腹痛,妇人赤白带下。

**【注释】**

[1]横骨:在此指耻骨,又称"盆骨"或"下横骨"。

[2]动脉:此指腹壁下动脉。

[3]七七:即七乘七,为四十九。

[原文] 中极(一名玉泉,一名气原)

关元下一寸,脐下四寸。膀胱之募。足三阴,任脉之会。

《铜人》针八分,留十呼,得气即泻,灸百壮,至三百壮止。《明堂》灸不及针,日三七壮。《下经》灸五壮。

主冷气积聚,时上冲心,腹中热,脐下结块,贲豚抢心,阴汗水肿,阳气虚惫,小便频数,失精绝子,疝瘕[1],妇人产后恶露不行,胎衣不下,月事不调,血结成块,子门肿痛不端[2],小腹苦寒[3],阴痒而热,阴痛,恍惚口㖞,饥不能食,临经行房羸瘦,寒热,转胞[4]不得尿,妇人断绪[5],四度针即有子。

【注释】

[1]疝瘕:出自《素问》玉机真藏论篇,又名瘕疝,为疝症的一种,其症为腹壁隆起,推之可移,腹痛牵引腰背。多由风寒与腹内气血相结而致。

[2]子门肿痛不端:子门,见于《灵枢》水胀篇。相当于子宫口。此即子宫口部位由于肿痛而失去了原有的形状。

[3]小腹苦寒:此指小腹因寒而致病,故苦于寒。

[4]脬(pāo 抛):俗称"尿(suī 虽)脬",即膀胱。"转脬"亦称"转胞",见于《金匮要略》,指以脐下急痛为主症的小便不通,多由于长时间忍尿不排或孕妇胎压膀胱所致。

[5]断绪:即绝后,亦即不孕无子。

[原文] 关元

脐下三寸。小肠之募。足三阴,任脉之会。下纪者,关元也。

"素注"针一寸二分,留七呼,灸七壮。又云:针二寸。《铜人》针八分,留三呼,泻五吸,灸百壮,止三百壮。《明堂》娠妇禁针,若针而落胎,胎多不出,针外昆仑立出。

主积冷[1]虚乏[2],脐下绞痛,渐①入阴中,发作无时,冷气结块痛;寒气入腹痛,失精白浊,溺血七疝,风眩,头痛,转脬闭塞,小便不通,黄赤,劳热,石淋[3],五淋,泄利,贲豚抢心,脐下结血,状如覆杯,妇人带下,月经不通,绝嗣不生,胞门闭塞,胎漏②[4]下血,产后恶露不止。

【校勘】

①渐:原作"流",据《针灸聚英》卷一下改。

②漏:原作"胍",据《针灸聚英》卷一下改。

【注释】

[1]积冷:《灵枢》百病始生篇载"积之始生,得寒乃生,厥乃成积也",且"血脉凝涩则寒气上入肠胃"。所以称为"积冷"。

[2]虚乏:即各种虚损病引起的疲乏无力。

[3]石淋:为淋证的一种又称"砂淋","砂石淋",出自《诸病源候论》。其主要症候,为阵发性腰腹绞痛,排尿不畅,有时呈现血尿或尿中杂有砂石。

[4]胎漏:又叫"胞漏",是指妊娠期间有少量血样液体从阴道流出,却不伴有腰瘢腹痛及下坠感。

[原文]　石门(一名利机,一名精露,一名丹田,一名命门)

脐下二寸。三焦募也。

《铜人》灸二七壮,止一百壮。《甲乙》针八分,留三呼,得气即泻,《千金》针五分。《下经》灸七壮。

"素注"针六分,留七呼,妇人禁针,禁灸,犯之绝子。

主伤寒,小便不利,泄利不禁,小腹绞痛,阴囊入小腹,贲豚抢心,腹痛坚硬,卒疝绕脐,气淋血淋,小便黄,呕吐血不食谷,谷不化,水肿,水气行皮肤,小腹皮敦敦然[1],气满,妇人因产恶露不止,结成块,崩中漏下。

【注释】

[1]敦(dūn 蹲)敦然:敦,幅广也。敦敦然,在此是形容少腹肿胀之状。

[原文]　气海(一名脖胦,一名下盲)

脐下一寸半宛宛中。男子生气之海。

《铜人》针八分,得气即泻,泻后宜补之。可灸百壮。《明下》灸七壮。

主伤寒,饮水过多,腹胀肿,气喘心下痛,冷病面赤,脏虚气惫,真气不足,一切气疾久不瘥[1],肌体羸瘦,四肢力弱,贲豚七疝,小肠膀胱肾余,癥瘕结块,状如覆杯,腹暴胀,按之不下,脐下冷气痛,中恶[2]脱阳[3]欲死,阴症卵缩,四肢厥冷,大便不通,小便赤,卒心痛,妇人临经行房羸瘦,崩中,赤白带下,月事不调,产后恶露不止,绕脐疗[4]痛,闪着腰疼,小儿遗尿。

浦江[5]郑义宗患滞下[6]昏仆,目上视,溲注汗泄,脉大,此阴虚阳暴厥[7],得之病后酒色。丹溪为灸气海渐苏,服人参膏数斤愈。

**【注释】**

[1]瘥(chài):病愈。

[2]中恶:因触冒不正之气或卒见怪异而惊恐,以致突然出现手足逆冷。面色发青,精神恍惚,头目昏晕,或错言妄语,甚则口噤,昏厥之证。

[3]脱阳:阳气严重耗损,有虚脱倾向者称之为"脱阳"。

[4]疢(xiǔ 朽):病之意。

[5]浦江:即浦江县,在浙江省境内。

[6]滞下:为痢疾的古称。见于《千金方》。

[7]暴厥:见于《素问》大奇论篇。指卒然昏厥不省人事之证。

**[原文]** 阴交(一名横户)

脐下一寸,当膀胱上际。三焦之募,任脉、少阴、冲脉之会。

《铜人》针八分,得气即泻,泻后宜补,灸百壮。《明堂》灸不及针,日三七壮,止百壮。

主气痛如刀搅,腹膜①坚痛,下引阴中,不得小便,两丸骞,疝痛,阴汗湿痒,腰膝拘挛,脐下热,鬼击,鼻出血,妇人血崩,月事不绝,带下,产后恶露不止,绕脐冷痛,绝子、阴痒,贲豚上腹,小儿陷囟[1]。

**【校勘】**

①膜:原作"填",据《针灸聚英》卷一下改。

**【注释】**

[1]陷囟:多称"囟陷",即囟门下陷。

**[原文]** 神阙(一名气舍)

当脐中。

"素注"禁针,针之使人脐中恶疡溃,屎出者死。灸三壮。《铜人》灸百壮。

主中风不省人事,腹中虚冷,伤败①脏腑,泄利不止,水肿臌胀,肠鸣状如流水声,腹痛绕脐,小儿奶利[1]不绝,脱肛,风痫,角弓反张。

徐平②中风不苏。桃源簿为灸脐中,百壮始苏,不起再灸百壮。

**【校勘】**

①伤败:原无,据《针灸聚英》卷一下补。

②平:此后原有"仲"字,据《针灸聚英》卷一下删。

**【注释】**

[1]小儿奶利:指小儿哺乳期腹泻。

**[原文]** 水分(一名分水)

下脘下一寸,脐上一寸,穴当小肠下口。至是而泌别清浊,水液入膀胱,渣滓入大肠,故曰水分。

"素注"针一寸。《铜人》针八分,留三呼,泻五吸。水病灸大良[1]。又云:禁针。针之水尽即死。《明堂》水病灸七七壮,止四百壮,针五分,留三呼。《资生》云:不针为是。

主水病,腹坚肿如鼓,转筋,不嗜食,肠胃虚胀,绕脐痛冲心,腰脊急强,肠鸣状如雷声,上冲心,鬼击,鼻出血,小儿陷囟。

**【注释】**

[1]大良:在此作"最好"解。

**[原文]** 下脘

建里下一寸,脐上二寸,穴当胃下口,小肠上口,水谷于是入焉。足太阴、任脉之会。

《铜人》针八分,留三呼,泻五吸,灸二七壮,止二百壮。

主脐上①厥气动,腹坚硬,胃胀,羸瘦,腹痛,六腑气寒,谷不转化,不嗜食,小便赤,痞块连脐上厥气动,日渐瘦,脉厥动[1],翻胃[2]。

**【校勘】**

①上:原作"下",据《铜人》卷四及《资生经》卷四改。

**【注释】**

[1]脉厥动:形容脉细微无力。

[2]翻胃:即反胃,亦称胃反,症见食后腹胀,恶心,呕吐。

[原文]　建里

中脘下一寸,脐上三寸。

《铜人》针五分,留十呼,灸五壮。《明堂》针一寸二分。

主腹胀,身肿,心痛[1],上气,肠中疼,呕逆,不嗜食。

【注释】

[1]心痛:属真心疼,即今之心绞痛。《灵枢》厥病篇:"真心痛病,手足青至节。心痛甚,旦发夕死,夕发旦死"。

[原文]　中脘(一名太仓)

上脘下一寸,脐上四寸,居心蔽骨[1]与脐之中。手太阳、少阳、足阳明、任脉之会。上纪[2]者,中脘也。胃之募也。

《难经》曰:腑会中脘。疏曰:腑病治此。

《铜人》针八分,留七呼,泻五吸,疾出针。灸二七壮,止二百壮。《明堂》曰灸二七壮,止四百壮。

"素注"针一寸二分、灸七壮。

主五膈[3],喘息不止,腹暴胀,中恶,脾疼,饮食不进,翻胃,赤白痢,寒癖[4],气心疼[5],伏梁[6],心下如覆杯,心脏胀,面色萎黄,天行[7]伤寒热不已,温疟[8]先腹痛,先泻,霍乱,泻出不知,食饮不化,心痛,身寒,不可俯仰,气发噎。

东垣曰:气在于肠胃者,取之足太阴、阳明;不下,取三里、章门、中脘。又曰:胃虚而致太阴无所禀者,于足阳明募穴中引导之。

【注释】

[1]心蔽骨:即胸骨剑突。

[2]上纪:为中脘穴的别称。

[3]五膈:即忧膈、恚膈、气膈、寒膈和热膈的总称(见《诸病源候论》卷十三)。

[4]寒癖(pǐ 痞):其症候表现为胁肋间有绳索状隆起,遇冷则痛。

[5]气心疼:即心窝部(胃脘部)因七情所伤而引起的疼痛。

实则胸中气壅,刺作痛,游走不定;虚则按之痛减。

[6]伏梁:脘腹部痞满肿块一类疾患。为五积之一。《素问》腹中论:"上下左右皆有根……病名曰'伏梁'"。本篇:"人身体髀骨胻皆肿环脐而痛,名曰'伏梁'"。

[7]天行:凡时病带有传染性的均称之为"时行";如引起大流行者,则称为"天行"。

[8]温疟:《素问》疟论:"此先伤于风,而后伤于寒;先热而后寒也,亦以时作,名曰'温疟'。《温疫论》温疟:"凡疟者,寒热如期而发,余时脉静身凉,此常疟也,以疟法治之。设传胃者,必现里证,名为温疟,以疫法治者生,以疟法治者死"。

[原文] 上脘(一名胃脘)

巨阙下一寸,脐上五寸。上脘、中脘属胃络脾。足阳明、手太阳、任脉之会。

"素注"、《铜人》针八分,先补后泻。风痫热病,先泻后补,立愈。日灸二七壮,至百壮,未愈倍之。《明下》灸三壮。

主腹中雷鸣相逐[1],食不化,腹疠刺痛,霍乱吐利,腹痛,身热,汗不出,翻胃呕吐食不下,腹胀气满,心忪[2]惊悸,时呕血,痰多吐涎,奔豚,伏梁,三虫①[3],卒心痛,风痫,热病,马黄黄疸,积聚坚大如盘,虚劳吐血,五毒[4]痓不能食。

【校勘】

①三虫:原作"二虫",据《针灸聚英》卷一下改。

【注释】

[1]腹中雷鸣相逐:逐,有顺次之意,此指腹中肠鸣相继而作,其声似雷。

[2]心忪(zhōng 钟):即怔忡。指剧烈的心悸而言。《素问玄机原病式》云:"心胸躁动,谓之怔忡"。

[3]三虫:此指三虫病,即长虫病、蛲虫病和赤虫病。

[4]五毒:即蜗、蛇、蜈蚣、壁虎和蟾蜍。

[原文] 巨阙

鸠尾下一寸,心之募。

《铜人》针六分,留七呼,得气即泻。灸七壮,止七七壮。

主上气咳逆,胸满短气,背痛胸痛,痞塞[1],数种心痛,冷痛[2],蛔虫痛,蛊毒猫鬼,胸中痰饮,先心痛,先吐,霍乱不识人,惊悸,腹胀暴痛,恍惚不止,吐逆不食,伤寒烦心,喜呕发狂,少气腹痛,黄疸,急疸[3],急疫[4],咳嗽,狐疝[5],小腹胀满①,烦热,膈中不利,五脏气相干[6],卒心痛,尸厥。妊娠子上冲心昏闷,刺巨阙,下针令人立苏不闷,次补合谷,泻三阴交,胎应针而落,如子手掬[7]心,生下手有针痕,顶母心向前,人中有针痕,向后;枕骨有针痕,是验。

按《十四经发挥》云:凡人心下有膈膜,前齐鸠尾,后齐十一椎,周围着脊,所以遮隔浊气,不使上熏心肺,是心在膈上也。难产之妇,若子上冲,至膈则止。况儿腹中又有衣胞裹之,岂能破膈掬心哉? 心为一身之主,神明出焉。不容小有所犯,岂有被冲掬而不死哉? 盖以其上冲近心,故云尔。如胃脘痛,曰心痛之类是也。学者,不可以辞害意[8]。

**【校勘】**

①满:原作"噎",据《针灸聚英》卷一下改。

**【注释】**

[1]痞塞:是胸腹间气机阻塞不舒的一种症状。

[2]冷痛:是指冷气冲心引起的心痛,往往在痛处有冷感。

[3]急疸:疸病至急者为急疸。

[4]急疫:凡具有传染性的疾病,均称为疫。疫之急者,称为急疫。

[5]狐疝:小肠坠入阴囊内,时上时下,名狐疝者是形容疝如狐之出入无常。

[6]五脏气相干:即五脏气机失调,脏与脏之间出现的相克现象。

[7]掬:此作"捧"解。

[8]此段按语系录自《针灸聚英》。

**[原文]** 鸠尾(一名尾翳,一名𩩲𩨗[1])

在两歧骨下一寸。曰鸠尾者,言其骨垂下如鸠尾形。任①脉之别。

《铜人》禁灸,灸之另人少心力,大妙手[2]方针,不然针取气多,令人夭。针三分,留三呼,泻五吸,肥人倍之。《明堂》灸三壮。

"素注"不可刺灸。

主息贲,热病,偏头痛引目外眦,噫喘,喉鸣,胸满咳呕,喉痹咽肿,水浆不下,癫痫狂走,不择言语,心中气闷,不喜闻人语,咳唾血,心惊悸,精补耗散,少年房劳,短气少气。又《灵枢经》云:膏之原,出于鸠尾[3]。

**【校勘】**

①任:原无,据《针灸聚英》卷一下补。

**【注释】**

[1]𩩲𩨗(hé yú 合于):即蔽心骨。这里的"𩩲𩨗"是鸠尾穴的别名。𩨗,亦作𩨗。

[2]大妙手:此指高明的医生。

[3]膏之原,出于鸠尾:见于《灵枢》九针十二原篇,即膏的原穴为鸠尾穴。

**[原文]** 中庭

膻中下一寸六分陷中。

《铜人》灸五壮。针三分。《明堂》灸三壮。

主胸胁支满,噎塞,食饮不下,呕吐食出,小儿吐奶。

膻中(一名元儿①)

玉堂下一寸六分,横量两乳间陷中,仰而取之。足太阴、少阴、手太阳、少阳、任脉之会。《难经》曰:气会膻中。疏曰:气病治此②。《明堂》灸七壮,止七③七壮,禁针。

主上气短气,咳逆,噫气,膈气,喉鸣喘嗽,不下食,胸中如塞,心胸痛,风痛<sup>[1]</sup>,咳嗽、肺痈<sup>[2]</sup>唾脓,呕吐涎沫,妇人乳汁少。

**【校勘】**

①儿:原作"见",据《针灸聚英》卷一下改。

②"气病治此"句后有"灸五壮"三字,揆度前后文义,疑为衍文故删。

③七:原作"二",据《资生经》卷一及《针灸聚英》卷一下改。

**【注释】**

[1]风痛:因伤于风而引起的疼痛叫"风痛"。其疼痛位置不固定,发作休止无常。

[2]肺痈:出自《金匮》。即肺部发生痈疡。出现咳吐脓血,发热恶寒和胸痛气短等症状。

[原文] 玉堂(一名玉英)

紫宫下一寸六分陷中。

《铜人》灸五壮,针三分。

主胸膺疼痛,心烦咳逆,上气,胸满不得息,喘急,呕吐,寒痰<sup>[1]</sup>。

**【注释】**

[1]寒痰:素有痰疾,而又感寒者证见喘、咳,其痰色白而清稀。

[原文] 紫宫

华盖下一寸六分陷中,仰面取之。《铜人》灸五壮,针三分。《明下》灸七壮。

主胸胁支满,胸膺骨痛,饮食不下,呕逆上气,烦心,咳逆吐血,唾如白胶。

华盖

璇玑下一寸六分陷中,仰面取之。

《铜人》针三分,灸五壮。《明下》灸三壮。

主喘急上气,咳逆哮嗽<sup>[1]</sup>,喉痹咽肿,水浆不下,胸胁支满痛。

**【注释】**

[1]哮(xiào 肖)嗽：哮，是哮证之简称，古称喘鸣、喘喝，或哮吼，泛指各种发作性痰鸣气喘的病证。有痰无声为嗽。哮嗽，即哮喘而又多痰之症。

[原文] 璇玑

天突下一寸六分陷中，仰头取之。

《铜人》灸五壮，针三分。

主胸胁支满痛，咳逆上气，喉鸣喘不能言，喉痹咽痈[1]，水浆不下，胃中有积。

**【注释】**

[1]咽痈：即咽部痈疡，症见咽肿化脓，吞咽困难和恶寒身热等症象。

[原文] 天突(一名天瞿)

在颈结喉下四①宛宛中。阴维、任脉之会。

《铜人》针五分，留三呼。得气即泻，灸亦得，不及针。若下针当直下，不得低手，即五脏之气，伤人短寿。《明堂》灸五壮②，针一分。

"素注"针一寸，留七呼，灸三壮。

主面皮热，上气咳逆，气暴喘，咽肿咽冷，声破，喉中生疮，喉猜猜咳脓血，暗不能言，身寒热，颈肿，哮喘，喉中翕翕[1]，如水鸡声，胸中气梗梗，侠舌缝青脉[2]，舌下急，心与背相控而痛，五噎[3]，黄疸，醋心多唾③，呕吐，瘿瘤。

许氏曰：此穴一针四效。凡下针后良久，先脾磨食，觉针动为一效；次针破病根，腹中作声为二效；次觉流入膀胱为三效；然后觉气流行，入腰后肾堂间为四效矣。

**【校勘】**

①四：应为"一寸"，据康熙庚申李本改。

②"灸五壮"后有"针一分"，疑衍当删。

③唾:原作睡,据《针灸聚英》卷一下改。

【注释】

[1]翕(xī 西)翕:是形容喉中哮鸣之声。

[2]侠舌缝青脉:《甲乙经》作"及舌下挟缝青脉",意即由于哮喘而致之极度呼吸困难,舌下络脉呈现紫绀状态。

[3]五噎:为气噎,忧噎,食噎,劳噎,思噎的总称。

【按语】 关于天突穴的位置,历代各书记载不一。《铜人》作"颈结喉下一寸";《甲乙经》作"颈结喉下二寸";《外台》作"颈结喉下五寸"。今多在胸骨柄颈切迹处取穴。

[原文] 廉泉(一名舌本①)

颈下结喉上中央,仰面取之。阴维、任脉之会。

"素注"低针取之,针三分,留三呼②。《铜人》灸三壮,针三分,得气即泻。《明堂》针二分。

主咳嗽上气,喘息、呕沫、舌下肿难言,舌根缩急不食,舌纵涎出,口疮。

【校勘】

①舌本:原作"舌木",据《针灸聚英》卷一下改。

②针三分,留三呼:原作"针一寸,留七呼",据《素问》气府论改。

[原文] 承浆(一名悬浆)

唇棱下陷中,开口取之。大肠脉、胃脉、督脉、任脉之会。

"素注"针二分,留五呼,灸三壮,《铜人》灸七壮,止七七壮。《明堂》针三分,得气即泻,留三呼,徐徐引气而出。日灸七壮,过七七停四五日后,灸七七壮。若一向①灸,恐足阳明脉断,其病不愈,停息复灸,令血脉通宣,其病立愈。

主偏风,半身不遂,口眼㖞斜,面肿消渴,口齿疳蚀生疮,暴瘖不能言。

【校勘】

①向:此后原有"不"字,据《针灸聚英》卷一下删。

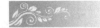 督脉经穴主治<sup>①</sup>

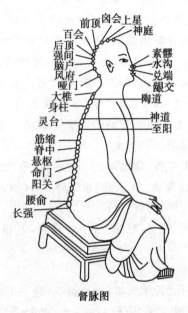

督脉图

【提要】 本经穴主治,主要有以下几方面内容:

一、首列督脉经穴歌。

二、阐述了督脉的循行部位。

三、阐述了练气功时小周天的一个全过程。

四、详细论述了长强等二十六穴的位置、刺灸法、主治病证及其禁忌等。

## 督脉经穴歌

[原文]

督脉中行二十七,长强腰俞阳关密。

命门悬枢接脊中,筋缩至阳灵台逸。

神道身柱陶道长,大椎平肩二十一。

哑门风府脑户深,强间后顶百会率。

前顶囟会上星园,神庭素髎水沟龈。

兑端开口唇中央,龈交唇内任督毕(二十七穴)。

此经不取井荥俞合也。

【校勘】

①督脉经穴主治:原无,据《针灸大成》目录补。

[原文] 脉起下极之腧[1],并于脊里,上至风府,入脑上巅,循额至鼻柱,属阳脉之海。以人之脉络,周流于诸阳之分,譬犹水也,而督脉则为之都纲,故名曰海焉。用药难拘定法,针灸贵察病源。

【注释】

[1]下极之腧:此即会阴。《难经》二十八难:"督脉者,起于下极之俞"。

【语译】 督脉起于下极的会阴穴,并经脊内向上到风府入脑上头顶,沿着额到鼻柱,为阳脉之海。人之气血,像水一样在诸阳经中周流,而督脉是诸阳经的都纲,故称之为"诸阳之海"。用药不能拘限于一定的方法,行针施灸亦应审证察源。

[原文] 要知任督二脉一功,元将四门外闭,两目内观。默想黍米之珠,权作黄庭[1]之主。却乃徐徐咽气一口,缓缓纳入丹田。冲起命门,引督脉过尾闾,而上升泥丸;追动性元引任脉降重楼,而下返气海。二脉上下,旋转如圆;前降后升,络绎不绝。心如止水,身似空壶,即将谷道轻提,鼻息渐闭。倘或气急,徐徐咽之;若乃神昏,勤加注想。意倦放参。久而行之,关窍自开,脉络流通,百病不作。广成子[2]曰:丹灶河车休矻矻。此之谓也。督任原是通真路,丹经设作许多言,予今指出玄机理,但愿人人寿万年。

【注释】

[1]黄庭:即指脾。《黄庭经》明堂章注:"脾为黄庭,黄老君

居之"。

[2]广成子:传为上古"仙人"。隐居崆峒山石室中。黄帝问以治身之要,广成子曰:"无劳尔形,无摇尔精,无俾尔思虑营营,乃可以长生"(见《庄子》、《淮南子》)。

【按语】 本段文字阐述了练气功的一个全部过程,这里论述的是小周天(任督二脉)的循环,即任督脉循环。

# 考 正 穴 法

[原文] 长强(一名气之阴郄,一名撅骨)

脊骶骨端下①三分,伏地取之。足少阴,少阳之会。督脉络,别走任脉。

《铜人》针三分,转针以大痛为度。灸不及针,日灸三十壮、止二百壮,此痔根本。《甲乙》针二分,留七呼。《明堂》灸五壮。

主肠风[1]下血,久痔瘘,腰脊痛、狂病,大小便难,头重,洞泄,五淋,疳蚀下部[2],小儿囟陷,惊痫,瘛疭,呕血,惊恐失精,瞻视[3]不正。慎冷食,房劳。

【校勘】

①下:原作"计",据《针灸聚英》卷一下改。

【注释】

[1]肠风:为痔出血或泛指因脏腑劳损,气血不调及风冷热毒搏于大肠所致的便血。此症以便血为主症,故亦称肠风下血。

[2]疳蚀下部:此处之疳,即"疳疮",又名"下疳"。因其生于阴部,初起为小疮,渐即破溃,故曰疳蚀下部。

[3]瞻视:仰视叫瞻视,在此为双目上视。

[原文] 腰腧(一名背解,一名髓孔,一名腰柱,一名腰户)

二十一椎下宛宛中,以挺身伏地舒身,两手相重支额,纵四体[1],后乃取其穴。

《铜人》针八分,留三呼,泻五吸。灸七壮,至七七壮。慎房劳,举重强力。《明堂》灸三壮。

主腰胯腰脊痛,不得俯仰,温疟汗不出,足痹不仁,伤寒四肢热不已,妇人月水闭,溺赤。

**【注释】**

[1]纵四体:使肢体自然伸展,肌肉放松。

[原文] 阳关

十六椎下,坐而取之。

《铜人》针五分,灸三壮。

主膝外不可屈伸,风痹不仁,筋挛不行。

命门(一名属累)

十四椎下,伏而取之。

《铜人》针五分,灸三壮。

主头痛如破,身热如火,汗不出,寒热痎疟,腰腹相引痛①,骨蒸,五脏热,小儿发痫,张口摇头,身反折角弓。

**【校勘】**

①腰腹相引痛:原作"腰脊相引",据《针灸聚英》卷一下改。

[原文] 悬枢

十三椎下,伏而取之。

《铜人》针三分,灸三壮。

主腰脊强不得屈伸,积气上下行,水谷不化,下利,腹中留积①。

**【校勘】**

①积:原作"疾",据《针灸聚英》卷一下改。

[原文] 脊中(一名神宗,一名脊俞)

十一椎下,俯而取之。

《铜人》针五分,得气即泻。禁灸,灸之令人腰伛偻。

主风痫、癫邪、黄疸、腹满,不嗜食,五痔便血,温病[1]积聚,下利,小儿脱肛。

【注释】

[1]温病:多种外感急性热病的总称。其特点起病较急,热象较盛,传变较快,易化燥伤阴。症随季节和征象变化而有多名,如春温、暑温、冬温、风温等。

[原文] 筋缩

九椎下,俯而取之。

《铜人》针五分,灸三壮。《明下》灸七壮。

主癫疾狂走,脊急强,目转反戴,上视,目瞪,痫病多言,心痛。

至阳

七椎下,俯而取之。

《铜人》针五分,灸三壮。《明下》灸七壮。

主腰脊痛,胃中寒气,不能食,胸胁支满,身羸瘦,背中气上下行,腹中鸣,寒热解㑊[1],淫泺胫痠,四肢重痛,少气难言,卒疰忤[2],攻心胸。

【注释】

[1]解㑊(yì 亦):出《素问》平人气象论。解,即懈怠。㑊,即困倦。此即感受寒热之邪而引起的四肢无力,周身不爽之症。

[2]卒疰忤:此指痨瘵等慢性传注之病,突然变为垂危之象而言。

[原文] 灵台

六椎下,俯而取之。

《铜人》缺治病。见《素问》。今俗灸之,以治气喘不能卧,火到便愈。禁针。

[原文] 神道

五椎下,俯而取之。

《铜人》灸七七壮,止百壮,禁针。《明下》灸三壮,针五分。《千金》灸五壮。

主伤寒发热,头痛,进退往来,痃疟,恍惚,悲愁健忘,惊悸。失欠、牙车蹉、张口不合[1]。小儿风痫①,瘛疭,可灸七壮。

**【校勘】**

①痫:原作"病",据《铜人》卷四、《针灸聚英》卷一下改。

**【注释】**

[1]失欠,牙车蹉,张口不合:此为因打呵欠而引起的下颌关节脱位,以致不能闭口之症。

[原文] 身柱

三椎下,俯而取之。

《铜人》针五分,灸七七壮,止百壮。《明堂》灸五壮。《下经》灸三壮。

主腰脊痛,癫病狂走,瘛疭,怒欲杀人。身热,妄言见鬼,小儿惊痫。

《难知》①云:治洪、长、伏三脉。风痫,惊痫②,发狂,恶人与火,灸三椎,九椎。

**【校勘】**

①知:原作"经",据《针灸聚英》卷一下改。

②惊痫:原无,据《此事难知》卷下补。

**【按语】** 身柱穴下引《难知》一书,即《此事难知》,其头痛论篇有:"治洪长伏三脉,风痫,惊痫发狂,恶人与火者,灸第三椎,第九椎……"。

[原文] 陶道

一椎下,俯而取之。足太阳,督脉之会。

《铜人》灸五壮,针五分。

主痃疟寒热,洒淅脊强,烦满,汗不出,头重,目瞑,瘛疭,恍惚不乐。

大椎

一椎上,陷者宛宛中。手足三阳,督脉之会。

《铜人》针五分,留三呼,泻五吸,灸以年为壮。

主肺胀胁满,呕吐上气,五劳七伤,乏力,温疟痎疟,气注背膊拘急,颈项强不得回顾,风劳食气,骨热,前板齿燥。

仲景曰:太阳与少阳并病,颈项强痛或眩冒,时如结胸,心下痞硬者,当刺大椎第一间[1]。

**【注释】**

[1]大椎第一间:即第七颈椎与第一胸椎之间,相当于大椎穴部位。

[原文] 哑门(一名古厌,一名舌横①,一名喑门)

项后入发际五分,项中央宛宛中,仰头取之。督脉,阳维之会。入系舌本。

"素注"针四分。《铜人》针二分,可绕针八分,留三呼,泻五吸,泻尽更留针取之。禁灸,灸之令人哑。

主舌急不语,重舌,诸阳热气盛,衄血不止,寒热风哑,脊强反拆,瘛疭癫疾,头重风汗不出。

**【校勘】**

①横:原作"黄",据《铜人》卷三、《资生经》卷一改。

[原文] 风府(一名舌本)

项后入发际一寸,大筋内宛宛中,疾言其肉立起,言休立下[1]。足太阳、督脉、阳维之会。

《铜人》针三分,禁灸,灸之使人失音。《明堂》针四分,留三呼。

"素注"针四分。

主中风,舌缓不语,振寒汗出,身重恶寒,头痛,项急不得回顾,偏风半身不遂,鼻衄,咽喉肿痛,伤寒狂走欲自杀,目妄视。头中百病,马黄黄疸。

《疟论》曰:邪客于风府,循膂而下。卫气一日夜大会于风府,明日日下一节,故其作晏[2]。每至于风府,则腠理开;腠理开,则邪气入;邪气入,则病作,以此日作稍益晏也。其出于风府,日下一节,二十五日下至骶骨,二十六日入于脊内,故作日益早也①。

昔魏武帝患风伤项急,华佗治此穴得效。

**【校勘】**

①故作日益早也:原作"故曰作益晏",据《素问》疟论篇改。

**【注释】**

[1]疾言其肉立起,言休立下:当人言急激动时,风府穴局部的肌肉就呈现紧张状态,而言毕则立刻恢复如前。

[2]晏:此作晚解。《礼记·礼器》:"质明而始行事,晏朝而退"。

**[原文]** 脑户(一名合颅)

枕骨上,强间后一寸半。足太阳、督脉之会。

《铜人》禁灸,灸之令人哑。《明堂》针三分。

"素注"针四分。《素问》刺头中①脑户,入脑立死。

主面赤目黄,面痛,头重肿痛,瘿瘤。此穴针灸俱不宜。

**【校勘】**

①头中:此二字原无,据《素问》刺禁论篇补。

**[原文]** 强间(一名大羽)

后顶后一寸半。

《铜人》针二分,灸七壮。《明堂》灸五壮。

主头痛目眩。脑旋烦心,呕吐涎沫[1]。项强左右不得回顾,狂走不卧。

**【注释】**

[1]脑旋烦心,呕吐涎沫:脑旋,即头晕。此证发作时,有头晕,自觉身体或周围环境旋转,站立不稳,同时伴有心烦、恶心、呕吐诸症。

**[原文]** 后顶(一名交冲)

百会后一寸半,枕骨上。

《铜人》灸五壮,针二分。《明堂》针四分。

"素注"针三分。

主头项强急,恶风寒,风眩,目肮肮,额颅上痛,历节汗出,狂走癫疾不卧,痫发瘈疭头偏痛。

百会(一名三阳,一名五会,一名巅上,一名天满)

前顶后一寸五分,顶中央旋毛中,可容豆,直两耳尖。性理北溪陈氏曰:略退些子,犹天之极星居北。手足三阳,督脉之会。

"素注"针二分。《铜人》灸七壮,止七七壮。凡灸头顶,不得过七壮,缘头顶皮薄,灸不宜多。针二分,得气即泻。又"素注"针四分。

主头风中风,言语蹇涩,口噤不开,偏风半身不遂,心烦闷,惊悸健忘,忘前失后,心神恍惚,无心力,痎疟,脱肛,风痫,青风[1],心风[2],角弓反张,羊鸣多哭,语言不择,发时即死,吐沫,汗出而呕,饮酒面赤,脑重鼻塞,头痛目眩,食无味,百病皆治。

虢太子尸厥,扁鹊取三阳五会[3],有间太子苏。唐高宗头痛,秦鸣鹤曰:宜刺百会出血。武后曰:岂有至尊头上出血之理。已而刺之,微出血,立愈。

**【注释】**

[1]青风:为五风内障之一。即青风内障。症见瞳人色淡青,微散大或不大,抱轮(瞳人周围)微红,头眼胀痛不甚,畏光流泪不明显,视力渐降,失治可变为绿风(见《秘传眼科龙木论》)。

[2]心风:《素问》风论篇:"以夏丙丁伤于风者为心风……心风之状,多汗恶风,焦绝,善怒吓,赤色,病甚则言不可快……"。

[3]三阳五会:即百会穴之别称。

[原文] 前顶

囟会后一寸半,骨间陷中。

《铜人》针一分,灸三壮,止七七壮。

"素注"针四分。

主头风目眩,面赤肿,水肿,小儿惊痫,瘛疭,发即无时,鼻多清涕,顶肿痛。

囟会

上星后一寸陷中。

《铜人》灸二七壮,止七七壮。初灸不痛,病去即痛,痛止灸。若是鼻塞,灸至四日渐退,七日顿愈。针二分留三呼,得气即泻。八岁以下不可针,缘囟门未合,刺之恐伤其骨,令人夭。

"素注"针四分。

主脑虚冷,或饮酒过多,脑疼如破,衄血,面赤暴肿,头皮肿。生白屑风[1],头眩,颜青目眩,鼻塞不闻香臭,惊悸目戴上不识人。

【注释】

[1]白屑风:又名头风白屑。由于肌热当风,风邪侵入毛孔,郁久血燥,肌肤失养所致。症见弥漫而均匀的糠秕干燥白屑,搔抓时脱落,脱落后又生,痒甚,日久毛发易落。

[原文] 上星(一名神堂)

神庭后,入发际一寸陷中,容豆。

"素注"针三分,留六呼,灸五壮。《铜人》灸七壮。以细三棱针,宣泄诸阳热气,无令上冲头目。

主面赤肿,头风,头皮肿,面虚①,鼻中息肉,鼻塞头痛,疟疾振寒,热病汗不出。目眩,目睛痛,不能远视。口鼻出血不止。不宜多灸。恐拔气上[1],令人目不明。

【校勘】

①面虚:《铜人》作"面虚肿"为是;《聚英》、《大成》、《类经图翼》皆脱"虚"字。

【注释】

[1]恐拔气上:提而向上叫"拔"。在此作"恐使诸阳之气上冲头目"解。

[原文]　神庭

直鼻上入发际五分。足太阳、督脉之会。

"素注"灸三壮。《铜人》灸二七壮,止七七壮。禁针,针则发狂,目失精①。

主登高而歌,弃衣而走。角弓反张,吐舌,癫疾风痫,戴②目上视不识人,头风目眩,鼻出清涕不止,目泪出。惊悸不得安寝,呕吐烦满。寒热头痛,喘渴。

岐伯曰:凡欲疗风,勿令灸多。缘风性轻,多即伤,惟宜灸七壮,至三七壮止。张子和曰:目肿、目翳,针神庭、上星、囟会、前顶,翳者可使立退,肿者可使立消。

【校勘】

①精:原作"睛",据《针灸聚英》卷一下改。

②戴:原无。据《铜人》卷三、《针灸聚英》卷一下补。

【按语】　本节所引张子和之说,见于《儒门事亲》目疾头风出血最急说。

[原文]　素髎(一名面正)

鼻柱上端准头。此穴诸方阙[1]治。

《外台》不宜灸,针一分。

"素注"针三分。

主鼻中息肉不消,多涕,生疮鼻窒[2],喘息不利,鼻㖞僻[3],衄鼽。

【注释】

[1]阙:阙与"缺"同。作"空、缺"解。

[2]鼻窒:即鼻塞不通。

[3]鼻㖞僻:鼻歪向一侧。

[原文]　水沟(一名人中)

鼻柱下,沟中央,近鼻孔陷中。督脉、手足阳明之会。

"素注"针三分,留六呼,灸三壮。《铜人》针四分,留五呼,得气即泻,灸不及针,日灸三壮。《明堂》日灸三壮,至二百壮。《下经》灸五壮。

主消渴、饮水无度,水气遍身肿。失笑无时,癫痫语不识尊卑,乍兴乍喜,中风口噤,牙关不开。面肿唇动,状如虫行。卒中恶,鬼击,喘渴,目不可视,黄疸马黄,瘟疫[1],通身黄,口喎癖。灸不及针,艾柱小雀粪大。水面肿,针此一穴,出水尽即愈。

**【注释】**

[1]瘟疫:亦称温疫。感受疫疠之气造成流行性的急性病的总称。

[原文] 兑端

唇上端。

《铜人》针二分,灸三壮。

主癫疾吐沫,小便黄,舌干消渴,衄血不止,唇吻强[1],齿龈痛,鼻塞,痰涎,口噤鼓颔。炷如大麦。

**【注释】**

[1]唇吻强:口唇肿硬。

[原文] 龈交

唇内齿上龈缝中。任,督,足阳明之会。

《铜人》针三分,灸三壮。

主鼻中息肉,蚀疮[1],鼻塞不利,额颊中痛,颈项强,目泪眵汁,牙疳[2]肿痛,内眦赤痒痛,生白翳,面赤心烦,马黄黄疸,寒暑瘟疫,小儿面疮癣,久不除,点烙[3]亦佳。

**【注释】**

[1]蚀疮:即浸淫疮。一处生疮,其脓水沾染之处,亦随之而生疮。各种恶疮,亦称为蚀疮。

[2]牙疳:此症初起齿龈红肿疼痛,继而腐烂,流腐臭血水。有风热牙疳,青腿牙疳和走马牙疳等之分。

[3]点烙:为一种用灼烫法治病的方法。

# 督任要穴图　杨氏

[原文]　督脉

人病脊膂[1]强痛,癫痫,背心热,狂走,鬼邪,目痛,大椎骨痠疼,斯乃督脉起于下极,并脊上行风府。起于尾闾[2],而生是病,可刺督脉人中穴。鼻柱下近孔陷中,针四分,灸亦可,不及针,昏晕及癫狂者甚效。

任脉

人病七疝八瘕[3],寒温不调,口舌生疮,头项强痛,斯乃任脉起于中极下,上毛,循腹,到关元,直至咽喉天突,过承浆而生是病。可刺任脉承浆穴,在髭间陷中,刺入同身寸三分,灸七壮,止七七壮。

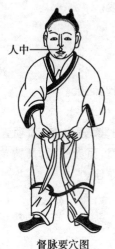

督脉要穴图

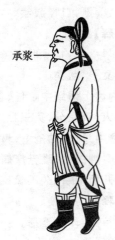

任脉要穴图

人中

承浆

【注释】

[1]脊膂(lǚ 旅):即背部两侧肌肉。

[2]尾闾:又名尻骨、木厥骨。是尾骶骨、尾骨的别称。

780

[3]八瘕：即八种瘕症。《诸病源候论》有鳖瘕、鱼瘕、蛇瘕、肉瘕、酒瘕、谷瘕的记载。《三因方》卷九云："然七癥八瘕之名，经论亦不详出。虽有蛇、龙、鱼、鳖、肉、发、虱、米等八证，初无定，偶因食物相感而致患耳。若妇人七癥八瘕，则由内、外、不内外因动伤五脏气血而成"。关于妇人八瘕不止一书记载。《妇人良方》卷七第九："黄、青、燥、血、脂、狐、蛇、鳖是也"。

## 奇经八脉歌 《医经小学》

[原文]

督脉起自下极腧，并于脊里上风府，
过脑额鼻入龈交，为阳脉海都纲要。
任脉起于中极底，上腹循喉承浆里，
阴脉之海妊所谓。

冲脉出胞循脊中，从腹会咽络口唇，
女人成经为血室，脉并少阴之肾经。
与任督本于阴会，三脉并起而异行。
阳跷起自足跟里，循外踝上入风池。
阴跷内踝循喉嗌，本足阴阳脉别支。
诸阴交起阴维脉，发足少阴筑宾郄。
诸阳会起阳维脉，太阳之郄金门穴。
带脉周回季胁间，会于维道足少阳。
所谓奇经之八脉，维系诸经乃顺常。

## 奇经八脉 《节要》

【提要】 本段阐述了奇经八脉的循行部位、生理功能和病理变化并详列其所过之穴名。

[原文]　督脉者,起于少腹以下骨中央[1],女子入系廷孔[2],其孔溺孔之端也,其络循阴器,合篡[3]间,绕篡后,别绕臀,至少阴,与巨阳[4]中络者合少阴,上股内后廉,贯脊属肾;与太阳起于目内眦,上额,交巅上,入络脑,还出别下项,循肩膊内,侠脊抵腰中,入循膂络肾,其男子循茎下至篡,与女子等;其少腹直上者,贯脐中央,上贯心,入喉,上颐环唇,上系两目之下中央。

督脉起于下极之腧,并于脊里,上至风府,入脑上巅,循额至鼻柱,属阳脉之海。其为病也,脊强而厥,凡二十七穴。穴见前。

**【注释】**

[1]少腹以下骨中央:即指前后阴之间,亦即会阴穴部位。

[2]廷孔:即前阴之溺孔。

[3]篡:即会阴部。

[4]巨阳:此指足太阳经而言。

**【语译】**　督脉,起于少腹以下的会阴部,在女子入内联系尿道孔;其络,循阴器会合到会阴,绕会阴后,绕臀至足少阴与足太阳膀胱经中络相会合,再上股内后廉穿脊,入属于肾;与足太阳经脉同起于目内眦,上额又交于头顶部,入络于脑,再回行分别下颈项,循肩膊内侧挟脊柱两旁下行至腰中,沿脊膂同肾脏相联。在男子沿茎向下至会阴部,其循行与女子相同;另一条经路是从少腹直上通过脐中心,向上贯心,进入喉部,再向上到达面颊,环绕口唇,抵达两目下之中央部位。

督脉起于下极的会阴穴,并经脊内向上到风府,入脑上头顶,沿着额到鼻柱。为阳经之海。本经生病,其症脊强而厥逆,督脉共二十七穴,详见前督脉经穴。

[原文]　任脉,与冲脉皆起于胞[1]中,循脊里,为经络之海。其浮而外者,循腹上行,会于咽喉,别而络唇口。血气盛,则肌肉热。血独盛,则渗灌皮肤生毫毛。妇人有余于气,不足于血,以其月事数下,任冲并伤故也。任冲之交脉,不营于唇口,故髭须不生。

任脉起于中极之下,以上毛际,循腹里,上关元,至喉咽,属阴脉之海。其为病也,苦内结,男子为七疝,女子为瘕聚。凡二十四穴。穴见前。

**【注释】**

[1]胞:即胞宫。

**【语译】** 任脉与冲脉都起于胞宫之中,向上沿脊里而行,为经络之海。其外部循行,从少腹之下,沿腹直上抵达咽喉,再上行联系唇口。血和气充实则肌肉得到温润。单独血盛,则滋养皮肤和毛发。妇女气有余,血不足,月经周期相隔时间短,其原因是冲、任二脉都受损伤的缘故。任、冲二脉循行中不营养唇口,因此唇周围不生胡须。

任脉起于中极穴之下,上行经阴毛处,再沿腹内上行经过关元,到达咽喉部,为阴经之海。本经发生疾病多为内结之症,在男子结为七疝,女子结为"瘕聚"。共二十四穴。详见前任脉经穴。

**【按语】** "任脉起于胞中"至"髭须不生"一段,系引自《灵枢》五音五味篇,后段则引自《素问》骨空论篇。文字上略有变动之处。

[原文] 冲脉者,与任脉皆起于胞中,上循脊里,为经络之海。其浮于外者,循腹上行,会于咽喉,别而络唇口;故曰:冲脉者,起于气冲,并足少阴之经,侠脐上行,至胸中而散;其为病也,令人逆气而里急。《难经》则曰:并足阳明之经。以穴考之,足阳明侠脐左右各二寸而上行。足少阴侠脐左右各五分①而上行。《针经》所载。冲任与督脉,同起于会阴,其在②腹也,行乎幽门、通谷、阴都、石③关、商曲、肓俞、中注、四满、气穴、大赫、横骨,凡二十二穴,皆足少阴之分也。然则冲脉,并足少阴之经明矣。

| 幽门巨阙旁 | 通谷上脘旁 | 阴都通谷下 |
|---|---|---|
| 石关阴都下 | 商曲石关下 | 肓俞商曲下 |
| 中注肓俞下 | 四满中注下 | 气穴四满下 |
| 大赫气穴下 | 横骨大赫下 | |

【校勘】

①五分:原作"一寸",据《针灸聚英》卷一下改。

②在:原作"右",据《针灸聚英》卷一下改。

③石:原作"右",据《针灸聚英》卷一下改。

【语译】　冲脉和任脉都起于胞宫之中,向上沿脊里而行,为经络之海。其外部循行,从少腹的下面,沿腹直上,抵达咽喉部,再上行联系唇口。因此说,冲脉起于气冲与足少阴肾经相并上行,经过脐旁,抵达胸中而布散。本经发生的疾病使人气逆而又有里急感。

《难经》则说:冲脉与足阳明之脉并行,根据腧穴来考查,足阳明胃经是侠脐左右各二寸而上行;足少阴肾经是侠脐左右各一寸而上行。《针经》的记载,冲任二脉与督脉,同起于会阴,行于腹时,走幽门、通谷、阴都、石关、商曲、肓俞、中注、四满、气穴、大赫、横骨,共二十二穴。这些都是足少阴肾经的腧穴。这样就足以说明冲脉是与足少阴经相并上行的。冲脉行经的腧穴有:幽门、通谷、阴都、石关、商曲、肓俞、中注、四满、气穴、大赫、横骨。

[原文]　带脉者,起于季胁,回身一周。其为病也,腹满,腰溶溶如坐水中。其脉气所发,在季胁下一寸八分①,正名带脉,以其回身一周如带也。又与足少阳会于带脉、五枢、维道,此带脉所发。凡六穴。

带脉季胁②下一寸八分　　五枢带脉下三寸　　维道章门下五寸三分

【校勘】

①在季胁下一寸八分:原无,据《针灸节要》卷三及《针灸聚英》卷一下补。

②胁:原作"肠",据《针灸聚英》卷一下改。

【语译】　带脉起于季胁部,如带绕身一周。本经的疾病,表现为腹部胀满,腰部冷而无力,就像坐在水里一样。带脉的脉气在季胁下一寸八分处发生。把它叫作带脉,是因为它绕身一周,形如带状的缘故。它又和足少阳胆经的带脉(经穴名)、五枢、维道相会,这左右共六穴是带脉的经气所行之处。带脉行经的腧穴有:带脉、五枢、维道。

[原文] 阳跷脉[1]者,起于跟中,循外踝上行,入风池。其为病也,令人阴缓而阳急[2]。两足跷脉,本少阴①之别,合于太阳,其气上行,气并相还,则为濡目[3],气不营则目不合;男子数其阳,女子数其阴。当数者为经,不当数者为络也[4]。跷脉长七尺五寸②,所发之穴,生于申脉,本于仆参,郄于跗阳,与足少阳会于居髎,又与手阳明会于肩髃及巨骨,又与手太阳、阳维会于臑俞,又与手足阳明会于地仓及巨髎,又与任脉、足阳明会于承泣。凡二十穴。

| 申脉外踝下 | 仆参跟骨下 | 跗阳外跟上 |
|---|---|---|
| 居髎章门下 | 肩髃肩端 | 巨骨肩端 |
| 臑俞肩髃后甲骨上廉 | 地仓口吻旁 | |
| 巨髎鼻两旁 | 承泣目下七分 | |

【校勘】

①少阴:原作"太阳",据《灵枢》脉度、《甲乙经》卷二第二篇改。

②七尺五寸:原作"八尺",据《灵枢》脉度篇、《甲乙经》卷二第三改。

【注释】

[1]跷(qiāo 敲)脉:《难经》二十八难杨玄操之注:"跷,捷疾也,言此脉是人行走之机要,动足之所由,故曰跷脉也"。

[2]阴缓而阳急:指下肢内侧肌肉弛缓而外侧肌肉拘急,为本经发病的特点。

[3]濡目:指濡润眼目而言。

[4]男子数其阳,女子数其阴,当数者为经,不当数者为络也:《医学纲目》:"当,谓当脉度一十六丈二尺之数也。男子以阳跷当其数,女子以阴跷当其数"。《太素》阴阳跷脉注:"男子以阳

跷为经,以阴跷为络;女子以阴跷为经,阳跷为络也"。

【语译】 阳跷脉起于足外踝下的申脉穴,沿外踝后上行,入风池穴。阳跷脉所引起的病,使之小腿内侧弛缓,外侧拘急。两足之跷脉本属足少阴所别出,与太阳经之经气相并上行,两经之气相并,循行往还就能濡润二目。若经气不能正常循行,就会出现目不能合之症。男子脉度符合其数的为阳跷;女子符合其数的为阴跷。男子以阳跷当数为经,阴数不当数为络;女子以阴跷当其数为经,以阳跷不当数为络。跷脉全长七尺五寸。阳跷起于足太阳经的申脉穴。仆参穴为阳跷之本。跗阳穴为阳跷脉之郗穴,与足少阳胆经会于居髎,与手阳明大肠经会于肩髃及巨骨,与手太阳小肠经、阳维会于臑俞,与手阳明经及足阳明经会于地仓及巨髎,最后又同任脉足阳明胃经会合于承泣穴。共二十六穴。

阳跷脉行经的腧穴有:申脉、仆参、跗阳、居髎、肩髃、巨骨、臑俞、地仓、巨髎、承泣。

[原文] 阴跷脉者,亦起于跟中,循内踝上行,至咽喉,交贯冲脉。其为病也,令人阳缓而阴急[1]。故曰:跷脉者,少阴之别,起于然谷之后,上内踝之上,直上阴,循阴股入阴,上循腹里,入缺盆,上出人迎之前,入鼻,属目内眦,合于太阳。女子以之为经,男子以之为络。两足跷脉,长七尺五寸①而阴跷之郗在交信,阴跷病者取此,凡四穴。

照海足内踝下,交信内踝上。

【校勘】

①七尺五寸:原作"八尺",据《灵枢》脉度篇及《甲乙经》卷二第三改。

【注释】

[1]阳缓而阴急:下肢外侧肌肉弛缓而内侧肌肉拘急。

【语译】 阴跷脉也起于跟中,沿内踝上行,直至咽喉部交贯于冲脉之中,本经之病,是使人下肢外侧弛缓而内侧拘急。所以说阴跷脉是足少阴肾经之别出,起于然谷之后方,上内踝之上,直上阴部,循大腿之内侧入于阴部,由此而上循行于胸内,进入缺盆,向上出于人迎之前,入鼻中,属目内眦,合于太阳。女子以此为经,男子以此为络。两足的阴跷脉,各长七尺五寸,阴跷脉的郄穴是交信,阴跷脉之病当取此穴。共四穴。

　　阴跷脉行经的腧穴有照海、交信。

　　[原文]　阳维脉者,维于阳,其脉起于诸阳之会,与阴维皆维络于身。若阳不能维于阳,则溶溶不能自收持[1]。其脉气所发,别于金门,郄于阳交,与手太阳及阳跷脉会于臑俞,又与手少阳会于臑会,又与手足少阳会于天髎,又与手足少阳、足阳明会于肩井。其在头也,与足少阳会于阳白,上与本神及临泣、目窗、上至正营,承灵、循于脑空,下至风池,日月;其与督脉会,则在风府及哑门。其为病也,苦寒热。凡三十二穴。

| 金门足外踝下 | 阳交外踝上 | 臑俞肩后胛上 |
| 臑会肩前廉 | 天髎缺盆上 | 肩井肩头上 |
| 阳白眉上 | 本神曲差旁 | 临泣目上 |
| 目窗临泣后 | 正营目窗后 | 承灵正营后 |
| 脑空承灵后 | 风池脑空下 | 日月期门下 |
| 风府、哑门 | | |

【注释】

　　[1]则溶溶不能自收持:意指全身懈怠无力,不能自主。

【语译】　阳维脉,维络于诸阳经,此脉起于诸阳脉会合之处,和阴维脉一样维络于全身。如果阳维不能维络诸阳之脉时,就将使全身懈怠,无力,不能自主。此脉经气发出之后,别出于金门,阳交为其郄穴,与手太阳小肠经和阳跷脉会于臑俞穴,与手少阳三焦经会于臑会穴,又与足少阳胆经会于天髎穴,又与手少阳、足少阳和足阳明三经会于肩井穴,在头部还和足少阳胆经会于阳白穴,上于本神、临泣、目窗,上至正营、承灵、沿着脑空穴下至风池与日月。本脉与督脉的会合是在风府及哑门二穴。此脉之病是苦于寒热，共三十二穴。

阳维脉行经的腧穴有：金门、阳交、臑俞、臑会、天髎、肩井、阳白、本神、临泣、目窗正营、承灵、脑空、风池、日月、风府、哑门。

[原文] 阴维脉者，维于阴，其脉起于诸阴之交，若阴不能维于阴，则怅然失志。其脉气所发，阴维之郄，名曰筑宾，与足太阴会于腹哀、大横又与足太阴、厥阴会于府舍、期门，与任脉会于天突、廉泉，其为病也，苦心痛。凡一十二穴。

筑宾内踝上，腹哀日月下，大横腹哀下，府舍腹结下，期门乳下，天突结喉下，廉泉结喉上。

【语译】 阴维脉维络于诸阴经。此脉起于各阴经交会之处，如果阴维脉不能维络各阴经时，就将使人心中郁闷不快。经气发出之后，经阴维之郄穴筑宾，与足太阴脾经会于腹哀，大横又与足太阴脾经的府舍，足厥阴肝经的期门相会，还与任脉会于天突和廉泉。此脉之病是苦于心痛。共十二穴。

阴维脉行经的腧穴有：筑宾、腹哀、大横、府舍、期门、天突、廉泉。

# 十五络脉歌 《医经小学》

[原文]

> 人身络脉一十五，我今逐一从头举。
> 手太阴络为列缺，手少阴络即通里。
> 手厥阴络为内关，手太阳络支正是。
> 手阳明络偏历当，手少阳络外关位。
> 足太阳络号飞扬，足阳明络丰隆记。
> 足少阳络为光明，足太阴络公孙寄。
> 足少阴络名大钟，足厥阴络蠡沟配。
> 阳督之络号长强，阴任之络为屏翳。
> 脾之大络为大包，十五络名君须记。

## 十五络脉穴辨  《医统》

[原文] 十五络脉者,十二经之别络而相通焉者也。其余三络,为任督二脉之络,脾之大络,总统阴阳诸络,灌溉于脏腑者也。《难经》谓三络为阳跷、阴跷二络,尝<sup>①</sup>考之无穴可指,且二跷亦非十四经之正也。《针灸节要》以为任络曰尾翳,督络曰长强,诚得《十四经发挥》之正理,加以脾之大络曰大包,此合十五络也。

**【校勘】**

①尝:原作"常",据《古今医统大全》卷六改。

**【按语】** 本段论述阴阳跷脉不应列入十五络之中的理由。在十五络脉中历代注家对十二正经之络的意见是一致的。对另外三个络脉的意见则不一致。《医统》作者指出:《难经》将阳跷、阴跷列入是不对的,因二跷即无穴可指,亦非十四经之正。还是应当以公认的任、督二脉之尾翳与长强再加上脾之大络大包为是。

## 十五络脉  《节要》

**【提要】** 本段阐述了十五络脉的循行部位、主证及治法。

[原文] 手太阴之别络,名曰列缺。起于腕上分间并太阴之经,直入掌中,散入鱼际。其病实则手锐掌热,泻之;虚则欠㰦,小便遗数,补之。去腕寸半,别走阳明也。

**【语译】** 手太阴经的别行络脉,穴名列缺。本络脉从腕上列缺穴处分出之后,与手太阴经并行直入手掌而散布于鱼际。若本络脉邪气实则手腕上的锐骨部和手掌部必热,当用泻法治之;正气虚则呵欠、气短、尿频、遗尿,当用补法治之。在腕后一寸五分处,走向手阳明经。

[原文] 手少阴之别络,名曰通里。去腕一寸,别走太阳[1],循经入于心中,系舌本[2],属目系[3],实则支膈[4],泻之;虚则不能言,补之。

【注释】

[1]太阳:此指手太阳小肠经而言。

[2]舌本:即舌根。

[3]目系:又称眼系、目本,指眼内连于脑的脉络。

[4]支膈:胸膈下有阻塞感叫支膈。

【语译】 手少阴经的别行络脉,穴名通里。本络脉从手少阴经距离腕上一寸的通里穴处分出络脉,走向手太阳经。沿着手少阴经循行入心中,向上联系舌本,再向上行归于目系。若本络脉邪气实则胸膈部阻塞不适,当用泻法治之;正气虚则不能说话,当用补法治之。

[原文] 手厥阴之别络,名曰内关。去腕①二寸,出于②两筋间,别走少阳,循经上系于心包络心系。实则心痛,泻之;虚则头强③,补之。

【校勘】

①腕:原作"掌",据《灵枢》经脉篇改。

②出于:原无,据《灵枢》经脉篇补。

③头强:《甲乙经》卷二第一下、《千金方》卷十三第一作"烦"。

【语译】 手厥阴经的别行络脉,穴名内关。本络脉从手厥阴经距腕二寸,两筋间之内关穴分出,走向手少阳经,沿着手厥阴经上行,连系心包,络于心系。若本络脉邪气实则心痛,当用泻法治之;正气虚则头颈强直,当用补法治之。

[原文] 手太阳之别络,名曰支正。上腕五寸,内注①少阴,其别者,上走肘,络肩髃。实则节弛肘废,泻之;虚则生疣,小者如指痂疥,补之。

【校勘】

①内注:原作"别走",据《灵枢》经脉篇改。

【语译】 手太阳经的别行络脉,穴名支正。本络脉从手太阳经腕关节后五寸之支正穴处分出,向内注于手少阴经;其别而上行的,过肘络于肩髃。若本络邪气实则关节纵缓,肘部痿废,当用泻法治之;正气虚重者生赘疣,小的如指间痂疥大小,当用补法治之。

[原文] 手阳明之别络,名曰偏历。去腕三寸,别走太阴;其别者,上循臂,乘肩髃,上曲颊偏齿;其别者,入耳,合于宗脉[1]。实则龋聋,泻之;虚则齿寒痹膈,补之。

【注释】

[1]宗脉:宗,有总合或汇合的含义,是泛指经脉的汇合之处。如:"目者,宗脉之所聚也"。

【语译】 手阳明经的别行络脉,穴名偏历。本络脉从腕关节后三寸之偏历穴处分出,走向手太阴经;其支脉向上沿着臂膊,经过肩髃部位。上行到下颌角,遍布于牙齿。其支脉进入耳中,与耳所聚集的许多主要经脉(宗脉)会合。若本络邪气实则龋齿,耳聋,当用泻法治之;正气虚则齿寒,胸膈憋闷,当用补法治之。

[原文] 手少阳之别络,名曰外关。去腕二寸,外绕臂,注胸中,别走于厥阴。实则肘挛,泻之;虚则不收,补之。

【语译】 手少阳经的别行络脉,穴名外关。本络脉从腕关节后二寸外关穴处分出,绕行于臂的外侧,进入胸中,走向手厥阴经。若本络邪气实则肘部拘挛,当用泻法治之;正气虚则肘松弛,不能收缩,当用补法治之。

[原文] 足太阳之别络,名曰飞扬。去踝七寸,别走少阴。实则鼽窒,头背痛,泻之;虚则鼽衄,补之。

【语译】 足太阳经的别行络脉,穴名飞扬。本络脉从外踝上七寸飞扬穴处分出,走向足少阴经。若本络邪气实则鼻塞而流涕、头痛、背痛,当用泻法治之;正气虚则鼻流清涕,鼻出血,当用补法补之。

[原文]　足少阳之别络,名曰光明,去踝五寸,别走厥阴,下络足跗。实则厥,泻之;虚则痿躄,坐不能起,补之。

【语译】　足少阳经的别行络脉,穴名光明,本络脉从外踝上五寸光明穴分出,走向足厥阴经,向下连络足背。若本络邪气实则足部厥冷,当用泻法治之;正气虚则下肢瘫痪,不能起立,当用补法治之。

[原文]　足阳明之别络,名曰丰隆。去踝八寸,别走太阴。其别者,循胫骨外廉,上络头项,合诸经之气,下络喉嗌[1]。其病气逆则喉痹,卒喑,实则狂癫,泻之;虚则足不收,胫枯[2],补之。

【注释】

[1]喉嗌(yì 义):即"咽"。亦称"咽嗌"。《重楼玉钥》:"主通利水谷,为胃之系,乃胃气之通道也"。

[2]胫枯:即下肢废痿之症。

【语译】　足阳明经的别行络脉,穴名丰隆。本络脉从外踝上八寸丰隆穴分出,走向足太阴经。其分支脉沿着胫骨外缘,向上联络头顶,与各经的脉气相合,向下联络喉咙和咽峡部。足阳明脉气逆就会发生喉部肿疼,突然音哑,邪气实则狂病,癫病,当用泻法治之;正气虚则脚不能收,小腿肚痿缩,当用补法补之。

[原文]　足太阴之别络,名曰公孙。去本节之后一寸,别走阳明。其别者,入络肠胃,厥气上逆则霍乱。实则肠中切痛,泻之;虚则鼓胀,补之。

【语译】　足太阴经的别行络脉,穴名公孙。本络脉从足本节后一寸公孙穴处分出,走向足阳明经;其支脉上行入腹,联络肠胃。足太阴络脉气逆就会出现霍乱、呕泻,邪气实则腹绞痛,当用泻法治之;正气虚则腹胀,当用补法治之。

[原文]　足少阴之别络,名曰大钟。当踝后绕跟①,别走太阳。其别者,并经上走于心包下,外贯腰脊。其病气逆烦闷,实则闭癃,泻之;虚则腰痛,补之。

**【校勘】**

①跟：原作"跤"，与文义不符，据《针灸节要》改。

**【语译】** 足少阴经的别行络脉，穴名大钟。本络脉从踝后大钟穴分出，在内踝后绕过足跟，走向足太阳经，其支脉与足少阴经相并上行，走到心包下，外行通贯腰脊。足少阴络脉气逆就会出现心烦、胸闷，若本络邪气实则小便不通或排尿困难，当用泻法治之；若正气虚则腰痛，当用补法治之。

**［原文］** 足厥阴之别络，名曰蠡沟。去内踝五寸，别走少阳。其别者，径胫上睾，结于茎。其病气逆则睾肿，卒疝，实则挺长，泻之；虚则暴痒，补之。

**【语译】** 足厥阴经的别行络脉，穴名蠡沟。本络脉从内踝上五寸的蠡沟穴分出，走向足少阳经。其支脉经过胫骨，上行到睾丸部，结聚于阴茎处。足厥阴络脉气逆就会出现睾丸肿胀、疝气，若本络邪气实则阳强不倒，当用泻法治之；正气虚则阴部痒甚，当用补法治之。

**［原文］** 任脉之别络，名曰尾①翳，下②鸠尾，散于腹。实则腹皮痛，泻之；虚则痒搔，补之。

**【校勘】**

①尾：原作"屏"，据《灵枢》经脉篇及《针灸节要》卷三改。

②下：原作"上"，据《灵枢》经脉篇及《针灸节要》卷三改。

**【语译】** 任脉的别行络脉，穴名尾翳。本络脉从胸前鸠尾下（鸠尾穴，《灵枢》作尾翳）分出，散布到腹部。若本络邪气实则腹皮痛，当用泻法治之；正气虚则皮肤瘙痒，当用补法治之。

**［原文］** 督脉之别络，名曰长强，侠膂上项，散头上，下当肩胛左右，别走太阳①，入贯膂。实则脊强，泻之；虚则头重，高摇，补之。

**【校勘】**

①太阳：原作"任脉"，据《灵枢》经脉篇改。

**【语译】** 督脉的别行络脉，穴名长强。本络脉从尾骨之下长强穴分出,挟脊柱两旁肌肉上行到项部,散布在头部,又下行于肩胛两旁,走入太阳经,行入脊柱两旁的肌肉。若本络脉邪气实则脊柱强直,当用泻法治之;正气虚则头部沉重,头摇,这都是由于挟脊之脉发生病变的结果,当用补法治之。

[原文] 脾之大络,名曰①大包。出渊液下三寸,布胸胁,实则身尽痛,泻之;虚则百节尽皆纵,补之。

**【校勘】**

①曰:原作"四",据《灵枢》经脉篇改。

**【语译】** 脾的大络,穴名大包。从渊液下三寸大包穴分出,散布到胸胁部,若本络邪气实则周身疼痛,当用泻法治之;正气虚则周身关节松弛无力,当用补法治之。

[原文] 凡此十五络者,实则必见,虚则必下,视之不见,求之上下。人经不同,络脉异所别也。

| 络脉名称 | 穴名 | 诸 络 为 病 | |
|---|---|---|---|
| | | 实 | 虚 |
| 手太阴之别络 | 列缺 | 手锐掌热 | 欠䶩、小便遗数 |
| 手少阴之别络 | 通里 | 支膈 | 不能言 |
| 手厥阴之别络 | 内关 | 心痛 | 头强 |
| 手太阳之别络 | 支正 | 节弛肘废 | 生疣,小者如指痂疥 |
| 手阳明之别络 | 偏历 | 龋聋 | 齿寒痹膈 |
| 手少阳之别络 | 外关 | 肘挛 | 不收 |
| 足太阳之别络 | 飞扬 | 鼽、窒、头背痛 | 鼽衄 |
| 足少阳之别络 | 光明 | 厥 | 痿躄、坐不能起 |
| 足阳明之别络 | 丰隆 | 狂癫 | 足不收、胫枯 |
| 足太阴之别络 | 公孙 | 肠中切痛 | 鼓胀 |
| 足少阴之别络 | 大钟 | 闭癃 | 腰痛 |
| 足厥阴之别络 | 蠡沟 | 挺长 | 暴痒 |
| 任脉之别络 | 尾翳 | 腹皮痛 | 痒瘙 |
| 督脉之别络 | 长强 | 脊强 | 头重、高摇 |
| 脾之大络 | 大包 | 身尽痛 | 百节尽皆纵 |

【按语】 《针灸大成》引《针灸节要》对十五络脉的论述,基本上是《灵枢》经脉篇的原文。比较详尽地阐述了十五络脉的起止循行。十五络脉之症,无论是虚症还是实症,都可能在络脉出现异常现象。面由于人体肥瘦不同,经脉长短不一,络脉所居之部位也是有所差异的。因此在临床中必须灵活运用,不可执一而求之。现将十五络脉及其有关内容归纳如上页表。

# 十二经筋 《节要》

【提要】 本段论述了十二经筋的起始、循行和终结的部位及其分支。同时论及了它和五官、脏腑的联系,并指出不同的经筋在不同的季节,所患之痹症亦各不同。

[原文] 足太阳之筋,起于足小指,上结于踝,斜上结于膝;其下循足外侧,结于踵[1],上循跟,结于腘;其别者,结于腨外,上腘中内廉,与腘中并上结于臀,上夹脊上项,其支者,别入结于舌本;其直者,结于枕骨,上头,下颜①,结于鼻;其支者,为目上纲②,下结于頄;其支者,从腋下外廉结于肩髃;其支者,入腋下,上出缺盆[2],上结于完骨;其支者,出缺盆,斜上出于頄。其病小指支跟肿痛,腘挛,脊反折,项筋急,肩不举,腋支缺盆中纽痛,不可左右摇。治在燔针劫刺[3],以知为数[4],以痛为输,名曰仲春痹[5]也。

【校勘】
①颜:原作"额",据《灵枢》经脉篇、《甲乙经》卷二第六改。
②纲:原作"网",据《针灸节要》卷三改。《灵枢》经脉篇作"网"。

【注释】
[1]踵:即足跟。
[2]缺盆:此指锁骨上的凹陷处。
[3]燔针劫刺:燔针,即火针。劫,强夺和威逼之意。劫刺,

即迅猛地用针刺。此指火针速刺之法。

[4]以知为数：知，是见效的意思。数，是针刺的次数。即在治疗时，应不计时日，也不限定针刺的间隔日期，以疗效作为增减针刺次数的依据。

[5]仲春痹：仲春，即二月。仲春痹，亦即在夏历二月多发的足太阳痹症。

**【语译】** 本经筋起始于足小趾，向上结于外踝，斜上结于膝部。向下的沿足外侧结于脚跟，再沿足跟向上结于腘（膝腘窝）。其分支结于踹外（小腿肚），向上到膝腘窝内侧，与膝腘窝部的一支并行上结于后臀部，再向上挟脊旁，上至项部。其分支另行入内结于舌本。直行者结于枕骨向上可及头顶，向下可及颜面（额中），最后结于鼻部。其分支形成目上纲（上睑缘），下结于顺部（鼻根和目内眦之间）。另一分支，从腋的后外侧上结于肩髃（肩端部），别支进入腋下，向上出缺盆（锁骨上窝），再上结于耳后完骨。还有一分支从缺盆分出，斜行向上出于顺部。其病候是：足小趾掣强，脚跟肿疼，膝关节挛缩，角弓反张，项筋拘急，肩不能举，腋部和缺盆中掣引而痛，左右转动不利。应当用燔针劫刺的方法，针的次数可不计，直至病愈为止，以痛点为针刺的腧穴。这种病叫作仲春痹。

[原文] 足少阳之筋，起于小指次指，上结外踝，上循胫外廉，结于膝外廉，其支者别起外辅骨，上走髀，前者结于伏兔之上，后者结于尻；其直者，上乘䏚季胁，上走腋前廉，系于膺乳，结于缺盆。直者，上出腋，贯缺盆，出太阳之前，循耳后，上额角，交巅上，下走颔，上结于顺，支者，结于目眦为外维。其病小指次指之转筋，引膝外转筋，膝不可屈伸，腘筋急，前引髀，后引尻，即上乘䏚，季胁痛，上引缺盆、膺乳，颈维筋急。从左之右，右目不开，上过右角，并跷脉而行，左络于右，故伤左角，右足不用，命曰维筋相交。治在燔针劫刺以知为数，以痛为输。名曰孟春痹[1]也。

**【注释】**

[1]孟春痹:孟春是正月,孟春痹,就是在夏历正月多发的足少阳痹症。

**【语译】** 本经筋起于第四趾,上行结于外踝,再向上沿胫骨外侧结于膝部外侧。其分支另起于外辅骨,上走髀(大腿股外侧),分为两支,前边结于伏兔上部,后边结于尻(骶部)。其直行的向上通过侧季胁,再向上走腋前方,联系于膺乳(胸侧和胸前乳部),结于缺盆。直行的上出腋部,贯通缺盆,上出行于足太阳经筋的前面;沿耳后,再上额角,交会于巅(头顶),向下走向下颌,上方结于颜,分支结于目外眦,为目之外维。其病候是足第四趾掣强、转筋,牵引膝外侧转筋,膝不能伸屈,腘窝筋急,前面牵引髀部,后边牵引尻部。向上到季胁和侧腹部疼,再向上牵引缺盆胸乳颈等部所维系的筋部拘急,左右相交,向上至面部,从左向右的筋拘急时,则右眼不能张开。向上经过右头角,同跷脉并行,左边的络于右边,故伤左角则右足痿废,称为"维筋相交"。在治疗时,可用燔针劫刺的方法,针刺的次数可不计,直至病愈为止,以痛点为针刺的腧穴。这种病叫孟春痹。

**[原文]** 足阳明之筋,起于中三指[1],结于跗上,斜外上加于辅骨,止结于膝外廉,直上结于髀枢,上循胁属脊;其直者,上循骬[2];结于膝①;其支者,结于外辅骨,合少阳;其直者,上循伏兔,上结于髀,聚于阴器,上腹而布,至缺盆而结,上颈,上侠口合于烦,下结于鼻,上合于太阳。太阳为目上纲②,阳明为目下纲②;其支者,从颊结于耳前。其病足中指支胫转筋,脚跗[3]坚,伏兔转筋,髀前肿,㿉疝,腹筋急,引缺盆及颊,卒口僻[4],急者目不合,热则筋纵[5],目不开,颊筋有寒,则急,引颊移口,有热则筋弛纵,缓不胜收,故僻。治之以马膏[6],膏其急者,以白酒和桂,以涂其缓者,以桑钩钩之,即以生桑灰置之坎中,高下以坐等,以膏熨急颊,且饮美酒,噉[7]美炙肉③;不饮酒者,自强也,为之三拊而已。治在燔针劫刺,以知为数,以痛为输,名曰季春痹[8]也。

**【校勘】**

①膝：原作"䯒"，据《灵枢》经脉篇改。

②纲：原作"网"，据《针灸节要》卷三改。

③肉：《太素》卷十三经筋无"肉"字，《灵枢》校勘本疑是后人之注。

**【注释】**

[1]中三指：此指足次趾、中趾而言，但应以次趾为主，而连及中趾。马莳说："历兑起于次趾，而其筋则自次趾以连三趾。"

[2]骭（gàn 干）：此指胫骨而言。

[3]脚跗：此指足背部。

[4]卒口僻：卒，突然的意思。卒口僻即突然发生口角歪斜。

[5]筋纵：即指筋弛缓无力。

[6]马膏：即马脂熬成的膏。马脂，性味甘平柔润，能养筋治痹。

[7]噉（dàn 淡）：当吃字讲。

[8]季春痹：季春是三月。季春痹是发于夏历三月的足阳明痹症。

**【语译】** 本经筋起于第二、三、四足趾，结于跗上（足背）斜向外盖在辅骨上而结于膝的外侧，再直上结于髀枢部（环跳部），向上沿胁肋属于脊；其直行的上沿骭（胫骨）而结于膝部。其分支结于外辅骨，并合足少阳的经筋；直行的沿伏兔部向上结于髀部而聚集于会阴部，再上行分布于腹部，上结于缺盆，再上颈挟口旁，会合于頄（鼻根旁），下行结于鼻旁。上合于足太阳经筋。太阳之筋散于目上为上眼睑，阳明之筋散于目下为下眼睑；其分支从面颊结于耳前。其病候是足中趾掣强、小腿转筋，脚部筋肉跳动而坚硬，伏兔部转筋，髀部肿胀，阴囊肿胀疼痛或硬结麻木（㿗疝），腹筋拘急牵引缺盆及面颊，突发口歪，筋急引，眼不能闭合，属于热的则筋弛纵而眼不能开。颊筋有寒的则使面颊拘急，牵引口角；有热则筋弛缓不能收缩，口角也会歪斜。治疗时可用马膏涂在患病部位,用以濡养其筋,马膏应涂在拘紧的一侧,再用白酒调和肉桂末涂在弛缓的一侧,并用桑钩钩口角,然后将桑木炭火放在地坑中,坑的高低以患者取坐位时能烤到颊部为宜。用此来烤涂马膏的部位。并让患者喝些美酒,吃些炙肉之类的美味。不能喝酒的,也要勉强喝一点,而且要用手来不时的抚摩患处。这样就可以使病治愈了。本经筋其他的病证,在治疗时可用燔针劫刺的方法,针刺的次数不可计,以病愈为止,以痛点为针刺的腧穴。这种病叫季春痹。

**[原文]** 足太阴之筋,起于大指之端内侧,上结于内踝;其直者,络于膝内辅骨,上循阴股[1],结于髀[2],聚于阴器,上腹结于脐,循腹里,结于肋,散于胸中;其内者,着于脊。其病足大指支内踝痛,转筋痛,膝内辅骨痛,阴股引髀而痛,阴器纽痛,上①引脐两胁痛,引膺中,脊内痛。治在燔针却刺,以知为数,以痛为输,名曰仲②秋痹[3]也。

**【校勘】**

①上:原作"下",据《灵枢》经脉篇及《甲乙经》卷二第六改。

②仲:原作"孟",据《灵枢经校释》卷四第十三改。

**【注释】**

[1]阴股:即大腿内侧靠近阴部位置。

[2]髀:即股部,亦即大腿上半部。

[3]仲秋痹:仲秋,是八月。仲秋痹是夏历八月多发的足太阳痹症。

**【语译】** 本经筋起始于足大趾内侧端,向上结于内踝,其直行的向上络于膝内侧辅骨,上沿大腿内侧结于髀部(股前)聚于会阴部,又上行至腹部结于脐,再沿腹内上行结于两肋。散布于胸中;其行于内的附着于脊柱。其病候是足大趾掣强,内踝部痛,转筋痛,膝部内侧骨痛,股内侧引髀部痛。阴器纽结而痛,上牵引脐部、两胁作痛,散于胸中脊内。在治疗时可用燔针劫刺的方法,针刺的次数可不计,直至病愈为止,以痛点为腧穴。这种病症叫"仲秋痹"。

[原文] 足少阴之筋,起于小指之下,并足太阴之筋,斜走内踝之下,结于踵,与太阳之筋合,而上结于内辅之下,并太阴之筋而上,循阴股,结于阴器,循脊内,侠膂,上至项,结于枕<sup>①</sup>骨,与足太阳之筋合。其病足下转筋,及所过而结者,皆痛及转筋。病在此者,主痫瘈及痉,在外者不能俯,在内者不能仰。故阳病者,腰反折不能俯,阴病者不能仰。治在燔针劫刺,以知为数,以痛为输。在内者,熨引饮药,此筋折纽[1],纽发数甚者死不治。名曰孟<sup>②</sup>秋痹[2]也。

【校勘】

①枕:原作"椀(wǎn 碗)",据《灵枢》经筋篇改。

②孟:原作"仲",据《灵枢经校释》卷四第十二改。

【注释】

[1]筋折纽:即筋脉循行纡曲之意。

[2]孟秋痹:孟秋是七月。孟秋痹是夏历七月多发的足少阴痹证。

【语译】 本经筋起始于足小趾端下面,同足太阴经筋斜走内踝下方结于脚跟,与足太阳经筋会合,又向上行而结于内辅骨的下面。在此与足太阴经筋一起向上,沿大腿内侧结于阴部,又沿脊里挟膂(脊旁肌肉),上行至后项而结于枕骨,与足太阳经筋会合。其病候是足下转筋,其经筋所经过及所结部疼痛、转筋。病发于这些部位的就会出现痫证、瘈疭、筋急拘缩、惊风等。病在外的不能低头、弯腰;病在内的不能后仰。所以阳病则角弓反张不能俯,阴病则不能仰。治疗时要用燔针劫刺的方法,针刺的次数可不计。直至病愈为止,以痛点为腧穴。病在内的,可在病处用熨法和按摩方法,也可以服用汤药,倘若本经筋发生了曲屈反折,其发作次数多而又严重时,多为不治之症。这种病叫做"孟秋痹"。

[原文] 足厥阴之筋,起于大指之上,上结于内踝之前,上

循胫,上结内辅之下,上循阴股,结于阴器,络诸筋。其病足大指支内踝之前痛,内辅痛,阴股痛转筋,阴器不用,伤于内则不起,伤于寒则阴缩入,伤于热则纵挺不收,治在行水清阴气。其病转筋者,治在燔针劫刺,以知为数,以痛为输,名曰季秋痹[1]也。

**【注释】**

[1]季秋痹:季秋是九月。季秋痹,是夏历九月多发的足厥阴痹症。

**【语译】** 本经筋起始于足大趾上面,向上结于内踝前方,再向上沿胫骨结于内辅骨下端。又沿大腿内侧,结于阴部,联络各经筋(太阴、少阴、阳明、厥阴的经筋都聚于前阴)。其病候是足大趾挛强,内踝前部痛,膝内关节部疼,股内侧痛而转筋,阴器的功能丧失。如果由于房劳过度则阴茎痿软,如伤于寒邪则阴茎收缩,伤于热邪则阴茎弛缓,挺而不收。治疗时应行肾水以清理本经的经气。对于转筋之症要用燔针劫刺之法,针刺的次数可不计,直至治愈为止。以痛点为腧穴。这种病叫"季秋痹"。

**[原文]** 手太阳之筋,起于小指之上,结于腕,上循臂内廉,结于肘内锐骨[1]之后,弹之应小指之上,入结于腋下;其支者,后走腋后廉,上绕肩胛,循颈,出足①太阳之筋②前,结于耳后完骨;其支者,入耳中;直者,出耳上,下结于颔,上属目外眦。其病小指支,肘内锐骨后廉痛,循臂阴,入腋下,腋下痛,腋后廉痛,绕肩胛引颈而痛,应耳中鸣痛引颔[2],目瞑良久乃得视,颈筋急,则为筋瘘颈肿[3],寒热在颈者。治在燔针却刺之,以知为数,以痛为输。其为肿者,复而锐之。本支者,上曲牙[4],循耳前属目③外眦,上颔④结于角,其病当所过者支转筋。治在燔针劫刺,以知为数,以痛为输。名曰仲夏痹[5]也。

**【校勘】**

①足:原作"走",据《甲乙经》卷二第六、《千金方》卷十三第一改。

②筋:原无,据《甲乙经》卷二第六、《千金方》卷十三第一补。

③目：原作"月"，据《灵枢》经筋篇改。

④颔：《类经》卷七第四注：谓当作"额"，义长。

【注释】

[1]锐骨：指手腕背部小指侧的骨隆起，即尺骨茎突。

[2]颔：相当于口内软腭部位，古称之为"颔"。

[3]筋瘘颈肿：张景岳认为是"鼠瘘之属"。鼠瘘，即瘰疬。

[4]曲牙：为颊车穴的别名，见《素问》气穴论。王冰注："颊车穴也"。亦有将下颌骨作曲牙者。

[5]仲夏痹：仲夏，是五月。仲夏痹，是夏历五月多发的手太阳痹症。

【语译】　本经筋起始于小指端上面，结于手腕背，向上沿前臂内侧，结于肘内锐骨（肱骨内上髁）后面，倘用手指弹击此处，其瘆麻感会一直传至小指之端。再上行入内而结于腋下；其分支走腋后侧，上行绕肩胛部，沿颈旁出，走足太阳经筋前方，结于耳后完骨；其别支从耳后进入耳中；直行的出耳上，向下结于下颌，上行连属于目外眦。其病候是：手小指掣强，肘内锐骨后边痛，沿着臂内侧，进入腋下而发生腋下及腋后边痛，绕肩胛牵引颈部痛，耳中相应鸣响作痛，向下牵引下颌亦痛，痛时必须闭目休息后方能恢复视力，如果颈筋拘急就发展为寒热及筋瘘或颈肿。这时应当用燔针劫刺之法来治疗，针刺次数可不计，直至病愈为止，要以痛点为腧穴。倘若发生肿胀，可用锐利之针刺之。另一支筋上行于曲牙部（下颌骨角）沿耳前连属于目外眦，上额结于额角，其疼痛部位就在本筋所过之处，且有转筋症状，也用燔针劫刺的方法来治疗。治疗的次数仍以治愈为止，以痛点为腧穴。这种病叫做"仲夏痹"。

[原文]　手少阳之筋，起于小指次指之端，结于腕，上①循臂，结于肘，上绕臑外廉，上肩，走颈，合手太阳；其支者，当曲颊入系舌本；其支者，上曲牙，循耳前，属目外眦，上乘颔，结于角。其病当所过者，即支转筋，舌卷。治在燔针劫刺，以知为数，以痛为

输。名曰季夏痹[1]也。

**【校勘】**

①上:原作"中",据《针灸节要》卷三改,与《甲乙经》卷二第六合。

**【注释】**

[1]季夏痹:季夏,是六月。季夏痹就是夏历六月多发的手少阳之痹症。

**【语译】** 本经筋起于手无名指端,结于手腕背,向上沿前臂两骨之间结于肘部,上绕上臂外侧,上行肩走颈会合于手太阳经筋;其分支当下颌角部入里联系舌根;又一支从曲牙部(下颌骨角)上行,沿耳前达目外眦,复上行颔部,结于额角。其病候是在经筋上走行的部位掣痛、转筋,舌卷。治疗时要用燔针劫刺的方法,针刺的次数不计直至治愈为止。以病处的痛点为腧穴。这种病叫做"季夏痹"。

**[原文]** 手阳明之筋,起于大指次指之端,结于腕,上循臂,上结于肘外,上臑,结于髃;其支者,绕肩胛,侠脊;直者从肩髃上颈;其支者,上颊,结于颀;直者,上出手太阳之前,上左角,络头,下右颔。其病当所过者,支痛及转筋,肩不举,颈不可左右视。治在燔针劫刺,以知为数,以痛为输。名曰孟夏痹[1]也。

**【注释】**

[1]孟夏痹:孟夏,是四月。孟夏痹,是夏历四月多发的手阳明痹症。

**【语译】** 本经筋起始于第二手指端,结于手腕背,上沿前臂结于肘外侧,又沿上臂外侧而结于肩端的肩髃部;其分支绕肩胛,挟脊柱;直行的从肩端的肩髃部上颈;其分支前走向面颊而结于颀;直行的上行出手太阳经筋前方,再上行至左额角,络头部而下向对侧(右侧)颔部。其病候是在经筋走行部位掣痛、转筋,肩不能举、颈部强直、运转不利,不能左右视看。治疗时要用燔针劫刺的方法,针的次数不计,直至治愈为止,以痛点为腧穴。

这种病叫"孟夏痹"。

[原文] 手太阴之筋,起于大指之上,循指上行,结于鱼后,行寸口外侧,上循臂,结肘中,上臑内廉,入腋下,出缺盆,结肩前髃,上结缺盆,下结胸里,散贯贲[1],合贲①下抵季胁②。其病当所过者支转筋,痛甚成息贲[2],胁急吐血。治在燔针劫刺,以知为数,以痛为输,名曰仲冬痹[3]也。

【校勘】

①贲:《甲乙经》卷二第六作"胁"。

②胁:《甲乙经》卷二第六、《太素》卷十三作"胁"。

【注释】

[1]贲:即贲门,为胃之上口。

[2]息贲:为五积之一,属肺之积,是一种呼吸急促,气逆上奔的疾患,右胁下有如覆杯状痞块。

[3]仲冬痹:仲冬,是十一月。仲冬痹是夏历十一月多发的手太阴痹症。

【语译】 本经筋起始于大拇指上侧,沿拇指上行,结于鱼际的后面,行寸口外侧,上沿前臂结于肘中;由肘沿臂内侧上行进入腋下,上出缺盆,结于肩端的肩髃前方。上方结于缺盆,下方入胸而结于胸里,分散通过胃上口贲门部,会合于膈下贲门部,下行到达季胁。其病候是在本经筋走行的部位挛痛,转筋严重的成为呼吸急促气逆上奔的"息贲症",胁部拘急吐血。治疗时,要用燔针劫刺的方法,针的次数不计,直至治愈为止。以痛点为腧穴。这种病叫"仲冬痹"。

[原文] 手厥阴之筋,起于中指,与太阴之筋并行,结于肘内廉,上臂阴,结腋下,下散前后侠胁;其支者,入腋,散胸中,结于贲①。其病当所过者,支转筋前及胸痛息贲。治在燔针劫刺,以知为数,以痛为输,名曰孟冬痹[1]也。

【校勘】

①贲:原作"臂",据《甲乙经》卷二第六、《太素》卷十三改。

**【注释】**

[1]孟冬痹：孟冬，是十月。孟冬痹是夏历十月多发的手厥阴痹证。

**【语译】** 本经筋起始于手中指端，与手太阴经筋并行，结于肘内侧，上行于臂内侧而结于腋下，从腋下行散布于胁的前后部；其分支进入腋内，散布胸中结于胃上口贲门部。其病候是在经筋走行的部位掣痛、转筋，向前累及胸部作痛和呼吸急促，气逆上奔的"息贲症"。治疗时要用燔针劫刺的方法。针的次数不计，直至治愈为止，以痛点为腧穴。这种病叫"孟冬痹"。

**[原文]** 手少阴之筋，起于小指之内侧，结于锐骨，上结肘内廉，上入腋，交太阴，侠乳里，结于胸中，循贲①下系于脐。其病内急，心承[1]伏梁，下为肘纲②[2]。其病当所过者，支转筋，筋痛，治在燔针劫刺，以知为数，以痛为输。其成③伏梁唾脓血④者，死不治。经筋之病，寒则反折筋急，热则筋弛纵不收，阴痿不用。阳急则反折，阴急则俯不伸。焠刺者，刺寒急也，热则筋纵不收，无用燔针。名曰季冬痹[3]也。

足之阳明，手之太阳，筋急则口目为僻，眦急不能卒视，治皆如上⑤方也。

**【校勘】**

①贲：原作"臂"，据《甲乙经》卷二第六及《太素》卷十三改。

②纲：原作"网"，据《针灸节要》卷三改。

③成：原作"承"，据《针灸节要》卷三改。

④脓血：原作"血脓"，据《针灸节要》卷三改。

⑤上：原作"右"，因顺排改横排故改。

**【注释】**

[1]心承：承，是由下承上之意。心承，是深部的筋拘急坚伏，承于心下。

[2]下为肘纲：下是指胸至肘的部位。此指上肢的经筋有病，肘就像绳索一样的牵扯拘急。《太素》杨注："人肘屈伸，以此

筋纲维,故日肘纲也"。

[3]季冬痹:季冬,是十二月。季冬痹是夏历十二月多发的手少阴痹症。

**【语译】** 本经筋起始于小手指内侧,结于掌后锐骨(豆骨)。向上结于肘的内侧,上入腋内交手太阴经筋。挟行于乳房的内侧而结于胸中,治膈向下过贲门而系于脐部。其病候是,在内为胸内拘急,心下坚积而成"伏梁"病,在外则肘部会像罗网一样的牵急。在经筋走行部位会有转筋、筋痛症状。治疗时要用燔针劫刺的方法,针的次数不计,直至治愈为止,以痛点为腧穴。如果已经成为"伏梁"之症而吐脓血时则为不治之死症。经筋之病,属寒的表现为脊背反折筋脉拘挛;属热者,则经脉松弛而难收,或成为阳痿之症。属阳之背部的筋急其背向后反张;属阴之腹部的筋急则身体俯屈而不能伸直。火针,是治疗筋寒拘急之法,当筋热弛缓不收时就不能使用火针。这种病叫"季冬痹"。

足阳明,手太阳之筋拘急时,就会出现口眼歪斜,眼角拘挛,视物不清。其治法同上。

**【按语】** 为掌握方便,将十二经筋痹症归纳如下表:

| 四季 | 春 | | | 夏 | | | 秋 | | | 冬 | | |
|---|---|---|---|---|---|---|---|---|---|---|---|---|
| 月份(夏历) | 正月 | 二月 | 三月 | 四月 | 五月 | 六月 | 七月 | 八月 | 九月 | 十月 | 十一月 | 十二月 |
| 孟仲季 | 孟春 | 仲春 | 季春 | 孟夏 | 仲夏 | 季夏 | 孟秋 | 仲秋 | 季秋 | 孟冬 | 仲冬 | 季冬 |
| 病之所在 | 足少阳经筋 | 足太阳经筋 | 足阳明经筋 | 手阳明经筋 | 手太阳经筋 | 手少阳经筋 | 足少阴经筋 | 足太阴经筋 | 足厥阴经筋 | 手厥阴经筋 | 手太阳经筋 | 手少阴经筋 |
| 所患证候 | 孟春痹 | 仲春痹 | 季春痹 | 孟夏痹 | 仲夏痹 | 季夏痹 | 孟秋痹 | 仲秋痹 | 季秋痹 | 孟冬痹 | 仲冬痹 | 季冬痹 |

## 五脏募穴[1]　　《聚英》

**【提要】**　本段记述了五脏募穴的名称,并引用《难经》及李东垣《脾胃论》中的有关内容,指出募穴的临床主治。

**[原文]**　中府肺募　巨阙心募　期门肝募　章门脾募　京门肾募

按《难经》云:阴病行阴,故令募在阴(腹曰阴,募皆在腹)。

东垣曰:凡治腹之募,皆为原气不足,从阴引阳,勿误也。又曰:六淫客邪[2],及上热下寒,筋骨皮肉血脉久病,错取于胃之合及诸腹之募者,必危。

**【注释】**

[1]募穴:指脏腑经气汇集之腧穴,这些腧穴均在胸腹部。

[2]客邪:泛指侵害人体的邪气。

**【按语】**　本节出于《针灸聚英》,其中引用了《脾胃论》的内容。李氏提出两个问题:一是凡针募穴都是因为元阳不足,从腹部的募穴中引阳气上行,以达到抑阴扶阳的目的;二是外感六淫之邪以及上热下寒或筋骨皮肉血脉之病,不能取胃之合穴足三里,亦不能取腹部募穴,以免导致阴火逆上的危候。

## 五脏俞穴[1]

**【提要】**　本段记述了五脏背俞穴的名称及其部位,并引用《难经》及李东垣《脾胃论》中的内容,指出五脏俞穴的主治。

**[原文]**　俞,犹委输之输,言经气由此而输于彼也

肺俞三椎下各开寸半。

心俞五椎下各开寸半。

肝俞九椎下各开寸半。

脾俞十一①椎下各开寸半。

肾俞十四椎下各开寸半。

按《难经》云:阴病行阳,故令俞在阳(背曰阳,俞皆在背)。

东垣曰:天外[2]风寒之邪,乘中而入[3]。在人之背上,腑俞脏俞,是人之受天外客②邪。亦有二说。中于阳则流于经,此病始于外寒,终归外热,收治风寒之邪,治其各脏之俞。

**【校勘】**

①一:原作"三",据《针灸聚英》卷一上改。

②客:原作"风",据《脾胃论》卷中改。

**【注释】**

[1]五脏俞穴:五脏俞穴是五脏经气输注于背部的腧穴,位于背部足太阳膀胱经。

[2]天外:此指自然界而言。

[3]乘中而入:即邪气乘着体虚而使人为病。

**【按语】** 本节出于《针灸聚英》,其中引用了《脾胃论》的内容。李氏认为外邪乘虚侵犯人体,多从背部进入。风寒袭表,太阳经首先受之,故治疗须针各脏腑的俞穴。

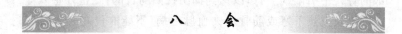

# 八　会

**[原文]** 腑会中脘　脏会章门　筋会阳陵　髓会绝骨　血会膈俞　骨会大杼　脉会太渊　气会膻中

《难经》云:热病在内者,取会之气穴也。

**【按语】** 本节出于《针灸聚英》,所引《难经》四十五难。八会穴是脏、腑、气、血、筋、脉、骨、髓的精气聚会之处,这些穴位多分布于躯干部。

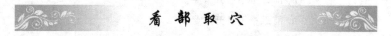

# 看　部　取　穴

**[原文]** 《灵枢》杂病①论:人身上部病取手阳明经,中部病取足太阴经,下部病取足厥阴经,前膺病取足阳明经,后背病取

足太阳经。取经者,取经中之穴也。一病可用一二穴。

**【校勘】**

①病:原作"症",据《灵枢》杂病篇改。

**【按语】** 本节所引之《灵枢》杂病篇,并非原文,是把《灵枢》的经文内容进行了概括而写成的。今将《针灸大成》原文与《灵枢》杂病篇相对应之处列表对照如下。

| 《针灸大成》原文 | 《灵枢》杂病篇相对应之处 |
| --- | --- |
| 人身上部病取手阳明经 | 喉痹……能言取手阳明 |
| 中部病取足太阴经 | 腹满食不化,不能大便,取足太阴 |
| 下部病取足厥阴经 | 心痛引小腹满,上下无常处,便溲难,刺足厥阴;小腹满大……小便不利,取足厥阴 |
| 前膺病取足阳明经 | 厥胸满而肿……取足阳明 |
| 后背病取足太阳经 | 厥挟脊面痛者,至顶……腰脊强,取足太阳腘中血络 |

## 治病要穴 《医学入门》

**【提要】** 治病要穴一段共提出头部9穴,腹部15穴,背部19穴,手部21穴,足部26穴(以上选自《医学入门》)和杨氏提出的经外34个奇穴,计124穴名,并列出部位、刺灸法及主治。

**[原文]** 针灸穴治大同,但头面诸阳之会[1]。胸膈二火[2]之地,不宜多灸。背腹阴虚有火者,亦不宜灸,惟四肢穴最妙。凡上体及当骨处[3],针入浅而灸宜少;凡下体及肉厚处,针可入深灸多无害。前经络注《素问》未载针灸分寸者,以此推之。

**【注释】**

[1]诸阳之会:手三阳经从手走头,足三阳经从头走足,六阳经皆在头部相会,故称头为"诸阳之会"。

[2]二火:指君火,相火。

[3]当骨处:此指人体骨骼接近体表易于触及之部位。

# 头　　部

[原文]　**百会**:主诸中风①等症,及头风癫狂,鼻病,脱肛,久病大肠气泄,小儿急慢惊风,痫症,夜啼,百病。

**上星**:主鼻渊,鼻塞,息肉及头风目疾。

**神庭**:主风痫羊癫[1]。

**通天**:主鼻痔[2]。左臭灸右,右臭灸左;左右臭,左右灸,鼻中去一块如朽骨,臭②气自愈。

**脑空**:主头风,目眩。

**翳风**:主耳聋及瘰疬。

**率谷**:主伤酒呕吐,痰眩[3]。

**风池**:主肺中风,偏正头风。

**颊车**:主落架风[4]。

**【校勘】**

①风:《医学入门》卷一无此字。

②臭:原作"鼻",据《医学入门》卷一改。

**【注释】**

[1]羊癫:即羊痫风。《景岳全书》杂证谟篇:"羊痫……即今人之谓羊痫"。

[2]鼻痔:凡鼻腔内生赘肉肿块,统称鼻痔,又称"鼻息肉"。

[3]痰眩:即痰饮眩晕,为眩晕症的一种。多因痰饮内停,上蒙清窍所致。症见头重眩晕,胸闷呕吐,痰多气促等。

[4]落架风:即"落下颏"之别称。落下颏,乃"颔骨卒然下落"(即下颌关节脱白)。

# 腹　　部

[原文]　膻中：主哮喘肺痈，咳嗽，瘿气。

巨阙：主九种心痛，痰饮吐水，腹痛息贲。

上脘：主心痛伏梁，奔豚。

中脘[1]：主伤暑[2]，及内伤脾胃，心脾痛，疟疾，痰晕，痞满，翻胃，能引胃中生气上行。

水分：主鼓胀绕脐，坚满不食，分利水道，止泄。

神阙：主百病及老人，虚人泄泻如神。又治水肿鼓胀，肠鸣卒死，产后腹胀，小便不通，小儿脱肛。

气海：多灸能令人生子。主一切气疾，阴症痼冷[1]，及风寒暑湿，水肿，心腹鼓胀，胁痛，诸虚癥瘕，小儿囟不合。丹溪治痢，昏仆上视，溲注汗泄，脉大，得之酒色，灸此[3]后，服人参膏而愈。

关元：主诸虚肾积及虚，老人泄泻，遗精白浊，令人生子。

中极：主妇人下元虚冷，虚损，月事不调，赤白带下。灸三遍，令生子。

天枢：主内伤脾胃，赤白休息[4]痢疾，脾泄及脐腹鼓胀，癥瘕。

章门：主痞块，多灸左边。肾积[2]，灸两边。

乳根：主膺肿、乳痈，小儿龟胸。

日月：主呕宿汁，吞酸。

大赫：主遗精。

带脉：主疝气偏坠，水肾，妇人带下。

【校勘】

①脘：原作"胱"，据《医学入门》卷一改。

②暑：原作"者"，据《医学入门》卷一改。

③此：《医学入门》无此字。

④休息：原无，据《医学入门》卷一补。

**【注释】**

[1]痼冷:出《千金方》卷十六,指真阳不足,阴寒之邪久伏体内所致之症。

[2]肾积:见于《脉经》。其病名为贲豚。

# 背　　部

[原文]　**大杼**:主遍身发热,瘅疟[1]咳嗽。

**神道**:主背上怯怯乏气。

**至阳**:主五疸[2]痞满。

**命门**:主老人肾虚腰疼,及诸痔脱肛,肠风下血。

**风门**:主易感风寒,咳嗽痰血,鼻衄,一切鼻病。

**肺俞**:主内伤外感,咳嗽吐血,肺痈,肺痿,小儿龟背。

**膈俞**:主胸胁心痛,痰疟[3]痃癖,一切血疾。

**肝俞**:主吐血、目暗,寒疝。

**长强**:主痔漏。

**胆俞**:主胁满,干呕,惊怕,睡卧不安,酒疸目黄,面发赤斑。

**脾俞**:主内伤脾胃,吐泄,疟,痢,喘急,黄疸,食癥,吐血,小儿慢脾风。

**三焦俞**:主胀满积块,痢疾。

**胃俞**:主黄疸,食毕头眩,疟疾,善饥不能食。

**肾俞**:主诸虚,令人有子,及耳聋,吐血,腰痛,女劳疸[4],妇人赤白带下。

**小肠俞**:主便血下痢,小①便黄赤。

**大肠俞**:主腰脊痛,大小便难,或泄痢。

**膀胱俞**:主腰脊强,便难腹痛。凡五脏疟,灸五脏俞。

**谚语**:主诸疟,久疟眼暗。

**意舍**:主胁满呕吐。

**【校勘】**

①小:原无,据《医学入门》卷一补。

**【注释】**

[1]瘅(dàn旦)疟:出《素问》疟论。有三种解释:一指温疟而言。二认为瘅疟与温疟同类,先热后寒,热重寒微为温疟;但热不寒为瘅疟。三指疟发于三阴经者。

[2]五疸:即黄疸、谷疸、酒疸、女劳疸和黑疸。

[3]痰疟:疟疾兼有郁痰者叫痰疟,症见热多寒少,头痛,肉跳,呕吐痰涎,眩晕,严重时抽搐。

[4]女劳疸:《金匮》黄疸病脉证治篇:"额上黑微汗出,手足中热,薄暮即发,膀胱急,小便自利,名曰女劳疸"。

# 手　　部

[原文]　曲池:主中风,手挛筋急,痹风,疟疾,先寒后热。

**肩井**:主肘臂不举,扑伤。

**肩髃**:主瘫痪,肩肿,手挛。

**三里**:主偏风下牙疼。

**合谷**:主中风、破伤风,痹风,筋急疼痛,诸般头痛,水肿,难产,小儿急惊风。

**三间**:主下牙疼。

**二间**:主牙疾,眼疾。

**支正**:主七情气郁,肘臂十指皆挛及消渴。

**阳谷**:主头面手膊诸疾,及痔痛,阴痿。

**腕骨**:主头面、臂腕、五指诸疾。

**后溪**:主疟疾,癫痫。

**少泽**:主鼻衄不止,妇人乳肿。

**间使**:主脾寒症,九种心痛,脾疼,疟疾,口渴。如瘰疬久不愈,患左灸右,患右灸左。

**大陵**:主呕血,疟。

**内关**:主气块,及胁痛,劳热,疟疾,心胸痛。

**劳宫**:主痰火胸痛,小儿口疮及鹅掌风[1]。

**中渚**:主手足麻木,战战踡挛,肩臂连背疼痛,手背痈毒。

**神门**:主惊悸怔忡,呆痴,卒中鬼邪,恍惚振禁,小儿惊痫。

**少冲**:主心虚胆寒,怔忡癫狂。

**少商**:主双蛾风,喉痹。

**列缺**:主咳嗽风痰,偏正头风,单蛾风,下牙疼。

【注释】

[1]鹅掌风:是一种发于手掌部的皮肤病。因风毒或湿邪侵入皮肤所致。初起皮下有小水泡,瘙痒,以后叠起白皮而脱屑。日久则皮肤粗糙而变厚。

# 足　　部

[原文] **环跳**:主中风湿,股膝挛痛,腰痛。

**风市**:主中风,腿膝无力,脚气,浑身瘙痒,麻痹。

**阳陵泉**:主冷痹偏风,霍乱转筋。

**悬钟**:主胃热腹胀,胁痛,脚气,脚胫湿痹,浑身瘙痒,趾疼。

**足三里**:主中风中湿,诸虚耳聋,上牙疼,痹风,水肿,心腹鼓胀,噎膈哮喘,寒湿脚气[1]。上、中、下部疾,无所不治。

**丰隆**:主痰晕,呕吐哮喘。

**内庭**:主痞满。患右灸左,患左灸右,觉腹响是效。及妇人食蛊,行经头晕,小腹痛。

**委中**:治同环跳症。

**承山**:主痔漏转筋①。

**飞扬**:主行步如飞。

**金门**:主癫痫。

**昆仑**:主足腿红肿,齿痛。

**申脉**:主昼发痓,足肿,牙痛。

**血海**:主一切血疾及诸疮。

**阴陵泉**:主胁腹胀满,中、下部疾皆治。

**三阴交**:主痞满痃冷,疝气,脚气,遗精,妇人月水不调,久不成孕,难产,赤白带下,淋漓。

**公孙**:主痰壅胸膈,肠风下血,积块,妇人气蛊。

**太冲**:主肿满,行步艰难,霍乱,手足转筋①。

**行间**:主浑身蛊胀,单腹蛊胀,妇人血蛊。

**大敦**:主诸疝,阴囊肿,脑衄[2],破伤风,小儿急慢惊风等症。

**隐白**:主心脾痛。

**筑宾**:主气疝。

**照海**:主夜发痓,大便闭,消渴。

**太溪**:主消渴,房劳,不称心意,妇人水蛊。

**然谷**:主喉痹,咳②唾血,遗精,温疟,疝气,足心热,小儿脐风[3]。

**涌泉**:主足心热,疝气,奔豚,血淋,气痛。

**【校勘】**

①转筋:《医学入门》卷一无此二字。

②咳:原无,据《医学入门》卷一补。

**【注释】**

[1]脚气:古名脚风,又名脚弱。因外湿邪风毒,或为饮食厚味所伤,积湿生热流注于脚而成。症见腿脚麻木痠痛,无力或挛急,或肿胀,或枯萎,或胫红肿发热,进而入腹攻心,小腹不仁,呕吐不食,心悸,胸闷、气喘,神志恍惚,言语错乱。

[2]脑衄:即上窍大出血。

[3]脐风:称撮口,即新生儿破伤风。

# 经外奇穴 杨氏

**【提要】** 本段记载了杨氏常用的35个奇穴名(96个穴位)并包括了刺灸法及主治。

[原文] **内迎香**:二穴。在鼻孔中。治目热暴痛,用芦管子搐出血最效。

**鼻准**：二穴，在鼻柱尖上，专治鼻上生酒醉风，宜用三棱针出血。

**耳尖**：二穴，在耳尖上，卷耳取尖上是穴。治眼生翳膜，用小艾炷五壮。

**聚泉**：一穴，在舌上，当舌中，吐出舌，中[①]直有缝陷中是穴。哮喘咳嗽，及久嗽不愈，若灸，则不过七壮。灸法用生姜切片如钱厚，搭于舌上穴中，然后灸之。如热嗽，用雄黄末少许，和于艾炷中灸之；如冷嗽，用款冬花为末，和于艾炷中灸之，灸毕，以茶清连生姜细嚼咽下。又治舌胎[1]，舌强，亦可治，用小针出血。

**左金津  右玉液**：二穴，在舌下两旁，紫脉上是穴，卷舌取之。治重舌肿痛，喉闭，用白汤煮三棱针，出血。

**海泉**：一穴，在舌下中央脉上是穴。治消渴，用三棱针出血。

**鱼腰**：二穴，在眉中间是穴。治眼生垂帘翳膜，针入一分，沿皮向两旁是也。

**太阳**：二穴，在眉后陷中，太阳紫脉[2]上是穴。治眼红肿及头，用三棱针出血。其出血之法，用帛一条，紧缠其项颈，紫脉即见，刺出血立愈。又法：以手紧扭其领，令紫脉见，却于紫脉上刺出血，极效。

**大骨空**：二穴，在手大指中节上，屈指当骨尖陷中是穴。治目久痛，及生翳膜内障，可灸七壮。

**中魁**：二穴，在中指第二节骨尖，屈指得之。治五噎[3]，反胃吐食，可灸七壮，宜泻之。又阳溪二穴，亦名中魁。

**八邪**：八穴，在手五指岐骨间，左右手各四穴。其一：大都二穴，在手大指次指虎口，赤白肉际，握拳取之。可灸七壮，针一分。治头风牙痛。其二：上都二穴，在手食指中指本节岐骨间，握拳取之。治手臂红肿，针入一分，可灸五壮。其三：中都二穴，在手中指无名指本节岐骨，又名液门也。治手臂红肿，针入一分，可灸五壮。其四：下都二穴，在手无名指小指本节后岐骨间，一名中渚也。中渚之穴，在液门下五分，治手臂红肿，针一分，灸五壮。两手共八穴，故名八邪。

**八风**：八穴，在足五指岐骨间，两足共八穴，故名八风。治脚背红肿，针一分，灸五壮。

**十宣**：十穴，在手十指头上，去爪甲一分，每一指各一穴，两手指共十穴。故名十宣。治乳蛾，用三棱针出血，大效。或用软丝缚定本节前次节后，内侧中间，如眼状。如灸一火，两边都著艾[4]，灸五壮，针尤妙。

**五虎**：四穴，在手食指及无名指第二节骨支，握拳得之。治五指拘挛，灸五壮，两手共四穴。

**肘尖**：二穴，在手肘骨尖上，屈肘得之。治瘰疬，可灸七七壮。

**肩柱骨**：二穴，在肩端起骨尖上是穴。治瘰疬，亦治手不能举动，灸七壮。

**二白**：四穴，即郄门也。在掌后横纹中，直上四寸，一手有二穴，一穴在筋内两筋间，即间使后一寸。一穴在筋外，与筋内之穴相并。治痔，脱肛。

**独阴**：二穴，在足第二指下，横纹中是穴。治小肠疝气，又治死胎，胎衣不下，灸五壮。又治女人干哕，呕吐红，经血不调。

**内踝尖**：二穴，在足内踝骨尖是穴。灸七壮。治下片牙疼及脚内廉转筋。

**外踝尖**：二穴，在足外踝骨尖上是穴。可灸七壮。治脚外廉转筋，及治寒热脚气，宜三棱针出血。

**囊底**：一穴，在阴囊十字纹中。治肾脏风疮，及治小肠疝气，肾家一切症候。悉皆治之。灸七壮，艾炷如鼠粪。

**鬼眼**：四穴，在手大拇指，去爪甲角如韭叶，两指并起，用帛缚之，当两指岐缝中是穴。又二穴在足大指，取穴亦如在手者同。治五痫等症，正发疾时，灸之效甚。

**髋骨**：四穴，在梁丘两旁，各开一寸五分，两足共四穴。治腿痛,灸七壮。

**中泉**:二穴,在手背腕中,在阳溪、阳池中间陷中是穴。灸二七壮。治心痛及腹中诸气,疼不可忍。

**四关**:四穴,即两合谷,两太冲穴是也。

**小骨空**:二穴,在手小拇指第二节尖是穴。灸七壮。治手节疼,目痛。

**印堂**:一穴,在两眉中陷中是穴。针一分,灸五壮。治小儿惊风。

**子宫**:二穴,在中极两旁各开三寸。针二寸,灸二七壮,治妇人久无子嗣。

**龙玄**:二穴,在两手侧腕叉紫脉上。灸七壮,禁针,治手疼。

**四缝**:四穴,在手四指内中节是穴。三棱针出血。治小儿猢狲劳等症。

**高骨**:二穴,在掌后寸部前五分。针一寸半,灸七壮。治手病。

**兰门**:二穴,在曲泉两旁各三寸脉中。治膀胱七疝,奔豚。

**百虫窠**:二穴,即血海也。在膝内廉上三寸,灸二七壮,针五分。治下部生疮。

**睛中**:二穴,在眼黑珠正中。取穴之法:先用布搭目外,以冷水淋一刻,方将三棱针于目外角,离黑珠一分许,刺入半分之微,然后入金针,约数分深,旁入自上层转拨向瞳人轻轻而下,斜插定目角,即能见物,一饭顷出针,轻扶偃卧,仍用青布搭目外,再以冷水淋三日夜止。初针盘膝正坐,将箸一把,两手握于胸前,宁心正视,其穴易得。治一切内障,年久不能视物,顷刻光明,神秘穴也。

凡学针人眼者,先试针内障羊眼,能针羊眼复明,方针人眼,不可造次。

**【校勘】**

①中:原作"出",据文义改。

**【注释】**

[1]胎：与"苔"同。

[2]太阳紫脉：即太阳部位之浮络。

[3]五噎：为气噎、忧噎、食噎、劳噎、思噎的总称。

[4]著艾：即将艾炷直接（或隔物）放置于皮肤之上。

 穴同名异类  以下俱《聚英》

**［原文］**

一穴二名：

| | | | |
|---|---|---|---|
| 后顶 | 一名交冲。 | 强间 | 一名大羽。 |
| 窍阴 | 一名枕骨。 | 脑户 | 一名合颅。 |
| 曲鬓 | 一名曲发。 | 脑空 | 一名颞颥。 |
| 颅囟 | 一名颅息。 | 听宫 | 一名多所闻。 |
| 瘈脉 | 一名资脉。 | 素髎 | 一名面正。 |
| 水沟 | 一名人中。 | 承浆 | 一名悬浆。 |
| 廉泉 | 一名舌本。 | 风府 | 一名舌本。 |
| 上星 | 一名神堂。 | 丝竹空 | 一名目髎。 |
| 睛明 | 一名泪孔。 | 巨髎 | 一名巨窌。 |
| 肩井 | 一名膊井。 | 渊液 | 一名泉液。 |
| 臑会 | 一名臑髎。 | 大椎 | 一名百劳。 |
| 命门 | 一名属累。 | 风门 | 一名热府。 |
| 巨阙 | 一名心募。 | 期门 | 一名肝募。 |
| 肾俞 | 一名高盖。 | 中膂内俞 | 一名脊内俞。 |
| 天窗 | 一名窗笼。 | 天鼎 | 一名天顶。 |
| 天突 | 一名天瞿。 | 扶突 | 一名水穴。 |
| 天池 | 一名天会。 | 人迎 | 一名五会。 |
| 缺盆 | 一名天盖。 | 腧府 | 一名输府。 |
| 玉堂 | 一名玉英。 | 神阙 | 一名气舍。 |

| | | | |
|---|---|---|---|
| 四满 | 一名髓府。 | 腹结 | 一名肠窟。 |
| 冲门 | 一名上慈宫。 | 气冲 | 一名气街。 |
| 横骨 | 一名曲骨端。 | 辄筋 | 一名神光。 |
| 阳辅 | 一名分肉。 | 阴都 | 一名食官。 |
| 水突 | 一名水门。 | 水分 | 一名分水。 |
| 会阴 | 一名屏翳。 | 会阳 | 一名利机。 |
| 太渊 | 一名太泉。 | 商阳 | 一名绝阳。 |
| 二间 | 一名间谷。 | 三间 | 一名少谷。 |
| 合谷 | 一名虎口。 | 阳溪 | 一名中魁。 |
| 三里 | 一名手三里。 | 少冲 | 一名经始。 |
| 少海 | 一名曲节。 | 少泽 | 一名小吉。 |
| 天泉 | 一名天湿。 | 阳池 | 一名别阳。 |
| 支沟 | 一名飞虎。 | 蠡沟 | 一名交仪。 |
| 中封 | 一名悬泉。 | 中都 | 一名中郄。 |
| 三阳络 | 一名通门。 | 阴包 | 一名阴胞。 |
| 阴交 | 一名横户。 | 委中 | 一名血郄。 |
| 悬钟 | 一名绝骨。 | 漏谷 | 一名太阴络。 |
| 地机 | 一名脾舍。 | 血海 | 一名百虫窠。 |
| 上廉 | 一名上巨虚。 | 下廉 | 一名下巨虚。 |
| 阴市 | 一名阴门。 | 伏兔 | 一名外勾。 |
| 太溪 | 一名吕细。 | 照海 | 一名阴跷。 |
| 金门 | 一名梁关。 | 昆仑 | 一名下昆仑。 |
| 飞扬 | 一名厥阳。 | 附阳 | 一名付阳。 |
| 仆参 | 一名安邪。 | 环跳 | 一名宾骨。 |
| 申脉 | 一名阳跷。 | 涌泉 | 一名地冲。 |

[原文]

一穴三名

| | |
|---|---|
| 络却 | 一名强阳，一名脑盖。 |
| 禾髎 | 一名长频，一名禾窌。 |

| 客主人 | 一名上关，一名客主。 |
| 瞳子髎 | 一名前关，一名太阳。 |
| 颊车 | 一名机关，一名曲牙。 |
| 听会 | 一名听河，一名后关。 |
| 肩髃 | 一名中肩，一名偏肩。 |
| 脊中 | 一名神宗，一名脊俞。 |
| 膻中 | 一名亶中，一名元见。 |
| 鸠尾 | 一名尾翳，一名䯏骭。 |
| 上脘 | 一名上管，一名胃脘。 |
| 中脘 | 一名太仓，一名胃募。 |
| 气海 | 一名脖胦，一名下肓。 |
| 气穴 | 一名胞门，一名子户。 |
| 中府 | 一名府中俞，一名肺募。 |
| 劳宫 | 一名五里，一名掌中。 |
| 大赫 | 一名阴维，一名阴关。 |
| 长强 | 一名气郄，一名撅骨。 |
| 日月 | 一名神光，一名胆募。 |
| 承筋 | 一名腨肠，一名直肠。 |
| 温溜 | 一名池头，一名逆注。 |
| 复溜 | 一名昌阳，一名伏白。 |
| 阳关 | 一名阳陵，一名关陵。 |
| 阳交 | 一名别阳，一名足窌。 |
| 神门 | 一名锐中，一名中都。 |
| 然谷 | 一名然骨，一名龙渊。 |

一穴四名

| 哑门 | 一名喑门，一名舌横，一名舌厌。 |
| 攒门 | 一名始光，一名光明，一名员柱。 |
| 关元 | 一名丹田，一名大中极，一名小肠募。 |
| 中极 | 一名玉泉，一名气原，一名膀胱募。 |

　天枢　　一名长溪，一名谷门，一名大肠募。

　京门　　一名气俞，一名气府，一名肾募。

　承山　　一名鱼腹，一名肉<sup>①</sup>柱，一名肠山。

　承扶　　一名内郄，一名阴关，一名皮部。

一穴五名

　百会　　一名三阳，一名五会，一名巅上，一名天满。

　章门　　一名长平，一名季胁，一名胁髎，一名脾募。

一穴六名

　腰俞　　一名背解，一名腰户，一名髓孔，一名腰柱，一名
　　　　　髓府。

　石门　　一名利机，一名丹田，一名精露，一名命门，一名
　　　　　三焦募。

# 名同穴异类

| 头临泣 | 足临泣 | 头窍阴 | 足窍阴 |
| 腹通谷 | 足通谷 | 背阳关 | 足阳关 |
| 手三里 | 足三里 | 手五里 | 足五里 |

**【校勘】**

①肉柱：原作"内柱"，据《针灸聚英》卷一上改。

**【按语】**　"穴同名异类"之下，列一百二十六穴，其中一穴
二名者88个；一穴三名者26个；一穴四名者8个；一穴五名者
2个；一穴六名者2个。

　　在"名同穴异类"之中，其名称是相同的，只因其所在部位不
同而异，因而必须贯其部位之名称以便区别，如手三里、足三里
便是。

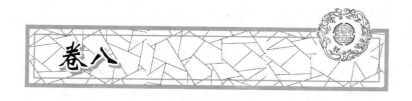

# 卷八

穴　　法　　以下至疮毒门俱《神应经》

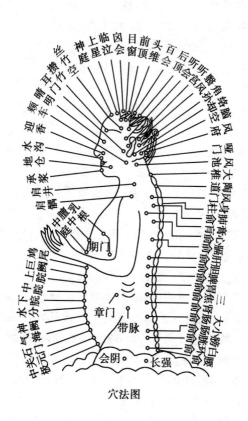

穴法图

**[原文]** **神庭**：在直鼻上，入发际五分。灸七壮，止七七壮。禁针。

**上星**：在直鼻上，入发际一寸。针三分，以细三棱针，泄诸阳热气。灸三壮①，不宜多；多则拔气上，目不明。

**囟会**：在上星后一寸，有陷可容豆许。灸二七壮。

**前顶**：在囟会后一寸五分，骨间陷中。针一分，灸三壮。

**百会**：在顶中陷中，容豆许，去前发际五寸，后发际七寸。针二分，灸七壮，至七七壮。

**后顶**：在百会后一寸五分，枕骨上。针二分，灸五壮。

**风府**：在项后发际上一寸，大筋内宛宛中，疾言其肉立起。针四分，禁灸，灸之令人失音②。

**哑门**：在项后入发际五分宛宛中，仰头取之。针三分，禁灸，灸之令人哑。

**睛明**：在目内眦头外一分许。针一分半③，雀目者，可④久留针，然⑤后速出。禁灸。

**攒竹**：在两眉头小陷宛宛中。针三分，三度刺，目大明，宜用锋针出血。禁灸。

**丝竹空**⑥：在眉后陷中。针三分，宜泻不宜补。禁灸，灸之令人目小无所见。

**角孙**：在耳廓中间上⑦，开口有空。针八分，灸三壮。

**络却**：在脑后，发际上两旁起肉上各一寸三分，脑后枕骨侠脑户，自发际上四寸半。针三分，灸三壮。

**翳风**：在耳后尖角陷中，按之耳中痛。针三分，灸七壮。

**临泣**：在目上，直入发际五分陷中。针三分，不宜灸⑧。

**目窗**：在临泣后寸半⑨。灸五壮，针三分，三度刺，目大明。

**头维**：在额角入发际，本神旁一寸五分。针三分，禁灸。

**听会**：在耳微前陷中，上关下一寸，动脉宛宛中，开口取之。针三分，不补。日灸五壮，止三七壮。

**听宫**：在耳中珠子，大如赤小豆。针三分，灸三壮。

**脑空**：在承灵后一寸五分，侠玉⑩枕骨下陷中。针五分，灸三壮。

**风池**：在脑空下发际陷中。针一寸二分，灸不及针，日七壮至百壮，炷不用大。

**耳门**：在耳前起肉当耳缺陷中。针三分，禁灸。病宜灸者，不过三壮。

**颊车**：在耳下八分，近前曲颊端上陷中，侧卧开口有空。针四分，灸日七壮至七七壮，炷如大麦。

**迎香**：在鼻孔旁五分。针三分，禁灸。

**地仓**：在侠口吻旁四分之⑪外，近下有脉微微动是。针三分半，可灸日七壮，二七壮，重者七七壮。

**水沟**：在鼻柱下沟中央。针四分，灸不及针，水肿惟针此穴。灸日三壮，止二百壮。

**承浆**：在颐前唇棱下宛宛中，开口取之。针三分，灸日七壮，止七七壮，炷如小箸头大。

以上头面部。

**肩井**：在缺盆上，大骨前寸半，以三指按，当中指下陷中是。止可针五分，若深，令人闷倒，速补足三里。

**肩髃**：在肩端两骨间，有陷宛宛中，举臂取之。针八分，灸五壮，或日七壮至二七壮。

**大椎**：在脊骨第一椎上，陷者宛宛中。针五分，灸随年壮。

**陶道**：在一椎下，俯而取之。针五分，灸五壮。

**身柱**：在三椎下，俯而取之。灸二七壮。

**风门**：在二椎下，两旁各二寸⑫。针五分，灸五壮。

**肺俞**：在三椎下，两旁各二寸⑫。灸百壮⑬。

**膏肓**：在四椎下一分，五椎上二分，两旁各三寸半⑭，四肋三间，去胛骨容侧指许。灸百壮，止千壮。

**心俞**：在五椎下，两旁各二寸⑫。灸七壮。

**膈俞**：在七椎下，两旁各二寸⑫。灸三壮，止百壮。

**肝俞**：在九椎下，两旁各二寸⑫。灸七壮⑮。

**胆俞**：在十椎下，两旁各二寸⑫。灸二七壮。

**脾俞**：在十一椎下，两旁各二寸⑫。灸三壮，针三分。

**胃俞**：在十二椎下，两旁各二寸⑫。针三分，灸以年为壮。

**三焦俞**：在十三椎下，两旁各二寸⑫。针五分，灸五壮。

**肾俞**：在十四椎下，两旁各二寸⑫。前与脐平。灸随年壮⑯。

**大肠俞**：在十六椎下，两旁各二寸⑫。针三分，灸三壮。

**小肠俞**：在十八椎下，两旁各二寸⑫。针三分，灸三壮。

**膀胱俞**：在十九椎下，两旁各二寸⑫。针三分，灸七壮。

**白环俞**：在二十一椎下，两旁各二寸⑫。针五分，灸三壮。

**腰俞**：在二十一椎下宛宛中，自大椎至此，折三尺，舒身以腹挺地，两手相重支额，纵四体，后乃取之。针八分，灸七壮至二十一壮。

**长强**：在骶骨端下三分。针三分，灸三十壮。

以上肩背部。

**乳根**：在乳下一寸六分陷中，仰取。针三分，灸三壮。

**期门**：在乳旁一寸半，直下又一寸半，第二肋端缝中。其寸用胸前寸折量。针四分，灸五壮。

**章门**：在脐上二寸，两旁各六寸。其寸用胸前两乳间，横折八寸，内之六寸，侧卧，屈上足，伸下足，取动脉是。灸日七壮至二七壮。

**带脉**：在季肋下一寸八分陷中，脐上二分两旁，各七寸半。针六分，灸七壮。

**膻中**：在两乳间，折中取之，有陷是穴，仰而取之。禁针。灸七壮，止七七壮。

**中庭**：在膻中下一寸六分陷中。针三分，灸三壮。

**鸠尾**：在两岐骨下一寸。针三分，禁灸。

**巨阙**：在鸠尾下一寸。针六分，灸七壮，止七七壮。

**上脘**：在巨阙下一寸，脐上五寸。针八分，灸二七壮。

**中脘**：去蔽骨尖四寸，下至脐四寸。针八分，灸二七壮，至百壮，止四百壮。

**下脘**：在中脘下二寸，脐上二寸。针八分，灸二七壮。

**水分**：在脐上一寸。水病灸之大良。禁针，针之水尽即死。其别病针八分，灸七壮，止四百壮。

**神阙**：当脐中。禁针，针令人脐中疡溃，屎出者死。灸百壮。

**气海**：在脐下一寸半宛宛中。针八分，灸七壮，止百壮。

**石门**：在脐下二寸。针六分，灸二七壮，止百壮。

**关元**：在脐下三寸⑪。针八分，灸百壮至三百壮。灸不及针，孕妇禁针。

**中极**：在关元下一寸，脐下四寸。针八分，得气即泻。灸止百壮，或日三七壮。

**会阴**：在两阴间，灸三壮。

以上膺腹部。

头面背腹一图，内多系任、督二脉之穴。

后手足十二图，乃十二经之要穴。

治症详见后。

**【校勘】**

①三壮：《神应经》原作"七壮"。

②音：此后《神应经》有"或七壮"三字。

③一分半：《针灸大成》卷六膀胱经考正穴法同，《神应经》作"寸半"。

④可：原无，据《神应经》补。

⑤然：原无，据《神应经》补。

⑥空：原无，据《神应经》补。

⑦上：原无，据《神应经》补。

⑧不宜灸：《神应经》作"灸五壮"。

⑨寸半：《神应经》作"一寸"。

⑩玉：原作"王"，据《针灸大成》卷七胆经考正穴法脑空条

改。《神应经》无此条。

⑪之:原无,据《神应经》补。

⑫二寸:《神应经》同。《针灸大成》卷六膀胱经考正穴法作"一寸五分"。

⑬灸百壮:此后《神应经》有"针中之,二日卒"。

⑭三寸半:《针灸大成》卷六膀胱经考正穴法作"三寸"。

⑮灸七壮:此后《神应经》有"针中之,五日卒"。

⑯灸随年壮:此后《神应经》有"针中之,六日卒"。

⑰三寸:此后《神应经》有"自脐心至横骨通折五寸"。

**【按语】** 以上计六十七穴,其中神庭、囟会、前顶、后顶、翳风、脑空、陶道、身柱、风门、心俞、胆俞、脾俞、胃俞、三焦俞、大肠俞、小肠俞、膀胱俞、白环俞、长强、乳根、中庭、鸠尾、巨阙、上脘、下脘、石门、中极和会阴等二十八穴,《神应经》中无。

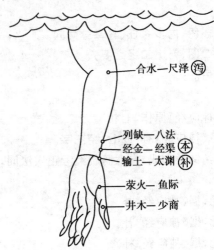

**寅、手太阴肺经**

[原文] 尺①泽:在肘中约纹上,两筋间动脉。针三分,不宜深,灸五壮。

**列缺**:在手侧腕上寸半,以两手交叉,食指尽处②,两筋骨罅中。针二分,灸七壮至七七壮。

**经渠**:在寸口陷中,动脉应手。针二分③,禁灸。

**太渊**:在掌后内侧,横纹头动脉中。针二分,灸三壮。

**鱼际**:在大指本节后白肉际。针二分③,禁灸。

**少商**:在大指内侧,去爪甲角如韭叶许。针一分,宜用锋针出血,禁灸。

【校勘】

①尺:原作"天",据《神应经》改。

②以两手交叉,食指尽处:《神应经》作"以手交中指头末"。

③针二分:《神应经》作"针三分"。

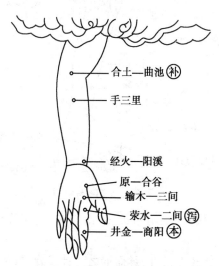

卯、手阳明大肠经

[原文]

**商阳**:在食指内侧去爪角如①韭叶。针一分,灸三壮。

**二间**:在食指本节前内侧陷中。针三分,灸三壮。

**三间**:在食指本节后内侧陷中。针三分,灸三壮。

**合谷**:在大指次指歧骨间陷中。针三分,灸三壮。孕妇不宜针。

**阳溪**:在手腕中上侧两筋间陷中。针三分,灸三壮。

**三里**:在曲池下二寸,按之肉起锐肉端。针二分,灸三壮。

**曲池**:在肘外辅骨屈肘横纹头陷中,以手拱胸取之。针七分,灸七壮,可日七壮至二百壮。

【校勘】

①如:原无,据《神应经》补。

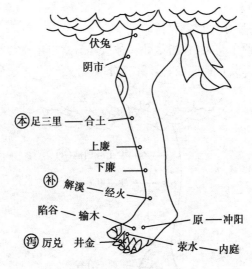

辰、足阳明胃经

[原文] **伏兔**:在阴市上三寸,起肉上,正跪坐取之①。针五分②,禁灸。

**阴市**:在膝盖上三寸,拜而取之。针三分,禁灸。

**三里**:在膝盖下三寸,胻骨间③大筋内,坐取之。针八分,灸止百壮。

**上廉**:在三里下三寸,两筋骨罅宛宛中,蹲坐取之。

**下廉**:在上廉下三寸,取法与上廉同。各针三分,灸七壮。

**解溪**:在冲阳后寸半,腕上系鞋带④处取之,针五分,灸三壮。

**冲阳**:在足跗上去陷谷二寸,骨间动脉。针五分,灸三壮。

**陷谷**:在足大指次指外间,本节后陷中,去内庭二寸。针五分⑤,灸三壮。

**内庭**:在足大指次指外间陷中。针三分,灸三壮。

**厉兑**:在足大指次指端,去⑥爪甲如⑦韭叶。针一分,灸一壮。

【校勘】

①起肉上,正跪坐取之:《神应经》作"循起肉,坐而取之"。

②针五分:《神应经》作"针三分"。

③间:原无,据《神应经》补。

④带:原无,据《神应经》补。

⑤针五分:《神应经》作"针三分"。

⑥去:原作"法",据《神应经》改。

⑦如:原无,据《神应经》补。

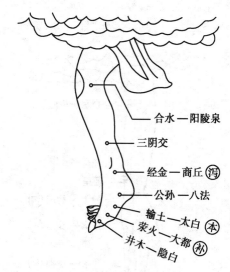

**巳、足太阴脾经**

[原文] **隐白**：在足大指端①内侧，去爪甲如②韭叶。月事不止，刺之立愈。针二分，灸三壮。

**大都**：在足大指本节后，内侧肉际陷中。针三分，灸三壮。

**太白**：在足大指内侧，内踝前，核骨下陷中③。针三分，灸三壮。

**公孙**：在足大指本节后一寸，内踝前。针四分，灸三壮。

**商丘**：在内踝下，微前陷中，前有中封，后有照海，其穴居中。针三分，灸三壮。

**三阴交**：在内踝上，除踝三寸，骨下陷中。针三分，灸三壮。

**阴陵泉**④：在膝内侧辅骨下陷中，屈膝取之，膝横纹头下是穴。与阳陵泉相对，稍高一寸。针五分，灸七壮⑤。

【校勘】

①端：原无，据《神应经》补。

②如：原无，据《神应经》补。

③内踝前，核骨下陷中：《神应经》作"大都后一寸，下一寸。"

④泉：原无，据《神应经》补。

⑤针五分，灸七壮：《神应经》作"针三分，灸三壮。"

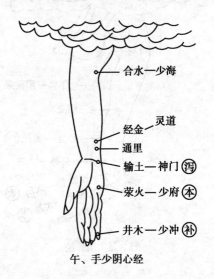

午、手少阴心经

[原文]　**少海**：在肘内廉节后，大骨外，去肘端五分，屈肘向头取之。针三分，灸三壮。

**灵道**：在掌后寸半。针三分，灸三壮。

**通里**：在掌后一寸陷中。针三分，灸七壮。

**神门**：在掌后锐骨端陷中。针三分，灸七壮，炷如小麦。

**少府**：在小指本节后，骨缝陷中，直劳宫。针二分，灸七壮。

**少冲**：在小指内侧，去爪角韭叶，针一分，灸一壮。

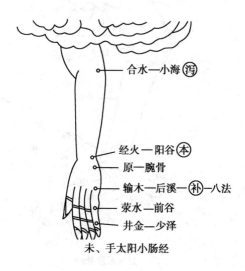

合水—小海 泻

经火—阳谷 本
原—腕骨
输木—后溪—补—八法
荥水—前谷
井金—少泽

未、手太阳小肠经

[原文]　**少泽**：在小指外侧，去爪角一分陷中。针一分，灸一壮。

**前谷**：在小指外侧，本节前陷中。针一分，灸三壮。

**后溪**：在小指外侧，本节后陷中。针一分，灸一壮。

**腕骨**：在手外侧腕前歧骨下陷中，有歧骨罅缝。针二分，灸三壮。

**阳谷**：在手外侧腕中，锐骨下陷中。针二分，灸三壮。

**小海**：在肘内①大骨外，去肘端五分陷中，屈肘向头取之。针一分，灸二壮②。

**【校勘】**

①肘内:原作"肘外",据《神应经》改。与《甲乙经》卷三第二十九、《千金方》卷二十九第一、《外台》卷三十九、《铜人》卷五、《资生经》卷一、《十四经发挥》卷中及《针灸聚英》卷一上均合。

②针一分,灸二壮:《神应经》作"针三分,灸三壮"。

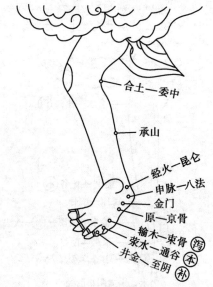

申、足太阳膀胱经

[原文] **委中**:在腘中央两筋间约纹内,动脉应手。针八分,禁灸。

**承山**:在腿肚尖下,分肉间陷中。针八分,灸①止七七壮。

**昆仑**:在足外踝后五分,跟骨上陷中。针三分,灸三壮。

**申脉**:在外踝下五分陷中,容爪甲白肉际,前后有筋,上有踝骨,下有软骨,其穴居中。针三分。

**金门**:在外踝下少后,丘墟后,申脉前。针一分,灸三壮②。

**京骨**:在足外侧大骨下,赤白肉际陷中。针三分,灸七壮。

**束骨**:在足小趾外侧,本节后肉际陷中。针三分,灸三壮。

**通谷**:在足小趾外侧,本节前陷中。针二分,灸三壮。

**至阴**:在足小趾外侧,去爪角韭叶。针二分,灸三壮。

【校勘】

①灸:此后《神应经》有"不及针"三字。

②灸三壮:此后《神应经》有"炷如小麦",与《铜人》卷五合。

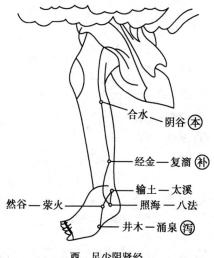

合水—阴谷 本

经金—复溜 补

输土—太溪

然谷—荥火    照海—八法

井木—涌泉 泻

酉、足少阴肾经

[原文]　**涌泉**:在足心,屈足踡趾取之,宛宛中白肉际。针五分,不宜出血,灸三壮。

**然谷**:在内踝前,起①大骨下陷中。针三分,不宜见血,灸三壮。

**太溪**:在内踝后五分,跟骨上,有动脉。针三分,灸三壮。

**照海**:在内踝下四分,前后有筋,上有踝骨,下有软骨,其穴居中,针三分,灸七壮。

**复溜**:在内踝上,除踝一寸,踝后五分,与太溪相直。针三分,灸五壮。

**阴谷**:在膝内辅骨后,大筋下,小筋上,按之应手,屈膝乃得之。针四分,灸三壮。

【校勘】

①起:原无,据《神应经》补,与《甲乙经》卷三第三十二,《千金方》卷二十九第一,《千金翼》卷二十六第二十九,《外台》卷三十九,《素问》气穴论王注,《铜人》卷五等均合。

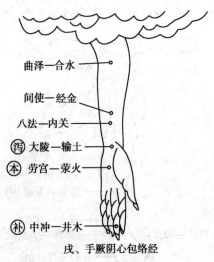

曲泽—合水

间使—经金

八法—内关

泻 大陵—输土

本 劳宫—荥火

补 中冲—井木

戊、手厥阴心包络经

[原文] **曲泽**:在肘内廉陷中,屈肘取之①,大筋内侧②,横纹中动脉。针三分,灸三壮。

**间使**:在掌后横纹上三寸,两筋间陷中,针三分,灸五壮。

**内关**:在掌后横纹上二寸,两筋间。针五分,灸三壮。

**大陵**:在掌后横纹中,两筋间陷中。针五分,灸三壮③。

**劳宫**:在掌心,屈无名指尖尽处是。针三分,灸三壮。

**中冲**:在中指端,去爪甲如④韭叶。针一分,灸一壮。

【校勘】

①陷中,屈肘取之:原无,据《神应经》补。与《铜人》卷五合。

②侧:原无,据《神应经》补。

③灸三壮:《神应经》作"灸五壮"。

④如:原无,据《神应经》补。

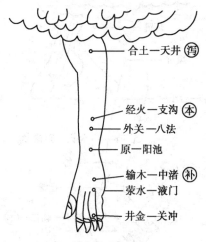

合土－天井 **泻**

经火－支沟 **本**

外关－八法

原－阳池

输木－中渚 **补**

荥水－液门

井金－关冲

亥、手少阳三焦经

[原文]　　**关冲**：在无名指外侧去爪角韭叶。针一分，灸一壮。

**液门**：在小指[①]次指歧骨间，握拳取之。针三分，灸三壮。

**中渚**：在无名指本节后陷中，液门下一寸。针三分，灸三壮。

**阳池**：在手表腕上陷中。针二分，禁灸[②]。

**外关**：在腕后二寸，两骨间陷中。针三分，灸五壮。

**支沟**：在腕后三寸，两骨间陷中。针二分，灸二七壮。

**天井**：在肘后大骨后，肘上一寸，两筋间陷中，叉手按膝头取之[③]；屈肘拱胸取之。针一寸，灸三壮。

**【校勘】**

①指：原无，据《神应经》补。

②禁灸：与《铜人》卷五合。但《神应经》言"不宜多灸，可三壮"。

③叉手按膝头取之：此文见于《铜人》卷五、《资生经》卷一、《普济方》卷四一六及《针灸聚英》卷一下，均云引自甄权。

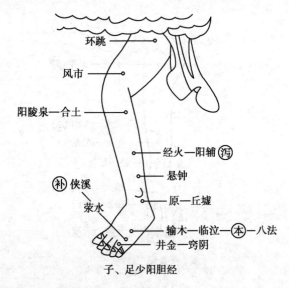

子、足少阳胆经

[原文] **环跳**：在髀枢中，即砚子骨下宛宛中，侧卧伸下足，屈上足取之，针二寸，灸五壮，止五十壮。

**风市**：在膝上外侧两筋间，直①舒手着腿，当②中指尽处陷中。针五分，灸五壮。

**阳陵**：在膝下一寸，外廉陷中，外尖骨前。针六分，灸七壮。

**阳辅**：在外踝上，除踝四寸，辅骨前绝骨端如前③三分，去丘墟七寸，针五分，灸三壮。

**悬钟**(一名绝骨)：在外踝上三寸，绝脉处是④。针六分，灸五壮。

**丘墟**：在外踝下，如前陷中，去临泣三寸。针五分，灸三壮。

**临泣**：在小趾次趾本节后陷中，去侠溪寸半。针二分⑤，灸三壮。

**侠溪**：在小趾次趾歧骨间，本节前陷中。针二分⑥，灸三壮。

**窍阴**：在小趾次趾外侧，去爪角韭叶。针一分，灸三壮。

【校勘】

①直：原无，据《神应经》补。

②当:原无,据《神应经》补。

③如前:原无,据《神应经》补。

④在外踝上三寸,绝脉处是:《神应经》作"虽曰外踝上除踝三寸,必以绝陇处为穴"。

⑤针二分:《神应经》作"针一分"。

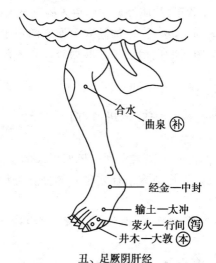

合水
曲泉 补

经金—中封

输土—太冲
荥火—行间 泻
井木—大敦 本

五、足厥阴肝经

**[原文]　大敦**:在大趾端,去爪甲如①韭叶。针二分,灸三壮。

**行间**:在大趾本节前,上下有筋,前后有小骨尖,其穴正居陷中,有动脉应手。针六分,灸三壮。

**太冲**:在大趾本节后二寸,有络横连至地五会二寸骨缝罅间,动脉应手陷中。针三分,灸三壮②。

**中封**:在内踝前一寸,贴大筋后宛宛中③。针四分,灸三壮。

**曲泉**:在膝内侧辅骨下,大筋上、小筋下,陷中,屈膝取之,当膝曲④腘横纹头,内外两筋间⑤宛宛中。针六分,灸三壮。

**【校勘】**

①如:原无,据《神应经》补。

②灸三壮：《神应经》作"灸五壮"。

③宛宛中：《神应经》作"仰足伸足取而得之。"

④曲：原作"朏"字书无，据《神应经》改。

⑤间：原无，据《神应经》补。

【按语】　上文京骨、束骨、通谷、至阴四穴，《神应经》无。

本节内容原载于《神应经》一书，后来杨氏录入《针灸大成》，并有所增删，诸如"穴法图"中的腧穴由原来的三十九个增至六十七个，在各经图注上也增加了一些内容。有的部分还在文字上作了些增删。

# 诸　风　门

【提要】　本门介绍了二十种由风邪引起的疾病，其中包括内风和外风；每症下均载有治疗穴位和部分宜灸壮数。篇末并附有黄帝灸法。

[原文]　左瘫右痪[1]：曲池　阳溪　合谷　中渚　三里
阳辅　昆仑

肘不能屈：腕骨

足无膏泽[2]：上廉

偏风①[3]：列缺　冲阳

身体反折[4]：肝俞

中风肘挛[5]：内关

目戴上[6]：丝竹空

吐涎②[7]：丝竹空　百会

不识人[8]：水沟　临泣　合谷

脊反折[9]：哑门　风府

风痹[10]：天井　尺泽　少海　委中　阳辅

惊痫[11]：尺泽(一壮)　少冲　前顶　束骨

风痫[12]：神庭　百会　前顶　涌泉　丝竹空　神阙(一壮)

鸠尾(三壮)

　　风劳[13]：曲泉　膀胱俞(七壮)

　　风痉[14]：百会(二壮)　肝俞(三壮)　脾俞(三壮)　肾俞(年为壮)　膀胱俞

　　风眩[15]：临泣　阳谷　腕骨　申脉

　　中风痛③：临泣　百会　肩井　肩髃　曲池　天井　间使　内关　合谷　风市　三里　解溪　昆仑　照海

　　喑哑[16]：支沟　复溜　间使　合谷　鱼际　灵道　阴谷　然谷　通谷

　　口噤不开[17]：颊车　承浆　合谷

　　凡患风痫疾，发则躺仆[18]在地：灸风池　百会

　　黄帝灸法：疗中风眼戴上及不能语者。灸第三椎并五椎上，各七壮，用灸炷如半枣核大。

　　**【校勘】**

　　①风：《神应经》作"肿"。

　　②涎：原作"处"，据《神应经》改。

　　③痛：《神应经》无此字。

　　**【注释】**

　　[1]左瘫右痪：即偏枯，又名偏瘫、半身不遂。症见左侧或右侧肢体不能任意运动。可兼有口眼歪斜，语言蹇涩等。多属中风后遗症。

　　[2]足无膏泽：因风邪阻塞经络，气血不荣于足，以致两足失去润泽丰腴之貌。

　　[3]偏风：偏枯之别称。《素问》风论篇："风中五脏六腑之俞。"滑伯仁："偏枯当作偏风。"但此条目所选穴为列缺、冲阳，似偏重于面瘫一证。

　　[4]身体反折：即角弓反张。

　　[5]中风肘挛：指中风而引起的肘关节部拘紧。

　　[6]目戴上：指人病目上视，不能转动。《素问》诊要经终论：

"太阳之脉,其终也,戴眼,反折瘛疭,其色白,绝汗乃出,出则死矣。"张景岳注:"戴者,戴于上也,谓目睛仰视而不能转也。"

[7]吐涎:此指口中流出口水而言。《金匮要略》中风厉节病脉证并治:"邪入于脏,舌即难言,口吐涎。"多见于中风闭证。

[8]不识人:指失去辨认亲疏的能力。多见于中风中脏腑者。

[9]脊反折:即脊部强急反张。

[10]风痹:即行痹。《素问》痹论篇:"风寒湿三气杂至,合而为痹也,其风气胜者为行痹……。"以肢节疼痛,游走不定为主症。

[11]惊痫:即小儿急惊风发作,也泛指各种惊风、痫症。

[12]风痫:痫的一种,《圣济总录》载:"风痫病者,由心气不足,胸中蓄热,而又风邪乘之病间作也。其候多惊,目瞳子大,手足颤掉,梦中叫呼,身热瘛疭,摇头口噤,多吐涎沫,无所觉知是也。"它也是小儿痫证的一种类型;外感风邪所致之抽搐也叫风痫。

[13]风劳:风寒之邪入于经络,致痹痛不仁,失治则渐入腑,继入于脏,久之耗伤气血,虚损成劳。

[14]风疰:疰与注通。症见皮肉掣痛,痛处游走不定。多因体虚感受风邪,邪气客注荣卫,随气游走所致。《诸病源候论》风注候:"风注之状,皮肤游易往来,痛无常处是也。"

[15]风眩:即风头眩,为眩晕的一种。症见头晕眼花,呕逆。久不愈者,可变成癫疾。《诸病源候论》风头眩候:"风头眩者,由血气虚,风邪入脑,而引目系故也。"

[16]喑哑(yīn yǎ 音哑):不能说话或说不出话来,亦指说话不清楚。《史记》刺客列传索隐:"哑谓喑病。"本条文可视为复合词。

[17]口噤不开:即牙关紧闭,口不能张。

[18]躺仆:突然发病,跌倒在地。仆,向前跌倒。

【按语】 "诸风门"在《神应经》上为"诸风部",《针灸大成》将此类标题均改为"门"。又本门病症命名繁杂,有以病因命名者,如风痹,风痫等;有以体征命名者,如肘不能屈,身体反折等。此种情况,在以后诸门中,也屡屡见到。

 伤 寒 门

【提要】 本门介绍了伤寒病中的十六种症候,均有治疗腧穴。个别腧穴项下,并注有施灸壮数和手法。

[原文] 身热头痛:攒竹　大陵　神门　合谷　鱼际　中渚　液门　少泽　委中　太白

洒淅恶寒,寒栗鼓颔[1]:鱼际

身热:陷谷　吕细(足寒至膝,乃出针)　三里　复溜　侠溪公孙　太白　委中　涌泉

寒热:风池　少海　鱼际　少冲　合谷　复溜　临泣太白

伤寒汗不出:风池　鱼际　经渠(各泻)　二间

过经不解[2]:期门

余热不尽[3]:曲池　三里　合谷

腹胀:三里　内庭

阴症伤寒[4]:灸神阙(二三百壮)

大热:曲池　三里　复溜

呕哕[5]:百会　曲泽　间使　劳宫　商丘

腹寒热气:少冲　商丘　太冲　行间　三阴交　隐白　阴陵泉(三壮)

发狂[6]:百劳　间使　合谷　复溜(俱灸)

不省人事:中渚　三里　大敦

秘塞[7]:照海　章门

小便不通:阴谷　阴陵泉

**【注释】**

[1]洒淅恶寒,寒栗鼓颔:洒淅,形容细雨淋身,身体怕冷的样子。《素问》调经论:"邪客于形,洒淅起于毫毛。"寒栗是指全身发抖,鼓颔是指因冷甚而使上齿与下齿不断叩击。

[2]过经不解:指太阳传入少阳误下后,或太阳表症虽解,但吐下后发生的变症。

[3]余热不尽:指伤寒发热,经治疗后,未全部清除热邪。

[4]阴症伤寒:指病邪直中阴经的虚寒症。《通俗伤寒论》中分为寒中太阴、少阴、厥阴三类。

[5]呕哕:即呕吐或干呕。前人辨之颇细,如陈修园《金匮要略浅注》:"有声无物谓之干呕;有声有物为呕;有物无声为吐"。

[6]发狂:伤寒病高热引起的精神症状。表现为喧扰不宁,衣被不敛,打人骂人,歌笑不休,多怒,甚则逾垣上屋。

[7]秘塞:指大便闭结不通。

 **痰喘咳嗽门**

**【提要】** 本门介绍了二十七个痰喘咳嗽的有关症候,均有治疗穴位,只其中一证标明了补泻之法,部分有宜灸壮数。

[原文] 咳嗽:列缺 经渠 尺泽 鱼际 少泽 前谷 三里 解溪 昆仑 肺俞(百壮) 膻中(七壮)

咳嗽饮水:太渊

引两胁痛:肝俞

引尻痛[1]:鱼际

咳血:列缺 三里 肺俞 百劳 乳根 风门 肝俞

唾血内损[2]:鱼际(泻) 尺泽(补) 间使 神门 太渊 劳宫 曲泉 太溪 然谷 太冲 肺俞(百壮) 肝俞(三壮) 脾俞(二壮)

唾血振寒[3]:太溪 三里 列缺 太渊

呕血:曲泽　神门　鱼际

呕脓:膻中

唾浊:尺泽　间使　列缺　少商

呕食不化:太白

呕吐:曲泽　通里　劳宫　阳陵　太溪　照海　太冲　大都　隐白　通谷　胃俞　肺俞

呕逆:大陵

呕哕:太渊

喘呕欠伸:经渠

上喘:曲泽　大陵　神门　鱼际　三间　商阳　解溪　昆仑　膻中　肺俞

数欠而喘[4]:太渊

咳喘隔食:膈俞

喘满:三间　商阳

肺胀膨膨气抢,胁下热满痛:阴都(灸)　太渊　肺俞

喘息不能行:中脘　期门　上廉

诸虚百损[5],五劳七伤[6],失精①劳症[7]:肩井　大椎　膏肓　脾俞　胃俞　肺俞　下脘　三里

传尸骨蒸[8],肺痿:膏肓　肺俞　四花穴

干呕:间使(三十壮)　胆俞　通谷　隐白　灸乳下一寸半

噫气[9]:神门　太渊　少商　劳宫　太溪　陷谷　太白　大敦

痰涎[10]:阴谷　然谷　复溜

结积留饮②[11]:膈俞(五壮)　通谷(灸)

**【校勘】**

①精:原作"情",据《神应经》改。

②饮:原无,据《神应经》补。

**【注释】**

[1]引尻(kāo)痛:因咳嗽而牵引尾骶部疼痛。引,牵引。

[2]唾血内损:因风热燥邪或肝火犯肺,损伤肺络而致吐血。

[3]唾血振寒:唾血并伴有恶寒战栗之症。《甲乙经》卷十一第七:"唾血,振寒,嗌干,太渊主之。"

[4]数欠而喘:数欠是形容喘病患者困乏疲惫的状态,此类喘病多为肾阳虚衰者。

[5]诸虚百损:泛指一切虚损的病症。

[6]五劳七伤:五劳即心劳、肝劳、脾劳、肺劳、肾劳。七伤即大饱伤脾,大怒气逆伤肝,举过重、坐湿地伤肾,形寒饮冷伤肺,忧虑伤心,风雨寒暑伤形,恐惧不节伤志。

[7]失精劳症:即以失精为主症的虚劳症。《诸病源候论》:"肾气虚损,不能藏精,故精漏失"。

[8]传尸骨蒸:本证别名甚多,如传尸、骨蒸、肺痿、痷瘵、传注、鬼注等。《外台》引苏游论曰:"本起于无端,莫问老少男女皆有斯疾。大都此病相克而生,先内传毒气,周遍五脏,渐就羸瘦,以至于死,死讫复易家亲一人,故曰传尸,亦名转注"。按:此症古人描述颇多。今人把结核病列入传尸骨蒸范畴。

[9]噫气:噫气即嗳气,指气从胃中上逆,气出有声,其声沉长,与呃逆的急促而短的声音有明显的不同。

[10]痰涎:泛指五脏六腑的病理性黏液物质。但痰属脾肺,涎属脾肾;痰较黏稠,涎较稀淡。本条选穴,皆属足少阴肾经,是以偏治涎证为主。

[11]结积留饮:留饮者,饮邪留而不去;积饮者,留饮积蓄为常。后症较前症为重。

【按语】 本文中"肺胀膨膨气抢胁下热满痛"一条在《神应经》上就是作为一症列出的,《针灸大成》又照样转引,此症的主治穴位为"阴都"。而在《针灸聚英》卷一(下)足少阴肾经阴都穴项下有"肺胀气抢"、"胁下热痛"的记载,两相比较,则以《针灸聚英》作两症为妥。《神应经》合为一症,可能是在传抄翻刻中误夺句读所致。

## 诸般积聚门

【提要】 本门介绍了属于积聚范畴的二十种病症的治疗穴位,部分载有宜灸壮数。篇末附有灸治哮喘的两个方法。

[原文] 气块冷气[1],一切气疾:气海

心气痛连胁:百会 上脘 支沟 大陵 三里

结气[2]上喘及伏梁气[3]:中脘

心下如杯[4]:中脘 百会

胁下积气:期门

贲豚气[5]:章门 期门 中脘 巨阙 气海(百壮)

气逆:尺泽 商丘 太白 三阴交

喘逆:神门 阴陵 昆仑 足临泣

噫气上逆:太渊 神门

咳逆:支沟 前谷 大陵 曲泉 三里 陷谷 然谷 行间 临泣 肺俞

咳逆无所出者:先取三里 后取太白 肝俞 太渊 鱼际 太溪 窍阴

咳逆振寒:少商 天突(灸三壮)

久病咳:少商 天柱(灸三壮)

厥气[6]冲腹:解溪 天突

短气:大陵 尺泽

少气:间使 神门 大陵 少冲 三里 下廉 行间 然谷 至阴 肺俞 气海

欠气:通里 内庭

诸积:三里 阴谷 解溪 通谷 上脘 肺俞 膈俞 脾俞 三焦俞

腹中气块:块头上一穴,针二寸半,灸二七壮;块中穴,针三寸,灸三七壮;块尾一穴,针三寸半,灸七壮。

胸腹膨胀气喘：合谷　三里　期门　乳根

灸哮法：天突　尾闾[7]骨尖

又背上一穴，其法：以线一条套颈上，垂下至鸠尾尖[8]上截断，牵往后脊骨上，线头尽处是穴，灸七壮。其效不可言①。

**【校勘】**

①其效不可言：《神应经》无此五字。

**【注释】**

[1]气块冷气：气块指积聚之气，按之如硬块一般；冷气为寒冷之气居于胸腹，多见于虚寒证。

[2]结气：指结聚之邪气。《灵枢》刺节真邪篇："结气归之"。

[3]伏梁气：即伏梁。为脘腹部痞满肿块一类疾病，属五积之心积。《素问》腹中论："病有少腹盛，上下左右皆有根，……病名曰伏梁。"

[4]心下如杯：心下痞满如杯状。

[5]贲豚气：又作"贲豚"，"奔豚"。首出《灵枢》邪气脏腑病形篇，属五积之肾积。症见气从少腹，直至心下，咽喉，其状如豚之上下奔突，故名。

[6]厥气：即逆乱之气。泛指一些继发性病因。如阴阳失调，气血逆乱，痰浊闭阻，食积停滞或暴痛等，它们出现在病变过程中，又常导致四肢逆冷，精神失常或突然昏仆等症。

[7]尾闾：又名尻骨，木厥骨。是尾骶骨尾骨的别称。

[8]鸠尾尖：即胸骨剑突部分。

 **腹痛胀满门**

**【提要】**

本门介绍了腹痛胀满二十二种病症，及治疗穴位。

[原文]　腹痛：内关　三里　阴谷　阴陵　复溜　太溪
昆仑　陷谷　行间　太白　中脘　气海　膈俞　脾俞　肾俞

食不下:内关　鱼际　三里

小腹急痛不可忍及小肠气,外肾吊,疝气,诸气痛,心痛:灸足大指次指下中节横纹当中,灸五壮,男左女右,极妙。二足皆灸亦可。

小腹胀痛:气海

绕脐痛:水分　神阙　气海

小腹痛:阴市　承山　下廉　复溜　中封　大敦　小海关元　肾俞(随年壮)

侠脐痛:上廉

脐痛:曲泉　中封　水分

引腰痛:太冲①　太白

腹满:少商　阴市　三里　曲泉　昆仑　商丘　通谷　太白　大都　隐白　陷谷　行间

腹胁满:阳陵　三里　上廉

心腹胀满:绝骨　内庭

小腹胀满痛:中封　然谷　内庭　大敦

腹胀:尺泽　阴市　三里　曲泉　阴谷　阴陵　商丘　公孙内庭　太溪　太白　厉兑　隐白　膈俞　肾俞　中脘　大肠俞

胀而胃痛:膈俞

腹坚大:三里　阴陵　丘墟　解溪　冲阳　期门　水分神阙　膀胱俞

寒热坚大[1]:冲阳

𪼏胀[2]:复溜　中封　公孙　太白　水分　三阴交

腹寒不食:阴陵泉(灸②)

痰癖[3]腹寒:三阴交

腹鸣寒热:复溜

胃腹膨胀,气鸣:合谷　三里　期门

【校勘】

①冲:《神应经》作"中",当是误字。

②灸:《神应经》无此字。

【注释】

[1]寒热坚大:发寒热,腹大而坚满。

[2]臌胀:①狭义指腹部胀大如鼓,皮色萎黄,脉络暴露为特征的病症。②广义指一切腹部鼓大胀满为主症的病证。

[3]痰癖:即水饮久停化痰,流移胁肋之间,以致时有胁痛之症。见于《诸病源候论》卷十二。

 心脾胃门

【提要】 本门介绍了心脾胃疾病中的三十九个病症的治疗穴位,部分载有宜灸壮数。

[原文] 心痛[1] 曲泽 间使 内关 大陵 神门 太渊 太溪 通谷 心俞(百壮) 巨阙(七壮)

心痛食不化:中脘

胃脘痛:太渊 鱼际 三里 两乳下(各一寸,各三十壮) 膈俞 胃俞 肾俞(随年壮)

心烦:神门 阳溪 鱼际 腕骨 少商 解溪 公孙 太白 至阴

烦渴心热:曲泽

心烦怔忡[2]:鱼际

卒心痛不可忍,吐冷酸水:灸足大趾次指内纹中,各一壮,炷如小麦大,立愈。

思虑过多,无心力,忘前失后:灸百会

心风:心俞(灸) 中脘

烦闷:腕骨

虚烦口干:肺俞

烦闷不卧:太渊 公孙 隐白 肺俞 阴陵泉 三阴交

烦心喜噫:少商 太溪 陷谷

心痹[3]悲恐:神门　大陵　鱼际

懈惰:照海

心惊恐:曲泽　天井　灵道　神门　大陵　鱼际　二间
液门　少冲　百会　厉兑　通谷　巨阙　章门

嗜卧:百会　天井　三间　二间　太溪　照海　厉兑
肝俞

嗜卧不言:膈俞

不得卧:太渊　公孙　隐白　肺俞　阴陵　三阴交

支满不食:肺俞

振寒不食:冲阳

胃热不食:下廉

胃胀不食:水分

心恍惚[4]:天井　巨阙①　心俞

心喜笑:阳溪　阳谷　神门　大陵　列缺　鱼际　劳宫
复溜　肺俞

胃痛:太渊　鱼际　三里　肾俞　肺俞　胃俞　两乳下(灸
一寸,各二十一壮)

翻胃:先取下脘　后取三里(泻)　胃俞　膈俞(百壮)　中脘
脾俞

噎食不下:劳宫　少商　太白　公孙　三里　中魁(在中指
第二节尖)　膈俞　心俞　胃俞　三焦俞　中脘　大肠俞

不能食:少商　三里　然谷　膈俞　胃俞　大肠俞

不嗜食:中封　然谷　内庭　厉兑　隐白　阴陵泉　肺俞
脾俞　胃俞　小肠俞

食气,饮食闻食臭:百会　少商　三里　灸膻中

食多身瘦:脾俞　胃俞

脾寒:三间　中渚　液门　合谷　商丘　三阴交　中封
照海　陷谷　太溪　至阴　腰俞

胃热:悬钟

胃寒有痰：膈俞

脾虚腹胀谷不消：三里

脾病溏泄[5]：三阴交

脾虚不便：商丘　三阴交(三十壮)

胆虚呕逆、热、上气：气海

**【校勘】**

①阙：原作"间"，据《神应经》改。

**【注释】**

[1]心痛：此指真心痛。《灵枢》厥病篇："真心病，手足清至节，心痛甚，旦发夕死，夕发旦死"。表现为心前区发作性疼痛，常兼有心胸憋闷，甚则大汗，肢冷。

[2]怔忡：《素问玄机原病式》说："心中躁动谓之怔忡"，属心悸一类，跳动往往上至心胸，下达脐腹。是由心阴虚损，心阳不足所致。

[3]心痹：五脏痹证之一，系由"脉痹"日久不愈，复感外邪，疾病深入所致。主证为心悸、气喘、烦躁、胸闷及心痛等。

[4]恍惚：神思不定，精神涣散。

[5]溏泄：指清稀垢秽的粪便。

 **心邪癫狂门**

**【提要】**　本门介绍了癫狂病中二十六种病症的治疗穴位，部分载有宜灸壮数。

[原文]　心邪癫狂：攒竹　尺泽　间使　阳溪

癫狂[1]：曲池(七壮)　小海　少海　间使　阳溪　阳谷　大陵　合谷　鱼际　腕骨　神门　液门　冲阳　行间　京骨(以上俱灸)　肺俞(百壮)

癫痫[2]：攒竹　天井　小海　神门　金门　商丘　行间　通谷　心俞(百壮)　后溪　鬼眼穴

鬼击:间使　支沟

癫疾:上星　百会　风池　曲池　尺泽　阳溪　腕骨　解溪　后溪　申脉　昆仑　商丘　然谷　通谷　承山(针三分,速出,灸百壮)

狂言:太渊　阳溪　下廉　昆仑

狂言不乐:大陵

多言:百会

癫狂,言语不择尊卑:灸唇里中央肉弦上一壮,炷如小麦大;又用钢刀割断更佳。

狂言数回顾:阳谷　液门

喜笑:水沟　列缺　阳溪　大陵

喜哭:百会　水沟

目妄视[3]:风府

鬼邪:间使(仍针后十三穴,穴详见九卷)

见鬼:阳溪

魇梦[4]:商丘

中恶不省[5]:水沟　中脘　气海

不省人事:三里　大敦

发狂:少海　间使　神门　合谷　后溪　复溜　丝竹空

狂走:风府　阳谷

狐魅神邪迷附癫狂:以两手、两足大拇趾,用绳缚定,艾炷着四处尽灸,一处灸不到,其疾不愈,灸三壮(即鬼眼穴)。小儿胎痫、奶痫、惊痫,亦依此法灸一壮,炷如小麦大。

卒狂:间使　后溪　合谷

瘛疭指掣:哑门　阳谷　腕骨　带脉　劳宫①

呆痴:神门　少商　涌泉　心俞

久②狂,登高而歌,弃衣而走:神门　后溪　冲阳

瘛惊[6]:百会　解溪

暴惊:下廉

癫疾:前谷　后溪　水沟　解溪　金门　申脉

【校勘】

①劳宫:《神应经》无此二字。

②久:原作"发",据《神应经》改。

【注释】

[1]癫狂:指精神失常的一类疾病。《难经》二十难:"重阳者狂,重阴者癫"。癫,表现为性情淡漠,沉默痴呆,语言错乱,不知饥饱,甚则僵仆直视,属虚证;狂,表现为喧扰不宁,衣被不敛,打人骂人,哭笑不休,多怒,甚则逾垣上屋,属实证。

[2]癫痫:也叫痫证,俗名"羊痫风",其特点为发作时突然昏倒,口吐涎沫,两目上视,四肢抽搐,或发出猪羊般的叫声;醒后除感觉疲乏外,一如常人,常为不定时的反复发作。

[3]目妄视:没有目的地乱看。

[4]魇(yǎn 衍)梦:在梦中惊叫或觉得有什么东西压住而不能动。

[5]中恶不省:因犯邪气或见怪异而致昏迷不省的状态。

[6]瘛(chī 赤)惊:筋急挛缩而惊恐。

【按语】　本门狐魅神邪迷附癫狂项下:"鬼眼穴"一条在《神应经》上有注,注中说:"四穴在手大指,足大指内侧爪甲角,其艾炷半在爪上半在肉上"。

 霍　乱　门

【提要】　本门介绍了霍乱疾病中的四个病症及治疗穴位。

[原文]　霍乱[1]:阴陵　承山　解溪　太白

霍乱吐泻[2]:关冲　支沟　尺泽　三里　太白先取太溪,后取太仓。

霍乱呕吐①[3]:支沟

霍乱转筋②[4]:关冲　阴陵　承山　阳辅　太白　大都

中封　解溪　丘墟　公孙

**【校勘】**

①霍乱呕吐:原作"霍乱呕吐转筋",据《神应经》改。

②霍乱转筋:原作"逆数",据《神应经》改。

**【注释】**

[1]霍乱:以发病骤然,吐泻交作,烦闷腹痛为其特征。《灵枢》五乱篇:"清气在阴,浊气在阳,清浊相干,乱于肠胃,则为霍乱"。多由饮食不洁,感受寒凉、暑湿所致。有寒霍乱、热霍乱、干霍乱之分。

[2]霍乱吐泻:指吐利并作。《诸病源候论》霍乱候:"心腹并痛者,则吐利俱发"。

[3]霍乱呕吐:指胃感寒邪,气逆而上的呕吐。《诸病源候论》霍乱呕吐候:"是冷入于胃,胃气变乱,冷邪即盛,谷气不和,胃气逆上,故呕吐也"。

[4]霍乱转筋:因吐泻津液大伤后,筋失所养而致两腿转筋。本证又有"瘪螺痧"、"吊脚痧"之俗称。

 **疟　疾　门**

**【提要】**　本门介绍了疟疾疾病中的十三种病症的治疗穴位。

[原文]　疟疾[1]:百会　经渠　前谷

温疟[2]:中脘　大椎

痎疟[3]:腰俞

疟疾发寒热[4]:合谷　液门　商阳

痰疟寒热[5]:后溪　合谷

疟疾振寒:上星　丘墟　陷谷

头痛:腕骨

寒疟[6]:三间

心烦：神门

久疟不食：公孙　内庭　厉兑

久疟[7]：中渚　商阳　丘墟

热多寒少：间使　三里

脾寒发疟：大椎　间使　乳根

**【注释】**

[1]疟疾：以寒战、壮热、出汗，定期发作为特征。多因感受疟邪，复感风、寒、暑湿之邪所致。《素问》疟论篇："疟之始发也，先起于毫毛，伸欠乃作，寒栗鼓颔，腰脊俱痛；寒去则内外皆热，头痛如破，渴欲冷饮"。

[2]温疟：《素问》疟论："此先伤于风，而后伤于寒；先热而后寒也，亦以时作，名曰'温疟'。《温疫论》温疟："凡疟者，寒热如期而发，余时脉静身凉，此常疟也，以疟法治之。设传胃者，必现里证，名为温疟，以疫法治者生，以疟法治则死"。

[3]痎疟：是古代疟疾的统称，也作瘅疟。

[4]疟疾发寒热：《诸病源候论》寒热疟候："夫疟者，风寒之气也，邪并于阴则寒，并于阳则热，故发作皆寒热也"。

[5]痰疟寒热：表现为寒热交作，热多寒少，头痛眩晕，痰多呕逆，脉弦滑等。

[6]寒疟：因寒气内伏，秋凉再感疟邪者，症见先寒后热，寒多热少，或但寒不热，无汗，脉弦紧。

[7]久疟：即经久不愈之慢性疟疾。

 **肿　胀　门**

**【提要】**　本门介绍了属于肿胀范畴的十二种病症的治疗穴位，部分载有灸法。

[原文]　浑身浮肿：曲池　合谷　三里　内庭　行间　三阴交

水肿[1]:列缺　腕骨　合谷　间使　阳陵　阴谷　三里
曲泉　解溪　陷谷　复溜　公孙　厉兑　冲阳　阴陵　胃俞
水分　神阙

四肢浮肿[2]:曲池　通里　合谷　中渚　液门　三里　三
阴交

风浮身肿:解溪

肿水气胀满:复溜、神阙

腹胀胁满:阴陵泉

遍身肿满,食不化:肾俞(百壮)

鼓胀:复溜　公孙　中封　太白　水分

消瘅①[3]:太溪

伤饱身黄[4]:章门

红疸②:百会　曲池　合谷　三里　委中

黄疸[5]:百劳　腕骨　三里　涌泉　中脘　膏肓　大陵
劳宫　太溪　中封　然谷　太冲　复溜　脾俞

**【校勘】**

①瘅:原作"瘅",据《神应经》改。

②疸:《神应经》作"瘅"。

**【注释】**

[1]水肿:因水湿停留体内而致面目、四肢、胸腹甚至全身浮肿的一类病症。

[2]四肢浮肿:因素体阳虚,复感水湿,中阳不振,水气不化,泛于肌肤,达于四肢的一类病症。

[3]消瘅:即以多饮、多食、多尿为主证的消渴病。

[4]伤饱身黄:饮食过多,食滞阻遏中焦所致周身发黄。类似谷疸。

[5]黄疸:以肤黄、目黄、小便黄为主证。多由湿热蕴结所致。今多以元·罗天益"阳黄、阴黄"之说论治。

**【按语】**　本门部分内容和腹痛胀满门有重复之处,因此可参看。可能杨氏认为将红疸、黄疸列入本门中，不够妥切，故以附篇的形式保留下来。《神应经》中则无附"红疸、黄疸"字样。

## 汗　门

【提要】　本门介绍了汗病的五个病症，均载治疗穴位，前两症并载有补泻手法。

［原文］　多汗：先泻合谷，次补复溜

少汗：先补合谷，次泻复溜

自汗：曲池　列缺　少商　昆仑　冲阳　然谷　大敦　涌泉

无汗：上星　哑门　风府　风池　支沟　经渠　大陵　阳谷　腕骨　然谷　中渚　液门　鱼际　合谷　中冲　少商　商阳　大都　委中　陷谷　厉兑　侠溪

汗不出：曲泽　鱼际　少泽　上星　曲泉　复溜　昆仑　侠溪　窍阴

【按语】　汗和伤寒、温病关系密切。作为兼证是较易治疗的；作为主证，尤其用针法治疗，其法是较难掌握的。汗，有睡则汗出、醒即渐收的阴虚盗汗；也有动则汗出、不动亦汗出的阳虚自汗。在治疗时，要本着阴阳互根的原则，不能独补其阴，也不能独补其阳。

## 痹　厥　门

【提要】　本门介绍了属于痹、厥范畴的九个病症的治疗穴位，其中仅二症介绍了灸法。

［原文］　风痹：尺泽　阳辅

积痹痰痹：膈俞

寒厥[1]：太渊　液门

痿厥[2]:丘墟

尸厥[3]如死,及不知人事:灸厉兑(三壮)

身寒痹:曲池　列缺　环跳　风市　委中　商丘　中封
临泣

厥逆①:阳辅　临泣　章门　如脉绝,灸间使,或针复溜。

尸厥:列缺　中冲　金门　大都　内庭　厉兑　隐白
大敦

四肢厥:尺泽　小海　支沟　前谷　三里　三阴交　曲泉
照海　太溪　内庭　行间　大都

**【校勘】**

①厥逆:原作"逆厥",据《神应经》改。

**【注释】**

[1]寒厥:厥证之一,或称冷厥,多因阳虚阴盛所致,手足厥
冷,形寒倦卧,下利清谷,脉象微迟,重者可见突然昏倒。《素问》
厥论:"阳气衰于下,则为寒厥"。

[2]痿厥:痿证和厥证的合称。证见手足痿软无力而不温。

[3]尸厥:突然昏倒,不省人事,呼吸微弱,脉极微细,四肢
冷,状若死人者为尸厥。

**【按语】** 痹证适用于针灸治疗,但要注意取穴。痛偏于上
肢者,多与手之阳经相关;痛偏于下肢者,多与足之阴经相关。

 **肠痔大便门**

**【提要】** 本门介绍了有关肠、痔类疾病中的二十三种病症
的治疗穴位,部分载有灸法。

**[原文]** 肠鸣[1]:三里　陷谷　公孙　太白　章门　三阴
交　水分　神阙　胃俞　三焦俞

肠鸣而泻:神阙　水分　三间

食泄[2]:上廉　下廉

暴泄:隐白

洞泄[3]:肾俞

溏泄:太冲　神阙　三阴交

泄不止:神阙

出泄不觉:中脘

痢疾[4]:曲泉　太溪　太冲　丹田　脾俞　小肠俞

便血:承山　复溜　太冲　太白

大便不禁:丹田　大肠俞

大便不通:承山　太溪　照海　太冲　小肠俞　太白　章门　膀胱俞

大便下重:承山　解溪　太白　带脉

闭塞:照海　太白　章门

泄泻[5]:曲泉　阴陵　然谷　束骨　隐白①　三焦俞　中脘　天枢　脾俞　肾俞　大肠俞

五痔[6]:委中　承山　飞扬　阳辅　复溜　太冲　侠溪　气海　会阴　长强

肠风[7]:尾闾骨尽处,灸百壮即愈。

大小便不通:胃脘(灸三百壮)

肠痈[8]痛:太白　陷谷　大肠俞

脱肛:百会　尾闾(七壮)　脐中(随年壮)

血痔泄[9],腹痛:承山　复溜

痔疾,骨疽蚀[10]:承山　商丘

久痔:二白(在掌后四寸)　承山　长强

**【校勘】**

①白:原作"内",据《神应经》改。

**【注释】**

[1]肠鸣:又名腹鸣。指肠异常蠕动之声。《素问》脏气法时论篇:"虚则腹满肠鸣"。

[2]食泄:因伤食不化所致的泄泻。表现为胸脘饱闷、嗳腐

吞酸,腹痛即泻、泻后痛减等症。

[3]洞泄:症见泻下如水,完谷不化,或大便日数次而溏薄。见于《素问》生气通天论等篇。

[4]痢疾:《内经》称为肠澼,《金匮》列入下利篇中。症见便次增加,甚者目数十次,或赤或白,或赤白相杂,兼见腹痛,里急后重。多因饮食生冷、不节,暑湿热邪乘虚入侵肠胃,积滞肠中所致。

[5]泄泻:泄,大便稀薄,时作时止;泻,大便直下,如水倾注。临床多合称之。

[6]五痔:指牡痔、牝痔、肠痔、脉痔和血痔等五种痔疾。

[7]肠风:因风热或湿热搏于肠胃,久致伤络,而致大便时血出如注。

[8]肠痈:症见少腹急痛,按之痛剧,喜踡卧,伴寒热、恶心、腹泻或便秘等。

[9]血痔泄:指痔病下血,泄利后重。《甲乙》五脏传病发寒热:"血痔泄后重,腹痛如癃状,狂仆必有所扶持,……复溜主之"。

[10]骨疽蚀:即骨质损坏,《外台》亦作"骨疽蚀",《甲乙》作"骨蚀"。《类经》注:"其最深者,内伤于骨,是谓骨蚀,谓侵蚀及骨也"。多骨疽、附骨蚀、管蚀等,也属同类。

 **阴疝小便门**

【提要】 本门介绍了疝、淋等病的三十个病症,均载有治疗穴位,部分载有灸法。

[原文] 寒疝腹痛[1]:阴市　太溪　肝俞

疝瘕[2]:阴跷(此二穴,在足内①踝下陷中。主卒疝,小腹疼痛,左取右,右取左,灸三壮。女人月水不调,亦灸)

卒疝[3]:丘墟　大敦　阴市　照海

癫②疝[4]:曲泉　中封　太冲　商丘

疝癖[5](小腹下痛):太溪　三里　阴陵　曲泉　脾俞　三阴交

疝瘕:阴陵　太溪　丘墟　照海

肠癖,痔疝[6],小肠痛:通谷(灸百壮)　束骨　大肠俞

偏坠木肾[7]:归来　大敦　三阴交

阴疝[8]:太冲　大敦

疝癖膀胱小肠:燔针刺五枢　气海　三里　三阴交
气门(百壮)

阴肾偏,大小便数,或阴入腹:大敦

阴肿:曲泉　太溪　大敦　肾俞　三阴交

阴茎痛:阴陵　曲泉　行间　太冲　阴谷　三阴交　大敦
太溪　肾俞　中极

阴茎痛,阴汗湿[9]:太溪　鱼际　中极　三阴交

转胞不溺[10],淋沥:关元

肾脏虚冷,日渐羸瘦,劳伤,阴疼凛凛,少气遗精:肾俞

遗精白浊:肾俞　关元　三阴交

梦遗失精:曲泉(百壮)　中封　太冲　至阴　膈俞　脾俞
三阴交　肾俞　关元　三焦俞

寒热气淋:阴陵泉

淋癃[11]:曲泉　然谷　阴陵　行间　大敦　小肠俞　涌泉
气门(百壮)

小便黄赤:阴谷　太溪　肾俞　气海　膀胱俞　关元

小便五色:委中　前谷

小便不禁:承浆　阴陵　委中　太冲　膀胱俞　大敦

小便赤如血:大陵　关元

妇人胞转,不利小便:灸关元(二七壮)

遗溺:神门　鱼际　太冲　大敦　关元

阴痿丸骞[12]:阴谷　阴交　然谷　中封　太冲③

阴挺出<sup>[13]</sup>：太冲　少府　照海　曲泉

疝气偏坠：以小绳量患人口两角，为一分，作三折，成三角，如△样，以一角安脐心，两角在脐下两旁，尽处是穴。患左灸右，患右灸左，二七壮立愈。二穴俱灸亦可。

膀胱气攻两胁脐下，阴肾入腹：灸脐下六寸两旁各一寸，炷如小麦大，患左灸右，患右灸左。

**【校勘】**

①内：原依《神应经》作"外"，据《针灸大成》卷七阴跷脉条改。

②癫：原作"癫"，据《神应经》改。

③太冲：原作"大敦"，据《神应经》改。

**【注释】**

[1]寒疝腹痛：症见腹痛绕脐，呕吐、大汗出、手足逆冷等。多因寒邪滞留腹内所致。

[2]疝瘕：疝气病的一种，症见小腹部热痛，尿道流出白色黏液等。

[3]卒疝：即突然发生疝证。《甲乙经》："卒疝少腹痛，照海主之"。

[4]癫(tuì 退)疝：因寒湿所致之阴囊肿大，重坠胀痛。亦有不痒不痛者。

[5]疝癖(xuán pǐ 玄痞)：疝，是形容脐的两旁有条状筋块隆起，伏若弓弦；癖，是指两胁部有积块，痛时触之可见，不痛时隐于两胁。癖分为食癖、饮癖、寒癖、痰癖，血癖等。多因饮食失节，脾胃受伤，寒痰结聚气血搏结而成。疝与癖虽是两种症候。但习惯上通称为疝癖。

[6]㿗(kuì 溃)疝：疝气的一种。症见阴囊肿大，肝脉滑甚。《灵枢》邪气脏腑病形篇："肝脉，……滑甚为㿗疝。"

[7]偏坠木肾：指一侧睾丸肿大下坠而不痛。多因房事过度，湿热凝滞于内所致。

〔8〕阴疝:指阴囊受寒而致阴睾肿痛之症。

〔9〕阴汗湿:指阴囊周围多湿汗之症。多因湿热蕴于肝经所致。

〔10〕转胞不溺:妊娠时胎形压迫小腹而致小腹膨隆,小便不通之症。

〔11〕淋癃:尿频、尿急、淋漓不断者为淋;小便不畅、点滴而出、下腹膨胀者为癃。

〔12〕阴痿丸塞:指阴疝阴痿,睾丸上缩疼痛。

〔13〕阴挺出:多指子宫下垂或脱出阴道口外,甚者可见阴道壁、直肠一并脱出。

【按语】 疝气一证,名目繁多,《诸病源候论》有五疝说,《素问·骨空论》有七疝说,但发病多与肝经有关,所谓"诸疝皆属于肝"也。

# 头　面　门

【提要】 本门介绍了头、面部疾病中的三十三个病症,并载有治疗穴位。部分载有灸法。

〔原文〕头痛:百会　上星　风府　风池　攒竹　丝竹空　小海　阳溪　大陵　后溪　合谷　腕骨　中冲　中渚　昆仑　阳陵

头强痛:颊车　风池　肩井　少海　后溪　前谷

头偏痛:头维

脑泻[1]:囟会　通谷

头风[2]:上星　前顶　百会　阳谷　合谷　关冲　昆仑　侠溪

脑痛:上星　风池　脑空　天柱　少海

头风,面目赤:通里　解溪

头风牵引脑顶痛:上星　百会　合谷

偏正头风:百会　前顶　神庭　上星　丝竹空　风池　合谷　攒竹　头维

醉后头风:印堂　攒竹　三里

头风眩晕:合谷　丰隆　解溪　风池　垂手着两腿,灸虎口内。

面肿:水沟　上星　攒竹　支沟　间使　中渚　液门　解溪　行间　厉兑　谚喜　天牖　风池

面痒肿:迎香　合谷

头项俱痛:百会　后顶　合谷

头风冷泪出:攒竹　合谷

头痛项强,重不能举,脊反折,不能回顾:承浆(先泻后补)风府

脑昏目赤:攒竹

头旋:目窗　百会　申脉　至阴　络却

面肿项强,鼻生息肉:承浆(三分,推上复下)

头肿:上星　前顶　大陵(出血)　公孙

颊肿:颊车

颐颔肿:阳谷　腕骨　前谷　商阳　丘墟　侠溪　手三里

风动如虫行:迎香

颈项强急:风府

头目浮肿:目窗　陷谷

眼睑睏动[3]:头维　攒竹

脑风而疼:少海

头重身热:肾俞

眉棱痛[4]:肝俞

毛发焦脱[5]:下廉

面浮肿:厉兑

面肿:灸水分

头目眩疼,皮肿生白屑:灸囟会

**【注释】**

[1]脑泻:又称鼻渊,脑漏。

[2]头风:指头痛日久不愈,时发时止者。多由风寒郁遏头部经络所致。

[3]眼睑瞤动:指眼皮跳动。

[4]眉棱痛:痛时目不能睁,常出现在阳明经头痛时,多因风热外袭所致。

[5]毛发焦脱:指眉毛头发焦枯脱落。

**【按语】** 五脏皆开窍于头面,而头又为诸阳之首,加之火性炎上,风可上行,故头面部极易为患。惟此,在临床治疗时切忌局限于头面部,要重视经络理论和藏象学说对头面部疾病治疗的指导意义。

 咽 喉 门

**【提要】** 本门介绍了咽、喉疾病中的十二个病症及其治疗穴位。

[原文] 喉痹[1]:颊车 合谷 少商 尺泽 经渠 阳溪 大陵 二间 前谷

鼓颔:少商

咽中如梗:间使 三间

咽肿:中渚 太溪

咽外肿:液门

咽食不下:灸膻中

咽中闭:曲池 合谷

咽喉肿痛,闭塞,水粒不下:合谷 少商兼以三棱针刺手大指背,头节上甲根下,排刺三针。

双蛾[2]:玉液 金津 少商

单蛾[3]:少商 合谷 廉泉

咽喉肿闭甚者:以细三棱针藏于笔尖中,戏言以没药调点肿痹处,乃刺之。否则病人恐惧,不能愈疾。

咽痛:风府

【注释】

[1]喉痹:泛指一切咽喉肿痛、闭塞之症。

[2]双蛾:又名双乳蛾。"以其形似乳头,状如吞蛾"而名。

[3]单蛾:即单乳蛾。

 耳 目 门

【提要】 本门介绍了耳、目疾病中的二十四种病症,并载有治疗穴位。有的穴位还注明了补泻的治疗原则。

[原文] 耳鸣:百会　听宫　听会　耳门　络却　阳溪　阳谷　前谷　后溪　腕骨　中渚　液门　商阳　肾俞

聤[1]生疮,有脓①汁②:耳门　翳风　合谷

重听[2]无所闻:耳门　风池　侠溪　翳风　听会　听宫

目赤:目窗　大陵　合谷　液门　上星　攒竹　丝竹空

目风赤烂[3]:阳谷

赤翳[4]:攒竹　后溪　液门

目赤肤翳:太渊　侠溪　攒竹　风池

目翳膜:合谷　临泣　角孙　液门　后溪　中渚　晴明

白翳[5]:临泣　肝俞

晴痛:内庭　上星

冷泪[6]:晴明　临泣　风池　腕骨

迎风有泪:头维　晴明　临泣　风池

目泪出:临泣　百会　液门　后溪　前谷　肝俞

风生卒生翳膜,两目疼痛不可忍者:晴明,手中指本节间尖上三壮。

眼睫毛倒:丝竹空

青盲[7]无所见:肝俞　商阳(左取右,右取左)

目眦急痛[8]:三间

目昏:头维　攒竹　晴明　目窗　百会　风府　风池　合谷　肝俞　肾俞　丝竹空

目眩:临泣　风府　风池　阳谷　中渚　液门　鱼际　丝竹空

目痛:阳溪　二间　大陵　三间　前谷　上星

风目眶烂[9],风泪出:头维　颧髎

眼痒眼痛:光明(泻)　五会

目生翳:肝俞　命门　瞳子髎(在目外眦五分,得气乃泻)　合谷　商阳

小儿雀目[10],夜不见物:灸手大指甲后一寸,内廉横纹头白肉际,各一壮。

**【校勘】**

①脓:《神应经》作"浓"。

②汁:原作汗,据《神应经》改。

**【注释】**

[1]聤(tíng 停):耳出恶水之症。流黄脓为聤耳。多因风湿热或淋水充窍所致。

[2]重听:听音不真,且有错觉现象。多由肾精不足所致。

[3]目风赤烂:赤,目赤。烂,眦烂。指目冲犯风热之气,而致眼角、眼睑发赤溃烂。

[4]赤翳:即血翳包睛,由赤膜下垂失治而来。症见眼中赤涩肿痛,羞明泪出,赤脉由气轮贯穿风轮,伴有头痛,大便秘结;严重者,赤脉纵横结厚,黑睛难以见物而致失明。多因心火内炽,肝肺风热壅滞,瘀血凝结所致。

[5]白翳:症见眼珠刺痛,泪出羞明,头痛鼻塞等。抱轮红赤时,黑睛骤起白翳,病势急者,翌日后可穿破黑睛变成蟹眼。虽治愈亦常留白色翳痕,影响视力。多因风热之邪冲犯风轮,与肺

肝内炽之火相搏,上乘于目所致。

[6]冷泪:即迎风流泪,以冬天为甚。多因肝肾虚,风邪入络所致。

[7]青盲:眼外观虽无异常,却不能视物。《诸病源候论》:"……眼本无异,瞳子黑白分明,直不能见物耳。"

[8]目眦急痛:目眦即眼角,指眼角急剧疼痛之症。

[9]风目眶烂:又名烂弦风。症见睑缘赤烂,痒中挟痛,可致睫毛脱损或睑缘变形。多因脾胃湿热等风邪相搏,上蕴于睑缘所致。

[10]小儿雀目:即夜盲症。指夜晚或在黑暗处视物不清。小儿多因脾弱,疳疾上目所致。《诸病源候论》:"言其如鸟雀,暝便无所见也"。

 **鼻 口 门**

【提要】 本门介绍了鼻、口疾病中的三十三个病症的治疗穴位,部分载有灸法。

[原文] 鼻有息肉:迎香

衄血[1]:风府 曲池 合谷 三间 二间 后溪 前谷 委中 申脉 昆仑 厉兑 上星 隐白

鼽衄[2]:风府 二间 迎香

鼻塞:上星 临泣 百会 前谷 厉兑 合谷 迎香

鼻流清涕:人中 上星 风府

脑泻,鼻中臭涕出:曲差 上星

鼻衄:上星(灸二七壮) 绝骨 囟会 又一法:灸项后发际两筋间宛宛中。

久病流涕不禁:百会(灸)

口干:尺泽 曲泽 大陵 二间 少商 商阳

咽干:太渊 鱼际

消渴:水沟　承浆　金津　玉液　曲池　劳宫　太冲　行间　商丘　然谷　隐白(百日以上者,切不可灸)

唇干有涎:下廉

舌干涎出:复溜

唇干饮不下:三间　少商

唇动如虫行:水沟

唇肿[3]:迎香

口喝眼喝:颊车　水沟　列缺　太渊　合谷　二间　地仓　丝竹空

口噤:颊车　支沟　外关　列缺　内庭　厉兑

失音不语:间使　支沟　灵道　鱼际　合谷　阴谷　复溜　然谷

舌缓[4]:太渊　合谷　冲阳　内庭　昆仑　三阴交　风府

舌强[5]:哑门　少商　鱼际　二间　中冲　阴谷　然谷

舌黄:鱼际

齿寒:少海

齿痛:商阳

齿龋[6]恶风:合谷　厉兑

齿龋:少海　小海　阳谷　合谷　液门　二间　内庭　厉兑

龈痛:角孙　小海

舌齿腐:承浆　劳宫(各一壮)

牙疼:曲池　少海　阳谷　阳溪　二间　液门　颊车　内庭　吕细(在内踝骨尖上,灸二七壮)

上牙疼:人中　太渊　吕细　灸臂上起肉中,五壮。

下牙疼:龙玄(在侧腕交叉脉)　承浆　合谷　腕上五寸,两筋中间,灸五壮

不能嚼物:角孙

牙疳蚀烂[7],生疮:承浆(壮如小筋头大,灸七壮)

**【注释】**

[1]衄(nù)血:泛指出血。《灵枢》百病始生篇:"阳络伤则血外溢;血外溢则衄血。"如眼衄、耳衄、鼻衄、齿衄、舌衄、肌衄等。

[2]鼽(qiú 球)衄:即鼻流清涕并出血之症。

[3]唇肿:口唇肿胀痛痒。多由脾胃湿热所致。

[4]舌缓:又名舌喑。症见舌体转动不灵,痰声辘辘,不能言语,脉大有力,多因风痰所致。

[5]舌强:舌体强硬,运动不灵,语言謇涩。多因中风,或温热亡阴,热入心包,或筋脉失养所致。

[6]齿龋(qǔ 曲):指牙齿被腐蚀形成空洞,症见牙疼、齿龈肿胀。多因口腔不洁或湿热熏蒸阳明经所致。

[7]牙疳蚀烂:初起齿龈红肿疼痛,继之腐烂,流腐臭血水。因风热而致叫风热牙疳,发病急、病势险者叫走马牙疳。

 **胸 背 胁 门**

**【提要】** 本门介绍了胸、背、胁部的疾病三十个病症,及其治疗穴位。

[原文] 胸满:经渠　阳溪　后溪　三间　间使　阳陵　三里　曲泉　足临泣

胸痹[1]:太渊

胸膊闷[2]:肩井

胸胁痛:天井　支沟　间使　大陵　三里　太白　丘墟　阳辅

胸中澹澹①[3]:间使

胸满支肿:内关　膈俞

胸胁满引腹:下廉　丘墟　侠溪　肾俞

胸烦:期门

胸中寒:膻中

肩背痠疼:风门　肩井　中渚　支沟　后溪　腕骨　委中

心胸痛:曲泽　内关　大陵

胸满血膨[4]有积块,霍乱肠鸣,善噫[5]:三里期门(向外刺二寸,不补不泻)

胁满:章门

胁痛:阳谷　腕骨　支沟　膈俞　申脉

缺盆肿:太渊　商阳　足临泣

胁与脊引[6]:肝俞

背膊②项急:大椎

腰背强直,不能转③侧:腰俞　肺俞

腰脊痛楚:委中　复溜

腰背伛偻[7]:风池　肺俞

背拘急[8]:经渠

肩背相引:二间　商阳　委中　昆仑

偏胁背痛痹:鱼际　委中

背痛:经渠　丘墟　鱼际　昆仑　京骨

脊膂[9]强痛:委中

腰背牵疼难转:天牖　风池　合谷　昆仑

脊内牵疼不能屈伸:合谷　复溜　昆仑

脊强浑身痛,不能转侧:哑门

胸连胁痛:期门(先针)　章门　丘墟　行间　涌泉

肩痹痛:肩髃　天井　曲池　阳谷　关冲④

【校勘】

①澹澹:原作"澹",据《神应经》补。

②膊:原作"腹",据《神应经》改。

③转:原作"动",据《神应经》改。

④冲:原作"中",据《神应经》改。

【注释】

[1]胸痹:主症为胸背痛,胸中气塞,呼吸喘促,咳嗽多痰等。

多因阳虚寒阻所致。

　　[2]胸膊闷:指胸部和臂部闷痛。

　　[3]胸中澹澹:指胸部空虚兼觉悸动。

　　[4]胸满血膨:此指血结胸证。症见胸腹胀满硬痛,身热嗽水不咽,喜忘如狂等。

　　[5]善噫:经常嗳气。

　　[6]胁与脊引:胁部与脊部互相收引牵急而作痛。

　　[7]伛偻(yǔ lǚ 羽吕):腰背弯曲。

　　[8]背拘急:背部拘紧不舒。

　　[9]脊膂:指脊柱及其两侧肌肉。

 # 手足腰腋门

　　【提要】　本门介绍了手、足、腰、腋部的疾病六十八种病症并载有治疗穴位,部分载有灸法。

　　[原文]　手臂痛不能举:曲池　尺泽　肩髃　三里　少海　太渊　阳池　阳溪　阳谷　前谷　合谷　液门　外关　腕骨

　　臂寒:尺泽　神门

　　臂内廉痛:太渊

　　臂腕侧痛:阳谷

　　手腕动摇:曲泽

　　腋痛:少海　间使　少府　阳辅　丘墟　足临泣　申脉

　　肘劳[1]:天井　曲池　间使　阳溪　中渚　阳谷　太渊　腕骨　列缺　液门

　　手腕无力:列缺

　　肘臂痛:肩髃　曲池　通里　手三里

　　肘挛[2]:尺泽　肩髃　小海　间使　大陵　后溪　鱼际

　　肩臂疼重:支沟

　　肘臂、手指不能屈:曲池　三里　外关　中渚

手臂麻木不仁:天井　曲池　外关　经渠　支沟　阳溪
腕骨　上廉　合谷

手臂冷痛:肩井　曲池　下廉

手指拘挛筋紧:曲池　阳谷　合谷

手热:劳宫　曲池　曲泽　内关　列缺　经渠　太渊　中
冲　少冲

手臂红肿:曲池　通里　中渚　合谷　手三里　液门

风痹肘挛不举:尺泽　曲池　合谷

两手拘挛,偏风瘾疹[3],喉痹,胸胁膜满[4],筋缓手臂无力,
皮肤枯燥:曲池(先泻后补)　肩髃　手三里

肩膊烦疼[5]:肩髃　肩井　曲池

五指皆疼:外关

手挛指痛:少商

掌中热:列缺　经渠　太渊

腋肘肿:尺泽　小海　间使　大陵

腋下肿:阳辅　丘墟　足临泣

腰痛:肩井　环跳　阴市　三里　委中　承山　阳辅　昆
仑　腰俞①　肾俞①

两腿如冰:阴市

挫闪腰疼,胁肋痛:尺泽　曲池　合谷　手三里　阴陵　阴
交　行间　足三里

腰疼难动:风市　委中　行间

腰脊强痛:腰俞　委中　涌泉　小肠俞　膀胱俞

腰脚痛:环跳　风市　阴市　委中　承山　昆仑　申脉

股膝内痛:委中　三里　三阴交

腿膝痠疼:环跳　阳陵　丘墟

脚膝痛:委中　三里　曲泉　阳陵　风市　昆仑　解溪

膝胻股肿[6]:委中　三里　阳辅　解溪　承山

腰如坐水[7]:阳辅

足痿不收[8]:复溜

风痹,脚胻麻木:环跳　风市

足麻痹:环跳　阴陵　阳陵②　阳辅　太溪　至阴

脚气:肩井　膝眼　风市　三里　承山　太冲　丘墟　行间

髀枢痛[9]:环跳　阳陵　丘墟

足寒热:三里　委中　阳陵　复溜　然谷　行间　中封　大都　隐白

脚肿:承山　昆仑　然谷　委中　下廉　髋骨　风市

足寒如冰:肾俞

浑身战掉[10],胻痠:承山　金门

足胻寒:复溜　申脉　厉兑

足挛:肾俞　阳陵　阳辅　绝骨

诸节皆痛:阳辅

腨肿[11]:承山　昆仑

足缓[12]:阳陵　冲阳　太冲　丘墟

脚弱:委中　三里　承山

两膝红肿疼痛:膝关　委中　三里　阴市

穿跟草鞋风[13]:昆仑　丘墟　商丘　照海

足不能行:三里　曲泉　委中　阳辅　三阴交　复溜　冲阳　然谷　申脉　行间　脾俞

脚腕痠:委中　昆仑

足心痛:昆仑

脚筋短急,足沉重,鹤膝历节风肿[14],恶风,发不能起床:风市

腰痛不能久立,腿膝胫痠重,及四肢不举:附阳

腰重痛不可忍,及转侧起卧不便,冷痹[15],脚筋挛急,不得屈伸:灸两脚曲䐐[16]两纹头四处各三壮,一同灸,用两人两边同吹,至火灭。若午时灸了,至晚或脏腑鸣,或行一二次,其疾

立愈。

腰痛不能举:仆参(二穴,在跟骨下陷中,拱足取之、灸二壮)

膝以上病:灸环跳　风市

膝以下病:灸犊鼻　膝关　三里　阳陵

足踝以上病:灸三阴交　绝骨　昆仑

足踝以下病:灸照海　申脉

腿痛:髋骨

脚气[17]:一风市(百壮或五十壮),二伏兔(针三分,禁灸),三犊鼻(五十壮),四膝眼,五三里(百壮),六上廉,七下廉(百壮),八绝骨。

脚转筋,发时不可忍者:脚踝上(一壮)内筋急灸内,外筋急灸外。

脚转筋多年不愈,诸药不效者:灸承山(二七壮)

【校勘】

①《神应经》无腰俞、肾俞二穴。

②阳陵:原无,据《神应经》补。

【注释】

[1]肘劳:因过劳或兼感风寒而致肘臂不用之症。

[2]肘挛:肘部拘紧不舒。《灵枢》经脉篇:"病实则肘挛"。

[3]瘾疹:即荨麻疹,俗称风疹块。症见皮肤出现大小不一的风团,小如麻疹,大如豆瓣,成块成片,时隐时现,反复发作。多因出汗当风或血热所致。

[4]胸胁䐜满:胸胁部胀闷不舒。

[5]烦疼:烦痛指痛势绵绵不愈,令人作烦。

[6]膝胻股肿:指膝部,小腿和大腿的肿胀。

[7]腰如坐水:形容腰部寒冷如坐水中。多因肾阳虚所致。

[8]足痿不收:即足痿。足软不能步履叫足痿。《素问》痿论:"故阳明虚,则宗筋纵,带脉不引,故足痿不用也"。

[9]髀枢痛:指股部上端外侧的疼痛。

[10]浑身战掉：即浑身战栗。

[11]腨(chuǎi 揣)肿：即小腿肚肿。

[12]足缓：足筋脉弛缓无力。

[13]穿跟草鞋风：疑即草鞋风，又名脱根风，此证多属肾经受病，初起于足跟及两胯下，生水胞破裂，或生小疮，或生肿茧，或痛或痒，久则破烂，可延至足底。

[14]鹤膝历节风肿：关节肿痛，痛势剧烈游走不定，名历节风。一膝或两膝肿痛，腿胫渐瘦，形如鹤膝，故亦名鹤膝风。喻嘉言说："鹤膝风即风寒湿之邪痹于膝者也"。

[15]冷痹：即寒痹。症见四肢关节痛剧，遇寒痛则甚，得热痛则缓。多因寒邪侵袭肢节、经络所致。

[16]两脚曲腋：曲腋原作"肘"解，因膝腘部状似肘部，故两脚曲腋乃指腘窝部而言。

[17]脚气：古名缓风、脚弱。症见腿脚生麻，痿痛无力、挛急、肿胀，入腹攻心者，可见心悸、胸闷、呕吐、神志不清，多因外感湿邪风毒，或饮食所伤，湿化热流注于下而成。

# 妇 人 门

【提要】 本门介绍了妇人疾病中的三十一种病症，并载有治疗穴位，部分载有灸法。

[原文] 月脉不调[1]：气海　中极　带脉(一壮)　肾俞　三阴交

月事不利[2]：足临泣　三阴交　中极

过时不止[3]：隐白

下经若冷，来无定时：关元

女人漏下不止[4]：太冲　三阴交

血崩[5]：气海　大敦　阴谷　太冲　然谷　三阴交　中极

癥聚[6]：关元

赤白带下[7]：带脉　关元　气海　三阴交　白环俞　间使
(三十壮)

小腹坚[8]：带脉

绝子[9]：商丘　中极

因产恶露不止：气海　关元

产后诸病：期门

乳痈[10]：下廉　三里　侠溪　鱼际　委中　足临泣　少泽

乳肿痛：足临泣

难产：合谷(补)　三阴交(泻)　太冲

横生死胎：太冲　合谷　三阴交

横生手先出：右足小指尖(灸三壮，立产，炷如小麦大)。子上逼
心[11]，气闷欲绝：巨阙　合谷(补)　三阴交(泻)如子手掬[12]母
心，生下男左女右手心，有针痕可验，不然，在人中或脑后有
针痕。

产后血晕[13]不识人：支沟　三里　三阴交

堕胎后，手足如冰，厥逆：肩井(五分，若觉闷乱，急补三里)

胎衣不下：中极　肩井

阴挺出：曲泉　照海　大敦

无乳：膻中(灸)　少泽(补)　此二穴神效。

血块：曲泉　复溜　三里　气海　丹田　三阴交

妇人经事正行，与男子交，日渐羸瘦，寒热往来，精血相竞：
百劳　肾俞　风门　中极　气海　三阴交　若以前症，作虚劳
治者，非也。

女子月事不来，面黄干呕，妊娠不成：曲池　支沟　三里
三阴交

经脉过多：通里　行间　三阴交

欲断产[14]：灸右足内踝上一寸，合谷。又一法：灸脐下二寸
三分，三壮，肩井。

一切冷惫[15]：灸关元

不时漏下[16]：三阴交

月水不调,因结成块：针间使

【注释】

[1]月脉不调：经期不准。

[2]月事不利：行经时经血下行不畅,多有小腹疼痛。

[3]过时不止：经期虽过,经血仍行。

[4]女人漏下不止：指月经淋漓不断。

[5]血崩：又名崩中。指妇女不在行经期间,阴道内忽然大量出血。多因冲任不固所致。

[6]瘕聚：表现为腹内痞块,散聚无常,推之游移不定,痛无定处等。妇女多患此病。

[7]赤白带下：指阴道流出赤白夹杂的黏液。

[8]小腹坚：指小腹瘀血内结,痞块积聚等症。

[9]绝子：即妇女不孕症。

[10]乳痈：发于乳房部的痈。多由肝气郁结,胃热郁滞或乳汁积滞而致。

[11]子上逼心：指因胎气上逆以致孕妇有心下冲逆紧迫的感觉。

[12]掬：作捧解。

[13]产后血晕：为产后急症之一,症见突然眩晕,心胸郁闷,恶心呕吐,甚则出现神志错乱。

[14]欲断产：指欲中断妊娠而言。

[15]冷惫：身寒疲乏。

[16]不时漏下：指月经没有规律的淋漓而下。

 小 儿 门

【提要】 本门介绍了小儿疾病中的二十九种病症,并载有治疗穴位,部分介绍了灸法。

[原文] 大小五痫[1]:水沟　百会　神门　金门　昆仑
巨阙

惊风[2]:腕骨

瘛疭[3],五指掣[4]:阳谷　腕骨　昆仑

摇头张口,反折:金门

风痫[5],目戴上:百会　昆仑　丝竹空

脱肛:百会　长强

卒疝:太冲

角弓反张:百会

泻痢:神阙

赤游风[6]:百会　委中

秋深冷痢[7]:灸脐下二寸及三寸动脉中

吐乳:灸中庭(在膻中下一寸六分)

卒痫及猪痫:巨阙(灸三壮)

口有疮蚀龈[8],臭秽气冲人:灸劳宫二穴,各一壮。

卒患腹痛,肚皮青黑:灸脐四边各半寸,三壮,鸠尾骨下一
寸,三壮。

惊痫:顶上旋毛中(灸三壮),耳后青络(灸三壮,炷如小麦大)。

风痫,手指屈如数物者:鼻上发际宛宛中,灸三壮。

二三岁两目眦赤:大指次指间后一寸五分,灸三壮。

囟门不合:脐上、脐下各五分,二穴各三壮,灸疮未发,囟①
门先合。

夜啼:灸百会三壮

肾胀偏坠[9]:关元(灸三七②壮)　大敦(七③壮)

猪痫如尸厥,吐沫:巨阙(三壮)

食痫[10]先寒热,洒淅乃发:鸠尾上五分,三壮。

羊痫:九椎下节间(灸三壮)　又法:大椎上④三壮。

牛痫:鸠尾(三壮)　又法:鸠尾、大椎各三壮。

马痫:仆参(二穴,各三壮)　又法:风府、脐中各三壮。

犬痫:两手心　足太阳　肋户(各灸⑤一壮)

鸡痫:足诸阳(各三壮)

牙疳蚀烂:承浆(针灸皆可)

**【校勘】**

①囟:原无,据《神应经》补。

②七:原无,据《神应经》补。

③七:原作"或",据《神应经》改。

④上:原无,据《神应经》补。

⑤灸:原无,据《神应经》补。

**【注释】**

[1]大小五痫:五痫指马痫、羊痫、鸡痫、猪痫、牛痫。但历代名称殊不一致。大小五痫泛指小儿各种痫证。

[2]惊风:主症为四肢抽搐,意识不清,为儿科常见病。可分为急惊风和慢惊风两类。多因热甚风生所致。

[3]瘛疭(zòng 纵):瘛指筋脉挛缩;疭指筋缩纵伸。"瘛疭"是指手足时伸时缩抽动不止之症。

[4]五指掣:即手指拽动。

[5]风痫:痫的一种。《圣济总录》说:"风痫病者,由心气不足,胸中蓄热,而又风邪乘之病间作也,其候多惊,目瞳子大,手足颤掉,梦中叫乎,身热瘛疭,摇头口噤,多吐涎沫,无所觉知是也"。风痫也是小儿痫证的一种类型。外感风邪所致之抽搐也叫风痫。

[6]赤游风:类似丹毒的一种病症,因色赤如丹,游走无定,故名之赤游风。多发于口唇、眼睑、耳垂、或胸腹、背部、手背等处。

[7]秋深冷痢:指发生于秋末的痢疾。

[8]口有疮蚀龈:即牙龈腐糜。

[9]肾胀偏坠:指阴囊肿大,单侧睾丸疼痛下坠。

[10]食痫:指因伤食而发病的痫疾。《诸病源候论》"食痫

者,因乳哺不节所成"。

**【按语】** 关于小儿各种痫证,历代著述颇多,故分类不一。其中所谓五痫者,不过是取其象声而名之,故本门对五痫未逐一解释,临床按见证治疗便是。

# 疮 毒 门

**【提要】** 本门介绍了疮、毒及杂病中的十四个病症,及治疗穴位,部分载有灸法。

**[原文]** 遍身生疮[①]:曲池 合谷 三里 绝骨膝眼(灸二七壮[②])

腋肿,马刀疡[③][1]:阳辅 太冲 足临泣[④]

热风瘾疹[⑤]:肩髃 曲池 曲泽 环跳 合谷 涌泉

疡肿振寒[⑥][2]:少海

疥癣疮[⑦][3]:曲池 支沟 阳溪 阳谷 大陵 合谷 后溪 委中 三里 阳辅 昆仑 行间 三阴交 百虫窠(即膝眼[⑧])

疔疮[4]生面上与口角:灸合谷

疔疮生手上:曲池(灸)

疔疮生背上:肩井 三里 委中 临泣 行间 通里 小海[⑨] 太冲

瘰疬[5]:少海(先针皮上,候三十六息,推针入内,须定浅深,追核大小,勿出核,三十二下,乃出针) 天池 章门 临泣 支沟 阳辅(灸百壮) 肩井(随年壮) 手三里

痈疽发背[6]:肩井 委中 又以蒜片贴疮上灸之,如不疼,灸至疼;如疼,灸至不疼,愈多愈好。

溺[7]水死者,经宿可救:即解死人衣带,灸脐中。

狂犬咬伤人:即灸咬处疮上。

蛇咬伤人:灸伤处三壮,仍以蒜片贴咬处,灸蒜上。

人脉微细不见,或有或无:宜于少阴经复溜穴上,用圆利针针至骨处,顺针下刺,候回阳脉生⑩,方可出针。

痈疽疮毒:同杨氏骑竹马灸法。

【校勘】

①遍身生疮:此条原在小儿门内,据《神应经》移于疮毒门。"疮"《神应经》作"疥癫"。

②灸二七壮:原无,据《神应经》补。

③腋肿,马刀疡:此条原在小儿门内,据《神应经》移于疮毒门。

④足临泣:原无,据《神应经》补。

⑤热风瘾疹:此条原在小儿门内,据《神应经》移于疮毒门。

⑥疡肿振寒:此条原在小儿门内,据《神应经》移于疮毒门。

⑦疥癣疮:此条原在小儿门内,据《神应经》移于疮毒门。

⑧即膝眼:原无,据《神应经》补。

⑨小海:原作"少海",据《神应经》改。

⑩候回阳脉生:原作"候回阳脉,阳脉生时",据《神应经》删"阳脉"、"时"三字。

【注释】

[1]马刀疡:即瘰疬,其生于腋下,形如马刀者,名为"马刀",又称"马刀疮"。

[2]疡肿振寒:指因患疮疡所致之恶寒战栗。

[3]疥癣疮:在此泛指多种皮肤病。

[4]疔疮:指疮发之部位坚硬根深,形如钉状,故名。

[5]瘰疬(luǒ lì 裸力):俗称疬子颈等。小者为瘰,大者为疬。初起数目不等,大小如豆,无痛无热,后渐大串连成片,日久始觉疼痛;或结块粘连,按之不动,溃破时脓稀薄,或如豆汁,久不收口,可形成窦道或瘘管。多因肺肾阴虚,虚火内灼,结痰于颈项所致。

[6]痈疽发背:痈,疮面深而恶;疽,疮面浅而大。痈疽生于

脊背部位者,俗称发背。

[7]溺(nì 匿):淹没于水中。

 续 增 治 法

# 中 风 论　徐氏书[1]

【提要】　本篇阐述了中风的病因、临床表现、诊断及治疗原则,主要内容有:

一、中风病的五不治。

二、描述了中脏、中腑的主证。

三、提出了脏腑的七种中风主证及其命名。

[原文]　且夫中风[2]者,有五不治也。开口、闭眼、撒屎、遗尿、喉中雷鸣,皆恶候也。且中风者,为百病之长[3],至其变化,各不同焉。或中于脏,或中于腑,或痰或气,或怒或喜,逐其隙而害成也[4]。中于脏者,则令人不省人事,痰涎壅塞①,喉中雷鸣,四肢瘫痪,不知疼痛,语言蹇涩[5],故难治也。中于腑者,则令人半身不遂,口眼㖞斜[6],知痒痛,能言语,形色不变,故易治也。治之先审其症,而后刺之。其中五脏六腑形症各有名,先须察其源,而名其症,依标本[7]刺之,无不效也。

一、肝中之状,无汗恶寒,其色青,名曰怒中。

二、心中之状,多汗怕惊,其色赤,名曰思虑中。

三、脾中之状,多汗身热,其色黄,名曰喜中。

四、肺中之状,多汗恶风,其色白,名曰气中。

五、肾中之状,多汗身冷,其色黑,名曰气劳中。

六、胃中之状,饮食不下,痰涎上壅,其色淡黄,名曰食后中。

七、胆中之状,目眼牵连,酣睡不醒,其色绿,名曰惊中。

【校勘】

①塞:原无,据《针灸大全》卷四补。

**【注释】**

[1]徐氏书:指明·徐凤的《针灸大全》一书。

[2]中风:亦称卒中,其表现为猝然昏倒,不省人事,半身不遂,口歪和言语不利等。

[3]且中风者,为百病之长:指风为引起各种疾病的一个重要因素。《素问》风论篇:"故风者,百病之长也"。

[4]逐其隙而害成也:《说文解字》:隙"壁际孔也",在此引申为人体虚弱的部位。全句意即风邪乘虚而入以致发病。

[5]语言蹇涩:蹇,《说文解字》段注:"言难亦谓之蹇"。此处指中风后舌强,语言不利。

[6]口眼喎(wāi 歪)斜:"喎",同嘴歪。口眼不正。

[7]标本:指疾病的主次、本末、轻重、缓急等关系,并据此可确定治疗原则。

## 初中风急救针法　　《乾坤生意》

**【提要】**　本文介绍了用三棱针急救初中风的方法。

**[原文]**　凡初中风跌倒,卒暴[1]昏沉,痰涎壅滞,不省人事,牙关[2]紧闭,药水不下,急以三棱针,刺手十指十二井穴,当去恶血。又治一切暴死恶候,不省人事,及绞肠痧[3],乃起死回生妙诀。

少商二穴,商阳二穴　中冲二穴　关冲二穴　少冲二穴
少泽二穴

**【注释】**

[1]卒暴:突然暴发。

[2]牙关:指上下颌之间的关节。

[3]绞肠痧:又名干霍乱。症见腹部骤然绞痛,欲吐泻不能,烦闷面青,肢冷汗出等。

**【按语】**　十二井穴适用于一切昏厥和急性病。

## 中风瘫痪针灸秘诀 　《乾坤生意》[①]

【提要】　本文介绍了中风后遗症的治疗方法。

[原文]　中风口眼㖞斜:听会　颊车　地仓

凡㖞向左者,宜灸右;向右者,宜灸左,各㖞陷中二七壮,艾炷如麦粒大,频频灸之,取尽风气,口眼正为度[1]。

一法:以五寸长笔管,插入耳内,外以面塞四围竹管上头,以艾灸二七壮,右㖞灸左;左㖞灸右。

中风风邪入腑,以致手足不遂:百会　耳前发际　肩髃　曲池　风市　足三里　绝骨

凡觉手足麻痹,或疼痛良久,此风邪入腑之候,宜灸此七穴。病在左灸右,在右灸左,候风气轻减为度。

中风风邪入脏,以致气塞涎壅,不语昏危:百会　大椎　风池　肩井　曲池　足三里　间使

凡觉心中愦乱[2],神思不怡[3],或手足顽麻[4],此风邪入脏之候,速灸此七穴,各五七壮。如风势略可[5],凡遇春、秋二时,当[②]灸此七穴,以泄风气;若素有风人[6],尤当留意。

中风鼻塞不闻,时流清涕,偏正头风,及生白屑,惊痫,目上视不识人:囟会(灸)

中风头皮肿,目眩虚,振寒热,目疼不能远视:上星(针灸)

中风风痫,瘛疭等症:印堂(针灸)

中风头项急,不能回顾:风府(针)

中风手不能举:阳池(针灸)

中风腕痠,不能屈伸,指痛不能握物:外关(针灸)

中风手弱不仁,拘挛不伸:手三里(针灸)

中风痰咳,肘挛,寒热惊痫:列缺(针灸)

中风惊怖,声音不出,肘腕痠疼:通里(针灸)

中风腰胯疼痛,不得转侧,腰胁相引:环跳(针灸)

中风转筋拘急,行步无力疼痛:昆仑(针灸)

中风脚腿麻木,冷痹冷痛:阳陵(针灸)

中风腰背拘急:委中(针)

中风脚膝疼痛,转筋拘急:承山(针灸)

治虚损五劳七伤紧要灸穴:陶道一穴,灸二七壮。身柱一穴,灸二七壮。肺俞二穴,灸七七壮至百壮。膏肓二穴,灸三七壮至七七壮。

**【校勘】**

①《乾坤生意》:原无,据"人卫"1963 年排印本补。

②当:原作"常",据顺治丁西李本《针灸大成》改。

**【注释】**

[1]取尽风气,口眼正为度:度,标准。全句意即驱尽风邪时,以口眼恢复到正常为标准。

[2]心中愦乱:愦,作"懑"解。即心中烦闷杂乱。

[3]神思不怡(yí 移):精神不愉快。

[4]手足顽麻:即手足麻木,缠绵难愈。

[5]风势略可:略可,轻微之意。全句指中风的趋势不严重。

[6]若素有风人:指素体阳虚易中风者或曾中过风者。

# 伤 寒 《聚英》

**【提要】** 本篇详细介绍了属于伤寒的三十八个症候,并载有针法和灸法。部分阐述了病因、病机。

**[原文] 发热** 风寒客于皮肤,阳气拂郁[1]所致,此表热也。阳气下陷入阴分蒸熏,此里热也。

汗不出,凄凄恶寒:玉枕　大杼　肝俞　膈俞　陶道

身热恶寒:后溪

身热汗出,足厥冷:大都

身热头痛,食不下:三焦俞

汗不出:合谷　后溪　阳池　厉兑　解溪　风池

身热而喘:三间

余热不尽:曲池

烦满汗不出:风池　命门

汗出寒热:五处　攒竹　上脘

烦心好呕:巨阙　商丘

身热头痛,汗不出:曲泉　神道　关元　悬颅

以上见《针经》

六脉沉细,一息二三至:气海(灸)　关元(灸)

少阴[①]发热:太溪(灸)

**恶寒**　有热恶寒者发于阳,无热恶寒者发于阴。

背恶寒口中和:关元(灸)

**恶风**　有汗为中风、伤卫;无汗恶风为寒,伤荣。先刺风府、风池,后饮桂枝葛根汤。

胸胁满兼谵语:邪气自表伤里,先胸胁,次入心。期门。

**结胸**[2]　脏气闭而不流布也。按之痛,为小结;不按自痛,为大结。期门(针)　肺俞(针)

妇人因血结胸,热入血室[3]:期门(针)　又以黄连、巴豆七粒作饼子,置脐中,以火灸之,得利为度。

**咳逆**　胸中气不交也,水火相搏而有声。期门(针)

小腹满:上为气,下为溺,当出不出,积而为满,或腹中急痛。刺委中,或夺命穴等处[②]。

**烦躁**　邪气在里,烦为内不安,躁为外不安。伤寒六七日,脉微,手足厥冷,烦躁。灸厥阴俞。

**蓄血**[4]　热毒流于下而瘀血。少阴症下利,便脓血者,可刺[③]。阳明症,下血谵语,必热入血室,头汗出。刺期门。

**呕吐**　表邪传里,里气上逆也则为呕吐[④]。口中和,脉微涩弱。灸厥阴。

**战栗**　战者,正气胜;栗者,邪气胜。邪与正争,心战而外栗,为病欲解也。邪[⑤]气内盛,正气太虚,心栗而鼓颔,身不战者,已而遂成寒逆者。灸鱼际。

**四逆** 四肢逆冷,积冷成寒,六腑气绝于外。足胫寒逆,少阴也;身寒者,厥阴也。灸气海、肾俞、肝俞。

**厥** 手足逆冷,阳气伏陷,热气逆伏,而手足冷也,刺内庭、大都[6]。脉促而厥者[7],灸之。

**郁冒**[5] 郁为气不舒,冒为神不清,即昏迷也。多虚极乘寒所致,或吐下使然。刺太阳少阳并病[8],头痛,或冒闷如结胸状,刺大椎[9]、肺俞、肝俞,慎不可汗。

**自利** 不经攻下自溏泄。下利[10]脉微涩,呕而汗出,必更衣[6]。反少[11]者,当温上,灸之以消阴。小便自[12]利,手中不冷,反发热,脉不至。灸太溪。

少阴下利,便脓血,可刺之,宜通用之[13]。

**霍乱** 上吐下利,挥霍撩乱,邪在中焦,胃气不治,阴阳乖隔,遂上吐下泄,躁扰烦乱也。干霍乱[14]或腹中痛绞刺。针委中及夺命穴[15]。

**腹痛** 有实有虚,寒热燥屎旧积,按之不痛为虚,痛为实,合灸;不灸,令病人冷结,久而弥困。气冲心而死[16]刺委中。

**阴毒阴症** 阴病盛则微阳消于上,故沉重,四肢逆冷,脐腹筑痛,厥逆或冷,六脉沉细。灸关元、气海。

**太阳、少阳并病**[7] 刺肺俞、肝俞。如头痛,刺大椎。

**小便不利** 邪蓄于内,津液不行。阴寒甚,下闭者,灸之。

**阴症** 小便不利,阴囊缩入小[17]腹,痛欲死者。灸石门。

**不仁** 不柔和,痒痛寒热皆不知[18],正气为邪气闭伏,郁而不散,血气虚少故也。若越人诊虢太子尸厥,以郁冒不仁为可治,刺之而痊者,神医之诊也。设脉浮洪,汗如油,喘不休,体不仁,越人岂能治哉?

以上见刘氏《伤寒治例》[19]。

**【校勘】**
①阴:原作"阳",据《针灸聚英》卷二改。
②小腹满……处:《针灸聚英》卷二作:"小腹满:物聚而满,

上为气,下为溺与血,小腹硬,小便自利,其人如狂,血证也。当出不出,积而为满。中痧腹虚胀,或腹中急痛,刺括委中或夺命穴等处"。

③者,可刺:原无,据《针灸聚英》卷二补。

④则为呕吐:原无,据《针灸聚英》卷二补。

⑤邪:《针灸聚英》卷二作"心",当是误字。

⑥内庭、大都:原作"之"字,据《针灸聚英》卷二改。

⑦脉促而厥者:《针灸聚英》卷二,此文前有"庞氏曰"三字。

⑧刺太阳少阳并病:原作"刺太阳,少阳井。病",据《针灸聚英》卷二,伤寒段郁冒条改,与《伤寒论》太阳篇下 147 条相合。

⑨椎:《针灸聚英》卷二,此后有"第一间"三字。

⑩下利:原无,据《针灸聚英》卷二补。

⑪少:原作"小",乃沿《针灸聚英》卷二伤寒段自利条之误。今据《伤寒论》少阴篇 325 条改。

⑫自:原作"吐",据《针灸聚英》卷二改。

⑬可刺之,宜通用之:原作"刺之通用",据《针灸聚英》卷二改。

⑭干霍乱:原无,据《针灸聚英》卷二补。

⑮及夺命穴:原无,据《针灸聚英》卷二补。

⑯气冲心而死:原无,据《针灸聚英》卷二补。

⑰人小:原无,据《针灸聚英》卷二补。

⑱热皆不知:原无,据《针灸聚英》卷上补。

⑲例:原无,据《针灸聚英》卷二补。

【注释】

[1]拂郁:即拂逆郁结之意。"风寒客于皮肤,阳气拂郁所致"是说卫阳被风寒所束,卫气闭闭,不能畅达于外。

[2]结胸:出《伤寒论》,指邪气结于胸中,而出现心下痛,按之硬满的病证。可分为大结胸,小结胸,寒实结胸等。

[3]热入血室:出自《伤寒论》。一般指妇女在经期或产后感

受外邪,热邪乘虚侵入胞宫并与血相搏所引起的病证。

[4]蓄血:指外感热病,邪热与血相搏,所致郁热蓄结于血室之中。

[5]郁冒:即郁闷昏冒。

[6]更衣:指解大便。

[7]太阳、少阳并病:指太阳症未愈,又出现少阳病。

【按语】 从全篇看,内容较前"伤寒门"翔实全面,在临床应用时还可和本书卷九治症总要部分合参。

# 杂　病

【提要】 本篇介绍了五十四种杂病,大多阐述了病因、病机。每病下或针或灸,或针灸两法并载之。

[原文] 风　大率主血虚气虚,火与湿多痰。

中风:神阙　风池　百会　曲池　翳风　风市　环跳　肩髃　皆可灸之以①疏风,针之以导气。

寒　见伤寒。

阴寒及陷下脉绝者,宜灸之。

发热　有寒潮热,烦热,往来热。

热病汗不出:商阳　合谷　阳谷　侠溪　厉兑　劳宫　腕骨　以导气。

热无度②不止:陷谷　以泄热。

腹痛　有虚、有③实、有④寒、气滞、死血、积热、风湿、痰惊⑤、痰⑥食、疮、痧[1]、疝。

实痛宜泻:太冲　太白　太渊　大陵　三阴交

邪客经络,药不能及,宜灸:气海　关元　中脘

头痛　有风、风⑦热、痰、湿、寒。真头疼,手足青至节,死不治。灸,疏散寒。针⑧,脉浮:刺腕骨　京骨　脉长:刺合谷⑨冲阳　脉弦:刺阳池　风府　风池

腰痛　有气虚、血虚、肾病、风湿、湿热、瘀、寒、气⑩滞。

血滞于下：刺委中(出血)　灸肾俞　昆仑

又用附子尖、乌头尖、南星、麝香、雄黄、樟脑、丁香,炼蜜丸,姜汁化成膏,放手内烘热摩之[2]。

**胁痛**　肝火盛,木气实,有死血,瘀注,肝急。针丘墟　中渎

**心痛**　有风寒,气血虚,食积热。针太溪　然谷　尺泽　行间　建里　大都　太白　中脘　神门　涌泉

**牙疼**　主血热,胃口有热,风寒湿热,虫蛀。针合谷　内庭　浮白　阳白　三间

**眼目**　主肝气实,风热,痰热,血瘀热,血实气壅。针上星　百会　神庭　前顶　攒竹　丝竹空　宣泄[11]　痛者:针风池　合谷　张子和治眼目,神庭　上星　前顶[12]

大寒犯脑,连及目痛,或风湿相搏,有翳:灸二间　合谷

小儿疳眼[3]:灸合谷二穴　各一壮。

**泻痢**　气虚兼寒热食积,风邪,惊邪,热湿,阳气下陷,痰积,当分治,泻轻痢重。

陷下:灸脾俞　关元　肾俞　复溜　腹哀　长强　太溪　三里　气舍　中脘　大肠俞

白痢:灸大肠俞

赤痢:灸小肠俞

**疟**　有风暑、山岚瘴气[4]、食老疟[5]、疟母[6][13]、寒湿痹、五脏疟、五腑疟。针合谷　曲池　公孙　先针,后灸大椎第一节,三七壮。

**咳嗽**　有风、寒、火、劳、痰、肺胀、湿。灸天突　肺俞　肩井　少商　然谷　肝俞　期门　行间　廉泉　扶突　针曲泽(出血立已)　前谷

面赤热咳:针支沟。

多唾[14]:针三里。

**吐衄血**　身热是血虚,血温身热者,死不治。针隐白　脾俞　肝俞　上脘

**下血**　主肠风,多在胃与大肠。针隐白　灸三里

**诸气**　怒则气上,惊则气乱,恐则气下,劳则气散,悲则气消,喜则气缓,思则气结。针以导气。

**淋**　属热,热结,痰气不利,胞痹为寒,老人气虚。灸三阴交。

小水不禁:灸阳陵泉　阴陵泉

**喉痹**　针合谷　涌泉　天突　丰隆　初起旁灸之,使外泄气。

头肿:针曲池。

**诸疮**

瘰疬:灸肩井　曲池　大迎

缘唇疮[7]:刺唇去恶血。

**疝**　有因寒、因气、因湿热、痰积流下。针太冲　大敦　绝骨　灸大敦　三阴交　小腹下横纹斜尖,灸一壮。

**脚气**　有湿热,食积,流注[8],风湿,寒湿。针公孙　冲阳　灸足三里。

**痿**　有湿热,有痰,有无血而虚,有气弱,有瘀血。针中渎　环跳(停针待气一⑮、二时方可)　灸三里　肺俞

**喘**　有痰喘、气虚、阴虚。灸中府　云门　天府　华盖　肺俞

**恶心**　因痰、热、虚。灸胃俞　幽门　商丘　中府　石门　膈俞　阳关

**膈噎**　因血虚、气虚、热、痰火、血积、癖积。针天突　石关　三里　胃俞　胃脘　膈俞　水分　气海　胃仓

**水肿**　皮水、正水、石水、风水,因气湿食。针胃仓　合谷　石门　水沟　三里　复溜　曲泉　四满

**臌胀**　气胀、寒胀,脾虚中满。针上脘　三里　章门　阴谷　关元　期门　行间　脾俞　悬钟　承满

**头眩**　痰挟气,虚火动其痰。针上星　风池　天柱

**痛风**　风热、风湿、血虚有痰。针百会　环跳

肩臂痛　痰湿为主。灸肩髃　曲池

梦遗　专主湿热相交。灸中极　曲骨　膏肓　肾俞

痫　俱是痰火,不必分马牛六畜。灸百会　鸠尾　上脘
神门　阳蹻(昼发)　阴蹻(夜发)

癞[9]　感天地间杀⑯厉之气,声哑者难治。针委中出血二
三合。黑紫圪塔上,亦去恶血。

以上见刘氏《杂病治例》⑰。

**【校勘】**

①以:此后《针灸聚英》卷二有"凿窍"二字。

②度:原作"汗",据《针灸聚英》卷二改。

③有:原无,据《针灸聚英》卷二补。

④有:原无,据《针灸聚英》卷二补。

⑤痰惊:原无,据《针灸聚英》卷二补。

⑥痰:原作"宿",据《针灸聚英》卷二改。

⑦风:原无,据《针灸聚英》卷二补。

⑧针:原无,据《针灸聚英》卷二补。

⑨谷:此后原有"治"字,据《针灸聚英》卷二删。

⑩气:原无,据《针灸聚英》卷二补。

⑪宣泄:原无,据《针灸聚英》卷二补。

⑫张子和治眼目,神庭　上星　前顶:原无,据《针灸聚英》
卷二补。

⑬疟母:原无,据《针灸聚英》卷二补。

⑭唾:原作"睡",据《针灸聚英》卷二改。

⑮一:原无,据《针灸聚英》卷二补。

⑯杀:原作"谷",据《针灸聚英》卷二改。

⑰例:原无,据《针灸聚英》卷二补。

**【注释】**

[1]痧:夏秋之令当病,症见发寒热,胸腹痛胀,吐泻不止等。
多因感受暑湿或秽疠之气所致。

[2]放手内烘热摩之:即将膏药放置手内烘热后,搓揉其穴。

[3]小儿疳眼:因小儿疳积而累及于眼,重者可生翳障。多由脾伤肝热所致。

[4]山岚瘴气:原指山林间雾、露、瘴、湿、热之邪气。本条指"山瘴疟",此症为一种恶性疟疾。

[5]食老疟:疟见寒热交作、嗳气、纳呆、食即吐逆、脘腹胀满等。多因饮食内停,复感外邪所致。

[6]疟母:指疟疾久延不愈,顽痰夹瘀血结于胁下而成之痞块。

[7]缘唇疮:环绕口唇之疮。多因脾胃之热外越,复感风湿,湿热相搏而成。

[8]流注:此处流注为脚气病因之一。乃指积湿化热,注流于脚。

[9]癞:此指疬风,即今麻风病。

### 疮疡

[原文] 河间曰:凡疮疡须分经络部分,血气多少,腧穴远近。从背出者,当从太阳五穴选用:至阴、通谷、束骨、昆仑、委中。从鬓出者,当从少阳五穴选用:窍阴、侠溪、临泣、阳辅、阳陵。从髭出者,当从阳明五穴选用:厉兑、内庭、陷谷、冲阳、解溪。从胸出者:绝骨一穴。

《肠痈纂要》云:千金灸法,屈两肘,正肘头锐骨,灸百壮,下脓血而安。按河间《疮疡》,止论足三阳,而手足三阴、三阳未备,学者当引申触类。又查《医学入门》杂病歌,痈疽初起审其穴,只刺阳经不刺阴。录之以备通考。

【按语】《续增治法》分别引自《针灸大全》、《乾坤生意》、《针灸聚英》、《医学入门》等书,编者意在兼容并蓄,故和前诸门有重复之处,读者可相互参看。

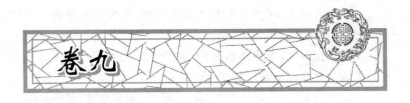

# 卷九

 治症总要  杨氏

【提要】 "治症总要",主要是论述针灸对各科(内、外、妇、儿、五官等)疾病的治疗。全篇顺次地列举出151条,其中82条是以问答形式写的,分别讨论了证候、病因、疗效及气候对疗效的影响;有68条列举了症状与配穴;有一条(第二条)是论"阴症中风"的治则。

[原文] 一论中风[1],但未中风时,一两月前,或三四个月前,不时足胫上发酸重麻,良久方解,此将中风之候也。便宜急灸三里、绝骨四处,各三壮,后用生葱、薄荷、桃柳叶四味煎汤淋洗,灸令祛逐风气自疮口出,如春交夏时,夏交秋时,俱宜灸,常令二足有灸疮为妙。但人不信此法,饮食不节,色酒过度,卒忽中风,可于七处一齐俱灸各三壮,偏左灸右,偏右灸左,百会、耳前穴[2]也。

[第一] 阳证中风不语,手足瘫痪者:合谷 肩髃 手三里 百会 肩井 风市 环跳 足三里 委中 阳陵泉(先针无病手足,后针有病手足)

[第二] 阴证中风,半身不遂,拘急[3],手足拘挛[3]。此是阴症也。亦依治之,但先补后泻。

[第三] 中暑[4]不省人事:人中 合谷 内庭 百会 中极 气海

问曰:中暑当六、七月间有此症,或八、九月、十月亦有此症,从何而得？

答曰：此症非一，医者不省，当以六、七月有之，如何八、九、十月亦有之？皆因先感暑气，流入脾胃之中，串入经络，灌溉相并，或因怒气触动，或因过饮，恣欲伤体，或外感风，至八、九月方发，乃难治也。六、七月受病浅，风疾未盛，气血未竭，体气未衰，此为易治。复刺后穴：中冲　行间　曲池　少泽

[第四]　中风不省人事：人中　中冲　合谷

问曰：此病如何而来？已上[5]穴法，针之不效，奈何？

答曰：针力不到，补泻不明，气血错乱，或去针速[6]，故不效也。前穴未效，复刺后穴：哑门　大敦

[第五]　中风口噤不开：颊车　人中　百会　承浆　合谷
(俱宜泻)

问曰：此症前穴不效，何也？

答曰：此皆风痰灌注，气血错乱，阴阳不升降，致有此病，复刺后穴：廉泉　人中

[第六]　半身不遂中风：绝骨　昆仑　合谷　肩髃　曲池
手三里　足三里

问曰：此症针后再发，何也？

答曰：针不知分寸，补泻不明，不分虚实，其症再发。再针前穴，复刺后穴：肩井　上廉　委中

[第七]　口眼㖞斜，中风：地仓　颊车　人中　合谷

问曰：此症用前穴针效，一月或半月复发，何也？

答曰：必是不禁房劳，不节饮食。复刺后穴，无不效也。

听会　承浆　翳风

[第八]　中风，左瘫右痪：三里　阳溪　合谷　中渚　阳辅
昆仑　行间

问曰：数穴针之不效，何也？

答曰：风痰[7]灌注经络，气血相搏，再受风寒湿气入内，凝滞不散，故刺不效，复刺后穴。先针无病手足，后针有病手足。风

市　丘墟　阳陵泉

**【注释】**

[1]中风:此指内风而言。即因阴精亏损,暴怒伤肝,使肝阳上亢,肝风内动而致。此病往往先有四肢麻木、头晕、以后突然发病,病人多出现昏迷,重者可不醒致死。或虽清醒,但出现半身不遂或四肢麻痹,口眼㖞斜,言语障碍(不能言或语言蹇涩)等症。

[2]耳前穴:指耳门、听宫、听会三穴而言。

[3]拘急、拘挛:均为证名。前者出《素问》六元正纪大论。后者出《素问》缪刺论。此证有牵引不适,自觉紧缩之感,常影响活动。多发生于四肢或少腹,均属筋病。

[4]中暑:暑为六淫之一,中暑指夏季感于暑邪而发生的急症。其症常常表现为突然昏倒、身热、恶心呕吐,气粗、烦躁、大汗、脉细数,或昏迷不醒,四肢抽搐,牙关紧急,甚者可因之致死。

[5]已上:已与以通。已上,即"以上"。

[6]去针速:此指留针时间短而言。

[7]风痰:因于风寒或风热怫郁而致之痰疾。证见脉弦面青,胸胁满闷,便溺秘涩,时发躁怒,其痰清而多泡。

**【按语】**　中风一项列为本篇之首,特将中风预兆写于中风项之前,如"……不时足胫上发痠重麻,良久方解,此将中风之候也"的论述,表明古人很重视中风症的预防,并总结了针刺的有效穴位和适当的药物治疗。

首先论述了"阴症中风"的证候。此"阴症(证)"二字,含义很深。阴,指病在里,在经脉,属寒邪所致。其中,包括了复杂的病理过程,为深部的经脉收引,气血两虚之象。其"先补后泻"之法的运用,即缘于此故。先进行扩充其深部的经脉,使气血充盈,气血流畅阳自复,借此扶正。然后,开其皮毛之窍,将邪气泻出。究其症象,此证相当于近代医学的脑血管疾患(脑血管小面积栓塞和脑血管痉挛等症均在此例),救治得当,则可免于生命危险。

文中提出"针不知分寸,补泻不明,不分虚实,其症再发"和"补泻不明,气血错乱"这些使人借鉴的理论,应引起重视。文中还交待了行灸法的目的,即"灸令祛逐风气,自疮而出"。古人多强调使用直接灸法,认为出现灸疮为宜,可使病邪从皮表泻出。然而,近来多不据此法行灸,各种灸法的优劣尚待考究。

文中对"左瘫右痪"的治疗,提出了应"先针无病手足,后针有病手足"的主张,此即"巨刺"法的运用。

[原文]

[第九] 正头大痛[1]及脑顶痛:百会 合谷 上星

问曰:此症针后,一日、二日再发,甚于前,何也?

答曰:诸阳聚会[2]头上,合用先补后泻,宜补多泻少,其病再发,愈重如前,法宜泻之,无不效也,复针后穴。真头痛,旦发夕死,夕发旦死,医者当用心救治。如不然,则难治。神庭、太阳。

[第十] 偏正头风:风池、合谷、丝竹空。

问曰:已上穴法,刺如不效,何也?

答曰:亦有痰饮[3]停滞胸膈,贼风串入脑户,偏正头风,发来连臂内痛,或手足沉冷,久而不治,变为瘫痪,亦分阴阳针之。或针力不到,未效,可刺中脘,以疏其下疾,次针三里,泻去其风,后针前穴。中脘 三里 解溪

[第十一] 头风目眩:解溪 丰隆

问曰:此症刺效复发,何也?

答曰:此乃房事过多,醉饱不避风寒而卧,贼风串入经络,冷症再发,复针后穴:风池 上星 三里

[第十二] 头风顶痛:百会 后顶 合谷

问曰:头顶痛针入不效者,再有何穴可治?

答曰:头顶痛,乃阴阳不分,风邪串入脑户,刺故不效也。先取其痰,次取其风,自然有效。中脘三里 风池 合谷

[第十三] 醉头风:攒竹 印堂 三里

问曰:此症前穴针之不效,何也?

答曰:此症有痰饮停于胃脘,口吐清涎、眩晕,或三日、五日,不省人事,不进饮食,名曰醉头风。先去其气,化痰调胃进食,然后去其风痛也。中脘　膻中　三里　风门

**【注释】**

[1]正头大痛:指全头皆痛而言。

[2]诸阳聚会:在人体十二经脉中,手三阳经从手走向头;足三阳经从头走向足。手足三阳经均会于头,因此将头称为诸阳之会。

[3]痰饮:是多种水饮病的总称,泛指体内水液转输不利停积于体所致的疾病。《金匮要略》痰饮咳嗽病脉证并治篇,分为痰饮、悬饮、溢饮和支饮。

[原文]

[第十四]　目生翳膜:晴明　合谷　四白

问曰:已上穴法,刺之不效,何也?

答曰:此症受病即深,未可一时便愈,须是二、三次针之,方可有效。复刺后穴:太阳　光明　大骨空　小骨空

[第十五]　迎风冷泪:攒竹　大骨空　小骨空

问曰:此症缘何而得?

答曰:醉酒当风,或暴赤,或痛,不忌房事,恣意好餐,烧煎肉物;妇人多因产后不识回避,当风坐视,贼风串入眼目中,或经事交感、秽气冲上头目,亦成此症。复刺后穴:小骨空(治男妇醉后当风)　三阴交(治妇人交感症)　泪孔[1]上(米大艾七壮效)　中指半指尖(米大艾三壮)

[第十六]　目生内障:瞳子髎　合谷　临泣　晴明

问曰:此症从何而得? 此数穴针之不效,何也?

答曰:怒气伤肝,血不就舍,肾水枯竭,气血耗散,临患之时,不能节约,恣意房事,用心过多,故得此症,亦难治疗。复针后穴:光明　天府　风池

[第十七] 目患外障:小骨空　太阳　晴明　合谷

问曰:此症缘何而得?

答曰:头风[2]灌注瞳人,血气涌溢,上盛下虚,故有此病。刺前不效,复刺后穴二三次方愈。临泣攒竹　三里　内眦尖(灸五壮,即眼头尖上)

[第十八] 风沿眼红涩烂:晴明　四白　合谷　临泣二间

问曰:针之不效,何也?

答曰:醉饱行房,血气凝滞,痒而不散,用手揩摸,贼风乘时串入,故得此症。刺前不效,复刺后穴:三里　光明

[第十九] 眼赤暴痛:合谷　三里　太阳　晴明

问曰:此症从何而得?

答曰:时气[3]所作,血气壅滞,当风睡卧,饥饱劳役,故得此症。复刺后穴:太阳　攒竹　丝竹空

[第二十] 眼红肿痛:晴明　合谷　四白　临泣

问曰:此症从何而得?

答曰:皆因肾水受亏,心火上炎,肝不能制,心肝二血不能归元,血气上壅,灌注瞳人,赤脉贯睛,故不散。复刺后穴:太溪　肾俞　行间　劳宫

[第二十一] 胬肉侵睛:风池　晴明　合谷　太阳

问曰:此症从何而得?

答曰:或因伤寒未解,却有房事之事,上盛下虚,气血上壅;或头风不早治,血贯瞳人;或暴下赤痛;或因气伤肝,心火炎上,故不散也。及妇人产后,怒气所伤,产后未满,房事触动心肝二经,饮食不节,饥饱醉劳,皆有此症,非一时便可治疗,渐而为之,无不效也。复针后穴:风池　期门　行间　太阳

[第二十二] 怕日羞明:小骨空　合谷　攒竹　二间

问曰:此症缘何而得?

答曰:皆因暴痛未愈,在路迎风,串入眼中,血不就舍,肝不

藏血,风毒贯入,睹灯光冷泪自出,见日影干涩疼痛。复针后穴:
睛明　行间　光明

【注释】

[1]泪孔:即睛明穴之别名。泪孔上,是指睛明穴偏上一些的部位。

[2]头风:此症多因风寒或风热侵袭或痰瘀遏于头部经络所致。其症头痛反复发作,痛势较剧。

[3]时气:即时行戾(lì 利)气。指有强烈传染性的病邪而言。

[原文]

[第二十三]　鼻窒不闻香臭:迎香　上星五处　禾髎

问曰:此症缘何而得?针数穴皆不效。

答曰:皆因伤寒不解,毒气冲脑,或生鼻痔,脑中大热,故得此症。复刺后穴:水沟　风府　百劳太渊

[第二十四]　鼻流清涕:上星　人中　风府

问曰:此症缘何而得?

答曰:皆因伤风不解,食肉饮酒太早,表里不解,咳嗽痰涎,及脑寒疼痛,故得此症。复针后穴:百会　风池　风门　百劳

[第二十五]　脑寒泻臭[1]:上星　曲差　合谷

问曰:此症缘何而得?

答曰:皆因鼻衄不止,用药吹入脑户,毒气攻上脑顶,故流鼻臭也。复刺后穴:水沟　迎香

[第二十六]　鼻渊鼻痔:上星　风府

问曰:针此穴未效,复刺何穴?

答曰:更刺后穴:禾髎　风池　人中　百会　百劳　风门

[第二十七]　鼻衄不止:合谷　上星　百劳　风府

问曰:此症缘何而得?出血不止。

答曰:血气上壅,阴阳不能升降,血不宿肝[2],肝主藏血,血热妄行,故血气不顺也。针前不效,复刺后穴:迎香　人中　印

堂　京骨

**【注释】**

[1]脑寒泻臭:脑寒,即重症鼻渊。此即鼻渊久不愈,鼻流污秽之症。

[2]血不宿肝:宿,有留注之意。血不宿肝,作肝不藏血解。

**[原文]**

[第二十八]　口内生疮:海泉　人中　承浆　合谷

问曰:此症缘何而得?

答曰:上盛下①虚,心火上炎,脾胃俱败,故成此症。复刺后穴:金津　玉液　长强

[第二十九]　口眼喎斜:颊车　合谷　地仓　人中

问曰:此症从何而得?

答曰:醉后卧睡当风,贼风串入经络,痰饮流注,或因怒气伤肝,房事不节,故得此症。复刺后穴:承浆　百会　地仓　瞳子髎

[第三十]　两颊红肿生疮(一名枯曹风,猪腮风):合谷　列缺地仓　颊车

问曰:此症从何而得?

答曰:热气上壅,痰滞三焦,肿而不散,两腮红肿生疮,名曰枯曹风。复刺后穴:承浆　三里　金津　玉液

[第三十一]　舌肿难语:廉泉　金津　玉液

问曰:此症从何而得?

答曰:皆因酒痰滞于舌根,宿热相搏,不能言语,故令舌肿难言。复刺后穴:天突　少商

[第三十二]　牙齿肿痛:吕细[1]　颊车　龙玄[2]　合谷

[第三十三]　上片牙疼:吕细　太渊　人中

[第三十四]　下片牙疼:合谷　龙玄　承浆　颊车

问曰:牙疼之症,缘何而得?

答曰:皆因肾经虚败,上盛下虚,阴阳不升降,故得此②症。

复刺后穴:肾俞　三间　二间

【校勘】

①下:原作"于",据康熙申李本改。

②此:原作"俞",据康熙申李本改。

【注释】

[1]吕细:为太溪穴别名。

[2]龙玄(龙元、龙渊):在两手侧腕叉紫脉上,即在列缺穴之后的青络中。见卷七"经外奇穴"。

[原文]

[第三十五]耳内虚鸣:肾俞　三里　合谷

问曰:此症从何而得?

答曰:皆因房事不节,肾经虚败,气血耗散,故得此症。复刺后穴:太溪　听会　三里

[第三十六]耳红肿痛:听会　合谷　颊车

问曰:此症肿痛,何也?

答曰:皆因热气上壅,或因缴耳[1]触伤,热气不散,伤寒不解,故有此症。不可一例针灸,须辨问端的,针之,无不效也。复刺后穴:三里　合谷　翳风

[第三十七]聤耳生疮,出脓水:翳风　合谷　耳门

问曰:聤耳[2]生疮,出脓水,尝闻小儿有此症,未审大人亦有之,何也①?

答曰:洗浴水归耳内,故有。大人或因剔耳触动,耳黄亦②有水误入耳内,故如此。复刺后穴:听会　三里

[第三十八]耳聋气闭:听宫　听会　翳风

问曰:此症从何而得?

答曰:伤寒大热,汗闭,气不舒,故有此症。前针不效,复刺后穴:三里　合谷

【校勘】

①未审大人亦有之,何也:原无,详上下文义,据黄龙祥《针

灸名著集成》引《针方集》补。

②亦:原作"赤",据黄龙祥《针灸名著集成》引《针方集》改。

**【注释】**

[1]缴(jiǎo角)耳:缴,有缴绕之意,在此可引申为搔耳。

[2]聤(tíng庭)耳:见于《诸病源候论》。泛指耳窍化脓性疾病,相当于化脓性中耳炎。

[原文]

[第三十九] 手臂麻木不仁:肩髃 曲池 合谷

问曰:此症从何而得?

答曰:皆因寒湿相搏,气血凝滞,故麻木不仁也。复刺后穴:肩井 列缺

[第四十] 手臂冷风瘆痛:肩井 曲池 手三里 下廉

问曰:此症从何而得?

答曰:寒邪之气,流入经络,夜卧凉枕、竹簟[1]、漆凳冷处睡着,不知风湿,流入经络,故得此症。复刺后穴:手五里 经渠 上廉

[第四十一] 手臂红肿疼痛:五里 曲池 通里 中渚

问曰:此症缘何而得?

答曰:气血壅滞,流而不散,闭塞经脉不通,故得此症。复刺后穴:合谷 尺泽

[第四十二] 手臂红肿及疽:中渚 液门 曲池 合谷

问曰:此症从何而得?

答曰:血气壅滞、皮肤瘙痒、用热汤泡洗,而伤红肿,故得此症;久而不治,变成手背疽。复刺后穴:上都[2] 阳池

[第四十三] 手臂拘挛,两手筋紧不开:阳池 合谷 尺泽 曲池 中渚

问曰:此症从何而得?

答曰:皆因湿气处卧,暑月夜行,风湿相搏,或酒醉行房之后,露天而眠,故得此症。复针后穴:肩髃 中渚 少商 手

三里

【注释】

[1]竹簟(diàn 电):竹席。

[2]上都:穴名,位于手食指、中指本节歧骨间。握拳取之。详见卷七"经外奇穴"段。

[原文]

[第四十四] 肩背红肿疼痛:肩髃 风门 中渚 大杼

问曰:此症从何而得?

答曰:皆因腠理不密,风邪串入皮肤,寒湿①相搏、血气凝滞。复刺后穴:膏肓 肺俞 肩髃

[第四十五] 心胸疼痛:大陵 内关 曲泽

问曰:心胸痛从何而得?

答曰:皆因停积,或因食冷,胃脘冷积作楚[1]。心痛有九种[2],有虫、食痛者,有心痹冷痛者,有阴阳不升降者,有怒气冲心者,此症非一,推详其症治之。中脘 上脘 三里

[第四十六] 胁肋疼痛:支沟 章门 外关

问曰:此症从何而得?

答曰:皆因怒气伤肝,血不归元,触动肝经,肝藏血,怒气甚,肝血不归元,故得此症。亦有伤寒后胁痛者,有挫闪而痛者不可一例治也,宜推详治之。复刺后穴:行间(泻肝经,治怒气) 中封 期门(治伤寒后胁痛) 阳陵泉(治挫闪)

[第四十七] 腹内疼痛:内关 三里 中脘

问曰:腹内疼痛,如何治疗?

答曰:失饥伤饱[3],血气相争,荣卫不调,五脏不安,寒湿中得此。或冒风被雨,饱醉行房,饮食不化,亦有此症,必急治疗,为肾虚败,毒气冲归脐腹,故得此症。如不愈,复刺后穴:关元 水分 天枢(寒湿饥饱)

[第四十八] 小腹胀满:内庭 三里 三阴交

问曰:此症针入穴法不效,何也?

答曰:皆因停饮不化,腹胀。此症非一,有膀胱疝气,冷筑疼痛;小便不利,胀满疼痛;大便虚结,胀满疼痛,推详治之。再刺后穴:照海　大敦　中脘(先补后泻)　气海(专治妇人血块攻筑疼痛,小便不利,妇人诸般气痛)

**【校勘】**

①湿:原作"邪",据黄龙祥《针灸名著集成》引《针方集》改。

**【注释】**

[1]楚:苦楚,可引申为"痛苦"。

[2]心痛有九种:即虫心痛、注心痛、风心痛、悸心痛、食心痛、饮心痛、冷心痛、热心痛、去来心痛(见《千金方》)。

[3]失饥伤饱:即失于饥,伤于饱。指由于过饥过饱而致之病。

**[原文]**

**[第四十九]**　两足麻木:阳辅　阳交　绝骨　行间

问曰:此症因何而得?

答曰:皆因湿气相搏,流入经络不散,或因酒后房事过多,寒暑失盖[1],致有此症。复针后穴:昆仑　绝骨　丘墟

**[第五十]**　两膝红肿疼痛:膝关　委中

问曰:此症从何而来?

答曰:皆因脾家受湿,痰饮流注,此疾非一,或因痢后寒邪入于经络。遂有此证。或伤寒流注,亦有此证。复刺后穴:阳陵泉　中脘　丰隆

**[第五十一]**　足不能行:丘墟　行间　昆仑　太冲

问曰:此症从何而得?

答曰:皆因醉后行房,肾经受亏,以致足弱无力,遂致不能行步。前治不效,复刺后穴:三里　阳辅　三阴交　复溜

**[第五十二]**　脚弱无力:公孙　三里　绝骨　申脉

问曰:此症从何而得?

答曰:皆因湿气流入经络,血气相搏,或因行房过损精力,或

因行路有损筋骨,致成此疾。复针后穴:昆仑　阳辅

[第五十三]　红肿脚气生疮:照海　昆仑　京骨　委中

问曰:此症前穴不愈,何也?

答曰:气血凝而不散,寒热久而不治,变成其疾。再针后穴:三里　三阴交

[第五十四]　脚背红肿痛:太冲　临泣　行间　内庭

问曰:此症从何而得?

答曰:皆因劳役过多,热汤泡洗,血气不散,以致红肿疼痛,宜针不宜灸。丘墟　昆仑

[第五十五]　穿跟草鞋风[2]:照海　丘墟　商丘　昆仑

问曰:此症缘何而得?

答曰:皆因劳役过度,湿气流滞而冷,或因大热行路,冷水浸洗,而成此症。复刺后穴:太冲　解溪

【注释】

[1]寒暑失盖:"盖"与"盍"字形相似,或为"盍"之误。在此应解释为"寒暑失调"为宜。

[2]草鞋风:又名脱根风。此证多属肾经受病,初起于足跟及两胻下生水泡,泡破裂,则生小疮或生肿茧,既痛又痒,久则疮面扩展,可延至足底。

[原文]

[第五十六]　风痛不能转侧,举步艰难;环跳　风市　昆仑居髎　三里　阳陵泉

问曰:此症缘何而得?

答曰:皆因房事过多,寒湿地上睡卧,流注经络,挫闪后腰疼痛,动止艰难。前穴不效,复刺后穴:五枢　阳辅　支沟

[第五十七]　腰脚疼痛[1]:委中　人中

[第五十八]　肾虚腰痛:肾俞　委中　太溪　白环俞

[第五十九]　腰脊强痛:人中　委中

[第六十]　挫闪腰胁痛:尺泽　委中　人中

问曰:此症从何而得?

答曰:皆因房事过多,劳损肾经,精血枯竭,肾虚腰痛,负重远行,血气错乱,冒热血不归元,则腰痛。或因他事所关,气攻两胁疼痛,故有此症。复刺后穴:昆仑　束骨　支沟　阳陵泉

【注释】

[1]腰脚疼痛:此指腰痛连及足痛而言。

[原文]

[第六十一]　浑身浮肿生疮:曲池　合谷　三里　三阴交　行间　内庭

问曰:此症从何而感?

答曰:伤饥失饱,房事过度,或食生冷。

[第六十二]　四肢浮肿:中都　合谷　曲池　中渚　液门

问曰:此症从何而得?

答曰:皆因饥寒,邪入经络,饮水过多,流入四肢。或饮酒过多,不避风寒,致有此症。复针后穴:行间　内庭　三阴交　阴陵泉

[第六十三]　单蛊胀[1]:气海　行间　三里　内庭　水分　食关[2]

[第六十四]　双蛊胀[3]:支沟　合谷　曲池　水分

问曰:此症从何而得?

答曰:皆因酒色过多,内伤脏腑,血气不通,遂成蛊胀。饮食不化,痰积停滞,浑身浮肿生水,小便不利,血气不行,则四肢浮肿,胃气不足,酒色不节,则单蛊胀也。肾水俱败,水火不相济,故令双蛊。此症本难疗治,医者当详细推之。三里　三阴交　行间　内庭

【注释】

[1]单蛊胀:又名"蜘蛛鼓"。其病以腹部胀大而四肢不肿(或肿亦不甚)为特征(见《景岳全书》杂证谟篇)。

[2]食关:经外奇穴。在建里穴旁开一寸。

[3]双蛊胀:蛊与鼓同(见《证治要诀》)。"蛊胀者,中实有物,腹形充大,非虫即血也"(见《医宗必读》)。鼓胀(又名单鼓或蜘蛛鼓),泛指以腹部膨大胀满为主证的病证。其中包括先头面四肢肿,而后腹部肿者(见《石室秘录》内伤门篇)。在此基础之上,又出现心火与肾水,肾阴与肾阳互不协调的难治之症,《针灸大成》称之为双蛊胀。

[原文]

[第六十五] 小便不通:阴陵泉 气海 三阴交

问曰:此症缘何得之?

答曰:皆因膀胱邪气,热气不散。或劳役过度,怒气伤胞,则气闭入窍中;或妇人转胞[1],皆有此症。复刺后穴:阴谷 大陵

[第六十六] 小便滑数:中极 肾俞 阴陵泉

问曰:此症为何?

答曰:此膀胱受寒,肾经滑数,小便冷痛,频频淋沥。复针后穴:三阴交 气海

[第六十七] 大便秘结,不通:章门 太白 照海

问曰:此症从何得?

答曰:此症非一,有热结,有冷结,宜先补后泻。

[第六十八] 大便泄泻不止:中脘 天枢 中极

[第六十九] 赤白痢疾,如赤:内庭 天枢 隐白 气海 照海 内关 如白,里急后重 大痛者:外关 中脘 隐白 天枢 申脉

[第七十] 脏毒下血[2]:承山 脾俞 精宫 长强

[第七十一] 脱肛久痔:二白 百会 精宫 长强

【注释】

[1]转胞:出自《金匮要略》。指脐下急痛为主症的小便不通,多由强忍小便或孕妇胎满挤压膀胱所致。

[2]脏毒下血:一指脏中积毒所致的痢疾;二指内伤积久所致的便血,血色暗,多在大便后段;三指肛门肿硬,疼痛流血。

[原文]

[第七十二] 脾寒发疟:后溪　间使　大椎　身柱　三里　绝骨　合谷　膏肓

[第七十三] 疟,先寒后热:绝骨　百会　膏肓　合谷

[第七十四] 疟,先热后寒:曲池(先补后泻)、绝骨(先泻后补)　膏肓　百劳

[第七十五] 热多寒少:后溪　间使　百劳　曲池

[第七十六] 寒多热少:后溪　百劳　曲池

问曰:此症从何感来?

答曰:皆因脾胃虚弱、夏伤于暑,秋必成疟,有热多寒少,单寒单热,气盛则热多,痰盛则寒多,是皆痰饮停滞,气血耗散,脾胃虚败,房事不节所致。有一日一发,间日一发,或三日一发者,久而不治,变成大患。疟后有浮肿,有虚劳,有大便利,有腹肿蛊胀者,或饮水多,腹内有疟母[1]者,须用调脾进食化痰饮,穴法依前治之。

【注释】

[1]疟母:疟疾久延,胁下成痞,名疟母。多因气血亏损,瘀血结滞所致。

[原文]

[第七十七] 翻胃吐食:中脘　脾俞　中魁[1]　三里

[第七十八] 饮水不能进,为之五噎:劳宫　中魁　中脘　三里　大陵　支沟　上脘

问曰:翻胃之症,从何而得?针法所能疗否?

答曰:此症有可治,有不可治者。病初来时,皆因酒色过度,房事不节,胃家受寒,呕吐酸水。或食物即时吐出,或饮食后一日方吐者,二、三日方吐者。随时吐者可疗,三两日吐者,乃脾绝胃枯,不能克化水谷。故有五噎者:气噎、水噎、食噎、劳噎、思噎,宜推详治之。复刺后穴:脾俞　胃俞(以上补多泻少)　膻中　太白　下脘　食关

【注释】

[1]中魁:奇穴,位于中指(第一、二指骨间)背面,关节横纹中点处。

[原文]

[第七十九] 哮吼嗽喘:俞府 天突 膻中 肺俞 三里 中脘

问曰:此症从何而得?

答曰:皆因好饮热酸鱼腥之物,及有风邪痰饮之类,串入肺中,怒气伤肝,乘此怒气,食物不化,醉酒行房,不能节约此亦非一也,有水哮、饮水则发;有气哮,怒气所感,寒邪相搏,痰饮壅满则发;咸哮,则食咸物发;或食炙煿之物则发,医当用意推详。小儿此症尤多。复刺后穴:膏肓 气海 关元 乳根

[第八十] 咳嗽,红痰:百劳 肺俞 中脘 三里

问曰:此症缘何感得?

答曰:皆因色欲过多,脾肾俱败,怒气伤肝,血不归元,作成痰饮,串入肺经,久而不治,变成痨瘵。复刺后穴:膏肓 肾俞 肺俞 乳根

[第八十一] 吐血等症:膻中 中脘 气海 三里 乳根 支沟

问曰:此症缘何而得? 何法可治?

答曰:皆因忧愁思虑,七情所感,内动于心,即伤于神,外劳于形,即伤于精。古人言:心生血,肝纳血。心肝二经受克,心火上炎,气血上壅,肾水枯竭不交济,故有此症。须分虚实,不可概治[1]。肺俞 肾俞 肝俞 心俞 膏肓 关元

[第八十二] 肺壅咳嗽:肺俞 膻中 支沟 大陵

问曰:此症从何而得?

答曰:因而伤风,表里未解,咳嗽不止,吐脓血,是肺痈也。复刺后穴:风门 三里 支沟

[第八十三] 久嗽不愈:肺俞 三里 膻中 乳根 风门

缺盆

问曰:此症从何而得?

答曰:皆因食咸物伤肺,酒色不节,或伤风不解,痰流经络,咳嗽不已。可刺前穴。

**【注释】**

[1]不可概治:这里是说医生在临症施治时,必须细心,不可粗枝大叶。

**[原文]**

[第八十四] 传尸痨瘵[1]:鸠尾 肺俞 中极 四花[2](先灸)

问曰:此症从何而来?

答曰:皆因饱后行房,气血耗散,痨瘵传尸,以致灭门绝户者有之。复刺后穴 膻中 涌泉 百会 膏肓 三里 中脘

[第八十五] 消渴:金津 玉液 承浆

问曰:此症从何而得?

答曰:皆为肾水枯竭,水火不济,脾胃俱败,久而不治,变成背疽,难治矣。复刺后穴:海泉 人中 廉泉 气海 肾俞

[第八十六] 遗精白浊:心俞 肾俞 关元 三阴交

问曰:此症从何而得?

答曰:皆因房事失宜,惊动于心,内不纳精,外伤于肾,忧愁思虑,七情所感,心肾不济,人渐尪羸[3],血气耗散,故得此症。复刺后穴:命门 白环俞

[第八十七] 阴茎虚痛:中极 太溪 复溜 三阴交

问曰:此症因何而得?

答曰:皆为少年之时,妄用金石他药,有伤茎孔,使令阴阳交感,不能发泄,故生此症。复刺后穴:血郄[4] 中极 海底 关元① 阴陵泉

[第八十八] 阴汗偏坠:兰门[5] 三阴交

[第八十九] 木肾[6]不痛,肿如升:归来 大敦 三阴交

[第九十] 奔豚乳弦:关门 关元 水道 三阴交

问曰:此三症因何而得?

答曰:皆为酒色过度,肾水枯竭,房事不节,精气无力,阳事不举,强而为之,精气不能泄外,流入胞中。此症非一,或肿如升,或偏坠疼痛,如鸡子之状,按上腹中则作声,此为乳疝疝气也。宜针后穴:海底　归来　关元　三阴交

**【校勘】**

①关元:原作"内关",据黄龙祥《针灸名著集成》引《针方集》及《医学纲目》改。

**【注释】**

[1]传尸痨瘵(zhài债):主要症状是咳嗽,咳血,潮热,盗汗,身体逐渐消瘦等。名为传尸者,形容它是一种可以传染他人的疾病。

[2]四花:经外奇穴。原见于《外台》的"崔氏灸骨蒸痨瘵法"《针灸聚英》则以膈俞、胆俞定位。左、右共四穴。灸治骨蒸痨热(详见本卷"崔氏取四花穴法")。

[3]尪羸(wāng léi汪雷):瘦弱之意,形容病人枯瘦如柴。苏轼《上皇帝书》:"世有尪羸而寿考,亦有壮盛而暴亡"。

[4]血郄(xī希):委中穴之别名。

[5]兰门:经外奇穴。在曲泉穴两旁各三寸脉中。

[6]木肾:此指外肾(睾丸)肿硬。麻木不仁而言。

**[原文]**

**[第九十一]** 妇人赤白带下:气海　中极　白环俞　肾俞

问曰:此症从何而得?

答曰:皆因不惜身体,恣意房事,伤损精血。或经行与男子交感,内不纳精,遗下白水,变成赤白带下。宜刺后穴:气海　三阴交　阳交(补多泻少)

**[第九十二]** 妇人无子:子宫　中极

**[第九十三]** 妇人子多:石门　三阴交

**[第九十四]** 经事不调:中极　肾俞　气海　三阴交

[第九十五] 妇人难产:独阴[1] 合谷 三阴交

[第九十六] 血崩漏下:中极 子宫

[第九十七] 产后血块痛:气海 三阴交

[第九十八] 胎衣不下:中极 三阴交

[第九十九] 五心烦热,头目昏沉:合谷 百劳 中泉 心俞 劳宫 涌泉

问曰:此症因何而得?

答曰:皆因产后劳役,邪风串入经络。或因辛勤太过而得。亦有室女[2]得此症,何也?

答曰:或阴阳不和,气血壅满而得之者,或忧愁思虑而得之者。复刺后穴:少商 曲池 肩井 心俞

[第一百] 阴门忽然红肿疼:会阴 中极 三阴交

[第一百一] 妇女血崩不止:丹田[3] 中极 肾俞 子宫

问曰:此症因何而得?

答曰:乃经行与男子交感而得,人渐羸瘦,外感寒邪,内伤于精,寒热往来,精血相搏,内不纳精,外不受血,毒气冲动子宫,风邪串入肺中,咳嗽痰涎,故得此症。如不明脉之虚实,作虚劳治之,非也。或有两情交感,百脉错乱,血不归元,以致如斯者。再刺后穴:百劳 风池 膏肓 曲池 绝骨 三阴交

[第一百二] 妇人无乳:少泽 合谷 膻中

[第一百三] 乳痈:针乳疼处 膻中 大陵 委中 少泽 俞府

[第一百四] 月水断绝:中极 肾俞 合谷 三阴交

问曰:妇人之症,如何不具后穴?

答曰:妇人之症,难以再具,止用此穴,法无不效。更宜辨脉虚实,调之可也。

【注释】

[1]独阴:为经外奇穴,别名"独会"。在第二趾之里,第二节横纹中央。

[2]室女:指未婚的女子。

[3]丹田:指气功意守之部位。其部位有三:两眉间,称为"上丹田";心窝部,称为"中丹田";脐以下,称为"下丹田"。道家又称人脐下三寸为"丹田"。亦有人认为是关元、石门、气海、阴交各穴之异名。本条指"下丹田"。

[原文]

[第一百五] 浑身生疮:曲池　合谷　三里　行间

[第一百六] 发背痈疽:肩井　委中　天应　骑竹马

或问:阴症疽,满背无头,何法治之?

答曰:可用湿泥涂之,先干处,用蒜钱[1]贴之,如法灸,可服五香连翘散数贴发出。

[第一百七] 肾脏风疮[2]:血郄　三阴交

[第一百八] 疔疮(以针挑,有血可治;无血不可治):合谷　曲池　三里　委中

[第一百九] 夹黄(胁退①毒也):支沟　委中　肩井　阳陵泉

【校勘】

①退:康熙庚申李本作"腿"。

【注释】

[1]蒜钱:将独头蒜切成片状,因其形如古代方孔铜钱,故称"蒜钱"。

[2]肾脏风疮:此指男性阴囊部位的痒疮。其病多因风邪作痒,搔破而成疮,故名风疮。

[原文]

[第一百一十] 伤寒头痛:合谷　攒竹　太阳(眉后紫脉上)

[第一百十一] 伤寒胁痛:支沟　章门　阳陵泉　委中(出血)

[第一百十二] 伤寒胸胁痛:大陵　期门　膻中　劳宫

[第一百十三] 伤寒大热不退:曲池　绝骨　三里　大椎涌泉　合谷(俱宜泻)

[第一百十四] 伤寒热退后余热：风门　合谷　行间　绝骨

[第一百十五] 发狂,不识尊卑：曲池　绝骨　百劳　涌泉

[第一百十六] 伤寒发痓[1],不省人事：曲池　合谷　人中　复溜

[第一百十七] 伤寒无汗：内庭(泻)　合谷(补)　复溜(泻)　百劳

[第一百十八] 伤寒汗多：内庭　合谷(泻)　复溜(补)　百劳

[第一百十九] 大便不通：章门　照海　支沟　太白

[第一百二十] 小便不通：阴谷　阴陵泉

[第一百二十一] 六脉俱无：合谷　复溜　中极(阴症多有此)

[第一百二十二] 伤寒发狂：期门　气海　曲池

[第一百二十三] 伤寒发黄：腕骨　申脉　外关　涌泉

**【注释】**

[1]痓(cè厕)：脊背强直为痓,疑"痓"为"痓"之误。

[原文]

[第一百二十四] 咽喉肿痛：少商　天突　合谷

[第一百二十五] 双乳蛾症：少商　金津　玉液

[第一百二十六] 单乳蛾症：少商　合谷　海泉

[第一百二十七] 小儿赤游风[1]：百会　委中

[第一百二十八] 浑身发红丹：百会　曲池　三里　委中

[第一百二十九] 黄胆发虚浮：腕骨　百劳　三里　涌泉(治浑身黄)　中脘　膏肓　丹田(治色黄)　阴陵泉(治酒黄)

[第一百三十] 肚中气块,痞块,积块：三里　块中　块尾

[第一百三十一] 五痫等症：上星　鬼禄[2]　鸠尾　涌泉　心俞　百会

[第一百三十二] 马痫：照海　鸠尾　心俞

[第一百三十三] 风痫：神庭　素髎　涌泉

[第一百三十四]　食痫:鸠尾　中脘　少商

[第一百三十五]　猪痫:涌泉　心俞　三里　鸠尾　中脘
少商　巨阙

问曰:此症从何而得?

答曰:皆因寒痰结胃中,失志不定,遂成数症,医者推详治
之,无不效也。

**【注释】**

[1]赤游风:类似丹毒的一种病证,因色赤如丹,游走无定,
故名。多发于口唇、眼睑、耳垂、或胸腹、背部、手背等处。

[2]鬼禄:又名“悬命”,经外奇穴。在上唇里之系带上。

**[原文]**

[第一百三十六]　失志痴呆:神门　鬼眼　百会　鸠尾

[第一百三十七]　口臭难近:龈交　承浆

问曰:此症从何而得?

答曰:皆因用心过度,劳役不已,或不漱牙,藏宿物,以致秽
臭。复刺:金津　玉液

[第一百三十八]　小儿脱肛:百会　长强　大肠俞

[第一百三十九]　霍乱转筋:承山　中封

[第一百四十]　霍乱吐泻:中脘　天枢

[第一百四十一]　咳逆发噎:膻中　中脘　大陵

问曰:此症从何而得?

答曰:皆因怒气伤肝,胃气不足。亦有胃受风邪,痰饮停滞
得者;亦有气逆不顺者,故不一也。刺前未效,复刺后穴:三里
肺俞　行间(泻肝经怒气)

[第一百四十二]　健忘失记:列缺　心俞　神门　少海

问曰:此症缘何而得?

答曰①:忧愁思虑,内动于心,外感于情,或有痰涎灌心窍,
七情所感,故有此症。复刺后穴:中脘　三里

[第一百四十三]　小便淋沥:阴谷　关元　气海　三阴交

阴陵泉

问曰:此症因何而得?

答曰:皆为酒色嗜欲不节,勉强为之,少年之过。或用金石热剂,或小便急行房,或交感之际,被人冲破,不能完事,精不得施泄,阴阳不能舒通。缘此症非一,有砂淋,有血淋,有热淋,有冷淋,有气淋,请审详治之。

[第一百四十四] 重舌[1],腰痛:合谷　承浆　金津　玉液　海泉　人中

【校勘】

①答曰:原无,据黄龙祥《针灸名著集成》引《针方集》改。

【注释】

[1]重舌:又名子舌,重舌风,莲花舌。症见舌下血脉胀起,形如小舌,或红或紫,或连贯而生,状如莲花,日久溃腐。身发潮热,饮食难下,言语不清,口流清涎。由心脾湿热,复感风邪,邪气相搏,循经上结于舌而成。

[原文]

[第一百四十五] 便毒[1]痈疽:昆仑　承浆　三阴交

[第一百四十六] 瘰疬结核:肩井　曲池　天井　三阳络　阴陵泉

[第一百四十七] 发痧[2]等症:分水　百劳　大陵　委中

[第一百四十八] 牙关脱臼:颊车　百会　承浆　合谷

[第一百四十九] 舌强难言:金津　玉液　廉泉　风府

[第一百五十] 口吐清涎:大陵　膻中　中脘　劳宫

[第一百五十一] 四肢麻木:肩髃　曲池　合谷　腕骨　风市　昆仑　行间　三里　绝骨　委中　通里　阳陵泉(此症宜补多泻少。如手足红肿,宜泻多补少)

【注释】

[1]便毒:又名横痃。生于少腹之下,腿根之上摺纹缝中(鼠蹊部),属肝肾二经。初如杏核,渐如鹅卵,坚硬木痛,微热不红,

令人寒热往来,溃后脓少血多。

[2]痧:夏秋季的时令病,症见发寒热,胸腹痛胀,吐泻不止等。多因感受暑湿或秽疠之气所致。

**【按语】** "治证总要"是本卷的重要部分,据研究是杨氏集自元·《针灸集成》。首先强调了中风证(详见中风项的按语),继而分述了临床各科(内、外、妇、儿、五官等)疾病的病机、治则和治法。总结并介绍了临床常见病症的针灸配方。现在,这些资料,仍有重要的实用价值。文中还讨论了"邪之所凑,其气必虚"的机理,并着重指出"寡欲"在健身方面的意义。

本篇署名为"杨氏",很可能是杨继洲《卫生针灸玄机秘要》里的部分内容,实为一份简明扼要的临床经验总结。

# 东 垣 针 法[1]    《聚英》

**【提要】** 东垣针法是以《内经》有关针法理论为基础,以脾胃学说为中心,首先论述了脾胃病的治法,继之又阐明了气盛于心、肺、肠胃、头、臂足发生疾病的病因、病机以及治则。

[原文] 东垣曰:《黄帝针经》:胃病者,胃脘当心而痛,上肢两胁,膈咽不通,饮食不下,取三里以补之。

脾胃虚弱,感湿成痿[2],汗大泄,妨食。三里、气冲、以三棱针出血,若汗不减、不止者,于三里穴下三寸上廉穴出血。

禁酒,忌湿面。

**【注释】**

[1]东垣针法:李东垣在他的重要著作《脾胃论》里援引了许多《内经》中有关针法的资料。明·高武在撰写《针灸聚英》时,从《脾胃论》中摘录出若干有关内容,命题为"东垣针法"。高氏指出:"东垣针法,悉本素难,近世医者只读《玉龙》、《金针》、《标幽》等歌赋,而于先生之所以垂教者,废而不讲,宜其针之不古若,而病之不易瘳也。兹故表而出之,引申触类,应用不穷矣"。

《针灸大成》全文引用了《针灸聚英》里的"东垣针法"。

[2]感湿成痿:《素问》生气通天篇:"湿热不攘,……大筋软短小筋弛长,软短为拘,弛长为痿。"按此意,痿是"小筋弛长"之症。

**【语译】** 东垣说,《黄帝针经》上讲:患胃病的人在胃脘正当心窝部疼痛,上肢、两肋、膈及咽部闭塞不通,不思饮食,应取足三里穴,用补法。

脾胃虚弱,感受湿邪而成痿症,有大汗,不思饮食者,用三棱针在足三里、气冲穴刺出血。若汗仍不止或不减少时,可在三里穴下三寸与上廉穴刺出血,禁酒,忌食湿面。

**[原文]** 东垣曰:《黄帝针经》云:从下上者,引而去之。上气不足,推而扬之。盖上气者,心肺①上焦之气,阳病在阴,从阴引阳,去其邪气于腠理皮毛也。又云:"视前痛者,常②先取之"。是先以缪刺,泻其经络之壅者,为血凝而不流,故先去之,而后③治他病。

**【校勘】**

①心肺:原作"心脐",据《针灸聚英》卷二改。

②常:原作"当",据《灵枢》官能篇与《脾胃论》卷中改。

③后:原无,据《脾胃论》卷中补。

**【语译】** 东垣说,《黄帝针经》上讲:病从足下起而向身躯延伸的,须顺其势引清气上行以祛病邪。上焦心肺的清气不足,就用推而扬之的方法使上气充足。对阴盛阳病者,行从阴中引阳气之法,使邪气从腠理皮毛外泻。针经又说:如果观察到有疼痛加剧之势,常常要先治,就是先用缪刺法,泻其经络壅滞之气。因为气不帅血而凝滞,所以先要疏导经络,而后再治疗其他病。

**[原文]** 东垣曰:胃气下溜,五脏气皆乱,其为病互相出见[1]。黄帝曰:五乱刺之有道乎? 岐伯曰:有道以来,有道以去,审知其道,是谓身宝。帝曰:愿闻其道! 岐伯曰:气在于心者,取之手少阴,心主之俞神门、大陵,同精导气[2],以复其本位。

**【注释】**

[1]胃气下溜,五脏气皆乱,其为病互相出见:此句是《脾胃论》卷中的一个标题,并非正文。是说胃气不固而下溜时,则五脏之气均现紊乱,以致各种病症相互出现。

[2]同精导气:精,此指含水谷精微之血。气,指营卫之气。本句是说导引营卫之气,使之与血相和。

**【语译】** 黄帝问道:当五脏之气逆乱,用针刺治疗时有什么法则可循呢?岐伯说:疾病是按一定的规律发生、发展和变化的,它也能由于医生采取了符合规律的治疗而得到好转和治愈。了解了它的规律,就是掌握了养身除病之宝。黄帝说:我愿意知道它的方法。岐伯说:心气不调时就应当刺手少阴心经的俞穴神门和手厥阴心包经的俞穴大陵。能引导营气与血平和,人就可以恢复健康了。

**【按语】**《灵枢》五乱篇之"五乱"为"气乱于心、肺、肠胃、头、臂足,与东垣所指为五脏气皆乱不合。

[原文] 气在于肺①者,取之手太阴荥、足少阴②俞:(鱼际、太溪③)。成痿者,以导湿热,引胃气出阳道,不令湿土克肾。其穴在太溪。

**【校勘】**

①肺:原作"肝",据《针灸聚英》卷二改。

②足少阴:原无,据《针灸聚英》卷二补。

③溪:原作"渊",据《针灸聚英》卷二改。

**【语译】** 肺气盛时,应刺手太阴肺经之荥穴(鱼际)和足少阴肾经俞穴(太溪)。若成了痿证,就要宣导湿热,引胃气上行出心肺阳道,但要防止脾土克肾水。此时当刺足少阴肾经的俞穴太溪。

[原文] 气在于肠胃者,取之足太阴、阳明。不下者,取之三里①、章门、中脘。因足太阴虚者,于募穴中导引之于血②中。有一说,腑俞去腑病也。胃虚而致太阴无所禀者,于足阳明之募

穴中引导之。如气逆为霍乱者,取三里,气下乃止。不下复治。

【校勘】

①三里:原无,据《脾胃论》卷中补。

②血:原作"穴",据《脾胃论》卷中改。

【语译】 肠胃之气不调时,应取足太阴脾经、足阳明胃经腧穴。若病不愈,可取足三里、章门、中脘穴刺之。当足太阴脾虚时,则取其募穴(章门)以引导其精气于血中,有一种说法,说腑俞去腑病,如因胃虚而致脾无所禀受时,可用胃的募穴(中脘)以导引其经气。如因肠胃气逆而吐泻时,当针足三里穴使逆气下行,则吐泻可止;若不止,可再针足三里治之。

[原文] 气在于头,取之天柱,大杼,不知①[1]取之,足太阳荥、俞(通谷、束骨)。先取天柱、大杼,不补不泻,以导气而已。取足太阳膀胱经中,不补不泻,深取通谷、束骨。丁心火,己脾土[2]穴,以引导去之。

【校勘】

①知:原作"足",据《灵枢》五乱篇及《脾胃论》卷中改。

【注释】

[1]不知:《方言》卷三:"知,愈也。南楚病愈者或谓之知"。"不知"在此作"不愈"解。

[2]丁心火、己脾土:丁和己,系天干之名称。丁为南方,属五行中之火,在脏属心。己,代表中央,属五行中之土,在脏属脾。

【语译】 清浊之气,乱于头时,应取天柱、大杼二穴。无效时,再取足太阳经之荥穴(足通谷)和俞穴(束骨)。当先针天柱、大杼时,不补也不泻,只用通经导气之法即可。刺足太阳膀胱经的通谷和束骨时,也不补不泻,但需深刺。同时补"我克"(水克火)的心之原穴神门,泻"克我"(土克水)的脾之募穴章门,用引经导气之法以去除外邪。

[原文] 气在于臂、足取之,先去血脉,后取其手足阳明之

荥、俞(二间、三间,深取之;内庭、陷谷,深取之)。视其足臂之血络尽取之,后治其痿厥[1],皆不补不泻,从阴深取,引而上之。上者出也,去也。皆阴火有余,阳气不足,伏匿于地中者,荥血也。当从阴引阳,先于地中升举阳气,次泻阴火,乃导气同精[2]之法。

**【注释】**

[1]痿厥:是痿证和厥证的合称。证见手足痿软无力而不温。

[2]导气同精:用深刺之法,从下焦引导营气上行于阳,使伏匿之阳气引向体表与四肢,使人体表里阴阳平顺。此治法叫"导气同精"之法。

**【语译】** 气乱于臂与足的,首先应疏通其四肢的血脉,再取手阳明经荥穴、俞穴(即二间、三间),应行深刺,还要取足阳明胃经之荥穴、俞穴(即内庭、陷谷),亦行深刺。尽可能取其足、臂的血络,然后行手法治其痿厥之症,均不补不泻,宜深刺引气上行,使表寒得以祛除。因营血沉伏于里,所以应行"从阴引阳"之法。先从深部提升出阳气,然后再泻阴火,这就是所说的"导气同精"之法。

**[原文]** 黄①帝曰:补泻奈何? 岐伯曰②:徐入徐出,谓之导气。补泻无形,谓之同精。是非有余不足也,乱气之相逆也。帝曰:允乎哉道,明乎哉论③,请著之玉版,命曰治乱也。

**【校勘】**

①黄:原无,据《灵枢》五乱篇及《脾胃论》卷中补。

②岐伯曰:原无,同上改。

③论:《针灸聚英》与《针灸大成》均作"问",据《灵枢》五乱篇及《脾胃论》卷中改。

**【语译】** 黄帝问道:补泻方法是怎样呢? 岐伯说:缓慢地进针与出针,叫做导气。行针中见不到补泻之象,叫做同精。由此看来,此症既非卫气有余,亦非营气不足,而是营卫之气紊乱相干所致。黄帝说:你讲的道理是对的,阐述得很明白,就请你把这些刻在玉板上珍藏起来,把它叫做"治乱篇"(即《灵枢》五乱篇)。

[原文] 东垣曰:阴病治阳,阳病治阴[1]。阴阳应象大论云:"审其阴阳,以别柔刚,阳病治阴,阴病治阳,定其血气①各守其乡,血实宜决之,气虚宜掣引之。"

【校勘】

①气:原作"脉",据《素问》阴阳应象大论及《脾胃论》卷中改。

【注释】

[1]东垣曰:阴病治阳、阳病治阴:此句原为《脾胃论》中的一个标题。

【语译】 阴阳应象大论:"审查病机是属于阴还是属于阳,才能区别病的柔、刚。阳病为刚,治刚要用柔法;阴病为柔,治柔要用刚法。要确定邪在血分还是在气分,要按其各自的规律行事,对血实的病,宜用放血之法;对气虚的病,则应当用导引之法,以使其气机旺盛。"

[原文] 夫阴病在阳[1]者,是天外[2]风寒之邪,乘中而外入[3],在人之背上腑俞、脏俞。是人之受天外寒邪,亦有二说。中于阳则流于经,此病始于外寒,终归外热,故以治风寒之邪,治其各脏之俞,非止风寒而已。六淫湿暑燥火,皆五脏所受,乃筋骨血脉受邪,各有背上五脏俞以除之。伤寒一说从仲景,中八风者有风论,中暑者治在背上小肠俞,中湿者治在胃俞,中燥者治在大肠俞,此皆六淫客邪有余之病,皆泻其背之腑俞。若病久传变,有虚有实,各随病之传变,补泻不定,治只在背腑俞。

【注释】

[1]阴病在阳:指风寒之邪侵袭肌表,传里伤阴或传经入里致成阴经之病。

[2]天外:指自然界而言。

[3]乘中而外入:意指外邪趁人体中虚而侵入。

【语译】　凡阴邪侵袭人的肌肤,都是自然界的风寒乘人体的中虚而在背俞和脏俞的部位,由外而入内。有关人受风寒外邪的问题有两种说法:一是风寒伤人先犯太阳经,开始是外感风寒之症,及至经邪传腑,则外现大热。所以治风寒之邪,必须针各脏的俞穴,就不仅仅是外散风寒而已。六气(风、寒之外还有暑、湿、燥、火)伤人,都能导致五脏受病,筋、骨、血脉受邪(如肝病伤筋,肾病伤骨,心病伤血等),在这种情况下,要祛除病邪,就必须刺背部的五脏俞穴。一种说法是属伤寒病者,则应从仲景《伤寒论》的治疗法则;至于八方的虚邪贼风侵入,在《内经》风论篇里已做论述,而中暑则应针背部的小肠俞;中湿则应针胃俞,中燥者应针大肠俞。这些都是六淫之邪中人所导致的实证,因此在背部这些腑俞上行针应当用泻法。倘若病期一久,就将发生传变,这时病就要有虚实的转化了。行针当补当泻则应视病的或虚或实而定,但均取背部的腑俞各穴来治疗,这是不变的。

[原文]　另有上热下寒。经曰:阴病在阳者,当从阳引阴,必须先去络脉经隧[1]之血,若阴中火旺,上腾于天,致六阳反不衰而上充者,先去五脏之血络,引而下行,天气降下,则下寒之病自去矣。慎勿独泻其六阳。此病阳亢,乃阴火之邪滋之,只去阴火,只损脉络经隧之邪,勿误也。

【注释】

[1]经隧:指经气的通道。

【语译】　还有一种上热下寒之症。《内经》说:要阴病阳治。上焦阳亢而下焦阴盛时,要将上焦独亢之阳热引入下焦,须先泻络脉中之血。若下焦阴火旺盛,逆于上焦,致使阳经火邪不退,反而上充时,先刺其五脏之血络,引热下行。这就是从阳引阴之法,此法可使下寒得除。一定不要单泻六阳经之络。有阴火之邪资助六阳之邪而成阳亢,因此,只有降阴火,只有疏通经络瘀阻,才能达到治疗的目的,切不可误治。

[原文]　阳病在阴者,当从阴引阳,是水谷之寒热,感则害

人六腑。又曰:饮食失节,又劳役形质,阴火乘于坤土[1]之中,致谷气[2]营气[3]、清气[4]、胃气[5]、元气[6]不得上升滋于六腑之阳气,是五阳之气先绝于外。外者天也,下流伏于坤土阴火之中,皆先由喜怒悲忧恐为五贼所伤,而后胃气不行。劳役饮食不节继之,则元气乃伤,当从胃合三里穴中,推而扬之,以伸元气,故曰从阴引阳。

**【注释】**

[1]坤土:坤,八卦之一,代表土地,脾胃属土,故坤土在此是指脾胃而言。

[2]谷气:又叫"水谷之气",即食物之精气。

[3]营气:营运在脉中的精气。

[4]清气:在此指水谷精华的轻清部分。

[5]胃气:指胃的生理功能。

[6]元气:包括元阴、元阳之气,秉受于先天,又赖于后天濡养而滋生,由先天之精所化,发源于肾。

**【语译】** 阳病在阴,是指阳气下陷于阴分而致之阴盛阳虚之症。治此症,应当从下焦阴分引得阳气上升于阳分。饮食入胃,寒热不调,易于损伤六腑。饮食失调,又加上过劳而损伤形体,则阴火侵凌于脾胃,使得清气、营气、胃气、元气不能上升去培补六腑的阳气,这是因为五脏阳气,已先绝于外。自然界的病邪作用于人体都是先由喜怒悲忧恐所伤而招致贼邪侵入而发病,进而导致胃气不行,再加上劳役过度,饮食不节,以致元气大伤。这时,应当用胃之合穴足三里,以推而扬之的手法,以助长元气。所以把它叫做"从阴引阳"。

**[原文]** 若元气愈不足,治在腹上诸腑之募穴[1]。若传在五脏,为九窍[2]不通,随各窍之病,治其各脏之募穴于腹。故曰五脏不平,乃六腑元气闭塞之所生也。又曰:五脏不和,九窍不通,皆阳气不足,阴气有余,故曰阳不胜其阴。凡治腹之募,皆为元气不足,从阴引阳,勿误也。

若错补四末之俞,错泻四末之荥,错泻者,差尤甚矣。按岐伯所说,只取穴于天上。天上者,人之背上五脏六腑之俞,岂有生者乎!兴言及此,寒心切骨!若六淫客邪,及上热下寒,筋骨皮肉血脉之病,错取穴于胃之合,及诸腹之募者,必危。亦岐伯之言,下工[3]岂可不慎哉!

**【注释】**

[1]诸腑之募穴:即六腑之募穴(胆募——日月;胃募——中脘;三焦募——石门;小肠募——关元,大肠募——天枢;膀胱募——中极)。

[2]九窍:即上七窍(耳、鼻、眼、口)与前后阴,总称为九窍。

[3]下工:"凡医生于望诊、问诊、脉诊,只知其一者,叫下工(见马莳《灵枢》注)。在此泛指技术较低的医生而言。

**【语译】** 如果元气日益趋于不足,则应取在腹部的六腑之募穴来治疗。若病传于五脏,表现为九窍不通,就其所现的不同症状,针其在腹部的各脏的募穴。因此说,五脏精气输布的不平衡,就是六腑之气壅滞不通的结果。又说:五脏之气不和,九窍不通,都是由于阳气不足,阴气有余所致,因此说这是阳不胜阴。凡针腹部之募穴时,都是治元气不足之症,一定要用腹部募穴引阳气上行,千万不能误治。

假如错补四肢的俞穴或错泻四肢的荥穴,都是不可以的,尤其是错用泻法,其后果更为严重。因此,按岐伯所说,只能取上背部的穴位。在人体背部五脏六腑的俞穴上,不该泻而错用泻法,这能救治病人吗?说到这里真是令人心寒骨冷啊!此外,在治疗六淫之邪所致之上热下寒诸症和筋骨、皮肉、血脉之症时,错误地取胃经合穴(足三里)和腹部的募穴来治,也会使病情危重。正如岐伯所说,那些技术很差的医生,怎么可以粗心大意呢。

[原文] 东垣曰:三焦元气衰旺①[1]《黄帝针经》云:上气不足,脑为之不满,耳为之苦鸣,头为之倾,目为之瞑。中气不足,

溲便为之变,肠为之苦鸣②。下气不足,则为痿厥心闷。补足外踝,留之。

**【校勘】**

①旺:原作"王",据《脾胃论》卷中改。

②鸣:原作"结",据《脾胃论》卷中改。

**【注释】**

[1]东垣曰:三焦元气衰旺:此句为东垣《脾胃论》之标题并非原文。

**【语译】**《黄帝针经》说:上气不足,是因头脑不健全,常常耳鸣,头部倾垂,视物不清等症。中气不足时则二便失常,频频肠鸣。若下气不足时,则出现四肢萎软、厥冷、心胸满闷。可刺外踝部位。用补法,要留针。

**[原文]** 东垣曰:一富者前阴臊臭[1],又因连日饮酒,腹中不和,求先师治之,曰:夫前阴足厥阴之脉络,循阴器出其挺。凡臭者,心之所主,散入五方为五臭[2],入肝为臊,此其一也。当于肝经中泻行间,是治其本;后于心经中泻少冲,乃治其标。

**【注释】**

[1]臭(xiù秀):此指气味而言。

[2]五方为五臭(xiù秀):五方,为东、西、南、北、中五个方位,与人之五脏相应。臭,为五种气味。病人喜臭何种气味,可反应其患病之部位,此即为五味应五脏之说。如:心病善焦、肝病善臊、脾病善香、肺病善腥,肾病善腐。

**【按语】** 本篇中所阐述的"东垣针法",首论了胃病的治法,继之论述了气盛在心、肺、肠胃、头和臂足以及"阳病治阴,阴病治阳"的治则。还阐述了三焦气衰的各种症象,最后又例举一前阴臊臭症,说明治标、治本的道理。

本篇中,胃气下溜五脏气乱其为病互相出见,阳病阴治、阴病阳治和三焦元气衰旺等均系李东垣《脾胃论》中之标题,在《针灸聚英》刊刻时入于正文,《针灸大成》又予以转引。本篇在语译时均从略。

本篇所阐述之《东垣针法》是高武从《脾胃论》中摘录的。李东垣在他的另一些著作中如《内外伤辨惑论》和《兰室秘藏》里均载有有关针灸的内容。此外在其弟子罗天益的《卫生宝鉴》中，还有王好古的《此事难知》中亦载有李东垣针药配合的治疗经验，可见李氏在针灸学术上是有一定的创见的。李氏在针灸方面的见解大致有以下几个方面：①从元气不足立论，用灸法治内伤以补其元气之不足。②取俞穴、募穴分别治外感与内伤。③以调理脾胃为中心，治五脏之气乱。④治病必须分清标本，然后施先补后泻，或先泻后补之法。⑤使用五输穴补母泻子的经验和循经取穴的经验。⑥从阳引阴、从阴引阳的导气同精的应用等。

# 名 医 治 法 [1]　　《聚英》

## 疮　毒

【提要】　"名医治法"见于《针灸聚英》。原载于《玉机微义》中，入《针灸大成》的有疮毒、喉痹、淋闭、眼病损伤等五项。各项中均有病因、病机、症候及刺法。

[原文]　《元戎》①[2]曰：凡人初觉发背[3]，背欲结未结，赤热肿痛，先用湿纸复其上，立候之，其纸先干处，即是结、痛头也。取大蒜切成片，如三铜钱厚，安于头上，用大艾炷灸三壮，即换一蒜片，痛者灸至不痛，不痛灸至痛者，方住。最要早觉早灸，若一日二日，十灸十②活；三日四日，六七活，五日六日，三四活，过七日，则不可灸。若有十数头作一处生者，即用大蒜研成膏，作薄饼铺其上，聚艾于蒜饼上烧之，亦能活也。若背上初发赤肿一片，中间有一片黄米头子，便用独蒜切去两头，取中间半寸厚，安于疮上，用艾灸十四壮，多至四十九壮。又曰：痛者灸至不痛而

止,谓先及其未瘢,所以痛,次及将瘢,所以不痛也。不痛灸至痛而止,谓先及其瘢,所以不痛,次及良肉,所以痛也。此痈疽初发之治也。

若诸疮患久成漏者,常有脓水不绝,其脓不臭,内无歹肉,尤宜用附子浸透,切作大片,厚二三分,于疮上着艾灸之,仍服内托之药。隔三二日再灸之,不五七次,自然肌肉长满矣。至有脓水恶物,渐溃根深者,郭氏治用白面、硫黄、大蒜三物一处捣烂,看疮大小,捻作饼子,厚约三分,于疮上用艾灸二十一壮,一灸一易饼子,后四五日,方用翠霞锭子[4],并信效锭子[4],互相用之,纴[5]入疮内,歹肉尽去,好肉长平,然后外贴收敛之药,内服应病之剂,调理即瘥矣。

**【校勘】**

①元戎:原作《原病式》,据《针灸聚英》卷二改。

②十:原作"七",据《玉机微义》卷十五改。

**【注释】**

[1]名医治法:见于《针灸聚英》。原载于徐用诚撰,刘纯增辑的《玉机微义》针灸证中。"证治",原为三十三项,入《针灸大成》仅为其中疮、喉痹、淋闭、眼目和损伤等五项,文字方面也有删节和更动。"名医治法"四字,系《针灸大成》所加。

[2]《元戎》:为《医垒元戎》之简称,乃元代名医王好古所著。

[3]发背:痈疽发生于脊背部位,统称为"发背"。在足太阳膀胱经及督脉上,由火毒内蕴所致。阳症叫发背痈,阴症叫发背疽。

[4]翠霞锭子、信效锭子:是两种外用锭剂,用药粉末加入适当的黏合剂而制成。

[5]纴(rèn 刃):是古时织布的机头,在此作"纳入"解。

# 喉　痹

[原文]　《原病式》曰:痹,不仁也。俗作闭,犹闭塞也①。

火主肿胀，故热客上焦而咽嗌肿胀也。张戴人②曰：手少阴、少阳二脉并络③于喉，气热则内结肿胀，痹而不通则死。后人强立八名曰：单乳蛾、双乳蛾、单闭喉、双闭喉、子舌胀、木舌胀、缠喉风、走马喉闭。热气上行，故传④于喉之两旁。近处肿作，以其形似，是谓乳蛾：一为单，二为双也。其比乳蛾差小者，名闭喉。热结舌下，复生一小舌，名子舌胀。热结于舌中者⑤为之肿，名木舌胀。木者，强而不柔和也。热结于咽喉，肿绕于外，且麻且痒，肿而大者，名曰缠喉风。暴发暴死者，名走马喉闭。八名虽详，皆归之火。微者咸软之，大者辛⑥散之[1]。至于走马喉闭，其⑦生死人在反掌间[2]，砭刺出血则病已。尝治一妇人木舌[3]胀，其舌满口，余⑧以锃针锐而小者砭之，五七度，三日方平。计所出血几盈斗[4]。

喉痹急用吹药，刺宜少商、合谷、丰隆、涌泉、关冲。

**【校勘】**

①犹闭塞也：原作"闭壅也"，据《原病式》改。

②人：原作"仁"，据《针灸聚英》卷二改。

③络：原无，据《玉机微义》卷二十七补。与《儒门事亲》卷三第二十一合。

④故传：《儒门事亲》卷三作"结薄"，义长。

⑤舌：原脱，据《玉机微义》卷二十七补。

⑥辛：原作"下"，据《针灸聚英》卷二改。

⑦其：原无，据《玉机微义》卷二十七补。

⑧余：原作"令"，据《儒门事亲》卷三第二十一改。

**【注释】**

[1]微者咸（xián 闲）软之，大者辛散之：轻微者，用咸味药，使之软化；肿大的，应当用辛味药使之消散。

[2]生死人在反掌间：指走马喉闭证情危重，或生或死，决定于一瞬之间。

[3]木舌：又名木舌胀、术舌风、死舌。多见于小儿。症见舌

肿胀,木硬满口,不能转动,无疼痛。

[4]几盈斗:斗,为古代的量器。几盈斗,有几乎满斗之意。

# 淋　闭

[原文] 《原病式》曰:"淋,小便涩痛也"。热客膀胱,郁结不能渗泄故也。严氏曰:气淋者,小便涩,常有余沥[1]。石淋者,茎中痛,尿不得卒出。膏淋者,尿似膏出。劳淋者,劳倦即发痛引气冲。血淋者,热即发,甚则溺血。以上五淋,皆用盐炒热,填满病人脐中,却用筋头大艾,灸七壮,或灸三阴交即愈。

【注释】

[1]余沥:尿意不绝,小便淋沥不断。

【按语】 顾靖远的《顾松园医镜》说:"淋者,欲尿而不能出,胀急痛甚;不欲尿而点滴淋沥"。通常指小便急迫、短数、涩痛之证。淋,又分气淋,劳淋,血淋,膏淋,石淋等多种。因以上各种淋多见,所以常称为"五淋"。气淋和劳淋,是从"中气不足"或"劳倦即发"等病因方面定名,而其他诸淋则以尿的外观变化而取名。

# 眼　目

[原文] 东垣曰:五脏六腑之精气,皆①上注于目,而为之精,精之窠为眼,骨之精为瞳子,筋之精②为黑眼,血之精为络其窠,气之精为白眼,肌肉之精为约束裹撷[1],筋骨血气之精而与脉并为系[2]。目者,五脏六腑之精,荣卫魂魄之所常营也,神气③之所主④也。子和曰:目之五轮[3],乃五脏六腑之精华,宗脉[4]之所聚。其气轮⑤属肺金,肉轮⑥属脾土,赤属心火,黑水神光属肾水,兼属肝木。目不因火则不病,气⑦轮变赤,火乘肺也;肉轮赤肿,火乘脾也;黑水神光被翳,火乘肝与肾也;赤脉贯目,火自甚也。凡目暴赤肿起,羞明隐涩,泪出不止,暴寒目睛⑧,皆⑨大热之所为也。宜针神庭、上星、囟会、前顶、百会,翳者可

使立退,痛者可使立已,昧者可使立明⑩,肿者可使立消,惟小儿不可刺囟会,为⑪肉分浅薄,恐伤其骨。目之内眦,太阳膀胱之所起⑫,血多气少。目之锐眦,少阳胆经,血少气多。目之上纲⑬,太阳小肠经也,亦血多气少。目之下纲,阳明胃经也,血气俱多。然阳明经起于目两旁,交頞中,与太阳、少阳交会于目,惟足厥阴肝经,连于目系而已。故血太过者,太阳、阳明之实也;血不及者,厥阴之虚也。故出血者,宜太阳、阳明,盖此二经,血多故也。少阳一经,不宜出血,血少故也。刺太阳、阳明出血,则目愈明;刺少阳出血,则目愈昏。要知无使太过不及,以血养目而已。雀目不能夜视,乃因暴怒大忧所致,皆肝血少禁出血,止宜补肝养胃。

刘氏曰:内障[5]有因于痰热、气郁、血热、阳陷、阴脱脱营⑭所致。种种病因,古人皆不议,况外障[6]之翳,有起于内眦、外眦、睛上、睛下、睛中,当视其翳色从何经而来。如东垣治魏邦彦夫人目翳,绿色从下而上,病自阳明来也。绿非五色之正,殆[7]肺、肾合而成病也,乃就画工家以墨调腻粉合成色,与翳同矣。如议治之,疾遂不作。

眼生倒睫拳毛者,两目紧急,皮缩之所致也。盖内伤热,阴气外行,当去其内热并邪火。眼皮缓则毛出,翳膜亦退,用手法攀出内睑向外,速以三棱针出血,以左手爪甲迎其针锋立愈。

目眶久赤烂,俗呼为赤瞎。当以三棱针刺目眶外,以泻湿热而愈。

偷针眼[8],视其背上有细红点如疮,以针刺破即瘥,实解太阳之郁热也。

**【校勘】**

①六腑之精气皆:原无,据《兰室秘藏》卷上及《玉机微义》卷二十九补,与《灵枢》大惑论、《甲乙经》卷十二第四及《太素》卷二十七均合。

②为瞳子,筋之精:原无,据《兰室秘藏》卷上及《玉机微义》

卷二十九补。

　③气:原无,据《兰室秘藏》卷上及《玉机微义》卷二十九补。

　④主:《太素》、《甲乙经》均作"生",《太素》杨注:"目之有也,凡因三物:一为五脏六腑精之所成,二为营卫魂魄血气所营,三为神明气之所生"。当以作"生"字为是。

　⑤气轮:原作"白",据《儒门事亲》卷一第八改。

　⑥轮:原无,据《玉机微义》卷二十九补。

　⑦气:原作"白",据《儒门事亲》卷一第八改。

　⑧瞒:原作"眶",《针灸聚英》作"匡",均属上。今据《玉机微义》卷二十九改,属下,与《儒门事亲》卷一第八合。

　⑨皆:原作"眶",《针灸聚英》作"匡",均属上。今据《玉机微义》卷二十九改,属下,与《儒门事亲》卷一第八合。

　⑩痛者可使立已,昧者可使立明:原无,据《玉机微义》卷二十九补,与《儒门事亲》卷一第八合。

　⑪为:原无,据《玉机微义》卷二十九补。

　⑫起:原作"过",据《玉机微义》卷二十九改。

　⑬纲:原作"网",《儒门事亲》同,乃沿今本《灵枢》经筋篇之误。今据《玉机微义》卷二十九及《针灸聚英》卷二改,与《甲乙经》卷二第六、《太素》卷十三经筋及《圣济》卷一九一均合。

　⑭脱营:原作"者",据《针灸聚英》卷二改。

**【注释】**

　[1]约束裹撷(xié协):《太素》卷二十七杨注"脾经主肉,肉气之精以为眼之束约裹撷"。在此,"约束裹撷"有调节控制之意,指眼肌有调节控制两眼活动的功能。

　[2]筋骨血气之精而与脉并为系:《太素》杨注:"四气之精并脉合为目系"。

　[3]目之五轮:为中医眼科学说之一。从眼外到眼内,可分为肉轮(上下胞)、血轮(两眦)、气轮(白睛)、风轮(黑眼)、水轮(瞳人),共为五轮。

[4]宗脉:宗,有汇合之意。这里泛指经脉汇集之处而言。《灵枢》口问篇:"目者,宗脉之所聚也"。

[5]内障:凡发生于眼内的障碍视力之疾患均称之为内障。症见无翳膜性的视物昏花或瞳孔变形(扩大、缩小、不圆)、变色(呈现青、绿、乌、黑、黄、白等色),甚至失明。

[6]外障:眼球外部(包括其周围附属组织)发生遮盖瞳孔而影响视力之病变,均称做外障。

[7]殆(dài 待):在此作"大概"解。

[8]偷针眼:即"针眼",亦称"偷针"。是眼睑缘发生的小疖。

【按语】 东垣对眼疾之说的论述,原见于《东垣十书》卷二和《兰室秘藏》眼鼻门之诸脉者皆属于目论篇。《针灸大成》所录,只是其中的一部分。

本篇引张子和对眼疾的论述,原见于《儒门事亲》。引入的文字略有部分增删。

# 损　　伤

[原文] 《内经》云:人有所堕①坠,恶血留于腹中,腹满不得前后,先饮利药。若上伤厥阴之脉,下伤少阴之络,当刺足内踝下然谷之前出血,刺足跗上动脉;不已,刺三毛[1],各一痏[2],见血立已。左刺右,右刺左。其脉坚强者生,小弱者死。

【校勘】
①堕:原无,据《玉机微义》卷四十三及《针灸聚英》卷二补。

【注释】
[1]三毛:亦称丛毛,聚毛,生于足大趾第一节背面皮肤上。

[2]痏(wěi 委):小瘢痕叫痏,在此作次数解。刺三痏,即针刺三次。

【按语】 《灵枢》邪气脏腑病形篇记有:"有所堕坠,恶血留内。"本段引自《素问》缪刺论。指出外伤腹内出血的治疗原则。对腹胀满影响躯体活动者,主张先用泻药,清除宿便,排出胀气,使之通利。若伤足厥阴肝脉和足少阴肾脉之络，可分别刺然谷前和足背动脉泻血。若前法未效，即可刺三毛处，左病刺右，右病刺左。

本文最后还作了预后判断。认为伤者出血少，脉较充实有力时，预后佳；若失血多，脉微弱者，则预后不良。脉充实有力者伤势轻，容易治疗；脉微弱者，不仅失血过多，而且表明其内脏损伤过重，针药均无疗效，预后不良。

 **针 邪 秘 要** （删）

 **孙真人针十三鬼穴歌**

[原文]

百邪颠狂所为病，针有十三穴须认。

凡针之体先鬼宫，次针鬼信无不应。

一一从头逐一求，男从左起女从右。

一针人中鬼宫停，左边下针右出针。

第二手大指甲下，名鬼信刺三分深。

三针足大指甲下，名曰鬼垒入二分。

四针掌后①大陵穴，入针五分为鬼心。

五针申脉为鬼路，火针三下②七锃锃③[1]。

第六却寻大椎上，入发一寸名鬼枕。

七刺耳垂下五④分，名曰鬼床针要温。

八针承浆名鬼市，从左出右君须记。

九针间使⑤为鬼窟；十针上星名鬼堂。

十一阴下缝三壮，女玉门头为鬼藏。

十二曲池名鬼臣⑥，火针仍要七锃锃。

十三舌头当舌中，此穴须名是鬼封。

手足两边相对刺,若逢孤穴只单通。

此是先师真妙诀,狂猖恶鬼走无踪。

一针鬼宫,即人中,入三分。

二针鬼信,即少商,入三分。

三针鬼垒,即隐白,入二分。

四针鬼心,即大陵,入五分。

五针鬼路,即申脉(火[7]针),三下[8]。

六针鬼枕,即风府,入二分。

七针鬼床,即颊车,入五分。

八针鬼市,即承浆,入三分。

九针鬼窟,即间使[5],入二分。

十针鬼堂,即上星,入二分。

十一针鬼藏,男即会阴,女即玉门头,入三分。

十二针鬼臣,即曲池(火针),入五分。

十三针鬼封,在舌下中缝,刺出血,仍横安板[9]一枚,就两口吻,令舌不动,此法甚效。更加间使、后溪二穴尤妙。

男子先针左起,女人先针右起。单日为阳,双日为阴。阳日、阳时针右转,阴日、阴时针左转。

**【校勘】**

①后:原作"上",据《千金方》卷十四第五、《千金翼》卷二十七第四、《针灸大全》卷一及《针灸聚英》卷四下改。

②下:原作"分",据《千金方》卷十四第五、《千金翼》卷二十七第四、《针灸大全》卷一及《针灸聚英》卷四下改。

③火针三下七锃锃:《针灸大全》及《针灸聚英》同。《千金方》卷十四第五及《千金翼》卷二十七第四均作"火针七锃,锃三下"。《千金方》之说,于义为胜。

④五:原作"八",据《千金方》卷十四第五、《千金翼》卷二十七第四及《针灸聚英》卷四下改。

⑤间使:原作"劳宫",乃沿《千金方》卷十四第五原注之误。

今据《千金翼》卷二十七第四、《针灸大全》卷一及《针灸聚英》卷
四下改。

⑥臣:原作"腿",据《千金方》卷十四第五及《千金翼》卷二十
第四改。

⑦火:原作"大",据《千金方》卷十四第五、《千金翼》卷二十
七第四及《针灸聚英》卷四下改。

⑧下:原作"分",据《千金方》卷十四第五、《千金翼》卷二十
七第四、《针灸大全》卷一及《针灸聚英》卷四下改。

⑨板:原作"针",据《千金方》卷十四第五及《千金翼》卷二十
七第四改。

【注释】

[1]锃(zèng 赠)锃:"锃锃"是形容器物经擦拭后那种闪光
耀眼的状态。在这里指的是针体的光泽。

【按语】　在"针邪秘要"项,于孙真人针十三鬼穴歌之前有
一段符咒,本书从"人卫"1963 年排印本删。所谓"百邪颠狂"
病,是指病人神志失常而言。是基于当时的历史条件,认为本病
由鬼神作祟而得,故将治疗此病的经验穴位称之为"鬼穴"。这
些穴位,在治疗神志病方面,确是行之有效的。

"火针三下七锃锃"一句是极为费解的,《针灸大成》将"三
下"作"三分",就更为费解,《千金方》、《千金翼》,均作"火针七
锃,锃三下"。火针须蘸油就火,每用毕一次必须磨锃令净,然后
收藏。所谓"七锃",即指七次(《千金方》作隔日一次)。"锃三
下"是指每次三下而言。古人曾用火针连续针三针,这和《灵枢》
经筋篇"燔针劫刺,以知为数"是一致的(以知为数,即不限于一
针)。

本歌的风府、颊车、上星三穴后"入二分"、"入五分"等,在
《千金方》卷十四第三及《千金翼》卷二十七第四均作"火针"。

关于此十三穴之定位及进针深度,《千金方》、《千金翼》、《针
灸大全》和《针灸聚英》中基本是一致的。《针灸大成》在转引时,

将文字稍作更动。刘宋时代徐秋夫亦有"鬼病十三穴",与"孙真人十三鬼穴"比较,各自有九个穴相同,四个穴不相同。现列表对照如下:

**孙真人十三鬼穴与徐秋夫鬼病十三穴对照表**

| 孙真人十三鬼穴 | 人中 | 风府 | 承浆 | 颊车 | 少商 | 大陵 | 隐白 | 舌缝 | 间使 |
|---|---|---|---|---|---|---|---|---|---|
| 徐秋夫鬼病十三穴 | 人中 | 风府 | 承浆 | 颊车 | 少商 | 大陵 | 隐白 | 舌缝 | 间使 |
| 孙真人十三鬼穴 | 申脉 | 上星 | 会阴 | 曲池 | | | | | |
| 徐秋夫鬼病十三穴 | | | | | 神庭 | 乳中 | 阳陵泉 | 行间 | |

## 捷要灸法 《医学入门》

【提要】 本篇专论灸法,取其方法简捷而定名。主要论述了治卒死、急魇暴绝梦遗,"痨虫"病,痞块,瘰疬,尸疰客忤中恶,疝痛偏坠,翻胃,肠风诸痔,肿满,癜风等症的施灸部位和方法。

[原文] 鬼哭穴:治鬼魅狐惑[1],恍惚振噤。以患人两手大指,相并缚定,用艾炷于两甲角及甲后肉四处骑缝,着火灸之,则患者哀告:我自去。为效。

灸卒死:一切急魇[2]暴绝[3],灸足两大趾内,去甲一韭叶。

灸精宫[4]:专主梦遗。十四椎下各开三寸,灸七壮效。

鬼眼穴:专祛痨虫。令病人举手向上,略转后些,则腰上有两陷可见,即腰眼也。以墨点记,于六月癸亥夜亥时灸,勿令人知。四花、膏肓、肺俞、亦能祛虫。

痞根穴[5]:专治痞块,十三椎下各开三寸半,多灸左边。如左右俱有,左右俱灸。

又法:用秆心量患人足大指齐,量至足后跟中截断,将此秆从尾骨尖量至秆尽处,两旁各开二韭叶许,在左灸右,在右灸左,针三分,灸七壮,神效。

又法:于足第二趾岐骨处灸五七壮,左患灸右,右患灸左,灸后一晚夕,觉腹中响动,是验。

肘尖穴:治瘰疬。左患灸右,右患灸左。如初生时,男左女右,灸风池。

又法:用秆心比患人口两角为则,折作两段,于手腕窝中量之,上下左右四处尽头是穴,灸之亦效。

灸痒忤:尸疰[6]客忤[7],中恶[8]等症。乳后三寸,男左女右灸之。或两大拇指头。

灸疝痛,偏坠:用秆心一条,量患人口两角为则,折为三段,如△字样,以一角安脐中心,两角安脐下两旁,尖尽处是穴。左患灸右,右患灸左,左右俱患,左右俱灸。炷艾如粟米大,灸四十壮神效。

又法:取足大指次指下,中节横纹当中,男左女右灸之。兼治诸气,心腹痛,外肾吊肿[9],小腹急痛。

灸翻胃:两乳下一寸,或内踝下三指,稍斜向前。

灸肠风诸痔:十四椎下各开一寸,年深者最效。

灸肿满:两大手指缝,或足二趾上一寸半。

灸瘢风:左右手指节宛宛中。凡赘疣诸痣[10],灸之无不立效。

**【注释】**

[1]鬼魅(mèi 昧)狐惑:鬼魅,是指疬邪附身,致病人沉默或谵妄,肢冷、气短。狐惑有蚀于咽喉及前后阴之疮,病人表现神情惑乱不定,卧起不安。鬼魅、狐惑可作两词解,但均有神情惑乱不定之症。

[2]魇(yǎn 掩):在梦中惊叫或觉得有什么东西压住不能行动叫魇,或魇梦。

[3]暴绝:绝,有尽、极之意。此指突然昏厥之症。

[4]精宫:即志室穴之别名。在十四椎旁开三寸处。《循经

考穴编》命名为精宫。

[5]痞根穴:古取痞根穴法,是先量足大趾至足跟间二分之一的间距,再以此长度从尾骨尖(相当于长强穴)起,沿脊正中向上量,其端点为中心,左右旁开如两韭菜叶许是穴位。

[6]尸疰:疰,通注。有灌注和久住之意。《释名·释疾病》:"注病,一人死,一人复得,气相灌注也。"由尸传而患疰病,故名。

[7]客忤:小儿平素神气虚弱,又因突然受到惊吓而引起的类似惊厥之症。

[8]中恶:由于冒犯不正之气,突然昏不知人或卒厥客忤等症。

[9]外肾吊肿:外肾即睾丸。吊肿是形容睾丸因严重肿胀而形成的垂悬之状。

[10]赘疣诸痣:泛指一切凸出于皮肤的皮肤疾患(包括疣、疔疮及痣类等)。

## 崔氏取四花穴法　崔氏[1]

[原文]　治男妇五劳七伤,气虚血弱,骨蒸潮热,咳嗽痰喘,尪羸瘤疾。用蜡绳量患人口长,照绳裁纸四方,中剪小孔,别用长蜡绳踏脚下,前齐大趾,后上曲腘横纹[1]截断。如妇人缠足,比量不便,取右膊肩髃穴贴肉,量至中指头截断,却络在结喉下,双垂向背后,绳头尽处,用笔点记,即以前纸小孔安点中,分四方,灸纸角上各七壮。

【按语】　四花穴,古人恐人不知点穴,故立此捷法,当必有合于五脏俞也。今依此法点穴,果合足太阳膀胱经行背二行:膈俞、胆俞四穴。《难经》曰:血会膈俞。疏曰:血病治此。盖骨蒸劳热,血虚火旺,故取此以补之。胆者,肝之腑,肝能藏血,故亦取是俞也。崔氏止言四花,而不言膈俞。

胆俞四穴者,为粗工告也。但人口有大小、阔狭不同,故比量四花亦不准,莫若只揣摸脊骨膈俞、胆俞为正,再取膏肓二穴灸之,无不应矣。

膈俞:在七椎下两旁,去脊各一寸五分。

胆俞:在十椎下两旁,去脊各一寸五分。

膏肓俞:在四椎下一分,五椎上二分两旁,去脊各三寸,四肋三间。

**【校勘】**

①崔氏:原无,据目录补。

**【注释】**

[1]曲䐐(qiū秋)横纹:在此是指腘横纹。

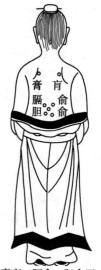

膏肓、膈俞、胆俞图

**【按语】** "崔氏取四花穴法",多认为是取膈俞与胆俞。第一步是量口角间距离,以此长度做正方形纸片,在纸片中心剪小孔。第二步是量足尖经足底、足跟,由小腿后方到腘横纹长度。第三步是将第二步所取之长度的中点置病人结喉处,使线之两端经肩循背自然下垂,并将长度的两端点在背部正中合成一点,在脊中线上。第四步是将第一步所取之正方形纸片中心孔对准这一点,使纸片平正贴在背上,纸片的四个角平分在脊柱的两侧,每个角为一穴,统名为四花穴。

四花穴出于《外台》卷十三,是崔知悌灸骨蒸痨热之法。明·徐凤《针灸大全》卷六大略和它一致。宋·王执中《资生经》卷三取穴法与它有所不同,为《针灸聚英》卷二及《针灸大成》所采用。因此,《针灸大成》图与《针灸大全》附图显然不同。各详见原书,不再繁引。原"按"出自《针灸聚英》。

# 取膏肓穴法 《医学入门》

[原文] 主治阳气亏弱,诸风痼冷[1],梦遗上气,呃逆嗝噎,

狂忘①妄误[2]百症。取穴须令患者就床平坐,曲膝齐胸,以两手围其足膝,使胛骨开离,勿令动摇,以指按四椎微下一分,五椎微上二分,点墨记之,即以墨平画相去六寸许,四肋三间,胛骨之里,肋间空处,容侧指许,摩膂[3]肉之表,筋骨空处,按之患者觉牵引胸肋中手指痛,即真穴也。灸至百壮、千壮,灸后觉气壅盛,可灸气海及足三里,泻火实下,灸后令人阳盛,当稍息以自保养,不可纵欲[4]。

**【校勘】**

①忘:原作"惑",据《医学入门》卷一改。

**【注释】**

[1]诸风瘤冷:由诸风引起之真阳不足,阴寒之邪久伏体内所致的病证。以恶寒,手足厥冷为主症,或伴有腹痛腹泻,完谷不化;或呕吐清涎,饮食少进;或小便频数不禁,尿色清白;或腰腿沉重,如坐水中;或阳事不举,精寒自出;或遍身关节拘急疼痛等。

[2]狂忘妄误:指发狂、多疑、健忘、易误而言。

[3]膂(lǚ旅)肉:接近于脊柱两侧的肌肉群。

[4]不可纵欲:此指不可纵情淫欲而言。

**【按语】** "取膏肓穴法",原出《千金方》卷三十第七。《针灸大成》引自《医学入门》。取穴方法是:令病人坐位,屈膝,两手抱膝,使两肩胛骨离开,在脊正中四五椎作点,过点左右旁开六寸处是穴,《资生经》原注云:"若只合爪在两膝头中点穴,亦得"。与此大略相似。

## 骑竹马灸穴法　　　杨氏①

**[原文]**　此二穴,专治痈疽恶疮,发背、疔毒、瘰疬诸风,一切病症。先从男左女右臂腕中横纹起,用薄篾一条,量至中指齐肉尽处,不量爪甲,截断;次用篾取前同身寸一寸;却令病人脱去

衣服,以大竹扛一条跨定,两人随徐扛起,足离地三寸,两旁两人
扶定,将前量长篾,贴定竹扛竖起,从尾骶骨贴脊量至篾尽处,以
笔点记,后取身寸篾,各开一寸是穴。灸七壮②。

　　此杨氏①灸法。按《神应经》:两人抬扛不稳,当用两木凳,搁
竹扛头、令患人足微点地,用两人两旁扶之尤妙。又按《聚英》
言:各开一寸,疑为一寸五分,当合膈俞,肝俞穴道。

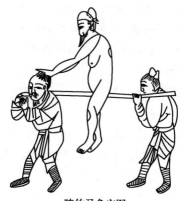

**骑竹马灸穴图**

【校勘】

　　①杨氏:原无,据目录补。

　　②灸七壮:《针灸大全》卷六作"可灸二七壮";《针灸聚英》卷
二作"可灸三壮"。

【按语】　骑竹马取灸穴法,《针灸大成》以"骑竹马灸穴图"
为题,将图置于说明之中。从原注文可以看出,辑入《针灸大成》
时是参考《神应经》、《针灸聚英》写成的。该法最早见于东轩居
士、《卫济穴书》,名为"骑竹马量灸法",治疗"发背、脑疽、下部
疽、奶痈、牙痛,手足一切痈疽或胸肢不测丹痛紧之属"。宋·闻
人耆年编《备急灸法》附收此法。

**灸 劳 穴 法**  《聚英》

**[原文]** 《资生经》云：久劳，其状手脚心热，盗汗，精神困顿，骨节疼寒，初发咳嗽，渐吐脓血，肌瘦面黄，减食少力。令身正直，用草于男左女右自脚中指尖量过脚心下，向上至曲䏶大纹处截断；却将此草，自鼻尖量从头正中，分开发，量至脊，以草尽处，用墨点记；别用草一条，令病人自然合口量阔狭截断；却将此草于墨点上平折两头，尽处量穴。灸时随年纪多灸一壮。如人三十岁，灸三十一壮，累效。

按：此穴，合五椎两旁，各一寸五分，心俞二穴也。心主血，故灸之。

**【按语】** "灸劳穴法"，原出自王执中的《资生经》卷三痨瘵篇。《针灸聚英》引此段时，其内容一字未改。原文按，是高武所加。原书在转引时，文字稍有变动。

 **取 肾 俞 法**

**[原文]** 在平处立，以杖子约量至脐，又以此杖，当背脊骨上量之，知是与脐平处也。然后左右各寸半，取其穴，则肾俞也。

**【按语】** 取肾俞穴的方法，在徐凤《针灸大全》上记载的较为详细。其后高武在《针灸聚英》中也引为一项，并标明出于《千金方》。高氏的记载较简略，但他指出："肥人腹垂脐低，瘦人腹平脐平，今不论肥瘦均以杖量之，未有准也"，这句话说的恰到其处。《针灸大成》引文更略。

 **取灸心气法**  以下俱杨氏集①

**[原文]** 先将长草一条，比男左女右手掌内大拇指根横纹

量起,至甲内止,以墨点记;次比盐指、中指、四指、小指五指皆比如前法;再加同身寸一寸点定。别用秆草一条,与前所量草般齐,至再加一寸墨上,共结一磊;却令病人正坐,脱去上[②]衣,以草分开,加于颈上以指按足,磊于天突骨上,两边垂向背后,以两草取般齐,垂下脊中尽处是穴,灸七壮,效。

**【校勘】**

①以下俱杨氏集,原无据目录补。

②上:原无,据《针灸大全》卷六补。

 ## 取灸痔漏法

**[原文]** 痔疾[1]未深,止灸长强甚效。如年深者,可用槐枝、马蓝菜根一握,煎汤取水三碗,用一碗半,乘热以小口瓶熏洗,令肿退,于原生鼠奶根上灸之,尖头灸不效,或用药水盆洗,肿微退,然后灸。觉一团火气通入肠至胸乃效,灸至二十余壮。更忌毒物。永愈。随以竹片护火气,勿伤两边好肉。

**【注释】**

[1]痔疾:属于肛门的疾病,一般多指痔核,在此系持痔漏而言。

**【按语】** "取灸痔漏法"的内容,是取自《资生经》卷三"痔"项中。《资生经》原文内容较多,此段仅取其中部分内容。

 ## 灸小肠疝气穴法

**[原文]** 若卒患小肠疝气[1],一切冷气,连脐腹结痛,小便遗溺。大敦二穴,在足大指之端,去爪甲韭叶许,及三毛丛中是穴,灸三壮。

若小肠卒疝[2],脐腹疼痛,四肢不举,小便涩滞,身重足痿。三阴交二穴,在足内踝骨上三寸是穴,宜针三分,灸一壮,极妙。

**【注释】**

[1]小肠疝气:疝气,泛指腹腔内容物向外突出的病证亦有突出腹壁或突入大腿内侧的。多见于小肠坠入阴囊。故有小肠疝气之称。属于癀疝范畴。

[2]小肠卒疝:是指突然发生的较重的小肠疝气。

## 灸肠风下血[1]法

[原文] 取男左女右手中指为准,于尾闾骨尖头,从中倒比[2],上至腰脊骨一指尽处是第一穴也。又以第二指,于中穴取中[3],一字分开指头各一穴,灸七壮以上,加至壮数多为效。患深,次年更灸,但以中指一指为准,临时更揣摸之。

**【注释】**

[1]肠风下血:由风热客于肠胃,或湿热蕴积肠胃,损伤阴络而致大便出血之症叫肠风下血。

[2]从中倒比:是指从脊正中线向上测量。测量时,中指基底部在下,指尖向上,故称之为倒比。此为本篇量取无名穴时的用语。

[3]于中穴取中:中穴,指中指尽头的第一穴。又取第二指长度之中点。

## 灸结胸伤寒[1]法

[原文] 宣黄连七寸[2],捣末,巴豆七个,去壳不去油,一处研细成膏,如干,滴水两点,纳于脐中,用艾灸腹中通快痛为度。

**【注释】**

[1]结胸伤寒:《资生经》卷七及《普济方》卷四一八灸结胸伤寒法云:"其状胸满短气,按之即痛,或吐逆满闷,或大便不通,诸药不能救者"。

[2]宣黄连七寸：即采用安徽宣城县地产黄连七寸长，入药。

 灸阴毒伤寒①[1]

[原文] 巴豆十粒研烂，入面一钱，捣作饼子，实搽脐中心，上用艾炷如豆许，灸七壮，觉腹中鸣吼，良久自通利；次用葱白一束紧扎，切作饼馔[2]，灸令热，与熨脐下；更用灰火熨斗烙其饼馔，令生真气，渐觉体温热，即用五积散二钱，入附子末一钱，水盏半，姜枣加盐一捻，同煎至七分，温服，日并三两服，即汗自行而安。

【校勘】

①阴毒伤寒：原作"阴毒结胸"，据《资生经》卷七及《普济方》卷四一八灸阴毒伤寒法改。

【注释】

[1]阴毒伤寒：《资生经》卷七（引《指迷方》）及《普济方》卷四一八灸阴毒伤寒法云："其状不躁不渴，唇青，腰背重，咽喉及目睛痛，心腹烦痛，舌缩面青，吃噫气喘，呕逆冷汗，向暗不语。"

[2]馔(dàn 淡)：饼类食物。

 雷 火 针[1] 法

[原文] 治闪挫诸骨间痛，及寒湿气而畏刺者。用沉香、木香、乳香、茵陈、羌活、干姜、穿山甲各三钱，麝少许，蕲艾[2]二两，以绵纸半尺，先铺艾茵于上，次将药末掺卷极紧，收用。按定痛穴，笔点记，外用纸六七层隔穴，将卷艾药，名雷火针也，取太阳真火，用圆珠火镜皆可，燃红按穴上，良久取起，剪去灰，再烧再按，九次即愈。

【注释】

[1]雷火针：又名雷火神针，是一种艾绒合群药制成的药卷。

适用于灸风寒湿痹，寒性腹痛等症。

[2]蕲(qí 脐)艾：产于湖北省蕲春县以南之艾叶为佳品，通常称之为蕲艾。

**【按语】**

"雷火针法"的前二分之一的内容是阐述该法的适应证、制备方法及使用方法。后二分之一的文字（一百三十个字），从"灸一火"起，至"兹故表而出之"止，均属符咒方面的内容，故删。

## 蒸脐治病法

**[原文]** 五灵脂八钱，生用　斗子青盐五钱，生用　乳香一钱没药一钱　天鼠粪即夜明沙，二钱，微炒地鼠粪三钱微炒　葱头干者，二钱　木通三钱　麝香少许。

右为细末，水和荍①面[1]作圆圈，置脐上，将前药末以二钱放于脐内，用槐皮剪钱，放于药上，以艾灸之，每岁一壮，药与钱不时添换。依后开日时，取天地阴阳正气，纳入五脏，诸邪不侵，百病不入，长生耐老，脾胃强壮。

立春巳时，春分未时，立夏辰时，夏至酉时，立秋戌时，秋分午时，立冬亥时，冬至寅时。此乃合四时之正气，全天地之造化，灸无不验。

**【校勘】**

①荍：本书原作"荍"字，当是"荍"之讹体字。"荍"为"荞"之异体字。

**【注释】**

[1]荍(qiáo 桥)面：指荍麦磨成之面粉。荍麦，即荞麦。果瘦，呈三棱卵圆形，棱角锐。是一种优良的田间补种作物。详见《本草纲目》卷二十二荞麦条。

**相 天 时**

[原文] 《千金》云：正午以后乃可灸，谓阴气未至，灸无不着，午前平旦谷气虚，令人癫眩①，不可针灸，卒急者，不用此例。

《下经》云：灸时若遇阴雾、大风雪、猛雨、炎暑、雷电虹霓暂②停，候晴明再灸。急难亦不拘此。

按：日正午，气注心经，未时注小肠经，止可灸极泉、青灵③、少海、灵道、通里、神门、少府、少冲、少泽、前谷、后溪、腕骨等穴，其余经络，各有气至之时。故《宝鉴》云：气不至，灸之不发，《千金》所云：午后灸之言，恐非孙真人口诀也。

【校勘】

①眩：原作"疢"，据《千金方》卷二十九第六《资生经》卷二及《针灸聚英》卷三改。

②暂：原无，据《资生经》卷二及《普济方》卷四一一补。

③青灵：原无，据《针灸聚英》卷三补。

【按语】 "相天时"一段文字，是说明时间的不同和气候的变动对灸法效果的影响，并强调急症可不依此例。"相天时"原出于《千金方》卷二十九灸例第六。以后许多著作如《资生经》、《针灸聚英》等均引用。《针灸大成》是从《针灸聚英》转引的。首尾文字略有改动。原按亦出自《针灸聚英》。

 **《千金》灸法**

[原文] 《千金方》云：宦[1]游吴蜀[2]，体上常须三两处灸之，勿①令疮暂瘥，则瘴疠温疟毒不能着人，故吴蜀多行灸法。故云：若要安，三里常不干[3]。有风者，尤宜留意。

【校勘】

①勿：原作"切"，义正相反，据《千金方》卷二十九第六及《针

灸聚英》卷三改。

【注释】

[1]宦(huàn 唤)：在此指封建时期的官吏而言。

[2]吴、蜀：古代地名。吴，即今江、浙一带；蜀，即今四川以东，云南、贵州以北一带。

[3]三里常不干：是指在足三里穴常留灸疮之意。

【按语】　"千金灸法"，原见《千金方》灸例第六。"宦游吴蜀"，《千金方》作"凡人吴蜀地游宦"。

 《宝鉴》发灸法

[原文]　《宝鉴》云：凡用针者[①]气不至而不效，灸亦不发。盖十二经应十二时，其气各以时而至，故不知经络气血多少，应至之候，而灸之者，则疮不发，世医莫之知也。

【校勘】

①凡用针者：原无，据《卫生宝鉴》卷二补。

【按语】　此段文字是《针灸聚英》在引《资生经》的"治灸疮"之后，作为按语提出的。考其内容，不是发灸的具体方法，而是经络气血对发灸的影响。此"宝鉴发灸法"之题，系《针灸大成》所加。

 艾　　叶　《医统》

[原文]　《本草》云：艾味苦，气微温，阴中之阳，无毒，主灸百病。三月三日，五月五日，采曝干，陈久者良，避恶杀鬼。又采艾之法，五月五日，灼艾有效。制艾先要如法：令干燥，入臼捣之，以细筛去尘屑，每入石臼，捣取，洁白为上，须令焙大燥，则灸有力，火易燃，如润无功。

《证类本草》云：出明州[1]。《图经》云：旧不著所出，但云生田野,今在处有之。惟蕲州叶厚而干高,果气味之大,用之甚效。

孟子曰:七年之病,求三年之艾。丹溪曰:艾性至热,入火灸则上行,入药服则下行。

**【注释】**

[1]明州:唐开元二十六年(738)置州,以境内有四明山得名,明初改为明州府,即今浙江省鄞县址。

 **艾 灸 补 泻**

[原文] 气盛则泻之,虚则补之。针所不为,灸之所宜。阳明皆虚,火自当之。经陷下者,火则当之。经络坚紧,火所治之。陷下则灸之。络满经虚,灸阴刺阳;经满络虚,刺阴灸阳。以火补者,毋吹其火,须待自灭,即按其穴。以火泻者,速吹其火,开其穴也。

**【按语】** 本节系引自《古今医统》卷七第三十六,源出《卫生宝鉴》卷二十灸法补泻。该法引入《古今医统》时,内容有所增加。在收入《针灸大成》时,其末两句又有改动。

 **艾 炷 大 小**

[原文] 黄帝曰:灸不三分,是谓徒冤,炷务大也。小弱乃小作之。又曰:小儿七日以上,周年以还,炷如雀粪。

《明堂下经》云:凡灸欲炷下广三分。若不三分,则火气不达,病未能愈,则是灸炷欲其大,惟头与四肢欲小耳。《明堂上经》乃曰:艾炷依小竹①箸[1]头作,其病脉粗细,状如细线,但令当脉灸之。雀粪大炷,亦能愈疾。又有一途,如腹内②、疝瘕、痃癖、伏梁气等,须大艾炷,故《小品》曰:腹背烂烧,四肢但去风邪而已,不宜大炷。如巨阙、鸠尾、灸之不过四五壮,只③依竹箸头大,但令正当脉上灸之,艾炷若大,复灸多,其人永无心力。如头上灸多,令人失精神,背脚多灸,令人血脉枯竭,四肢细而无力,既失精神,又加细节,令人短寿。王节斋[2]云:面上灸炷须小,手足上犹可粗。

**【校勘】**

①竹:原无,据《资生经》卷二及《普济方》卷四一一补。与下"只依竹箸头大"一致。

②内:原作"胀",据《资生经》卷二及《普济方》卷四一一改。

③只:原作"炷",据《资生经》卷二及《普济方》卷四一一改。

**【注释】**

[1]箸(zhù柱):即筷子。

[2]王节斋:名纶,明代鄞县人,著有《医论问答》、《本草集要》、《明书杂著》等书。

**【按语】** 本节其中心内容是论述艾炷的大小。文中提出艾炷基底不能小于三分,否则就达不到治疗的目的。给年幼体弱者施灸,艾炷可以小些。对七天以上至周岁的小儿,艾炷要更小些,相当于雀粪大小即可。灸头面与四肢艾炷亦宜小。在经脉上施灸,艾炷小些乃可凑效。有如腹胀、疝瘕、玄癖、伏梁等,在治疗时,艾炷一定要大些,这是施灸应当注意的。

# 点 艾 火

[原文] 《明堂下经》曰:古来灸病,忌松、柏、枳、橘、榆、枣、桑、竹八木火,切宜避之。有火珠耀日[1],以艾承之,得火为上。次有火镜耀日,亦以艾引得火,此火皆良。诸番部落①[2]用镔铁[3]击碴②[4]石得火,以艾引之。凡仓卒难备,则不如无木火[5],清麻油点灯,灯③上烧艾茎点灸,兼滋润灸疮,至愈不疼,用蜡烛更佳。

**【校勘】**

①落:原无,据《资生经》卷二《普济方》卷四一一及《针灸聚

英》卷三补。

　②碢:原作"堦"（"阶"之异体字），据《外台》卷三十九、《资生经》卷二,《普济方》卷四一一改。

　③灯:字原无,据《资生经》卷二及《普济方》卷四一一补。

【注释】

　[1]火珠耀日:用玻璃球聚太阳光（取火）的过程。

　[2]诸番部落:指各少数民族的部落。

　[3]镔（bīn 彬）铁:精铁。

　[4]碢与"堦"通。《说文》卷一上:"堦,黑石似玉者"。《普济方》卷四一一:"碢石似玉坚,以此石击镔铁",即发火。

　[5]不如无木火:即不必用木头火。

【按语】　上述是古时的取火方式,现在已无实用意义。但从中可以看出,古人在使用艾灸时,在一些细节上都做了对比观察,并从中得出相应的优劣结论。此段原文引自《古今医统》卷七第三十八,源出《资生经》卷二。

　《针灸大成》中"八木火",为松、柏、枳、橘、榆、枣、桑、竹火。《资生经》、《针灸大全》及《针灸聚英》均同。《外台》卷三十九无"枳"、"榆",而有"柿"、"枫"。

## 壮 数 多 少

　[原文]　《千金方》云:凡言壮数者,若丁壮[1]病根深笃,可倍于方数,老少赢弱可减半。扁鹊灸法,有至三五百壮,千壮,此亦太过。曹氏灸法,有百壮,有五十壮。《小品》诸方亦然。惟《明堂本经》云:针入六分、灸三壮,更无余论①。故后人不准,惟以病之轻重而增损之。凡灸头项,止于七壮,积至七七壮止（《铜人》）②。

　治风,灸上星、前顶、百会,至二百壮。腹背灸五百壮。若鸠尾、巨阙,亦不宜多灸,灸多则四肢细而无力（《明堂上经》③）。《千金方》于足三里穴,乃云多至三二④百壮。心俞禁灸,若中风则急灸至百壮。皆视其病之轻重而用之,不可泥一说。而不通其变也。

【校勘】

①论:原作"治",据《千金方》卷二十九第六、《资生经》卷二及《普济方》卷四一一改。

②铜人:《针灸大成》原以属下,乃沿《普济方》、《针灸大全》及《古今医统》之误。今据《资生经》卷二及《针灸聚英》卷三改为属上,与《铜人》卷三合。

③明堂上经:原无,乃沿《针灸大全》及《古今医统》之误。今据《资生经》卷二(简称"明上")、《普济方》卷四一一及《针灸聚英》卷三(仅作"明堂")补。

④二:原无,乃沿《古今医统》卷七之误。今据《资生经》卷二、《针灸大全》卷六及《针灸聚英》卷三补,与《千金方》卷三十第七合。

【注释】

[1]丁壮:指成年人,而体质较强壮者。

【按语】 本段文字出于《针灸聚英》。《针灸大成》,在引用时,文字略有取舍。本文指出在施灸时要掌握壮数之多少,并提示人们要灵活掌握,不可"不通其变"。

 灸　　法

[原文] 《千金方》云:凡灸法,坐点穴,则坐灸;卧点穴,则卧灸;立点穴,则立灸,须四体平直,毋令倾侧。若倾侧穴不正,徒破好肉耳。

《明堂》云:须得身体平直,毋令卷缩[1]。坐点毋令俯仰,立点毋令倾侧。

【注释】

[1]卷缩:《说文》卷十二上:"捲,一曰收也",卷缩在此作拘

挛解。卷、捲同。

【按语】　本段内容引自《针灸聚英》"烂火"。专谈在施灸时，点穴与体位的关系。本文题名"灸法"，意欠妥。

 烂 火 先 后

［原文］　《资生经》云：《千金方》言①，凡灸当先阳后阴，言从头向左而渐下，次从头向右而渐下，先上后下。

《明堂下②》云：先灸上，后灸下，先灸少，后灸多，皆宜审之。

王节斋曰：灸火须自上而下，不可先灸下，后灸上。

【校勘】

①《千金方》言：原无，据《针灸聚英》卷三补。

②下：原无，据《资生经》卷二补。

【按语】　本节文字出自《千金方》，后为《资生经》所引用，《针灸聚英》又从《资生经》中摘录其一段，并加上王节斋的一段话。《古今医统》从之，《针灸大成》则引自《古今医统》。

 灸 寒 热

［原文］　灸寒热之法：先灸项①大椎，以年为壮数，次灸橛②骨[1]，以年为壮数。视背俞陷者[2]灸之，举③臂肩上陷者[3]灸之，两季胁之间[4]灸之，外踝上绝骨之端[5]灸之，足小趾次趾间[6]灸之，腨下陷脉[7]灸之，外踝后[8]灸之，缺盆骨上[9]切之坚动④如筋者灸之，膺中陷骨间[10]灸之，掌束骨下[11]灸之⑤脐下关元三寸灸之，毛际动脉[12]灸之，膝下三寸分间[13]灸之，足阳明跗上动脉[14]灸之，巅上一穴[15]灸之。

【校勘】

①项：原无，据《素问》骨空论、《甲乙经》卷八第一上补。

②橛：原作"撅"，乃沿《古今医统》之误，据《素问》骨空论改。

③举:原无,据《素问》骨空论补。

④动:《甲乙经》卷八第一上同。《素问》骨空论及《太素》卷二十六均作"痛"。

⑤掌束骨下灸之:原无,乃沿《古今医统》之误,据《素问》骨空论及《甲乙经》卷八第一上补。

【注释】

[1]橛骨:长强穴别名。

[2]背俞陷者:指膀胱经背俞穴中与凹陷的部位。

[3]举臂肩上陷者:指肩髃穴。

[4]两季胁之间:指京门穴。

[5]外踝上绝骨之端:指阳辅穴。

[6]足小趾次趾间:指侠溪穴。

[7]腨下陷脉:指承山穴。

[8]外踝后:指昆仑穴。

[9]缺盆骨上:指缺盆穴。

[10]膺中陷骨间:指天突穴。

[11]掌束骨下:指阳池穴。

[12]毛际动脉:指气冲穴。

[13]膝下三寸分间:指足三里穴。

[14]足阳明跗上动脉:指冲阳穴。

[15]巅上一穴:指百会穴。

【按语】 "灸寒热"乃《素问》骨空论最后一段经文。方法上是先灸大椎,次灸长强,皆以患者年龄作为壮数多少的依据,即一岁一壮,十岁十壮,……依此类推。

 灸疮要发①

[原文] 《资生经》云:《下经》云②:凡着艾得疮发,所患即瘥,若不发,其病不愈。《甲乙经》云:灸疮不发者,用③故履底灸

令热,熨之,三日即发。今人用赤皮葱三五茎去青,于燻灰中煨熟,拍破,热熨疮上十余遍,其疮三日遂发。又以生麻油渍之而发;亦有用皂角煎汤,候冷频点之而发④;亦有恐气血衰不发,服四物汤,滋养气血,不可一概论也。有复灸一二壮遂发;有食热炙之物,如烧鱼,煎豆腐、羊肉之类而发,在人以意取助。不可顺其自然,终不发矣。

**【校勘】**

①发:原作"法",据《古今医统》卷七第四十三改,与《针灸聚英》卷三"治灸疮令发"合。

②《下经》云:原无,据《资生经》卷二补。

③用:原无,据《资生经》卷二、《针灸聚英》卷三补。

④发:原无,据《古今医统》卷七第四十三补。

**【按语】** 此段文字源出《资生经》,其后《普济方》及《针灸聚英》相继引用。《古今医统》引用时,仅在其末段作了些节略和增补。本书直接引自《古今医统》。

文中强调使着艾的局部发泡流水的灸法。认为只有如此才便于邪气外泻。

 # 贴 灸 疮

**[原文]** 古人贴灸疮,不用膏药,要得脓出多而疾除。《资生经》云:凡贴灸疮①春用柳絮,夏用竹膜,秋用新绵,冬用兔腹下白细毛,或猫腹毛。今人多以膏药贴之,日两三易。而欲其速愈,此非治疾之本意也。但今世贴膏药,亦取其便,不可易速,若膏药不坏,惟久久贴之可也。若速易,即速愈,恐病根本未尽除也。

**【校勘】**

①凡贴灸疮:原无,《古今医统》亦无。据《资生经》卷二补。

**【按语】** 本段引自《古今医统》卷七第四十四,内容与《资生经》、《针灸聚英》基本相同,只是首尾稍异。本文强调在已灸的局部保持灸疮,贴灸疮之目的,是为了保护疮面,使邪气由疮而散,是继续治疗之意。

## 灸疮膏法

[原文] 用白芷、金星草、淡竹叶、芩连、乳香、当归、川芎、薄荷、葱白等,炒铅粉、香油煎膏贴。如用别膏不对症,倘疮口易收而病气不得出也。如用别物,干燥作疼,亦且不便。

【按语】《针灸聚英》之"贴灸疮"方药是白芷、乳香、当归、川芎等,以香油煎调成膏药贴之。《针灸大成》灸疮膏法的名称和药味与《针灸聚英》不尽相同。

## 洗 灸 疮

[原文] 古人灸艾炷大,便用洗法。其法以赤皮葱、薄荷煎汤,温洗疮周围约一时久①,令驱逐风邪于疮口出,更令经脉往来不涩,自然疾愈,若灸疮②退痂后,用东南桃枝青嫩皮煎汤温洗,能护疮中诸风;若疮黑烂,加胡荽煎洗;若疼不可忍,加黄连煎神效。

【校勘】
①时久:《针灸聚英》作"一二尺"。
②疮:原作"火",据《古今医统》卷七第四十五改。

【按语】《针灸聚英》将《资生经》"治灸疮"的一段引入,并另立题目为"洗灸疮"。《针灸大成》从《针灸聚英》转引时,在文字上稍有更动。

## 灸后调摄法

[原文] 灸后不可就饮茶,恐解火气;及食,恐滞经气,须少

停一二时,即宜入室静卧,远人事,远色欲,平心定气,凡百[1]俱要宽解,尤忌大怒、大劳、大饥、大饱、受热、冒寒。至于生冷瓜果,亦宜忌之。惟食茹淡[2]养胃之物,使气血通流,艾火逐出病气。若过厚毒味,酗醉,致生痰涎,阻滞病气矣。鲜鱼鸡羊,虽能发火,止可施于初灸十数日之内,不可加于半月之后。今人多不知恬养[3],虽灸何益?故因灸而反致害者,此也。徒责灸艾不效,何耶!

**【注释】**

[1]凡百:作"举凡百事"解。

[2]茹淡:指吃些清淡的食物。

[3]恬(tián 田)养:安静调养。

 医　　案  杨氏

[原文]　乙卯岁[1],至建宁[2]。滕柯山母,患手臂不举,背恶寒而体倦困,虽盛暑喜穿棉袄,诸医俱作虚冷治之。予诊其脉沉滑,此痰在经络也。予针肺俞、曲池、三里穴,是日即觉身轻手举,寒亦不畏,棉袄不复着矣。后投除湿化痰之剂,至今康健,诸疾不发。若作虚寒,愈补而痰愈结,可不慎欤。

戊午春[3],鸿胪[4]吕小山,患结核[5]在臂,大如柿,不红不痛。医云是肿毒。予曰:此是痰核结于皮里膜外,非药可愈。后针手曲池,行六阴数,更灸二七壮,以通其经气,不数日即平妥[6]矣。若作肿毒,用以托里之剂,岂不伤脾胃清纯之气耶?

**【注释】**

[1]乙卯岁:即明嘉靖三十四年(1555)。

[2]建宁:为明代的府名,即今福建之建瓯。

[3]戊午春:即明嘉靖三十七年(1558)春。

[4]鸿胪(lú 卢):即鸿胪寺简称。是明代官署名,主官为鸿胪寺卿。

[5]结核:病名,出自《千金方》。由风火气郁或痰湿气郁凝结而生肿块。

[6]平妥:此指痈疽消退,渐趋治愈。

[原文] 辛酉[1],夏中贵患瘫痪,不能动履,有医何鹤松,久治未愈。召予视,曰:此疾一针可愈。鹤松惭去,予遂针环跳穴,果即能履。夏厚赠,予受之,逾数载又瘫矣,复来召予,因侍禁廷,不暇即往,遂受鹤反间以致忿,视昔之刺鹊于伏道者,为何如?

壬戌岁[2],吏部[3]许敬庵公,寓[4]灵济宫,患腰痛之甚。同乡董龙山公推[5]予视之。诊其脉,尺部沉数有力,然男子尺脉固宜沉实,但带数有力,是湿热所致,有余之疾也。医作不足治之,则非矣。性畏针,遂以手指[6]于肾俞穴行补泻之法,痛稍减,空心再与除湿行气之剂,一服而安。公曰:手法代针,已觉痛减,何乃再服渗利之药乎?予曰:针能劫病,公性畏针,故不得已。而用手指之法,岂能驱除其病根,不过暂减其痛而已。若愈全可[7]须针肾俞穴,今既不针,是用渗利之剂也。岂不闻前贤云:腰乃肾之府,一身之大关节。脉沉数者,多是湿热壅滞,须宜渗利之,不可用补剂。今人不分虚实,一概误用,多致绵缠,痛疼不休出玉机中。大抵喜补恶攻,人之恒情[8]也。邪湿去而新血生,此非攻中有补存焉者乎?

【注释】

[1]辛酉岁:即明嘉靖四十年(1561)。

[2]壬戌岁:即明嘉靖四十一年(1562)。

[3]吏部:是明代官署名。掌管全国官吏的任免、考核、升降和调动等事宜,主官为吏部尚书。

[4]寓:在此作寄居解。

[5]推:在此作"推荐"解。

[6]以手指:即以指代针。

[7]全可:指疾病痊愈。

[8]恒情:恒,作"常"解。"恒情",即常情。

**[原文]** 戊辰岁[1],给事[2]杨后山公祖[3]乃郎,患疳疾,药日服而人日瘦。同科郑湘溪公,迎予治之。予曰此子形羸,虽是疳症,而腹内有积块,附于脾胃之旁,若徒治其疳,而不治其块,是不求其本,而揣其末矣。治之法,宜先取章门灸针,消散积块,后次第理治脾胃,是小人已除,而君子得行其道于天下矣。果如其言,而针块中,灸章门,再以蟾蜍丸药兼用之,形体渐盛,疳疾俱痊。

**【注释】**

[1]戊辰岁:即明隆庆二年(1568)。

[2]给事:是明代的官名。明采用宋代"给事中"分治"大房"制度,定为吏、户、礼、兵、刑、工六科,每科都设"给事中"一人,"左右给事中"一人。"给事中"三字,即是在内廷服务之意。"给事中"辅助皇帝处理政务,并监管政务。

[3]公祖:明代士绅,称知府以上地方官为公祖。

**[原文]** 戊辰岁,吏部观政[1]李邃麓公,胃旁一痞块如覆杯[2],形体羸瘦,药勿愈。予视之曰:即有形于内,岂药力所能除,必针灸可消,详取块中。用以盘针之法,更灸食仓、中脘穴而愈。邃麓公问曰:人之生痞,与痃癖、积聚,癥瘕是如何?曰:痞者否也,如《易》所谓天地不交之否,内柔外刚,万物不通之义也。物不可以终否,故痞久则成胀满,而莫能疗焉。痃癖者,悬绝隐僻,又玄妙莫测之名也。积者迹也,挟痰血以成形迹,亦郁积至久之谓尔。聚者绪也,依元气为端绪,亦聚散不常之意云。癥者徵也,又精也,以其有所徵验,及久而成精萃也。瘕者假也。又退也,以其假借气血成形,及历年退远之谓也。大抵痞与痃癖,乃胸膈之候,积与聚,为腹内之疾,其为上、中二焦之病,故多见于男子。其癥与瘕,独见于脐下,是为下焦之候,故常见于妇人。大凡腹中有块,不问男妇积聚、癥瘕、俱为恶症,切勿视为寻常。初起而不求早治,若待痞疾胀满已成,胸腹鼓急,虽扁鹊复生,亦

莫能救其万一,有斯疾者,可不惧乎！李公深以为然。

**【注释】**

[1]观政:吏部内所设的官职名称。

[2]覆杯:倒置着的杯子叫覆杯,在此形容病块的形状。

**[原文]** 戊辰岁[1]户部[2]王缙庵公乃弟,患心痫疾数载矣。徐堂翁召予视之,须行八法开阖[3]方可,公如其言。而刺照海、列缺,灸心俞等穴,其针待气至,乃行生成之数而愈。凡治此症,须分五痫。此卷前载之详矣,兹不悉录。

隆庆二年,四月初四日,奉旨传与圣济殿,着医去看徐阁老病,钦此。臣等谨钦遵,前至徐阁老私家,诊得六脉数大,积热积痰,脾胃虚弱,饮食减少。宜用清热健脾化痰汤医治,黄芩、白术、贝母、橘红、茯苓、香附、芍药、桔梗、川芎、前胡、槟榔、甘草,水二钟,姜一片,煎至一钟,不拘时服,药对症,即愈。

**【注释】**

[1]戊辰岁:此即明隆庆二年(1568)。

[2]户部:官署名。掌管全国土地、户籍、赋税、财政收支。长官为户部尚书。

[3]八法开阖(hé 和):指灵龟八法六十六穴按时开阖而言。详参本书卷五。

**[原文]** 己巳岁[1],蔡都尉[2]长子碧川公,患痰火,药饵不愈。辱钱诚斋堂翁,荐予治之。予针肺俞等穴愈。后其女患风痫甚危,其乃郎秀山、乃婿张少泉,邀予治之。乃针内关而苏,以礼厚赠,予固辞不受。遂以女聘豚儿杨承祯焉。

己巳岁,尚书王西翁乃爱,颈项患核肿痛,药不愈,召予问其故？曰:项颈之疾,自有各经原络井俞会合之处,取其原穴以刺之。后果刺,随针而愈,更灸数壮,永不见发。大抵颈项,乃横肉之地,经脉会聚之所,凡有核肿,非吉兆也。若不究其根,以灸刺之,则流串之势,理所必至矣。患者慎之。

己巳岁,尚书毛介川翁,患脾胃虚弱,时常泻痢,肢略浮肿。

问于予。曰:时常泄泻,多系湿热,夫人之一身,心生血,肝藏之,而脾为之统;脾得其统,则运化有常,水谷通调,固无所谓湿,亦无所谓热也。夫唯精元之气,既不能保之于平时,而五味之养,又不节之于将来,斯精血俱耗,而脾无所统矣。脾失所统,则运化通调,将何以为职? 欲求其无泻,不可得也。然则何以谓之湿热? 盖运化通调,即失其职,则水谷不分,湿郁于内,而为热矣。由是便血稠粘,里急后重,泻不独泻,而又兼之以痢焉,皆坐此也。其治之法,宜荡涤其湿,然后分利,斯脾胃得统,而其症安矣。否则土不能治水,泛滥盈溢,浸于四肢,变而为气者有之,信其言,调理而愈。

己巳岁,张相公[3]得肛门忽肿之疾,戎政王西翁,推予诊视,命之曰:元老之疾,非常人比,宜精思殚力[4]调治,以副吾望! 予谒[5],诊右寸浮数,是肺金受风热,移于大肠之中。然肛门又居下之地,而饮食糟粕,流至于此,若无七情四气所干,则润泽而下,或湿热内蕴,邪气所加,则雍滞而作肿痛。予制以加减搜风顺气之剂一罐,倍加酒蒸大黄,借酒力上升,荡涤邪热,加麻仁润燥,枳壳宽肠,防风、独活驱除风热,当归清血凉血养血,枯芩以清肺与大肠,共制成丸,服渐清安。

己巳岁夏,文选李渐庵公祖夫人,患产后血厥[6],两足忽肿大如股,甚危急。徐、何二堂尊召予视之,诊其脉芤而歇止,此必得之产后恶露未尽,兼风邪所乘,阴阳邪正激博,是以厥逆,不知人事,下体肿痛,病势虽危,针足三阴经,可以无虞。果如其言,针行饭顷而苏,肿痛立消矣。

**【注释】**

[1]己巳岁:即明隆庆三年(1569)。

[2]都尉:明代比将军略低的武官叫都尉。亦为临时执行某种职务的官名。

[3]相公:古代称宰相为"相公",也是封建时代对上层社会青年人的敬称。

[4]殚(dān 丹)力：作竭尽全力解。

[5]谒(yè 叶)："谒"，晋见。"予谒"是指杨氏自己去晋见张相公。

[6]血厥：此指失血过多而引起的神志昏迷和厥逆之症。

**[原文]** 辛未[1]，武选王会泉公亚夫人，患危异[2]之疾，半月不饮食，目闭不开久矣。六脉似有如无，此疾非针不苏。同寅诸公，推予即针之，但人神所忌，如之何？若待吉日良时，则沦于鬼录[3]矣。不得已，即针内关二穴，目即开，而即能食米饮，徐以乳汁调理而愈，同寅诸君，问此何疾也？予曰：天地之气，常则安，变则病，况人禀天地之气，五运迭[4]侵于外，七情交战于中，是以圣人啬气，如持至宝，庸人妄为①，而伤太和[5]，此轩岐所以论诸痛皆生于气，百病皆生于气，遂有九气②不同之论也。而子和公亦尝论之详矣。然气本一也，因所触而为九，怒、喜、悲、恐、寒、热、惊、思、劳也。盖怒气逆甚则呕血及飧泄，故气逆上矣。怒则阳气逆上，而肝木乘脾，故甚则③呕血及飧泄也。喜则气和志达，荣卫通利④，故气缓矣。悲则心系急，肺布叶举，而上焦不通，荣卫不散，热气在中，故气消矣。恐则精神上，则上焦闭，闭则气逆，逆则下焦胀，故气不行矣。寒则腠理闭，气不行，故气收矣。热则腠理开，荣卫通，汗大泄，故气泄。惊则心无所倚，神无所归，虑无所定，故气乱矣。劳则喘息汗出，内外皆越，故气耗矣。思则心有所存，神有所归，正气留⑤而下行，故气结矣。

抑尝考其为病之详，变化多端，如怒气所致，为呕血，为飧泄，为煎厥，为薄厥[6]，为阳厥[7]，为胸满胁⑥痛；食则气逆而不下，为喘渴烦心，为肥气[8]，为目暴盲。耳暴闭，筋缓，发于外为痈疽也。喜气所致，为笑不休，为毛发焦，为内痛⑦，为阳气不收，甚则为狂也。悲气所致，为阴缩，为筋挛，为肌痹，为脉痿，男为数溺血⑧，女为血崩，为酸鼻辛頞⑨，为目昏，为少气不能息，为泣，为臂麻也。恐气所致，为破䐃⑩脱肉，为骨痠痿厥，为暴下清水，为面热肤急，为阴痿[9]，为惧而脱颐也。惊气所致，为潮涎，为目瞑⑪[10]，为癫痫，为不省人，僵仆，久则为痿痹也。劳气所致，为嗌噎，为喘促，为嗽血，为腰痛骨痿，为肺鸣，为高骨坏，为阴痿，为唾血，为瞑目，为耳闭，男为少精，女为不月，衰甚则溃溃乎若坏都⑫，汨汨⑬乎不可止⑭也。思气所致，为不眠，为嗜卧，为昏瞀，为中痞，三焦闭塞，为咽嗌不利，为胆痹[11]呕苦，为筋痿，为白淫[12]，为不嗜食也。寒气所致，为上下所出水液澄澈⑮清冷，下痢清⑯白等症也。热气所致，为喘呕吐酸，暴注下迫等病也。

　　窃又稽之《内经》治法，但以五行相胜之理，互相为治。如怒伤肝，肝属木，怒则气并于肝，而脾土受邪，木太过则肝亦自病。喜伤心，心属火，喜则气并于心，而肺金受邪，火太过，则心亦自病。悲伤肺，肺属金，悲则气并于肺，而肝木受邪，金太过则肺亦自病。恐伤肾，肾属水，恐则气并于肾，而心火受邪，水太过，则肾亦自病。思伤脾，脾属土，思则气并于脾，而肾水受邪，土太过，则脾亦自病。寒伤形，形属阴，寒胜热，则阳受病，寒太过，则阴亦自病矣。热伤气，气属阳，热胜寒，则阴受病，热太过，则阳亦自病矣。凡此数者，更相为治，故悲可以治怒也，以怆恻苦楚之言感之。喜可以治悲也，以谑浪亵狎[13]之言娱之。恐可以治喜也。以遽迫[14]死亡之言怖之。怒可以治思也，以污辱欺罔[15]之言触之。思可以治恐也，以虑彼忘此之言夺之。凡此五者，必诡诈谲怪，无所不至，然后可以动人耳目，易人视听，若胸中无才器之人，亦不能用此五⑰法也。热可以治寒，寒可以治热，逸可以治劳，习可以治惊。经曰：惊者平之。夫惊以其卒然而临之也，使习见习闻，则不惊矣。如丹溪治女人许婚后，夫经商三年不归，因不食，困卧如痴，他无所病，但向里床坐，此思气结也。药难独治，得喜可解；不然令其怒，俾激之大怒，而哭之三时，令人解之，与药一帖，即求食矣。盖脾主思，思过则脾气结而不食；怒属肝木，木能克土，木气冲发而脾上开矣。又如子和治一妇，久思而不眠，令触其怒，是夕果困睡，捷于影响，惟劳而气耗,恐而气夺者,为难治也。又同寅谢公,治妇人丧妹甚悲,而不饮食,令以亲家之女陪欢,仍用解郁之药,即能饮食。又闻庄公治喜劳之极而病,切脉乃失音症也,令恐惧即愈。然喜者之人少病,盖其百脉舒和故耳。经云:恐胜喜,可谓得玄关者也。凡此之症,《内经》自有治法,业医者,废而不行,何哉? 附录宜知所从事焉。

**【校勘】**

①妄为:《儒门事亲》卷三第二十六作"役物"。

②九气:原作"九窍",据《儒门事亲》卷三第二十六改。

③则:原无,据《儒门事亲》卷三第二十六补,与《素问》举痛论合。

④通利:原作"通和",据《儒门事亲》卷三第二十六改,与《素问》举痛论合。

⑤留:原作"流",据《儒门事亲》卷三第二十六改。

⑥胁:原无,据《儒门事亲》卷三第二十六补。

⑦为内痈:原作"为肉病",《儒门事亲》卷三第二十六作"为内病",旁据《灵枢》邪气脏腑病形"肝脉大甚为内痈"改。

⑧血:原无,据《儒门事亲》卷三第二十六补。

⑨辛頞(è 愕):原作"辛颐",据《儒门事亲》卷三第二十六改。

⑩破䐃:原作"被绷",因形近而误。据人卫1963年本改,与《儒门事亲》卷第三十六合。

⑪睘:原作"寰",据文义改。

⑫都:原无,据《儒门事亲》卷三第二十六补,与《素问》生气通天论合。

⑬汩汩:原作"泪泪",据《儒门事亲》卷三第二十六改,与《素问》生气通天论合。

⑭止:原作"上",据《儒门事亲》卷三第二十六改。

⑮澈:原无,据《儒门事亲》卷三第二十六补,与《素问》至真

要大论合。

⑯清:原作"青",据《儒门事亲》卷三第二十六改。

⑰五:原无,据《儒门事亲》卷三第二十六补。

**【注释】**

[1]辛未:即明隆庆五年(1571)。

[2]危异:指病情危笃,证象特殊之症。

[3]鬼录:旧时谓冥间死人的名簿,在此即死亡之意。陶潜之拟挽歌词:"脱落同为人,今旦在鬼录。"

[4]迭:作轮流,交替解。

[5]太和:《易·乾·象辞》:"保合大和乃利贞"。大同"太"。自宋代以后,常用以形容阴阳之道。

[6]薄厥:古病名。出《素问》生气通天论。指因暴怒等精神刺激,致阳气亢盛而出现的卒然厥逆,头痛,眩仆的昏厥重症。

[7]阳厥:指突然受过度刺激而出现的善怒发狂或阳极发厥之热厥证。

[8]肥气:指胁下痞块,状如覆杯的疾患,为五积之一,多由肝气郁滞,凝结所致。

[9]阴痿:出《内经》邪气脏腑病形等篇。即阳痿。

[10]目矎(qióng 穷):《素问》王注:"矎谓直视如惊貌"。

[11]胆痹:古病名。谋虑不决,胆气上溢所致。其主症为口中常苦。

[12]白淫:指男子尿中有白浊之物或女子带下病。《素问》王注:"白淫,谓白物淫衍,如精之状,男子因溲而下;女子阴器中绵绵而下也"。

[13]亵狎(xiè xiá 谢匣)指举止不端,行为放荡。

[14]遽(jù 惧)迫:有急迫之意。

[15]欺罔:有欺蒙之意。

**[原文]** 辛未夏,刑部[1]王念颐公,患咽嗌之疾,似有核上下于其间,此疾在肺膈,岂药饵所能愈。东皋徐公推予针之,取

膻中,气海,下取三里二穴更灸数十壮。徐徐调之而瘥。东皋名
医也,且才高识博,非不能疗,即东垣治妇人伤寒,热入血室,非
针莫愈,必俟[2]夫善刺者,刺期门而愈。东皋之心,即东垣心也,
而其德可并称焉。视今之嫉贤妒能者,为何如哉?然妒匪斯今,
畴昔然矣。予曾往磁洲,道经汤阴伏道路旁,有先师扁鹊墓焉,
下马拜之。问其故。曰:鹊乃河间人也。针术擅天下,被秦医令
李醯①刺死于道路之旁,故名曰伏道,实可叹也。有传可考。

辛未岁,浙抚[3]郭黄厓公祖,患大便下血,愈而复作,问其致
疾之由?予对曰:心生血,而肝藏之,则脾为之统《内经》云:饮食
自倍,肠胃乃伤,肠澼而下血。是皆前圣之言而可考者。殊不知
肠胃本无血,多是痔疾,隐于肛门之内,或因饮食过伤,或因劳欲
怒气,触动痔窍,血随大便而出。先贤虽有远血、近血之殊,而实
无心、肺、大肠之分。又有所谓气虚肠薄,自荣卫渗入者,所感不
同,须求其根。于长强穴针二分,灸七壮,内痔一消而血不出。
但时值公兄,不暇于针灸,逾数载,升工部尚书,前疾大作,始知
有痔隐于肛门之内,以法调之愈。至己卯复会于汝上云,不发
矣。是岁公子箕川公长爱,忽患惊风,势甚危笃,灸中冲、印堂、
合谷等穴,各数十壮,方作声。若依古法而止灸三五壮,岂能得
愈?是当量其病势之轻重而已。

【校勘】

①醯(xī 希):原作"醯",字书无。据《史记》扁鹊仓公列
传改。

【注释】

[1]刑部:明代官署名。为六部之一,掌管国家法律,刑狱等
事宜。

[2]俟(sì 四):此作"等待"解。

[3]浙抚:浙江巡抚的简称。

[原文] 壬申岁[1],大尹夏梅源公,行取至蛾眉庵寓,患伤
寒。同寅诸公,迎视[2]六脉微细,阳症得阴脉。经云,阳脉见于

阴经,其生也可知;阴脉见于阳经,其死也可许。予居玉河坊,正值考绩,不暇往返之劳,若辞而不治,此公在远方客邸[3]且莅政清苦,予甚恻[4]之,先与柴胡加减之剂,少效,其脉尚未合症,予竭精殚思[5],又易别药,更针内关,六脉转阳矣。遂次第进以汤散而愈。后转升户部,今为正郎。

壬申岁,行人虞绍东翁,患膈气[6]之疾,形体羸瘦,药饵难愈。召予视之,六脉沉涩,须取膻中,以调和其膈,再取气海,以保养其源,而元气充实,脉息自盛矣。后择时针上穴,行六阴之数,下穴行九阳之数,各灸七壮,遂全愈。今任扬州府太守。庚辰过扬,复睹形体丰厚。

壬申夏,户部尚书王疏翁,患痰火炽盛,手臂难伸,予见形体强壮,多是湿痰流注经络之中,针肩髃,疏通手太阴经与手阳明经之湿痰,复灸肺俞穴,以理其本,则痰气可清,而手臂能举矣。至吏部尚书,形体益壮。

壬申岁,四川陈相公长孙,患胸前突起,此异疾也。人皆曰:此非药力所能愈。钱诚翁堂尊,推予治之,予曰:此乃痰结肺经,而不能疏散,久而愈高,必早针俞府、膻中。后择日针,行六阴之数,更灸五壮,令帖膏,痰出而平。乃翁编修公甚悦之。

**【注释】**

[1]壬申岁:即明隆庆六年(1572)。

[2]迎视:谦称。即迎接(我去)诊视。

[3]客邸:古代对旅馆的一种称呼。

[4]恻(cè 侧):此作怜悯、同情解。

[5]竭精殚思:竭,完、尽。殚,竭尽之意。《汉书》杜钦传:"殚天下之财,以奉淫侈"。全句意即耗尽心血和思虑。

[6]膈气:为肝郁气滞、胸闷气短之症。症见胸闷,噫气不畅。

[**原文**] 癸酉秋[1],大理[2]李义河翁,患两腿痛十余载,诸药不能奏效。相公推予治之,诊其脉滑浮,风湿入于筋骨,岂药

力能愈须针可痊。即取风市,阴市等穴针之。官至工部尚书[3],病不再发。

甲戌夏[4],员外熊可山公,患痢兼吐血不止,身热咳嗽,绕脐一块痛至死,脉气将危绝。众医云:不可治矣。工部正郎隗月潭公素善,迎予视其脉虽危绝,而胸尚暖,脐中一块高起如拳大,是日不宜针刺,不得已,急针气海,更灸至五十壮而苏,其块即散,痛即止。后治痢,痢愈,治嗽血,以次调理得痊。次年升职方,公问其故。予曰:病有标本,治有缓急,若拘于日忌,而不针气海,则块何由而散?块既消散,则气得以疏通,而痛止脉复矣。正所谓急则治标之意也。公体虽安,饮食后不可多怒气,以保和其本,否则正气乖而肝气盛,致脾土受克,可计日而复矣。

甲戌岁,观政田春野公乃翁,患脾胃之疾,养病天坛,至敝宅[5]数里,春野公每请必亲至,竭力尽孝。予感其诚,不惮[6]其远,出朝必趋视。告曰:脾胃乃一身之根蒂,五行之成基,万物之父母,安可不由其至健至顺哉?苟不至健至顺,则沉疴之咎[7]必致矣。然公之疾,非一朝所致,但脾喜甘燥,而恶苦湿,药热则消于肌肉,药寒则减于饮食,医治久不获当,莫若早灸中脘、食仓[8]穴。忻然从之,每穴各灸九壮,更针行九阳之数,疮发渐愈,春野公今任兵科给事中,乃翁,乃弟,俱登科而盛壮。

【注释】

[1]癸酉:即明万历元年(1573)。

[2]大理:是明代官名。本为秦、汉的廷尉,北齐改称大理寺卿。为职掌刑法之官。历代皆沿称。

[3]工部尚书:为明代官名,掌管水土工程。

[4]甲戌:即明万历二年(1574)。

[5]敝宅:对自己住宅的谦称。

[6]惮(dàn 但):畏惧。

[7]咎(jiù 白):即灾难、灾殃。

[8]食仓:经外奇穴。中脘穴两旁各三寸是穴。

**[原文]** 乙亥岁[1],通州[2]李户侯夫人,患怪症,予用孙真人治邪十三针之法,问病者是何邪为害? 对曰:乃某日至某处,鸡精之为害也。令其速去。病者对曰:吾疾愈矣。怪邪已去,言语遂正,精神复旧。以见十三针之有验也。

丁丑夏[3],锦衣[4]张少泉公夫人,患痫症二十余载,曾经医数十,俱未验。来告予,诊其脉,知病入经络,故手足牵引,眼目黑瞀,入心则搐叫,须依理取穴,方保得痊。张公善书而知医,非常人也。悉听予言,取鸠尾、中脘,快其脾胃,取肩髃、曲池等穴,理其经络,疏其痰气,使气血流通,而痫自定矣。次日即平妥,然后以法制化痰健脾之药,每日与服。

戊寅冬,张相公长孙,患泻痢半载,诸药不效,相公命予治之,曰:昔翰林时,患肚腹之疾,不能饮食,诸药不效,灸中脘、章门即饮食,其针灸之神如此。今长孙患泻痢,不能进食,可针灸乎? 予对曰:泻痢日久,体貌已变,须元气稍复,择日针灸可也。华岑公子云:事已危笃矣,望即治之,不俟再择日期,即针灸中脘、章门,果能饮食。

**【注释】**

[1]乙亥岁:即明万历三年(1575)。

[2]通州:州名。金•天德三年(1151)置(今北京市通县)。

[3]丁丑:即明万历五年(1577)。

[4]锦衣:即"锦衣卫"之简称。明洪武十五年(1382)设置,原为护卫皇宫的亲军,掌管皇帝出入仪仗。明太祖为了加强专制统治,将令兼管刑狱,右缉捕权。

**[原文]** 己卯岁,行人张靖宸公夫人,崩不止,身热骨痛,烦躁病笃,召予诊,得六脉数而止,必是外感,误用凉药。与羌活汤热退,余疾渐可。但元气难复,后灸膏肓、三里而愈。凡医之用药,须凭脉理,若外感误作内伤,实实虚虚,损不足而益有余,其不夭灭人生也,几希?

己卯岁[1],因磁州[2]一同乡,欠俸资往取,道经临洛关,会旧知宋宪副公云昨得一梦,有一真人,至舍相谈而别,今辱故人相顾,举家甚喜。昨年长子得一痞疾,近因下第抑郁,疾转加增,诸药不效,如之奈何？予答曰：即刻可愈。公愕然曰：非惟吾子得安,而老母亦安矣,此公至孝,自奉至薄,神明感召。予即针章门等穴,饮食渐进,形体清爽,而腹块即消矣。欢洽数日,偕亲友送至吕洞宾度卢生祠,不忍分袂[3]而别。

**【注释】**

[1]己卯：即明·万历七年(1579)。

[2]磁州：州名。隋开皇十年(590)置慈州,唐改"慈"为"磁"。以州西北有慈石山,出磁石。州治又为磁石集散地而得名,治所在滏阳(今磁县)。

[3]袂(mèi 妹)：衣袖。

**[原文]** 庚辰[1]夏,工部郎许鸿宇公,患两腿风,日夜痛不能止,卧床月余。宝源局[2]王公,乃其属官,力荐予治之。时名医诸公,坚执不从。许公疑而言曰：两腿及足,无处不痛,岂一二针所能愈？予曰：治病必求其本,得其本穴会归之处,痛可立而止,痛止即步履,旬日之内,必能进部。此公明爽,独听予言,针环跳、绝骨、随针而愈。不过旬日,果进部,人皆骇异。假使当时不信王公之言,而听旁人之语,则药力岂能及哉？是惟在乎信之笃而已,信之笃[3],是以获其效也。

庚辰岁过扬,大尹黄缜庵公,昔在京朝夕相与,情谊甚笃,进竭留疑,不忍分袂,言之三郎患面部疾,数载不愈,甚忧之。昨焚香卜灵棋课曰：兀兀尘埃久待时,幽窗寂寞有谁知,运逢宝剑人相顾,利遂名成总有期。与识者解曰：宝者珍贵之物,剑者锋利之物,必逢珍贵之人,可愈。今承相顾,知公善针,疾愈有期矣。予针巨髎、合谷等穴,更灸三里,徐徐调之而愈。时工匠刊书,多辱[4]蟹①米之助。

庚辰岁,道经杨州,御史[5]桑南皋公夫人,七旬余,发热,头眩、目涩、手挛、食少、公子迎予。诊得人迎浮而关带弦,见症虽多,今宜清热为先,以天麻、僵蚕为君,升麻、知母为臣,蔓荆、甘草等为使佐,服至三帖,热退身凉,饮食渐进,余症亦减,次日复诊,六脉平匀。昆玉喜曰:发热数月,医不见效,昨方制服一帖,热退食进,何耶? 予曰:医者意也,得其意,斯握医之要枢矣。昔司马尝称扁鹊随俗为变,及述其论齐桓候疾,语多近道,皆以其意通之耳。昨脉浮弦,疑是过用养血补脾之剂,闭塞火邪,久则流溢于太阳膀胱经,起至阴,终睛明,故目涩头眩;支走三焦经,故手挛也。少南、少玄公与缜庵公姻联之好,予辱故人之托,精思脉理,意究病源,故制立前方,用以引经之剂,其热速退。热退,脾阴渐长,而荣血自生,余症亦因之除矣。二公曰:然。

**【校勘】**

①蟹:疑为"斛"字误刻。

**【注释】**

[1]庚辰:即明万历八年(1580)。

[2]宝源局:明、清两代铸造钱币的机构。

[3]笃(dǔ 堵):作"诚心诚意"解。

[4]辱:自谦词。承蒙之意。

[5]御史:明代官名。明、清均设监察御史。明代并有分任出巡者,如巡按御史、巡漕御史等。

**【按语】** 在《针灸大成》卷九中,收集了杨氏医案 31 则,共计 33 例,其中己巳年(1569)蔡碧川痰火之医案中附有一例风痫,辛未年(1571)郭黄厓痔疾便血之医案中附有一例急惊风。总共有痹、癫、狂、瘫、痈、疳、痢疾、崩漏、痞块等二十多种病症。在其用针灸治疗的 29 个案例中,有 18 个腧穴是属于门、海、俞、募、原、别、交、会的。杨氏注解过《标幽赋》,受窦氏的影响是很大的。从医案看杨继洲精思脉理,辨证审因,取穴精当,注重手法,针灸互施,针药兼用。可见杨氏的学术渊博和精深的造诣。

这 31 个医案,在《针灸大成》的原书上,未按年代为序。本书今按年代先后予以调整,并表解如下:

| 序号 | 甲子纪年 | 朝代年号 | 公元 | 病人为 | 疾病 | 取穴及用药 | 效果 |
|---|---|---|---|---|---|---|---|
| 1 | 乙卯 | 明嘉靖 34 年 | 1555 | 滕柯山(之母) | 感寒手臂不举 | 肺俞、曲池、三里 | 当日即举臂 |
| 2 | 戊午 | 明嘉靖 37 年 | 1558 | 吕小山 | 结核在臂 | 曲池 | 不多日愈 |
| 3 | 辛酉 | 明嘉靖 40 年 | 1561 | 夏中贵 | 瘫痪 | 环跳 | 一针立效 |
| 4 | 壬戌 | 明嘉靖 41 年 | 1562 | 许敬庵 | 腰痛 | 肾俞(指针) | 有效 |
| 5 | 戊辰 | 明隆庆 2 年 | 1568 | 杨后山(之子) | 疳疾 | 针块中灸章门 | 愈 |
| 6 | 戊辰 | 明隆庆 2 年 | 1568 | 李邃麓 | 痞块 | 取块盘针灸中脘 | 愈 |
| 7 | 戊辰 | 明隆庆 2 年 | 1568 | 王缙庵(之弟) | 痫疾 | 照海列缺(针)心俞灸 | 愈 |
| 8 | 戊辰 | 明隆庆 2 年 | 1568 | 徐阁老 | 积热积痰 | 清热健脾化痰汤 | 愈 |
| 9 | 己巳 | 明隆庆 3 年 | 1569 | 蔡碧川 | 痰火 | 肺俞等穴 | 愈 |
| 10 | 己巳 | 明隆庆 3 年 | 1569 | 王西药(之女) | 项颈肝痛 | 原穴 | 愈 |
| 11 | 己巳 | 明隆庆 3 年 | 1569 | 毛介川 | 脾虚泻痢 | 泻湿健脾 | 愈 |
| 12 | 己巳 | 明隆庆 3 年 | 1569 | 张相公 | 肛门肿痛 | 搜风顺气剂 | 渐愈 |
| 13 | 己巳 | 明隆庆 3 年 | 1569 | 李渐庵(夫人) | 产后血厥 | 针足三阴经 | 立愈 |

续表

| 序号 | 甲子纪年 | 朝代年号 | 公元 | 病人为 | 疾病 | 取穴及用药 | 效果 |
|---|---|---|---|---|---|---|---|
| 14 | 辛未 | 明隆庆5年 | 1571 | 王会泉（夫人） | 厥症 | 内关 | 目即开 |
| 15 | 辛未 | 明隆庆5年 | 1571 | 王念颐 | 咽嗌 | 膻中、气海、三里 | 愈 |
| 16 | 辛未 | 明隆庆5年 | 1571 | 郭黄崖 | 便血 | 长强（针二分灸七分） | 愈 |
| 17 | 壬申 | 明隆庆6年 | 1572 | 夏梅源 | 伤寒 | 针内关，柴胡汤（加减） | 愈 |
| 18 | 壬申 | 明隆庆6年 | 1572 | 虞绍东 | 膈气 | 针膻中、气海（灸七壮） | 愈 |
| 19 | 壬申 | 明隆庆6年 | 1572 | 王疏奄 | 臂难伸 | 肩髃、肺俞 | 愈 |
| 20 | 壬申 | 明隆庆6年 | 1572 | 陈相公（长孙） | 痰结 | 俞府、膻中 | 愈 |
| 21 | 癸酉 | 明万历元年 | 1573 | 李义河 | 腿痛 | 风市、阴市 | 愈 |
| 22 | 甲戌 | 明万历2年 | 1574 | 熊可山 | 痢（吐血不止） | 针气海（灸50壮） | 愈 |
| 23 | 甲戌 | 明万历2年 | 1574 | 田春野（之父） | 脾胃之疾 | 灸中脘食仓 | 愈 |
| 24 | 乙亥 | 明万历3年 | 1575 | 李户侯（夫人） | 怪症（癔病） | 孙思邈十三针 | 愈 |
| 25 | 丁丑 | 明万历5年 | 1577 | 张少泉（夫人） | 痫症 | 鸠尾、中脘、肩髃、曲池 | 愈 |
| 26 | 戊寅 | 明万历6年 | 1578 | 张相公（长孙） | 泻痢 | 中脘、章门 | 愈 |

续表

| 序号 | 甲子纪年 | 朝代年号 | 公元 | 病人为 | 疾病 | 取穴及用药 | 效果 |
|---|---|---|---|---|---|---|---|
| 27 | 乙卯 | 明万历7年 | 1579 | 张靖寰（夫人） | 血崩 | 先于汤剂足热候，灸膏肓、针三里 | 愈 |
| 28 | 乙卯 | 明万历7年 | 1579 | 磁州同乡 | 痞疾 | 针章门 | 愈 |
| 29 | 庚辰 | 明万历8年 | 1580 | 许鸿宇 | 腿痛 | 环跳、绝骨 | 愈 |
| 30 | 庚辰 | 明万历8年 | 1580 | 黄缜庵（之子） | 面疾 | 针巨髎、合谷、灸三里 | 愈 |
| 31 | 庚辰 | 明万历8年 | 1580 | 桑南皋（夫人） | 发热头眩 | 清热剂 | 愈 |

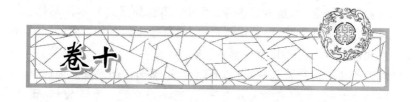

# 卷十

## 保婴神术 《按摩经》

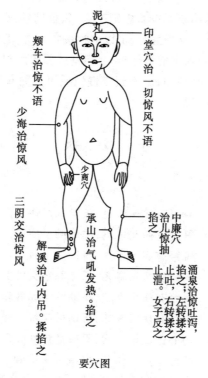

泥丸

颊车治惊不语

印堂穴治一切惊风不语

少海治惊风

少商穴

三阴交治惊风

承山治气吼发热。掐之

解溪治儿内吊。揉掐之

掐之

中廉穴治儿惊抽

止吐，止泄。

涌泉治惊吐泻，掐之；左转揉之右转揉之。女子反之

要穴图

[原文] 穴法不详注,针卷考之甚详。

夫小儿之疾,并无七情所干,不在肝经,则在脾经;不在脾

经，则在肝经。其疾多在肝、脾二脏，此要诀也。急惊风属肝木风邪有余之症，治宜清凉苦寒、泻气化痰。其候或闻木声而惊；或遇禽兽驴马之吼，以致面青口噤；或声嘶啼哭而厥。发过则容色如常，良久复作，其身热面赤，因引口鼻中气热，大便赤黄色，惺惺不睡。盖热甚则生痰，痰盛则生风，偶因惊而发耳。内服镇惊清痰之剂，外用掐揉按穴之法，无有不愈之理。至于慢惊，属脾土中气不足之症，治宜中和，用甘温补中之剂。其候多因饮食不节，损伤脾胃，以泻泄日久，中气太虚，而致发搐，发则无休止，其身冷面黄，不渴，口鼻中气寒，大小便青白，昏睡露睛，目上视，手足瘛疭，筋脉拘挛。盖脾虚则生风，风盛则筋急，俗名天吊风者，即此候也。宜补中为主，仍以掐揉按穴之法，细心运用，可保十全矣。又有吐泻未成慢惊者，急用健脾养胃之剂，外以手法按掐对症经穴，脉络调和，庶不致变慢惊风也。如有他症，穴法详开于后，临期选择焉。

 手 法 歌

[原文]

> 心经有热作痰迷，天河水过作洪池。
> 肝经有病儿多闷，推动脾土病即除。
> 脾经有病食不进，推动脾土效必应。
> 肺经受风咳嗽多，即在肺经久按摩。
> 肾经有病小便涩，推动肾水即救得。
> 小肠有病气来攻，板门横门推可通。
> 用心记此精宁穴，看来危症快如风。
> 胆经有病口作苦，好将妙法推脾土。
> 大肠有病泄泻多，脾土大肠久搓摩。
> 膀胱有病作淋疴，肾水八卦运天河。

胃经有病呕逆多，脾土肺经推即和。
三焦有病寒热魔，天河过水莫蹉跎。
命门有病元气亏，脾上大肠八卦推。
仙师授我真口诀，愿把婴儿寿命培。
五脏六腑受病源，须凭手法推即痊。
俱有下数不可乱，肺经病掐肺经边。
心经病掐天河水，泻掐大肠脾土全。
呕掐肺经推三关，目昏须掐肾水添。
再有横纹数十次，天河兼之功必完。
头痛推取三关穴，再掐横纹天河连。
又将天心揉数次，其功效在片时间。
齿痛须揉肾水穴，颊车推之自然安。
鼻塞伤风天心穴，总筋脾土推七百。
耳聋多因肾水亏，掐取肾水天河穴。
阳池兼行九百功，后掐耳珠旁下侧。
咳嗽频频受风寒，先要汗出沾手边；
次掐肺经横纹内，乾位须要运周环。
心经有热运天河，六腑有热推本科。
饮食不进推脾土，小水短少掐肾多。
大肠作泻运多移，大肠脾土病即除；
次取天门入虎口，揉脐龟尾七百奇。
肚痛多因寒气攻，多推三关运横纹；
脐中可揉数十下，天门虎口法皆同。
一去火眼推三关，一百二十数相连，
六腑退之四百下，再推肾水四百完，
兼取天河五百遍，终补脾土一百全。
口传笔记推摩诀，付与人间用意参。

# 观形察色法

[原文] 凡看小儿病,先观形色,切脉次之。盖面部气色,总见五位。色青者,惊积不散,欲发风候;五位色红者,痰积壅盛,惊悸不宁;五位色黄者,食积癥伤,疳候痞癖;五位色白者,肺气不实,滑泄吐利;五位色黑者,脏腑欲绝,为疾危。面青眼青肝之病,面赤心之病,面黄脾之病,面白肺之病,面黑肾之病。先别五脏,各有所主,次探表里虚实病之由。肝病主风,实则目直大叫,项急烦闷;虚则咬牙呵欠,气热则外生,气温则内生。心病主惊,实则叫哭,发热饮水而搐,手足动摇;虚则困卧,惊悸不安。脾病主困,实则困睡,身热不思乳食;虚则吐泻生风。肺病主喘,实则喘乱喘促,有饮水者,不饮水者;虚则哽气长,出气短,喘息。肾病主虚无实,目无精光,畏明,体骨重,痘疹黑陷。以上之症,更当别其虚实症候,假如肺病,又见肝症,咬牙多呵欠者易治,肝虚不能胜肺故也。若目直大叫哭,项急烦闷难治。盖肺久病则虚冷,肝强实而胜肺也。视病之虚实,虚则补其母,实则泻其子也。

## 论 色 歌

[原文]

眼内赤者心实热,淡红色者虚之说,
青者肝热浅淡虚,黄者脾热无他说,
白面混者肺[①]热侵,目无精光肾虚诀。
儿子人中青,多因果子生,
色若人中紫,果食积为痞。
人中现黄色,宿乳蓄胃成,
龙角青筋起,皆因四足惊。
若然虎角黑,水扑是其形,
赤色印堂上,其惊必是人。

眉间赤黑紫,急救莫沉吟,

红赤眉毛下,分明死不生。

**【校勘】**

①肺:原作"肝",详文义改。

# 认 筋 法 歌

[原文]

囟门八字甚非常,

筋透三关命必亡。

初关乍入或进退,

次部相侵亦何妨。

赤筋只是因膈食,

筋青端被水风伤,

筋连大指是阴症,

筋若生花定不祥(此有祸崇之筋)。

筋带悬针主吐泻,

筋纹关外命难当。

四肢瘓染腹膨胀,

吐乳却因乳食伤。

鱼口鸦声并气急,

犬吠人谑自惊张。

诸风惊症宜推早,

如若推迟命必亡。

神仙留下真奇法,

后学能通第一强。

凡看鼻梁上筋,直插天心一世惊。

初生时,一关有白,谨防三朝。二关有白,谨防五日之内。三关有白,谨防一年之外。

凡筋在坎上者即死,坎下者三年。又有四季本色之筋,虽有无害。

青者是风,白者是水,红者是热,赤者乳食所伤。

凡慢惊将危,不能言,先灸三阴交,二泥丸,三颊车,四少商,五少海穴,看病势大小,或三壮、五壮、一壮,至七七壮,辨男女右左,十有十活。如急惊、天吊惊,掐手上青筋,煅脐上下,掐两耳,又掐总心穴。

内吊惊,掐天心穴。

慢惊不省人事,亦掐总心穴。

急惊如死,掐两手筋。

眼闭,瞳子髎,泻。

牙关紧,颊车,泻。

口眼俱闭,迎香,泻。

以上数法,乃以手代针之神术也。亦分补泻。

# 面部五位歌

[原文]

面上之症额为心,鼻为脾土是其真,
左腮为肝右为肺,承浆属肾居下唇。

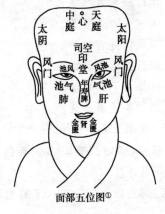

面部五位图①

**【校勘】**

①面部五位图:原无,据卷首目录补。

# 命门部位歌

[原文]

中庭与天庭,司空及印堂,

额角方广处,有病定存亡。

青黑惊风恶,体和润泽光,

不可陷兼损,唇黑最难当。

青甚须忧急,昏暗亦堪伤,

此是命门地,医师妙较量。

面眼青肝病,赤心,黄脾,白肺,黑肾病也。

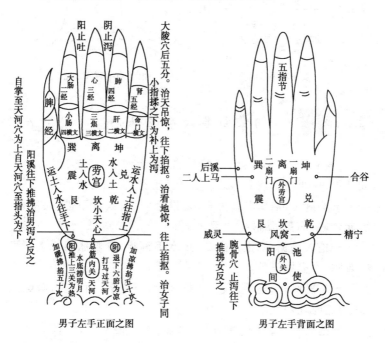

男子左手正面之图　　　　男子左手背面之图

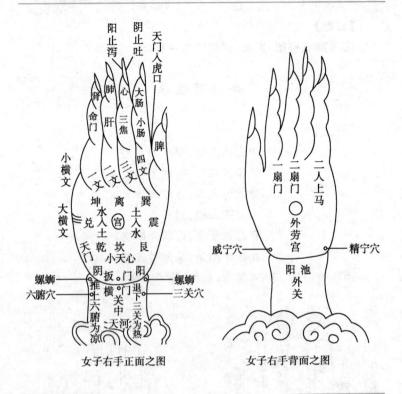

女子右手正面之图　　　　　女子右手背面之图

# 阳掌图各穴手法仙诀

[原文]　一掐心经,二掐劳宫,推上三关,发热出汗用之。如汗不来,再将二扇门揉之、掐之,手心微汗出,乃止。

一掐脾土,曲指左转为补,直推之为泻,饮食不进,人瘦弱,肚起青筋,面黄,四肢无力用之。

一掐大肠侧,倒推入虎口,止水泻痢疾,肚膨胀用之。红痢补肾水,白多推三关。

一掐肺经,二掐离宫起,至乾宫止,当中轻,两头重,咳嗽化痰,昏迷呕吐用之。

一掐肾经,二掐小横纹,退六腑,治大便不通,小便赤色涩滞,肚作膨胀,气急,人事昏迷,粪黄者,退凉用之。

一推四横纹,和上下之气血,人事瘦弱,奶乳不思,手足常掣,头偏左右,肠胃湿热,眼目翻白者用之。

一掐总筋,过天河水,能清心经,口内生疮,遍身潮热,夜间啼哭,四肢常掣,去三焦六腑五心潮热病。

一运水入土,因水盛土枯,五谷不化用之。运土入水,脾土太旺,水火不能既济用之。如儿眼红能食,则是火燥土也。宜运水入土,土润而火自克矣。若口干,眼翻白,小便赤涩,则是土盛水枯,运土入水,以使之平也。

一掐小天心,天吊惊风,眼翻白偏左右,及肾水不通用之。

一分阴阳,止泄泻痢疾,遍身寒热往来,肚膨呕逆用之。

一运八卦,除胸肚膨闷,呕逆气吼噎,饮食不进用之。

一运五经,动五脏之气,肚胀,上下气血不和,四肢掣,寒热往来,去风除腹响。

一揉板门,除气促气攻,气吼气痛,呕胀用之。

一揉劳宫,动心中之火热,发汗用之,不可轻动。

一推横门向板门,止呕吐;板门推向横门,止泻。如喉中响,大指掐之。

一总位者,诸经之祖,诸症掐效。嗽甚,掐中指一节。痰多,掐手背一节。手指甲筋之余,掐内止吐,掐外止泻。

## 阴掌图各穴手法仙诀

[原文] 一掐两扇门,发脏腑之汗,两手掐揉,平中指为界,壮热汗多者,揉之即止。又治急惊,口眼歪斜,左向右重,右向左重。

一掐二人上马,能补肾,清神顺气,苏惺沉疴,性温和。

一掐外劳宫,和脏腑之热气,遍身潮热,肚起青筋揉之效。

一掐一窝风,治肚疼,唇白眼白一哭一死者,除风去热。

一掐五指节,伤风被水吓,四肢常掣,面带青色用之。

一掐精宁穴,气吼痰喘,干呕痞积用之。

一掐威灵穴,治急惊暴死。掐此处有声可治,无声难治。

一掐阳池,止头痛,清补肾水,大小便闭塞,或赤黄,眼翻白,又能发汗。

一推外关、间使穴,能止转筋吐泻。外八卦,通一身之气血,开脏腑之秘结,穴络平和而荡荡也。

## 小　儿　（针用毫针,艾炷如小麦,或雀粪大）

[原文] 《宝鉴》曰:急慢惊风,灸前顶。若不愈,灸攒竹,人中各三壮。

或谓急惊属肝,慢惊属脾,《宝鉴》不分。灸前顶,攒竹二穴,俱太阳、督脉,未详其义。

小儿慢惊风,灸尺泽各七壮。初生小儿,脐风撮口,灸然谷三壮,或针三分,不见血,立效。小儿癫痫、瘈瘲、脊强互相引,灸长强三十壮。小儿癫痫惊风,目眩,灸神庭一穴七壮。小儿风痫,先屈手指如数物,乃发也,灸鼻柱直发际宛宛中三壮。小儿惊痫,先惊怖啼叫乃发,灸后顶上旋毛中三壮,两耳后青丝脉。小儿癖气久不消,灸章门各七壮,脐后脊中灸二七壮。小儿胁下满,泻痢体重,四肢不收,痃癖积聚,腹痛不嗜食,痎疟寒热,又治腹胀引背,食饮多,渐渐黄瘦,灸十一椎下两旁,相去各一寸五分,七壮。小儿黄疸,灸三壮。小儿疳瘦脱肛,体瘦渴饮,形容瘦瘁,诸方不瘥,灸尾闾骨上三寸陷中三壮,兼三伏内,用杨汤水浴之,正午时灸。自灸之后,用帛子拭,见有疳虫随汗出,此法神效。小儿身羸瘦,贲豚腹胀,四肢懈惰,肩背不举,灸章门。小儿吐乳汁,灸中庭一壮。小儿脱肛泻血,秋深不效,灸龟尾一壮。脱肛,灸脐中三壮;《千金》云:随年壮。脱肛久不瘥及风痫中风,角弓反张,多哭,语言不择,发无时节,甚则吐涎沫,灸百会七壮。

## 戒 逆 针 灸 （无病而先针灸曰逆）

[原文] 小儿新生,无病不可逆针灸之,如逆针灸,则忍痛动其五脏,因善成痫。河洛关中,土地多寒,儿喜成痓,其生儿三日,多逆灸以防之。吴蜀地温,无此疾也。古方既传之,今人不分南北灸之,多害小儿也。所以田舍小儿,任其自然,得无横夭也。

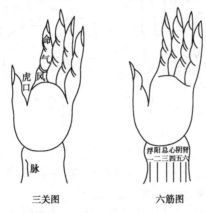

三关图　　　　　　六筋图

流珠。只一点红色。主膈热,三焦不和,饮食所伤,欲吐泻,肠鸣自利,烦躁,啼哭。宜消食,补脾胃。

环珠。较流珠差大。主脾虚停食,胸腹胀满,烦渴发热。宜健脾胃,消食调气。

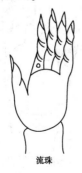

流珠

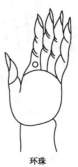

环珠

长珠。一头大,一头尖。主脾伤饮食,积滞腹痛,寒热不食。宜消食健胃。

来蛇。下头粗大。主脾胃湿热,中脘不利,干呕不食,是疳邪内作。宜克食,健补脾胃。

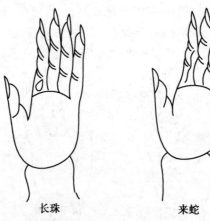

长珠　　　　　　　来蛇

去蛇。上头粗大。主脾虚冷积,吐泻烦渴,气短神困,多睡不食。宜健脾胃,消积,先止吐泻。

弓反里弯向中指。主感寒热邪气,头目昏重,心神惊悸,倦怠,四肢稍冷,小便赤色,咳嗽吐逆。宜发汗逐惊,退心火,推脾摩肺。

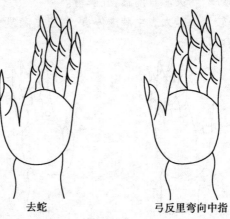

去蛇　　　　　　弓反里弯向中指

弓反外弯向大指。主痰热,心神恍惚作热,夹惊夹食,风痫。凡纹向内者吉,向外者凶。

枪形。主风热,发痰作搐。

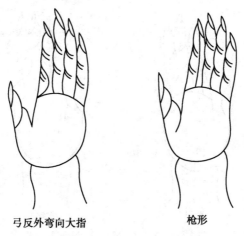

弓反外弯向大指　　　　　枪形

针形。主心肝热极生风,惊悸顿闷,困倦不食,痰盛发搐。又曰:悬针,主泻痢。

鱼骨形。主惊痰发热,甚则痰盛发搐,或不食,乃肝盛克脾,宜逐惊。或吐痰下痰,再补脾制脾。

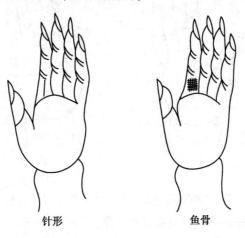

针形　　　　　　　　鱼骨

鱼刺。初关主惊,气关主疳,命关主虚,难治。

水字形。主惊风食积,烦躁烦闷少食,夜啼,痰盛,口噤撝搦,此脾虚积滞,木克土也。又曰:水字,肺疾也,谓惊风入肺也。

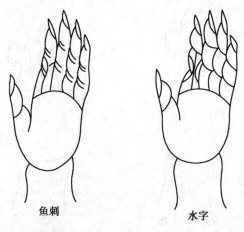

鱼刺　　　　　　　水字

乙字。初关主肝惊,二关主急惊,三关主慢惊脾风。

曲虫。肝病甚也。

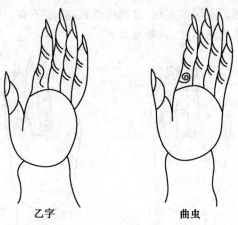

乙字　　　　　　　曲虫

"⌇"如环。肾有毒也。"∟"曲向里。主气疳。")"曲向外。主风疳。"╲"斜向右。主伤寒。"╱"斜向左。主伤风。

长虫。主伤冷。

虬文。心虫动也。

透关射指。向里为射指。主惊风,痰热聚于胸膈,乃脾肺损伤,痰邪乘聚。宜清脾肺,化痰涎。

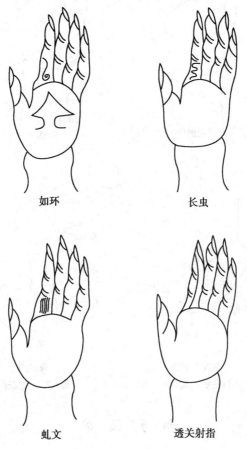

如环　　　　　　　　长虫

虬文　　　　　　　　透关射指

透关射甲。向外为射甲。主惊风恶症,受惊传于经络。风热发生,十死一生。

勾脉。主伤寒。

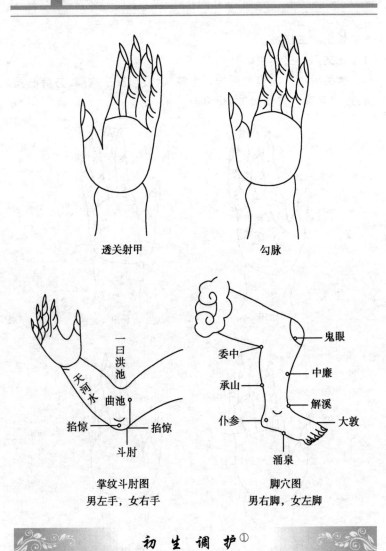

透关射甲

勾脉

掌纹斗肘图
男左手，女右手

脚穴图
男右脚，女左脚

初生调护①

[原文] 妊娠

妊娠之后，必须饮食有常，起居自若，使神全气和，则胎常安，生子必伟。最忌食热毒等物，庶生儿免有脐突疮痈。

**【校勘】**

①初生调护:原无,据卷首目录补。

[原文] 初诞

婴儿在胎,必借胎液以滋养之。初离母体,口有液毒,啼声未出,急用软绵裹大人指,拭儿口中恶汁,得免痘疮之患。或有时气侵染,只出肤疮,易为调理。

回气(俗谓草迷)

初生气欲绝,不能啼者,必是难产,或冒寒所致。急以绵絮包裹抱怀中,未可断脐,且将胞衣置炭火炉中烧之,仍作大纸捻,蘸清油点着于脐带上,往来遍燎之。盖脐带得火气,由脐入腹,更以热醋汤洗脐带,须臾气回,啼声如常,方可浴洗毕,断脐带。

便结

小儿初生,大小便不通,腹胀欲绝者,急令大人以温水漱了口,吸咂儿前后心,并脐下手足心,共七处,每处咂三五次,每次要漱口,以红赤为度,须臾自通。

浴儿

浴儿用猪胆一枚,投汤中,免生疮疥。浴时看汤冷热,无令儿惊而成疾也。

断脐

断脐不可用刀剪,须隔单衣咬断,后将暖气呵七遍,缠结所留脐带,令至儿足附上,当留六寸,长则伤肌,短则中寒,令儿肚中不调,或成内吊。若先断后浴,恐水入脐中,令儿腹痛。断讫,连脐带中多有虫者,宜急剔去,不然,虫自入腹成疾。断脐之后,宜用热艾厚裹,包用白绵。若浴儿将水入脐中,或尿在裙包之内,湿气伤脐;或解脱裙包,为风冷邪气所侵,皆令儿脐肿,多啼不乳,即成脐风。

脐风

儿初生六七日,患脐风,百无一活。用青绢裹大人指,蘸温水于儿上下牙根上,将如粟米大红泡子,拭破即愈。

剃头

小儿月满剃头,须就温暖避风处。剃后以杏仁三枚,去皮尖研碎,入薄荷三叶同研,却入生麻油三四滴,腻粉拌和头上拭,以避风伤,免生疮疥热毒。

护养

小儿脾胃嫩弱,父母或以口物饲之,不能克化,必致成疾。小儿于天气和暖,宜抱出日中嬉戏,频见风日则血凝,气刚肉坚,可耐风寒,不致疾病。

抱小儿勿泣,恐泪入儿眼,令眼枯。

小儿夜啼,用灯心烧灰,涂乳上与吃,即止。

小儿腹胀,用韭菜根捣汁和猪脂煎服。

小儿头疮,用生芝麻口中嚼烂,涂之,切忌不可搽药。

小儿患秋痢,与枣食之,良;或与柿饼子食。

小儿宜以菊花为枕,则清头目。

小儿入夏,令缝囊盛杏仁七个,去皮尖,佩之,闻雷声不惧。

小儿一期之内,衣服宜以故帛,故绵为之。用新太暖,令肌肉缓弱,蒸热成病。不可裹足复顶,致阳气不出,多发热。

小儿不宜食肉太早,伤及脾胃,免致虫积、疳积,鸡肉能生蛔虫,宜忌之,非三岁以上勿食。

忍三分寒,吃七分饱,多揉肚,少洗澡。小儿不可令就瓢及瓶饮水,语言多讷。小儿勿令入神庙中,恐神精闪灼,生怖畏。

 面色图歌

[原文]

额印堂、山根

　　额红大热燥,青色有肝风,印堂青色见,人惊火则红,
　　山根青隐隐,惊遭是两重,若还斯处赤,泻燥定相攻。

年寿

　年上微黄为正色,若平更陷夭难禁,

　　急因痢疾黑危候,霍乱吐泻黄色深。

鼻准、人中

　鼻准微黄赤白平,深黄燥黑死难生,

　　人中短缩吐因痢,唇反黑候蛔必倾。

正口

　正口常红号曰平,燥干脾热积黄生,

　　白主失血黑绕口,青黑惊风尽死形。

承浆、两眉

　承浆青色食时惊,黄多吐逆痢红形,

　　烦躁夜啼青色吉,久病眉红死症真。

两眼

　白睛赤色有肝风,若是黄时有积攻,

　　或见黑睛黄色现,伤寒病症此其踪。

风池、气池、两颐

　风气二池黄吐逆,躁烦啼叫色鲜红,

　　更有两颐胚样赤,肺家客热此非空。

两太阳

　太阳青色惊方始,红色赤淋萌蘖起,

　　要知死症是何如,青色从兹生入耳。

两脸

　两脸黄为痰实咽,青色客忤红风热,

　　伤寒赤色红主淋,二色请详分两颊。

两颐、金匮、风门

　吐虫青色滞颐黄,一色颐间两自详,

　　风门黑疝青惊水,纹青金匮主惊狂。

### 辨小儿五色受病症

面色青者,痛也。色红者,热也。色黄者,脾气弱也。色白者,寒也。色黑者,肾气败也。

　　哭者病在肝也。汗者主心,笑者主脾而多痰,啼者主肺有风,睡者主肾有亏。

## 察色验病生死诀

　　[原文] 面上紫,心气绝,五日死。面赤目陷,肝气绝,三日死。面黄,四肢重,脾气绝,九日死。面白,鼻入奇论,肺气绝,三日死。脑如黄熟豆,骨气绝,一日死。面黑耳黄,呻吟,肾气绝,四日死。口张唇青,毛枯,肺绝,五日死。大凡病儿足跗肿,身重,大小便不禁,目无转睛,皆死。若病将愈者,面黄目黄,有生意。

　　　　痢疾眉头皱,惊风面颊红,
　　　　渴来唇带赤,吐泻面浮黄。
　　　　热甚眼朦胧,青色是惊风,
　　　　白色是泄泻,伤寒色紫红。

### 汤 氏 歌
　　山根若见脉横青,此病明知两度惊,
　　赤黑因疲时吐泻,色红啼夜不曾停。

　　青脉生于左太阳,须惊一度见推详,
　　赤是伤寒微燥热,黑青知是乳多伤。

　　右边赤脉不须多,有则频惊怎奈何?
　　红赤为风抽眼目,黑沉三日见阎罗。

　　指甲青兼黑暗多,唇青恶逆病将瘥,
　　忽将鸦声心气急,此病端的命难过。

　　蛔虫出口有三般,口鼻中来大不堪,

如或白虫兼黑色,此病端的命难延。

四肢疮痛不为祥,下气冲心兼滑肠,
气喘汗流身不热,手拏胸膈定遭殃。

## 内 八 段 锦

［原文］

红净为安不用惊,若逢红黑便难宁,
更加红乱青尤甚,取下风痰病立轻。

赤色微轻是外惊,若如米粒势难轻,
红散多因乘怒乱,更加搐搦实难平。

小儿初诞月腹病,两眉颦号作盘肠,
泣时啼哭又呻吟,急宜施法行功作。

小儿初诞日,肌体瘦尫羸,
秃发毛稀少,元因是鬼胎。

## 外 八 段 锦

［原文］

先望孩儿眼色青,次看背上冷如冰,
阳男搐左无防事,搐右令人甚可惊。

女搐右边犹可治,若逢搐左疾非轻,
歪邪口眼终无害,纵有仙丹也莫平。

囟门肿起定为风,此候应知是必凶,
忽陷成坑如盏足,未过七日命须终。

鼻门青燥渴难禁,面黑唇青命莫存,
肚大青筋俱恶候,更兼腹肚有青纹。

忽见眉间紫带青,看来立便见风生,
青红碎杂风将起,必见疳瘰膈气形。

乱纹交错紫兼青,急急求医免命倾,
盛紫再加身体热,须知脏腑恶风生。

紫少红多六畜惊,紫红相等即疳成,
紫黑有红如米粒,伤风夹食症堪评。

紫散风传脾脏间,紫青口渴是风痫,
紫隐深沉难疗治,风痰祛散命须还。

黑轻可治死还生,红赤浮寒痰积停,
赤青皮受风邪症,青黑脾风作慢惊。

红赤连兮风热轻,必然乳母不相应,
两手忽然无脉见,定知冲恶犯神灵。

# 入 门 歌

[原文]

五指梢头冷,惊来不可安,
若逢中指热,必定见伤寒。

中指独自冷,麻痘症相传,

女右男分左,分明仔细看。


儿心热跳是着唬,热而不跳伤风说,

凉而翻眼是水惊,此是入门探候诀。

 # 三 关①

[原文] 三关者,手食指三节也。初节为风关,寅位;二节为气关,卯位;三节为命关,辰位。

夫小儿初生,五脏血气未定,呼吸至数太过,必辨虎口色脉,方可察病之的要,男以左手验之,女以右手验之。盖取左手属阳,男以阳为主;右手属阴,女以阴为主。然男女一身,均具此阴阳,左右两手,亦须参看,左手之纹应心、肝,右手之纹应脾、肺,于此消息,又得变通之意。

初交病纹出虎口,或在初关,多是红色,传至中关,色赤而紫,看病又传过其色紫青,病势深重;其色青黑,青而纹乱者,病势益重,若见纯黑,危恶不治。凡在初关易治,过中关难治,直透三关不治。古人所谓,初得风关病犹可,传入气命定难陈,是也。

色红者风热轻,赤者风热盛,紫者惊热,青者惊积。青赤相半,惊积风热俱有,主急惊风。青而淡紫,伸缩来去,主慢惊风。紫丝青丝或黑丝,隐隐相杂,似出不出,主慢惊风。若四足惊,三关必青。水惊,三关必黑。人惊,三关必赤。雷惊必黄。或青或红,有纹如线,一直者,是乳食伤脾及发热惊。左右一样者,是惊与积齐发。有三叉或散,是肺生风痰。或似齁齁声,有青,是伤寒及嗽。如红火是泻,有黑相兼,加渴不虚,虎口脉纹乱,乃气不和也。盖脉纹见有五色,黄、红、紫、青、黑、黄红有色无形,即安宁脉也。有形即病脉,由其病盛色脉加变,黄盛作红,红盛作紫,紫盛作青,青盛作黑,至纯黑则难治,又当辨其形如：

“◦”流珠。只一点红色。主膈热，三焦不和，饮食所伤，欲吐泻，肠鸣自利，烦躁啼哭。宜消食，补脾胃。

“○”环珠。较流珠差大。主脾虚停食，胸腹胀满，烦渴发热。宜健脾胃，消食调气。

“0”长珠。一头大，一头尖。主脾伤饮食，积滞腹痛，寒热不食。宜消食健胃。

“/”来蛇。下头粗大。主脾胃湿热，中脘不利，干呕不食，是疳邪内作。宜克食，健补脾胃。

“\”去蛇。上头粗大。主脾虚冷积，吐泻烦渴，气短神困，多睡不食。宜健脾胃，消积，先止吐泻。

“(”弓反里弯向中指。主感寒热邪气，头目皆重，心神惊悸，倦怠，四肢稍冷，小便赤色，咳嗽吐逆。宜发汗逐惊，退心火，推脾摩肺。

“)”弓反外弯向大指。主痰热，心神恍惚作热，夹惊夹食，风痫。凡纹向内者吉，向外者凶。

“|”枪形。主风热，发痰作搐。

“|”针形。主心肝热极生风，惊悸烦闷，困倦不食，痰盛发搐。又曰：悬针，主泻痢。

“■”鱼骨形。主惊痰发热，甚则痰盛发搐，或不食，乃肝盛克脾，宜逐惊。或吐痰下痰，再补脾制脾。

“⺘”鱼刺。初关主惊，气关主疳，命关主虚，难治。

“ж”水字形。主惊风食积，烦躁烦闷少食，夜啼，痰盛，口噤搐搦，此脾虚积滞，木克土也。又曰：水字，肺疾也，谓惊风入肺也。

“ʅ”乙字。初关主肝惊，二关主急惊，三关主慢惊脾风。

“୨”曲虫。肝病甚也。

“ъ”如环。肾有毒也。

"ᴄ"曲向里。主气疳。

"ᴐ"曲向外。主风疳。

"﹨"斜向右。主伤寒。

"╱"斜向左。主伤风。

"ㄱ"勾脉。主伤寒。

"ᠮ"长虫。主伤冷。

"▥"虬文。心虫动也。

"〕"透关射指,向里为射指。主惊风,痰热聚于胸膈,乃脾肺损伤,痰邪乘聚。宜清脾肺,化痰涎。

"〔"透关射甲,向外为射甲。主惊风恶症,受惊传于经络。风热发生,十死一生。

青白紫筋,上无名指三关难治,上中指三关易治。

**【校勘】**

①三关:原无,据卷首目录补。

# 要　　诀

[原文]

三关出汗行经络,发汗行气此为先,

倒推大肠到虎口,止泻止痢断根源。

脾土曲补直为推,饮食不进此为魁,

疟痢疲羸并水泻,心胸痞痛也能祛。

掐肺一节与离经,推离往乾中间轻,

冒风咳嗽并吐逆,此经神效抵千金。

肾水一纹是后溪,推下为补上清之,

小便秘涩清之妙,肾虚便补为经奇。

六筋专治脾肺热,遍身潮热大便结,

人事昏沉总可推,去病浑如汤泼雪。

总筋天河水除热,口中热气并拉舌,

心经积热火眼攻,推之方知真妙诀,
四横纹和上下气,吼气腹疼皆可止。
五经纹动脏腑气,八卦开胸化痰最,
阴阳能除寒与热,二便不通并水泻。
人事昏沉痢疾攻,救人要诀须当竭,
天门虎口揉斗肘,生血顺气皆妙手。
一掐五指爪节时,有风被吓宜须究,
小天心能生肾水,肾水虚少须用意。
板门专治气促攻,扇门发热汗宣通,
一窝风能除肚痛,阳池专一止头疼,
精宁穴能治气吼,小肠诸病快如风。

## 手法治病诀

水底捞月最为良,止热清心此是强,
飞经走气能通气,赤凤摇头助气长。
黄蜂出洞最为热,阴症白痢并水泻,
发汗不出后用之,顿教孔窍皆通泄。
　　按弦走搓摩,动气化痰多,
　　二龙戏珠法,温和可用他。
　　凤凰单展翅,虚浮热能除,
　　猿猴摘果势,化痰能动气。

## 手　　诀

[原文]　三关,凡做此法,先掐心经,点劳宫,男推上三关,退寒加暖,属热;女反此,退下为热也。

六腑　凡做此法,先掐心经,点劳宫。男退下六腑,退热加凉,属凉;女反此,推上为凉也。

黄蜂出洞:大[①]热。做法:先掐心经,次掐劳宫,先开三关,后以左右二大指从阴阳处起,一撮一上,至关中离坎上掐穴。发汗用之。

**水底捞月**：大寒。做法：先清天河水,后五指皆跪,中指向前跪,四指随后,右运劳宫,以凉气呵之,退热可用。若先取天河水至劳宫,左运呵暖气,主发汗,亦属热。

**凤单展翅**：温热。用右手大指掐总筋,四指翻在大指下,大指又起又翻,如此做至关中,五指取穴掐之。

**打马过河**：温凉。右运劳宫毕,屈指向上,弹内关、阳池、间使,天河边,生凉退热用之。

**飞经走气**：先运五经,后五指开张一滚,做关中用手打拍,乃运气行气也,治气可用。又以一手推心经,至横纹住,以一手揉气关,通窍也。

**按弦搓摩**：先运八卦,后用指搓病人手,关上一搓,关中一搓,关下一搓,拿病人手,轻轻慢慢而摇,化痰可用。

**天门入虎口**：用右手大指掐儿虎口,中指掐住天门,食指掐住总位,以左手五指聚住揉斗肘,轻轻慢慢而摇,生气顺气也。又法:自乾宫经坎艮入虎口按之,消②脾。

**猿猴摘果**：以两手摄儿螺蛳上皮,摘之,消食可用。

**赤凤摇头**：以两手捉儿头而摇之,其处在耳前少上,治惊也。

**二龙戏珠**：以两手摄儿两耳轮戏之,治惊。眼向左吊则右重,右吊则左重;如初受惊,眼不吊,两边轻重如一,如眼上则下重,下则上重。

**丹凤摇尾**：以一手掐劳宫,以一手掐心经,摇之。治惊。

**黄蜂入洞**：屈儿小指,揉儿劳宫,去风寒也。

**凤凰鼓翅**：掐精宁、威灵二穴,前后摇摆之,治黄肿也。

**孤雁游飞**：以大指自脾土外边推去,经三关、六府、天门、劳宫边,还止脾土,亦治黄肿也。

**运水入土**：以一手从肾经推去,经兑、乾、坎、艮至脾土按之,脾土大旺,水火不能既济,用之,盖治脾土虚弱。

**运土入水**：照前法反回是也。肾水频数无度用之。又治小便赤涩。

**老汉扳罾**③：以一指掐大指根骨，一手掐脾经摇之，治痞块也。

**斗肘走气**：以一手托儿斗肘运转，男左女右，一手捉儿手摇动，治痞。

**运劳宫**：屈中指运儿劳宫也。右运凉，左运汗。

**运八卦**：以大指运之，男左女右，开胸化痰。

**运五经**：以大指往来搓五经纹，能动脏腑之气。

**推四横**：以大指往来推四横纹，能和上下之气，气喘腹痛可用。

**分阴阳**：屈儿拳于手背上，四指节从中往两下分之，分利气血。

**和阴阳**：从两下合之，理气血用之。

**天河水**：推者，自下而上也。按住间使，退天河水也。

**掐后溪**：推上为清，推下为补，小便赤涩宜清，肾经虚弱宜补。

**掐龟尾**：掐龟尾并揉脐，治儿水泻、乌痧、膨胀、脐风、月家盘肠等惊。

**揉脐法**：掐斗肘毕，又以左大指按儿脐下丹田不动，以右大指周围搓摩之，一往一来。

一掐斗肘下筋，曲池上总筋，治急惊。

**止吐泻法**：

横门刮至中指一节掐之，主吐；中指一节内推上，止吐。

板门推向横门掐，止泻；横门推向板门掐，止吐。

提手背四指内顶横纹，主吐；还上，主止吐。

手背刮至中指一节处，主泻；中指外一节掐，止泻。

如被水惊，门板大冷；如被风惊，门板大热。

如被惊吓，又热又跳，先扯五指，要辨冷热。

如泄黄尿，热；泄清尿，冷，推外脾补虚，止泻。

【校勘】

①大：原作"天"，据康熙庚申李本改。

②消，原作"清"，据康熙庚申李本改。

③罾（zēng 曾）：原作"缯"，音同意不同。文中系老汉扳鱼网之意，故应作"罾"。

 六　　筋①

[原文]　手六筋，从大指边，向里数也。

第一、赤筋：乃浮阳属火，以应心与小肠。主霍乱，外通舌；反则燥热，却向乾位掐之，则阳自然即散也。又于横门下本筋掐之，下五筋仿此。

第二、青筋：乃纯阳属木，以应肝与胆。主温和，外通两目；反则赤涩多泪，却向坎位掐之，则两目自然明矣。

第三、总筋：位居中属土，总五行，以应脾与胃。主温暖，外通四大板门；反则主肠鸣霍乱，吐泻痢症，却在中界掐之，四肢舒畅矣。

第四、赤淡黄筋：居中分界，火土兼备，以应三焦。主半寒半热，外通四大板门，周流一身；反则主壅塞之症，却向中宫掐之，则元气流通，除其壅塞之患矣。

第五、白筋：乃浊阴属金，以应肺与大肠。主微凉，外通两鼻孔；反则胸膈胀满，脑昏生痰，却在界后掐之。

第六、黑筋：乃重浊纯阴，以应肾与膀胱。主冷气，外通两耳；反则主尪羸昏沉，却在坎位掐之。

内热外寒，掐浮筋止。作冷，掐阳筋即出汗。

诸惊风，掐总筋可治。作寒，掐心筋即转热。

作热，掐阴筋即转凉。内寒外热，掐肾筋止。

【校勘】

①六筋：原无，据卷首目录补。

# 手　面　图

[原文]　脾土赤色,主食热,青色主食寒。

大肠经赤红色,主泻痢,青色主膨胀。

小肠经赤色,主小便不通,青色主气结。

心经赤红色,主伤寒,青色主多痘。

三焦经青红色,主上焦火动,一寒一热。紫色主中焦火动发热。青色主下焦动阴也。

肺经筋见多嗽,主痰热。

肝经赤红色,主伤食,青紫色主痞块。

肾经筋见,主小便涩,赤轻青重。

命门青红色,主元气虚,青黑色主惊。

五指梢头冷,主惊。中指热,伤寒。中指冷,主麻痘疹。

掌中五色属五脏。

诸经脉俱隐不见,是伏于掌心,当以灯照之,则可辨症候,宜发汗表出。亦有掌心关上下有筋者,无定形定色,临推验看治。

# 掐　足　诀

[原文]　凡掐男左手右足,女右手左足。

大敦穴:治鹰爪惊,本穴掐之就揉。

解溪穴:治内吊惊,往后仰,本穴掐之就揉(一名鞋带穴)。

中廉穴:治惊来急,掐之就揉。

涌泉穴:治吐泻,男左转揉之,止吐;右转揉之,止泻。女反之。

仆参穴:治脚掣跳,口咬,左转揉之补吐,右转补泻。又惊又泻又吐,掐此穴及脚中指效。

承山穴:治气吼发热,掐之又揉。

委中穴:治望前扑,掐之。

## 治小儿诸惊推揉等法

[原文] **第一、蛇丝惊**：因饮食无度，劳郁伤神，拉舌，四肢冷，口含母乳，一喷一道青烟，肚上起青筋，气急，心经有热。推天河水二百、退六府、运八卦各一百，推三关、运水入土、运五经、水底捞月各五十，用火于胸前煅四燋，于小便头上轻掐一爪，用蛇蜕四足缠之，便好。

**第二、马蹄惊**：因食荤毒，热于脾胃，四肢乱舞是也。因风受热。推三关、肺经脾土各一百，运八卦五十，运五经七十，推天河水三百，水底捞月、飞经走气各二十，掐天心穴及总心二筋，煅手心，肩膊上、脐下、喉下各一壮，其气不进不退，浮筋掐之。

**第三、水泻惊**：因生冷过度，乳食所伤，脏腑大寒，肚响身软，唇白眼翻。推三关一百，分阴阳、推太阳各二百，黄蜂入洞十二，将手心揉脐及龟尾各五十，男左女右手后，煅颊车各一壮，更推摩背心演、总筋、脚上。

**第四、潮热惊**：因失饥伤饱，饮食不纳，脾胃虚弱，五心烦热，遍身热，气吼①口渴，手足常掣，眼红。推三关一十，推肺经二百，推脾土、运八卦、分阴阳各一百，二扇门二十，要汗后，再加退六府、水底捞月各二十。

**第五、乌痧惊**：因生冷太过，或迎风食物，血变成痧，遍身乌黑是也。青筋过脸，肚腹膨胀，唇黑，五脏寒。推三关、脾土各二百，运八卦一百，四横纹五十，黄蜂出洞二十，二扇门、分阴阳各三十，将手心揉脐五十，主吐泻。肚上起青筋，于青筋缝上煅七壮，背上亦煅之，青筋纹头上一壮，又将黄土一碗研末，和醋一锤，铫内炒过袱包，在遍身拭摩，从头往下推，引乌痧入脚，用针刺破，将火四心煅之。

**第六、老鸦惊**：因吃乳食受吓，心经有热，大叫一声即死是也。推三关三十,清天河水、补脾土、运八卦各一百,清肾水五十,天门入虎口,揉斗肘,煅囟门、口角上下、肩膊、掌心、脚跟、眉心、心演、鼻梁各一壮。若醒气急掐百劳穴,吐乳掐手足心,或脚来手来,用散麻缠之。将老鸦蒜晒干为末,用车前草擂水调,在儿心窝贴之,或令儿服之。

第七、鲫鱼惊:因寒受惊,风痰结壅,乳气不绝,口吐白沫,四肢摆,眼翻,即肺经有病。推三关、肺经各一百,推天河五十,按弦搓摩、运五经各三十,掐五指节三次,煅虎口、囟门上、口角上下各四壮,心演、脐下各一壮。小儿半岁,用捞鱼网,温水洗鱼涎与吞。一二岁者,用鲫鱼为末,烧灰乳调,或酒调吞下。

第八、肚膨惊:因食伤脾土,夜间饮食太过,胃不克化,气吼[①],肚起青筋膨胀,眼翻白,五脏寒。推三关一百,推肺经一十,推脾土二百,运八卦、分阴阳各五十,将手揉脐五十,按弦搓摩精宁穴一十,青筋缝上煅四壮。如泻,龟尾骨上一壮;若吐,心窝上下四壮;脚软,鬼眼穴一壮;手软,曲池侧拐各一壮;头软,天心、脐上下,各一壮;若不开口,心窝一壮。

第九、夜啼惊:因吃甜辣之物,耗散荣卫,临啼四肢掣跳,哭不出,即是被吓,心经有热。一推三关二十,清天河二百,退六府一百,分阴阳、清肾水、水底捞月各五十。

第十、宿痧惊:到晚昏沉,不知人事,口眼歪斜,手足掣跳,寒热不均。推三关、退六府、补脾土各五十,掐五手指、分阴阳各一十,按弦搓摩。

第十一、急惊:因食生冷积毒以伤胃,肺中有风,痰裹心经心络之间,手掐拳,四肢掣跳,口眼歪斜,一惊便死是也。推三关、脾土、运五经、猿猴摘果各二十,推肺经、运八卦、推四横纹各五十,掐五手指节三次,煅鼻梁、眉心、心演、总筋、鞋带,以生姜热油拭之,或在腕上阴阳掐之。

第十二、慢惊:因乳食之间,受其惊搐,脾经有痰,咬牙,口眼歪斜,眼闭,四肢掣跳,心间迷闷,即是脾肾亏败,久疟被吓。推三关一百,补脾土、推肺经各二百,运八卦五十,掐手五指节、赤凤摇头各二十,天门入虎口,揉斗肘一十,运五经三十。若人事不省,于总筋心穴掐之,或鼻大小,于手青筋上掐之;若心间迷闷,掐住眉心,良久便好,两太阳、心演,用潮粉热油拭之,煅心窝上下三壮,手足心各四壮,其气不进不出,煅两掌心、肩膊上、喉下各一壮。

第十三、脐风惊:因产下剪脐,入风毒于脐内,口吐白沫,四肢掣动,手捏②拳,眼偏左右,此症三朝一七便发,两眼角起黄丹,夜啼,口内喉演有白泡,针挑破出血,即愈。推三关、肺经各十下,煅囟门、绕脐各四壮,喉下、心中各一壮。

第十四、弯弓惊:因饮食或冷或热,伤于脾胃,冷痰壅于肺经,四肢向后仰,哭声不出。推三关、补肾水、运八卦各一百,赤凤摇头、推四横纹、分阴阳各二十,推脾土二百。脚往后伸,煅膝上下四壮,青筋缝上七壮,喉下二壮;手往后挽,将内关掐之。

第十五、天吊惊:因母在风处乳食所伤,风痰络于胃口,头望后仰,脚往后伸,手望后撑,肺经有热。推三关、补肾水各五十,推脾土、分阴阳各一百,推肺经二百,飞经走气一十,煅总筋、鞋带、喉下各一壮,绕脐四壮,大陵穴掐一下,总穴掐三下;若眼翻不下,煅囟门四壮,两眉二壮,耳珠下掐之。又总心穴往下掐抠之,仍用雨伞一柄撑起,将鹅一只,吊在伞下,扎鹅嘴,取涎水与儿吃之,便好。

第十六、内吊惊:因当风而卧,风雨而眠,风痰太盛,哭声不止,遍身战动,脸青黄,眼向前内掣,脾经受病,其心不下是也。推三关、肾水各五十,推肺经、脾土、分阴阳各一百,运土入水二百,按弦搓摩五十,用竹沥小儿吞之;手缩,用细茶、飞盐各二钱,研为末,皂角末五分、黄蜡二钱、酒醋各半小锺,铫内化成饼,贴心窝,一时去药筋倒,用胶枣三枚,杏仁三十个,银磨水为饼,贴手足心即安。

第十七、胎惊：因母得孕，食荤毒，受劳郁，儿落地，或软或硬，口不开，如哑形，即是在母腹中，中胎毒也。推三关三十，分阴阳一百，退六府五十，飞经走气、运五经、天门入虎口、揉斗肘各二十，掐五指头。不醒，煅绕脐四壮；若醒，口不开，用母乳将儿后心窝揉之；若肚起青筋，煅青筋缝上七壮，喉下三壮。

第十八、月家惊：因母当风而卧，或因多眠，或儿月内受风，痰壅心口，落地眼红撮口，手捏拳，头偏左右，哭不出声，肚起青筋，半月即发，肚腹气急，母食煎炒过多所致。推三关、肺经各一百，运八卦、推四横纹各五十，双龙摆尾二十，掐中指头、劳宫、板门。若不效，煅青筋缝上、胸前各七壮，绕脐四壮，百劳穴二壮，即安。

第十九、盘肠惊：因乳食生冷荤物，伤于脏腑，肚腹冷痛，乳食不进，人事软弱，肚起青筋，眼黄手软，六腑有寒。推三关、脾土、大肠、肺、肾经各一百，运土入水五十，揉脐火煅。

第二十、锁心惊：因食生冷过度，耗伤荣卫，鼻如鲜血，口红眼白，四肢软弱，好食生冷，皆因火盛。推三关二十，清心经三百，退六府、分阴阳、清肾水各一百，运八卦、水底捞月、飞经走气各五十，即安。

第二十一、鹰爪惊：因乳食受惊，夜眠受吓，两手乱抓，捏[2]拳不开，仰上啼号，身寒战，手爪望下来，口望上来，是肺经有热，心经有风。推三关二十，清天河水二百，推肺经、清肾水各一百，打马过河、二龙戏珠各一十，天门入虎口，揉斗肘，将手足二弯掐之，煅顶心、手心各一壮，太阳、心演、眉心俱煅，将潮粉围脐一周，大敦穴揉或煅[3]。

第二十二、呕逆惊：因夜睡多寒，多食生冷，胃寒腹胀，四肢冷，肚疼响，眼翻白，吐乳呕逆。推三关、肺经各一百，推四横纹五十，凤凰展翅一十，心窝、中脘各煅七壮。

第二十三、撒手惊:因乳食不和,冷热不均,有伤脏腑,先寒后热,足一掣一跳,咬牙,眼翻白,两手一撒一死是也。推三关、脾土各一百,运土入水、运八卦、赤凤摇头各五十,将两手相合,横纹侧掐之。若不醒,大指头掐之,上下气闭、二扇门、人中穴掐之;鼻气不进不出,吼气寒热,承山穴掐之;若泻,随症治之,先掐承山、眉心、后煅总筋、两手背上各二壮。

第二十四、担手惊:因湿气多眠,或食毒物,乃伤脾土,眼黄口黑,人事昏迷,掐不知痛,双手往后一担而死是也。于太阴、太阳掐之,推三关、脾土、肺经、分阴阳各一百,黄蜂入洞一十,飞经走气、天门入虎口、揉斗肘各二十,煅眉心、囟门各四壮,心窝七壮,曲池一壮。

第二十五、看地惊:因乳食受惊,或夜眠受吓,或饮食冷热,两眼看地,一惊便死,口歪,手捏②拳,头垂不起是也。推三关三十,天河水二百,赤凤摇头一十,推脾土八下,按弦搓摩,煅绕脐、囟门各四壮,喉下二壮,用皂角烧灰为末,入童便及尿碱,用火焙干,将囟门贴之,即醒。

第二十六、丫凳惊:两手如丫凳坐样。推三关一百,二扇门、飞经走气各一十,分阴阳、运八卦各五十,煅曲池、虎口各四壮,若子时起可救,只宜温拭之,煅大口纹,即安。

第二十七、坐地惊:如坐地样。推三关、揉委中、揉脐、鞋带各一百,二扇门一十,用桃皮、生姜、飞盐、香油、散韶粉和拭,即安,两膝、两关、龟尾、用火煅之。

第二十八、软脚惊:软脚向后乱舞。揉脐、煅螺蛳骨上侧缝各二壮,绕脐四壮,喉下三壮。

第二十九、直手惊:双手一撒便死,直手垂下。先推眉心,用火煅四壮,推三关、运曲池各五十,揉一窝风一百,后煅总筋、手背上各四壮。

第三十、迷魂惊:昏沉不知人事,不识四方。推三关、运八卦、推肺经、清天河水各一百,补脾土五百,凤凰展翅一十,掐天心、眉心、人中、颊车，后煅心演、总筋、鞋带各一壮。

第三十一、两手惊：两手丫向前。先将两手掐之，后煅心演、总筋、囟门即愈。

第三十二、肚痛惊：哭声不止，手抱腹，身展转。推三关、补脾土、二扇门、黄蜂入洞、推大肠经、揉脐、揉龟尾各一百，次月便发，肚腹气急，脐中烧一炷香，即愈；不愈，绕脐四壮。

**【校勘】**

①吼：原作"孔"，据康熙庚申李本改。

②捏：原作"撚"，详文义改。

③煅：原作"大煅"，详文义改。

 补　　遗

［原文］　孩儿惊：手足缩住，先笑后哭，眼光，筋红白难治，紫黄不妨。于太阴、太阳穴掐之，用黄麻一束，烧灰，吹鼻中，不醒，中指掐之。

脐风惊：将太阴、太阳掐之，太阳日起而红，酽①醋一锺，韶粉炼之，红脉各处治之。太阴日起而红，将龟尾骨煅之，天心穴一壮，吐则横门掐之，泻则中指掐之。初一为太阳日，初二为太阴日，余仿此。用黄麻烧灰，吹鼻，掐中指。

水惊：眼翻白睛，眼角起黄丹者。将韶粉、飞盐、清油煎干，五心揉之，眼角、天心、太阳、太阴掐抠三五次，即愈。

肚胀惊：夜啼，肚上起青筋，肚胀如膨。将生姜、韶粉、桃皮、飞盐和，同拭眉梁心，煅眉心、太阳、囟门各四壮，喉下一壮，心中三壮，绕脐四壮。

凡看惊，掐筋之法，看在何穴，先将主病穴，起手掐三遍，后将诸穴，俱做三遍，掐揉之，每日掐三四次，其病即退。

**【校勘】**

①酽：原作"缉"，据康熙庚申李本改。

# 诸 穴 治 法

[原文] 中指头一节内纹掐之,止泻,掐二次就揉。

阳溪穴,往下推拂,治儿泻,女反之。

大陵穴后五分,为总心穴,治天吊惊,往下掐抠;看地惊往上掐抠。女子同。

板门穴,往外推之,退热,除百病;往内推之,治四肢掣跳。用医之手大拇指,名曰:龙入虎口。用手捻小儿小指,名曰:苍龙摆尾。

惊,揉大脚指,掐中脚指爪甲少许。

# 病症死生歌

[原文]

手足皆符脾胃气,眼精却与肾通神,
两耳均匀牵得匀,要知上下理分明。
孩儿立醒方无事,中指将来掌内寻,
悠悠青气人依旧,口关眼光命难当。
口眼歪斜人易救,四肢无应不须忙,
天心一点掣膀胱,膀胱气馁痛难当。
丹田斯若绝肾气,闭涩其童命不长,
天河水遍清水好,眼下休交黑白冲。
掌内如寒难救兆,四肢麻冷定人亡。
阴硬气冷决昏沉,紫上筋纹指上寻,
阴硬气粗或大小,眼黄指冷要调停。
肾经肝胆肾相连,寒暑交加作楚煎,
脐轮上下全凭火,眼翻手掣霎时安。
口中气出热难当,吓得旁人叹可伤,
筋过横纹人易救,若居坎离定人亡。
吐泻皆因筋上转,横门四板火来提,

天心穴上分高下，再把螺蛳骨上煨。

鼻连肺经不知多，惊死孩儿脸上过，

火盛伤经心上刺，牙黄口白命门疴。

口嗌心拽并气喘，故知死兆采人缘，

鼻水口黑筋无脉，命在南柯大梦边。

## 辨 三 关

[原文] 凡小儿三关青，四足惊；三关赤，水惊；三关黑，人惊。有此通度三关候脉，是急惊之症，必死。余症可知。

风关青如鱼刺易治，是初惊；色黑难治。气关青如鱼刺，主疳劳身热易治，用八宝丹，每服加柴胡黄芩；色黑难治。命关青如鱼刺，主虚风邪附脾，用紫金锭，每服加白术、茯苓；色黑难治。

风关青黑色如悬针，乃水惊，易治。气关如悬针，主疳，兼肺脏积热，用保命丹，每服加灯心、竹叶。命关有此是死症。

风关如水字，主膈上有痰，并虚积停滞，宜下。气关如水字，主惊风入肺，咳嗽面赤，用体前丹。命关如水字，主惊风疳症，极力惊，用芦荟丸。通过三关，黑色不治。

风关如乙字，主肝惊风。气关如乙字，主急惊风。命关如乙字，主慢惊脾风。青黑难治。

风关如曲虫，主疳病积聚。

## 婴 童 杂 症

潮热方：不拘口内生疮，五心烦热，将吴茱萸八分，灯心一束，和水捣烂成一饼，贴在男左女右脚心里，裹住，退药后，推三关十下。

一、虚疟：补脾土四百，推三关、运八卦、推肾经、肺经、清天河水各三百。

二、食疟：推三关、运八卦各一百，清天河水二百，推脾土三百，肺经四百。

三、痰疟：推肺经四百，推三关、运八卦、补脾土、清天河水各二百。

四、邪疟：推肺经四百，推三关、六府各三百，运八卦、补脾土、清天河各二百，各随症加减，五脏四指，六腑一截二指。

五、痢赤白相兼，寒热不调，感成此疾，用姜汁、车前草汁，略推三关，退六府，清天河水，水底捞月，分阴阳。

六、禁口痢：运八卦，开胸，阴阳，揉脐为之。推三关、退六府、大肠经各一百，清天河水四十，推脾土五十，水底捞月一十，凤凰展翅，泻用蒜推。补脾土，用姜推。

七、头痛：推三关、分阴阳、补脾土、揉大肠经各一百，煅七壮，揉阴池一百；不止，掐阳池。

八、肚痛：推三关、分阴阳、推脾土各一百，揉脐五十，腹胀推大肠；不止，掐承山穴。

九、湿泻不响：退六府、揉脐及龟尾各二百，分阴阳，推脾土各一百，水底捞月三十。

十、冷泻响：推三关二百，分阴阳一百，推脾土五十，黄蜂入洞、揉脐及龟尾各三百，天门入虎口、揉斗肘各三十。

十一、治口内走马疳：牙上有白泡，退六府、分阴阳各一百，水底捞月、清天河水各三十，凤凰展翅，先推，后用黄连，五倍子煎水，鸡毛口中洗。

小儿眼光指冷：将醋一锺，皂角一片，烧灰为末，贴心窝。若吐即去药，用绿豆七粒，水浸研细，和尿碱为饼，贴囟门。

小儿四肢冷：将明矾钱半，炒盐三钱，黄腊二钱，贴脐上。若气急，取竹沥服之。

小儿遍身热不退：用明矾一钱，鸡清调匀，涂四心即退。若不退，用桃仁七个，酒半钟，擂烂，贴在鬼眼便好。

小儿肚胀作渴，眼光：用生姜，葱白一根，酒半钟，擂烂吞下，则眼不光,又将雄黄不拘多少,烧热放在脐上,揉之即安。脚麻用散麻煎水,四心揉之。

小儿膀胱气:将黄土一块,皂角七个,焙为末,用醋和黄土炒过为饼,贴尾闾好。

小儿遍身肿:用胡椒,糯米,绿豆各七粒,黄土七钱,醋一钟,通炒过,袱包遍身拭之,即消。

小儿不开口:将朱砂一钱研末,吹入鼻中即安。

小儿咳嗽:掐中指第一节三下,若眼垂,掐四心。

小儿身跳:推肾筋后四心揉之。

小儿喉中气响:掐大指第二节。

## 诊[①] 脉 歌

[原文]

小儿有病须凭脉,一指三关定其息,
浮洪风盛数多惊,虚冷沉迟实有积。
小儿一岁至三岁,呼吸须将八至看,
九至不安十至困,短长大小有邪干。
小儿脉紧是风痫,沉脉须至气化难,
腹痛紧弦牢实秘,沉而数者骨中寒。
小儿脉大多风热,沉重原因乳食结,
弦长多是胆肝风,紧数惊风四指掣。
浮洪胃口似火烧,沉紧腹中痛不竭,
虚濡有气更兼惊,脉乱多痢大便血。
前大后小童脉顺,前小后大必气咽,
四至洪来若烦满,沉细腹中痛切切。
滑主露湿冷所伤,弦长客忤分明说,
五至夜深浮大昼,六至夜细浮昼别,
息数中和八九至,此是仙人留妙诀。

**【校勘】**

①诊：原作"脍"，据康熙庚申李本改。

# 识 病 歌

[原文]

要知虎口气纹脉，倒指看纹分五色，
黄红安乐五脏和，红紫依稀有损益，
紫青伤食气虚烦，青色之时症候逆。
忽然纯黑在其间，好手医人心胆寒，
若也直上到风关，迟速短长分两端，
如枪衡射惊风至，分作枝叶有数般，
弓反里顺外为逆，顺逆交连病已难，
又头长短尤可救，如此医工仔细看。
男儿两岁号为婴，三岁四岁幼为名，
五六次等年少长，七龆八龄朝论文，
九岁为童十稚子，百病关格辨其因。
十一痫疾方癫风，疳病还同劳病攻，
痞癖定为沉积候，退他潮热不相同，
初看掌心中有热，便知身体热相从，
肚热身冷伤食定，脚冷额热是感风，
额冷脚热惊所得，疮疹发时耳后红。
小儿有积宜与塌，伤寒两种解为先，
食泻之时宜有积，冷泻须用与温脾，
小儿宜与涩脏腑，先将带伤散与之。
孩儿无事忽大叫，不是惊风是天吊，
大叫气促长声粗，误食热毒闷心窍，
急后肚下却和脾，若将惊痫真堪笑。
痢疾努气眉头皱，不努不皱肠有风，
冷热不调分赤白，脱肛因毒热相攻，

十二种痢何为恶,禁口刮肠大不同。

孩儿不病不可下,冷热自汗兼自下,

神困凶陷四肢冷,干呕气虚神却怕,

吐虫面白毛焦枯,疳气潮热食不化,

鼻塞咳嗽及虚痰,脉细肠鸣烦躁讶,

若还有疾宜速通。下了之时心上脱。

孩儿食热下无妨,面赤青红气壮强,

脉弦红色肚正热,疟腮喉痛尿如汤,

屎硬腹胀胁肋满,四肢浮肿夜啼长,

遍身生疮肚隐痛,下之必愈是为良。

## 诸 症 治 法

[原文]

胎寒:孩儿百日胎寒后,足屈难伸两手拳,

　　　口冷腹胀身战栗,昼啼不已夜嗷煎。

胎热:三朝旬外月余儿,目①闭泡浮症可推,

　　　常作呻吟火燥起,此为胎热定无疑。

脐风:风邪早受入脐时,七日之间验吉凶,

　　　若见肚脐口中色,恶声口气是为凶。

脐突:孩儿生下旬余日,脐突先浮非大疾,

　　　秽水停中自所因,徐徐用药令消释。

夜啼:夜啼四症惊为一,无泪见灯心热烦,

　　　面莹夹青脐下寒,睡中顿哭是神干。

急惊:面红卒中浑身热,唇黑牙关气如绝,

　　　目翻搐搦喉有痰,此是急惊容易决。

急惊:急惊之后传如疟,外感风邪为气虚,

　　　略表气和脾与胃,然后寒热得消除。

慢惊:阴盛阳虚病已深,吐泻后睡扬瞳睛,

　　　神昏按缓涎流甚,此症分明是慢惊。

搐症：搐症须分急慢惊，亦②由气郁致昏沉，
　　　良医亦治宜宽气，气下之时搐自停。

诸风：诸风夹热引皮肤，凝结难为预顿除，
　　　颊肿须防喉舌内，要除风热外宜涂。

伤积：头疼身热腹微胀，足冷神昏只爱眠，
　　　因食所伤脾气弱，不宜迟缓表为先。

吐泻：脾虚胃弱病源根，食谷水和运化行，
　　　清浊邪干成吐泻，久传虚弱便生风。

伤寒：伤寒之候有多般，一概相推便救难，
　　　两目见红时喷嚏，气粗身热是伤寒。

伤风：伤风发热头应痛，两颊微红鼻涕多，
　　　汗出遍身兼咳嗽，此伤风症易调和。

夹食：鼻涕头疼时吐逆，面红面白变不一，
　　　此因夹食又伤寒，发表有功方下积。

夹惊：身微有热生烦躁，睡不安兮神不清，
　　　此是伤风感寒症，亦宜先表次宁心。

赤白：小儿之痢细寻推，不独成之积所为，
　　　冷热数般虽各异，宽肠调胃在明医。

五痢：痢成五色岂堪闻，日久传来神气昏，
　　　头痛肚疼苦为最，便知小儿命难存。

五疳：五疳之脏五般看，治法推详事不难，
　　　若见面黄肌肉瘦，齿焦发落即为疳。

走马疳：走马疳似伤寒毒，面色光浮气喘胸，
　　　若见牙焦腮有血，马疳如此是真形。

脱肛：肛门脱露久难收，再成风伤是可忧，
　　　沉自先传脾胃得，更详冷热易为瘳。

诸疝：诸疝原来各有名，盖因伤热气侵成，
　　　始分③芍药乌梅散，匀气金铃与五灵。

咳嗽：咳嗽虽然分冷热，连风因肺感风寒，
　　　　眼浮痰盛喉中响，戏水多因汗未干。

龟龄：小儿龟龄为声啼，吃以酸咸又乱之，
　　　　或自肺风伤水湿，风冷热聚为良医。

腹痛：大凡腹痛初非一，不独癥瘕与疝癖，
　　　　分条析类症多般，看此语中最详悉。

口疮：心脾胃热蒸于上，舌与牙根肉腐伤，
　　　　口臭承浆分两处，有疮虽易治四方。

目症：生下旬余④目见红，盖因腹受热兼风，
　　　　凉肝心药最为妙，疝气痘疮宜别攻。

重舌：孩儿受胎诸邪热，热壅三焦作重舌，
　　　　或成鹅口症堪忧，用药更须针刺裂。

**【校勘】**

①目：原作"日"，详文义改。

②亦：原作"赤"，详文义改。

③分：原作"汾"，据康熙庚申李本改。

④旬余：原作"余旬"，详文义改。

# 陈氏经脉辨色歌

[原文]

小儿须看三关脉，风气命中审端的，
青红紫黑及黄纹，屈曲开了似针直。
三关通青四足惊，水惊赤色谁能明，
人惊黑色紫泻痢，色黄定是被雷惊(按此与仙授诀不同，再验之)。
或青红纹只一线，娘食伤脾惊热见，
左右三条风肺痰，此时伤寒咳嗽变。
火红主泻黑相兼，痢疾之色亦如然，
若是乱纹多转变，沉疴难起促天年。

赤似流珠主膈热,三焦不和心烦结,
吐泻肠鸣自利下,六和汤中真口诀。
环珠长珠两样形,脾胃虚弱心胀膨,
积滞不化肚腹痛,消食化气药堪行。
来蛇去蛇形又别,冷积脏寒神困极,
必须养胃倍香砂,加减临时见药力。
弓反里形纹外形,感寒邪热少精神,
小便赤色夹惊风,痫症相似在人明。
枪形鱼刺水字纹,风痰发搐热如焚,
先进升麻连壳散,次服柴胡大小并。
针形穿关射指甲,一样热惊非齁呷,
防风通圣凉①隔同,次第调之休乱杂。
医者能明此一篇,小儿症候无难然,
口传心授到家地,遇地收功即近仙。

此诀即徐氏水镜诀之意,陈氏敷演之,取其便诵也。

**【校勘】**

①凉:原作"京",详文义改。

## 论虚实二症歌

[原文]

实症:两腮红赤便坚秘,小便黄色赤不止,
　　　上气喘急脉息多,当行冷药方可治。
虚症:面光白色粪多青,腹虚胀大呕吐频,
　　　眼珠青色微沉细,此为冷痰热堪行。

## 五　言　歌

[原文]

心惊在印堂,心积额两广,
心冷太阳位,心热面颊装。

> 肝惊起发际，脾积唇焦黄，
>
> 脾冷眉中岳，脾热大肠侵。
>
> 肺惊发际形，肺积发际当，
>
> 肺冷人中见，肺热面腮旁。
>
> 肾惊耳前穴，肾积眼胞厢，
>
> 肾冷额上热，肾热赤苍苍。

**【按语】**《针灸大成》卷十是一部小儿按摩专著，原书已佚，幸赖《针灸大成》把它保存下来。这部小儿按摩专著中对按摩的部位（腧穴）、手法以及有关治疗、诊断和预后等问题均一一提及。有些章节的论述，还有其独到之处。此书图文并列，方法具体，是一部难得的好书，它在今天仍有很大的实用价值。

## 附：辩 《医统》

[原文] 或问《铜人》、《千金》等书空穴多，《十四经发挥》所载空穴少，如风市、督俞、金津、玉液等，彼有此无，不同何也？曰：《十四经发挥》据《素问》骨空篇论及王注，若《铜人》、《千金》所①纂皆偏书，非黄岐正经也。

或问：晴明、迎香、承泣、丝竹空，皆禁灸何也？曰：四穴近目，目畏火，故禁灸也。以是推之，则知晴明不可灸，王注误矣。

或问：用针浑是泻而无补，古人用之，所以导气，治之以有余之病也。今人鲜用之，或知其无补而不用欤？抑元气禀赋之薄而不用欤？或斫丧之多，而且针无益欤？抑不善用而不用欤？经曰：阳不足者温之以气，精不足者补之以味。针乃砭石所制，即无气，又无味，破皮损肉，发窍于身，气皆从窍出矣，何得为补？经曰：气血阴阳俱不足，勿取以针，和以甘药，是也，又曰：形气不足，病气不足，此阴阳皆不足也，不可刺之，刺之重竭其气，老者绝灭，壮者不复矣。若此谓者，皆是有泻而无补也。

或问：病有在气分者，有在血分者，不知针家，亦分气与血否？曰：气分、血分之病，针家亦所当知。病在气分，游行不定；

病在血分,沉着不移。以积块言之,腹中或上或下,或有或无者,是气分也;或在两胁,或在心下,或在脐上下左右,一定不移,以渐而长者,是血分也。以病风言之,或左手移于右手,右足移于左足,移动不常者,气分也;或常在左足,或偏在右手,着而不走者,血分也。凡病莫不皆然。须知在气分者,上有病,下取之;下有病,上取之;在左取右,在右取左。在血分者,随其血之所在,应病取之。苟或血病泻气,气病泻血,是谓诛伐无过,咎将谁归!

或问:今医用针,动辄以袖覆手,暗行指法,谓其法之神秘,弗轻示人,惟恐盗取其法者,不知果何法耶?曰:《金针赋》十四法,与夫青龙摆尾等法,可谓已尽之矣,舍此而求他②法之神秘,吾未之信也。今若此者,不过过为诡妄,以欺人耳。纵为至巧,殆必神亦不佑,针亦不灵也。奚足尚哉!

或问:有医置针于穴,略不加意,或谈笑或饮酒,半饷之间,又将针捻几捻,令呼几呼,仍复登筵以饮,然后起针,果能愈病否乎?曰:经云:凡刺之真,必先治神。又云:手动若务,针耀而匀,静意视义,观适之变。又云:如临深渊,手如握虎,神无营于众物。又云:如待所贵,不知日暮。凡此数说,敬乎怠乎?若③谈笑饮酒,不敬孰甚,安能愈病哉?业医者当深长思矣!

**【校勘】**

①所:原无,《针灸聚英》及《古今医统》亦无,详文义补。

②求他:原作"他求",详文义改。

③若:原作"居",详文义改。

**【按语】** "附辩"原为《针灸大成》中之附件。出自明·徐春甫的《古今医统》,前两问又是《古今医统》转引《针灸聚英》的。附辩中一共提出来六个问题:一是《十四经发挥》腧穴少了《铜人》、《千金方》的问题。二是眼区腧穴禁灸问题。三是有关补泻的问题。四是病在血分与气分及其取穴治疗问题。五是有关手法问题。六是医生态度问题。对这些问题的论述均有卓见。

# 请<sup>①</sup>　益

[原文]　一、医官逸林刘氏云：凡针痰气，先转针头向上，令痰散动，然后转针头向下，令气泄。

一、针痞块，先将痞根按之，如指大坚硬者，用针频频刺烂，庶块易消。

一、太医院医官继洲杨氏云：凡针腹上穴，令患人仰卧，使五脏垂背，以免刺患。又云：前面深似井，后面薄似饼。用针前面<sup>②</sup>宜深，后面宜浅。

【校勘】

①请：原无，据卷首目录补。

②面：原作"而"，详文义改，与下相对为文。

【按语】　"请益"原附于《针灸大成》之后。疑为选集校正者所录的（包括杨氏在内的）几条针灸临床经验。

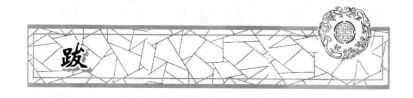

## 论《针灸大成》是谁的书

### 一、问题的提出

《针灸大成》一书,成书于明万历二十九年(1601),距今已406年。此书对我国针灸学术影响之大,是无出其上的。中国针灸界公认他是明以前的针灸学术总结。《针灸大成》流传甚广,在过去针灸医生们几乎是人手一册,案头置有此书者,多把它看成针灸医生专业身份的象征,这部针灸古籍的价值可想而知了。

《针灸大成》出书的当时,在封面上和序言中均已标明其作者是杨继洲,而且对其成书的经过交代得非常清楚。《针灸大成》是杨继洲的书应当是毫无疑问的,不料在1957年著名的中医文献专家范行准先生对其提出了异议,在1957年也就是50年前出版的《秘传常山杨敬斋针灸全书》的"跋"里,范先生写到:

> "且《针灸大成》卷一针道源流,也引用《玄机秘要》之书,且标明'三衢继洲杨济时家传著集'之文,因此我很疑心,《针灸大成》一书,并不是杨继洲的书,证据也是根据《针灸大成》卷一针道源流的结语:《针灸大成》总辑以上诸书,类成一部,分为十卷,委晋阳靳贤选集校正。"

自此之后,《针灸大成》作者是谁,就众说纷纭了,有的说《针灸大成》不是杨继洲的书,但多数还是说《针灸大成》是杨继洲的书;也有一种意见说杨继洲是编著者,靳贤是"选集校正"人或"补辑重编"者;也有持相反意见的人,庄兆祥博士在《香港现代中医杂志》(第八卷第十期总号九十四期)上以"《针灸大成》考误"为题,发表了长篇文章,庄文第二个大标题就是"《针灸大成》不是杨继洲撰著",说"杨继洲不独没有刻印《针灸大成》,并且没有编著这书"。庄文在援引《秘传常山杨敬斋针灸全书》跋上那段范氏原话之后说:"范氏所说极为正确,实获我心,《针灸大成》实在不是杨继洲所著,他不过编撰了一些针灸论文,连同他祖父撰写的《玄机秘要》一并给赵文炳收入《针灸大成》内。"庄氏接着说:"杨继洲可能抄袭了别人的一部分文章,攘(窃取之意)为己有。"我们对庄先生的观点不仅难以苟同更感到作为《针灸大成》的忠实读者和研究者应该弄清楚事实真相,给《针灸大成》的真正缔造者以应有的公正。

## 二、两篇序言及其作序者

应当以《针灸大成》出书时所有的直接证据为依据,来厘定此事。即:①《针灸大成》的赵文炳序言;②《玄机秘要》的王国光序言;③《针灸大成》的著者题签。这三条证据可以叫做"铁证"特别是赵序把出书的始末缘由写的清清楚楚,有此一序已经足以证明《针灸大成》的著者是杨继洲,《针灸大成》的底本是《玄机秘要》。王序再次证实了《玄机秘要》的作者是杨继洲。可见《玄机秘要》与《针灸大成》是一版与增订再版的关系,是母本与子本的关系。赵文炳的序言可信吗?我们认为是绝对可信的。

"赵文炳字含章,北直任县(今河北邢台市)人"(《济南志》);"隆庆庚午(1570)举人"(《任县志》);"万历十四年(1586)知新城县。立常平仓,积谷一万四千石。清保甲,重学校"(《济南志》);"课农桑,问疾苦,力崇节俭,以化豪族之奢侈"(《任县志》);"日惟食蔬菜,非文会不设鱼肉,宪司皆重其廉,尝分惠珍馔,文炳竟

却之"(《山东通志》);"以忧归,起曲垣县"(《任县志》);
"由知县擢御史,出按湖广及山西"(《中国人名大辞
典》);"拜命之日,即疏劾相臣。按晋,劾中使八事。有
大奸倚藩为虐,贿夺皇场,有司莫敢问,文炳下檄丈量,
积弊一清。又集古阉宦误国者为一篇,名曰《金鉴》,未
上而卒。"(《任县志》)

从上述资料中可以看出,赵文炳是一位廉洁奉公的官吏,为
人正直公平,不趋炎附势,不畏惧权阉,像这样两袖清风,一身傲
骨的人,在过去封建社会官吏中,是不多见的。庄兆祥先生在
"针灸大成考误"一文中说:"赵文炳感激杨继洲替他治疗顽症之
余,在补刻全书后,特地加上杨继洲著的字眼,以酬谢他的功
劳。"这种推测是无法令人相信的。在《针灸大成》的序言中,赵
文炳的真情跃然于纸上,在这样的心态下,他怎么能编几句谎言,
把本属于靳贤的书,当自己的礼物去酬谢杨继洲呢?就是这样一
位正气凛然的御史亲笔写的《针灸大成》序,还是他请来的靳贤作
《针灸大成》的出书工作,也是他筹款和安排《针灸大成》的出书,
因此《针灸大成》是谁的书,他最清楚,他的话才是最具权威的。

在《针灸大成》上的另一篇序言即《玄机秘要》序,是由王国
光写的。王国光为《玄机秘要》写序时落款是"赐进士第太子太
保吏部尚书"。进士有三个档次:一甲叫"赐进士及第";二甲叫
"赐进士出身";三甲叫"赐同进士出身"。显然王国光是一甲,也
就是同科进士殿试的前三名,是进士中的佼佼者。他有两个职
衔:一个是"吏部尚书";另一个是只有重要大臣中德高望重之
人,才能荣任的"太子太保",这是辅导太子的老师。

前者赵文炳写的是《针灸大成》的序,后者王国光写的是《玄
机秘要》的序。因为《玄机秘要》是《针灸大成》的底本,所以才将
两个书名的序,放在同一书上。从我国古典书籍出书的规矩上
看,仅此一项,就可以说明两书是一版和再版的关系,这是绝对
错不了的。清代大儒《四库全书》的总纂官(总编辑)纪晓岚在

《四库全书总目提要》里说《针灸大成》是在《卫生针灸玄机秘要》一书的基础上"补辑刊刻,易以今名"的。这两位序言的作者王国光和赵文炳都是杨继洲的患者,是杨继洲用他精湛的针技治好了王国光的痰火炽盛之症和赵文炳的痿痹之疾,王、赵二人又都是亲眼看到了书稿,亲笔写了序言,序言中讲的又都是本书成书的过程。这可以看作是两份当事人的亲笔证词。我们应当相信他们的人格和权威。《针灸大成》的著者是杨继洲,这是毫无疑问的。通过王、赵两位的序言的论证,《针灸大成》的作者是杨继洲,《针灸大成》是杨继洲的书,已经牢牢地刻印在广大读者的心上。要想通过靳贤自撰的一条孤证,就使《针灸大成》的作者易人,不足为证。

### 三、此事的关键人物是靳贤

靳贤在这个问题上是非常重要的,我们也对靳贤进行了考查。在《山西通志》和《潞安府志》上都有关于靳贤的记载:

"靳贤,静宁举人,通判潞安。有治民才,历署州县编审厅,讼人称平。催科得法,民间输纳恐后,政声大著,委署无虚日,皆称任,使升苛岚州,不就。"(《山西通志》光绪十八年刻,王轩总纂);"靳贤,陕西静宁州人,举人,有治民才,老成练达,历署州县编审厅,讼人称平,催科得体……输纳岁额早完。贤声大著,委无虚日,皆称任,使升苛岚洲知州,不就。"(《潞安府志·卷四》)

从资料上看,这是位举人出身,干练的老吏,他与针灸无关,也不是医界中人。他不就任苛岚州知州,赵文炳委以《针灸大成》出版事宜,是有可能的。

### 四、从可疑的源头入手,是本题研究的关键

范氏疑窦的关键问题是他在《秘传常山杨敬斋针灸全书》"跋"里的一段话。范先生这段话里点出来的一些关键词,即:

"家传著集"、《玄机秘要》、"总辑诸书"、"类成一部"、"分为十卷"、"委靳贤"、"选集校正"。我们想,既然这些关键词都是令范先生疑心的源头问题,我们就应该顺藤摸瓜去一个一个研究这些问题,论证这些可疑之处,是疑对了,还是疑错了;找出真正的答案,也就是真正地解决了《针灸大成》到底是不是杨继洲的书的问题。这些"关键词"全是出自靳贤之手,又集中于靳贤在针道源流最后所写的一段话里。

**(一)"总辑以上诸书"的问题**

靳贤说《针灸大成》是"总辑以上诸书"而成的。这"以上诸书"明确是指"针道源流"项内的:

1.《素问》
2.《难经》
3.《子午经》
4.《铜人针灸图》
5.《明堂针灸图》
6.《存真图》
7.《膏肓灸法》
8.《千金方》
9.《千金翼方》
10.《外台秘要》
11.《金兰循经》
12.《济生拔萃》
13.《针经指南》
14.《针灸杂说》
15.《资生经》
16.《十四经发挥》
17.《神应经》
18.《针灸节要》
19.《针灸聚英》
20.《针灸捷要》燕山廷瑞徐凤著集
21.《玄机秘要》三衢继洲杨济时家传著集
22.《小儿按摩经》四明陈氏著集
23.《古今医统》
24.《乾坤生意》
25.《医学入门》
26.《医经小学》

27.《针灸大成》总辑以上诸书,类成一部,分为十卷,委晋阳靳贤选集校正。

(以上录自《针灸大成》针道源流,序号为笔者所加)

这是针道源流上所列的书名,共计 27 部。1、2 两项是高武《针灸节要》的"集用书目";3～16 计十四项是高武《针灸聚英》

上的"集用书目"。在这部分《针灸大成》有两处删减,一是《外台秘要》项下去掉后边的 28 个字,二是《金兰循经》项下去掉后边的 17 个字,其余则一字不差,全文照录,就连"针道源流"四个字也是《古今医统》上的。《针灸大成》是不是总辑了以上诸书?可以明显看出,不是。靳贤所说的"诸书",是抄来的"书目",怎么能将"书目"当成了"书"呢?从抄录来的"书目"中,能"总辑"出来《针灸大成》吗?可以说在《针灸大成》成书过程中,就从未发生过"总辑以上诸书"的问题。

《针灸大成》是在《玄机秘要》的基础上"补辑刊刻,易以今名"(见《四库全书总目》卷 105·子部·医家类存目)。直到《针灸大成》出书 188 年之后,纪晓岚还是这样认定的,这个认定应该说是正确的。

**(二)"复广求群书"的问题**

上段写的是"总辑以上诸书"的问题,在《针灸大成》中还有个"复广求群书"的问题。我们在讨论"诸书"之后,也在此讨论一下"群书"的问题,因为必须把"诸书"和"群书"区分开来,两者各有其事,不能混为一谈。赵文炳在《针灸大成》序言中把群书的单子列了出来:《神应经》、《古今医统》、《乾坤生意》、《医学入门》、《医经小学》、《针灸节要》、《针灸聚英》、《针灸捷要》(即《针灸大全》)和《小儿按摩》,即本文前边提到的第 17~26 项。赵文炳在这个书单中没有写出《玄机秘要》,正如以前所说因为他把《玄机秘要》看成《针灸大成》的底本,把"复广求群书"都是往《玄机秘要》里"求",他当然不会在这个书单中写《玄机秘要》了。这虽然是字里行间流露出的一个细节,但却可以看出赵文炳认为《玄机秘要》是《针灸大成》底本的态度是十分明确的。"复广求群书"的人既不是赵文炳也不是靳贤,因为他们不懂针灸,因此,"复广求群书"的人必然是杨继洲。靳贤只能作为杨继洲的文字助手,靳贤是无法自己承担"复广求群书'的任务。"复广求群书"这个"复"字是有来头的,因为在《玄机秘要》序里有"复虑诸家书弗汇于一。"杨继洲"乃参合指归,汇同考异,手自编摩。"说明杨继洲在写《玄机秘要》时已经汇集过诸家之书了,因此这次在《针灸大成》里才叫"复广求群书";靳贤他不知道第一次《玄机秘要》是怎么求的,因而也无法着手去"复广求",就是求之后也无法去安排,使两次所辑资料成为一个整体。临时插手的靳贤是没办法做到这一点的,因此把《针灸大成》往靳贤身上贴,是有悖于常理的。

杨继洲在这"群书"中曾经为《玄机秘要》摘录过资料,只是摘录的不够多,所以赵文炳把此次摘录叫"复广求群书"。杨继洲在这次"复广求群书"中可以说是轻车熟路。他把高武的两套"集用书目"合到一起,又加上他所辑录的9部医书再用《古今医统》上的"针道源流"四字来领军,真像新打造的一篇针灸医学史。这样高超的专业能力和编排技巧绝不是一个专业外行能够完成的。我们据理推定"复广求群书"是赵文炳根据杨继洲的意愿作的决策。"复广求群书"的具体内容当然是杨继洲圈定,否则靳贤是无能为力的,而靳贤只能作为杨继洲的文字方面的助手,靳贤不具备直接去"广求群书"的条件。

在著《玄机秘要》时,杨继洲已经在群书中求过一遍了,这次"复广求群书"对杨继洲不过是举手之劳罢了。目录是在成书之际,由本人、助手或由编辑来编写,杨继洲不可能在山西久住,这份工作当然要由靳贤来做。靳贤在编写目录时是"煞费苦心"的,他对"复广求"的"群书"一一加了出处。作为《针灸大成》的母本《玄机秘要》最低限度也占《针灸大成》的一大半,可是靳贤在目录中仅让他露过一次面,在正文中根本没有让他出现过。靳贤让"复广求"的"群书"里《聚英》出现过20次,《医学入门》出现过6次,《医经小学》和《古今医统》各出现过5次。凡属《玄机秘要》的靳贤一律改为"杨氏"、"杨氏集"和"以下均杨氏",为了陪衬"杨氏"他还特意两次把《针灸大全》改为"徐氏",除此之外靳贤还在"按语"和"注文"中凡言及杨继洲之处都用了第三人称。靳贤这样精心处理其目的很清楚就是在不了解成书过程的读者中种下一棵疑窦(豆)。果然在杨继洲《针灸大成》出书356年之后即1957年,这三百多年前播下的种子在范行准先生的笔下开了花,结了果,因而在针坛上掀起了一阵轩然大波。我在1963年写《针灸大成》作者究竟是谁?"时,还力主把靳贤写成"选集校正"人,以示公正。经过长期的思考,我还是改变了初衷。

《针灸大成》的流传已经四百多年,在漫长的历史过程中,针灸医生已经把《针灸大成》与杨继洲等同看待了,《针灸大成》几成杨继洲的化身,《针灸大成》是一部针灸学术史上的传世之作。今后这部《针灸大成》无论如何改版,无论怎样发展,都应该把"杨继洲"三个字与《针灸大成》四个字连在一起,2005年在浙江召开的纪念杨继洲《针灸大成》404年学术研讨会上首先把"杨继洲《针灸大成》"七个字连到了一起,这头开的非常好,这既符合历史的真实也是对杨继洲这位杰出的针灸大师的一种怀念。

**(三)"类成一部"的问题**

"类"在这里应该有两种解释:一是"类书",即将一些同类的书,按类分系于若干标题之下,叫类书,如《古今图书集成》、《永乐大典》、《类经》等书。显然《针灸大成》还不是这样的类书。二是指分类编纂。靳贤所说的"类成一部"即指此而言,也就是分类纂集而成的一部书。这里不仅有编纂的问题,而且有"分门析类"的问题,唯恐靳贤完不成这样的分类编纂的任务,这一点庄兆祥先生是"歪打正着"了。他在"针灸大成考误"一文中说:"想来,(靳贤)不失为一位对针灸很有研究的专家,否则他也不能够负起校正增补这部名著的艰巨责任"。前文已经说明靳贤是位举人出身的潞安通判,他不仅不是针灸专家,与医药也是隔行的,他当然无法去分类编纂一部几十万字的针灸专著。

### (四)"分为十卷"的问题

《针灸大成》分为十卷的问题,揣情度理,必须由杨继洲自己去分卷,外行人是无法动手的。《针灸大成》的分卷,也有针灸学术分科的意思。针灸学术的分科,这是针灸学术史上的一个大问题,反映了当代针灸学术的发展水平和发展趋势,也是对针灸学术现状的反映。我们曾经在20世纪80年代初期,因为举办全国第一届针灸研究班开课的需要,进行过关于针灸学术分科的初步尝试,当时就是主要借鉴于《针灸大成》的"分为十卷"。在《针灸大成》分为十卷的启示下,结合当代针灸学术的发展现状而分成十个学科。

让我们把两者对照一下:

| | 《针灸大成》 | 现代针灸学术分科 |
|---|---|---|
| 卷一 | 针道源流 | 《中国针灸医学史》 |
| | 经论部分 | 《针灸古典医籍选讲》 |
| 卷二 | 赋 | 《针灸古典医籍选讲》 |
| 卷三 | 歌及杨氏策问 | |
| 卷四 | 针刺手法 | 《刺灸学》 |
| 卷五 | 子午流注(时间配穴) | 《针灸腧穴配方学》 |
| 卷六 | 经络腧穴(上) | 《经络学》、《腧穴学》 |
| 卷七 | 经络腧穴(下) | 《经络学》、《腧穴学》 |
| 卷八 | 针灸治疗 | 《各科针灸治疗学》 |
| 卷九 | 杨氏治症总要 | 《针灸各家学说》 |
| | 东垣针法 | |
| | 名医治法 | |
| 卷十 | 小儿按摩 | |

从上表的对应中,可以看出,我们所提出的现代针灸学术分科里有八个在《针灸大成》中是有原型的,也就是说《针灸大成》的分卷给予我们分科的启示。另两个分科一是《针刺麻醉学》,一是《实验针灸学》,这是根据当代针灸学术发展的趋势和当代针灸学术的现状而确定的。

在《针灸大成》分卷上,是大有学问的。杨继洲来处理它就如同"庖丁解牛",只是几刀的事儿;要让靳贤去办,由于他不是针灸里手,他是办不了的。照此说来,"类成一部"也好;"分为十卷"也好,这只能是杨继洲的学术思想,靳贤只能在杨继洲所规划的框子里,为杨继洲当个助手而已。

**(五)《玄机秘要》的问题**

《玄机秘要》这个书名,在《针灸大成》中仅仅出现了四次,第一次在王序中,第二次在赵序中,第三次在针道源流中,第四次在总目中,而在《针灸大成》正文里从未出现过。但是,我们对照古本(康熙庚申李本)的目录,再详读《针灸大成》时,我们还是可以品味出来《玄机秘要》的大致轮廓。如果靳贤按常情处理,《玄机秘要》在《针灸大成》中的位置绝不致于这样式微。作为底本的《秘要》竟少于《聚英》、《入门》、《大全》、《医统》,这究竟是为什么?尽管如此,还是有些针灸学家统计过《针灸大成》中用杨继洲的《玄机秘要》到底有多少?1962年我国针灸界著名专家王雪苔教授统计过。吴月琴在1989年在"《玄机秘要》与《针灸大成》"一文中引用了王雪苔教授统计的13项统计数字之后说:"我们可以清楚的看到《玄机秘要》占全书的比例最高,约43%有余,是全书的核心,所以我们可以这样说;如果没有《玄机秘要》,就没有《针灸大成》"(见杨继洲学术思想研讨会论文汇编)。1966年2月台湾针灸学家黄维三先生在"《针灸大成》作者杨继洲先生事略"一文中说:"《针灸大成》中载录杨氏之著作(指《玄机秘要》)其分量约占全书之大半,故黄氏尊杨继洲为《针灸大成》之作者,杨氏亦当之而无愧"(见1966年2月香港《中国医药杂志》第五卷第一期）。黄先生是逐卷计算之后,说的上述一席话。

在《玄机秘要》的问题上还有一点是应该注意的。赵文炳重视《玄机秘要》,是把它作为《针灸大成》的底本看待的,所以在其序言中所开列的书目里没有《玄机秘要》,他是一心往《玄机秘要》里再加资料,以使之更充实;靳贤也是重视《玄机秘要》的,但是心态和赵文炳相反,他的重点是削弱《玄机秘要》的重要性,他削弱《玄机秘要》是通过以下四个步骤:

①在"诸书"的排列中,先把《玄机秘要》从底本的地位上拉下来,拉到和"诸书"等同的地位上,成为诸家之一。

②把杨继洲"著"的《玄机秘要》改成"家传著集",靳贤这样写的目的是要把杨继洲《玄机秘要》著作者的身份删掉,改成从祖上继承来的,以削弱或消除杨继洲在《玄机秘要》中的地位。

③靳贤为了不让他"杜撰"的"家传著集"四个字让别人看了太乍眼,他把《玄机秘要》前一项《针灸捷要》写成"燕山廷瑞徐凤著集";把《玄机秘要》后一项《小儿按摩经》上写了"四明陈氏著集"。这样一连三个"著集",也就不太惹人注目了,但让细心人看来,倒是欲盖弥彰了。

④靳贤为了进一步将《玄机秘要》的影响冲淡,他在目录标题下注明出处时,也作了文章,只有在《针灸大成》总目录项下,注明了出于《玄机秘要》,在分卷目录和正文标题下再也找不到《玄机秘要》的踪影了,也就是说在《针灸大成》中"玄机秘要"四字仅此一见而已。冷眼看上去,真有这种效果,但要仔细一琢磨,反而露出了马脚。作为《针灸大成》的底本《玄机秘要》是一部分成天、地、人三卷的大部头著作,为什么"总辑"到《针灸大成》里仅剩下这么一点点东西,其他的都到哪里去了?怎么靳贤经手后这《玄机秘要》就蒸发了?这能不让人起疑心吗?

### （六）委靳贤的问题

"《针灸大成》总辑以上诸书类成一部分为十卷委晋阳靳贤选集校正。"这 27 个字是靳贤自己写的。前 18 个字讲的是《针灸大成》的成书基础，后 9 个字讲的是靳贤本人在《针灸大成》成书中所作的工作。这 27 个字可以读成一句，也可以分成两句来读。对《针灸大成》成书过程熟悉的人（如赵文炳、杨继洲等）就会把这句话断成两句来读；不了解《针灸大成》成书过程的人，会连到一起当成一句话来读。这句话是靳贤精心设计的，把这句话读成两句那就是，《针灸大成》成书是一回事，靳贤选辑校正又是一回事。读成一句就容易给不知情的人一个错觉，那就成了《针灸大成》是靳贤总辑以上诸书，而后靳贤又进行了选集校正。

在"委晋阳靳贤选集校正"的"委"字上，靳贤是用到了心机的。本来这个"委"只能由赵文炳发出或由杨继洲发出，这才是正理，偏偏赵、杨二人对靳贤只字未提，对这只字未提也从一个侧面说明赵、杨二人没有把靳贤参与《针灸大成》的工作予以特别重视，是不足以上序言的。在靳贤参与《针灸大成》工作之初，赵、杨二人都会对这位卸任通判的举人说上几句客套话，这里有"委"的意思是很正常的，经过靳贤之笔，把他落实到书面上的"委"字上，意义就不一般了：一是授了权，二是正了名，三是定了位，可谓一箭三雕。有了这三点，靳贤在《针灸大成》工作中的地位就被抬高了，社会地位可以往高里抬，可是针灸学术地位是无法抬的，一个不懂针灸的人再抬他也是不懂针灸，不懂针灸的人又怎么能去总辑一部针灸专著呢？

### （七）"选集校正"的问题

"选集校正"这是靳贤自己给自己的工作定的性。靳贤在《针灸大成》成书过程中确实做了很多工作，但这种工作从实而论是"编辑"和"校对"。从当时的具体情况来分析，受赵文炳的委托作为杨继洲的助手，靳贤可能按杨继洲的意见选了一些材料辑入《针灸大成》之中。靳贤往上攀,把它说成"选集校正",一个举人出身的老吏感觉这样说好一些,这种心情是可以理解的,但从远期的结果来看,对《玄机秘要》下手之狠来看,他是想把杨继洲取而代之。靳贤的真实意图是说《针灸大成》完全是由他从27本书中选辑的,这就让人不能接受了。靳贤在《针灸大成》"总辑以上诸书……委晋阳靳贤选集校正"这二十七个字上,杨继洲为此受害匪浅。庄兆祥可能就是根据这些才说杨继洲抄袭了别人一部分文章,攘为己有。《针灸大成》在四百多年中对针灸学术的推广、传播作用是针灸界尽人皆知的,没想到其作者竟遭到如此的毁名谤誉。平心而论,以杨继洲的针灸业绩,让我们后人感其恩戴其德尚恐不够,在没有真凭实据的情况下,庄氏是不应该如此唐突古人的。庄氏没有深察也可能是力所不及,但究其根源,还是出在靳贤这二十七个字上。

## 五、必须有杨继洲的策划与安排

杨继洲去山西时年事已高,不可能在山西久留,但他已经去了山西,这说明其健康情况尚好,不然也不会有这次长途跋涉。在赵文炳允诺为其出书,并且要在《玄机秘要》基础上再行汇集资料,使之成为名副其实的大成。在这样情况下,使杨氏在山西小留些时日不仅是可以的而且是必须的。没有杨继洲的具体策划,不向具体的编辑人员作明白的交代,作为靳贤将无法插手。杨氏需要告诉靳贤所选用书籍的情况,底本的情况,以及选辑上的具体安排。这些问题不交代清楚,《玄机秘要》能成为《针灸大成》吗?以《神应经》为例,这一条的内容不见于高武《针灸聚英》的集用书目但是它紧承上文,统观文义这条应该是杨继洲所写,是给靳贤写的样稿,给他看可能是让他继续写《针灸聚英》以下的这几部书;这几部书都有很多可写之处,为什么不写了,这可能是靳贤不懂针灸,没法下笔的缘故。这种推论是合乎情理的。

## 六、要从知识产权层面来认定

### 《针灸大成》是杨继洲的书

赵文炳请出来靳贤是为了帮助杨继洲刊出《针灸大成》。中国第一部记传体断代史——《汉书》的作者公认是班固(23—96),但这部书的基本素材是他父亲班彪的,《汉书》一百篇中,八表和天文志,又出自班昭和马续之手。可是从来没有人说《汉书》不是班固的书,因为对《汉书》在学术上贡献最大的人是班固而不是班昭和马续。就《针灸大成》来说,在学术上贡献最大的是杨继洲,而不是靳贤。

《针灸大成》一书,公认是明以前的一部针灸学术的总结,自针灸学未形成以来,举凡针灸学术的精华都在这里。这样高水平的学术总结,绝不是数载伏案、几易寒暑就能办到的,这是杨氏祖孙三代人心血的结晶,经验的汇总。杨继洲更为之奋斗了一生,直到垂暮之年,才完成了这个夙愿。这是杨氏一个家族在医学上的贡献,是几代人的辛勤结果,仔细想来比靳贤的"选集校正",要多付出何啻千万倍的努力,这是地地道道的一桩知识产权的大事。设若五十年前,我们就从知识产权层面来审视此事,也许很多的歧义就不会发生了。知识产权向来都是属于真正的知识持有者。更何况这位针灸学术和针灸技术的持有者杨继洲是中国针灸史上的一位罕见的大学者,是一位针灸学术上杰出的泰斗,又是针刺手法方面的一位顶尖的大师。说他是《针灸大成》的主人,说《针灸大成》是他的书,是合情合理的,也更合乎逻辑的。

## 七、说《针灸大成》是杨继洲的书有关证据

杨继洲是《针灸大成》当之无愧的作者,《针灸大成》确确实实是杨继洲的书。

其论据有以下 10 条为证:

1. 赵文炳序言。

2. 王国光序言。

3. 祖本及后世翻刻的重要版本书名题签都是"杨继洲著针灸大成"。

4. 赵文炳及王国光的两篇序言在重要版本上均是并存。

5. 清·纪晓岚《四库全书总目提要》中的著录。

6. 《玄机秘要》确为《针灸大成》之底本。

7. 《针灸大成》之主要资料出自《玄机秘要》。

8. 《玄机秘要》是杨继洲亲笔撰著,而不是"家传著集"。

9. 当代针灸名家王雪苔和黄维三都认为《玄机秘要》是《针灸大成》的主要内容。

10. 本文所提供的资料。

张　缙
二〇〇七年八月八日